Produção de Ovinos no Brasil

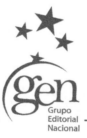

O GEN | Grupo Editorial Nacional – maior plataforma editorial brasileira no segmento científico, técnico e profissional – publica conteúdos nas áreas de ciências da saúde, exatas, humanas, jurídicas e sociais aplicadas, além de prover serviços direcionados à educação continuada e à preparação para concursos.

As editoras que integram o GEN, das mais respeitadas no mercado editorial, construíram catálogos inigualáveis, com obras decisivas para a formação acadêmica e o aperfeiçoamento de várias gerações de profissionais e estudantes, tendo se tornado sinônimo de qualidade e seriedade.

A missão do GEN e dos núcleos de conteúdo que o compõem é prover a melhor informação científica e distribuí-la de maneira flexível e conveniente, a preços justos, gerando benefícios e servindo a autores, docentes, livreiros, funcionários, colaboradores e acionistas.

Nosso comportamento ético incondicional e nossa responsabilidade social e ambiental são reforçados pela natureza educacional de nossa atividade e dão sustentabilidade ao crescimento contínuo e à rentabilidade do grupo.

Produção de Ovinos no Brasil

Organizadores

Arturo Bernardo Selaive-Villarroel
*Médico Veterinário. Ph.D. em Reprodução Ovina pela
Universidade de Nova Gales do Sul – Austrália. Pós-doutor em Produção
de Carne Ovina pela Universidade de Zaragoza – Espanha. Professor
Associado Aposentado do Departamento de Zootecnia da Universidade Federal do Ceará.
Ex-pesquisador da Embrapa Bagé – RS. Bolsista de Produtividade do CNPq.*

José Carlos da Silveira Osório
*Médico Veterinário. Doutor em Veterinária pela Universidade de Zaragoza – Espanha.
Professor Visitante Nacional Sênior da Universidade Federal da Grande Dourados – MS.
Professor Titular Aposentado da Universidade Federal de Pelotas – RS.
Bolsista de Produtividade do CNPq.*

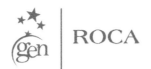

- Os autores deste livro e a editora empenharam seus melhores esforços para assegurar que as informações e os procedimentos apresentados no texto estejam em acordo com os padrões aceitos à época da publicação, *e todos os dados foram atualizados pelos autores até a data da entrega dos originais à editora.* Entretanto, tendo em conta a evolução das ciências, as atualizações legislativas, as mudanças regulamentares governamentais e o constante fluxo de novas informações sobre os temas que constam do livro, recomendamos enfaticamente que os leitores consultem sempre outras fontes fidedignas, de modo a se certificarem de que as informações contidas no texto estão corretas e de que não houve alterações nas recomendações ou na legislação regulamentadora.

- Os autores e a editora se empenharam para citar adequadamente e dar o devido crédito a todos os detentores de direitos autorais de qualquer material utilizado neste livro, dispondo-se a possíveis acertos posteriores caso, inadvertida e involuntariamente, a identificação de algum deles tenha sido omitida.

- **Atendimento ao cliente: (11) 5080-0751 | faleconosco@grupogen.com.br**

- Direitos exclusivos para a língua portuguesa
  Copyright ©2014 by
  EDITORA ROCA LTDA.
  Uma editora integrante do GEN | Grupo Editorial Nacional
  Travessa do Ouvidor, 11
  Rio de Janeiro – RJ – CEP 20040-040
  www.grupogen.com.br

  Reservados todos os direitos. É proibida a duplicação ou reprodução deste volume, no todo ou em parte, em quaisquer formas ou por quaisquer meios (eletrônico, mecânico, gravação, fotocópia, distribuição pela Internet ou outros), sem permissão, por escrito, da EDITORA ROCA LTDA.

- Capa: Bruno Sales

- Ficha catalográfica

S466p

    Selaive-Villarroel, Arturo Bernardo
        Produção de ovinos no Brasil / Arturo Bernardo Selaive-Villarroel, José Carlos da Silveira Osório. - 1. ed. - [Reimpr.]. - Rio de Janeiro : Roca, 2023.
        656 p. : il. ; 28 cm.

    Inclui bibliografia e índice
    ISBN 9788541203142

    1. Medicina veterinária. I. Osório, José Carlos da Silveira. II. Título.

14-11602   CDD: 636.0896
                                                          CDU: 636.09

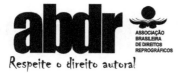

Sobre os Organizadores

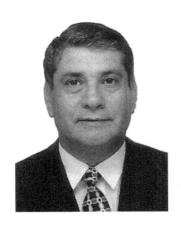

Arturo Bernardo Selaive-Villarroel
Médico Veterinário graduado pela Universidad Austral de Chile (1966), Doutor em *Animal Science* pela University of New South Wales, Sydney, Austrália (1975) e Pós-doutor em Qualidade de Carcaça e Carne Ovina pela Universidad de Zaragoza, Espanha (2006). Atualmente, é Professor Aposentado do Departamento de Zootecnia da Universidade Federal do Ceará. Foi consultor do IICA (1976), pesquisador da Embrapa, Bagé, RS (1977-1993), onde desempenhou o cargo de Coordenador Nacional do Programa de Pesquisa de Ovinos Lanados da Embrapa (1978-1983) e de Chefe Adjunto Técnico (1991-1992). Na Universidade Federal do Ceará, foi Chefe do Departamento de Zootecnia e Vice-coordenador do curso de Pós-graduação. Realizou estágio profissionalizante em Produção Ovina na Inglaterra (1982) e cursos de especialização em Produção de Carne Ovina (1986) e Produção de Leite Ovino (2007) na Espanha. Bolsista de Produtividade em Pesquisa do CNPq desde 1993. Tem experiência na área de Produção de Ovinos e Caprinos, atuando principalmente em sistemas de produção de carne ovina e caprina de clima tropical e em reprodução e melhoramento (cruzamento) de ovinos e caprinos.

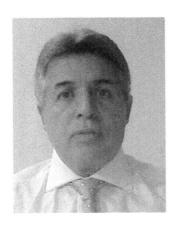

José Carlos da Silveira Osório
Médico Veterinário pela Universidade Federal de Pelotas (1975), Mestre em Agronomia (Zootecnia – Melhoramento Animal) pela Universidade Federal do Rio Grande do Sul (1979) e Doutor em Veterinária (Produção Animal e Ciência dos Alimentos) pela Universidad de Zaragoza (1992). Atualmente, é Professor Visitante Nacional Sênior da Universidade Federal da Grande Dourados – CAPES. Aposentado como Professor Titular da Universidade Federal de Pelotas (2010), continua colaborando na Pós-graduação. Docente convidado da Universidad Nacional del Nordeste, Corrientes, Argentina (desde 2007). Foi Vice-reitor (1997-2001), Coordenador do curso de Pós-graduação (1994-1996) e Subchefe do Departamento de Zootecnia (1988-1990) da Universidade Federal de Pelotas. Realizou estágio pós-doutoral na Universidade de Zaragoza (1996), curso de especialização em Produção Ovina no Instituto de Investigación Agraria de Zaragoza (1982), curso de especialização em Produção de Carne e Leite com base em forragens no Centro de Investigaciones Agrarias de Mabegondo, La Coruña, Espanha (1988), e curso de especialização em Qualidade da Carcaça e da Carne em Ruminantes no Instituto Agronómico Mediterráneo de Zaragoza (1991). Bolsista de Produtividade em Pesquisa do CNPq desde 1993.

Coordenadores de Seção

Alda Lúcia Gomes Monteiro
Engenheira Agrônoma. Doutora em Zootecnia. Professora Adjunta do Departamento de Zootecnia da Universidade Federal do Paraná, Laboratório de Produção e Pesquisa em Ovinos e Caprinos da Universidade Federal do Paraná (LAPOC/UFPR) – Curitiba – PR. Bolsista de Produtividade de Pesquisa do CNPq.

Américo Garcia da Silva Sobrinho
Zootecnista. Doutor em Zootecnia pela Universidade Federal de Viçosa. Pós-doutor pela Universidade de Córdoba – Espanha, e pela Universidade de Massey – Nova Zelândia. Professor Livre-Docente do Departamento de Zootecnia da Universidade Estadual Paulista Júlio de Mesquita Filho – Jaboticabal – SP. Bolsista de Produtividade de Pesquisa do CNPq.

Arturo Bernardo Selaive-Villarroel
Médico Veterinário, Ph.D. e Pós-doutor. Professor Associado Aposentado da Universidade Federal do Ceará. Bolsista de Produtividade de Pesquisa do CNPq.

Aurino Alves Simplício
Médico Veterinário. Ph.D. em Ciência Animal pela Universidade de Utah – EUA. Professor Visitante da Universidade Federal do Rio Grande do Norte e Pesquisador da Empresa de Pesquisa Agropecuária do Rio Grande do Norte.

César Henrique Espírito Candal Poli
Engenheiro Agrônomo. Ph.D. em Zootecnia pela Universidade de Massey – Nova Zelândia. Professor Associado do Departamento de Zootecnia da Faculdade de Agronomia da Universidade Federal do Rio Grande do Sul – Porto Alegre – RS. Bolsista de Produtividade de Pesquisa do CNPq.

Cristiane Leal dos Santos-Cruz
Engenheira Agrônoma. Doutora em Zootecnia. Pós-doutora em Produção Animal. Professora Titular do Departamento de Tecnologia Rural e Animal da Universidade Estadual do Sudoeste da Bahia (– Itapetinga – BA. Bolsista de Produtividade de Pesquisa do CNPq.

Edson Ramos de Siqueira
Engenheiro Agrônomo. Doutor em Zootecnia. Professor Titular do Departamento de Produção Animal da Faculdade de Medicina Veterinária e Zootecnia da Universidade Estadual Paulista "Júlio de Mesquita Filho" – Botucatu – SP.

Eneas Reis Leite
Engenheiro Agrônomo. Ph.D. em Ecologia e Manejo de Pastagens Nativas pela Universidade de Texas A&M – EUA. Professor Adjunto da Universidade Estadual Vale do Acaraú – Sobral – CE.

Francisco de Assis Fonseca de Macedo
Zootecnista. Doutor em Zootecnia. Pós-doutor em Metodologia de Análise Sensorial de Carne pela Universidade de Zaragoza – Espanha. Professor Associado do Departamento de Zootecnia da Universidade Estadual de Maringá – PR. Bolsista de Produtividade de Pesquisa do CNPq.

Gladis Ferreira Corrêa
Médica Veterinária. Doutora em Ciências. Professora Adjunta da Universidade Federal do Pampa – Dom Pedrito – RS.

Iran Borges
Zootecnista. Doutor em Ciência Animal. Professor Associado do Departamento de Zootecnia da Escola de Veterinária da Universidade Federal de Minas Gerais – Belo Horizonte – MG. Bolsista de Produtividade de Pesquisa do CNPq.

José Carlos da Silveira Osório
Médico Veterinário. Doutor. Professor Visitante Nacional Sênior da Universidade Federal da Grande Dourados – MS. Bolsista de Produtividade do CNPq.

José Carlos Ferrugem Moraes
Médico Veterinário. Doutor em Genética e Biologia Molecular. Pesquisador da Embrapa, Centro de Pesquisa de Pecuária dos Campos Sul-Brasileiros – Bagé – RS.

Juan Ramón Olalquiaga Pérez
Engenheiro Agrônomo. Ph.D. em Nutrição Animal pela Universidade de Reading – Inglaterra. Professor Titular do Departamento de Zootecnia da Universidade Federal de Lavras – MG. Bolsista de Produtividade de Pesquisa do CNPq.

Luiz da Silva Vieira
Médico Veterinário. Doutor em Parasitologia. Pesquisador da Embrapa Caprinos e Ovinos – Sobral – CE.

Manuel Antonio Chagas Jacinto
Ecologista. Doutor em Zootecnia (Ciência do Couro). Pesquisador do Laboratório de Peles e Couros da Embrapa Pecuária Sudeste – São Carlos – SP.

Marta Suely Madruga
Engenheira de Alimentos. Ph.D. em Ciência de Alimentos e Pós-doutora em Aromas de Carne pela Universidade de Reading – Inglaterra. Professora Associada do Departamento de Engenharia de Alimentos da Universidade Federal da Paraíba – João Pessoa – PB. Bolsista de Produtividade de Pesquisa do CNPq.

Raimundo Nonato Braga Lôbo
Médico Veterinário. Doutor em Ciência Animal. Pesquisador da Embrapa Caprinos e Ovinos – Sobral – CE.

Vicente José de Figueirêdo Freitas
Médico Veterinário. Doutor em Ciências da Vida pela Universidade de Tours – França. Professor Adjunto da Faculdade de Veterinária da Universidade Estadual do Ceará – Fortaleza – CE. Bolsista de Produtividade de Pesquisa do CNPq.

Vinícius Pereira Guimarães
Zootecnista. Doutor em Produção Animal. Pesquisador da Embrapa Caprinos e Ovinos – Sobral – CE.

Colaboradores

Alexandre Weick Uchôa Monteiro
Médico Veterinário. Mestre em Zootecnia. Analista da Embrapa Caprinos e Ovinos – Sobral – CE.

Alessandro Pelegrine Minho
Médico Veterinário. Doutor em Ciências (Energia Nuclear na Agricultura). Pesquisador da Embrapa, Centro de Pesquisa de Pecuária dos Campos Sul-Brasileiros – Bagé – RS.

Alexandre Rodrigo Mendes Fernandes
Zootecnista. Doutor em Zootecnia. Professor Adjunto do Departamento de Zootecnia da Universidade Federal da Grande Dourados – Dourados – MS.

Aluisio Ciriaco Tavares
Médico Veterinário. Mestre em Reprodução Animal. Pesquisador Aposentado da Embrapa, Centro de Pesquisa Agroflorestal de Rondônia – Porto Velho – RO.

Ana Lourdes Camurça Fernandes Vasconcelos
Médica Veterinária. Doutora em Ciências Veterinárias. Bolsista do Programa PRODOC/CAPES da Faculdade de Veterinária da Universidade Estadual do Ceará – Fortaleza – CE.

Ana Maria Bezerra Oliveira Lôbo
Zootecnista. Doutora em Genética e Melhoramento Animal. Pesquisadora da Embrapa Caprinos e Ovinos – Sobral – CE.

André Gustavo Leão
Zootecnista. Mestre e doutor em Zootecnia. Pós-doutor pela Universidade Federal da Bahia e pela Universidade Federal da Grande Dourados. Professor Adjunto da Universidade Federal de Mato Grosso – MT.

André Macieira Sorio
Engenheiro Agrônomo. Mestre em Agronegócio. Consultor em Sistemas de Produção e em Competitividade Agroindustrial – Campo Grande – MS.

Carmen Iara Mazzoni Gonzalez
Médica Veterinária. Doutora em Medicina Veterinária. Pesquisadora da Empresa de Pesquisa Agropecuária da Paraíba – João Pessoa – PB.

Claudenor Pinho de Sá
Engenheiro Agrônomo. Mestre em Socioeconomia Rural. Pesquisador da Embrapa, Centro de Pesquisa Agroflorestal do Acre – Rio Branco – AC.

Claudia Maria Leal Beviláqua
Médica Veterinária. Ph.D. em Ciências Biológicas pela Universidade de Montpellier – França. Professora Associada da Faculdade de Veterinária da Universidade Estadual do Ceará – Fortaleza – CE. Bolsista de Produtividade de Pesquisa do CNPq.

Cláudio José Araújo da Silva
Engenheiro Agrônomo. Doutor em Produção Vegetal. Professor da Universidade Tuiuti – Curitiba – PR.

Claudio Ramalho Townsend
Zootecnista. Doutor em Zootecnia (Plantas forrageiras). Pesquisador da Embrapa, Centro de Pesquisa Agroflorestal de Rondônia – Porto Velho – RO.

Cleber Cassol Pires
Médico Veterinário. Doutor em Zootecnia. Pós-doutor em Ciências da Carne pela Universidade de Zaragoza – Espanha. Professor Titular do Departamento de Zootecnia da Universidade Federal de Santa Maria – Santa Maria – RS. Bolsista de Produtividade de Pesquisa do CNPq.

Cristina Maria Pacheco Barbosa
Zootecnista. Doutora em Zootecnia. Pesquisadora da Agência Paulista de Tecnologia dos Agronegócios – Itapetininga – SP.

Evandro Vasconcelos Holanda Júnior
Médico Veterinário. Doutor em Ciência Animal. Pesquisador da Embrapa – Caprinos Ovinos – Sobral – CE.

Fernando Henrique Melo Andrade de Albuquerque
Médico Veterinário. Mestre em Zootecnia (Produção Animal). Pesquisador da Embrapa Caprinos e Ovinos – Sobral – CE.

Fernando Miranda de Vargas Junior
Zootecnista. Doutor em Zootecnia. Professor Adjunto do Departamento de Zootecnia da Universidade Federal da Grande Dourados – Dourados – MS. Bolsista de Produtividade de Pesquisa do CNPq.

Francelino Goulart da Silva Neto
Médico Veterinário. Mestre em Saúde Animal. Pesquisador aposentado da Embrapa, Centro de Pesquisa Agroflorestal de Rondônia – Porto Velho – RO.

Francisco Selmo Fernandes Alves
Médico Veterinário. Doutor em Saúde Animal. Pesquisador da Embrapa Caprinos e Ovinos – Sobral – CE.

Fredson Vieira e Silva
Zootecnista. Doutor em Ciência Animal. Professor do Departamento de Zootecnia da Universidade Estadual de Montes Claros – Janaúba – MG.

Gabriela de Oliveira Fernandes
Médica Veterinária. Mestre em Ciência Animal pela Universidade de Brasília – DF.

Hellen Christina Guerreiro de Almeida
Médica Veterinária. Mestre em Ciência e Tecnologia de Alimentos. Pesquisadora da Embrapa Pesca e Aquicultura, Gestão de Implementação e Programação de Transferência de Tecnologia – Palmas – TO.

Jairo Pereira Neves
Médico Veterinário. Doutor em Medicina Veterinária pela Escola de Veterinária de Hannover – Alemanha. Professor Titular Aposentado da Universidade Federal de Santa Maria – RS. Professor Adjunto licenciado da Faculdade de Agronomia e Veterinária da Universidade de Brasília – DF. Professor Pesquisador Sênior da Universidade José do Rosário Vellano – Alfenas – MG. Bolsista de Produtividade de Pesquisa do CNPq.

João Avelar Magalhães
Médico Veterinário. Doutor em Zootecnia (Produção Animal). Pesquisador da Embrapa, Centro de Pesquisa Agropecuária do Meio-Norte – Teresina – PI.

José Alexandre Agiova da Costa
Engenheiro Agrônomo. Doutor em Zootecnia. Pesquisador da Embrapa Caprinos e Ovinos, Núcleo Regional Centro-Oeste – Campo Grande – MS.

José Ricardo de Figueiredo
Médico Veterinário. Doutor em Ciências Veterinárias pela Universidade de Liege – Bélgica. Professor Adjunto da Faculdade de Veterinária da Universidade Estadual do Ceará – Fortaleza – CE. Bolsista de Produtividade de Pesquisa do CNPq.

Josemar Xavier de Medeiros
Engenheiro Agrônomo. Doutor em Planejamento de Sistemas Energéticos. Professor Associado da Faculdade de Agronomia e Veterinária da Universidade de Brasília – Brasília – DF.

Juan Diego Ferelli de Souza
Bacharel em Administração. Doutor em Engenharia de Produção. Pesquisador da Embrapa Caprinos e Ovinos – Sobral – CE.

Julio Eduardo Rohenkohl
Economista. Doutor em Zootecnia. Professor Adjunto do Departamento de Ciências Econômicas da Universidade Federal de Santa Maria – RS.

Leonardo de Oliveira Seno
Zootecnista. Doutor em Zootecnia. Professor Adjunto da Faculdade de Ciências Agrárias da Universidade Federal da Grande Dourados – MS.

Luiz Alberto Oliveira Ribeiro
Médico Veterinário. Doutor em Ciências Veterinárias. Professor Associado da Faculdade de Veterinária da Universidade Federal do Rio Grande do Sul – Porto Alegre – RS.

Marcel Teixeira
Médico Veterinário. Doutor em Sanidade Animal. Pesquisador da Embrapa Caprinos e Ovinos – Sobral – CE.

Marciane da Silva Maia
Médica Veterinária. Doutora em Reprodução Animal. Pesquisadora da Embrapa Semiárido lotada na Empresa de Pesquisa Agropecuária do Rio Grande do Norte – Natal – RN.

Marcio Muniz Albano Bayma
Economista. Mestre em Economia, Área de Investimentos e Empresas. Analista da Embrapa, Centro de Pesquisa Agroflorestal do Acre – Rio Branco – AC.

Marcos Flávio Silva Borba
Médico Veterinário. Doutor em Sociologia, Agroecologia e Desenvolvimento Sustentável pela Universidade de Cordoba – Espanha. Pesquisador da Embrapa, Centro de Pesquisa de Pecuária dos Campos Sul-Brasileiros – Bagé – RS.

Maria Teresa Moreira Osório
Médica Veterinária. Doutora em Veterinária pela Universidade de Zaragoza – Espanha. Professora Associada aposentada da Universidade Federal de Pelotas – RS. Professora Visitante Nacional Sênior da Universidade Federal da Grande Dourados – Dourados – MS. Bolsista de Produtividade de Pesquisa do CNPq.

Mauricio Morgado de Oliveira
Zootecnista. Doutor em Zootecnia. Pós-doutorando na Embrapa Pecuária Sul – Bagé – RS.

Newton de Lucena Costa
Engenheiro Agrônomo. Doutor em Agronomia (Produção Vegetal). Pesquisador da Embrapa, Centro de Pesquisa Agroflorestal de Roraima – Boa Vista – RR.

Odilei Rogerio Prado
Médico Veterinário. Doutor em Ciências Veterinárias. Consultor Agropecuário. Professor da Universidade Tuiuti – Curitiba – PR.

Olivardo Facó
Médico Veterinário. Doutor em Zootecnia. Pesquisador da Embrapa Caprinos e Ovinos – Sobral – CE.

Otoniel Geter Lauz Ferreira
Engenheiro Agrônomo. Doutor em Zootecnia (Pastagens). Professor Adjunto do Departamento de Zootecnia da Universidade Federal de Pelotas – Pelotas – RS.

Raymundo Rizaldo Pinheiro
Médico Veterinário. Doutor em Ciência Animal. Pesquisador da Embrapa Caprinos e Ovinos – Sobral – CE.

Ricardo Gomes de Araújo Pereira
Zootecnista. Doutor em Zootecnia. Pesquisador da Embrapa, Centro de Pesquisa Agroflorestal de Rondônia – Porto Velho – RO.

Roberto Germano Costa
Zootecnista. Doutor em Zootecnia. Professor Associado do Departamento de Agropecuária da Universidade Federal da Paraíba – Bananeiras – PB. Bolsista de Produtividade de Pesquisa do CNPq.

Sergio Carvalho
Zootecnista. Doutor em Zootecnia. Professor Adjunto da Universidade Federal de Santa Maria – RS.

Sergio Novita Esteves
Médico Veterinário. Doutor em Ciências dos Alimentos. Pesquisador da Embrapa Pecuária Sudeste – São Carlos – SP.

Sérgio Silveira Gonzaga
Engenheiro Agrônomo. Doutor em Zootecnia. Pesquisador da Embrapa Pecuária Sul – Bagé – RS.

Simone Fernandes
Zootecnista. Doutora em Zootecnia. Assistente de Suporte Acadêmico do Departamento de Produção Animal da Faculdade de Medicina Veterinária e Zootecnia da Universidade Estadual Paulista "Júlio de Mesquita Filho" – Botucatu – SP.

Stefani Macari
Zootecnista. Doutor em Zootecnia. Pós-doutorando do Departamento de Zootecnia da Universidade Federal de Santa Maria – RS.

Tatiana Pfüller Wommer
Zootecnista. Doutora em Zootecnia. Professora de Ensino Básico, Técnico e Tecnológico do Instituto Federal de Educação, Ciência e Tecnologia de Mato Grosso do Sul – Ponta Porã – MS.

Veridiana Basoni Silva
Zootecnista. Doutora em Nutrição Animal. Pós-doutoranda em Nutrição Animal. Professora de Zootecnia do Instituto Federal do Espírito Santo – Itapina – ES, e do Curso de Medicina Veterinária da Faculdade de Castelo – ES.

Vicente Celestino Pires Silveira
Médico Veterinário. Doutor em Manejo de Recursos Naturais pela Universidade de Edimburgo – Reino Unido. Pós-doutor em Tecnologia Agroalimentar pelo Centro de Investigación y Tecnología Agroalimentaria – Aragón – Espanha. Professor Associado do Departamento de Educação Agrícola e Extensão Rural da Universidade Federal de Santa Maria – RS. Bolsista de Produtividade de Pesquisa do CNPq.

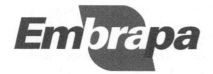 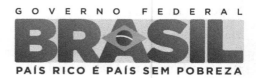

Os colaboradores desta obra relacionados a seguir são pesquisadores da Empresa Brasileira de Pesquisa Agropecuária (Embrapa).

- Alessandro Pelegrine Minho
- Alexandre Weick Uchôa Monteiro
- Aluisio Ciriaco Tavares
- Ana Maria Bezerra Oliveira Lôbo
- Claudenor Pinho de Sá
- Claudio Ramalho Townsend
- Evandro Vasconcelos Holanda Júnior
- Fernando Henrique Melo Andrade de Albuquerque
- Francelino Goulart da Silva Neto
- Francisco Selmo Fernandes Alves
- Hellen Christina Guerreiro de Almeida
- João Avelar Magalhães
- José Alexandre Agiova da Costa
- José Carlos Ferrugem Moraes
- Juan Diego Ferelli de Souza
- Luiz da Silva Vieira
- Manuel Antonio Chagas Jacinto
- Marcel Teixeira
- Marcio Muniz Albano Bayma
- Marcos Flávio Silva Borba
- Newton de Lucena Costa
- Olivardo Facó
- Raimundo Nonato Braga Lôbo
- Raymundo Rizaldo Pinheiro
- Ricardo Gomes de Araújo Pereira
- Sergio Novita Esteves
- Sérgio Silveira Gonzaga
- Vinícius Pereira Guimarães

Agradecimentos

Aos nossos familiares, razão de nossas vidas.
Aos nossos estudantes, motivo do livro.
Aos nossos colaboradores, que tornaram possível esta obra.
À ovelha, espécie que faz amigos.

Apresentação

Os elevados preços observados nos produtos ovinos em relação aos de outras espécies no mercado consumidor, aliados às condições de clima e pastagens favoráveis para a criação em todas as regiões do país, fazem da ovinocultura uma atividade muito promissora na agropecuária brasileira, principalmente como complemento da agricultura familiar. Nos últimos anos, tem-se observado interesse pela atividade em todas as regiões do país – em especial naquelas que, tradicionalmente, não são criadoras – e na consorciação com espécies arbóreas, principalmente frutíferas. Observa-se também a implantação de diversos planos de desenvolvimento nos estados e na federação, acompanhados de maior atuação da pesquisa e da docência.

Este livro tem como objetivo colocar à disposição de técnicos e de produtores modernos conhecimentos que a pesquisa tem desenvolvido e recomendado para cada região produtora do país. É também dirigido aos estudantes das áreas de Zootecnia, Veterinária e Ciências Agrárias que cursam a disciplina de Ovinocultura ou de Produção de Ruminantes, como recurso pedagógico fundamentado em avançados conhecimentos sobre o tema proposto.

Esta obra abrange importantes áreas do conhecimento em produção ovina e caracteriza a situação e a perspectiva da ovinocultura em todo o Brasil. Descreve e discute os sistemas de produção praticados nas diferentes regiões geográficas e apresenta as principais recomendações para melhorar a produção e a produtividade dos rebanhos, principalmente no que se refere aos índices reprodutivos, sanitários e genéticos dos animais. Ênfase também é dada à qualidade dos produtos: carne, lã e pele.

O livro tem a contribuição de mais de 50 renomados especialistas de diversos estados do país, que descrevem seus conhecimentos e experiências sobre a ovinocultura brasileira. Está apresentado em 38 capítulos, assistidos por tabelas, gráficos, fotos e mais de 500 referências bibliográficas nacionais.

A obra abrange as fases ou atividades envolvidas no processo de produção, com base em pesquisas nacionais que, certamente, servirão como referência bibliográfica no Brasil e no exterior.

Finalmente, deve ser destacada a colaboração de colegas que, conscientes da sua participação, vêm dando valiosa contribuição para o desenvolvimento da ovinocultura brasileira. Estamos cientes de que a produção é um processo contínuo e a geração de tecnologias é também um processo dinâmico. Porém, ambas têm o mesmo objetivo: contribuir para o desenvolvimento e a globalização da ovinocultura com maior competência e melhores produtos e serviços para o consumidor, que se torna cada vez mais exigente quanto à qualidade e à procedência dos alimentos.

Os organizadores

Prefácio

Honrado com a escolha para fazer o prefácio desta obra, agradeço a confiança dos autores, esperando corresponder a suas expectativas.

Em uma reflexão mais profunda, muitas dúvidas surgiram: falar do livro? Da amizade com um dos seus idealizadores? Do relacionamento com os colaboradores? Do pesquisador? Do colega veterinário? Do professor? Do palestrante? Do técnico extensionista? Do criador cabanheiro? Do ser humano?

Seria extenso e cansativo mencionar a colaboração prestada pelo Selaive à ARCO, à Embrapa, às associações e núcleos de criadores, às universidades e às centenas de criadores que aconselhou, orientou e ensinou a enxergar a ovelha pelos olhos de um pesquisador, modificando a modalidade e a maneira de trabalhar seus rebanhos. Selaive, de origem chilena e formação científica na Oceania, soube cativar gaúchos e nordestinos ao nunca exercitar o egoísmo de reservar seus conhecimentos, expondo, assim, a grandeza de sua alma.

Já o nosso compatriota e colega Osório, bageense de coração e pelotense por adoção, tem dado grande contribuição na área de produção e qualidade de carne, na qual, hoje, é um dos maiores cientistas reconhecidos no país e com prestígio internacional. Suas obras e publicações têm engrandecido muito a ovinocultura nacional.

Esta obra, sem dúvida, pelo seu conteúdo, sua maneira de abordagem e pela qualidade dos participantes, será um divisor na bibliografia técnica sobre a criação de ovinos no Brasil e terá o mesmo significado para a Ovinocultura que teve *Praderas e Lanares*, de Minola, na Argentina; e *Manejo e Melhoramento Genético*, de Ponzoni, no Uruguai. No entanto, este trabalho tem um diferencial altamente significativo: o de servir para todo o país e, em particular, para as duas regiões de maior concentração de ovinos: Nordeste e Sul.

Este fantástico livro, além de reunir o conhecimento pessoal dos editores, oferece o que há de melhor em saber ovino, compartilhando o conhecimento e a experiência desses magníficos autores e colaboradores.

A ovinocultura brasileira já merecia esta obra, e as instituições de pesquisa, ensino e extensão pagam uma dívida que há muito era esperada pelos técnicos, produtores e futuros colegas de zootecnia, veterinária e agronomia do Brasil. Sua importância se deve à reunião do conhecimento e da experiência de mais de 50 autores que lideram as pesquisas e o ensino da ovinocultura em todas as regiões do país, conferindo uma visão da situação e das perspectivas da ovinocultura nacional atualizada, que servirá, com certeza, como a maior obra de referência nacional em ovinos no Brasil.

Que presente estamos recebendo. Assim, convido todos a saboreá-lo página a página.

Paulo Afonso Schwab
Presidente da Associação Brasileira de Criadores de Ovinos

Sumário

Seção 1 | Situação e Perspectivas da Ovinocultura no Brasil, 1
Coordenador: Vinícius Pereira Guimarães

1 | Aspectos Gerais da Ovinocultura no Brasil, 3
Vinícius Pereira Guimarães e Juan Diego Ferelli de Souza

2 | Ovinocultura na Região Sul do Brasil, 12
Cleber Cassol Pires, Sergio Carvalho, Stefani Macari e Tatiana Pfüller Wommer

3 | Ovinocultura na Região Sudeste do Brasil, 19
José Alexandre Agiova da Costa e Cristina Maria Pacheco Barbosa

4 | Ovinocultura na Região Centro-Oeste do Brasil, 26
Fernando Miranda de Vargas Junior e André Macieira Sorio

5 | Ovinocultura na Região Nordeste do Brasil, 36
Vinícius Pereira Guimarães, Evandro Vasconcelos Holanda Júnior e Juan Diego Ferelli de Souza

6 | Ovinocultura na Região Norte do Brasil, 41
Alexandre Weick Uchôa Monteiro, Claudenor Pinho de Sá e Marcio Muniz Albano Bayma

Seção 2 | Raças Ovinas no Brasil, 47
Coordenador: Arturo Bernardo Selaive-Villarroel

7 | Raças Ovinas de Clima Temperado no Brasil, 49
Francisco de Assis Fonseca de Macedo

8 | Raças Ovinas de Clima Tropical no Brasil, 61
Arturo Bernardo Selaive-Villarroel

Seção 3 | Instalações para Ovinos, 79
Coordenador: Francisco de Assis Fonseca de Macedo

9 | Instalações para Ovinos, 81
Francisco de Assis Fonseca de Macedo

Seção 4 | Sistemas de Produção Ovina no Brasil, 97
Coordenador: César Henrique Espírito Candal Poli

10 | Introdução e Conceitos Básicos, 99
César Henrique Espírito Candal Poli e José Carlos da Silveira Osório

11 | Sistemas de Produção de Ovinos na Região Sul do Brasil, 102
César Henrique Espírito Candal Poli, Alda Lúcia Gomes Monteiro e Vicente Celestino Pires Silveira

12 | Sistemas de Produção de Ovinos nas Regiões Centro-Oeste e Sudeste, 117
José Alexandre Agiova da Costa e Carmen Iara Mazzoni Gonzalez

13 | Sistemas de Produção de Ovinos na Região Nordeste do Brasil, 130
Arturo Bernardo Selaive-Villarroel e Roberto Germano Costa

14 | Sistemas de Produção de Ovinos na Região Norte do Brasil, 139
Ricardo Gomes de Araújo Pereira, Claudio Ramalho Townsend, Newton de Lucena Costa, João Avelar Magalhães, Francelino Goulart da Silva Neto e Aluisio Ciriaco Tavares

Seção 5 | Escrituração Zootécnica na Ovinocultura, 151
Coordenador: Iran Borges

15 | Escrituração Zootécnica na Ovinocultura, 153
Iran Borges, Fredson Vieira e Silva, Veridiana Basoni Silva e Fernando Henrique Melo Andrade de Albuquerque

Seção 6 | Reprodução Ovina, 165
Coordenador: José Carlos Ferrugem Moraes

16 | Avaliação Andrológica do Carneiro, 167
José Carlos Ferrugem Moraes

17 | Avaliação Reprodutiva da Ovelha, 176
Jairo Pereira Neves e Gabriela de Oliveira Fernandes

18 | Inseminação Artificial em Ovinos, 183
José Carlos Ferrugem Moraes

Seção 7 | Crescimento e Desenvolvimento de Cordeiros, 193
Coordenador: Juan Ramón Olalquiaga Pérez

19 | Crescimento e Desenvolvimento de Cordeiros, 195
Juan Ramón Olalquiaga Pérez e Cristiane Leal dos Santos-Cruz

Seção 8 | Desmame, 211
Coordenadora: Alda Lúcia Gomes Monteiro

20 | Desmame, 213
Alda Lúcia Gomes Monteiro, Cláudio José Araújo da Silva e Odilei Rogerio Prado

Seção 9 | Puberdade em Ovinos, 225
Coordenador: Aurino Alves Simplício

21 | Puberdade em Ovinos, 227
Aurino Alves Simplício e Marciane da Silva Maia

Seção 10 | Nutrição e Alimentação de Ovinos, 237
Coordenador: Américo Garcia da Silva Sobrinho

22 | Nutrição e Alimentação de Ovinos, 239
Américo Garcia da Silva Sobrinho

Seção 11 | Melhoramento Genético de Ovinos, 261
Coordenador: Raimundo Nonato Braga Lôbo

23 | Melhoramento Genético de Ovinos, 263
Raimundo Nonato Braga Lôbo, Ana Maria Bezerra Oliveira Lôbo e Olivardo Facó

Seção 12 | Sanidade dos Ovinos no Brasil, 309
Coordenador: Luiz da Silva Vieira

24 | Doenças Parasitárias de Ovinos, 311
Luiz da Silva Vieira, Marcel Teixeira, Alessandro Pelegrine Minho, Marcos Flávio Silva Borba, Ana Lourdes Camurça Fernandes Vasconcelos e Claudia Maria Leal Beviláqua

25 | Principais Enfermidades Infecciosas em Rebanhos Ovinos Brasileiros, 343
Francisco Selmo Fernandes Alves, Luiz Alberto Oliveira Ribeiro e Raymundo Rizaldo Pinheiro

Seção 13 | Manejo Ovino, 355
Coordenador: Arturo Bernardo Selaive-Villarroel

26 | Manejo Ovino, 357
Arturo Bernardo Selaive-Villarroel

Seção 14 | Comportamento e Bem-estar de Ovinos em Pastagem, 377
Coordenador: Edson Ramos de Siqueira

27 | Comportamento e Bem-estar de Ovinos em Pastagem, 379
Edson Ramos de Siqueira e Simone Fernandes

Seção 15 | Produção e Qualidade de Carne Ovina, 397
Coordenador: José Carlos da Silveira Osório

28 | Produção e Qualidade de Carne Ovina, 399
José Carlos da Silveira Osório, Maria Teresa Moreira Osório, Alexandre Rodrigo Mendes Fernandes e Fernando Miranda de Vargas Junior

Seção 16 | Produção e Qualidade de Lã, 447
Coordenador: José Carlos da Silveira Osório

29 | Produção e Qualidade de Lã, 449
José Carlos da Silveira Osório, Maria Teresa Moreira Osório, Fernando Miranda de Vargas Junior e André Gustavo Leão

Seção 17 | Produção e Qualidade da Pele e Couro dos Ovinos, 469
Coordenador: Manuel Antonio Chagas Jacinto

30 | Produção e Qualidade da Pele e Couro dos Ovinos, 471
Manuel Antonio Chagas Jacinto, Sergio Novita Esteves e Roberto Germano Costa

Seção 18 | Produção e Qualidade do Leite Ovino, 483
Coordenadora: Gladis Ferreira Corrêa

31 | Produção e Qualidade do Leite Ovino, 485
Gladis Ferreira Corrêa, Júlio Eduardo Rohenkohl e Maria Teresa Moreira Osório

Seção 19 | Agroindústria e Processamento de Carne Ovina, 501
Coordenadora: Cristiane Leal dos Santos-Cruz

32 | Agroindústria e Processamento de Carne Ovina, 503
Cristiane Leal dos Santos-Cruz e Hellen Christina Guerreiro de Almeida

Seção 20 | Técnicas de Avaliação *In Vivo*, na Carcaça e na Carne, 525
Coordenador: José Carlos da Silveira Osório

33 | Técnicas de Avaliação *In Vivo*, na Carcaça e na Carne, 527
José Carlos da Silveira Osório, Maria Teresa Moreira Osório, Alexandre Rodrigo Mendes Fernandes, Fernando Miranda de Vargas Junior e Leonardo de Oliveira Seno

Seção 21 | O *Flavor* e o Aroma da Carne Ovina, 551
Coordenadora: Marta Suely Madruga

34 | O *Flavor* e o Aroma da Carne Ovina, 553
Marta Suely Madruga

Seção 22 | Agronegócio da Ovinocultura no Brasil, 561
Coordenador: Eneas Reis Leite

35 | Agronegócio da Ovinocultura Deslanada no Brasil, 563
Eneas Reis Leite e Josemar Xavier de Medeiros

36 | Agronegócio da Lã, 583
Sérgio Silveira Gonzaga, Otoniel Geter Lauz Ferreira e Mauricio Morgado de Oliveira

37 | Agronegócio de Leite de Ovinos, 589
Gladis Ferreira Corrêa, Júlio Eduardo Rohenkohl e Maria Teresa Moreira Osório

Seção 23 | Modernas Biotécnicas Aplicadas à Reprodução, 601
Coordenador: Vicente José de Figueirêdo Freitas

38 | Modernas Biotécnicas Aplicadas à Reprodução, 603
Vicente José de Figueirêdo Freitas e José Ricardo de Figueiredo

Índice Alfabético, 617

Pranchas Coloridas, 623

Seção 1

Situação e Perspectivas da Ovinocultura no Brasil

Região Sul
Região Sudeste
Região Centro-Oeste
Região Nordeste
Região Norte

Coordenador:
Vinícius Pereira Guimarães

Capítulo 1

Aspectos Gerais da Ovinocultura no Brasil

Vinícius Pereira Guimarães[1] e Juan Diego Ferelli de Souza[2]

Introdução

O desenvolvimento da cadeia produtiva da ovinocultura pode ser considerado uma relevante estratégia para o desenvolvimento rural em algumas regiões, tendo em vista seu potencial para geração de renda tanto para os produtores rurais quanto para os demais agentes da cadeia produtiva. No entanto, este setor produtivo caracteriza-se por contrastes organizacionais significativos entre as regiões produtoras no Brasil.

O mercado consumidor de carne ovina no Brasil encontra-se em fase de desenvolvimento, mas ainda é caracterizado por grandes diferenças regionais. Os maiores mercados consumidores concentram-se no entorno das regiões produtoras, tais como no Rio Grande do Sul e em alguns estados da região Nordeste, entretanto, a demanda tem se expandido em outras regiões como a Centro-Oeste e a Sudeste. No mercado externo os principais países produtores mantêm estáveis os tamanhos de seus rebanhos.

Dentre os estudos realizados acerca do mercado consumidor de carne ovina no Brasil destaca-se o de Souza (2006), que desenvolveu um estudo sobre segmentação de mercado na ovinocultura do Distrito Federal e, em suas conclusões, identificou que o perfil predominante de sua amostra foi de consumidores das classes A e B e que utilizavam os produtos tanto em casa quanto em restaurantes, ou compravam a carne em supermercados para consumo doméstico. Em levantamento semelhante, Martins et al. (2008) analisaram o perfil dos consumidores de carne ovina no estado de Alagoas e identificaram que 36% dos consumidores participantes da amostra possuíam renda familiar superior a 10 salários mínimos, nível superior completo (48%) e compravam carne ovina por ser saudável (26%) ou com o intuito de variar o cardápio na alimentação da família (19%). Estudo semelhante também foi conduzido por Sorio, Fagundes e Rasi (2008), que analisaram o mercado consumidor de carne ovina em Campo Grande, capital do estado de Mato Grosso do Sul.

Apesar do potencial de desenvolvimento desta cadeia produtiva, a atividade é caracterizada pela ausência de estruturas de governança capazes de organizar e gerar competitividade para o sistema agroindustrial da ovinocultura (Carvalho e Souza, 2008). São comuns os relatos de iniciativas isoladas na busca da coordenação desta cadeia produtiva, tais como o Projeto Aprisco – Apoio a Programas Regionais Integrados e Sustentáveis da Cadeia de Ovinocaprinocultura – (SEBRAE, 2011), e as iniciativas da empresa Lanila Agropecuária e do Grupo PIF PAF Alimentos (Costa, 2007), porém é evidente a carência de estudos que indiquem os problemas, as oportunidades, as vantagens e os meios para que os agentes dessas cadeias produtivas efetivem ações de coordenação.

As iniciativas de organização da cadeia produtiva da ovinocultura esbarram em entraves que dificultam seu sucesso. Em casos isolados, como citado anteriormente,

---

[1] Pesquisador da Embrapa Caprinos e Ovinos – Sobral – CE.
[2] Pesquisador da Embrapa Caprinos e Ovinos – Sobral – CE.

é possível constatar êxito nas iniciativas, entretanto, o setor é carente de informações concretas e seguras e que possam vir a ser utilizadas na tomada de decisões, tanto de agentes públicos quanto dos agentes privados dessa cadeia produtiva.

Deste modo, o presente capítulo tem como objetivo apresentar os dados relativos ao mercado e à comercialização da carne ovina no Brasil. Especificamente, destacam-se os principais estados produtores, a questão da importação, os preços praticados, a estrutura agrária brasileira como um fator significativo para a análise desse setor produtivo e o mercado internacional da ovinocultura.

Ovinocultura

Rebanhos: no Brasil e no mundo

A Tabela 1.1 apresenta o tamanho dos rebanhos ovinos dos países produtores e a participação do Brasil. Os cinco países que tem os maiores rebanhos ovinos concentram aproximadamente 35,4% do rebanho mundial.

Apesar de apresentar um crescimento no ano de 2010 em relação ao ano de 2009, o rebanho ovino chinês tem sido afetado por problemas relacionados à disponibilidade de água, ao avanço da agricultura sobre as áreas de pastagem, ao processo contínuo de degradação das áreas de pastagens e ao aumento contínuo dos custos de produção. Aproximadamente 73% do rebanho ovino mundial está localizado nos países da Ásia e da África, o que demonstra a importância dessas regiões no cenário internacional.

Por outro lado, há uma tendência de diminuição dos rebanhos nos países da (OECD) Organização para a Cooperação e Desenvolvimento Econômico dentre os quais se destaca a Austrália, onde tem ocorrido uma forte retração, passando de mais de 91 milhões de animais no ano de 2006 para cerca de 68 milhões no ano de 2010. Contudo, a Austrália ainda dispõe de terceiro maior rebanho ovino do mundo com 6,31% dos animais.

A produção mundial de carne ovina no ano de 2010 (Tabela 1.2) foi de 8,5 milhões de toneladas, das quais 51,2% foram produzidas no continente asiático, 18,3% no continente africano, 13,7% no continente europeu, 12% na Oceania e apenas 4,7% nas Américas.

Entre os anos de 2006 e 2010, houve um pequeno crescimento na produção, entretanto, os valores permanecem muito próximos desde o ano de 2007, quando a produção mundial atingiu a marca de 8,57 milhões de toneladas.

No ano de 2010, o Brasil apresentou o décimo sétimo maior rebanho ovino do mundo com aproximadamente 17,3 milhões de cabeças, representando apenas 1,61% do rebanho total. Esses dados indicam grandes oportunidades para o fortalecimento e para o crescimento dessa atividade agropecuária no Brasil.

O rebanho ovino brasileiro tem apresentado um crescimento pouco acelerado, porém constante, desde o ano de 2002. Enquanto o rebanho mundial cresceu apenas 1,04% entre os anos de 2004 e 2010, com diminuição constante entre os anos de 2007 e 2010, o rebanho brasileiro cresceu 15,43% no período, passando de 15 milhões para aproximadamente 17,3 milhões de animais (IBGE, 2012). A Figura 1.1 ilustra a curva de crescimento do rebanho ovino brasileiro entre os anos 2000 e 2010.

Apesar da retomada do crescimento da produção de ovinos a partir do ano de 2002, o setor enfrentou grandes desafios durante a década de 1990. Naquele

Tabela 1.1 Rebanhos ovinos dos principais países selecionados (mil animais).

	2006	2007	2008	2009	2010	Participação (2010) (%)	Ranking
China	151.337	146.018	136.436	128.557	134.021	12,4	1º
Índia	68.885	71.560	72.360	73.172	73.991	6,8	2º
Austrália	91.028	85.711	79.938	72.740	68.086	6,3	3º
Irã	53.800	53.800	53.800	53.800	54.000	5,0	4º
Sudão	50.390	50.944	51.100	51.555	52.014	4,8	5º
Brasil	16.019	16.240	16.630	16.812	17.381	1,6	17º
Mundo	1.106.592	1.109.940	1.096.327	1.081.438	1.078.948	100	

Fonte: FAO, 2012.

Tabela 1.2 Produção de carne ovina (mil toneladas).

	2006	2007	2008	2009	2010
Mundo	8.276	8.570	8.529	8.536	8.532
Ásia	4.013	4.227	4.162	4.310	4.371
África	1.421	1.421	1.468	1.512	1.560
Europa	1.271	1.265	1.237	1.191	1.167
Oceania	1.168	1.257	1.258	1.114	1.027
Américas	403	400	404	409	407

Fonte: FAO, 2012.

período, o rebanho ovino nacional, que chegou a ser de aproximadamente 20,1 milhões de animais em 1991, atravessou anos de decréscimo, chegando a 14,2 milhões de cabeças no ano de 1998.

Um dos principais fatores para o declínio da atividade estava vinculado à difusão de lã sintética, capaz de substituir com eficiência a lã produzida a partir de ovelhas. Comprova-se este fato ao observar que o rebanho ovino do estado do Rio Grande do Sul (IBGE, 2012), que chegou a 11,2 milhões de animais em 1988, conta atualmente com 3,9 milhões de cabeças. Problemas de governança da cadeia produtiva no Rio Grande do Sul também contribuíram para a crise na atividade.

Por outro lado, o rebanho ovino da região Nordeste do Brasil, tradicionalmente direcionado à produção de carne e não de lã, atravessou as décadas de 1980 e de 1990 com média de 7 milhões de animais, sem grandes oscilações. A partir do ano 2000, o crescimento do rebanho nordestino acelerou, chegando aos atuais 9,8 milhões de cabeças no ano de 2010. A Figura 1.2 apresenta os dados da evolução do rebanho ovino no Brasil e nas seis regiões do país.

As grandes diferenças de clima no Brasil e as transformações no mercado mundial de alimentos constituem grandes desafios e, ao mesmo tempo, oportunidades à estruturação da cadeia produtiva da ovinocultura. A atenção às normas sanitárias e às boas práticas de produção e fabricação são reflexos da sofisticação do mercado consumidor e da necessidade de adaptação da cadeia produtiva, e este fato afeta desde os produtores rurais até os varejistas, localizados em qualquer região do país.

O crescimento da atividade produtiva da ovinocultura na região Centro-Oeste (Sorio, 2009), bem como na região Sudeste, são exemplos de oportunidades que se apresentam aos órgãos de pesquisa e desenvolvimento e demais organizações de apoio dessa cadeia produtiva no país. Por se tratar de uma nova atividade econômica nessas regiões, os agentes locais desse

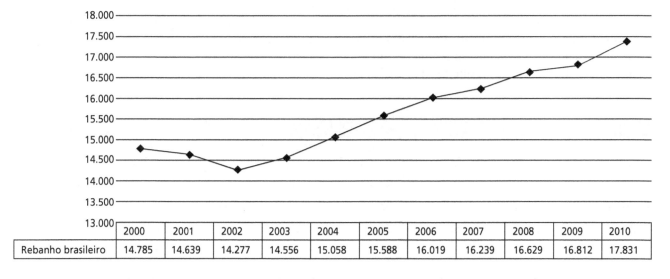

Figura 1.1 Rebanho ovino brasileiro (mil). Fonte: IBGE, 2012. Disponível em: <http://www.sidra.ibge.gov.br>.

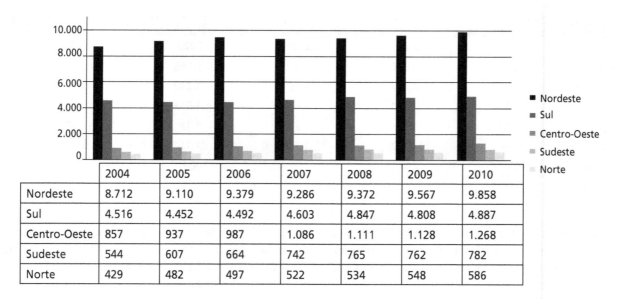

Figura 1.2 Rebanho ovino por região no Brasil (mil). Fonte: IBGE, 2012. Disponível em: <http://www.sidra.ibge.gov.br>.

sistema produtivo se inserem na atividade com a perspectiva de produção e comercialização competitiva no mercado nacional e também no mercado internacional.

Produtos: carne, lã, pele e leite

Os principais produtos da ovinocultura são a carne e a lã. A produção de lã, como citado anteriormente, sofreu forte impacto negativo durante a década de 1990 com o surgimento dos materiais sintéticos que passaram a substituí-la. Historicamente, a produção de lã no Brasil esteve concentrada na região Sul do país, por suas características climáticas e culturais mais propícias a tal finalidade. A Tabela 1.3 apresenta os dados da produção brasileira de lã, por região, entre os anos de 2004 e 2010.

Note-se que não há produção de lã nas regiões Norte e Nordeste. A produção está concentrada no estado do Rio Grande do Sul, que produz 91,7% da lã nacional. Apenas 1,5% da produção de lã no Brasil ocorre fora da região Sul do país, mais especificamente nas regiões Centro-Oeste e Sudeste. Apesar da drástica redução ocorrida na década de 1990, a produção se manteve estável nos últimos anos.

De acordo com os dados da Organização das Nações Unidas para Agricultura e Alimentação (FAO), no ano de 2008, a produção de mundial de peles de ovinos foi de 1,9 milhão de toneladas. Os principais países produtores foram a China (19%), a Jordânia (13,6%), a Austrália (7,7%) e a Nova Zelândia (7,4%). No Brasil, já com dados mais recentes (Tabela 1.4), a produção de pele ovina foi de 19,3 mil toneladas no ano de 2010, com um rendimento médio de 3,86 kg por animal.

Já a produção de leite de ovelhas no Brasil ainda é incipiente. Existem relatos de produtores rurais dispostos a investir na atividade, porém ainda não existem dados oficiais que quantifiquem a produção desse

Tabela 1.3 Produção de lã no Brasil (toneladas).

Regiões	2004	2005	2006	2007	2008	2009	2010
Brasil	11.171	10.776	10.875	11.158	11.640	11.393	11.644
Sul	10.988	10.592	10.701	10.940	11.448	11.222	11.467
Centro-Oeste	100	104	106	107	104	103	104
Sudeste	83	80	69	111	88	68	73
Norte	–	–	–	–	–	–	–
Nordeste	–	–	–	–	–	–	–

Fonte: IBGE, 2012. Disponível em: <http://www.sidra.ibge.gov.br>.

produto no país. No ano de 2008, a produção mundial de leite de ovinos foi de 9 milhões de toneladas. Os principais países produtores de leite de ovelhas foram a China (12,1%), a Grécia (8,7%), a Turquia (8,2%), a Síria (7,9%) e a Romênia (7,2%), também não indicando registros de produção no Brasil.

A produção de carne de ovinos no Brasil apresenta um pequeno crescimento entre os anos de 2006 e 2010, conforme apresentado na Tabela 1.4. Dados da FAO (2012) indicam que no ano de 2010 foram abatidos 5 milhões de ovinos com um rendimento de mais de 80 mil toneladas de carne e 19,3 mil toneladas de pele.

Sorio (2009) relata alguns estudos que apontam o consumo *per capita* anual de 0,59 kg em Fortaleza (CE), 0,43 kg em Natal (RN), 0,46 kg no Distrito Federal e um consumo que varia entre 311 e 427 g de carne ovina em Campo Grande (MS). Trata-se de níveis baixos de consumo de carne ovina, em virtude de todo o potencial de crescimento do mercado e, principalmente, pela constatação de que carne ovina tem sido importada do Uruguai para abastecer a parte do mercado brasileiro.

Importações

A Tabela 1.5 apresenta a quantidade de carne ovina importada do Uruguai entre os anos de 2007 e 2011. O volume importado é decrescente desde 2009, quando houve uma redução de 12,66% na importação desse produto. Os meses em que ocorrem os maiores picos de importação são novembro, dezembro e janeiro, quando a demanda do produto é maior em função das festas de final de ano e a produção nacional não consegue atendê-la.

No mês de dezembro de 2011, o Brasil importou 40,2% menos carne ovina uruguaia, comparado a novembro do mesmo ano, totalizando 695 toneladas e queda de 60,4%, quando comparado ao mesmo mês do ano anterior. De acordo com Rodrigues (2012), no mês de dezembro o Brasil continuou importando cortes ovinos não habituais, como peças não desossadas frescas ou refrigeradas. Normalmente, o país importa peças não desossadas congeladas e carnes desossadas congeladas.

Uma análise dos preços praticados mostra que, no mês de dezembro de 2011, o preço do quilo de carne desossada congelada importada diminuiu 7,24%. Em novembro, o quilo da carne custava US$ 9,31 e, em dezembro, US$ 8,64. O preço do quilo das peças não desossadas congeladas diminuiu 7,17%, passando de US$ 6,8 para US$ 6,31.

Há grande preocupação dos agentes produtivos da ovinocultura de corte quanto à quantidade de carne ovina importada do Uruguai. O Uruguai é praticamente o único fornecedor de carne ovina para o Brasil, visto que no ano de 2009 o país importou 7 mil toneladas, das quais 6,7 mil toneladas vieram do Uruguai. Sorio, Carfantan e Marques (2010) consideram que o Brasil vem se tornando um relevante importador de carne ovina, apesar dos volumes ainda serem pequenos em relação aos principais participantes do mercado internacional.

Tabela 1.4 Produção de carne e peles de ovinos no Brasil.

	2006	2007	2008	2009	2010
Animais abatidos (mil animais)	4.812	4.878	4.950	5.000	5.000
Carne de ovino (toneladas)	77.000	78.000	79.300	80.000	80.000
Rendimento (kg/animal)	16	16	16	16	16
Pele de carneiro (toneladas)	18.500	19.000	19.300	19.300	19.300

Fonte: FAO, 2012.

Tabela 1.5 Carne ovina importada do Uruguai (toneladas).

	Jan.	Fev.	Mar.	Abr.	Maio	Jun.	Jul.	Ago.	Set.	Out.	Nov.	Dez.	Total
2007	534	242	557	679	535	329	493	535	494	557	1.086	1.024	7.065
2008	563	556	538	535	768	582	388	455	610	1.046	1.184	459	7.684
2009	1.043	463	404	338	414	313	568	358	552	707	824	727	6.711
2010	368	167	417	365	198	252	307	474	736	665	875	1.115	5.939
2011	580	294	158	143	236	226	232	352	326	367	1.162	695	4.771

Adaptada de Rodrigues (2012), a partir de dados do Ministério do Desenvolvimento, Indústria e Comércio Exterior (MDIC).

Para uma análise da representatividade do volume de carne ovina importado do Uruguai pelo Brasil, propusemos o seguinte cálculo: supondo-se que o consumo *per capita;* no Brasil seja de 400 g, seria necessária uma produção de 76 mil toneladas – próximo ao nível de 80 mil toneladas de produção de carne ovina no Brasil de acordo com a FAO (2012) – de carne para atender aos mais de 190 milhões de habitantes. Assim, a importação de 4,7 mil toneladas no ano de 2011 representaria cerca de 6,2% do mercado nacional.

O nível de importação de carne ovina proveniente do Uruguai deve ser constantemente analisado, pois o destino mais frequente desse produto são os grandes centros consumidores das capitais brasileiras. Contudo, os dados revelam as oportunidades que a cadeia produtiva nacional encontra para o seu desenvolvimento e para o desenvolvimento desse mercado.

Preços

O preço da carne ovina pago ao produtor rural no Brasil constitui um problema constantemente relatado pelos agentes da cadeia produtiva e pelas organizações de apoio ao setor, no entanto, são raras as iniciativas de levantamento de preço com consistência metodológica e periodicidade no país. Desde março de 2011, o FarmPoint, que é um portal de notícias especializado em ovinocultura e caprinocultura da empresa de consultoria Agripoint, tem realizado a cotação mensal do preço do cordeiro. Os dados são obtidos por meio de contato com os agentes de mercado, tais como frigoríficos, produtores rurais, associações e cooperativas bem como órgãos estaduais que realizam as cotações regionais de carne de cordeiro.

A Tabela 1.6 ilustra a evolução dos preços do cordeiro para alguns estados selecionados, que representam as principais regiões produtoras e consumidoras, a partir de 10 cotações realizadas pela FarmPoint para os estados selecionados.

Os dados indicam que os preços pagos aos produtores rurais nos maiores centros produtores de carne ovina no país, estados da região Nordeste e no Rio Grande do Sul, situam-se pouco acima de R$ 4,00, com pequena variação ao longo do ano. Já em estados como São Paulo e Paraná, onde o consumo do produto é crescente e a oferta de animais para o abate é pequena, os preços pagos aos produtores são maiores.

Em mercados em que há maior facilidade de acesso ao produto importado do Uruguai há maior influência dos preços desse país na cotação brasileira. O início do ano de 2011 foi marcado por preços baixos no Brasil em função do pico de produção de carne no Uruguai. A partir de abril daquele ano, os preços retomaram a trajetória de crescimento.

Muitos analistas e empresários do setor mantêm expectativas positivas em relação aos preços da carne ovina para o Brasil. Esta perspectiva é motivada pela atual expansão do mercado brasileiro, que tem consumido mais carne ovina, e em função da escassez de oferta de animais para abate. Apesar dos preços atrativos pagos aos produtores rurais em algumas regiões, o aumento da oferta de animais não acontece com a mesma velocidade que o aumento da demanda, o que gera pressão sobre os preços.

A sustentabilidade econômica da cadeia produtiva da carne ovina depende do equilíbrio dos preços pagos e recebidos ao longo de toda cadeia produtiva.

Tabela 1.6 Preços da carne ovina (R$/kg.vivo).

Estado	Mar. 2011	Abr. 2011	Maio 2011	Jun. 2011	Jul. 2011	Ago. 2011	Set. 2011	Out. 2011	Nov. 2011	Fev. 2012
Bahia	4,10	4,08	3,94	3,81	4,35	3,90	4,10	4,05	4,40	4,00
Ceará	–	–	4,10	4,30	4,18	4,35	4,30	4,80	4,40	4,75
Mato Grosso	2,90	2,90	2,33	3,00	3,10	3,10	3,30	3,50	3,00	3,50
Paraná	4,07	4,07	4,80	5,48	5,46	5,10	6,00	5,20	6,40	6,00
Pernambuco	4,05	4,05	4,30	4,05	5,18	4,30	4,30	4,5	8,00	5,00
Rio Grande do Sul	3,07	3,53	3,87	3,86	4,05	4,60	4,20	4,30	4,10	3,80
São Paulo	4,60	4,70	5,20	4,86	5,21	5,70	5,70	5,60	5,30	4,60

Adaptada de FarmPoint, 2012.

Muitos agentes da cadeia produtiva, especialmente os produtores rurais e as instituições que os representam, consideram baixos os preços pagos aos produtores rurais em comparação ao preço pago pelos consumidores finais. Visto que os preços aos consumidores finais podem chegar a R$ 40,00 por quilo em algumas situações, os produtores rurais sentem-se mal remunerados pelos agentes de abate e processamento. A Figura 1.3 apresenta o gráfico com a evolução dos preços para os principais estados produtores.

No entanto, para o desenvolvimento desta atividade produtiva devem ser analisados os custos de operação ao longo da cadeia produtiva, considerando os aspectos logísticos, as tecnologias utilizadas nos sistemas de produção adotados pelos produtores rurais, bem como a tecnologia de abate de ovinos e de processamento de carne.

De acordo com Souza *et al.* (2012), no estágio da produção rural há predominância de sistemas de produção intensivos em mão de obra e com baixa adoção de tecnologias; no estágio de abate e processamento destacam-se tecnologias de processamento defasadas, estratégias de governança dos fornecedores equivocadas e que contribuem para a predominância da informalidade no setor; e no estágio da comercialização, constata-se pouco investimento em campanhas para difundir o consumo da carne ovina e preços elevados ao consumidor final.

A questão agrária e a ovinocultura

A questão agrária no Brasil ainda constitui um problema social com condições de influenciar os modos de estruturação e governança das diversas cadeias produtivas ligadas à produção de alimentos, fibra e energia.

A estrutura agrária brasileira pode ser caracterizada a partir do destaque de duas situações extremas. A primeira diz respeito à fragmentação das propriedades rurais na região Nordeste e a segunda é a existência de um número reduzido de propriedades rurais com extensões de terra muito grandes nas diversas regiões, dentre as quais se destaca o Centro-Oeste.

A Tabela 1.7 caracteriza, por região brasileira, o percentual de propriedades rurais com criação de ovinos. Esta caracterização é feita por tamanho da propriedade em hectares (ha). Do total de 438 mil estabelecimentos agropecuários com criação de ovinos, 41,3% têm entre 1 e 20 ha de área. Esta constatação não permite afirmar que a produção de ovinos se concentre em pequenas propriedades, pois seriam necessários dados mais precisos para tal análise, contudo, indica que a pequena propriedade é importante para a cadeia produtiva, especialmente pela quantidade de famílias que já têm algum contato com a atividade.

Ao analisar a quantidade de estabelecimentos rurais por região brasileira é possível notar que, na região Sul, 48,6% dos estabelecimentos rurais em que há criação de ovinos dispõem de área entre 5 e 50 ha. Na região Sudeste, para essa mesma faixa de tamanho, a situação é parecida, com valor de 41,7%. Na região Norte é a predominância de estabelecimentos com área entre 50 e 500 ha que se destaca (53,4%) e, na região Centro-Oeste, a maior parte das propriedades com rebanho ovino (63,5%) tem área superior a 100 ha.

Com exceção da região Nordeste, a presença de propriedades com área entre 100 e 500 ha é representativa. Esta característica, na região Norte (33,3%), na região Centro-Oeste (28,1%), na região Sudeste (25,9%) e mesmo na região Sul (20,1%), indica que

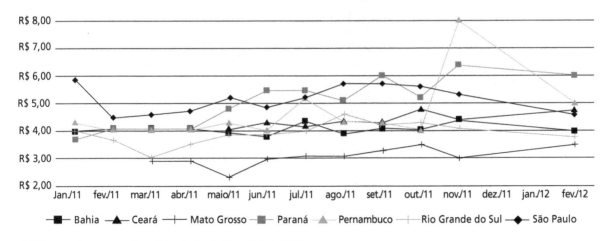

Figura 1.3 Preços da carne ovina. Adaptada de FarmPoint, 2012.

Tabela 1.7 Número de estabelecimentos agropecuários com ovinos.

Total de estabelecimentos Tamanho da área	Brasil (438.623)	Norte (16.983)	Nordeste (311.125)	Sudeste (21.329)	Sul (68.358)	Centro-Oeste (20.828)
Mais de 0 a menos de 1 ha	4,06%	1,45%	2,24%	0,54%	0,45%	0,10%
De 1 a menos de 5 ha	17,17%	2,79%	21,64%	7,91%	7,82%	2,37%
De 5 a menos de 20 ha	24,12%	8,33%	26,14%	21,63%	24,49%	8,13%
De 20 a menos de 50 ha	19,89%	16,15%	19,54%	20,10%	24,12%	14,18%
De 50 a menos de 100 ha	11,52%	20,19%	10,40%	14,20%	13,63%	11,41%
De 100 a menos de 500 ha	14,19%	33,34%	10,10%	25,94%	20,14%	28,12%
Acima de 500 ha	5,55%	15,52%	2,24%	8,72%	8,05%	35,36%

Fonte: IBGE, 2006. Disponível em: <http://www.sidra.ibge.gov.br>.

a ovinocultura tem ganhado força entre produtores rurais com maior estrutura produtiva e com tendência a acesso aos mercados mais competitivos.

A análise de organizações de pesquisa e desenvolvimento, interessadas em propor alternativas para a estruturação e crescimento da cadeia agroalimentar, deve levar em consideração os objetivos econômicos e sociais para cada região em que se pretende desenvolver a atividade.

A atividade em pequena escala, frequentemente atribuída à agricultura familiar, não deve ser entendida como um impedimento à efetiva participação desses produtores rurais nos sistemas de produção. Torna-se necessária a identificação das formas mais eficientes de organização do setor e a proposição de políticas públicas e privadas que estimulem a produção e a geração de riqueza para a região em que os produtores estão localizados.

Mesmo em regiões caracterizadas por pequenas propriedades rurais é possível encontrar iniciativas de sucesso de organização da cadeia produtiva e produção competitiva. A Embrapa Caprinos e Ovinos, localizada em Sobral (CE), é exemplo de organização que contribui para o desenvolvimento dessa atividade produtiva por meio de projetos que transferem tecnologias desenvolvidas aos produtores rurais, tais como o projeto Cordeiro do Cariri Cearense. Este projeto teve como objetivo o desenvolvimento de inovações organizacionais e tecnológicas para a promoção da ovinocultura da região do Cariri que passa, inclusive, pela criação da marca Cordeiro do Cariri Cearense para agregar valor ao produto.

Considerações finais

A produção de alimento aliada à geração de renda e promoção do desenvolvimento no meio rural são atividades de grande importância para o Brasil. Trata-se de um contexto de sustentabilidade e de desenvolvimento social no qual a ovinocultura de corte está inserida e apresenta potencial para o seu desenvolvimento. Os dados apresentados neste capítulo indicam que a ovinocultura de corte tem muito espaço para crescimento dentro das cinco regiões brasileiras. No contexto internacional, o Brasil ainda está muito distante dos principais países, em termos da quantidade de rebanho e do volume de carne ovina produzido.

O rebanho ovino no Brasil está concentrado nos estados da região Nordeste e no estado do Rio Grande do Sul. No entanto, outros estados apresentam um crescimento em seus rebanhos, como é o caso do Mato Grosso, do Mato Grosso do Sul, do Paraná e São Paulo. Nos estados da região Centro-Oeste e da região Sudeste, o crescimento dos rebanhos está diretamente ligado à instalação de indústrias de abate e processamento de ovinos. Este fato demonstra que o mercado consumidor de carne ovina está em expansão nos grandes centros urbanos, além das já tradicionais regiões consumidoras.

Contudo, o desenvolvimento do mercado consumidor ainda contrasta com as dificuldades de relacionamento dos agentes da cadeia produtiva da ovinocultura de corte, o que implica desorganização do setor e comportamentos oportunistas e pouco colaborativos entre os agentes produtivos. As instituições formais que deveriam regrar o setor são inadequadas, pois, em muitos casos, implicam elevados custos para o seu cumprimento, sendo suprimidas pelas instituições informais predominantes em cada região. Este fato é considerado um dos fatores determinantes da predominância da informalidade nessa cadeia produtiva em todo o país e deve ser foco de atenção dos tomadores de decisões.

As organizações de apoio ao setor, apesar de todo o seu esforço, ainda carecem de integração em suas atividades. Não há uma agenda comum voltada para o desenvolvimento da atividade e a consequência disto é a baixa eficiência no apoio aos produtores rurais. Entre estas organizações, estão as agências de fomento, as empresas de pesquisa, empresas de assistência técnica e empresas de apoio ao empreendedorismo, fundamentais ao processo de melhoria dos sistemas produtivos na ovinocultura de corte no Brasil.

Conclui-se, portanto, que há potencial para o desenvolvimento da ovinocultura de corte no país, mas que, no entanto, existem entraves importantes em termos organizacionais que precisam ser superados com urgência para consolidar essa atividade produtiva nas cinco regiões brasileiras.

Referências bibliográficas

CARVALHO, D.M.; SOUZA, J.P. Análise da cadeia produtiva de caprino-ovinocultura em Garanhuns. XLVI Congresso Brasileiro de Economia e Sociologia Rural, 2008. **Anais...**, Rio Branco. Disponível em: <http://www.sober.org.br/palestra/9/673.pdf>. Acesso em: 21 dez. 2010.

COSTA, N.G. A cadeia produtiva de carne ovina no Brasil rumo às novas formas de organização da produção, 2007. Disponível em: <http://propaga.unb.br/new/images/multiinstitucional/nivia_guimaraes_da_costa.pdf>. Acesso em: 21 dez. 2010.

FAO. FOOD AND AGRICULTURE ORGANIZATION OF THE UNITED STATES. FAOSTAT, disponível em: <http://faostat.fao.org/site/569/DesktopDefault.aspx?PageID=569#ancor>. Acesso em: 30 jan. 2012.

FARMPOINT. Disponível em: <http://www.farmpoint.com.br>. Acesso em: 10 fev. 2012.

IBGE – INSTITUTO BRASILEIRO DE GEOGRAFIA E ESTATÍSTICA. 2012. Disponível em: <http://www.sidra.ibge.gov.br>, acesso em: 10 fev. 2012.

MARTINS, E.C.; CUENCA, M.A.G.; SANTOS, A.S. et al. Caracterização do consumo das carnes caprina e ovina em Alagoas. 2008. Sobral. Disponível em: <http://www.infoteca.cnptia.embrapa.br/bitstream/CPATC-2010/20744/1/doc82.pdf>. Acesso em: 21 dez. 2010.

RODRIGUES, R.M.C. Brasil importou 695 toneladas de carne ovina uruguaia em dezembro, queda de 40,2% comparado a novembro. **FarmPoint.** 2012. Disponível em: <http://www.farmpoint.com.br/cadeia-produtiva/especiais/brasil-importou-695-toneladas-de-carne-ovina-uruguaia-em-dezembro-queda-de-402-comparado-a-novembro-77568n.aspx> Acessado em: 15 fev. 2012, às 13:30 horas.

SEBRAE – Serviço Brasileiro de Apoio às Micro e Pequenas Empresas. Setor de Ovinocaprinocultura. Disponível em: <http://www.sebrae.com.br/setor/ovino-e-caprino>. Acesso em: 15 jan. 2011.

SORIO, A.M. **Sistema agroindustrial da carne ovina**: o exemplo de mato Grosso do Sul. Passo Fundo: Méritos, 2009. 110 p.

SORIO, A.; CARFANTAN, J.; MARQUES, W.A. **Carne ovina**: sistema internacional de comercialização. Passo Fundo: Méritos, 2010. 144 p.

SORIO, A.; FAGUNDES, M.B.B.; RASI, L. Oferta de carne ovina no varejo de Campo Grande (MS): uma abordagem de marketing. **Revista Agrarian.** Dourados, v. 1, n. 1, p. 145-456, 2008. Disponível em: <http://www.periodicos.ufgd.edu.br/index.php/agrarian/article/download/34/17>. Acesso em: 21 dez. 2010.

SOUZA, E.Q. **Análise e segmentação de mercado na ovinocultura do Distrito Federal.** Dissertação [Mestrado] Brasília Faculdade de Agronomia e Medicina Veterinária, Universidade de Brasília: 2006, 103 p.

SOUZA, J. D. F.; SOUZA, O. R. G.; CAMPEÃO, P. **Mercado e comercialização na ovinocultura de corte no Brasil**. In: CONGRESSO DA SOCIEDADE BRASILEIRA DE ECONOMIA, ADMINISTRAÇÃO E SOCIOLOGIA RURAL, 50., 2012, Vitória. Agricultura e desenvolvimento rural com sustentabilidade. Vitória: Sociedade Brasileira de Economia, Administração e Sociologia Rural, 2012. 16 f. 1 CD-ROM.

Capítulo 2

Ovinocultura na Região Sul do Brasil

Cleber Cassol Pires,[1] Sergio Carvalho,[2] Stefani Macari[3]
e Tatiana Pfüller Wommer[4]

Introdução

O ovino é uma espécie privilegiada, pois devido à sua diversidade de produção e à sua adaptação a diferentes condições edafoclimatológicas, difundiu-se por quase todas as regiões do mundo. Em algumas delas, a exploração é realizada por meio de técnicas primitivas, apenas visando à subsistência das populações desfavorecidas. Por outro lado, em outras, como Nova Zelândia, Austrália, Uruguai, Argentina e algumas regiões do Brasil, faz-se uso de técnicas mais avançadas, objetivando a elevação da rentabilidade econômica.

Na região Sul do Brasil, a ovinocultura está entre as principais atividades pecuárias desenvolvidas. Conforme Viana (2008), seu estabelecimento como exploração econômica se deu no começo do século 20, com a valorização da lã no mercado internacional e, a partir da década de 1940, com o incremento tecnológico da produção. A produção de lã, por intermédio da criação de raças laneiras e mistas, foi o principal objetivo da exploração econômica da ovinocultura, na qual os sistemas produtivos eram desenvolvidos com o intuito de obter a maximização da produção de lã nos rebanhos, enquanto a produção de carne, produto considerado secundário, apenas supria o consumo dos estabelecimentos rurais.

Durante o século passado, a ovinocultura passou por períodos de progressos e crises. As décadas de 1940, 1950 e 1960 ficaram marcadas pela ascensão da atividade com a lã, porém os períodos de crise vieram nos anos 1970 com o apoio maciço do governo para a agricultura. Nas décadas subsequentes, a atividade sofreu com o fechamento das cooperativas, o fim do crédito subsidiado e a crise da lã no mercado internacional. Este cenário fez com que muitos produtores deixassem a atividade, o que causou redução drástica no rebanho (Boffil, 1996).

Com o desenvolvimento da ovinocultura laneira, segundo dados do Instituto Brasileiro de Geografia e Estatística (IBGE, 2009), em 1974 o Brasil apresentava um efetivo de rebanho de 18.876.770 cabeças (Tabela 2.1), quando 66,17% dos animais encontravam-se no Rio Grande do Sul, principalmente animais das raças Corriedale, Ideal (Polwarth) e Merino. Portanto, havia na época uma grande concentração do rebanho ovino nacional no Rio Grande do Sul, onde a produção

---

[1] Professor Titular do Departamento de Zootecnia da Universidade Federal de Santa Maria – RS.
[2] Professor Adjunto do Departamento de Zootecnia da Universidade Federal de Santa Maria – RS.
[3] Pós-doutorando do Departamento de Zootecnia da Universidade Federal de Santa Maria – RS.
[4] Professora de Ensino Básico, Técnico e Tecnológico do Instituto Federal de Educação, Ciência e Tecnologia de Mato Grosso do Sul, *campus* Ponta Porã.

Tabela 2.1 Evolução do rebanho ovino no Brasil e nos estados da região Sul.				
Ano	Brasil	Rio Grande do Sul	Santa Catarina	Paraná
1974	18.876.770	12.490.066	186.022	216.059
1979	17.806.268	10.850.828	134.310	160.536
1984	18.447.244	10.992.870	181.305	261.925
1989	20.041.463	10.845.901	222.056	360.882
1994	18.436.098	9.711.917	228.648	597.616
1999	14.399.960	4.870.244	208.280	570.382
2004	15.057.838	3.826.650	200.974	488.142
2009	16.811.721	3.946.349	261.322	599.925
Evolução (%) 1974 a 2009	−10,94	−68,40	40,47	177,66

Fonte: IBGE, 2009. Disponível em: <http://www.ibge.gov.br/home/estatistica/economia/ppm/2009/default_pdf.shtm>.

laneira apresentava grande importância econômica e social para a cadeia produtiva da ovinocultura e, consequentemente, para o estado e para o país. No final da década de 1980, com o surgimento do fio sintético, produto derivado do petróleo com características de maior resistência, uniformidade, produção não estacional, mais abundante e barato, quando comparado ao fio de lã ovina, houve uma desvalorização comercial da lã, repercutindo em desestímulo do sistema de produção.

Essa crise estendeu-se durante a década de 1990, o que fez muitos produtores desistirem da atividade, reduzindo significantemente o rebanho comercial, gerando a desestruturação de toda a cadeia produtiva. Outro fator que contribuiu para a redução do rebanho foi o crescimento da área de lavoura, destacando-se as culturas da soja e do arroz, e mais recentemente o aumento da silvicultura.

Características

O Rio Grande do Sul sempre se caracterizou por ser o maior produtor de lã do país, decorrente da criação de raças especializadas na produção da fibra, produzindo, nos últimos anos, volume de lã acima de 90% do volume total brasileiro (Viana, 2008). Verifica-se que o Rio Grande do Sul sempre se caracterizou como o estado onde foi tosquiado o maior número de animais, que representa em torno de 90% do total (Tabela 2.2). Nota-se que houve, ao longo dos anos, uma redução do número total de animais tosquiados no país, sendo esta uma consequência direta da redução verificada no Rio Grande do Sul, onde ocorreu, do ano de 1974 até 2009, uma queda de 71,62% do total de animais tosquiados. Esse aspecto reflete de forma direta a crise observada no setor laneiro, levando à queda significativa do rebanho ovino desse estado, como consequência da redução do número de animais especializados para a produção de lã.

Com a crise do setor laneiro, a ovinocultura gaúcha passou por um processo de reestruturação, tendo ocorrido a introdução de raças especializadas para a produção de carne, como uma nova alternativa para o setor. Esse fato deu início ao processo de transição do sistema produtivo laneiro para o sistema de produção de cordeiros para abate, tornando-se, dessa forma, o produto carne a principal exploração econômica. Esse aspecto pode ser verificado quando se analisa a participação na Exposição Internacional de Esteio (RS) – Expointer (Figura 2.1 e Tabela 2.3) de ovinos de raças especializadas para a produção de carne, comparativamente à participação de raças especializadas para a produção de lã.

A Expointer é uma das maiores exposições agropecuária da América Latina e representa o momento e as tendências da agropecuária gaúcha e brasileira, em seus diferentes segmentos. Em 1970, somente 0,8% dos animais participantes da Expointer era de raças especializadas para a produção de carne. Com o passar dos anos, ocorreu uma mudança significativa e, no ano de 2010, de um total de 854 ovinos participantes, 75,64% eram de raças especializadas para a produção de carne (Texel, Ile de France, Suffolk, Hampshire Down ou Dorper). É importante ressaltar que esses são animais reprodutores, pertencentes a plantéis de cabanas, cujos descendentes, especialmente os carneiros, serão utilizados nos diferentes rebanhos comerciais para implementar a genética de produção de carne.

Tabela 2.2 Distribuição dos ovinos tosquiados no Brasil de acordo com o estado.					
	1974	1984	1994	2004	2009
Bahia	10.435	–	–	–	–
Minas Gerais	36.859	24.250	12.465	9.778	5.382
São Paulo	7.236	15.380	25.478	30.932	24.460
Paraná	99.657	121.262	340.728	231.154	258.078
Santa Catarina	98.141	100.791	127.478	91.511	114.440
Rio Grande do Sul	11.976.973	9.926.651	8.540.303	3.337.379	3.398.678
Mato Grosso do Sul	–	52.529	91.972	61.664	63.405
Mato Grosso	68.569	–	–	–	–
Goiás	11.157	5.692	540	160	100
Distrito Federal	40	–	–	–	–
Total no Brasil	12.309.067	10.246.555	9.138.964	3.762.578	3.864.543

Fonte: IBGE, 2009. Disponível em: <http://www.ibge.gov.br/home/estatistica/economia/ppm/2009/default_pdf.shtm>.

Deve-se ressaltar que, embora tenha ocorrido um estímulo do setor produtivo com redirecionamento da ovinocultura gaúcha de uma base de produção de lã para uma base de produção de carne, vários problemas de organização de cadeia produtiva ainda precisam ser contornados. Para Calvete e Villwock (2007), a produção de carne ovina no país e, em particular, na região Sul é bastante favorável, devido às condições climáticas e de solo, entre outros fatores. A atividade, entretanto, necessita de melhor organização que possibilite aumentar sua competitividade, uma vez que a produção atual não supre a demanda, pois as importações têm sido um fato notório. Outros fatores, como sazonalidade, baixa qualidade do produto final, falta de cortes que facilitem o trabalho culinário, abate informal, carência de *marketing* e a falta de mão de obra qualificada prejudicam o desenvolvimento da cadeia produtiva como um todo.

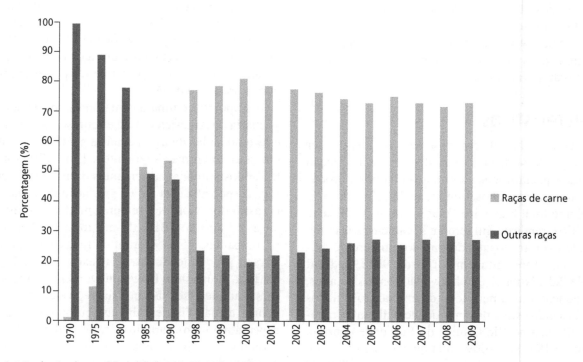

Figura 2.1 Evolução da participação de ovinos de raças de carne e de outras raças na Expointer.

Tabela 2.3 Evolução da participação de ovinos, de acordo com a raça, na Expointer.

Raça	1998	1999	2000	2001	2002	2003	2004	2005	2006	2007	2008	2009
Merino Australiano	0	1	4	2	12	13	23	13	13	12	15	22
Ideal	37	35	31	40	36	42	54	64	58	75	76	50
Corriedale	67	54	55	52	50	54	70	60	36	55	49	57
Romney Marsh	20	22	23	20	17	19	23	16	17	17	19	21
Hampshire Down	50	59	109	85	81	71	77	96	119	85	90	112
Texel	172	226	264	237	288	330	379	329	362	350	335	290
Ile de France	118	103	156	127	159	139	149	126	104	126	135	136
Suffolk	163	165	176	107	108	85	141	159	146	118	155	157
Dorper	0	0	0	0	0	0	2	42	33	19	39	26
White Dorper	0	0	0	0	0	0	0	3	0	0	21	7
Poll Dorset	0	16	27	14	18	8	19	23	23	21	29	24
Karacul	19	17	7	12	16	12	12	15	29	11	19	8
Crioula	0	0	14	15	39	49	61	76	66	51	81	78
Lacaune	9	9	8	0	0	0	0	0	6	8	7	0
Santa Inês	0	0	0	0	0	0	0	14	10	10	14	10
Total	655	707	874	711	824	822	1.010	1.036	1.022	958	1.083	998

Fonte: SAR, 2005. Disponível em: <http://www.agricultura.sc.gov.br/index.php?option=com_docman&task=doc_download&gid=184>.

Face às dificuldades mensuradas, existem alguns aspectos positivos que devem ser considerados, como a alta demanda por carne ovina, e que nos permitem vislumbrar grandes perspectivas para a exploração da espécie. Neste sentido, iniciativas e alianças estratégicas entre organizações de produtores e o setor público e privado têm gerado programas de fomento à produção de carne ovina de qualidade na região Sul do Brasil. Um exemplo a ser citado refere-se ao Cordeiro Herval Premium, que é um programa de carne ovina, com qualidade reconhecida por meio de uma marca garantida por um conselho regulador.

Recentemente surgiu no estado o Programa Cordeiro de Qualidade ARCO, que vem como uma forma de identificar a valorizar a carne de cordeiro mediante obtenção de selos de qualidade de cordeiros sendo criados e produzidos com critérios técnicos preestabelecidos.

Um aspecto importante a ser destacado é o interesse de frigorífico(s) em adaptar suas plantas para o abate de ovinos e também desenvolver programas de fomento para produção de carne – FOCO CRIA.

Essas iniciativas têm grande importância para o restabelecimento da ovinocultura gaúcha, pois proporcionam uma forma mais segura de comercialização para os produtores rurais que tenham interesse em aumentar os seus rebanhos, ou investir na produção de carne ovina como um novo negócio de estabelecimentos rurais.

O Rio Grande do Sul, no ano de 2009, segundo o IBGE (Pesquisa Pecuária Municipal, IBGE [2009]) possuía um efetivo de 3.946.349 cabeças ovinas. Quando se deseja aplicar estudos sobre a cadeia ovina, a região que se destaca é a Campanha Gaúcha, devido à sua tradição secular na atividade e por apresentar a maior concentração de ovinos do estado (Figura 2.2).

A Campanha Gaúcha é formada por rochas basálticas e sedimentares. Os solos são geralmente rasos e com bom teor de nutrientes, sustentando campos limpos e de bom rendimento forrageiro. A região apresenta a maior concentração fundiária do estado; a produção predominante é a pecuária extensiva, atestando a hegemonia dos estancieiros. Em área menor, o arroz também se destaca contribuindo para a economia dos municípios inseridos na região. A agricultura familiar também está presente, porém a fraca participação de produções com condições de se autossustentar atesta a importância secundária dessa categoria social (Silva Neto e Basso, 2005).

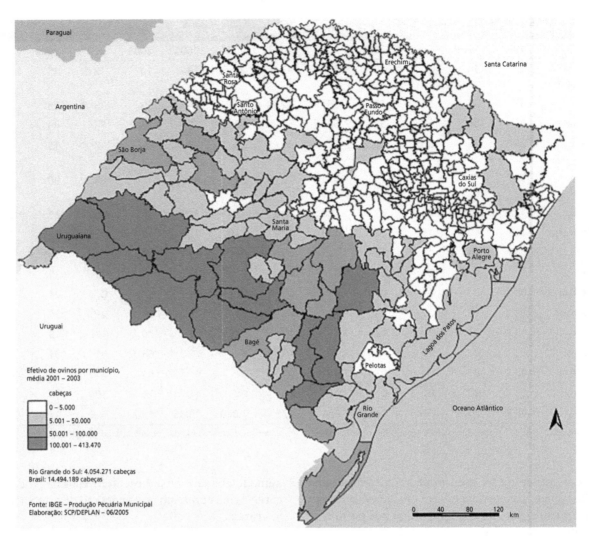

Figura 2.2 Mapa com a distribuição da população ovina do Rio Grande do Sul. Fonte: IBGE, 2009. Disponível em: <http://www.ibge.gov.br/home/estatistica/economia/ppm/2009/default_pdf.shtm>.

O Rio Grande do Sul é composto de 497 municípios e, destes, 23 apresentam um rebanho ovino composto de mais de 50 mil cabeças (Figura 2.2). A soma dos rebanhos desses municípios representa 72,21% do rebanho ovino do estado, e a maior população ovina se encontra no município de Santana do Livramento, com 10,18% do rebanho gaúcho. A tradição "ovelheira" está arraigada nesses municípios, sendo ela, juntamente com a bovinocultura de corte, a matriz econômica da produção pecuária.

Santa Catarina apresenta uma área de 95.346.181 km² dividida com bases topográfica, ecológica e socioeconômica em três regiões distintas, caracterizadas pelo Litoral, Planalto e Oeste Catarinense. Caracteriza-se por um relevo em sua grande maioria acidentado, favorecendo por limitações físicas a prevalência de pequenas propriedades familiares. Os agricultores catarinenses vêm buscando diversificação de renda e investindo em ovinocultura, *a priori* voltada à produção de carne e lã, mais recentemente visando à produção leiteira, inclusive figurando como um dos estados pioneiros na produção de derivados lácteos ovinos, pois 82% dos produtores desses animais estão familiarizados com áreas inferiores a 50 ha (hectare). Apenas 67% da produção são inspecionados pelos órgãos oficiais, demonstrando o caráter de produção de subsistência dessas propriedades.

Na década de 1970, o rebanho ovino catarinense representava 1,2% do rebanho na região Sul e menos de 1% do rebanho brasileiro. No final da década de 1980, ocorreu aumento no efetivo do rebanho, chegando a apresentar praticamente o dobro da década anterior e com contínuo crescimento na década de 1990 e final dos anos 2000 (IBGE, 2009).

Atualmente, o estado de Santa Catarina conta com o 12º maior efetivo do país, 261.322 mil cabeças (ver Tabela 2.1), correspondendo a 1,6% do total brasileiro e responsável pela produção de 260 toneladas de lã (Tabela 2.4), terceiro maior produtor do país (IBGE, 2009). Existem 11 mil criadores em Santa Catarina, com potencial de crescimento principalmente na área do leite. O estado teve crescimento triplicado, desde 1980 até hoje, o que gera a expectativa de que a ovinocultura passe a ser uma pujante atividade econômica (Portal do Agronegócio, 2009).

A comercialização de lã para artesanato é outra fonte de renda proveniente da criação de ovinos e, neste item, Santa Catarina destaca-se pela criação de ovinos da raça Crioula Lanada, que durante quatro séculos sobrevive às adversidades climáticas da região, passando por um processo de seleção natural (Vaz, 2000). A criação da raça Crioula Lanada visa à produção de carne, lã e pelego. Admite-se que a raça tenha quatro diferentes expressões genéticas; o encontrado na Serra Catarinense é a ecotipo Serrana, frequentemente criado em regime semi-intensivo a intensivo (Silva, 2010).

A produção de ovinos tem captado recursos e incentivos governamentais, já que é vista no estado como uma alternativa de renda para a pequena propriedade, considerando o retorno rápido que a ovinocultura propicia aos criadores, além do fato de que a atual produção não consegue atender à demanda existente e crescente de consumidores (SAR, 2005).

Neste sentido, a ovinocultura brasileira ganhou impulso com a fundação da Associação Brasileira dos Criadores de Ovinos Leiteiros (ABCOL) sediada em Chapecó (SC) e com a introdução no país de animais da raça East Friesian, de tripla aptidão e grande produção leiteira – originária da Alemanha. Essa raça é considerada por especialistas uma das que apresentam maiores produções no mundo, podendo alcançar até 4 ℓ por dia. Segundo estimativa da ABCOL, o país tem seis mil ovinos da raça East Friesian, aptos a produzir leite. Destes, três mil estão em Santa Catarina (Nascimento, 2010).

Outra raça de aptidão leiteira introduzida foi a Lacaune, da França, que atualmente está bem adaptada às condições de clima e alimentação do Sul do Brasil (Brito et al., 2006).

No Paraná, o rebanho ovino vem apresentando um crescente aumento nas últimas três décadas (ver Tabela 2.1). No final da década de 1970, o rebanho ovino paranaense representava menos de 1% do efetivo do rebanho nacional, quantidade esta inexpressiva, e uma atividade econômica secundária à bovinocultura leiteira e ao cultivo de lavouras.

Acompanhando o crescimento da ovinocultura nacional, o estado do Paraná, no final da década de 1980, teve seu efetivo do rebanho ovino duplicado, atingindo uma representatividade de quase 2% do rebanho brasileiro. No final da década de 1990, apesar do significativo declínio da ovinocultura nacional, impulsionado principalmente pelo surgimento dos tecidos sintéticos e consequente queda do preço pago pela lã, falência de cooperativas e desistência de muitos produtores pela criação de ovinos com aptidão laneira, o rebanho ovino paranaense cresceu aproximadamente 63% em função do direcionamento da criação para produção de carne.

Até a metade da década de 2000, a ovinocultura paranaense manteve seu efetivo de rebanho razoavelmente estabilizado, assim como o rebanho nacional. A partir do ano 2005, a criação de ovinos desse estado apresentou um crescimento contínuo, atingindo aproximadamente 4% de participação no rebanho nacional. Esse aumento proporcionou ao estado do Paraná o sexto lugar no *ranking* nacional no ano de 2009.

Tabela 2.4 Produção de lã e participações relativas em ordem decrescente no ano de 2009.

Unidades da Federação	Quantidade de lã produzida (toneladas)	Participações no total da produção (%)
Brasil	11.393	100,0
Rio Grande do Sul	10.442	91,6
Paraná	520	4,6
Santa Catarina	260	2,3
Mato Grosso do Sul	103	0,9
São Paulo	60	0,5
Minas Gerais	8	0,1

Fonte: IBGE, 2009. Disponível em: <http://www.ibge.gov.br/home/estatistica/economia/ppm/2009/default_pdf.shtm>.

A atividade da ovinocultura no estado do Paraná tem como objetivo a exploração de cordeiros exclusivamente para abate com a utilização de raças de carne, como a Texel, Ile de France e mais recentemente Dorper e White Dorper.

Em função disto, o Paraná apresenta atualmente um sistema de criação mais intensivo, com uso de tecnologia e sistema de organização em cooperativas.

Um fato importante, que deve ser considerado e certamente contribui muito para o crescente desenvolvimento da ovinocultura desse estado, são suas condições climáticas. Segundo a classificação de Köppen, a grande parte do estado apresenta clima Cfa e Cfb (subtropical úmido) com temperatura média anual e pluviometria idênticas às encontradas em muitas cidades do Rio Grande do Sul, onde a ovinocultura é explorada com êxito. Como exemplo, citamos a cidade de Santana do Livramento (RS), que apresenta também um clima subtropical e é o município com o maior rebanho ovino do estado. Nos anos de 1996 e 1997 foi realizado um estudo (Barbosa et al., 2001) sobre zoneamento bioclimático da ovinocultura no estado do Paraná (2.700 observações), com o objetivo de determinar uma distribuição mais racional de algumas raças ovinas, segundo a zona de conforto térmico das mesmas. Os autores concluíram que uma extensa faixa ao longo do litoral do estado, até cerca de 200 km para o interior, até os limites das cidades de Castro, Telêmaco Borba, Laranjeiras do Sul da região Central e da cidade de Pato Branco da região Sudoeste, permite a criação das raças Hampshire Down, Ile de France e Texel, sem proporcionar maior empenho do metabolismo termorregulador.

As perspectivas de crescimento da ovinocultura paranaense são muito promissoras, principalmente pela existência, recentemente, de incentivos estratégicos e apoio de entidades do governo (Secretaria da Agricultura e do Abastecimento do Paraná – SEAB; Instituto Paranaense de Assistência Técnica e Extensão Rural – EMATER; Instituto Agronômico do Paraná – IAPAR; Serviço Nacional de Aprendizagem Rural – SENAR) para a estruturação da cadeia produtiva. Uma estratégia nova do governo é a implantação de uma *unidade de Produção de Matrizes e Reprodutores Ovinos e Genética Animal*. Este projeto tem como objetivo ampliar a base genética de ovinos existente no estado, proporcionar aos produtores animais melhorados e tornar o Paraná uma unidade-referência da federação em relação a material genético ovino de qualidade. Nesse projeto ainda se incluem unidades de apoio, como estudo de mercado, visando identificar a concorrência no mercado consumidor e manter uma escala de produção e oferta regular.

Os incentivos governamentais estão voltados também para projetos de formação de associativismo com o objetivo de qualificar a produção e os processos produtivos e fortalecer as entidades de produtores (Associação Paranaense de Criadores de Ovinos – OVINOPAR).

A Empresa Brasileira de Pesquisa Agropecuária (Embrapa) e o IAPAR também incentivam pesquisas direcionadas à produção animal e ao desenvolvimento de espécies forrageiras cultivadas em distintas regiões do estado. Por meio de pesquisas têm-se respostas importantes para que possam ser difundidas diferentes tecnologias e melhorias no sistema produtivo.

Deve ser mencionado que no estado do Paraná existe o Projeto Gourmet, com apoio da EMATER, cujo objetivo é promover ações para que a carne ovina seja inserida no mercado com as características que atendam às exigências do consumidor. Para isto, são realizados cursos de análise sensorial, de cortes especiais com a carne ovina, bem como técnicas de preparo desse produto. Dentre as ações desse projeto, destaca-se também a difusão da carne pela criação do *marketing* empresarial e degustação em supermercado, feiras e eventos gastronômicos com o objetivo de educar o consumidor para esse produto diferenciado.

Referências bibliográficas

BARBOSA, O.R. et al. Zoneamento bioclimático da ovinocultura no Estado do Paraná. **Revista Brasileira de Zootecnia**, Viçosa, v. 30, n. 2, p. 454-460, 2001.

BOFFIL, F.J. **A reestruturação da ovinocultura gaúcha.** Guaíba: Livraria e Editora Agropecuária, 1996. 137p.

BRITO, M.A. et al. Composição do sangue e do leite em ovinos leiteiros do sul do Brasil: variações na gestação e na lactação. **Ciência Rural**, Santa Maria, v. 36, n. 3, p. 942-948, 2006.

CALVETE, R.; VILLWOCK, L.H. Perfil da ovinocultura de lã e carne do Rio Grande do Sul e seus desafios para o futuro. 2007. Disponível em: <www.sober.org.br/palestra/6/642.pdf>. Acesso em: 11 de maio 2011.

IBGE. Estatísticas do Instituto Brasileiro de Pesquisas Agropecuárias. Disponível em: http://www.ibge.gov.br/home/estatistica/economia/ppm/2009/default_pdf.shtm. Acesso em: 11 de maio 2011.

NASCIMENTO, S. Raças novas no campo. 2010. **Revista Globo Rural.** Disponível em: http://revistagloborural.globo.com/Revista/Common/0,ERT184658-18282,00.html. Acesso em: 11 de maio 2011.

PORTAL DO AGRONEGÓCIO. Setembro, 2009. Disponível em: http://www.portaldoagronegocio.com.br/conteudo.php?id=10108. Acesso em: 11 de maio 2011.

SAR – Secretaria de Estado da Agricultura e Política Rural/ Conselho Estadual de Desenvolvimento Rural-/CEDERURAL, 2005. Disponível em: http://www.agricultura.sc.gov.br/index.php?option=com_docman&task=doc_download&gid=184. Acesso em: 11 de maio 2011.

SILVA, M.C.S. et. al. 2010. Crioula Lanada. INCT – Informação Genético--Sanitária da Pecuária Brasileira. Disponível em: http://www.ovinoscrioulos.com.br/artigos/Serie_tecnica_crioula_lanada.pdf. Acesso em: 11 de maio 2011.

SILVA NETO, B.; BASSO, D. **Sistemas agrários do Rio Grande do Sul:** análise e recomendações de políticas. Ijuí: Editora UNIJUÍ, 2005. 307p.

VAZ, C.M.S.L. Morfologia e aptidão da ovelha crioula lanada. Bagé: **EMBRAPA Pecuária Sul**, 2000. 20 p. (EMBRAPA Pecuária Sul. Documentos, 22).

VIANA, J.G.A. **Governança da cadeia produtiva da ovinocultura no Rio Grande do Sul: estudo de caso à luz dos custos de transação e de produção.** 2008. [Dissertação de Mestrado] – Universidade Federal de Santa Maria – Centro de Ciências Rurais.

Capítulo 3

Ovinocultura na Região Sudeste do Brasil

José Alexandre Agiova da Costa[1] e Cristina Maria Pacheco Barbosa[2]

Introdução

A ovinocultura no Sudeste se desenvolveu a partir de raças criadas para corte, sendo o rebanho de cria formado predominantemente por ovelhas deslanadas cruzadas com carneiros de raças lanadas, para a produção de cordeiros para o abate. O leite vem surgindo como uma opção para os produtores do Sudeste atraídos pelo nicho de consumo de queijos importados nas grandes cidades. Independentemente do tipo de produção, a ovinocultura concentra-se em pequenas propriedades como uma opção de negócio devido à oscilação de alguns produtos agrícolas tradicionais e a crescente demanda, observada principalmente no estado de São Paulo. Contribuem para o crescimento do mercado: a menor exigência em extensão de terras à criação em região onde há forte demanda por lavoura de cana-de-açúcar (Garbin et al., 2008), as boas condições de clima e solo, a alta rentabilidade e a facilidade de comercialização devido às inúmeras praças consumidoras, como as regiões metropolitanas do Rio de Janeiro, Vitória, Belo Horizonte e São Paulo. Em São Paulo destacam-se ainda as regiões junto às cidades de Campinas, Ribeirão Preto, Sorocaba, Bauru e São José do Rio Preto.

Além do forte mercado consumidor, há na Região Sudeste iniciativas governamentais ou promovidas por associações de produtores que impulsionam a ovinocultura, como os programas Ovino Gerais (MG), Cordeiro Capixaba (ES) e Cordeiro Paulista (SP). No estado de São Paulo existe uma linha de crédito específica para a atividade: o Fundo de Expansão do Agronegócio Paulista (FEAP), na modalidade FEAP Ovinocultura, da Secretaria de Agricultura e Abastecimento do estado.

Distribuição espacial

Os estados de São Paulo e Minas Gerais são os que mais contribuem para as estatísticas da ovinocultura no Sudeste, devido à sua vocação pecuária. No estado de São Paulo, o rebanho triplicou de tamanho nos últimos anos. De fato, alguns pecuaristas, tradicionalmente envolvidos na criação de bovinos de corte, estão também se voltando aos ovinos. Esses produtores, em sua maioria, trabalham a ovinocultura como atividade secundária criando animais comerciais sem registro e com certa sazonalidade na oferta de carne. Normalmente, possuem instalações adaptadas de haras, granjas leiteiras ou de suínos e aves.

O rebanho ovino na região Sudeste é estimado em 782 mil cabeças (4,5% da produção nacional). Com um grande mercado, o rebanho cresce continuamente, com destaque para São Paulo e Minas Gerais (Tabela 3.1), e em torno de 60% dessa produção se encontram no primeiro estado (IBGE, 2010). Apesar de não ter uma representatividade muito grande em relação ao

---
[1] Pesquisador da Embrapa Caprinos e Ovinos, Núcleo Regional Centro-Oeste – Campo Grande – MS.
[2] Pesquisadora da Agência Paulista de Tecnologia dos Agronegócios, Polo Regional do Sudoeste Paulista – Itapetininga – SP.

Tabela 3.1 Rebanho ovino por estados brasileiros da região Sudeste (mil).

	2005	2006	2007	2008	2009	2010	Participação em 2010 (%)
Brasil	15.588	16.019	16.239	16.629	16.812	17.381	–
Sudeste	607	664	742	765	762	782	4,50
São Paulo	345	378	415	453	452	467	59,76
Minas Gerais	189	209	243	226	223	228	29,20
Rio de Janeiro	41	45	50	51	50	48	6,20
Espírito Santo	32	32	34	35	36	38	4,84

Fonte: IBGE, 2010. Disponível em: <http://www.sidra.ibge.gov.br>.

efetivo nacional, a região vem se destacando na produção e no crescimento do mercado para a carne ovina de qualidade.

O maior crescimento observado na região iniciou-se em 2005 e está em plena expansão nos dias atuais, correspondendo a um aumento anual de 10% no tamanho dos rebanhos. Os produtores dos estados de Minas Gerais e São Paulo têm investido com objetivo de tornar a ovinocultura de corte uma atividade econômica viável, utilizando sistemas mais intensivos de criação (com suplementação) e de comercialização de reprodutores de raças propícias, que apresentam bom ganho de peso e rendimento de carcaça, como Santa Inês, Dorper e Texel (Alencar e Rosa, 2006).

As propriedades dedicadas à atividade encontram-se distribuídas nos quatro estados da região Sudeste. Devido às características das criações estão, na maioria, em pequenas propriedades e por ocorrerem em conjunto com outras atividades agropecuárias. Os estados de Minas Gerais e São Paulo são novamente destaque (Tabela 3.2).

Como mostra a Tabela 3.2, a mesorregião com maior rebanho ovino é a região de São José do Rio Preto e Presidente Prudente, nas proximidades da fronteira com o Mato Grosso do Sul, acompanhada da região de Bauru e Araçatuba, onde estão presentes os Núcleos Regionais já bem estabelecidos, como o Núcleo de Criadores de Ovinos de Araçatuba e o Núcleo de Ovinocultores de Bauru e Região (NOBRE). Em Minas Gerais, os rebanhos estão concentrados no Norte do estado e no Triângulo Mineiro, já influenciados pela ovinocultura paulista. No Espírito Santo o rebanho se concentra no Litoral Norte e, no Rio de Janeiro, a ovinocultura acompanha a caprinocultura, estando os maiores rebanhos presentes no Norte Fluminense e na Região Serrana.

Em Minas Gerais, nas mesorregiões Norte e Nordeste, a maioria dos produtores (mais de 70%) passa metade do mês na propriedade rural e a maioria (55,6%) na região Norte e na região Nordeste (74,3%), vivem da renda obtida ali (Faria et al., 2004). Os programas oficiais do Instituto de Desenvolvimento do Norte e Nordeste de Minas Gerais (Minas Gerais, 1984) (http://minassistemas.com.br/idene/index.php) são responsáveis pelo passos iniciais do fomento da atividade nessas mesorregiões. Segundo Guimarães (2006), a partir de 1999, observou-se crescimento constante no rebanho mineiro, porém concentrado nas mesorregiões, em que se cerca de 70% dos rebanhos (Norte de Minas, Triângulo Mineiro/Alto Paranaíba, Metropolitana de BH e Sul/Sudoeste). Quanto ao tipo de produção, em torno de 90% dedicam-se à produção de carne, enquanto a produção de leite não é superior a 1%. Também cerca de 1% produzia carne, leite e lã ou eram reprodutores, enquanto 8% dos produtores não informaram o tipo de produção. O autor também identificou que 59% das propriedades têm acompanhamento técnico (médico-veterinário e/ou zootecnista), mas 70% não identificam os animais, sendo este um indicativo do baixo nível tecnológico da produção.

No Rio de Janeiro, há iniciativas na região dos Lagos e propriedades com criações na região serrana, sendo a ovinocultura menos desenvolvida que a caprinocultura leiteira.

Segundo a Associação dos Criadores de Caprinos e Ovinos do Espírito Santo – ACCOES, o estado do Espírito Santo não é uma região tradicional de criação de ovinos e nem os consumidores têm tradição em consumir carne dessa espécie animal. Entretanto, já é comum encontrar carne de ovinos na maioria dos supermercados da grande Vitória e nas churrascarias,

Tabela 3.2 Distribuição do rebanho ovino na região Sudeste e mesorregiões geográficas da região Sudeste em 2010 (em cabeças).	
São Paulo	*467.253*
São José do Rio Preto	89.188
Bauru	53.212
Presidente Prudente	50.719
Araçatuba	45.088
Campinas	35.972
Assis	34.429
Itapetininga	28.535
Macro Metropolitana Paulista	28.050
Araraquara	20.015
Piracicaba	19.728
Vale do Paraíba Paulista	17.175
Marília	12.011
Metropolitana de São Paulo	2.981
Litoral Sul Paulista	1.942
Minas Gerais	*228.306*
Norte de Minas	46.563
Triângulo Mineiro/Alto Paranaíba	46.343
Vale do Mucuri	22.379
Vale do Rio Doce	25.369
Sul/Sudoeste de Minas	22.883
Metropolitana de Belo Horizonte	19.429
Jequitinhonha	14.122
Noroeste de Minas	11.185
Zona da Mata	8.637
Oeste de Minas	4.492
Central Mineira	4.062
Araçuaí	2.861
Campo das Vertentes	2.842
Espírito Santo	*37.826*
Litoral Norte Espírito-santense	15.192
Noroeste Espírito-santense	10.171
Central Espírito-santense	7.022
Sul Espírito-santense	5.441
Rio de Janeiro	*48.489*
Norte Fluminense	13.210
Metropolitana do Rio de Janeiro	11.674
Baixadas	10.160
Centro fluminense	6.310
Noroeste fluminense	4.239
Sul fluminense	2.896
Total	**781.874**

Fonte: IBGE, 2010. Disponível em: <http://www.sidra.ibge.gov.br>.

mas em geral é carne importada de outros estados ou países. O abate está ligado a épocas de festa (Natal, Páscoa etc.). Este fato, aliado ao preço de mercado convidativo, evidencia que a criação de ovinos pode vir a ser importante opção para muitos produtores deste estado, desde que sua cadeia produtiva seja adequadamente estruturada.

Produção primária

Em algumas regiões mais afastadas dos grandes centros consumidores, devido à falta de frigoríficos (Guimarães, 2006; Garbin *et al.*, 2008) e maior organização da comercialização, associadas ao tamanho dos rebanhos, os ovinocultores vendem seus produtos no mercado informal oriundos de abate clandestino, fornecendo, assim, carne sem inspeção, incorrendo em riscos de saúde pública. No Norte e Nordeste de Minas, grande parte da venda é feita na porteira da fazenda, com destino à Brasília e Bahia (Faria *et al.*, 2004).

No município de São Carlos, localizado no centro do estado de São Paulo, segundo Garbin *et al.* (2008) os produtores são obrigados a vender os ovinos "em pé", para intermediários, a preços muito baixos. Os intermediários, na sua maioria proveniente de outras localidades, passam nas fazendas e compram todas as categorias disponíveis para venda (animais "de mamando a caducando").

Em relação à comercialização em São Paulo, Silva *et al.* (2009) diagnosticaram que é necessário primeiramente garantir um fornecimento em volumes adequados, antes de se pensar em estratégias de *marketing*, para evitar risco de desabastecimento decorrente do aumento na procura pela carne. Os pequenos produtores devem se organizar para garantir o suprimento regular de produtos, pois em caso de aumento de consumo poderia se favorecer a importação. Isto de fato já ocorre, pois como a produção doméstica não supre a demanda, a importação é regular, principalmente do Uruguai. O consumo anual *per capita* no Brasil é de 0,5 kg (Anualpec, 2011); como a população da região ultrapassa 80 milhões de pessoas (IBGE, 2010), o consumo total poderia atingir 40 mil toneladas anualmente. Como o rebanho ovino é de 780.000 cabeças (Anualpec, 2012), quando considerada uma taxa de desfrute de 50%, teríamos 390.000 cabeças abatidas, formal ou informalmente. Considerando um peso médio de 30 kg de cordeiros ao abate, com rendimento de 45%, ter-se-ia um total de 5,3 mil toneladas de carne de cordeiro disponibilizadas para o consumo.

Ou seja, a produção pecuária de ovinos da região Sudeste atenderia somente a 13% da demanda potencial. A importação de carne ovina em 2011 pelo Brasil foi da ordem de 4,8 mil toneladas (ver Aspectos Gerais da Ovinocultura no Brasil). Percebe-se, portanto, que a demanda não seria atendida, mesmo que toda importação brasileira fosse destinada à região. Segundo Simplício e Simplício (2006), para atender apenas à demanda potencial interna do estado de São Paulo seria necessário um rebanho da ordem de 28 milhões de cabeças.

A carne importada destina-se, principalmente, a restaurantes e churrascarias, segundo Alencar e Rosa (2006). O consumo se restringe a poucos tipos de cortes como carré, lombo e pernil – talvez pela falta de confiança na qualidade e padronização da produção nacional, mas também por causa do preço da carne importada. A importação é frequente porque essa carne tem menor preço que a produzida no mercado interno, mas a qualidade é, na maioria das vezes, inferior à produzida no Brasil, pois se origina de animais idosos e de raças exploradas primordialmente para produzir lã (Simplício e Simplício, 2006).

Com a profissionalização do setor nos últimos anos, a exigência do mercado está mudando. A demanda por carne de cordeiros é crescente na região Sudeste. Para suprir essa demanda de forma regular, o setor produtivo tem que se basear na criação de animais com padrões de qualidade, tanto na criação quanto no abate, oferecendo ao consumidor cortes e embalagens adequados.

Para suprir parte do mercado com carne de qualidade, as criações vêm crescendo nos últimos anos. Dados do IBGE mostram que o rebanho de ovinos no estado de São Paulo cresceu cerca de 50% num período de 10 anos, passando de 239 mil para 467 mil cabeças entre 1997 e 2010 (IBGE, 2010).

A profissionalização da ovinocultura exerce função socioeconômica, com a produção de couro, carne e leite, geração de emprego e renda, bem como fornecimento de alimento básico para pequenas e médias propriedades. Além disto, com a perspectiva de integração com a fruticultura e o reflorestamento e a capacidade de gerar rentabilidade a curto e médio prazos, representa grande oportunidade para a cadeia produtiva da região (Garbin et al., 2008).

Indústria

No início da ovinocultura na região, há mais ou menos 20 anos, houve grande estímulo à criação, porém sem planejamento de mercado. Uma das consequências disso foi que os produtores não tinham como escoar a produção. As criações estavam em fase de implantação e não tinham volume e regularidade no fornecimento de animais para abate. Poucos frigoríficos compravam ovelhas e cordeiros. A venda direta ao consumidor, sem inspeção, se tornou usual nas propriedades. Com o grande volume de abate clandestino ficou difícil caracterizar a indústria frigorífica de ovinos. Segundo Simplício e Simplício (2006), um significativo número de abatedouros e frigoríficos foi instalado no país, a maioria operando aquém da capacidade instalada, por essa falta de logística, organização e gestão. Um fator importante para minimizar os problemas de logística é a organização dos produtores em núcleos, associações ou cooperativas para diminuírem os custos de transporte até os abatedouros.

A industrialização da carne ovina ainda é uma realidade a ser perseguida, segundo Silva (2002), o que agregaria mais renda à cadeia produtiva. Entretanto, o cenário começou a mudar nos últimos anos. Estratégias de *marketing* e programas de fomento, apresentando a carne ovina como um alimento seguro e de qualidade, já começam a ser realizadas pela indústria. Além do oferecimento de uma ampla variedade de cortes para que todas as classes sociais possam ter acesso à carne ovina. No comércio varejista ainda é fornecido aos consumidores carne ovina sem o uso de embalagens e inspeção sanitária, o que nos remete à falta de qualidade e de segurança alimentar. Para fidelizar o consumo, a indústria deve oferecer cortes padronizados, devidamente processados, embalados, comercializados resfriados ou mesmo congelados. O grande desafio da indústria está em elevar o consumo dos produtos, tornando-o uma alternativa frequente e não apenas em ocasiões especiais ou pelas classes mais altas. Os produtos industrializados e os pratos preparados representam uma alternativa importante para o aproveitamento da carne dos animais fora do padrão de abate, ou seja, aqueles que por razões diversas não se prestam à produção de cortes padronizados. São clientes potenciais desses produtos as grandes redes de supermercados, restaurantes, hotéis, boutiques de carne etc.

A ovinocultura de leite e derivados começa a despontar, oferecendo produtos diferenciados detentores de um mercado consumidor extremamente nobre. A atividade vem tomando força na Argentina, no Uruguai, no Chile e não poderia ficar atrás no Brasil. Minas Gerais, com sua tradição de maior bacia leiteira do país, apresenta um forte interesse pela produção de leite de ovinos. As Universidades Federal de Minas Gerais e Federal de Lavras, e Estadual de São Paulo, *campus* Botucatu, executam projetos de pesquisa com ovelhas leiteiras, definindo rumos para a ovinocultura leiteira mineira e paulista. Os trabalhos de pesquisa são conduzidos com animais das raças Lacaune, Bergamácia, Santa Inês e, recentemente, alguns produtores trabalham com animais da raça East Friesian ou Milchschaf. A Associação dos Criadores de Caprinos e Ovinos de Minas Gerais (ACCOMIG/CAPRILEITE) está fomentando tecnicamente a produção de leite ovino em Minas Gerais, aproveitando o talento desse estado na produção leiteira.

Varejo

Apesar da organização da ovinocultura, com destaque para o estado de São Paulo, de modo geral na Região Sudeste ainda se verificam os velhos pontos de estrangulamento observados na cadeia produtiva do Brasil, apontados como essenciais para a organização da atividade. Segundo Medeiros e Ribeiro (2006) são recorrentes e não solucionados a falta de padrão animal e de constância no fornecimento, escala de produção, sistema de produção, abatedouros e frigoríficos, abate informal, preço e importação, constituindo desafios para o agronegócio da ovinocultura de corte também na região Sudeste.

Quanto à garantia na oferta de produto, Firetti *et al.* (2009), entrevistando diretamente consumidores de São Paulo, obtiveram que 74% indicam como pequena a disponibilidade da carne ovina para aquisição em seu local de compra. Os principais pontos de aquisição foram supermercados (38,7% dos consumidores), açougues e boutiques de carne (33,3%) e diretamente do produtor rural (27,9%). Esse último resultado reflete outro ponto de estrangulamento apontado por Medeiros e Ribeiro (2006), o abate informal, que se pode considerar pequeno nessa pesquisa, já que são comuns percentuais maiores em outros locais.

Em relação a preços, fator decisivo no perfil do consumidor brasileiro, 43,9% das pessoas estão insatisfeitos e 32,9% satisfeitos. Quanto aos cortes, 79,2% estão satisfeitos e muito satisfeitos, mas somente 40% estão satisfeitos com as embalagens. Sendo assim, preço e falta de constância na oferta são fatores que acabam levando a importações, que são em grande parte destinadas aos restaurantes e churrascarias, mercados que necessitam da carne com regularidade.

Algumas empresas que processam carne ovina utilizam carcaças mais leves e de animais jovens, tipos de produtos que agradam mais ao consumidor da região, diferentemente dos consumidores das regiões Sul e Nordeste (Gallo, 2007).

Isto leva à produção de carne ovina de qualidade, o que permite a organização de produtores que vendam cordeiros às centrais de processamento, que fazem a desossa e o processo de embalagem, por meio de um conjunto integrado de tecnologias de acondicionamento e logística, que permitem ofertar produtos selecionados, embalados e rotulados em expositores refrigerados nos pontos de venda (Trindade, Freire e Oliveira, 2009).

Portanto, é possível explorar outros mercados de venda varejista (supermercados, boutiques de carne, conveniências) que não competem diretamente com a carne importada. O enfoque da produção dá-se de maneira diferenciada, em razão da proximidade com as grandes cidades, satisfazendo mercados exigentes como os das regiões metropolitanas de São Paulo e Rio de Janeiro.

Consumidor

O consumo de carne de ovinos no Sudeste tem uma variação muito grande, levando em conta aspectos culturais da região e da população que consome. Ainda podemos considerar que é uma carne de consumo eventual. Em algumas regiões há a comercialização de carcaças inteiras advindas de diferentes categorias animais. Grandes mercados consumidores e mercados mais exigentes têm a demanda por cortes específicos e em embalagens adequadas.

Firetti *et al.* (2009) obtiveram a opinião dos consumidores sobre o padrão de consumo da carne ovina no estado de São Paulo. Constataram que mais de 88% dos entrevistados gostam de carne ovina, mas a consomem até uma vez ao ano (37,6%) ou uma a duas vezes ao ano (40,9%). De quase 80% das pessoas entrevistadas ouviu-se que pouco ou quase nunca consomem a carne ovina. Quanto aos atributos avaliados, 79% consideraram o sabor semelhante ou melhor que a sua carne preferida, 30% consideraram a maciez semelhante ou melhor e 80% que a quantidade de gordura é menor. Todos mostrando atributos positivos para a conquista de grande fatia na venda do varejo de carnes.

Mesmo assim, se o consumo *per capita* não cresce, o fato de a carne ovina ter entrado no mercado consumidor de uma forma mais dinâmica evidencia o surgimento de novas oportunidades que necessitam ser administradas em função de seu potencial mercadológico.

Nesse sentido, até recentemente o quadro mostrava que o produtor não sabia o que produzir e o consumidor não sabia qual era o parâmetro de qualidade da carne de cordeiro. Estudos realizados mostram que são diversos os parâmetros intrínsecos de qualidade que podem afetar a aceitação do consumidor por uma determinada carne, como cor, textura e sabor. Por sua vez, estes parâmetros podem também ser afetados por diferentes fatores, tanto do ponto de vista da produção (sexo do animal, idade e peso ao abate), como do manejo pré e pós-abate (estresse, insensibilização, resfriamento). Segundo Souza et al. (2004), os atributos que se relacionam à aceitação da carne são a cor, que é associada ao frescor do corte e à idade de abate do animal, a maciez, que determina a aceitação do corte, e a perda de peso por cozimento, associada ao rendimento após o preparo. Quanto às características sensoriais da carne ovina, Osório et al. (2009) citam que se devem considerar suculência (capacidade de retenção de água), cor, textura (dureza ou maciez), odor e sabor. Os autores frisam que não se devem buscar apenas características desejadas, mas educar o consumidor para apreciar melhor essas características, diferenciando o produto nobre, carne de cordeiro, daquele proveniente de animais mais velhos ou de descarte. Nesse sentido, o Serviço de Apoio às Micro e Pequenas Empresas (SEBRAE), dentro de diversos programas ligados à indústria de alimentos e gastronomia, por meio de parcerias, como por exemplo a Associação Brasileira de Bares e Restaurantes (ABRASEL), promove eventos gastronômicos baseados em carne ovina.

O setor leiteiro da ovinocultura se beneficia de uma demanda crescente dos consumidores por produtos oriundos da produção artesanal, de qualidade superior, que o caracteriza. Outro ponto é a preferência dos consumidores por alimentos seguros com componentes alimentícios de apelo médico ou de saúde, dentro do conceito da nutracêutica, ou seja, incluindo a prevenção ou tratamento de doenças.

Considerações finais

Segundo a FAO (2008) as tendências para o mercado ovino são animadoras, estimando-se que, principalmente nos países em desenvolvimento, haja um crescimento anual de 2,1% na produção de carne ovina, durante o período de 2005 a 2014.

Aos poucos, a constatação do crescimento da demanda está levando os produtores a se agruparem em núcleos regionais, para unir forças e encontrarem modos de organização da cadeia de produção mais eficientes. A união dos criadores pode aumentar o volume de cordeiros para o abate, diminuindo assim a sazonalidade do produto.

Além da organização de produtores, observam-se empresas que perceberam o mercado da carne ovina como uma opção rentável, explorando nichos de venda direta ou por meio de outras empresas que se dedicam à venda de carnes, como supermercados e boutiques de carne.

Há também um grande número de consumidores que experimentaram carne ovina, que a apreciam e não a consomem em maior quantidade pela dificuldade de obtenção (falta de oferta) e o alto preço de venda. Estes pontos podem ser sanados pela organização dos produtores, aumentando a oferta ao longo do ano, negociando preços e cotas com a indústria frigorífica, que propiciará oferta regular aos consumidores, em cortes padronizados e de qualidade.

Referências bibliográficas

ALENCAR, L.; ROSA, F.R.T. Ovinos: panorama e mercado. **Revista O Berro**. 96 ed. nov. 2006. Disponível em: http://www.zebus.com.br/berro/noticias_ver.php?CdNotici=9. Acesso em: 09 set. 2012.

ANUALPEC. 2011. **Anuário da Pecuária Brasileira.** p. 290-294. São Paulo/SP: Informa Economics FNP. Prol Editora Gráfica, 378p.

ANUALPEC. 2012. Anuário da Pecuária Brasileira. p. 306. São Paulo/SP: Informa Economics FNP. Prol Editora Gráfica, 378p.

FAO – Food and Agriculture Organization of the United Nations. Live animals, 2008. Disponível em: <http://faostat.fao.org>. Acesso em: 26 ago. 2012.

FARIA, G. A. et al. Análise da ovinocaprinocultura no Norte e Nordeste de Minas Gerais. Belo Horizonte: SEBRAE-MG, FAEMG, EMATER-MG, ATO Consultoria. 2004. 127p.

FIRETTI, R. et al. Estudo dos padrões de consumo demandados pelo consumidor e do perfil qualitativo do agente envolvido na cadeia de ovinos. In: CARRIER, C.C. (org.) **A cadeia de negócios da ovinocultura de corte paulista.** vol. I., 2009. 183p.

GALLO, S.B. O mercado da carne ovina. Agência Paulista de Tecnologias dos agronegócios-APTA/Polo Regional do Noroeste Paulista. Pesquisa & Tecnologia, v. 4, n. 2, janeiro de 2007.

GARBIN, A. et al. In: CRUVINEL, P. E. et al. (ed.). Perfil profissional no meio rural: subsídios para diagnóstico e definição de estratégias: cadeias produtivas da apicultura, bovinocultura leiteira e ovinocultura. São Carlos: Embrapa Instrumentação Agropecuária, 2008. 28 p. (Embrapa Instrumentação Agropecuária. Documentos, 40).

GUIMARÃES, A.S. **Caracterização da caprinovinocultura em Minas Gerais.** 2006 73 p.: il. Dissertação (Mestrado). UFMG: Escola de Veterinária, Universidade Federal de Minas Gerais, Belo Horizonte.

IBGE. Censo demográfico 2010. Disponível em: http://www.sidra.ibge.gov.br. Acesso em 09 set. 2012.

MEDEIROS, J.X.; RIBEIRO, J.G.B.L. O mercado como instrumento de modernização da caprino-ovinocultura de corte no Brasil: a busca de formas mais eficientes de organização produtiva. In: Encontro Nacional de Produção de Caprinos e Ovinos, 1. Campina Grande, PB. **Anais...**, Campina Grande: ENCAPRI. 2006.

MINAS GERAIS. Secretaria da Agricultura. Programa de desenvolvimento da Caprinocultura em Minas Gerais. Belo Horizonte, 1984. 45p.

OSÓRIO, J.C.S. et al. Características sensoriais da carne ovina. **Revista Brasileira de Zootecnia**, v.38, p.292-300, 2009. Suplemento Especial.

SILVA, R.R. O agronegócio brasileiro da carne caprina e ovina. Salvador: Edição do autor, 2002, 111 p.

SILVA, V.L.S. et al. Análise econômica e de mercado das alternativas para a estrutura do fluxo de distribuição da cadeia da carne ovina. In: CARRIER, C.C. (org.) **A cadeia de negócios da ovinocultura de corte paulista**. vol. I., 2009. 183p.

SIMPLÍCIO, A.A.; SIMPLÍCIO, K.M.M.G. Caprinocultura e ovinocultura de corte: desafios e oportunidades. **Revista CFMV**. Brasília, DF, p. 7-18, 2006.

SOUZA, X. R. *et al*. Efeitos do grupo genético, sexo e peso ao abate sobre as propriedades físico químicas da carne de cordeiros em crescimento. **Ciência e Tecnologia de Alimentos,** Campinas, v.24, n. 4, 2004.

TRINDADE, M.A.; FREIRE, M.T.A.; OLIVEIRA, J.S. Diagnóstico dos pontos críticos e avaliação das perspectivas para estudos relativos ao abate, processamento e embalagem da carne de ovinos. In: CARRIER, C. C. (org.) **A cadeia de negócios da ovinocultura de corte paulista**. vol. I. 2009. 183p.

Capítulo 4

Ovinocultura na Região Centro-Oeste do Brasil

Fernando Miranda de Vargas Junior[1] e André Macieira Sorio[2]

Introdução

Os ovinos chegaram ao Brasil no século 16, com os primeiros colonizadores. Possivelmente chegaram ao Centro-Oeste já no século 18, para servir de alimentação para as tropas militares que se instalavam à margem dos rios Paraguai e Miranda, onde seria mais tarde o território de Mato Grosso do Sul. Atualmente, estão espalhados por todos os municípios do Centro-Oeste. A carne ovina é consumida pela população das diversas microrregiões de forma costumeira, principalmente em eventos e locais associados à alegria e à convivência.

Muitas iniciativas ocorreram desde o início dos anos 2000 com a intenção de reforçar a produção de ovinos no Centro-Oeste. Em 2003 foi fundada a Câmara Setorial Consultiva de Mato Grosso do Sul, específica para ovinos e caprinos. Anos depois, esta iniciativa foi seguida pelos outros estados da região Centro-Oeste. Em 2005 foi instalado, na Embrapa em Campo Grande, o Núcleo Centro-Oeste de Caprino-ovinocultura e também na Universidade Anhanguera – UNIDERP, o Centro Tecnológico de Ovinocultura. O Ministério da Integração Nacional inaugurou, em 2007, uma base de apoio para a elaboração de arranjos produtivos da ovinocultura em Terenos, próximo à capital de Mato Grosso do Sul. Uma base semelhante entrou em operação, em 2011, em Ponta Porã, na fronteira de Mato Grosso do Sul com o Paraguai.

Associações ou núcleos de produtores foram se formando em todas as regiões do Centro-Oeste, com o propósito de reduzir os principais gargalos do setor que eram, e ainda continuam sendo, o pouco volume produzido (escala) com qualidade e durante o ano todo, dificuldade de logística que viabilize o transporte dos animais, mão de obra desqualificada, pouco conhecimento de como produzir na região, poucos frigoríficos e, em alguns lugares, nenhum. Este último ponto, a existência de abatedouros, aumentou nos últimos anos, impulsionada pela demanda por carne ovina pelo mercado brasileiro, com o aumento do poder aquisitivo da população e redução das importações.

Programas públicos e privados de apoio à expansão da criação de ovinos vêm sendo executados de maneira isolada com propostas para municípios específicos ou pequenas regiões e poucos em âmbito estadual e, muito menos, federal. Um dos raros programas idealizados conforme a adesão dos produtores para ser nacionalmente executado foi o Projeto Aprisco (Serviço Brasileiro de Apoio às Micro e Pequenas Empresas – SEBRAE) e não vem conseguindo dar continuidade às suas ações na região Centro-Oeste.

Distribuição espacial

O ovino foi introduzido na região que atualmente é Mato Grosso e Mato Grosso do Sul pelo rio Paraguai. Daí espalhou-se por diversas propriedades rurais,

---

[1] Professor Adjunto da Universidade Federal da Grande Dourados – Dourados – MS.
[2] Consultor em Sistemas de Produção e em Competitividade Agroindustrial – Campo Grande – MS.

principalmente nas fazendas de gado do Pantanal e na fronteira com o Paraguai. Mas, ao contrário do Rio Grande do Sul, a ovinocultura não se expandiu economicamente, e seu criatório ficou voltado para o consumo de carne nas propriedades, ainda fornecendo lã para agasalhos e apetrechos de montaria (Carneiro, 2002).

Os portugueses e espanhóis trouxeram ao Brasil diversas raças de ovinos e caprinos. Provavelmente ocorreram trocas entre esses rebanhos no Rio Grande do Sul e no que são hoje as regiões Sudoeste e Oeste do Mato Grosso do Sul. Ovinos das raças espanholas Churro e Lacha podem estar na origem do que viria a se tornar a raça Crioula Pantaneira. Algumas entidades de Mato Grosso do Sul, principalmente a Universidade para o Desenvolvimento do Estado do Pantanal-UNIDERP, a Fundação Manoel de Barros, a Universidade Federal da Grande Dourados e a Embrapa Ovinos estão buscando o reconhecimento dessa raça junto ao Ministério da Agricultura, Pecuária e Abastecimento.

O reconhecimento oficial da raça Crioula Pantaneira seria uma demonstração definitiva de que os ovinos estão no Centro-Oeste e no Pantanal há muito tempo (Sorio e Palhares, 2010).

No Mato Grosso do Sul existe até um programa de incentivo para a criação da raça Crioula Pantaneira, chamado de Programa Troca de Ovinos, no qual os criadores cadastrados recebem 20 ovelhas prenhes de um carneiro puro da raça. Depois de 3 anos, eles devem devolver a mesma quantidade de animais, que serão repassados a outros criadores, mantendo a dinâmica do Programa e incentivando o desenvolvimento do rebanho de ovelhas Pantaneiras.

Atualmente, os ovinos encontram-se espalhados por toda a região Centro-Oeste, com destaque para Mato Grosso e Mato Grosso do Sul (Tabela 4.1).

O Mato Grosso tem o maior rebanho da região Centro-Oeste e onde mais se expandiu, seguido por Distrito Federal em termos percentuais. Mato Grosso do Sul, até o ano de 2009, tinha o maior rebanho em

Tabela 4.1 Evolução do rebanho ovino na região e mesorregiões geográficas do Centro-Oeste entre 2000 e 2010 (em cabeças).

	2000	2010	Variação
Mato Grosso	193.704	549.484	+183,7%
Norte mato-grossense	55.446	203.275	+266,6
Sudoeste mato-grossense	40.412	107.746	+166,6
Centro-sul mato-grossense	28.300	103.848	+267,0
Sudeste mato-grossense	39.709	68.371	+72,2
Nordeste mato-grossense	29.837	66.244	+122,0
Mato Grosso do Sul	378.131	497.102	+31,5
Sudoeste de Mato Grosso do Sul	150.964	207.167	+37,2
Leste de Mato Grosso do Sul	100.307	128.904	+28,5
Centro Norte de Mato Grosso do Sul	74.290	96.874	+30,4
Pantanais sul-mato-grossenses	52.570	64.157	+22,0
Goiás	113.683	201.173	+77,0%
Sul goiano	43.093	84.078	+95,1
Leste goiano	18.710	44.957	+140,3
Noroeste goiano	22.115	29.005	+31,2
Centro goiano	18.763	24.742	+31,9
Norte goiano	11.002	18.391	+67,2
Distrito Federal	8.325	20.416	+145,2%
Brasília	8.325	20.416	+145,2
Total	693.843	1.268.175	+82,8

Fonte: IBGE, 2011b. Disponível em: <http://www.ibge.gov.br>.

números, mas não acompanhou a escalada de crescimento de Mato Grosso na última década. Ambos estão entre os 10 maiores rebanhos do país.

A mesorregião com maior rebanho ovino é o Sudoeste de Mato Grosso do Sul, nas proximidades da fronteira com o Paraguai e com o estado do Paraná (Figura 4.1). No entanto, o destaque do crescimento nos últimos 11 anos é a região Norte Mato-grossense com o maior rebanho, situada na divisa com os estados do Amazonas, do Pará e Rondônia. Destaque também para a região Centro-sul Mato-grossense que mais que triplicou o rebanho também nesse período.

Essas mesorregiões tendem a atrair indústrias abatedoras e, o rebanho, a continuar crescendo ou mesmo pela falta destas e as grandes distâncias ocasionarem a redução dos rebanhos pela dificuldade de escoamento da produção, isto tudo dependerá de como a cadeia produtiva irá se organizar nos próximos anos nessas mesorregiões. Algumas indústrias têm direcionado esforços na busca por animais a distâncias de até 1.000 km, mas, se sabe que a médio-longo prazo, isso não é sustentável.

Apesar de o estado de Mato Grosso ter obtido a maior expansão na última década, os 20 maiores rebanhos do Centro-Oeste estão equilibrados com Mato

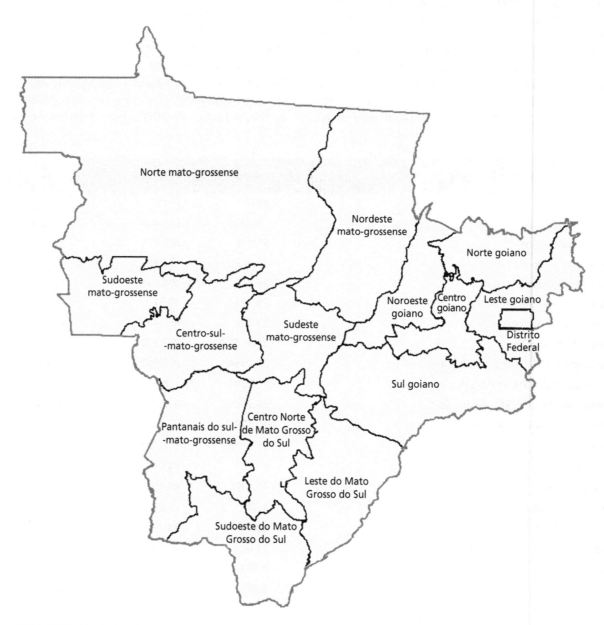

Figura 4.1 Mesorregiões da região Centro-Oeste.

Grosso do Sul (Tabela 4.2). É fato interessante que na lista constam três municípios situados no bioma Pantanal-Corumbá, Porto Murtinho e Cáceres. Já Goiás não apresenta nenhum município entre os 20 maiores rebanhos da região; os municípios com maior quantidade de animais são Padre Bernardo, Luiziânia e Rio Verde, com rebanhos de pouco mais de 7 mil cabeças cada um.

Tabela 4.2 Os vinte municípios com maior rebanho ovino na região Centro-Oeste em 2010.

Cidades	Nº de cabeças
Nossa Senhora do Livramento (MT)	25.654
Corumbá (MS)	20.733
Brasília (DF)	20.416
Vila Bela da Santíssima Trindade (MT)	19.879
Ponta Porã (MS)	18.236
Cáceres (MT)	17.990
Pontes e Lacerda (MT)	16.155
Três Lagoas (MS)	16.045
Campo Grande (MS)	15.750
Rio Verde de Mato Grosso (MS)	15.710
Bela Vista (MS)	15.120
Porto Murtinho (MS)	15.052
Ribas do Rio Pardo (MS)	14.890
Cuiabá (MT)	13.572
Paranatinga (MT)	13.488
Porto Esperidião (MT)	13.336
Dourados (MS)	12.637
Aquidauana (MS)	12.578
Nova Mutum (MT)	12.562
Amambaí (MS)	12.130

Fonte: IBGE, 2011b. Disponível em: <http://www.ibge.gov.br>.

Os 20 municípios com rebanhos maiores estão distribuídos nos estados de Mato Grosso e Mato Grosso do Sul. Destaque para os municípios de Nossa Senhora do Livramento (MT), pois este, até o censo de 2009, não estava nem entre os 10 maiores rebanhos, e para Cuiabá, que teve seu rebanho aumentado nos últimos 10 anos em mais de sete vezes. Praticamente todos os municípios da região Centro-Oeste possuem rebanho de ovinos, o que demonstra que a ovinocultura vem se espalhando por muitos municípios do Centro-Oeste de forma não concentrada.

Produção primária

Ao todo, são 241.894 propriedades que exploram a produção de animais em pastagem no Centro-Oeste. Destas, 20.828 criam ovinos, ou 8,6% do total. A maior proporção de criação de ovinos é no Mato Grosso do Sul, como pode ser visto na Tabela 4.3.

Normalmente, a criação de ovinos não se dá de forma exclusiva nas propriedades. O mais comum é que esses animais sejam criados em conjunto com bovinos de corte e leiteiros. Isso se traduz na baixa especialização da mão de obra e também na falta de informações adequadas de como desenvolver a criação, por parte dos proprietários.

Por exemplo, é bastante comum muita gente se referir aos ovinos simplesmente como carneiros, o que, como se sabe, não é correto.

Porém, Sorio (2009) salienta que propriedades que utilizam a mesma estrutura de pastos e benfeitorias de outros animais podem ter seus custos diminuídos pela utilização mais adequada de recursos, como mão de obra, máquinas, equipamentos e instalações, entre outros. A utilização de tecnologia pelos ovinocultores ligados ao Projeto Aprisco em MS e MT pode ser entendida com a análise dos dados da Tabela 4.4.

Tabela 4.3 Propriedades que criam ovinos na região Centro-Oeste e sua proporção em relação ao total de propriedades pecuárias em 2006.

Região Centro-Oeste	Propriedades que exploram pastagem	Propriedades que criam ovinos	Propriedades que criam ovinos (%)
Mato Grosso do Sul	48.274	7.961	16,5
Mato Grosso	81.374	8.106	10,0
Goiás	110.649	4.512	4,1
Distrito Federal	1.597	249	15,6
Total	*241.894*	*20.828*	*8,6*

Fonte: IBGE, 2011a. Disponível em: <http://www.ibge.gov.br>.

Tabela 4.4 Perfil tecnológico dos ovinocultores atendidos pelo SEBRAE-MS e SEBRAE-MT.

Atividade de tecnologia	Mato Grosso (%)	Mato Grosso do Sul (%)
Reserva forrageira para a seca na propriedade	60	76,9
Reserva forrageira mais utilizada	Cana-de-açúcar	Cana-de-açúcar
Manejo extensivo das pastagens	80	69,2
Identificação individual das ovelhas	40	92,3
Estação de monta	33,3	53,8
Cocho privativo para os cordeiros	46,7	61,5
Aplicação de vacinas no rebanho	66,7	76,9
Utilização de vermífugo no rebanho	100	100
Treinamento dos proprietários em ovinos	66,7	76,9
Treinamento da mão de obra em ovinos	26,7	15,4
Escrituração zootécnica	6,7	61,5
Controles administrativos	0	61,5
Funcionário com dedicação exclusiva	33,3	15,4
Composição racial do rebanho materno	Mestiça deslanada	Mestiça lanada
Composição racial do rebanho paterno	Santa Inês	Suffolk

Adaptada de Sorio, 2009.

É possível verificar que é significativo o número de propriedades que conta com reserva forrageira para a seca, sendo a cana-de-açúcar a opção preferida. A utilização de vermífugos é adotada por todos os produtores.

Como nota negativa, a utilização da estação de monta por relativamente poucos produtores e a baixa cobertura da vacinação demonstram certa resistência dos produtores a adotarem técnicas de manejo que possibilitem melhorar a produção com custo baixo.

A quantidade de proprietários que realizou treinamentos específicos para a criação de ovinos contrasta com a baixa capacitação da mão de obra assalariada. Talvez este índice esteja relacionado ao fato de os funcionários da maioria das propriedades não se dedicarem exclusivamente à atividade de criação de ovinos. O percentual de propriedades que mantém funcionários com dedicação exclusiva é semelhante ao de realização de treinamentos com seus funcionários. Isso demonstra que, quando a atividade ganha importância econômica na propriedade, os criadores tendem a dar maior atenção à capacitação de seus trabalhadores.

Também deve ser mencionada a existência significativa de escrituração zootécnica e de controles administrativos nas propriedades de Mato Grosso do Sul, contrastando com as de Mato Grosso, onde estas práticas quase não são utilizadas. A ressalva a respeito desse item é que os controles são usualmente incompletos, com faltas visíveis de anotações.

Em Mato Grosso do Sul, as raças maternas mais citadas foram Sem Raça Definida (SRD), Suffolk, Santa Inês, Texel e Ille de France, nesta ordem. Já as raças paternas mais utilizadas foram: Suffolk, Santa Inês, Texel, Ile de France e Hampshire Down, e mais de 70% dos carneiros eram Suffolk.

Em Mato Grosso, as raças maternas mais citadas foram SRD, Santa Inês, Ile de France e Suffolk, nesta ordem, enquanto as raças paternas mais citadas foram Santa Inês, Ile de France, Dorper, Texel e Suffolk, e mais de 70% dos carneiros eram Santa Inês. Nenhuma dessas raças tem aptidão para a produção de lã, o que mostra um forte direcionamento da criação de Mato Grosso e Mato Grosso do Sul para a produção de carne.

No Distrito Federal também foi realizada uma pesquisa de caracterização tecnológica da criação de ovinos. Os dados obtidos são mostrados na Tabela 4.5.

As raças mais utilizadas foram Santa Inês e Ile de France, conforme Santo et al. (2009). No entanto, o Dorper tem tido destaque e crescimento acelerado nos últimos anos.

Dias, Dias e Brito (2004), estudando a ovinocultura de Goiás, observaram que produtores com menos de 200 ovinos normalmente não realizavam escrituração zootécnica, nem faziam o manejo alimentar adequado dos animais, assim como utilizavam mão de obra sem qualificação para a atividade.

Tabela 4.5 Perfil tecnológico dos criadores de ovinos no Distrito Federal.	
Características	Proporção (%)
Produção de carne (finalidade principal)	64
Identificação individual das ovelhas	94
Estação de monta	18
Sistema de estação de monta – monta noturna	56
Primeira parição das borregas com menos de 13 meses de idade	69
Faz cruzamento industrial	13
Cocho privativo para os cordeiros	47
Faz controles financeiros (fluxo de caixa)	47

Adaptada de Santo et al., 2009.

Conforme os números mostrados nas Tabelas 4.1 e 4.3, o tamanho médio de rebanho nos diferentes estados é pequeno, variando de 41 a 84 cabeças por propriedade, com média de 54 animais.

Em levantamento feito com produtores ligados ao Projeto Aprisco do SEBRAE-MS, em municípios da mesorregião Sudoeste de Mato Grosso do Sul, Sorio (2009) verificou que o tamanho médio dos rebanhos ovinos é pequeno, com 31% dos produtores contando com menos de 100 cabeças e apenas 15% possuindo mais de 500 animais. A composição média dos rebanhos indica que 56% dos animais são ovelhas matrizes.

Em pesquisa semelhante feita com criadores ligados ao Projeto Aprisco do SEBRAE-MT, em municípios da mesorregião Sudoeste Mato-grossense foram encontrados resultados quase iguais, com 56% do rebanho sendo composto de ovelhas matrizes, 20% dos proprietários possuindo menos de 100 cabeças e apenas 20% dos rebanhos contando com mais de 500 cabeças (Sorio, 2009).

Em pesquisa realizada no Distrito Federal, Santo et al. (2009) destacam que a maior parte dos produtores trabalha em escala abaixo do potencial de sua estrutura, e apenas 3% dos produtores possuem mais de 200 matrizes.

Apesar das quase 21 mil propriedades criando ovinos no Centro-Oeste, menos de 3 mil propriedades realizaram vendas de ovinos para abate em 2006 – num total de quase 75 mil cabeças (Tabela 4.6) – o que ajuda a demonstrar como a carne ovina está inserida na dieta das populações rurais da região. No mesmo ano, foram abatidas pelos proprietários, para autoconsumo e venda nas cidades próximas, cerca de 90 mil cabeças.

Assim, estima-se que a carne ovina gerou, direta e indiretamente, aproximadamente R$ 17 milhões de renda para os produtores rurais em 2006.

O Mato Grosso do Sul apresenta a maior quantidade de animais abatidos no total (Tabela 4.7). No entanto, o maior percentual de vendas para abate é do Distrito Federal, com apenas 16,3% dos animais abatidos na propriedade.

Os produtores do Distrito Federal obtiveram maior preço médio por animal vendido ou abatido na propriedade, 5,8% acima da média do Centro-Oeste. Os produtores de Mato Grosso do Sul alcançaram a menor média de preços da região, sendo 9,2% abaixo dos preços do DF.

Em Mato Grosso do Sul e Mato Grosso, verificou-se que 80% e 93%, respectivamente, dos produtores realizam abates na propriedade com finalidade de comercializar a carne (Sorio, 2009). Em Goiás, Dias, Dias e Brito (2004) encontraram 100% dos criadores realizando abate informal de seus ovinos.

A produção de lã do Centro-Oeste é pequena em relação ao total brasileiro. O único local onde tem alguma importância é no Mato Grosso do Sul, que é o quarto maior produtor do país (Tabela 4.8). Isto

Tabela 4.6 Vendas e abates de ovinos na propriedade rural na região Centro-Oeste em 2006 (em cabeças).				
Estados da região Centro-Oeste	Venda para abate	Abate na propriedade	Abate total	Abate na propriedade em relação ao total (%)
Mato Grosso do Sul	24.224	43.260	67.484	64,1
Mato Grosso	30.053	33.530	63.583	52,7
Goiás	15.926	11.259	27.185	41,4
Distrito Federal	4.496	874	5.370	16,3
Total	74.699	88.923	163.622	54,3

Fonte: IBGE, 2011a. Disponível em: <http://www.ibge.gov.br>.

Tabela 4.7 Vendas e abates de ovinos na propriedade rural na região Centro-Oeste em 2006 (em milhares de R$).

	Venda para abate	Abate na propriedade	Total	R$ por cabeça
Mato Grosso do Sul	2.698	4.034	6.732	99,75
Mato Grosso	3.284	3.353	6.637	104,38
Goiás	1.688	1.199	2.887	106,20
Distrito Federal	470	115	585	108,94
Total ou média	*8.140*	*8.701*	*16.841*	*102,93*

Fonte: IBGE, 2011a. Disponível em: <http://www.ibge.gov.br>.

Tabela 4.8 Propriedades que produzem e vendem lã no Centro-Oeste em 2006.

	Tosquiam (nº de animais)	Vendem (kg de lã)	Produção total (kg de lã)
Mato Grosso do Sul	407	170	48.207
Mato Grosso	32	10	1.398
Goiás	15	9	2.462
Distrito Federal	2	0	–
Total	*456*	*189*	*52.067*

Fonte: IBGE, 2011a. Disponível em: <http://www.ibge.gov.br>.

demonstra como os rebanhos da região são destinados à produção de carne, com raças deslanadas ou com baixa produção de lã.

Em 2006 foram tosquiados 31.078 animais no Centro-Oeste, sendo 29.269 (94,2%) em Mato Grosso do Sul.

A lã produzida na região, quase toda de baixa qualidade, significa um valor adicionado para as propriedades rurais de cerca de R$ 142 mil anuais.

Indústria

Segundo a Confederação Nacional da Agricultura (CNA, 2007), são características do setor industrial brasileiro da carne ovina a existência de poucas plantas, a baixa incidência de estabelecimentos com Serviço de Inspeção Sanitária Federal (SIF) e o abate clandestino. Também é regra a predominância de cortes de baixo valor agregado e poucas experiências com produtos, como linguiça, hambúrguer e pratos prontos. Sem SIF, uma indústria não pode realizar a comercialização interestadual do produto, o que restringe fortemente o mercado consumidor.

Em Mato Grosso do Sul existem quatro frigoríficos com SIF. No entanto, só duas plantas estão em operação – em Campo Grande e em Nova Andradina. Em Goiás existem dois frigoríficos com SIF, no entanto apenas um está atualmente funcionando – em Formosa. Em Mato Grosso e no Distrito Federal não há nenhum frigorífico com SIF. Com inspeção sanitária estadual, existe um frigorífico em funcionamento em Mato Grosso do Sul, duas unidades no Distrito Federal, uma unidade em Goiás e três unidades em Mato Grosso. Todos os frigoríficos são capazes de abater mais de uma espécie, não se restringindo ao abate de ovinos. E todas as unidades apresentam índices de ociosidade no abate de ovinos que se situam ao redor de 85%.

Santo *et al.* (2009), analisando frigoríficos de carne ovina do Distrito Federal, demonstraram que o fator escala é fundamental para se atingir resultados viáveis economicamente. Também consideraram importante a diversificação dos produtos, com a agregação de valor proveniente da elaboração de cortes mais inovadores e rentáveis.

O abate inspecionado de ovinos no Brasil vem apresentando tendência de aumento nos últimos anos (Tabela 4.9). Ao mesmo tempo, a participação do Centro-Oeste nos abates inspecionados brasileiros vem se tornando mais relevante desde 2004. A partir de 2007, o Mato Grosso do Sul se tornou o terceiro estado com maior abate inspecionado.

As indústrias locais não costumam realizar abates para terceiros, o que seria uma forma de diminuir a ociosidade. Esta prática é comum em outros estados, onde alguns produtores buscam colocar no mercado carne ovina com marca própria.

Tabela 4.9 Evolução dos abates de ovinos com inspeção federal no Centro-Oeste.

Ano	Brasil	DF	GO	MS	MT
2003	79.036	80	588	–	500
2004	135.076	69	2.569	–	–
2005	162.221	–	5.462	687	–
2006	228.516	–	11.460	8.645	–
2007	269.296	–	7.587	18.702	–
2008	244.730	–	4.626	15.712	–
2009	334.708	–	3.858	5.278	–
2010	320.210	–	4.891	15.342	–
2011	254.626	–	3.941	8.065	–

Fonte: SIF, 2012.

A indústria frigorífica do Centro-Oeste caracteriza-se por realizar transações somente via mercado, sem iniciativas de organizar o relacionamento por meio de produção hierárquica ou de contratos a longo prazo. O máximo que ocorre são tentativas de estabelecer contratos informais, mas que não geram comprometimento efetivo entre a indústria e o produtor e vice-versa.

Em Goiás, foram tentadas formas de organização dos produtores, na região da Reserva da Biosfera Goyaz, com a intenção de fornecer conjuntamente ao frigorífico de Rio Verde. Com o fechamento do frigorífico, esta iniciativa ficou com pouca força para continuar. Eram cerca de 20 produtores, que entregavam poucos animais ao frigorífico, mas sempre faziam a negociação em grupo (Costa, 2007).

Deve ser registrado que, enquanto o contrato entre indústria e produtores continuar sendo informal, estará naturalmente sujeito a comportamentos oportunistas de ambas as partes. Em Mato Grosso e Mato Grosso do Sul, o relacionamento dos produtores com os frigoríficos se dá de maneira conflituosa. Sorio (2009) encontrou como maiores queixas dos produtores de ovinos a falta de clareza dos frigoríficos em relação aos volumes demandados e à forma de remuneração, o preço baixo do animal para abate e o comércio instável.

A dificuldade de negociar e cumprir contratos entre os ovinocultores e os frigoríficos é citada como um dos principais problemas que elevam o custo de transação no estado. A desconfiança entre os agentes aumenta a necessidade de controle e inspeção da matéria-prima recebida. Os criadores reclamam que os frigoríficos se utilizam de balança adulterada para diminuir o peso dos animais abatidos. As indústrias se queixam de que os produtores afirmam que irão enviar cordeiros para o abate e, na verdade, os animais que chegam são ovinos adultos, de descarte e muitas vezes sem a terminação de carcaça adequada.

No entanto, na maioria dos casos, o horizonte de planejamento dos ovinocultores e dos frigoríficos não ultrapassa o curto prazo, o que inviabiliza as iniciativas de parceria e de desenvolvimento de projetos conjuntos.

Diversos frigoríficos, principalmente de São Paulo, costumam abater ovinos procedentes do Centro-Oeste. Mesmo entre os frigoríficos da região, é comum os animais virem dos estados vizinhos. Por exemplo, o Frigorífico Estância Celeiro, de Rondonópolis (MT), abate ovinos provenientes de Mato Grosso do Sul mesmo não contando com SIF. O Frigorífico Struti, de Campo Grande (MS), costuma abater animais procedentes do norte de Mato Grosso. Quando estava em funcionamento, no Frigorífico Margem, de Rio Verde (GO), cerca de 25% de seus ovinos eram procedentes de Mato Grosso do Sul.

Os frigoríficos do Centro-Oeste comercializam carcaças inteiras e cortes embalados. São raras as indústrias que tentam fazer algum produto, como hambúrguer ou linguiça. Quando acontece, a iniciativa não costuma ter continuidade. De modo geral, nem mesmo as vísceras são aproveitadas, o que caracteriza um desperdício de possibilidade de aumentar o faturamento.

Segundo Santo et al. (2009), a venda de carne, carcaças e cortes representa 91% da receita dos frigoríficos do Distrito Federal, com vísceras e couro completando o faturamento.

A relação da indústria com o varejo também acaba sendo pautada por essa característica de falta de contratos de fornecimento a longo prazo. Afinal, como a indústria não tem garantia de fornecimento de matéria-prima, não pode tentar estabelecer relações contratuais mais compensadoras com o varejo.

Os frigoríficos se queixam da concorrência desleal do abate clandestino e da falta de interesse dos agentes da cadeia produtiva em coibir essa prática. O abate clandestino acaba sendo responsável pelo fornecimento de carne ovina para a maioria dos bares e restaurantes das cidades do Centro-Oeste, assim como parcela significativa dos açougues. Os que adotam essa prática concorrem privilegiadamente com a indústria legalizada.

Varejo

No Distrito Federal, 85% da carne ovina são vendidos nos supermercados. Os varejistas não têm nenhuma informação a respeito da carne vendida, se é de animal jovem, de qual raça e outras. Normalmente, as embalagens são simples, e o produto é ofertado como cortes comuns – pernil, paleta e costela, sempre congelados (Souza, 2006).

Conforme Sorio, Fagundes e Leite (2008), quase dois terços dos estabelecimentos varejistas de Campo Grande comercializam carne ovina. Os cortes mais comuns encontrados no varejo são o pernil, a paleta e a costela, com poucas opções de outros cortes. Apesar de diversos cortes estarem disponíveis ao consumidor, apenas alguns são facilmente encontráveis, principalmente costela, paleta e pernil.

Souza (2006) encontrou grandes variações nos preços dos cortes ofertados no Distrito Federal, sendo as maiores diferenças para picanha, paleta, filé e carré francês. As menores diferenças são para carré inteiro e costela.

Em Mato Grosso do Sul, a preferência de comercialização é por carcaças inteiras ou divididas ao meio, raramente sob a forma de cortes. Isto se deve à pouca participação dos frigoríficos na oferta de carne ovina ao mercado, que em geral é abastecido diretamente pelos produtores com baixa escala de produção e pouca capacidade tecnológica de abate.

Entre os restaurantes que comercializam carne ovina no Distrito Federal, os volumes declarados são de 140 kg por mês em cada um (Souza, 2006), totalizando cerca de 18.000 kg anuais para atender à demanda.

Em Campo Grande (MS), Sorio e Nogueira (2010) encontraram uma demanda de 320 kg por mês para churrascarias e de 150 kg por mês para os outros tipos de restaurantes que comercializam carne ovina, chegando a uma demanda anualizada de cerca de 24.400 kg para atender a esses estabelecimentos.

Consumidor

A criação de ovinos está associada à ocupação inicial do território de Mato Grosso e de Mato Grosso do Sul e mesmo que nunca tenha se tornado uma atividade econômica de importância equivalente à de criação de gado bovino, a alimentação local sempre esteve ligada de alguma forma à carne ovina. Esta característica foi reforçada posteriormente, com a chegada de imigrantes que tinham a tradição de consumo de carne ovina, como gaúchos, nordestinos e sírio-libaneses (Sorio e Mariani, 2008).

Sorio e Palhares (2010) catalogaram 17 pratos típicos em Mato Grosso do Sul tendo a carne ovina como ingrediente principal; vão desde os tradicionais assados até pratos elaborados, como buchada, carne ao vinho e até mesmo carne de sol de ovinos.

Silva et al. (2007), em pesquisa com consumidores de Rondonópolis (MT), encontraram 46% dos entrevistados consumindo carne ovina pelo menos uma vez ao ano. O principal motivo que leva ao consumo é o sabor da carne, com 30,2% das respostas. A baixa disponibilidade e o preço alto foram apontados como fatores que limitam o consumo por 26% e 16,5% dos entrevistados, respectivamente.

Conforme Sorio e Mariani (2008), 92% dos consumidores de Campo Grande já consumiram carne ovina, e 53% dos entrevistados afirmaram consumi-la pelo menos uma vez a cada trimestre, dos quais 32% com frequência de uma vez por mês ou mais. A maioria dos consumidores tem uma opinião favorável sobre a carne ovina.

No mesmo estudo, afirmam que se a carne ovina estivesse disponível no cardápio, 70,4% dos entrevistados consumiriam os pratos, com um adicional de preço de 10% sendo aceito por 56,2% da amostra populacional.

Já no Distrito Federal, Souza (2006) observou que 79% dos consumidores de carne ovina se utilizavam dos supermercados como local de compra; que esses consumidores seriam mais exigentes, pois 52% deles tinham renda mensal acima de R$ 3 mil e 47%, curso superior.

Considerações finais

O rebanho ovino está em expansão na região Centro-Oeste e encaminha para se concretizar como uma nova fronteira de referência, depois ter sido a região Sul e, posteriormente, a região Nordeste na criação de ovinos.

Baixos índices de produtividade ligados ainda à reduzida escala de ovinos por propriedade, falta de manejo nutricional estratégico durante a seca são aspectos que vêm sendo trabalhados para a melhoria da produtividade.

A criação de selos de qualidade e indicação geográfica serão os próximos passos depois de vencida a primeira barreira, que ainda é a escala de produção, o que se intensifica na região devido às grandes distâncias.

Referências bibliográficas

CARNEIRO, L. O. H. B. **A ovinocultura de corte em Mato Grosso do Sul: uma alternativa econômica.** 2002. 21p. (Monografia de especialização – MBA). Universidade Federal de Mato Grosso do Sul Campo Grande.

CNA. Cadeia de produção e comercialização da carne na ovinocaprinocultura. Brasília: julho de 2007.

COSTA, N. G. **A cadeia produtiva da carne ovina no Brasil: rumo a novas formas de organização da produção.** Dissertação [Mestrado]. Universidade de Brasília, Brasília, 2007. 195p.

DIAS, M. J.; DIAS, D. S. O; BRITO, R. A. M. Potencialidades da produção de ovinos de corte em Goiás. In: Simpósio da Sociedade Brasileira de Melhoramento Animal, V. **Anais**. Pirassununga (SP), 8 e 9 de julho de 2004.

IBGE. Censo agropecuário 2006. Disponível em www.ibge.gov.br. Acesso em mar. 2011a.

IBGE. Efetivo dos rebanhos por tipo de rebanho. Disponível em www.ibge.gov.br. Acesso em: dez. 2011b.

SANTO, E. E. et al. Análise econômica da ovinocultura no DF: sistemas de referência para apoio à tomada de decisão na cadeia produtiva – produtores rurais e frigoríficos. In: MEDEIROS. J. X.; BRISOLA. M. V. (org.). **Gestão e organização no agronegócio da ovinocaprinocultura.** 1 ed. Contagem (MG): Santa Clara Editora Produção de Livros, 2009, v. 1, p. 153-182.

SIF. Quantidade de abate estadual por mês e por espécie. Disponível em www.agricultura.gov.br. Acesso em out. 2012.

SILVA, A. R. et al. Preferências de consumo de carne ovina na cidade de Rondonópolis (MT). 2007. Artigo no *site* da Associação Brasileira de Zootecnistas. www.abz.org.br. Acesso em: mar. 2011.

SORIO, A. **Sistema agroindustrial da carne ovina: o exemplo de Mato Grosso do Sul.** Passo Fundo: Méritos, 2009. p. 340-362.

SORIO, A.; FAGUNDES, M. B. B.; LEITE, L. R. Oferta de carne ovina no varejo de Campo Grande (MS): uma abordagem de *marketing*. **Revista Agrarian**. Dourados, n. 1, jun/ago 2008.

SORIO, A.; MARIANI, M. A carne ovina como possibilidade de desenvolvimento do turismo com base regional e local. . In: V Seminário de Pesquisa em Turismo do Mercosul, Caxias do Sul, 2008. **Anais**. Caxias do Sul: UCS, 2008.

SORIO, A.; NOGUEIRA, F. Análise da demanda por carne ovina nos restaurantes e churrascarias de Campo Grande. In: MARIANI, M.; SORIO, A.; PALHARES, C. **Carne ovina, turismo e gastronomia:** a culinária sul-matogrossense de origem pantaneira, sírio-libanesa, gaúcha e nordestina. Passo Fundo: Méritos, 2010. p. 47-67.

SORIO, A.; PALHARES, C. Carne ovina em Mato Grosso do Sul: pratos típicos. In: MARIANI, M.; SORIO, A.; PALHARES, C. **Carne ovina, turismo e gastronomia:** a culinária sul-matogrossense de origem pantaneira, sírio-libanesa, gaúcha e nordestina. Passo Fundo: Méritos, 2010. p. 81-102.

SOUZA, E. Q. **Análise e segmentação de mercado na ovinocultura do Distrito Federal.** 2006. 112p. Dissertação [Mestrado] Universidade de Brasília, Brasília.

Capítulo 5

Ovinocultura na Região Nordeste do Brasil

Vinícius Pereira Guimarães,[1] Evandro Vasconcelos Holanda Júnior[2] e Juan Diego Ferelli de Souza[3]

Introdução

A expansão do mercado de carne de caprinos e ovinos no Brasil está voltada a assegurar o fornecimento regular de produtos saudáveis e seguros para o consumo. Neste contexto, os produtores rurais e demais participantes das cadeias de abastecimento em algumas regiões do Brasil passaram a coordenar os esforços e a organização de sistemas agroindustriais. No entanto, o mercado consumidor de carne de ovino e caprino do Brasil é particularmente abastecido por produtos importados. Nesta última condição, as perspectivas para a organização da cadeia produtiva e expansão da produção de carne são promissoras, enquanto os produtos brasileiros buscam competitividade em um grande mercado consumidor.

Essas questões são particularmente relevantes em se tratando do Nordeste brasileiro, em que existem grande mercado consumidor e baixa oferta regular de produtos com a qualidade exigida pelas grandes redes de supermercado e restaurantes.

Com o intuito de apresentar, de forma mais detalhada, a evolução dos rebanhos, a Tabela 5.1 apresenta os dados dos estados do Nordeste entre os anos de 2005 e 2010. Nesse levantamento, são apontados brevemente os elementos de destaque dessa atividade produtiva.

A região Nordeste é caracterizada por possuir o maior rebanho ovino brasileiro. Este rebanho está distribuído entre muitos estados da região, o que tipifica a fragmentação da atividade produtiva. Essa fragmentação gera dificuldades para a organização do setor e articulação deficiente entre os agentes da cadeia produtiva. A seguir, um cartograma com a distribuição do rebanho no Nordeste é apresentado na Figura 5.1.

Existem alguns polos produtivos espalhados pela região e que acabam por reunir a produção dos municípios vizinhos. Nesses locais encontram-se feiras onde são comercializados os animais; consistem na principal fonte de abastecimento dos abatedores formais e informais. Além da produção significativa, a região também concentra um importante e tradicional mercado consumidor de carne ovina, fato que constitui oportunidades para empreendimentos de agregação de valor ao produto regional.

Mercado de carne

Ao contrário do que acontece com a produção de bovinos, suínos e aves, a produção de ovinos não integra processos de acabamento (engorda), com a participação direta da indústria. Isto gera uma oferta de carne de qualidade inferior, o que causa uma

---

[1] Pesquisador da Embrapa Caprinos e Ovinos – Sobral – CE.
[2] Pesquisador da Embrapa Caprinos e Ovinos – Sobral – CE.
[3] Pesquisador da Embrapa Caprinos e Ovinos – Sobral – CE.

Tabela 5.1 Rebanhos ovinos por estados brasileiros da região Nordeste (mil).								
	2005	2006	2007	2008	2009	2010	Participação em 2010 (%)
Brasil	15.588	16.019	16.239	16.630	16.811	17.380	–
Nordeste	9.107	9.373	9.284	9.366	9.564	9.852	56,69
Bahia	3.138	3.165	3.096	3.020	3.028	3.125	31,72
Ceará	1.909	1.961	1.998	2.030	2.071	2.098	21,30
Pernambuco	1.067	1.180	1.256	1.351	1.487	1.622	16,46
Piauí	1.511	1.534	1.437	1.444	1.387	1.392	14,13
Rio Grande do Norte	490	512	514	532	570	583	5,92
Paraíba	411	414	409	414	434	433	4,40
Maranhão	226	230	226	230	232	229	2,32
Alagoas	203	208	201	193	193	202	2,05
Sergipe	152	169	147	152	162	168	1,71

Fonte: IBGE, 2012. Disponível em: <http://www.sidra.ibge.gov.br>.

imagem negativa entre os consumidores. Além disso, a proporção de animais velhos abatidos é grande em relação à de animais mais novos, dando característica ainda mais marcante ao produto. No entanto, a população nordestina é grande apreciadora da carne ovina com elevado consumo, mesmo com essas restrições.

Apesar de todos os esforços da cadeia, mais de 90% do abate de caprinos e ovinos no Brasil são ilegais.

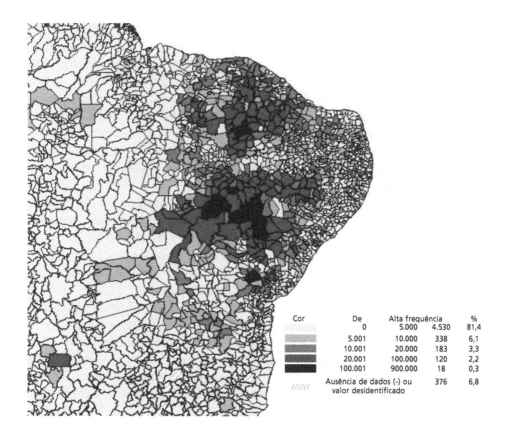

Figura 5.1 Concentração do rebanho ovino no Nordeste. Fonte: IBGE, 2012. Disponível em: <http://www.sidra.ibge.gov.br>.

Sem que se percebam mudanças nos dias atuais, o trabalho realizado por Silva (2002) estimou que 96,7% e 95,6% dos animais abatidos em Juazeiro e Petrolina, nos estados da Bahia e Pernambuco, respectivamente, não são inspecionados no ponto de venda de animais, situação que ainda caracteriza quase todas as regiões de produção do Nordeste. Estima-se que mais de 70% dos pequenos e médios frigoríficos na região Nordeste do Brasil não tenham serviços de inspeção federal, tendo, no máximo, o serviço estadual de inspeção, que os desqualifica a exportar seus produtos para outros estados. Além disso, a maioria dos abatedouros municipais só tem serviço de inspeção municipal e, eventualmente, estadual. Com essa estrutura de controle desregulado é difícil fazer estimativas do real número de animais abatidos.

Além disso, segundo a FAO (2010), em 2009 o Brasil sacrificou 5.000.000 de ovinos resultando em 80 milhões de toneladas. Somam-se a esses valores o volume de carne importada de países como Argentina, Uruguai e Chile para o abastecimento do mercado interno, demonstrando o grande potencial do mercado.

O consumo de produtos de ovinos é grande em comunidades rurais, cidades do interior e, mais recentemente, nas grandes cidades. No ciclo de abate e comercialização de ovinos, destacam-se vários atores: o produtor, que comercializa seus animais ainda vivos, sacrificando uma pequena parte na fazenda ou em feiras que vendem em pequenas e médias cidades, intermediários, responsáveis pelo fornecimento de carne em feiras e pontos de venda final (compram e distribuem os animais em centros urbanos mais distantes), e os varejistas, responsáveis por vendas ao consumidor em feiras, açougues e mercados públicos.

Normalmente, os produtores de ovinos na região Nordeste do Brasil são dissociados e dispersos em uma vasta área. Por isso, acaba se tornando um hábito a venda de animais vivos na propriedade ou em pequenas cidades, por falta de transporte para poder buscar maiores centros consumidores. Como os volumes de vendas são geralmente pequenos, os produtores não têm poder de negociação, além de, muitas vezes, ser uma venda para pagamento de urgência de alguma despesa da família. Geralmente, poucos produtores conseguem negociar diretamente com frigoríficos. Normalmente, as relações comerciais entre produtores e frigoríficos são feitas por intermediários ou agentes de compra ou venda. Nos dois casos são feitas ofertas de preços aos produtores, que decidem por aceitar ou não.

Em quase todas as operações, o pagamento é em dinheiro. Este recurso é um diferencial dos criadores de ovinos em relação a outras atividades agrícolas, permitindo que os agricultores tenham seus animais como reserva de valor para cobrir despesas de emergência, diminuindo os riscos. Em comparação a outras atividades agropecuárias, como a produção de gado, os produtores vendem seus animais geralmente em parcelas, que variam de 15 a 60 dias. Isto adiciona à atividade o fator de risco, além de criar um clima de desconfiança, levando o produtor a aceitar a venda de seus animais a um preço inferior e/ou um prazo superior a agentes e frigoríficos mais confiáveis.

Uma prática comum na comercialização de carne de carneiro é a venda de carcaça ou partes dela, sem que se siga algum tipo de corte padronizado. As carcaças são vendidas em bandas e classificadas simplesmente como traseira e dianteira. O uso de expositores refrigerados não é frequente, exceto em supermercados e lojas especializadas na venda de carne. Isto ocorre, em parte, por causa da tradição do consumidor do Nordeste, que prefere observar a carne exposta, com possibilidade de tocar o produto para verificar a qualidade (consistência, cheiro e cor). Quando o produto é colocado em expositores refrigerados ou em embalagem a vácuo, o consumidor tem a sensação de que está lidando com uma carne mais velha, guardada. Esse relato justifica uma necessidade de melhor esclarecimento aos consumidores sobre processos de venda de carne, para que se possa melhorar a qualidade do produto.

A produção de ovinos é muito dispersa, com um grande número de produtores de diferentes tamanhos e produtividades, com forte predominância de pequenos e médios. Isto dificulta o processo de coordenação da produção, bem como a padronização e a consistência da oferta. Além disso, a gestão dos sistemas de produção e do extenso período anual de seca no Nordeste do Brasil determina uma sazonalidade de produção que dificulta o fornecimento de produtos de qualidade durante todo o ano. Por conseguinte, embora na época das chuvas os produtores tenham animais gordos para o mercado, na estação seca a oferta inclui também animais magros. Esta condição adversa interfere no preço final recebido pelos produtores para seus produtos.

Na relação entre produtores e frigoríficos, a principal fonte de conflito decorre da necessidade de produzir carcaças de alta qualidade. No entanto, os frigoríficos não têm uma política clara de remuneração para incentivar o produtor a fornecer animais de melhor qualidade. Essa situação explica em parte a razão de haver grande quantidade de carneiro uruguaio no Nordeste brasileiro.

Apesar de todas as dificuldades encontradas, seja na produção ou na comercialização, os criadores de ovinos da região Nordeste do Brasil têm uma visão de futuro sobre a atividade. Por exemplo, em um estudo realizado pelo Serviço Brasileiro de Apoio às Micro e Pequenas Empresas (SEBRAE) sobre as tendências dos produtores em relação à manutenção ou expansão da produção de caprinos e ovinos no estado do Piauí, verificou-se que é alta a porcentagem de agricultores (75,4%) que buscam ampliar a produção de caprinos e ovinos, o que demonstra a credibilidade e a confiança dos produtores no desenvolvimento e fortalecimento dessa produção na região (SEBRAE, 2003).

Outra dificuldade enfrentada decorre da forma como as vendas são realizadas, normalmente por meio de estimativa de peso do animal apenas "no olho", sem a utilização de qualquer equipamento de pesagem. Essa condição cria maior potencial de comércio desleal em que o produtor sempre perde.

As alternativas para a melhoria do sistema de comercialização seriam a criação e o fortalecimento de entidades associativas (associações e cooperativas) e da construção de abatedouros de pequeno e médio porte em regiões-polo, visando a uma produção mais integrada, como ocorre com suínos e aves. No Nordeste do Brasil, essas ações ainda são incipientes e localizadas. No entanto, nos últimos anos, algumas regiões produtoras estão se organizando com o objetivo de criar um *marketing* mais eficiente. Além disso, novas iniciativas surgem a partir do Governo (Federal, Estadual ou Municipal), que estimulam o consumo e garantem a compra de produtos diretamente de agricultores. Um exemplo importante é a aquisição de carne para os programas governamentais, como o Programa de Aquisição de Alimentos (PAA) e o Programa Nacional de Alimentação Escolar (PNAE).

Tecnologias orientadas para o mercado

Como a produção animal no Nordeste do Brasil é geralmente de subsistência, os sistemas produtivos sofrem uma série de deficiências tecnológicas com orientação para o mercado. Além disso, em resposta às oportunidades de mercado existentes na região vêm surgindo, gradualmente, novos produtores de ovinos com orientação para o mercado, representando, a maioria deles, a iniciativa privada que usa o conhecimento gerado pela pesquisa, seja pela Empresa Brasileira de Pesquisa Agropecuária (Embrapa), ou pelas empresas ou universidades públicas e privadas de pesquisa.

Os produtores pobres também buscam uma maneira de sair de sua baixa produtividade e alcançar a integração do mercado. Segundo Corrêa (2006), os sistemas de produção do Nordeste do Brasil precisam incorporar tecnologias de aumento de produtividade com as seguintes características: baixo impacto ambiental e que mantenha as características dos agroecossistemas de forma sustentável, considerar o uso mínimo de recursos externos e uso de energia renovável para evitar a perda de solo e da água, que se acumulem água, comida, forragem e capital para o período de seca, que contribuam para a inclusão social e preservação da cultura, paisagem e biodiversidade economicamente viáveis, que promovam a autonomia política dos produtores e a economia regional e não apenas a economia privada e ofereçam à população alimentos com qualidade nutricional e higiene. Certamente deve ser adicionada a esta lista a condição central para qualquer tecnologia que é ser orientada para o mercado. Certamente esta tarefa não é simples.

Considerações finais

Muitos são os desafios para essa cadeia produtiva, principalmente em relação à informalidade do setor. Entretanto, os números colocam o Nordeste em posição de destaque na ovinocultura brasileira, com condições de ser o principal fornecedor de carne de ovinos. Além da tradição de consumo dessa carne, superior à média nacional, o Nordeste também tem a oportunidade de fortalecer seu turismo por meio de rotas culinárias (turismo gastronômico), integrando pontos turísticos aos sabores locais. Os agentes da cadeia produtiva precisam atuar em sintonia para que as oportunidades de organização da produção, tanto para o consumo tradicional, alta cozinha ou o turismo gastronômico, sejam aproveitadas, sendo os principais beneficiados os produtores dessa região.

Referências bibliográficas

CORRÊA, M. P. F. 2006. Experiências exitosas nos segmentos da cadeia produtiva da caprino-ovinocultura. In: X Seminário Nordestino da Pecuária, 3-5 de julho 2006, Fortaleza, Ceará, Brasil.

FAO. Food and Agriculture Organization of the United Nations. 2010. Statistical database. Disponível em: http://faostat.fao.org/site/569/default.aspx#ancor Acesso em 11 maio 2012.

IBGE. Produção da Pecuária Municipal, 2012. Sistema IBGE de Recuperação Automática. Disponível em: http://www.sidra.ibge.gov.br. Acesso em 10 maio 2012.

SEBRAE – Serviço Brasileiro de Apoio às Micro e Pequenas Empresas do Estado do Piauí. 2003. Diagnóstico da cadeia produtiva da ovinocaprinocultura piauiense. SEBRAE/PI, Teresina, Piauí. 114 pp.

SILVA, R.R. 2002. **O agronegócio brasileiro da carne caprina e ovina**. 1. ed. Itabuna: Editora Agora. 111 p.

Capítulo 6

Ovinocultura na Região Norte do Brasil

Alexandre Weick Uchôa Monteiro,[1] Claudenor Pinho de Sá[2] e Marcio Muniz Albano Bayma[3]

Introdução

A ovinocultura no Brasil vem, nos últimos anos, consolidando a produção com grandes modificações nos diversos segmentos da sua cadeia produtiva (Resende et al., 2008). Isso se deve à versatilidade da atividade com seus diversos produtos e subprodutos, a um mercado interno ainda em expansão nos grandes centros consumidores impulsionando o surgimento de novos criadores em vários estados brasileiros (Costa, 2007).

A região Norte é composta dos estados do Acre, Amapá, Amazonas, Pará, Rondônia, Roraima e Tocantins, pertencentes à Amazônia legal com uma extensão territorial de 3.869.637 km² e mais de 15.864.454 habitantes (IBGE, 2012).

Na região Amazônica, a espécie ovina está presente na composição do sistema de produção em propriedades familiares, seja para complementação da renda ou autoconsumo. Pereira et al. (2008) enfatizam a importância dos ovinos para a agricultura familiar, destacando a produção de adubo orgânico e o seu uso no cultivo de hortaliças e culturas perenes. A recomendação para consórcios com culturas perenes diminui os custos com limpeza, com um melhor aproveitamento da área cultivada, reduzindo a necessidade de abertura de novas áreas de florestas.

Nesse aspecto, a criação de ovinos no Norte brasileiro apresenta uma mudança de paradigma, passando de uma atividade de subsistência para uma atividade empresarial e especializada (Costa, 2007), mesmo de forma desordenada.

Outro ponto importante a ser considerado é a predominância do gênero *Brachiaria* nas pastagens cultivadas na Amazônia, sendo um dos pontos mais críticos para a produção ovina no Norte. Segundo Quadros (2005), as gramíneas do gênero *Brachiaria* não têm sido recomendadas para a alimentação de ovinos, devido à possibilidade de problemas com a fotossensibilização, além de seu baixo valor nutricional, causando aumento de custos e perdas no rebanho.

Como se observa na Tabela 6.1, entre 2004 e 2011 houve um crescimento do rebanho de 17,29%, com uma taxa de crescimento anual de apenas 2,01%, passando de 15.057.838 cabeças, em 2004 para 17.662.201 cabeças, em 2011 (IBGE, 2012). Nesse período todas as regiões brasileiras apresentaram tendência de crescimento do rebanho. Contudo, as regiões tradicionalmente não produtoras, como Centro-Oeste, Sudeste e Norte, foram as que apresentaram as maiores taxas anuais de crescimento com 4,40%, 4,41% e 4,87%, respectivamente.

Observa-se ainda que o Norte possui o menor rebanho ovino, quando comparado às demais regiões do país. Contudo, sua participação relativa no efetivo total do rebanho nacional passou de 2,85%, em 2004,

---

[1] Analista da Embrapa Caprinos e Ovinos – Sobral – CE.
[2] Pesquisador da Embrapa, Centro de Pesquisa Agroflorestal do Acre – Rio Branco – AC.
[3] Analista da Embrapa, Centro de Pesquisa Agroflorestal do Acre – Rio Branco – AC.

Tabela 6.1 Efetivo total de ovinos (em cabeças) e crescimento do efetivo do rebanho no Brasil, regiões, participação da região Norte (em porcentagem) no rebanho total brasileiro no período de 2004 a 2011.

Ano	Brasil	Norte	Nordeste	Sudeste	Centro-Oeste	Sul	Participação do Norte (%)
2004	15.057.838	429.025	8.712.287	543.693	857.067	4.515.766	2,85
2005	15.588.041	481.528	9.109.668	606.934	937.413	4.452.498	3,09
2006	16.019.170	496.755	9.379.380	664.422	987.090	4.491.523	3,10
2007	16.239.455	521.640	9.286.258	742.078	1.086.238	4.603.241	3,20
2008	16.630.408	534.478	9.371.905	766.808	1.110.550	4.846.667	3,21
2009	16.811.721	547.146	9.566.968	762.133	1.127.878	4.807.596	3,25
2010	17.380.581	586.237	9.857.754	781.874	1.268.175	4.886.541	3,37
2011	17.662.201	627.563	10.110.352	768.210	1.209.581	4.946.495	3,55
Taxa anual de crescimento	2,014%	4,876%	1,875%	4,415%	4,400%	1,145%	

Fonte: IBGE, 2012. Disponível em: <http://www.sidra.ibge.gov.br>.

para 3,55%, em 2011. Nesse período, o rebanho ovino aumentou quase 50%, passando de 429.025 para 627.563 cabeças.

O crescimento do rebanho no Norte ocorreu por iniciativa dos produtores ou por meio de programas e incentivos governamentais. Esse fenômeno pode estar relacionado às melhorias e investimentos na atividade, com adoção de tecnologias, importação de ovinos de raças especializadas para o abate. Além disso, houve a migração de criatórios tradicionais do Nordeste para essas regiões, almejando a intensificação da produção e a abertura da exportação para mercados promissores da América do Sul, com destaque para Peru, Bolívia, Chile, Equador, Colômbia e Venezuela.

Na região Norte, o rebanho se expande de forma aleatória. Os maiores rebanhos (Figura 6.1) estão concentrados nos estados do Pará (33,95%), Rondônia (23,44%), Tocantins (18,09%) e Acre (13,09%). No estado do Pará, o rebanho está difundido em praticamente todos os municípios, com destaque para os municípios de Novo Progresso, Oriximiná e São Félix do Xingu. Em Rondônia, o rebanho se concentra nos municípios de Porto Velho e Ariquemes. Nos últimos anos, o rebanho ovino do estado de Tocantins cresceu a uma taxa anual de aproximadamente 20%, e a produção abastece o mercado interno. No Acre, o rebanho se concentra na mesorregião do Vale do Acre, com aproximadamente 75% do total dos ovinos do estado. Ressalte-se que o rebanho ovino da mesorregião do Vale do Acre cresceu 17,67% ao ano, enquanto na mesorregião do Juruá, o crescimento foi de 10,68% ao ano. Os maiores rebanhos estão concentrados nos municípios de Sena Madureira, Feijó, Rio Branco e Brasileia.

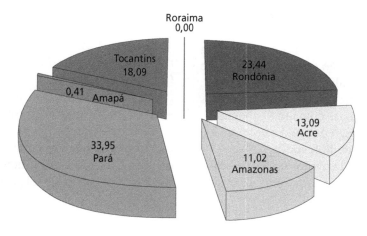

Figura 6.1 Composição percentual do rebanho ovino na região Norte. Fonte: IBGE, 2012. Disponível em: <http://www.sidra.ibge.gov.br>.

Considerando os aspectos levantados, observa-se que o rebanho ovino da região Norte está pulverizado em vários municípios, geralmente em pequenas e médias propriedades com menos de 500 hectares, com baixa escala de produção. Nesse aspecto, entraves para organizar a produção e a efetiva implantação de modelos de integração vertical podem dificultar a evolução da ovinocultura para uma atividade de mercado.

A comercialização dos animais na região Norte é feita por meio de atravessadores que realizam aquisições de excedentes de pequenas propriedades em diversas localidades, formando pequenos rebanhos flutuantes para negociação com marchantes e açougues sem nenhum tipo de fiscalização, nem inspeção, o que oferece risco e denegre o produto aos consumidores (Santana et al., 2009).

No Pará, a produção está pulverizada em quase todos os municípios, dificultando sua verticalização, devido ao alto custo do transporte da produção e implantação de frigorífico abatedouro especializado, fatores estes que dificultam a comercialização e, com isso, prevalece a produção de subsistência no estado.

Em Rondônia, desde 1983 são realizadas iniciativas de pesquisa e difusão. Assim, a atividade vem gradativamente ganhando espaço no agronegócio. Segundo dados da Secretaria de Agricultura e Pecuária Estadual, em 2011 houve um incremento de 20% em produtividade e 10% no consumo da "carne de carneiro".

Esse fato está relacionado ao incentivo do governo estadual à criação nos últimos anos, por meio de aquisição e distribuição de animais da raça Santa Inês a agricultores familiares.

Com o terceiro maior rebanho do norte, o Tocantins apresenta um crescimento favorável à ovinocultura nos últimos anos, apesar de alguns entraves. O governo do estado implantou quatro Bases Físicas de Ovinocultura em parceria com instituições de pesquisa e ensino, públicas e privadas. Em Arraias, com a Escola Agrotécnica; em Araguatins, com o Instituto Federal (IFETO); e em Palmas com a Fundação Universidade do Tocantins (UNITINS) e Faculdade Católica. Estas unidades têm a finalidade de promover o fortalecimento de ações de pesquisa, ensino e atividades de campo, para o incremento da cadeia produtiva da ovinocultura no estado (Jardim e Menezes, 2010).

No estado do Amazonas, como nos outros estados da região, também ocorreu expansão da ovinocultura, iniciada na década de 1980, pela iniciativa própria de alguns produtores amazonenses, com a importação de ovinos deslanados.

A carne ovina é bem aceita no mercado amazonense; em Manaus, estima-se um consumo de mais de 20 toneladas por mês do produto, mas boa parte dessa carne é oriunda de outras regiões brasileiras. Observa-se que mais de 1.000 peças de couro são exportadas ao mês para outros estados, pela não existência de curtumes no estado.

Outro entrave enfrentado nesse estado é a escassez de mão de obra especializada, tanto de técnicos como de produtores. Esse empecilho vem sendo trabalhado com a incorporação de projetos de pesquisas, extensão e difusão como iniciativa da Faculdade de Ciências Agrárias (FCA) da Universidade Federal do Amazonas (UFAM), o Instituto Nacional de Pesquisa da Amazônia (INPA) e Embrapa Amazônia Ocidental, colaborando com o fortalecimento da ovinocultura da região.

No Acre, várias iniciativas privadas e governamentais estão sendo implementadas para a estruturação da cadeia de produção de ovino no estado, tais como a criação da Associação dos Criadores de Caprinos e Ovinos do Acre (ACCOA), inauguração do primeiro frigorífico abatedouro especializado em carne ovina na região Norte em 2011, além das capacitações e assistência técnica especifica para os produtores (Monteiro et al., 2012).

Entre 2004 e 2010, o rebanho de ovinos do Acre cresceu 91,86%, estando concentrado na mesorregião do Vale do Acre (Alto e Baixo Acre). Em 2010, essa região tinha um rebanho de 47.900 cabeças, aproximadamente 58,91% do total dos ovinos do estado. Ressalte-se que o aumento do rebanho ovino no Acre é um fenômeno recente, e a partir de 2004 o efetivo de ovinos cresceu a uma taxa de 11,47% ao ano. Quanto à sua participação relativa no efetivo total do rebanho nacional, esta praticamente dobrou, passando de 0,28% em 2004 para 0,47% em 2010 (Monteiro et al., 2012).

A Embrapa Acre, em parceria com SEBRAE/AC, realizou um diagnóstico da ovinocultura no estado com o objetivo de contribuir para o desenvolvimento do agronegócio por meio da geração de informações relacionadas ao sistema de produção para a produção de ovinocultura no Acre.

Para caracterizar o sistema de produção de ovinos foi utilizado o método de painéis técnicos, que consiste em selecionar e reunir um grupo de produtores e técnicos com conhecimento do sistema produtivo. Para essa reunião buscou-se ainda a participação de representantes de órgãos financiadores e de sindicatos rurais e empresários. Os integrantes do grupo são considerados como informantes-chave na caracterização dos sistemas. Na reunião técnica foi caracterizado, detalhadamente, o sistema modal (mais utilizado), denominado sistema tradicional e seus coeficientes técnicos. Para a construção do modelo foi considerada uma área de 15 hectares (ha) de pasto, aprisco e um rebanho de aproximadamente 50 cabeças. O rebanho era formado por um reprodutor mestiço de padrão Santa Inês e o restante não apresentava padrão racial definido.

Na análise dos indicadores de rentabilidade para o sistema mais usual, observou-se que, para a atividade ser considerada viável economicamente, é necessário que o produtor tenha um rebanho aproximado de 150 cabeças (Tabela 6.2). Neste sentido, em se mantendo o sistema de produção usual, todas as propriedades com plantel inferior ao ponto de equilíbrio terão prejuízo financeiro, o que pode desestimular novos criatórios, impedindo a consolidação da ovinocultura no estado (Embrapa Acre, 2011).

Perspectivas

A estruturação da cadeia da ovinocultura na região Norte perpassa obrigatoriamente pela organização dos segmentos (produção, indústria e mercado), nos quais as ações deverão ser articuladas para a consolidação de uma produção em escala. Então, para que esse processo de integração horizontal e vertical funcione, são necessários: fortalecimento da extensão rural e assistência técnica; formação contínua de competências na região; pesquisa, desenvolvimento de tecnologia sendo obrigatórios para a viabilização de um fluxo contínuo de informações, que apoiarão a consolidação da cadeia como um todo.

Com o atual contexto de legislação ambiental e o novo código florestal em vigência, proíbe-se a abertura de novas áreas (desmatamentos), e se delimita a exploração a 20% das áreas das propriedades. A ovinocultura na Amazônia, com tendência de aumento no rebanho, curto ciclo produtivo característico, a facilidade de intensificação da produção em pequenas áreas, clima propício para a produção em escala e boa parte da cobertura de solos permite comportar pastagens adaptadas para espécies, como *Cynodon* spp., *Paspalum* spp., *Pennisetum* spp., *Chloris gayana*, *Cenchrus ciliaris*, *Digitaria decumbens* e *Panicum maximum* (Silva Sobrinho, 2001).

No tocante ao consumo de carne, atualmente, é clara a pequena oferta desse produto; em 2008 a diferença entre o consumo (730 g/hab/ano) e a oferta (467,11 g/hab/ano) foi de 272,89 g/hab/ano, o que torna o mercado da carne ovina uma promissora oportunidade de expansão, principalmente no Norte, onde o consumo cresce superior à oferta (Santana et al., 2009).

Considerações finais

A cadeia produtiva de ovinos de corte no Norte não está estruturada, provavelmente em decorrência de vários gargalos, como fragilidade de segmentos produtivos, baixo nível de comercialização do produto final, pouca organização dos produtores do segmento produtivo, ineficiência de assistência técnica e baixo nível de adoção de tecnologias. A interação entre esses fatores conduz à ineficiência econômica do atual padrão produtivo.

Estudos técnicos sobre o mercado da ovinocultura são limitados a informações locais e/ou regionais; todavia, sem o devido aprofundamento das dinâmicas conjunturais e estruturais, é difícil a identificação do perfil de potenciais consumidores de carne ovina no Brasil, sobretudo, na Amazônia.

Há necessidade de disponibilização de assistência técnica e extensão rural qualificada e continuada em sanidade, nutrição e reprodução. Nesse aspecto, deve-se considerar que, nas pastagens cultivadas na Amazônia, a gramínea do gênero *Brachiaria* persiste como principal componente. É um dos pontos mais críticos para a produção ovina no Norte, devido ao

Tabela 6.2 Indicadores de rentabilidade financeira do sistema modal para produção de ovinos no Acre em 2011.

Indicadores	Unidade	Resultados econômicos
Investimento necessário	R$	5.7037,38
Custo fixo anual	R$	1.329,83
Custo variável anual	R$	3.037,56
Custo total	R$	4.367,38
Produção anual de ovinos	R$/kg vivo	504,00
Custo unitário de produção	R$	8,67
Receita bruta anual	R$	1.481,51
Receita líquida/prejuízo	R$	-2.885,63
Ponto de equilíbrio	Cab.	150

Fonte: Embrapa Acre, 2011.

consumo desse tipo de forrageira pela espécie em questão, podendo causar perdas no rebanho por problemas com a fotossensibilização.

No tocante à segurança alimentar e incremento da renda, a infraestruturação de novos abatedouros com inspeção e de curtume vão garantir qualidade ao produto final e combater o abate clandestino, além de favorecer melhor aproveitamento dos subprodutos; fato que contribuirá para o aumento da renda, principalmente dos pequenos produtores.

Para aumentar o tamanho do mercado na região Norte é necessário atenção especial, pois o nortista tem em seu cardápio o hábito de consumir carnes de peixe e bovino. Nesse aspecto, ações em *marketing*, festivais gastronômicos, inserção do produto em merenda escolar, poderão auxiliar na mudança de hábito alimentar e aumentar a demanda na região.

Mesmo com todos os gargalos descritos, a ovinocultura na região Norte está em plena expansão, seja por iniciativas dos produtores ou por incentivo de políticas públicas. Neste aspecto, o crescimento da atividade poderá beneficiar tanto o empresário do setor industrial, grandes e médios produtores rurais, como os pequenos de base familiar que terão mais uma opção de renda.

Referências bibliográficas

COSTA, N. G. Da. **A cadeia produtiva de carne ovina no Brasil rumo às novas formas de organização da produção.** 2007, 182f. Dissertação (Mestrado em Agronegócios) – Universidade de Brasília / Faculdade de Agronomia e Medicina Veterinária, Brasília.

EMBRAPA ACRE. Diagnóstico socioeconômico da ovinocultura de corte no Acre: Relatório do Projeto. Rio Branco, Acre, 2011. 28p. Não publicado.

IBGE – INSTITUTO BRASILEIRO DE GEOGRAFIA E ESTATÍSTICA. SIDRA – Banco de dados agregados. Disponível em http://www.sidra.ibge.gov.br. Acesso em: 01 out. 2012.

JARDIM, E.; MENEZES, D. Situação da ovinocultura e caprinocultura no Tocantins, 2010. Disponível em: <http:www.central2.to.gov.br/arquivo/?site=14&id=197> Acesso em: 02 dez. 2012.

MONTEIRO, A.W.U. et al. Tipificação da ovinocultura no Acre. *In*. CONGRESSO DA SOBER – Sociedade Brasileira de Economia, Administração e Sociologia Rural, 50 Vitória-ES, 2012. **Anais...**, Vitória, SOBER, 2012.

PEREIRA, R. G. A. et al. **Ovinos como componentes dos sistemas produtivos amazônicos.** Porto Velho: Embrapa Rondônia, 2008.4 p. (Embrapa Rondônia. Comunicado Técnico, 337).

QUADROS, D.G. Pastagens para ovinos e caprinos. In: SIMPOGECO – Simpósio do Grupo de Estudos de Caprinos e Ovinos; Minicurso "Pastagens para Caprinos e Ovinos", 2., Salvador, 2005. 34 p. (Material didático). Disponível em: http://www.neppa.uneb.br. Acesso em: 10 mar. 2011.

RESENDE, K. T. et al. Avaliação das exigências nutricionais de pequenos ruminantes pelos sistemas de alimentação recentemente publicados. **Revista Brasileira de Zootecnia**, v. 37, p. 161-177, 2008 (supl. especial).

SANTANA, A.C. et al. Produção, mercado e perspectiva da cadeia produtiva de ovinos no estado do Pará In: Amazonpec – Encontro Internacional da Pecuária da Amazônia, 2009, Belém. **Anais do Amazonpec** – Encontro Internacional da Pecuária da Amazônia. Belém, 2009. v. 2. p. 1-10.

SILVA SOBRINHO, A.G. **Produção de cordeiros em pastagens.** In: Simpósio Mineiro de Ovinocultura. Produção de carne no contexto atual, 2001, Lavras. Anais, Lavras: Editora UFLA, p. 63-97, 2001.

Seção 2

Raças Ovinas no Brasil

Ovinos de clima temperado
Ovinos de clima tropical

Coordenador:
Arturo Bernardo Selaive-Villarroel

Capítulo 7

Raças Ovinas de Clima Temperado no Brasil

Francisco de Assis Fonseca de Macedo[1]

Introdução à ovinocultura
Histórico
Os ovinos estão entre as primeiras espécies de animais domesticadas pelo homem, 4 a 5 mil anos a.C. Atualmente são mais de 1.000 raças, distribuídas nos mais diversos países do mundo, algumas vivendo à margem dos grandes desertos, outras em regiões frias, sujeitas a baixas temperaturas, exercendo quatro principais finalidades produtivas: carne, lã, pele e leite.

No reino animal, os ovinos ocupam a seguinte escala zoológica:

- Reino animal
  - Sub-reino: Vertebrata
  - Filo: Chordata
  - Classe: Mammalia
  - Ordem: Ungulata
  - Subordem: Artiodáctila
  - Grupo: Ruminantia
  - Família: Bovidae
  - Subfamília: Ovinae
  - Gênero: *Ovis*
  - Espécie: *Ovis aries* (ovinos domésticos).

Obs.: A espécie ovina é muito próxima da espécie caprina, sendo necessário o conhecimento dos principais pontos que as diferenciam, principalmente entre os caprinos e ovinos deslanados:

- Ovinos não possuem barba, os caprinos sim
- Ovinos têm fossetas lacrimais desenvolvidas, os caprinos não
- Ovinos possuem glândulas nos pezunhos, os caprinos não
- Nos ovinos, a cauda é comprida e caída, nos caprinos é curta e levantada.

Terminologia empregada
- Cordeiro(a): do nascimento até o desmame
- Borrego: macho após o desmame ate o início da reprodução
- Borrega: fêmea após desmame, antes da parição
- Ovelha: fêmea após a parição
- Carneiro: macho já iniciado na reprodução
- Cabanha: estabelecimento que cria animais puros
- Cabanheiro: indivíduo que cuida da cabanha
- Plantel: animais puros
- Rebanho geral: animais sem raça definida.

Os ovinos desempenham funções sociais em algumas regiões, contribuindo para a subsistência de populações menos favorecidas. Em outras regiões, é como segue.

Importância e aspectos econômicos
Na Austrália, Nova Zelândia, Uruguai, Argentina e Brasil, utilizando-se de sistemas tecnológicos adequados, a produção de ovinos tem retorno econômico garantido. Na Austrália, a ovinocultura contribui com 30% do montante financeiro oriundo do setor agropecuário, destacando-se a produção de lã, com 23% das divisas de exportação.

---
[1] Professor Associado da Universidade Estadual de Maringá – PR.

A primeira referência de ovinos no Brasil é de 1556, quando foram introduzidos animais de origens espanhola e asiática. No Nordeste brasileiro, onde se localiza a maior população de ovinos, o rebanho é formado principalmente pelas raças nacionais deslanadas, com produção de carne para o consumo regional e de peles para exportação. No Sul do Brasil, o Rio Grande do Sul é o detentor do segundo maior rebanho, predominando as raças lanadas para produção de lã e carne.

A partir do ano 2000, a ovinocultura brasileira está voltada principalmente para a produção de carne. É enorme o potencial de produção de todas as regiões brasileiras, só que o rebanho existente, estimado em 18 milhões de cabeça, ainda é muito pequeno, sendo necessárias 43 milhões de cabeças, para suprir a demanda por carne dos consumidores brasileiros.

A produção mundial de carne concentra-se na China, que é responsável por um quarto do consumo mundial. A Nova Zelândia é líder mundial de consumo *per capita*/ano com 29 kg, seguida da Austrália, com 18 kg, e da Irlanda, com 9 kg. Na rica Arábia Saudita, altamente dependente da carne ovina importada, o consumo é 12 kg por pessoa. No Brasil, o consumo *per capita*/ano é um dos mais baixos do mundo 1 kg/ano. No Uruguai, o consumo está em torno de 15 kg *per capita*/ano (Saretta e Gameiro, 2000). O baixo consumo estimado para o Brasil se deve em parte à inconstância na oferta da carne ovina, à demanda acima da oferta e à falta de organização e de integração da cadeia produtiva.

Conceito e classificação de raça

A raça pode ser definida como um grupo de animais que apresentem características similares, com capacidade de transmissão a seus descendentes.

Vários são os sistemas usados para classificação das raças ovinas: presença ou ausência de lã (lanadas, deslanadas), finura e comprimento da lã, clima de criação (tropical, temperado), países onde se originou a raça (europeia, africana), medidas do corpo, com particularidades para a cabeça, grau de gordura da cauda. Entretanto, o mais adequado é a classificação das raças baseando-se na sua capacidade produtora (carne, lã, leite, mista).

Raças ovinas criadas nas regiões de clima temperado no Brasil

Descrição das raças ovinas criadas nas regiões de clima temperado no Brasil, segundo Vieira (1967) e ARCO (2005).

Raças produtoras de lã

Raça Merina

É originária da Espanha e difundida em vários países, passou a constituir diversas variedades, dependendo do critério de seleção adotado. Assim, na França, constituem as variedades Rambouillet e Precoce; na Alemanha, Electoral; na Áustria, Negretti; nos Estados Unidos, Vermont, Delaine e Rambouillet Americano; na Austrália, Merino Australiano; na Argentina, Merino Argentino. No Brasil, principalmente no Rio Grande do Sul, a variedade Merino Argentino foi experimentada por um longo período. Devido a algumas características indesejáveis, como: a) a lã penteada não apresentava o comprimento mínimo exigido pelas indústrias de fiação; b) corpo muito enrugado, dificultando a tosquia; c) excessiva cobertura de lã na cara, esta foi substituída por Merino Australiano que, além de não apresentar nenhum dos inconvenientes citados, produz a melhor lã, cara destampada, chifres de voltas abertas, facilitando a tosquia da cabeça e dando aparência aos machos, duas a três dobras apenas no pescoço, preferem clima seco e campos enxutos, dotados de abrigos.

Padrão racial: cabeça comprida com perfil convexilíneo e, nos machos, chifres grandes dirigidos para fora e espiralados (Figura 7.1). Orelhas pequenas, cobertas de pelos brancos, curtos e finos. Pescoço curto e forte com três a quatro dobras. Lã de coloração branca, cobrindo todo o corpo e parte da cabeça, deixando a visão completamente livre. Nos membros, a lã vai abaixo dos joelhos e jarretes, sem chegar aos cascos. A finura apresenta-se entre 16 e 26 µm (na classificação de lã brasileira está entre Merina e

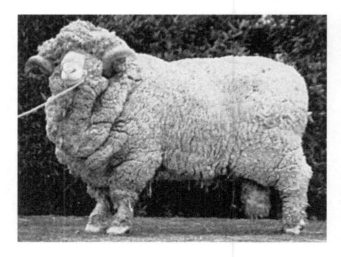

Figura 7.1 Carneiro Merino. (Ver Pranchas Coloridas.)

Prima B). O velo pesa entre 3 e 6 kg nas ovelhas e de 6 a 15 kg nos carneiros.

Pele solta, fina e de cor rosada. Corpo longo e cilíndrico; cruz e garupa altas; linha superior reta; peito longo e proeminente; flancos não achatados. Pés separados e bem apoiados, proporcionando aprumos regulares.

Raça Ideal ou Polwarth

É originária da Austrália, resultante de cruzamentos entre carneiros Lincoln e fêmeas Merino Australiano para formar f1; machos Merino Australiano x fêmeas f1, produzindo-se f2. ¾ Merino; fixando-se ¾ Merino a partir de f3, cruzando-se os melhores animais, machos e fêmeas, mesmo com consanguinidade, para manutenção de ¾ Merino.

Padrão racial: cabeça de tamanho mediano, pouco alongada. A variedade criada no Brasil é mocha, são admissíveis pequenos botões de chifres, desde que não fixos no osso. Cara coberta de pelos curtos, finos, brancos, macios e brilhantes. O focinho deve ser branco, podendo aparecer pequenas manchas escuras. Orelhas médias cobertas de pelos finos. O pescoço deve ser curto e sem dobras na pele (principal diferença entre esta e o Merino Australiano).

A lã de cor branca cobre a cabeça até a linha média dos olhos, formando topete, deixando livres os olhos (Figura 7.2). A finura apresenta-se entre 23 e 26 µm (na classificação de lã brasileira está entre Prima A e Prima B). O velo pesa entre 2,5 e 5 kg nas ovelhas e de 8 a 10 kg nos carneiros. Corpo com boa cobertura de carne. Patas de comprimento mediano, com cascos brancos. Animal bastante rústico, podendo viver em campos pobres.

Raças mistas para lã e carne
Raça Romney Marsh

Raça originária do condado de Kent (Inglaterra), de dupla aptidão, apresentando equilíbrio zootécnico voltado 60% para a produção de carne e 40% para a produção de lã grossa (Figura 7.3).

São animais rústicos e precoces. Os cordeiros suportam frio, vento e chuvas. Essas características credenciam a raça como recomendada para campos baixos e úmidos ou sujeitos a alagamento. A mãe possui boa capacidade leiteira.

Na Nova Zelândia formaram variedade mais moderna, sendo a predominante nos países sul-americanos. Ossos leves, boa distribuição de carne, gordura entremeada nos músculos e de cobertura bem distribuída, conferindo qualidade às carcaças. Como características principais, notam-se menor tamanho e mais lã na cabeça do Neozelandês.

Padrão racial: cabeça coberta de lã até a linha mediana dos olhos, formando um topete, sem prejudicar a visão. A parte inferior da face é coberta de lã, sem atingir a cara, que deve ser coberta de pelos brancos suaves. O perfil é ligeiramente convexo e as mucosas nasais e os lábios são pigmentados de negro.

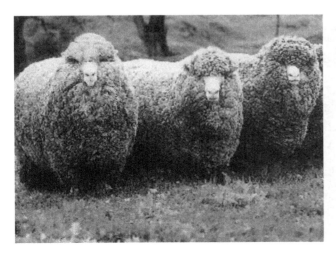

Figura 7.2 Ovinos da raça Ideal. (Ver Pranchas Coloridas.)

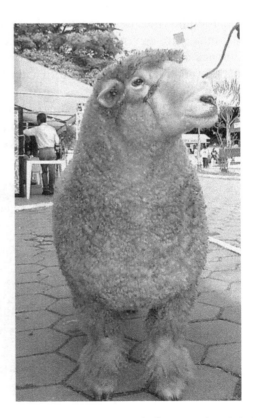

Figura 7.3 Carneiro Romney Marsh. (Ver Pranchas Coloridas.)

Orelhas medianas, bem implantadas, carnudas e com pontas arredondadas, cobertas de pelos brancos ou lanugem. É comum a ocorrência de pequenas manchas pretas. Mochos para ambos os sexos. Linha dorso lombar comprida, larga e bem coberta de músculos. Patas curtas, recobertas de lã. Cascos pretos, grandes e fortes, resistindo à umidade e às doenças próprias.

O velo deve cobrir todo o corpo e mostrar densidade e uniformidade em todas as suas partes. A cauda é implantada quase em linha reta com a coluna.

Raça Corriedale

É raça originária da Nova Zelândia. Inicialmente, resultante do cruzamento entre as raças Lincoln e Merino. Entretanto, o atual Corriedale possui uma pequena porcentagem de sangue das raças Leicester e Border Leicester. É a raça de dupla aptidão mais criada na América do Sul.

Animal rústico, resistindo às adversidades do meio. Por ser uma raça com equilíbrio zootécnico orientado 50% para produção de carne e 50% para produção de lã, deve apresentar esqueleto bem constituído e velo pesado, extenso e de boa qualidade (Figura 7.4 A e B).

Padrão racial: cabeça – focinho curto e grosso, nuca larga, orelhas pequenas e bem implantadas, cobertas de pelos brancos. Pelos curtos, brancos e sem brilho no focinho, que deve mostrar pigmentação preta na ponta, entre as ventas e a boca.

A lã branca e bem lubrificada chega próximo aos olhos, não devendo tampar a visão, formando topete característico. Mochos em ambos os sexos. Pescoço curto, com peito largo e profundo. Quartos musculosos, cheios e separados. Patas curtas, cobertas de lã até os cascos. Cascos pretos, admitindo-se algumas raias claras.

Por atender aos diferentes interesses da produção, é indicada em cruzamentos com finalidades de lã, bem como para produção de carne.

Raças produtoras de pele e carne

Raça Karakul

É originária da Ásia. Os cordeiros apresentam uma ótima qualidade de pele, caracterizada por rolos de lã, não encontrados em qualquer outra raça ovina. Por esses rolos se abrirem nos primeiros dias de vida, os cordeiros eram abatidos logo após o nascimento, fornecendo as peles conhecidas como astracãs, usadas na fabricação de artigos de alto valor comercial.

Entretanto, após a formação, em nível mundial, de várias organizações "protetoras" dos animais, ficou proibido o abate dos cordeiros para produção do astracã, restando a alternativa da criação e terminação dos cordeiros para produção de pele e carne.

Outra característica marcante é a cauda longa e larga na inserção, onde acumula grande quantidade de gordura, que pode ser utilizada na época de escassez de alimentos. São animais bastante rústicos, resistindo a invernos e verões rigorosos e mantendo-se bem nas pastagens fracas (Figura 7.5 A).

Padrão racial: cabeça pequena, normalmente convexilínea, coberta de pelos curtos, finos e lustrosos e de cor variada, podendo ser aspada ou mocha em ambos os sexos. Velo negro, marrom ou cinza, com pelos compridos e grossos e lã fina entremeada, por todo o corpo, exceto na cabeça e extremidades (Figura 7.5 B). O velo apresenta dois tipos de fibras: as compridas de 11 a 18 cm de comprimento e de 65 a 80 μm de diâmetro e as mais curtas com 5 a 8 cm de comprimento e de 30 a 35 μm de diâmetro.

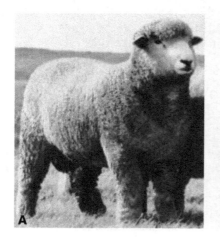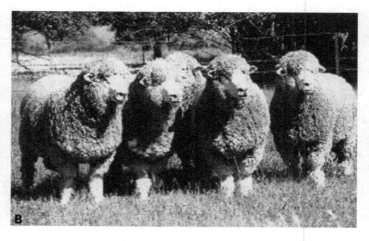

Figura 7.4 A. Carneiro Corriedale. **B.** Borregos Corriedale. (Ver Pranchas Coloridas.)

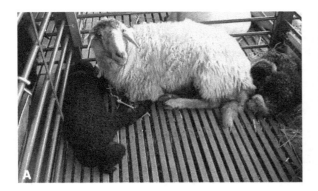
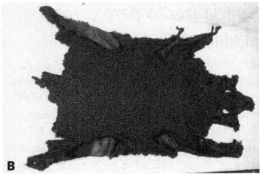

Figura 7.5 A. Ovelha Karakul. **B.** Pele de ovino Karakul. (Ver Pranchas Coloridas.)

A raça apresenta chifres de forma variada, orelhas grandes e pendentes, pescoço comprido e peito estreito, anca levantada e arredondada, pernas finas e altas, patas compridas com as traseiras maiores e cobertas de pelos pretos, curtos e finos. Os cascos são pretos e a cauda de inserção é larga, comprida e em forma de S, armazenando grande quantidade de gordura.

Raça Crioula

São ovinos resultantes do cruzamento de rebanhos introduzidos pelos jesuítas no Rio Grande do Sul com raças importadas a partir da colonização portuguesa. Provavelmente originária dos ovinos da raça Churra Espanhola, encontrando-se em todos os países sul-americanos.

Padrão racial: cabeça pequena com perfil reto ou semiconvexo; podem ser encontrados machos com vários chifres, e as fêmeas podem apresentar chifres pequenos. Animais mochos podem apresentar topetes cobrindo os olhos e o chanfro. O velo é formado de pelos grossos, caracterizando-se por mechas compridas, soltas e pontiagudas, podendo ser brancos, pretos, marrons ou suas misturas (Figura 7.6 *A* e *B*). Orelhas de tamanho variado, patas finas, peito estreito e anca levantada. A carne é bastante apreciada, mas com baixo rendimento de carcaça.

A principal utilização desses animais é na produção de pelegos para montaria e de lã para a fabricação de artesanatos (Figura 7.6 *C*).

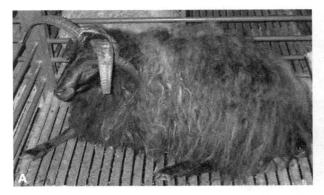
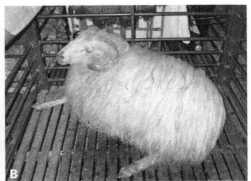
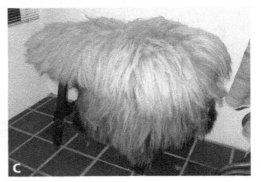

Figura 7.6 A e B. Ovinos da raça Crioula. (Ver Pranchas Coloridas.) **C.** Pelego de ovino Crioulo.

Raças especializadas para carne

Raça Hampshire Down

Originária do condado de Hampshire, na Inglaterra, a raça Hampshire foi formada pelo cruzamento de ovinos das raças Wiltshire, Berkshire e Southdown. São animais fortes, de grande tamanho, de conformação harmoniosa, compactos e musculosos (Figura 7.7 A).

Padrão racial: cabeça comprida e larga, sendo mocha em ambos os sexos. A lã cobre a cabeça até abaixo dos olhos, sem prejudicar a visão, deixando livre a cara e lacrimais. A cara, as orelhas e demais partes da cabeça que não forem cobertas de lã devem apresentar pelos escuros, preferencialmente pretos. Orelhas longas e espessas, bem implantadas horizontalmente na cabeça, pontas ligeiramente arredondadas. A pigmentação do focinho, lábios e ao redor das pálpebras deve ser escura, preferencialmente preta (Figura 7.7 B).

O velo branco cobre bem o corpo, parte da cabeça e membros, até altura dos cascos, deixando descobertos os joelhos, que são cobertos de pelos pretos. Mechas curtas e fechadas, às vezes apresentam fibras pretas misturadas, o que não é desejável.

A pele é flexível, com coloração rosada. O corpo é comprido, profundo e simétrico, com costelas bem arqueadas. Dorso e lombo largos, em linha reta, com boa cobertura de carne.

O pescoço é musculoso e bem implantado. Paletas fortes, afastadas entre si, não devendo apresentar saliência nem depressão em relação à linha de lombo e costilhares.

A garupa é larga, pernas arredondadas e profundas, com ótima massa muscular. Os cascos são bem formados e pretos.

Atualmente, no Brasil, existem três linhagens de Hampshire Down: 1. Inglesa, que preserva suas características raciais (animais de porte médio), maturidade fisiológica da carcaça precoce (abate peso vivo – PV – 35 kg); 2. Americana, com menos rigor para pureza racial e maior ênfase no desempenho produtivo (animais de grande porte); maturidade fisiológica da carcaça tardia (abate acima de 40 kg PV); 3. Canadense, intermediária entre a Inglesa e a Americana. Prolificidade de 125 a 140%.

Raça Suffolk

Raça originária do Sudoeste da Inglaterra. Foi formada pelo cruzamento de carneiros Southdown e ovelhas caras negras Norfolk. É um ovino de grande porte, apresentando corpo comprido e musculoso. É uma raça de fácil identificação, pois possui cabeça e pernas completamente livres de lã, cobertas por pelos curtos, pretos e brilhantes.

A Suffolk é tardia para a maturidade fisiológica da carcaça. Os cordeiros mestiços de Suffolk devem ser abatidos com 40 kg PV.

A raça é poliéstrica estacional, com maior incidência de cios férteis a partir de fevereiro, podendo atingir índices de nascimento de 120% no Brasil.

Padrão racial: cabeça grande, sendo mocha em ambos os sexos. Cara comprida sem rugas, perfil convexo. Orelhas medianas, de cor preta, com a ponta virada para fora. Mucosas nasais, lábios e pálpebras totalmente pretos. Pelos brancos ou lã em qualquer parte da cabeça são considerados defeitos (Figura 7.8).

Patas fortes, sem lã e coberta de pelos negros e lustrosos. Pele fina, de coloração rosada, completamente sem rugas. Velo de coloração branca, formado

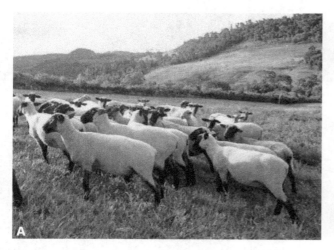
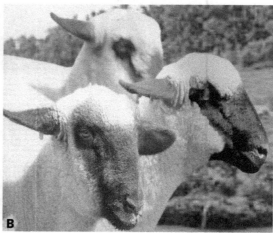

Figura 7.7 A. Ovelhas Hampshire. **B.** Ovinos da raça Hampshire. (Ver Pranchas Coloridas.)

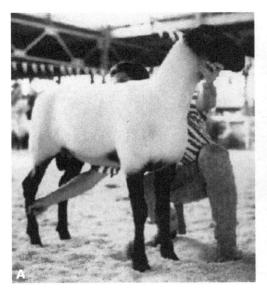 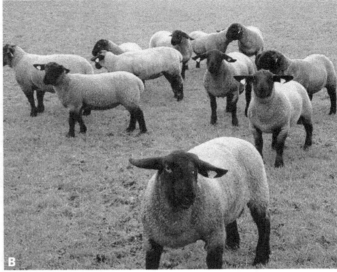

Figura 7.8 A. Borrego Suffolk. **B.** Borregas Suffolk. (Ver Pranchas Coloridas.)

de mechas curtas e livres de fibras pretas. A barriga deve ser coberta de lã. Os cordeiros nascem inteiramente pretos e aos 5 meses já estão com a pelagem padrão da raça. Nos Estados Unidos, Canadá e Nova Zelândia existem linhagens diferentes da originária da Inglaterra, onde não se preocupam muito com o padrão racial e sim com a produtividade. No Brasil são criadas todas as linhagens.

Maturidade fisiológica tardia da carcaça (abate acima de 40 kg de peso corporal).

Raça Texel

Raça formada na ilha Texel (Holanda). Várias raças paternas foram utilizadas em cruzamentos com as antigas fêmeas ovinas, já existentes na ilha de Texel. Entre estas estão: Leicester, Border Leicester e Lincoln, como destaques. Após algum tempo, um grupo de ovinocultores passou a utilizar os carneiros puros da antiga raça da ilha e, com um adequado método de seleção, surgiu na ilha uma nova raça, hoje conhecida como Texel.

Ovino de média estatura, compacto, com massas musculares volumosas e arredondadas.

A Texel apresenta precocidade para a maturidade fisiológica da carcaça. Os cordeiros mestiços de Texel devem ser abatidos com 35 a 37 kg PV.

A raça é poliéstrica estacional, com maior incidência de cios férteis a partir de março, podendo atingir índices de nascimento de 160% no Brasil.

Existem as linhagens Francesa e Alemã, também criadas no Brasil.

Padrão racial: cabeça forte, larga ao nível do crânio, completamente livre de lã, coberta de pelos brancos, curtos e sem brilho. Mocha em ambos os sexos. Orelhas de tamanho médio, cobertas de pelos brancos, curtos e sem brilho, com inserção alta. As extremidades são levemente projetadas para frente e um pouco acima da linha de inserção. As mucosas nasais, labiais e as bordas das pálpebras devem ter pigmentação escura, preferencialmente preta. São admissíveis pequenas pintas pretas nas orelhas e pálpebras. Pescoço curto, musculoso, arredondado e bem inserido no corpo. A pele do pescoço não deve apresentar ruga. O corpo não é muito comprido, a garupa é larga, proporcionando-lhe ótima compacidade.

Um dos pontos de destaque da raça é o posterior, que visto de trás apresenta o formato de U, grande e invertido (Figura 7.9 A). A cauda é revestida de lã, larga e comprimento que não ultrapassa o jarrete. Patas cobertas de pelos curtos e brancos. Cascos de pigmentação escura. O velo inicia-se no pescoço e garganta, deixando livre a barriga e as patas (Figura 7.9 B). A maturidade fisiológica da carcaça é precoce (peso abate 35 kg de peso corporal).

Raça Ile de France

Raça originária de uma região próxima a Paris, denominada Ile de France. Mesmo tendo sido formada pelo cruzamento de raças produtoras de lã, foi selecionada para produção de carne. Por isso, pode ser considerada de duplo propósito, sendo 60% para produção de

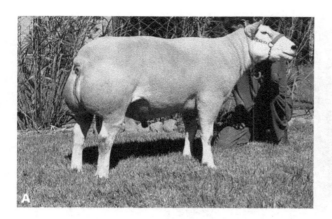
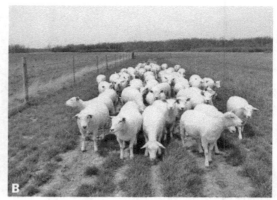

Figura 7.9 A. Carneiro Texel. **B.** Ovelhas Texel. (Ver Pranchas Coloridas.)

carne e 40% para lã. Contribuíram para a formação da raça ovelhas Merino Rambouillet, carneiros New Leicester e carneiros Merino Cotetin.

É uma raça de porte elevado e apresenta boa cobertura muscular (Figura 7.10).

A raça Ile pode ser considerada precoce para a maturidade fisiológica da carcaça. Os cordeiros mestiços de Ile devem ser abatidos com 35 a 37 kg PV.

A raça apresenta características reprodutivas interessantes; na região sul do Brasil já apresenta cios férteis a partir do início de janeiro. Em trabalho realizado por Moraes e Macedo (2013), em Maringá, fêmeas Ile só não manifestaram cio nos meses de outubro, novembro e dezembro.

Padrão racial: cabeça forte, com perfil reto ou levemente convexo, coberta de pelos brancos e finos, sem nenhuma pigmentação, não apresenta chifres em ambos os sexos. A lã branca cobre todo o corpo, incluindo o ventre e forma um pequeno topete, deixando completamente livre os olhos. Orelhas médias e medianamente implantadas, nunca pendentes. Pescoço curto e forte. Corpo comprido, largo e musculoso. Patas de pigmentação clara, cobertas de pelos brancos e finos. Cascos de cor clara.

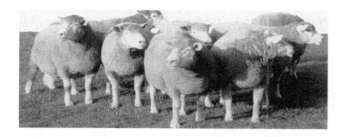

Figura 7.10 Ovinos da raça Ile de France. (Ver Pranchas Coloridas.)

Mucosas nasais, lábios, pele entre narinas e pálpebras devem ser rosados.

A maturidade fisiológica da carcaça é precoce (abate 35 kg de peso corporal).

Raça Poll Dorset

O Dorset original apresenta chifres, sendo denominado Dorset Horn, na Inglaterra, e nos Estados Unidos apenas Dorset. O atual Poll Dorset ocorreu por mutação em um plantel de Dorset, na Universidade da Carolina do Norte, EUA.

Sua principal vantagem é o poliestrismo anual. Essa raça foi introduzida no Paraná no final dos anos 1980. A raça Dorset é considerada tardia para a maturidade fisiológica da carcaça, recomendando-se o abate dos cordeiros mestiços com 40 kg de peso corporal.

Padrão racial: cabeça forte, com perfil retilíneo; a lã cobre a parte inferior da mandíbula, a nuca e a parte superior da cabeça, formando um topete acima dos olhos, deixando completamente livre a visão. As orelhas, a parte frontal da cara e as narinas são cobertas de pelos brancos e curtos. Mucosas nasais, lábios e pálpebras devem ser rosados. Orelhas de tamanho mediano devem ser implantadas horizontalmente. Em qualquer parte da cabeça coberta de lã ou pelos não são admissíveis pigmentos ou manchas pretas ou escuras.

Não apresenta chifres em ambos os sexos. A pele de cor rosada deve ser suave, não muito solta e livre de grandes rugas. Nas áreas desprovidas de pelos e lã são admissíveis sardas de cor café ou pigmentos negros, mas não manchas definidas negras ou escuras.

O corpo é comprido, profundo e musculoso. Os membros são cobertos de lã clara, não sendo permitidas manchas escuras (Figura 7.11). Cascos brancos, admitindo-se raias pretas. Entretanto, cascos

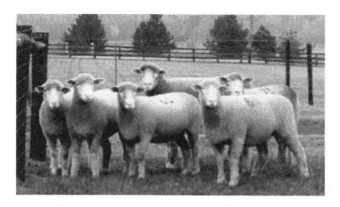

Figura 7.11 Ovinos da raça Poll Dorset. (Ver Pranchas Coloridas.)

totalmente pretos são desclassificatórios. A maturidade fisiológica da carcaça é tardia (abate acima de 40 kg de peso corporal).

Raça Dorper

Raça de origem sul-africana desenvolvida com um único propósito: produção de carne sob variadas condições ambientais. A raça é originária de cruzamentos entre as raças Dorset Horn (pelagem branca) e Blackhead Persian (Somalis). Na década de 1930, surgiram os primeiros ovinos resultantes desse cruzamento; alguns eram totalmente brancos, recebendo o nome de Dorsian. Outros eram brancos, com cabeça e pescoço pretos, conhecidos como Dorper. No Brasil, os ovinos resultantes deste cruzamento, que apresentam o corpo branco e pescoço preto, pertencem à raça Dorper e os animais com pelagem totalmente branca são da raça White Dorper. O Dorper foi oficialmente introduzido no Brasil pela Empresa Estadual de Pesquisa Agropecuária da Paraíba (EMEPA), em 1999 (Figura 7.12 *A* e *B*).

Tanto o Dorper quanto o White Dorper são poliéstricos anuais, possibilitando intervalo de 8 meses entre partos. Partos múltiplos são comuns, aliados à grande produção de leite das ovelhas, caracterizando-as como fêmeas de boa habilidade materna. São animais de porte médio, compactos e musculosos.

Os mestiços de Dorper e de White Dorper apresentam alta velocidade de ganho de peso, boa conformação e rendimento de carcaça, o que credencia o grupo Dorper como raças paternas, principalmente para o cruzamento com fêmeas deslanadas Santa Inês, pois seus descendentes, além de apresentarem bom desempenho produtivo, as fêmeas preservam as características reprodutivas de ambas as raças, com longo período de cio e boa habilidade materna.

O grupo Dorper pode ser considerado precoce para a maturidade fisiológica da carcaça, recomendando-se o abate dos cordeiros mestiços com 35 a 37 kg de peso corporal.

Padrão racial: o Dorper ideal é um ovino branco com lã curta e solta, com pelagem preta predominante no quarto anterior, cabeça e pescoço. Algumas manchas pretas no corpo e perna são permitidas, mas ovinos totalmente brancos ou predominantemente negros são indesejáveis. A região ventral do animal não deve apresentar lã. Chifres grandes são indesejáveis, porém permissíveis; entretanto, o ideal são chifres pequenos ou rudimentos. A cabeça deverá ser coberta de pelos curtos e negros. Lã e pelos devem estar em harmonia, sendo penalizado o animal que apresentar exclusivamente lã ou pelo.

O White Dorper é um ovino totalmente branco com lã curta e solta. A pele deve ser bem pigmentada ao redor dos olhos, por baixo da cauda, no úbere e nas tetas. Um número limitado de manchas de outras cores nas orelhas e abaixo da linha ventral é permitido. A

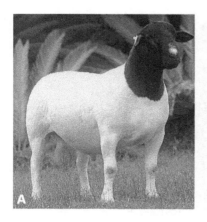 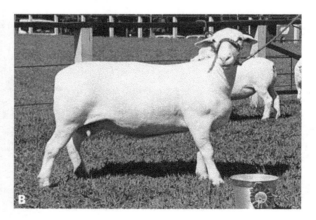

Figura 7.12 A. Carneiro Dorper. **B.** Raça White Dorper. (Ver Pranchas Coloridas.)

região ventral do animal não deve apresentar lã. Chifres grandes são indesejáveis, mas permissíveis, entretanto, o ideal são chifres pequenos ou rudimentos. A cabeça deverá ser coberta de pelos curtos. Lã e pelos devem estar em harmonia, sendo penalizado o animal que apresentar exclusivamente lã ou pelo.

A maturidade fisiológica da carcaça é precoce (peso abate 35 kg de peso corporal).

Raças produtoras de leite

O leite de ovelhas é muito rico em gordura (maior ou igual a 6%) não sendo consumido *in natura*. Porém apresenta excelentes características para fabricação de queijos finos (roquefort e gorgonzola). No Brasil, já estão sendo fabricados alguns tipos de queijo, principalmente no Rio Grande do Sul, São Paulo e Minas Gerais.

Raça Lacaune

Raça originária dos montes Lacaune na França, resultante do cruzamento entre diversos grupos de ovinos existentes na região. O berço da raça situa-se na região produtora do queijo roquefort. Predominantemente leiteira, no país de origem, a produção média é de 1,5 kg de leite em um período de 180 dias de lactação. O Rio Grande do Sul vem importando e fomentando a criação dessa raça.

Padrão racial: cabeça afilada, com chanfro comprido e perfil retilíneo ou convexo e de secção triangular. A cabeça deve ser coberta de pelos finos, lustrosos, de coloração branca e prateada. Olhos grandes, amarelo-claros. Orelhas medianas, implantadas lateralmente, preferindo-se as horizontais. As mucosas nasais, pele, narinas, conjuntivas e os lábios são rosados. Ausência de chifres em ambos os sexos.

São animais de pelagem clara, pouquíssima lã de velo, sem lã nas patas, barriga e cabeça (Figura 7.13). A pele é de cor branca, mas alguns traços de pigmentação podem ser tolerados.

Devem apresentar úbere de bom tamanho, bem implantados com ligamentos fortes. Os tetos devem ser de tamanho que permitam a utilização de ordenhadeira mecânica. A cauda é cilíndrica, comprida, descendo abaixo dos jarretes.

Raça Bergamácia

Raça italiana, provavelmente originária de ovinos do Sudão. Há muito tempo criada em vários estados do Brasil. Entretanto, a última importação ocorreu nos anos 1980; devido ao aparecimento de *Scrape*, em um rebanho no Paraná, foi proibida a importação de ovinos dessa raça para o Brasil. O que existe hoje no país é conhecido como raça Bergamácia Brasileira.

São ovinos de grande porte, brancos, mochos e lanados (Figura 7.14).

Apesar da aptidão leiteira, no Brasil a raça é mais utilizada para a produção de carne (cruzando fêmeas Bergamácias com carneiros das raças de corte) por serem muito prolíferas (partos duplos e se apresentarem no cio em qualquer época do ano) e criarem muito bem os seus cordeiros.

Pela semelhança das orelhas com os bovinos indianos, em várias regiões é chamada de zebu.

Recomenda-se a utilização de carneiros Bergamácia para o cruzamento das ovelhas Corriedale, na produção de fêmeas (f1) com melhor habilidade materna. As F1 devem ser cobertas com carneiros das raças de corte, em cruzamentos terminais, para produção de carne. Ou usar machos Corriedale ou Merino Australiano, para a produção de lã. Vê-se que é uma raça de enorme versatilidade.

Padrão racial: cabeça grande, perfil ultraconvexo, fronte estreita, mocha, orelhas grandes, pendentes, atingindo no mínimo a ponta do focinho; mucosas nasais e órbitas oculares róseas, sendo permitida discreta pigmentação.

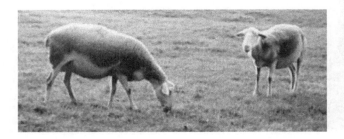

Figura 7.13 Ovelhas Lacaune. (Ver Pranchas Coloridas.)

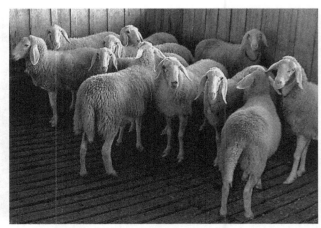

Figura 7.14 Ovelhas Bergamácia. (Ver Pranchas Coloridas.)

O dorso é reto e longo, garupa com boa cobertura muscular, úbere bem implantado e desenvolvido. Pelagem branca, pelos curtos cobrindo cabeça, face ventral do corpo e os membros, abaixo dos joelhos e jarrete; lã no restante do corpo. O velo é claro e sedoso, com lã de finura média e de qualidade inferior.

Grupos genéticos de ovinos lanados

Pantaneira

Em artigo publicado por Vargas Junior *et al.* (2011), relata-se que no Sul-mato-grossense existe um grupamento genético de ovinos *Nativos*, que apresentam uma combinação de alelos que se aproximam das raças lanadas do Sul e deslanadas do Nordeste, o que indica variabilidade genética e abre caminho para a possibilidade da criação de uma nova raça. Todavia, para o desenvolvimento de uma nova raça, com base científica, é necessário o conhecimento das características de desempenho zootécnico do material genético disponível. Assim, é necessário, nos ovinos nativos Sul-mato-grossenses, estudar possíveis características a serem utilizadas como critérios de seleção em programas de melhoramento com a finalidade de obter animais com maior peso ao desmame, visando um menor período de terminação em confinamento ou em pastagem.

Características do grupamento genético

No ano de 2005 foi iniciado um estudo exploratório, pelos pesquisadores Fernando Miranda de Vargas Junior *et al.*, das instituições Universidade Anhanguera-Centro Tecnológico de Ovinocultura (UNIDERP-CTO), Empresa Brasileira de Pesquisa Agropecuária (Embrapa), Universidade Federal do Mato Grosso do Sul (UFMS) e posteriormente a Universidade Federal da Grande Dourados (UFGD), a fim de identificar e manter o grupamento genético. A princípio foram adquiridos 300 animais "pantaneiros" de criatórios do Alto e Baixo Pantanal Sul-mato-grossense, os quais apresentavam características fenotípicas semelhantes entre si, mas distantes dos padrões genotípicos das raças exóticas criadas no Brasil (Figura 7.15). Esses animais são encontrados em grande quantidade em fazendas isoladas na região, vivendo há anos sob qualquer tipo de seleção ou melhoramento genético, fato este que possibilita concluir que esses ovinos são adaptados à região Sul-mato-grossense.

No aspecto reprodutivo, os animais do grupamento genético nativo sul-mato-grossense apresentam características que merecem destaque, pois não apresentam estacionalidade reprodutiva, favorecendo a produção de cordeiros durante todo o ano. Esses estudos qualificam os ovinos nativos sul-mato-grossenses a serem incluídos em sistemas intensivos de produção, pois a ausência de fotoperiodismo reprodutivo permite que haja produção constante nas distintas estações do ano.

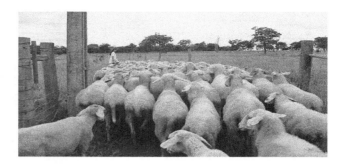

Figura 7.15 Ovelhas Pantaneiras.

Os cordeiros nativos sul-mato-grossenses nascem com PV entre 2,5 e 3,5 kg. Embora o peso ao nascer possa ser considerado inferior comparativamente ao da maioria das raças criadas no Brasil, o desenvolvimento subsequente dos cordeiros desse grupo genético é bastante satisfatório, observando-se ganho de peso diário entre 200 e 350 g, dependendo do nível nutricional da dieta. Este fato proporciona a produção de cordeiros precoces, sendo abatidos com idades entre 4 e 8 meses, com PV entre 30 e 40 kg, apresentando alto rendimento de carcaça oscilando entre 45% e 50%. Outro importante aspecto a ser destacado é que machos e fêmeas apresentam desempenho e produção semelhantes, bem como acabamento de carcaça uniforme.

Os ovinos nativos sul-mato-grossenses oferecem ainda, como subprodutos, a lã e o pelego; essa é um importante coproduto da ovinocultura de corte no MS, pois é bastante utilizada em trabalhos artesanais, como tapetes, baixeiros, mantas entre outros, que tem boa aceitação e comércio em regiões tradicionais em bovinocultura de corte, haja vista que os produtos têxteis oriundos de lã e couro ovinos são utilizados em montarias e apetrechos de fazenda para a lida de peões com o gado e outros animais de produção.

Comportamento reprodutivo

No Brasil são consideradas poliéstricas estacionais as raças:

- Merino Australiana
- Ideal

- Corriedale
- Romney Marsh
- Criola
- Karakul
- Suffolk
- Hampshire Down
- Texel
- Ile de France, no sul do Brasil manifesta estro de novembro até junho
- Lacaune

As poliéstricas anuais são:

- Morada Nova
- Santa Inês
- Somalis
- Bergamácia
- Dorset
- Dorper
- White Dorper.

Referências bibliográficas

ARCO – Associação Brasileira de Criadores de Ovinos. **Manual Técnico**. Bagé, RS, 2005. 80p.

GARCIA SOBRINHO, A.S. **Criação de ovinos**. 2.ed. FUNEP, Jaboticabal, 2001. 302p.

MORAES, G.V.; MACEDO, F.A.F. et al. Frequency of estrus in Santa Inês, Textel and Ile de France ewes in the northwest of Paraná State, Brazil Frequency of estrus in Santa Inês, Textel and Ile de France ewes in the northwest of Paraná State, Brazil. **Revista Brasileira de Zootecnia**, v.42, n.10, p. 706-712, 2013.

SARETTA, C.B.; GAMEIRO, A.H. Potencialidade do mercado de carne bovina. Preços agrícolas, Piracicaba, V.14, n.168, p. 13-20, 2000.

VARGAS JUNIOR, F.M. et al. Potencial produtivo de um grupamento genético de ovinos nativos Sul-mato-grossenses. **Pubvet**. Londrina, v. 5, n. 30, ed. 177, art. 1197, 2011.

VIEIRA, G.V.N. **Criação de ovinos e suas enfermidades**. 3.ed. São Paulo: Melhoramentos, 1967. 480p.

Capítulo 8

Raças Ovinas de Clima Tropical no Brasil

Arturo Bernardo Selaive-Villarroel[1]

Ovinos deslanados

O Brasil possui diversas raças de ovinos deslanados que são criados nas regiões de clima tropical, principalmente no Semiárido Nordestino, dentre as quais se destacam Morada Nova, Santa Inês, Somalis Brasileira, Rabo Largo e Cariri, além de seus mestiços e dos tipos SRD (sem raça definida). Em alguns estados, existem núcleos isolados de raças não registradas no país, como a Dâmara (Paraíba) e a Barriga Negra (Rondônia), além de outros tipos de ovinos sem oficialização que foram selecionados por produtores considerando determinadas características fenotípicas, como Cara Curta, Jaguaribe e Soinga. Os grupos genéticos Somalis Brasileiro e Rabo Largo pertencem aos ovinos de cauda gorda, em virtude da existência de uma reserva de gordura localizada na base da cauda, sendo considerados animais altamente rústicos.

Existem 25 raças de ovinos registradas no Brasil, sendo seis deslanadas e duas semilanadas, a maior parte delas criadas na região Nordeste. Dessas raças, apenas a Santa Inês (deslanada) e a Dorper (semilanada) estão com seus números efetivos de rebanho crescendo, enquanto as raças Cariri e Rabo Largo estão em fase de extinção e/ou preservação.

Embora numericamente expressiva e tendo o clima "adequado" para a criação, além de uma vocação natural da região, a produção dos ovinos deslanados apresenta níveis reduzidos de desempenho, condicionados pelo baixo nível tecnológico que caracteriza sua criação e pelo tipo de animal. Do total de ovinos deslanados, menos de 40% são animais com padrões raciais definidos e o restante é denominado SRD, sem padrão racial definido.

Os ovinos deslanados são, geralmente, animais de pequeno ou médio porte, criados exclusivamente para a produção de carne, que apresentam boa capacidade reprodutiva e são eficientes em termos de adaptação a altas temperaturas e sobrevivência nas mais diversas regiões do Semiárido Nordestino, além de possuírem peles de alta qualidade e serem resistentes a doenças. Até o momento, esses grupos genéticos não sofreram processo de seleção e melhoramento genético, sendo, portanto, pouco especializados na produção intensiva de carne e/ou leite. Embora as taxas produtivas dos animais sejam baixas, quando se consideram os sistemas de criação a que são submetidos, eles podem ser considerados animais relativamente produtivos (Costa et al., 2004).

As diferentes raças deslanadas são constituídas por animais que apresentam as seguintes características comuns:

- *Adaptação ao ambiente tropical*: os ovinos deslanados apresentam alta capacidade de adaptação ao ambiente tropical, com alta tolerância ao calor e às condições de criação extensivas comuns no Semiárido Nordestino (Arruda et al., 1984; Quesada et al., 2001; Santos et al., 2006; Ribeiro et al., 2008). Além dos parâmetros fisiológicos

---

[1] Professor Associado aposentado do Departamento de Zootecnia da Universidade Federal do Ceará – CE. Ex-pesquisador da Embrapa de Bagé – RS.

favoráveis de adaptação, como a temperatura corporal e a frequência respiratória, a adaptação dos animais se reflete por serem capazes de produzir e, principalmente, se reproduzir com eficiência nas condições do Nordeste
- *Hábitos alimentares*: quando criados em pastagens naturais, os ovinos deslanados tendem a consumir maior quantidade de plantas de espécies arbustivas (dicotiledôneas), quando comparados às raças lanadas. Sob condições da caatinga na estação chuvosa, época em que ocorre abundância de gramíneas forrageiras (nativas ou exóticas), os ovinos deslanados consomem cerca de 76% de plantas arbustivas contra praticamente 24% de gramíneas (monocotiledôneas). Esta adaptação ao ramoneio é fundamental para a sobrevivência e desenvolvimento dos ovinos no Semiárido Brasileiro
- *Potencial reprodutivo*: os ovinos deslanados apresentam atividade sexual durante todo o ano, uma vez que as fêmeas são poliéstricas anuais e geralmente mais prolíferas que as lanadas, enquanto os machos apresentam sêmen e libido em condições satisfatórias durante o ano todo, ao contrário de algumas raças lanadas de clima temperado
- *Resistência a parasitas gastrintestinais*: diversos estudos mostram que os cordeiros de raças deslanadas demonstram capacidade para desenvolver uma forte resposta imunológica contra os nematódeos gastrintestinais, mesmo antes do desmame, pelo que demandam menor quantidade de dosificações por ano (Lara *et al.*, 2001; Amarante *et al.*, 2004; Rocha *et al.*, 2004, 2005)
- *Pele*: a pele dos ovinos deslanados tem qualidade superior à pele dos ovinos lanados e atinge grande valor de mercado devido ao alto padrão de qualidade, resultante da sua maior elasticidade, resistência e excelente flexibilidade, associadas a uma textura fina, prestando-se ao uso em diversos produtos manufaturados, como em vestuário e calçados finos. Jacinto *et al.* (2004) comprovaram que os couros dos ovinos Morada Nova (raça deslanada) são duas vezes mais resistentes à tração que os da raça Ideal (raça lanada), fato que pode ser explicado pela maior espessura do couro e pela maior quantidade de fibras de colágeno do deslanado.

Origem das raças deslanadas

As diversas raças de ovinos deslanados existentes no Brasil desenvolveram-se pelo processo de adaptação e seleção natural dos ovinos descendentes do Bordaleiro de Portugal, particularmente do Bordaleiro Churro (lanado), vindos durante a colonização e que foram cruzados com ovinos deslanados africanos, trazidos provavelmente na época do tráfico de escravos (Figueiredo, 1980). Ao longo desses cinco séculos, essas raças ficaram sob a ação da seleção natural em determinados ambientes, a ponto de apresentarem características específicas de adaptação às condições locais. As raças desenvolvidas passaram a ser conhecidas como "crioulas", "locais" ou "naturalizadas". Assim, a variação genética com a ação seletiva do ambiente quente e seco do Nordeste agiram, em sentido desfavorável para o desenvolvimento da lã e favorável à multiplicação dos indivíduos deslanados e/ou recobertos de pelos.

Do ponto de vista numérico, pelo seu tamanho continental e as diferentes condições edafoclimáticas do Brasil, o país precisa melhorar e/ou aumentar, dentro da cautela que o problema exige, o complexo das raças atualmente exploradas mediante desenvolvimento ou formação de novas raças brasileiras, mesmo que sejam sintéticas.

Caracterização genética das raças de ovinos deslanados

Com o advento de modernas técnicas de manipulação do material genético, alguns estudos recentes sobre origem das raças ovinas nacionais têm sido desenvolvidos no Brasil. Assim, Paiva *et al.* (2005b), estudando haplótipos de DNA mitocondrial em 248 animais pertencentes às raças Santa Inês, Crioula Lanada, Rabo Largo, Morada Nova, Somalis Brasileira e Bergamácia, classificaram todos os animais analisados como de origem europeia e, em função da provável origem africana das raças Somalis Brasileira e Morada Nova, sugeriram que as raças africanas poderiam apresentar uma história evolutiva semelhante à das raças europeias, compartilhando o mesmo haplótipo mitocondrial. Por outro lado, Paiva *et al.* (2006), estudando a frequência de um polimorfismo de base única (SNP) localizado em uma região específica do cromossomo Y, observaram nas raças naturalizadas maior prevalência de um alelo que não ocorre com muita frequência nas raças europeias.

Mediante um estudo dos padrões de semelhança molecular obtidos de marcadores RAPD-PCR em 238 ovinos das raças Santa Inês, Bergamácia, Rabo Largo, Morada Nova e Somalis provenientes dos estados de Goiás, Sergipe, Bahia, Distrito Federal e Ceará, observou-se que as análises intrarraciais mostraram marcadores específicos entre as raças analisadas, sendo todas as raças significativamente diferentes entre si (Paiva *et al.*, 2005b). A análise de agrupamento mostrou que a raça Santa Inês fica mais próxima da Bergamácia (97% *bootstrapping*) do que a raça Morada Nova (81% *bootstrapping*) e as variedades vermelha e branca da raça Morada Nova são significativamente diferentes entre si. A raça Somali foi a mais diferente dentre as raças deslanadas avaliadas, enquanto a raça Rabo Largo foi a que apresentou a maior variabilidade genética intrarracial.

Outro estudo sobre as características genéticas das populações ovinas das raças nativas Morada Nova, Cariri e Barriga Negra e do grupo genético Cara Curta mostrou que, entre as raças nativas, a Morada Nova e a Cara Curta foram as que apresentaram as maiores similaridades (Silva, 2007). No estudo, os ovinos Barriga Negra e Cariri, apesar de compartilharem o mesmo claustre, mostraram estar distantes entre si e das demais populações nativas, sugerindo pertencer a grupos distintos.

Tal resultado reforça que são necessários maiores estudos, considerando várias classes de marcadores moleculares, para melhor conhecimento sobre as origens das raças naturalizadas brasileiras.

Principais características zootécnicas de ovinos de raças deslanadas e semilanadas de clima tropical

Na Tabela 8.1 são apresentados o peso adulto e representações sob a forma de símbolos para ganho de peso médio diário, adaptação, prolificidade, duração da estação reprodutiva, habilidade materna, qualidade da carcaça e da pele para as principais raças deslanadas e semilanadas criadas em regiões de clima tropical no Brasil (Embrapa Caprinos, 2005). As representações simbólicas foram elaboradas com base em dados da literatura e nas experiências dos autores, visando traçar um perfil para cada raça, de acordo com as suas características de relevância biológica e econômica. É importante observar, por exemplo, que dentro do grupo das raças deslanadas, destacam-se os índices de prolificidade da raça Barriga Preta seguida da Morada Nova.

Raça Santa Inês

A raça Santa Inês é nativa do Nordeste brasileiro, oriunda do estado da Bahia, originada do cruzamento de ovinos Bergamácia (lanada) com Morada Nova (deslanada) e, em menor escala, ovelhas comuns

Tabela 8.1 Características zootécnicas de algumas raças de ovinos deslanadas e semilanadas criadas em regiões de clima tropical.

Raças	Peso adulto (kg) Carneiro	Peso adulto (kg) Ovelha	GPMD	Adaptação	Prolificidade	DER	Habilidade materna	Qualidade da carcaça	Qualidade da pele
Morada Nova	50-60	30-45	B	A++	A	L++	M	B	A+++
Santa Inês	70-95	45-60	M-A	A	B	L++	M	M	A++
Somalis	50-70	35-50	B	A+++	B	L+	B	B	A++
Cariri	60-70	35-55	B	A	M-A	L+	B	B	A+
Rabo Largo									
Dorper	90-120	65-85	A++	M-A	B	L	M	A+	A
Bergamácia	70-90	50-60	B-M	M-A	M	M++	A	B-M	B
Dâmara	60-90	50-60	B	A+++	M+	L++	M-A	B	A+
Barriga Preta	65-85	45-55	B-M	B	A++	L++	A	B	M-A

GPMD = ganho de peso médio diário: A = alto; B = baixo; M = médio. DER = duração da estação reprodutiva: L = longa; R = média. O sinal de + indica a intensidade da característica estudada.
Fonte: Embrapa Caprinos, 2005.

nordestinas (p. ex., Jaguaribe), seguida de um período de seleção para a ausência de lã, com o objetivo de produção de carne (Figueiredo *et al.* 1990). No final dos anos 1980, um pequeno grupo de criadores adicionou sangue Suffolk, observado pela morfologia externa dos animais Santa Inês (Sousa *et al.*, 2003).

É a raça deslanada de maior expansão, a mais difundida e a mais estudada do Brasil tropical, encontrada em todo o Nordeste, bem como em vários estados do Sudoeste, Centro-Oeste e Norte do país. Também é a raça que apresenta os maiores registros genealógicos dentre as raças deslanadas, tanto de ovinos puros de origem (PO) como puros por cruza de origem conhecida (PCOC) e desconhecida (PCOD), tendo um incremento expressivo nos últimos anos (ARCO, 2012).

Os ovinos Santa Inês são animais de grande porte (os de maior tamanho entre os deslanados), de pelagem vermelha, preta, branca e suas combinações e média de peso corporal dos machos adultos de 80 a 100 kg e, para as fêmeas, de 50 a 70 kg. Morfologicamente, apresentam cabeça grande, são mochos, de perfil convexo e com orelhas alongadas e penduradas, à semelhança dos ovinos Bordaleiros (Figura 8.1 A). Os cordeiros têm bom potencial de crescimento e as fêmeas são precoces, apresentando bons índices reprodutivos e habilidade materna com boa produção de leite, o que destaca a raça como excelente alternativa à produção de carne para quase todas as regiões tropicais do Brasil. Pode ser considerada a raça deslanada com maior número de matrizes de qualidade e com características que permitem sua exploração como animais produtores de carne com eficiência nas regiões de clima tropical e até subtropical, e a coloca em posição estratégica como reserva de diversidade genética factível de uso em programas de melhoramento, por meio de seleção e cruzamentos.

Aspectos reprodutivos da raça

O carneiro Santa Inês, à semelhança dos reprodutores da maioria das raças deslanadas, apresenta boas características seminais e libido ao longo do ano. Apresentam uma circunferência escrotal média de 33 a 34 cm com volume do ejaculado de 1,20 a 1,60 mℓ e concentração espermática entre 3,0 a 5,0 × 10^9 espermatozoides/mℓ e motilidade basal de 3,7, valores considerados como bons indicadores de produção e qualidade espermática (Silva e Nunes, 1987; Leal *et al.*,1998; Salgueiro e Nunes, 1999; Carvalho *et al.*, 2002; Souza *et al.*, 2007). Todavia, o sêmen do reprodutor apresenta baixa ou moderada eficiência de congelação (valores entre 12,5 e 43,8%); por isso estudos devem ser conduzidos para melhorar a eficiência desse processo (Machado e Simplício, 1999).

A idade à puberdade das fêmeas é em torno de 302 dias (Girão e Medeiros, 1988), apresentando taxa de ovulação média de 1,25 (Silva *et al.,* 1987, 1988) e a idade ao primeiro parto em torno de 18 meses, com intervalo de partos de 10,8 meses (Quesada *et al.*, 2002). A Tabela 8.2 mostra os principais parâmetros reprodutivos das ovelhas Santa Inês.

Produção de leite

As informações relativas à produção de leite em ovelhas Santa Inês são escassas, mas indica que elas apresentam glândula mamária bem desenvolvida e

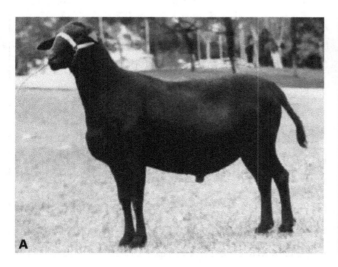 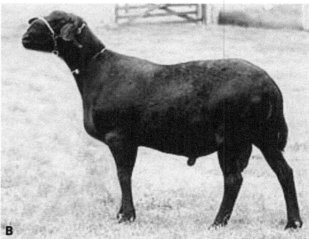

Figura 8.1 Carneiro Santa Inês. **A.** Tipo tradicional. **B.** Tipo moderno. (Ver Pranchas Coloridas.)

Tabela 8.2 Valores médios dos principais parâmetros reprodutivos de ovelhas da raça Santa Inês obtidos em diferentes condições de manejo e alimentação no Brasil.

Variáveis	Média	Referências
Taxa de parição (%)	93,4	Machado e Simplício, 1999
Prolificidade	82,4[1]	Pinheiro, 2004
	85,8[2]	Pinheiro, 2004
	1,31	Rajab et al.,1992
	1,42	Machado e Simplício, 1999
	1,27	Quesada et al., 2002
	1,25	Correia Neto et al., 2006
Peso total de cordeiro desmamado (kg)	26,9	Rajab et al., 1992

[1] Período chuvoso; [2] período seco.

com boa produção leiteira, o que permite criar bem os cordeiros (Corrêa et al., 2006; Sousa et al., 2003).

Em sistemas de ordenha manual, tem sido relatadas produções de leite que variam entre 1,05 a 1,70 litros/dia (Ferreira et al., 2011; Susin et al., 2005; Araújo, 2006). Já com aplicação intravenosa prévia de ocitocina, tem-se observado uma produção diária máxima de 2,23 kg aos 35 dias de lactação com duração total da lactação de aproximadamente 210 dias (Ribeiro et al., 2007).

Crescimento e desempenho do cordeiro

A Santa Inês é a raça deslanada com melhor potencial para ganho de peso entre as raças deslanadas. Valores de peso corporal e ganhos de peso diário, em cordeiros Santa Inês relatados na literatura, são mostrados na Tabela 8.3.

No Semiárido Paraibano, sob condições a pasto em campo nativo no período chuvoso e com suplementação de volumoso no período seco, ovinos Santa Inês apresentaram resultados de desempenho variando de 111 a 167 g/dia até o desmame, de 35 a 68 g/dia do desmame até os 196 dias de idade e de 12 g/dia aos 240 dias de idade.

Por sua vez, em sistemas de confinamento, utilizando dietas com alto percentual de alimentos concentrados, cordeiros da raça Santa Inês têm alcançado um ganho diário médio de aproximadamente 0,247 kg/dia^{-1}, o que tem possibilitado atingir pesos de abate médio de 32,6 kg aos 146 dias de idade, conforme a Tabela 8.4.

Características da carcaça dos ovinos Santa Inês

Estudos sobre as características de qualidade da carcaça de cordeiros Santa Inês em confinamento, abatidos com média de 32,0 kg mostram rendimentos médios de 48,9% de carcaça quente, 58,7% de músculos e 19,4% de gordura, com 12,4 cm^2 de área de olho de lombo e 1,6 mm de espessura de gordura subcutânea (Bueno et al., 2001; Rodrigues et al., 2008; Cartaxo et al., 2009). Conforme os dados compilados, os cordeiros apresentam valores de gordura subcutânea abaixo da espessura mínima de 2 mm recomendada para um processo satisfatório de refrigeração.

Cordeiros mestiços Santa Inês com raças especializadas de corte, como a Suffolk (Santos et al., 2001; Chagas et al., 2007), Ile de France (Santos et al.,

Tabela 8.3 Valores médios e variações mínimas e máximas de peso corporal e ganho de peso diário de cordeiros Santa Inês criados em diferentes sistemas de produção.

Variáveis (dias de idade)	Média (kg) (variações)	Ganho médio diário (g/dia)	Referências
Peso ao nascimento	3,3 (2,8-3,7)		Rajab et al., 1992; Silva et al.,1995; McManus e Miranda, 1997; Girão et al.,1999; Quesada et al., 2002
Peso aos 30 dias	8,3 (8,0-8,6)	145-167 (117-167)	Quesada et al., 2002; Sarmento et al. 2006
Peso aos 112 dias (desmame)	18,7 (16-20)	133-138 (96-148)	Rajab et al., 1992; Barbieri et al.,1991; Silva et al.,1995; Silva e Araújo, 2000; Quesada et al., 2002
Peso aos 6 meses	23,4 (18-31)	130,0 (60-150)	Sarmento et al., 2006; Teixeira, 2010; Quesada et al., 2002
Peso aos 12 meses	29 (28-31)	70,4	Rajab et al., 1992

Tabela 8.4 Valores médios de ganho de peso diário e peso e idade ao abate de cordeiros Santa Inês em confinamento.						
Perfil da dieta	Ganho médio diário (kg/dia)	Peso ao abate (kg)	Idade de abate (dias)	Referência
30:70	0,175	30	162	Santos et al., 2001
20:80	0,228	31	142	Rocha et al., 2004
20:80	0,233	35	156	Furusho-Garcia et al., 2004
30:70	0,212	32	150	Bueno et al., 2004
30:70	0,258	30	114	Yamamoto et al., 2005
30:70	0,175	32	154	Zundt et al., 2006
10:90	0,298	38	130	Urano et al., 2006
–	0,197	35	170	Chagas et al., 2007
20:80	0,290	–	–	Castro et al., 2007
40:60	0,293	–	–	Castro et al., 2007
30:70	0,305	35	–	Pereira et al., 2008
30:70	0,269	31	–	Sousa et al., 2008
30:70	0,281	30	139	Cartaxo et al., 2009
Média	0,247	32,6	146	

2001), Dorper (Chagas et al., 2007; Cartaxo et al., 2009) e Poll Dorset (Santos et al., 2001; Santello et al., 2006) terminados em confinamento apresentaram os seguintes valores médios dos diferentes experimentos, reconpilados por Souza (2011): peso ao abate = 31 a 32 kg; idade de abate = 5 a 7 meses; peso da carcaça quente = 15,0 kg; rendimento de carcaça = 47 a 48%, área de olho do lombo = 12,6 cm²; espessura da gordura subcutânea = 1,9 mm, mostrando pesos ao abate biologicamente mais eficientes e carcaça com melhor acabamento, como era de esperar pela ação da heterose do cruzamento.

Todavia, o cruzamento com as raças lanadas não deve ser um processo recomendado, exceto em cruzamento industrial, pois a introdução do *gene* lã numa população selecionada naturalmente durante décadas contra o fator lã ainda não tem sido avaliada e pode ser considerada altamente negativa, além de diminuir a qualidade da pele.

Outro aspecto importante a ser ressaltado na raça Santa Inês é a mudança do padrão observado nos últimos anos, com "tipos" diferenciados de ovinos que se contrasta na confrontação dos rebanhos tradicionais com os considerados modernos. Como exemplo, pode ser citado o tipo criado no Ceará (tradicional) e o criado na região Sudeste (moderno), onde houve melhoria significativa na sua conformação para corte (Figura 8.1 *A* e *B*).

Considerações finais sobre a raça Santa Inês

A raça Santa Inês tem demonstrado ser uma excelente alternativa para incrementar a produção de carne ovina nas regiões de clima tropical. No entanto, as características da carcaça são inferiores às das raças lanadas ou semilanadas de clima temperado especializadas para corte e/ou de seus mestiços, além de ser mais tardia quanto à deposição de gordura de cobertura, mas não a compromete como opção viável à oferta de carne.

As características reprodutivas (poliéstricas anuais e habilidade materna) levam a fêmea Santa Inês a um potencial de exploração como raça-mãe na maioria das regiões de criação do país, possibilitando também a ocorrência de três partos em 2 anos e uma distribuição mais homogênea de partos durante todo o ano, com uma oferta mais constante de cordeiros para o mercado consumidor. No entanto, a baixa prolificidade e as limitações de algumas características da carcaça, quando comparadas às raças especializadas de carne, são atributos restritivos da raça; porém, não a compromete como opção viável à oferta de carne.

O potencial leiteiro da raça deve ser mais bem avaliado e melhorado com finalidade industrial.

O crescimento numérico expressivo da raça Santa Inês nos últimos anos e sua distribuição na maioria dos estados da nação evidencia ser bem aceita pelos criadores (ovinocultores) brasileiros.

Raça Morada Nova

A raça Morada Nova é uma das principais raças nativas de ovinos deslanados explorada para produção de carne do Nordeste e sua pele é muito apreciada no mercado internacional (Fernandes *et al.*, 2001). No entanto, a despeito do crescimento que vem sendo observado no efetivo ovino brasileiro, os rebanhos dessa raça têm-se reduzido muito nos últimos anos, nos quais muitos criadores têm optado pela criação de raças de maior porte, principalmente a Santa Inês. Tal fato, somado ao cruzamento indiscriminado com animais de raças exóticas, tem posto em risco a existência e a preservação desse importante genótipo (Facó *et al.*, 2008).

A raça Morada Nova foi originada do cruzamento de ovinos Bordaleiros (lanados), com ovinos deslanados africanos, tendo os descendentes sofrido a ação seletiva (adaptação) do ambiente do Semiárido desfavorável para a lã.

Os primeiros animais com as características da raça foram descobertos, em 1937, entre os ovinos nativos do município de Morada Nova, no estado do Ceará (daí o seu nome) e observados posteriormente em outros municípios do Ceará e no Piauí (Domingues, 1950). O nome oficial da raça Morada Nova foi registrado em 1977.

Os ovinos Morada Nova são animais deslanados muito rústicos, mochos, de pelagem de cor vermelha, em diferente tonalidades, e branca (variedades vermelha e branca), esta última em extinção (Oliveira, 1992). São animais de pequeno porte, com peso corporal em machos adultos variando de 40 a 60 kg (Figura 8.2) e, em fêmeas adultas, de 30 a 50 kg (Figueiredo, 1986; Sousa *et al.*, 2003). As ovelhas apresentam elevada prolificidade (Selaive-Villarroel e Fernandes, 2000; Quesada, 2002), boa habilidade materna e excelente qualidade de pele (Jacinto, 2004).

O porte pequeno pode representar uma vantagem competitiva da raça, principalmente para sistemas de produção extensivos sob as condições semiáridas do Nordeste brasileiro. Sob tais condições, Figueiredo *et al.* (1989), em estudo de simulação, concluíram que a eficiência da produção de carne da raça Morada Nova se reduz com o aumento do potencial genético para o peso adulto e estimaram que a melhor *performance* produtiva para as ovelhas Morada Nova aconteceria quando estas alcançassem 40 kg de peso corporal, produzindo 1,50 kg de leite no pico da lactação e com uma taxa de ovulação de 2,75. No referido estudo, os autores simularam ainda matrizes com peso de 30 e 50 kg, produção de leite de 1,125 e 1,875 kg e taxa de ovulação de 1,65 e 2,20, e os melhores genótipos foram sempre aqueles de peso adulto de 40 ou 30 kg. Além disso, ovelhas muito pesadas tendem a apresentar menor *performance* reprodutiva, devido a uma correlação negativa entre animais muito gordo e prolificidade.

Desempenho reprodutivo e produtivo

A raça Morada Nova é a que apresenta a maior prolificidade dentre os ovinos deslanados, sendo considerada uma raça altamente prolífica para as condições de criação do Nordeste, com média de 1,43 cria por parto, variando de 1,14 a 1,76 em função das diferenças de ambiente e no potencial genético dos rebanhos (Costa e Pagani, 1986; Silva *et al.*, 1988, Machado e Simplício *et al.*, 1999; Selaive-Villarroel e Fernandes, 2000; Quesada *et al.*, 2002).

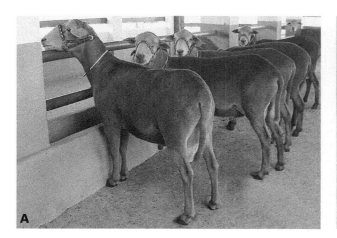
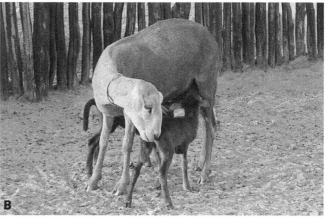

Figura 8.2 Ovinos Morada Nova. **A.** Carneiros. **B.** Ovelha amamentando. (Ver Pranchas Coloridas.) Fonte: Núcleo de Melhoramento Genético Participativo da Raça Morada Nova – Morada Nova, Ceará. Foto gentileza do Dr. Olivardo Facó.

A ovelha Morada Nova apresenta taxa de cobertura média (porcentagem de matrizes cobertas em relação às expostas) de 97,0%, taxa de parição (porcentagem de matrizes paridas em relação às cobertas) de 95,0%, e intervalo médio de partos de 254 dias, como pode ser observado na Tabela 8.5.

Infelizmente, são poucos os registros na literatura de produtividade materna (quantidade, em quilogramas de cordeiros desmamados por matriz) para animais da raça Morada Nova. Em média, os resultados encontrados na literatura indicam peso total de crias desmamadas por matriz de 13,6 kg, variando de 10,62 a 15,16 kg, segundo as condições de criação, sobretudo do suporte alimentar (Fernandes, 1992).

A partir desses resultados, fica clara a grande eficiência reprodutiva da ovelha Morada Nova, com capacidade para parir a cada 8 a 9 meses, apresentando elevadas taxas de cobertura e de parição, particularmente sob as condições de semiárido do Nordeste Brasileiro.

Desenvolvimento ponderal

Devido principalmente ao pequeno porte, por serem adaptados às condições adversas do semiárido e ao sistema extensivo de criação, os animais apresentam baixo ganho de peso durante a recria, ocasionando uma idade avançada de abate (Figueiredo et al., 1982; Facó et al., 2008).

Como em todos os estudos nos quais são considerados os registros de produção dos animais, observa-se uma grande variação de resultados dos pesos corporais das crias, com valores médios de 2,6 kg (1,8 a 3,0) kg para o peso ao nascimento; de 13,0 kg (9,7 a 16,4) aos 112 dias de idade; de 17,0 kg (11,3 a 26,3) aos 210 dias de idade e de 22,0 kg (18,2 a 24,8) aos 365 dias de idade. As diferenças encontradas entre os autores, nas diversas pesagens, são devidas às influências ambientais (clima, alimentação e manejo) e também às diferenças genéticas entre os rebanhos (Facó et al., 2008).

Em condições extensivas de criação em pastagem nativa no Semiárido nordestino, tem-se observado ganhos de peso médio diário de 94 g entre o nascimento e os 112 dias de idade, 43 g entre 112 e 210 dias e 29 g entre os 210 e 365 dias de idade, respectivamente (Sousa Neto, 2011).

Sobrevivência

São poucos os registros sobre taxa de sobrevivência encontrados na literatura para animais da raça Morada Nova, mostrando taxas médias de sobrevivência de 82,2% do nascimento ao desmame e de 66,4% do nascimento até 1 ano de idade (Fernandes, 1992).

Carcaça e qualidade de carne

Ainda são raros os trabalhos relativos à qualidade de carcaça e da carne de ovinos Morada Nova. Todavia,

Tabela 8.5 Desempenhos reprodutivos observados para algumas características reprodutivas de ovelhas da raça Morada Nova.

Características	Desempenho	Autor
Taxa de cobertura (%)[1]	95,65	Bellaver et al., 1980
	99,6	Machado e Simplício, 1999
	97,0	Selaive-Villarroel e Fernandes, 2000
Taxa de fecundidade (%)[2]	91,3	Bellaver et al., 1980
Taxa de prolificidade (%)	176,0	Bellaver et al., 1980
	114,0	Costa e Pagani, 1986
	148,0	Machado e Simplício, 1999
	145,0	Selaive-Villarroel e Fernandes, 2000
	137,0	Quesada et al., 2002
Taxa de parição (%)[3]	94,0	Selaive-Villarroel e Fernandes, 1994
	97,9	Machado e Simplício, 1999
Intervalo de partos (dias)	224,0	Costa e Pagani, 1986
	284,8 ± 5,17	Quesada et al., 2002

[1] Porcentagem de ovelhas cobertas em relação às expostas.
[2] Porcentagem de ovelhas paridas em relação às expostas.
[3] Porcentagem de ovelhas paridas em relação às cobertas.

sabe-se que, a exemplo de outras raças nativas de ovinos deslanados, a carcaça dos ovinos Morada Nova não apresenta uma conformação característica de animais especializados na produção de carne, notadamente no que diz respeito às massas musculares do traseiro e da área dorso-lombar. Além disso, o acabamento é pobre, com pouca deposição de gordura subcutânea (Costa *et al.*, 2004; Facó *et al.*, 2008).

Considerações finais sobre a raça Morada Nova

A partir das informações do trabalho sobre a caracterização da raça Morada Nova no Brasil pela Embrapa Caprinos e Ovinos (Facó *et al.*, 2008) são apresentadas as seguintes considerações:

- A raça Morada Nova apresenta qualidades reprodutivas, como prolificidade, que não são encontradas nas outras raças ovinas naturalizadas do Brasil
- Além da prolificidade e da qualidade de pele, a raça apresenta rusticidade e adaptação às condições de produções hostis do semiárido nordestino, sendo capaz de obter elevadas taxas de fertilidade mesmo sob condições menos favoráveis. Portanto, a raça Morada Nova constitui material genético de extrema importância para o produtor de carne ovina do Nordeste
- Somando-se o baixo peso adulto às características já citadas, pode-se dizer que a Morada Nova é uma raça materna por excelência, representando importante recurso genético para utilização em sistemas de cruzamento para produção de carne na região semiárida do Brasil
- A baixa velocidade de ganho de peso e a carcaça com restrições de conformação e acabamento são as principais limitações da raça.

Raça Somalis Brasileira

Ovinos de aptidão para carne e pele, deslanados ou com pouca lã, de relativamente pequeno porte, mochos e de pelagem branca, cabeça e pescoço negro ou pardo, aspecto característico desta raça que lhe dá a denominação também de "carneiro da cabeça preta". O peso corporal dos machos adultos varia entre 50 e 65 kg e o das fêmeas adultas, entre 35 e 40 kg (Figura 8.3).

Raça originária da região Oeste da África, provavelmente da Somália, embora seja também encontrada na Etiópia, Quênia e Tanzânia. No Brasil é chamada de Somalis Brasileira e já se afastou bastante do tronco original, sendo mais prolífera, de garupa menos gorda e com alguma lã pelo corpo, o que sugere ter havido muita infusão de raças sem garupa gorda e com alguma lã. Um fato importante é a sua semelhança com a raça Blackhead Persian (Cabeça Negra Persa), originária da Persa.

A introdução no Brasil foi em 1939, por criadores do estado do Rio de Janeiro, mas por problemas de adaptação ao clima foi levada para o Nordeste, onde se encontra disseminada particularmente nos estados da Bahia, Ceará, Rio Grande do Norte e Pernambuco. Atualmente os rebanhos da raça Somalis Brasileira

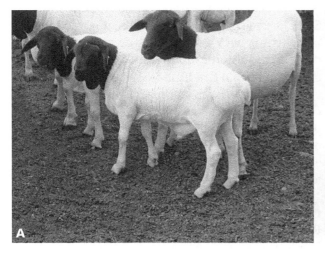
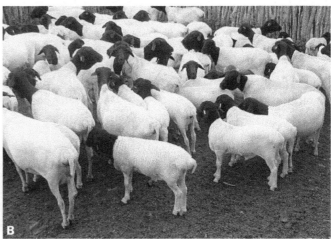

Figura 8.3 Ovinos Somalis Brasileira. **A.** Reprodutores. **B.** Ovelhas. (Ver Pranchas Coloridas.) Fonte: Núcleo de Conservação *in situ* de Ovinos da Raça Somalis Brasileira da Embrapa Caprinos e Ovinos – Sobral, Ceará. Foto gentileza do Dr. Olivardo Facó.

são muito reduzidos e distribuídos, geralmente, em núcleos fechados pertencentes a algumas instituições de pesquisa ou a criadores de elite, para venda em feiras ou em exposições agropecuárias.

A raça Somalis Brasileira é considerada uma das mais rústicas dentre os ovinos deslanados do Nordeste. Uma característica que contribui para essa rusticidade é o acúmulo de gordura na garupa e na base da cauda, que ocorre durante as épocas de boa disponibilidade de alimentos, servindo como reserva energética para o período de escassez alimentar (Silva et al., 1998). Dessa forma, a raça Somalis Brasileira é indicada para regiões em que as condições de alimentação sejam menos favoráveis para a criação.

Além de rusticidade, os ovinos Somalis apresentam alta adaptabilidade às condições semiáridas, boa habilidade materna e baixo índice de mortalidade (Simplício et al., 1982), mas tem crescimento lento e porte pequeno (Figueiredo et al., 1982; Rajab et al., 1992). Estudos recentes mostram que o Somalis apresenta alta precocidade de terminação e boa conformação de carcaça (Sousa, 2011).

Desempenho reprodutivo

Os poucos trabalhos disponíveis sobre reprodução de ovelhas da raça Somalis Brasiliense mostram ser uma raça pouco prolífera em relação às outras raças deslanadas (Simplício et al., 1982; Silva et al., 1998). A Tabela 8.6 resume alguns dados reprodutivos obtidos de 495 ovelhas Somalis no período 1983 a 1990, pertencentes a um projeto do Centro Nacional de Pesquisa da Embrapa, no município de Independência no Ceará.

Tabela 8.6 Valores médios de parâmetros reprodutivos das ovelhas e desenvolvimento dos cordeiros da raça Somalis Brasileira.

Característica	Média (variações)
Taxa de acasalamento (%)[1]	98 (88-100)
Taxa de parição	75 (48-95)
Prolificidade[2]	1,19 (1,06-1,26)
Peso da ovelha ao parto (kg)	31,0 (28-33)
Idade média ao primeiro parto (dias)	540 (515-605)
Intervalo ente o parto = primeiro estro (dias)	71

[1] Proporção de ovelhas expostas que apresentam estro durante a estação.
[2] Número de ovos férteis produzidos por ovelha em cada estro.
Adaptada de Silva et al., 1998.

Desenvolvimento ponderal dos cordeiros

Em estudos sobre as características de crescimento de ovinos Somalis no Nordeste brasileiro, tem sido observado pesos médios ao nascimento de 2,8 kg, variando de 2,0 a 3,1 kg, e ao desmame, com 112 dias de idade, de 13,2 kg, variando de 10,5 a 17,8 kg. A média de ganho de peso diário, do nascimento ao desmame, e de 111,1 g/dia. Em termos de produção de cordeiro, o peso total das crias ao nascimento e ao desmame para a raça varia de 2,80 a 2,90 kg e de 13,2 a 20,2 kg, respectivamente. O peso total dos cordeiros desmamados por ovelha parida mostra a capacidade de produção de carne de 42 a 72% até o desmame, isto é, para cada 100 kg de ovelhas ao parto são produzidos 42 a 72 kg de cordeiros desmamados (Rajab et al., 1992; Silva et al., 1998; Silva e Araújo, 2000).

Carcaça

A raça Somalis Brasiliense apresenta carcaça de melhor conformação dentre as raças deslanadas mantidas em sistemas extensivos de produção. Estudos realizados no Nordeste mostram que cordeiros mestiços Somalis e Santa Inês tiveram desempenho similar quanto à qualidade da carcaça e rendimento dos cortes comerciais, mas a carcaça do meio-sangue Somalis apresentou melhor conformação frigorífica (Selaive-Villarroel e Souza Júnior, 2005), mostrando o potencial da raça quando usada como linha paterna em cruzamento industrial com ovelhas SRD na região semiárida do Nordeste.

Considerações finais sobre a raça Somalis Brasileira

Apesar dos poucos estudos desenvolvidos, a raça Somalis pode ser considerada como uma raça de boas perspectivas para as condições de criação extensiva do semiárido nordestino, embora apresente pouco desenvolvimento e reduzidos ganhos de peso.

Pelas características de rusticidade, precocidade e conformação de carcaça, os carneiros são indicados para cruzamento com ovelhas nativas sem padrão racial definido (SRD) e as ovelhas indicadas em cruzamento absorvente com carneiros da raça Dorper, com descarte das crias fêmeas que apresentem lã.

Raça Cariri

Raça deslanada de aptidão carne e pele originária do Nordeste brasileiro, encontrando-se em maior número na região semiárida dos Cariris Paraibanos, daí sua denominação. Segundo informações de técnicos e criadores daquela região, teria ocorrido uma mutação dominante em indivíduos oriundos de rebanhos das raças Santa Inês e Morada Nova cruzados com animais da raça Black-Belle, oriundos da Ilha de Barbados, dando origem a um agrupamento genético caracterizado por uma pelagem definida, além de outros caracteres fenotípicos (Figura 8.4).

São animais rústicos, mocho (ambos os sexos), de portes médio a grande, com peso corporal médio de 70 a 90 kg, nos machos adultos, e de 40 a 50 kg, nas fêmeas, e que se adaptam bem ao semiárido, onde ocorrem longos períodos de estiagem. A pelagem é típica e definida o que concede a característica à raça, de cor preta, com o ventre e a parte interna dos membros e pescoço branca ou castanho-clara. Apresenta na cabeça uma linha (lacrimal) desde as bordas oculares até as narinas na cor branca ou castanho-clara (Figura 8.4 A e B).

Os machos deste agrupamento genético, quando cruzados com fêmeas de qualquer pelagem de qualquer raça de ovinos deslanados, transmitem o seu fenótipo de pelagem característica aos descendentes de forma consistente. Num lote grande, é difícil distinguir um animal de outro, tão grande é a homogeneidade.

As informações sobre as características produtivas e reprodutivas dos animais Cariri são escassas e se limitam a trabalhos isolados. As ovelhas são consideradas muito prolíferas, ocorrendo partos múltiplos com frequência, e apresentam boa aptidão materna e boa produção leiteira, o que faz que criem muito bem asa crias. Estudos comparativos entre os ovinos deslanados das raças nativas Cariri, Morada Nova, Barriga Negra e Cara Curta, observaram que os animais das raças Cariri e Cara Curta apresentaram os maiores ganhos de peso, quando mantidos em confinamento recebendo palma-forrageira na dieta (Souza *et al.*, 2010), mas em avaliações sobre o conforto térmico e adaptações fisiológicas a altas temperaturas das respectivas raças, o grupo genético Cariri foi caracterizado como o menos adaptado (Ribeiro *et al.*, 2008).

Raça Rabo Largo

O nome Rabo Largo deve-se ao depósito de gordura que se desenvolve na base da cauda que termina em forma de lança (S caudal). Esse depósito tem a função de reserva de energia para os períodos de escassez de forragens.

A raça foi formada no Nordeste brasileiro pelo cruzamento entre ovinos deslanados de cauda gorda, vindos da África, e ovelhas da região. De aptidão para carne e pele, é considerada uma das raças mais rústicas e adapta-se bem às condições do semiárido. Por isso, presta-se muito bem a criações extensivas nas regiões semiáridas.

São animais de porte médio, de pelagem vermelha ou branca e suas combinações, podendo apresentar resquícios de lã, com média de peso corporal de 50 a 60 kg nos machos adultos, e de 35 a 45 kg nas fêmeas. Os machos apresentam chifres compridos e "aspados", e as fêmeas podem apresentar chifres pequenos ou serem mochas – variedade mocha (Figura 8.5 A e B).

A raça apresenta diferenças significativas em termos de variabilidade genética, em relação a outras raças, como a Somalis e a Morada Nova (Paiva *et al.*, 2005a).

Performance produtiva

Não existem maiores estudos sobre o desempenho produtivo e reprodutivo dos ovinos Rabo Largo. Cordeiros mestiços oriundos do cruzamento entre carneiros especializados de corte da raça Dorper com ovelhas Rabo Largo (DRL), quando comparados aos mestiços com Santa Inês (DSI) e Morada Nova (DMN), tiveram

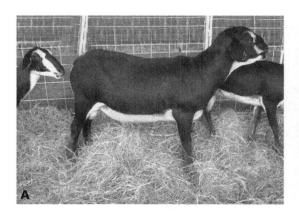
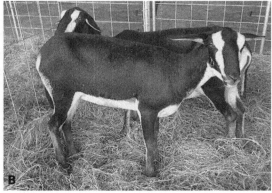

Figura 8.4 Ovinos da raça Cariri. **A.** Carneiro. **B.** Ovelha. (Ver Pranchas Coloridas.)

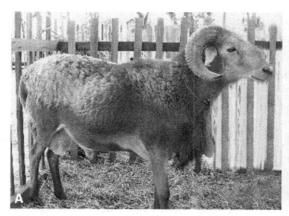
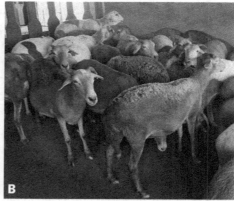

Figura 8.5 A. Carneiro Rabo Largo. **B.** Ovelhas Rabo Largo. (Ver Pranchas Coloridas.) Fontes: Figura 8.5 *A*, Fazenda Mungubeira, Ceará; foto gentileza do Eng. Agr. Francisco Wellington de Melo Oliveira. Figura 8.5 *B*, Núcleo de Conservação da Raça da Universidade Estadual Vale do Acaraú, Ceará; foto gentileza da Prof ª Ana Sancha Malveira Batista.

menor desenvolvimento (DRL = 21,1 kg, DSI = 26,5 kg; aos 150 dias de idade), mostrando um desenvolvimento corporal lento (Carneiro *et al.*, 2007). Todavia, as características da carcaça e dos cortes comerciais foram semelhantes entre os diferentes grupos de cordeiros mestiços, mostrando assim o potencial produtivo da ovelha Rabo Largo em cruzamento (Souza Junior *et al.*, 2009).

É uma raça circunscrita a pequenos rebanhos isolados em algumas regiões do Ceará, Paraíba e Bahia, e é considerada uma raça em extinção, mesmo nas regiões mais áridas do nordeste, onde tem sido substituída por outras raças, como a Santa Inês, Morada Nova e/ou Somalis. Em 2002, o rebanho estimado em mestiçagem era de 90.000 cabeças, das quais calcula-se que existam cerca de 20.000 cabeças classificadas como "puras de origem" (Santos, 2003).

Para alguns autores, os ovinos Rabo Largo correspondem aos da raça africana Dâmara, mas essa hipótese não foi confirmada. Os ovinos Rabo Largo apresentam menor peso corporal e comprimento de cauda (não ultrapassa o jarrete da perna), em comparação aos animais classificados como Dâmara (comunicação pessoal).

Como a grande maioria dos ovinos deslanados, os animais Rabo Largo não têm sido selecionados mediante programas de melhoramento genético, exceto a seleção natural e a seleção fenotípica do reduzido número de animais com registro genealógico. Nos últimos anos, está sendo desenvolvido um projeto de conservação e melhoramento da raça pela Universidade Estadual Vale do Acaraú, no município de Sobral – Ceará, mas ainda com poucas informações (Ramalho *et al.*, 2010).

Raça Barriga Negra

Raça não registrada na Associação Brasileira de Criadores de Ovinos (ARCO), mas existem núcleos de animais bem adaptados na região Norte do país, especialmente em Roraima e em algumas regiões do Nordeste.

Os ovinos Barriga Negra são originários do cruzamento de ovinos africanos com raças europeias que possuíam lã. Alguns acreditam que os cruzamentos aconteceram na ilha de Barbados, no Caribe, durante a colonização inglesa, porém, outros acreditam que eles vieram com os holandeses para o Nordeste do Brasil durante o período colonial e foram levados para a ilha de Barbados, quando aqueles abandonaram o Brasil em 1652.

São animais deslanados, de tamanho médio e sem chifres, com peso corporal médio de 55 a 70 kg para machos adultos e 43 a 55 kg, para fêmeas. A cor da pelagem é marrom, variando de marrom-avermelhada-escura a marrom-clara, na região superior e lateral do corpo e as partes externas das extremidades e de cor preta a barriga e os membros, características que determinaram o nome da raça Barriga Negra ou *Blackbelly* (Figura 8.6 *A* e *B*). Nos carneiros adultos, a zona occipital também é de cor preta, sendo comuns manchas negras na cabeça e nas patas.

Considera-se que a raça Barriga Negra se adapta bem às regiões semiáridas e de savana, como é o caso do lavrado roraimense. A sua capacidade de reprodução a coloca como uma raça de bom desempenho, em que as ovelhas têm mais partos duplos que as outras raças criadas na região, com aproximadamente 50% de partos múltiplos. Em um estudo comparativo de fertilidade entre as ovelhas Barriga Negra, Santa Inês e Morada Nova, foram constatados 37% de partos

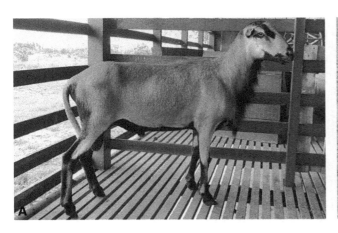
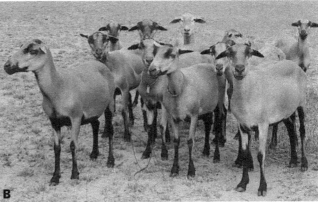

Figura 8.6 Ovinos Barriga Negra: (A) carneiro e (B) ovelhas. (Ver Pranchas Coloridas.) Fonte: Núcleo de Conservação de Ovinos da raça Barriga Negra da Embrapa Roraima. Foto gentileza do Dr. Ramayana Braga.

duplos e 3,3% de partos triplos nas ovelhas Barriga Negra, em comparação a 22% da raça Morada Nova e 9,5% da raça Santa Inês (realizado pela Embrapa Roraima). Além da boa eficiência reprodutiva e baixa mortalidade das crias do nascimento até a fase adulta, outro aspecto importante a favor, observado na raça nas condições do clima desse bioma, é a boa tolerância às pastagens de baixa qualidade.

Por não existirem muitos criadores e por conta do alto grau de mestiçagem, a raça está ameaçada de extinção. Existe um núcleo de conservação de ovinos Barriga Negra na Embrapa-Roraima.

Raça Dâmara

A raça Dâmara (Figura 8.7) é uma variação da raça Africânder, de cauda gorda, que descende de ovelhas de rabo largo do leste asiático, e das ovelhas egípcias, de cauda longa. Encontrada principalmente no noroeste da Namíbia e sul de Angola, foi mantida livre da influência de outras raças por muitos anos.

O nome da raça deriva da região Damaralândia, na Namíbia, onde as ovelhas eram originalmente encontradas e pastoreadas pelo povo Damara. Esses animais estão bem adaptados às condições semidesérticas em que evoluiu, tendo elevada resistência ao calor e capacidade de percorrer grandes distâncias. Quando colocados em melhores condições de alimentação, apresentam um elevado desempenho.

Oficialmente, animais da raça Dâmara chegaram ao Brasil apenas no final da década de 1990, por meio de importações comandadas pela Empresa Estadual de Pesquisa da Paraíba – EMEPA; e, em número muito reduzido, vem sendo distribuídos para alguns criadores. Os animais são muitas vezes confundidos com os ovinos Rabo Largo; porém, se diferenciam por apresentar peso corporal e comprimento de cauda maiores.

São animais de aptidão para carne e pele, deslanados ou com pouca lã, e pelagens muito variadas (do preto ao branco, do castanho ao ruão, tanto uniformes como malhados). De porte médio a grande, os carneiros adultos podem atingir até 90 kg, e as fêmeas 60 kg (Almeida, 2008). Ambos os sexos apresentam chifres, sendo nos machos em forma espiral, e nas fêmeas cornos pequenos laterais (Figura 8.7 A e B).

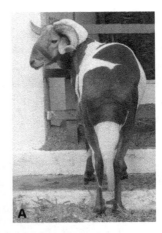
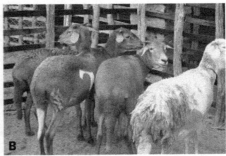

Figura 8.7 Ovinos da raça Dâmara. A. Carneiro. B. Ovelhas. (Ver Pranchas Coloridas.) Fonte: Fazenda Mungubeira, Ceará. Foto gentileza do Eng. Agr. Francisco Wellington de Melo Oliveira.

As ovelhas apresentam boa fertilidade, com partos gemelares muito comuns, e as mães têm boa habilidade materna, com forte instinto de proteção da cria contra predadores.

Atualmente, a raça não está registrada na Associação Brasileira de Criadores de Ovinos, pois ela é muito confundida com a Rabo Largo, e não há informações sobre a sua produção no Brasil.

Tipos e/ou variedades de ovinos deslanados no Brasil

Existem alguns rebanhos de ovinos deslanados na região semiárida do Nordeste brasileiro formados por animais que foram selecionados por produtores, geralmente por fatores fenotípicos, e que se diferenciam das raças tradicionalmente reconhecidas. Os produtores que formaram esses tipos de ovinos são grandes fazendeiros da espécie, que tiveram a sensibilidade e a pretensão de desenvolver uma nova raça. Esses tipos de animais não têm sido avaliados e não estão registrados na ARCO, mas constituem grupos genéticos que poderiam ser preservados e futuramente avaliados. Atualmente, existem diversos tipos de ovinos, todos de âmbito regional, sendo os mais conhecidos os Cara Curta (Cabugi), Jaguaribi e Soninga.

A regeneração desses tipos ou variedades genéticas de ovinos nativos abre caminho para várias alternativas no Nordeste, pela enorme potencialidade que existe no Semiárido, sendo uma contribuição a mais para a ovinocultura brasileira.

Ovinos Cara Curta (Cabugi)

Grupo genético originado na região semiárida do Nordeste brasileiro, distribuídos nos estados da Paraíba, no sertão do Cabugi, do Piauí e do Rio Grande do Norte. O nome Cara Curta deve-se ao fato de serem animais microcéfalo (cabeça curta), com uma anatomia maxilar e/ou aparato bucal menor; já o nome Cabugi, deve-se a sua origem. Oficialmente, foram registrados pela primeira vez em 1993 (Figura 8.8 A e B).

São animais deslanados, rústicos, de porte médio, mochos em ambos os sexos e de pelagem variando de marrom-escura a marrom-clara avermelhada, mas a cor mais comum é a vermelha, igual à raça Morada Nova, indicando que essa deve ser a pelagem original (Souza, 2007; Ribeiro, 2006).

Apresentam boa conformação, compactos e de pernas curtas, com índice corporal (que mede a compacidade do animal, usado como um indicativo de produção de carne) classificado como médio. Os machos adultos pesam, em média, 50 a 60 kg, e as fêmeas, 35 a 40 kg (Silva et al., 2007). O gene Cabugi é dominante, influenciando 100% nos crânios dos produtos meio-sangue.

Atualmente, existem poucos animais, estimando-se cerca de 3.000 cabeças mestiças no semiárido, e aproximadamente 1.000 ovinos classificáveis como "puros de origem" (Santos, 2003).

Ovinos Jaguaribe

Animais deslanados com chifres, de pelagem de diferentes colorações (negra, branca, vermelha e multicolorida), sendo a cor mais frequente a vermelha

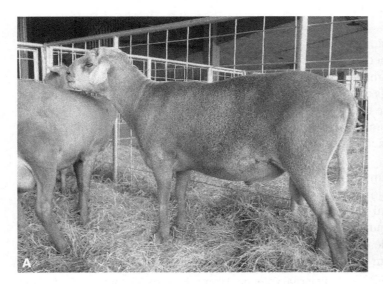 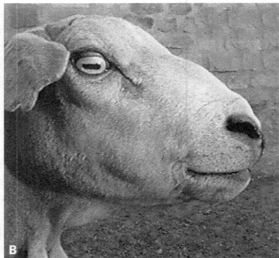

Figura 8.8 A. Carneiro Cara Curta (Cabugi). **B.** Ovino Cara Curta. (Ver Pranchas Coloridas.)

(Figura 8.9 *A* e *B*). Levantamentos históricos evidenciam que esses animais existiam em profusão no vale do rio Jaguaribe, no Ceará, de onde saíram para os estados de Rio Grande do Norte e Paraíba.

O tronco Jaguaribe deu origem a várias raças. O vermelho foi segregado, perdeu o chifre, e transformou-se na raça Morada Nova pela segregação de animais mochos na região de Morada Nova (CE), de onde receberam o nome. Do tronco Jaguaribe saiu também a raça Pelo de Boi (mocho, chanfro médio, orelhas semipendulares) que, mais tarde, ao encontrar a ovelha Zebu, alongando as orelhas, iria dar origem à famosa raça Santa Inês. O animal negro ficou confinado e quase em extinção, sendo alguns poucos animais segregados na Empresa de pesquisa Agropecuária do Rio Grande do Norte-EMPARN com o nome de Preta Potiguar e, atualmente, existe um núcleo de ovinos Jaguaribe pretos, numa fazenda particular no sertão pernambucano (Fazenda Carnaúba, do Manoel Dantas Vilar Filho, "Dr. Manuelito", em Taperoá, PB), famosa pela preservação e exploração de raças nativas (O Berro, 2011).

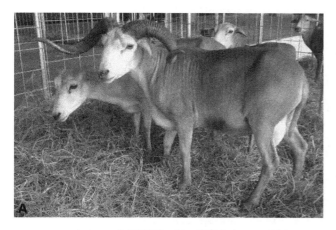

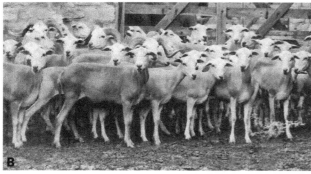

Figura 8.9 A. Carneiro Jaguaribe. **B.** Rebanho de ovinos Jaguaribe. (Ver Pranchas Coloridas.)

Ovinos Soinga

Ovino deslanado da região do Nordeste do Brasil, formado pelo cruzamento de três raças: Bergamácia, Morada Nova e Somalis Brasileira (raça "Tri-Cross"). A raça foi desenvolvida no Rio Grande do Norte, há menos de 20 anos, com aptidões de produção de carne e pele para as condições do semiárido nordestino. É um ovino rústico e precoce, mocho em ambos os sexos, de porte médio a grande, com os machos adultos pesando cerca de 70 kg, e as fêmeas, 40 kg. A cor do corpo é branca com cabeça e pescoço pretos, apresentando uma entrada triangular branca característica na nuca em direção ao chanfro (Figura 8.10). As ovelhas apresentam boa habilidade materna, com parições de partos duplos frequentes.

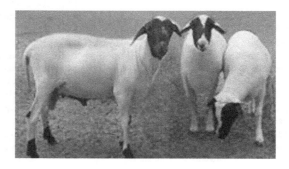

Figura 8.10 Ovinos Soinga. (Ver Pranchas Coloridas.)

Referências bibliográficas

ALMEIDA, A.M. A produção de ovinos Dâmara e Dorper e de caprinos silváticos em sistemas extensivos de produção na Austrália. **Revista Portuguesa de Ciências Veterinárias**, v.103, p. 127-134, 2008.

AMARANTE, A.F.T. et al. Resistance of Santa Inês, Suffolk and Ile de France sheep to naturally acquired gastrointestinal nematode infections. **Veterinary Parasitology**, v. 120, p. 91-106, 2004.

ARAÚJO, R.C. Produção de leite e atividade ovariana pós-parto de ovelhas Santa Inês alimentadas com casca de soja em substituição ao feno "coastcross" (Cynodon SP.). 2006. 137f. Dissertação (Mestrado) – Escola Superior de Agricultura "Luiz de Queiroz", Piracicaba, SP.

ARCO – ASSOCIAÇÃO BRASILEIRA DE CRIADORES DE OVINOS. Registro genealógico de ovinos. Disponível em: http://www.arcoovinos.com.br/racas_links/Santa Inês. Acesso em março de 2012.

ARRUDA, F.A.V.; FIGUEIREDO, E.A.P.; PANT, K.P. Variação da temperatura corporal de caprinos e ovinos sem lã em Sobral. **Pesquisa Agropecuária Brasileira**, Brasília, DF, v. 19, n. 7, p. 915-919, 1984.

BARBIERI. M.E. et al. Avaliação de alguns parâmetros produtivos e reprodutivos de ovinos Santa Inês, de pelagem preta. In: REUNIÃO ANUAL DA SOCIEDADE BRASILEIRA DE ZOOTECNIA, 28., 1991, João Pessoa. **Anais**...João Pessoa: Sociedade Brasileira de Zootecnia, 1991. p.594.

BELLAVER, C.; ARRUDA, F. de A.V.; MORAES, E. A. de. **Produtividade de caprinos e ovinos paridos na estação seca**. Sobral: EMBRAPA-CNPC, 1980. 3 p. (EMBRAPA-CNPC. Comunicado Técnico, 1).

BUENO, M.S.; CUNHA, E.A.; SANTOS, L.E. Características de las canales de corderos de la raza Santa Inês sacrificadas a diferentes edades. *In:* XXVI Jornadas Científicas y V Internacionales de la Sociedad Española de Ovinotecnia y Caprinotecnia, Sevilha-Espanha, 2001. **Anales...**, p.176-181.

BUENO, M.S. et al. Polpa cítrica desidratada na dieta de borregos Suffolk e Santa Inês em confinamento. **Boletim da Indústria Animal**, v. 61, n. 2, p.135-139, 2004.

CARNEIRO, P.L.S. et al. Desenvolvimento ponderal e diversidade fenotípica entre cruzamentos de ovinos Dorper com raças locais. **Pesquisa Agropecuária Brasileira**, v.42, n.7, p.991-998, 2007.

CARTAXO, F.Q. et al. Características quantitativas da carcaça de cordeiros terminados em confinamento e abatidos em diferentes condições corporais. **Revista Brasileira de Zootecnia**. v. 38, n. 4, p. 697-704, 2009.

CARVALHO, F.P. et al. Características seminais de ovinos da raça Santa Inês na região Norte do Estado do Rio de Janeiro. **Revista Brasileira de Reprodução Animal**. v. 26, n. 2, p. 67-69, 2002.

CHAGAS, A.C.S. et al. **Ovinocultura:** controle da verminose, mineralização, reprodução e cruzamentos na Embrapa Pecuária Sudeste. São Carlos: Embrapa Pecuária Sudeste, 2007. 44p. (Documentos, 65).

CORRÊA, G.F. et al. Produção e composição química do leite em diferentes genótipos ovinos. **Ciência Rural**, v.36, n.3, mai-jun, 2006.

CORREIA NETO, J.; COSTA, A.N.; REIS, J.C. Parâmetros reprodutivos de ovelhas Santa Inês e suas cruzas com machos das raças Dorper e Somalis Brasileira, obtidas por inseminação artificial laparoscópica com sêmen congelado. **Ciência Veterinária nos Trópicos**, v.9, n.2-3, p.63-73, 2006.

COSTA, A.L da; PAGANI, J.A. **Comportamento produtivo de ovinos deslanados raça Morada Nova no Acre**. Rio Branco: EMBRAPA-UEPAE Rio Branco, 1986. 5p. (EMBRAPA-UEPAE Rio Branco. Pesquisa em Andamento, 48).

COSTA, R.G.; MEDEIROS, A.N.; GONZAGA NETO, S. Qualidade da carcaça e da carne de caprinos e ovinos. In: Simpósio Internacional de Conservação de Recursos Genéticos: Raças Nativas para o Semi-árido, 1. 2004. Recife-PE. **Palestras e Resumos...**, In: RIBEIRO, M.N.; ALVES, K.S; MEDEIROS, G.R. (eds.) Recife: Ed. dos Editores, 2004. p.138-160.

DOMINGUES, O. Os carneiros deslanados de Morada Nova. **Revista de Agronomia**, v. 9, n. 3, p. 257-259, 1950.

EMBRAPA CAPRINOS. Sistema de Produção de Caprinos e Ovinos de Corte para o Nordeste Brasileiro. Doc. Téc., Versão Eletrônica, 2005. Disponível em: http://www.cnpc.embrapa.br.

FACÓ, O. et al. Morada Nova: Origem, Características e Perspectivas. Documento 75, Sobral: Embrapa Caprinos, p. 43, 2008.

FERNANDES, A.A.O. Genetic and phenotypic parameter estimates for growth, survival and reproductive traits in Morada Nova hair sheep. 1992. 183 f. Thesis (Degree of Doctor of Philosophy) – Oklahoma State University.

FERNANDES, A.A.O.; BUCHANAN, D.; SELAIVE-VILLAROEL, A.B. Avaliação dos fatores ambientais no desenvolvimento corporal de cordeiros desmamados da raça Morada Nova. **Revista Brasileira de Zootecnia**. v. 30, n. 5, p. 1460-1465, 2001.

FERREIRA, M.I.C. et al. Produção e composição do leite de ovelhas Santa Inês e mestiças Lacaune e Santa Inês e desenvolvimento de seus cordeiros. **Arquivo Brasileiro de Medicina Veterinária e Zootecnia**. v. 63 n. 2. 2011.

FIGUEIREDO, E.A.P. **Potential breeding plans developed from observed genetic parameters and simulated genotypes for Morada Nova sheep in northeast Brazil**. 1986. 178 f. Thesis (Degree of Doctor of Philosophy) – College of Texas A&M University, College Station.

FIGUEIREDO, E.A.P de; SIMPLICIO, A.A.; PANT, K.P. Evaluation of sheep breeds for early growth in tropical north-east Brazil. **Tropical Animal Health Production**. v. 14, n. 4, p. 219-223, 1982.

FIGUEIREDO, E.A.P de. et al. Potential genotypes for Morada Nova sheep in Northestern Brazil. **Journal of Animal Science**. v. 67, n. 8, p. 1956-1963, 1989.

FURUSHO-GARCIA, I.F. et al. Desempenho de cordeiros Santa Inês puros e cruzas Santa Inês com Texel, Ile de France e Bergamácia. **Revista Brasileira de Zootecnia**. v. 33, n. 6, p.1591-1603, 2004.

GIRÃO, R.N.; MEDEIROS, L.P. Puberdade de fêmeas ovinas deslanadas da raça Santa Inês no estado do Piauí. In: Seminário de Pesquisa Agropecuária do Piauí, 5., 1988, Teresina. **Anais...**, Teresina: EMBRAPA-UEPAE de Teresina, p. 220-222, 1988.

GIRÃO, R.N.; E.S.; MEDEIROS, L.P. Desenvolvimento ponderal de cordeiros da raça Santa Inês no Estado do Piauí. In: Reunião Anual da Sociedade Brasileira de Zootecnia, 36,1999, Porto Alegre. **Anais ...**, Porto Alegre: SBZ, p. 126, 1999.

JACINTO, M.A.C.; SILVA SOBRINHO, A.G.; COSTA, R.G. Características anátomo-estruturais da pele de ovinos (Ovis aries L.) lanados e deslanados, relacionadas com o aspecto físico-mecânico do couro após o curtimento. Revista da Sociedade Brasileira de Zootecnia, **Revista Brasileira de Zootecnia**. v. 33, n. 4, p. 1001-1008, 2004.

LARA, A.M.C. et al. Relação entre polimorfismos de proteínas e infecção por nematódeos gastrintestinais em ovelhas. In: Reunião Anual da Sociedade Brasileira de Zootecnia, 38, 2001, Viçosa. **Anais...**, Viçosa, MG: Sociedade Brasileira de Zootecnia, 2001. CD.

LEAL, T.M.; REIS, J. DE C.; GIRÃO, R.N. Características do sêmen de carneiros deslanados da raça Santa Inês criados no Nordeste Brasileiro. **Ciência Veterinária nos Trópicos**. Recife, v. 1, n. 1, p. 49-54, 1998.

MACHADO, R.; SIMPLÍCIO, A.A. Avaliação preliminar da fertilidade em carneiros de raças especializadas par corte em região semi-árida. Congelação do sêmen. In: Reunião Anual da Sociedade Brasileira de Zootecnia, 36, 1999, Porto Alegre. **Anais...**, Porto Alegre: Sociedade Brasileira de Zootecnia, 1999. p.114.

McMANUS, C.; MIRANDA, R.M. de. Comparação das raças de ovinos Santa Inês e Bergamácia no Distrito Federal. **Revista Brasileira de Zootecnia**, v.26, n.5., p.1055-1059, 1997.

O BERRO. As 15 raças de Dr. Manelito. **Revista Anuário Brasileiro de Caprinos & Ovinos**. n. 142, março de 2011.

OLIVEIRA, S.M.P. DE. **Desempenho de ovinos da raça Morada Nova variedade branca no estado do Ceará: parâmetros genéticos e de ambiente.**1992. 67f. Tese (Mestrado em Zootecnia) – Universidade Federal de Minas Gerais, Belo Horizonte.

PAIVA, S.R. et al. Genetic variability of the Brazilian hair sheep breeds. **Pesquisa Agropecuária Brasileira**. Brasília, DF, v. 40, n. 9, p. 887-893, 2005a.

PAIVA, S.R. et al. Origin of the main locally adapted sheep breeds of Brazil: a RFLP-PCR molecular analysis. **Archivos de Zootecnia**, v. 54, n. 206-207, p. 395-399, 2005b.

PAIVA, S.R. et al. Y-chromosome variability of in Brazilian sheep breeds. In: World Congress on Genetics Applied to Livestock Production, 8, 2006, Belo Horizonte. **Proceedings.** Belo Horizonte: Instituto Prociência, 2006. CD-ROM.

PEREIRA, M.S. et al. Consumo de nutrientes e desempenho de cordeiros em confinamento alimentados com dietas com polpa cítrica úmida prensada em substituição à silagem de milho. **Revista Brasileira de Zootecnia**, v.37, n.1, p.134-139, 2008.

PINHEIRO, J.H.T. **Parâmetros reprodutivos de ovelhas da raça Santa Inês criadas no sertão do Ceará**. Dissertação (Mestrado em Ciências Veterinárias)- -Universidade Estadual do Ceará, Faculdade de Veterinária, 2004. p. 53.

QUESADA, M.; MCMANUS, C.; COUTO, F.A.D. Tolerância ao calor de duas raças de ovinos deslanados no Distrito Federal. **Revista Brasileira de Zootecnia**, v. 30, n. 3, supl. 1, p. 1021-1026, 2001.

QUESADA, M.; MCMANUS, C.; COUTO, F.A.D. Efeitos genéticos e fenotípicos sobre características de produção e reprodução de ovinos deslanados no Distrito Federal. **Revista Brasileira de Zootecnia**. v. 31, n.1, p. 342-349, 2002 (Supl).

RAJAB, M.H. et al. Performance of three tropical hair sheep breeds. **Journal of Animal Science**. v. 70, n. 11, p. 3351-3359, 1992.

RAMALHO, R.C. et al. Relação entre peso e condição de escore corporal em ovelhas Rabo Largo sob dois sistemas de alimentação. In: **XI Encontro de Iniciação Científica** e IV Encontro de Pós-Graduação e Pesquisa da Universidade Estadual do Acaraú, Sobral, 2009.

RAMALHO, R.C. et al. Características da carcaça e rendimento dos cortes comerciais de cordeiros Rabo Largo submetidos a dietas com diferentes concentrações energéticas. In: VI Congresso Nordestino de Produção Animal- -UFERSA, Mossoró, RN, 2010.

RIBEIRO, N.L. **Avaliação do conforto térmico de ovinos nativos em confinamento**. Dissertação (Mestrado em Engenharia Agrícola). Universidade Federal de Campina Grande – Centro de Tecnologia e Recursos Naturais, 2006. p. 57.

RIBEIRO, N.L. et al. Avaliação dos índices de conforto térmico, parâmetros fisiológicos em gradiente térmico de ovinos nativos. **Revista Engenharia Agrícola**. Jaboticabal, v. 28, n. 4, p. 614-623, 2008.

RIBEIRO, L.C. et al. Produção, composição e rendimento em queijo do leite de ovelhas Santa Inês tratadas com ocitocina. **Revista Brasileira de Zootecnia**. v. 36, n. 2, p. 438-444, 2007.

ROCHA, R.A.; AMARANTE, A.F.T.; BRICARELLO, P.A. Comparison of the susceptibility of Santa Inês and Ile de France ewes to nematode parasitism around parturition and during lactation. **Small Ruminant Research**. v. 55, p. 65-75, 2004.

ROCHA, R.A.; AMARANTE, A.F.T.; BRICARELLO, P.A. Resistance of Santa Inês and Ile de France suckling lambs to gastrointestinal nematode infections. **Revista Brasileira de Parasitologia Veterinária**. v. 14, n. 1, p. 17-20, 2005.

RODRIGUES, G.H. et al. Polpa cítrica em rações para cordeiros em confinamento: características da carcaça e qualidade da carne. **Revista Brasileira de Zootecnia**, v.37, n.10, p.1869-1875, 2008.

SALGUEIRO, C.C.M.; NUNES, J.F. Estudo de características testiculares e espermáticas de caprinos e ovinos. **Revista Brasileira de Reprodução Animal**. v. 23, n. 3, p. 231-232, 1999.

SANTELLO, G.A. et al. Características de carcaça e análise do custo de sistemas de produção de cordeiras ½ Dorset Santa Inês. **Revista Brasileira de Zootecnia**. v. 35, n. 4, p.1852-1859, 2006 (supl.).

SANTOS, J.R.S. et al. Respostas fisiológicas e gradientes térmicos de ovinos das raças Santa Inês, Morada Nova e de seus cruzamentos com a raça Dorper às condições do semi-árido nordestino. **Ciência e Agrotecnologia**. v. 30, n. 5, p. 995-1001, 2006.

SANTOS, L.E. et al. Comportamiento productivo y características de la canal de corderos Santa Inês y sus cruzamientos con razas especializadas para la producción de carne. In: XXVI Jornadas Científicas y V Internacionales de la Sociedad Española de Ovinotecnia y Caprinotecnia, Sevilha-Espanha. **Anales...**, p. 294-300, 2001.

SANTOS, R dos. **A cabra e ovelha no Brasil**. Uberaba: Agropecuária Tropical, 2003. p. 47.

SARMENTO, J.L.R. et al. Estimação de parâmetros genéticos para características de crescimento de ovinos Santa Inês utilizando modelos uni e multicaracterísticas. **Arquivo Brasileiro de Medicina Veterinária e Zootecnia**. v. 58, n. 4, p. 581-589, 2006.

SELAIVE-VILLARROEL, A.B.; FERNANDES, A.A.O. Desempenho reprodutivo de ovelhas deslanadas Morada Nova no Estado do Ceará. **Revista Científica de Produção Animal**. v. 2, n. 1, p. 65-70, 2000.

SELAIVE-VILLARROEL, A. B.; FERNANDES, A.A.O. Avaliação da condição corporal ao acasalamento e su influência no desempenho reprodutivo de ovelhas Morada Nova no semi-árido do Estado do Ceará. **Ciência Animal**, v.4, n. 1, p. 9-14, 1994.

SELAIVE-VILLARROEL, A.B.; SOUZA JÚNIOR, F.A. Crescimento e características de carcaça de cordeiros mestiços Santa Inês e Somalis x SRD em regime semi-intensivos de criação. **Ciência e Agrotecnologia**. Lavras, v. 29, n. 5, p. 948-952, 2005.

SILVA, A.E.D.F. et al. Efeito do manejo nutricional sobre a taxa de ovulação e de folículos, no decorrer do ano, em ovinos deslanados no Nordeste do Brasil. **Pesquisa Agropecuária Brasileira**, v. 22, n. 6, p. 635-645, 1987.

SILVA, A.E.D.F. et al. Idade, peso e taxa de ovulação a puberdade em ovinos deslanados no Nordeste do Brasil. **Pesquisa Agropecuária Brasileira**. Brasília, DF, v. 23, n. 3, p. 271-283, 1988.

SILVA, A.E.D.F.; NUNES, J.F. **Estacionalidade na atividade sexual e qualidade do sêmen nos ovinos deslanados das raças Santa Inês e Somalis Brasileira.** Sobral: EMBRAPA-CNPC, 1987. 14p. (EMBRAPA-CNPC. Boletim de Pesquisa, 8).

SILVA, F.L.R.; ARAÚJO, A.M. Características de reprodução e de crescimento de ovinos mestiços Santa Inês, no Ceará. **Revista Brasileira de Zootecnia**. v. 29, n. 6, p. 1712-1720, 2000.

SILVA, F.L.R. et al. Efeito de ambiente e de reprodutor sobre as características de crescimento e de reprodução em ovinos Santa Inês, no Estado do Ceará. **Revista da Sociedade Brasileira de Zootecnia**, v.24, n.4, p.559-569, 1995.

SILVA, L.R. et al. Características de crescimento e reprodução em ovinos Somalis no Nordeste brasileiro. **Revista Brasileira de Zootecnia**. v. 27, n. 6, p. 1107-1114, 1998.

SILVA, N.V. da, FRAGA, A.B., ARAÚJO FILHO, J.T., CAVALCANTI NETO, C.C., SILVA, F de L., COSTA, P.P. dos S., LIRA JUNIOR, W.de B.L. Caracterização morfomêtrica de ovinos deslanados Cabugi e Morada Nova. **Revista Científica de Produção Animal**, v. 9, n. 1, 2007.

SILVA, R.C.B. da Caracterização genética de populações ovinas nativas do nordeste brasileiro. Estudo de polimorfismos protéicos e microsatélites. Dissertação (Mestrado), Universidade Federal Rural de Pernambuco-Departamento de Zootecnia, 2007. 92f.

SIMPLÍCIO, A.A.; RIERA, G.S.; FIGUEIREDO, E.A.P. Desempenho produtivo de ovelhas da raça Somalis Brasileira no Nordeste do Brasil. **Pesquisa Agropecuária Brasileira**. v. 17, n. 12, p. 1795-1803, 1982.

SOUSA, D.A. **Desempenho bioeconômico e características de carcaça de cordeiros mestiços Dorper-Santa Inês e Dorper-Somalis brasileiro submetidos a um modelo precoce de produção.** Dissertação (Mestrado)-Universidade Federal do Ceará – Departamento do Zootecnia, Fortaleza, 2011. 102p.

SOUSA, W.H.; LÔBO, R.N.B.; MORAIS, O.R. Ovinos Santa Inês: estado de arte e perspectivas. *In:* II Simpósio Internacional sobre Caprinos e Ovinos de Corte, João Pessoa-PB **Anais...**, p. 501-522, 2003.

SOUSA, W.H. et al. Desempenho e características de carcaça de cordeiros terminados em confinamento com diferentes condições corporais. **Revista Brasileira de Saúde e Produção Animal**, v.9, n.4, p.795-803, 2008.

SOUZA, C.M.S de. **Desempenho e comportamento ingestivo de ovelhas nativas do semi-árido nordestino, em confinamento**. Dissertação (Mestrado em Zootecnia). Universidade Federal da Paraíba –Departamento de Zootecnia, 2007. p. 63.

SOUZA, C.M.S. et al. Desempenho de ovelhas nativas em confinamento recebendo palma-forrageira na dieta na região do semiárido nordestino. **Revista Brasileira de Zootecnia**. v. 39, n. 5, p. 1146-1153, 2010.

SOUZA, J.A.T. et al. Biometria testicular, características seminais, libido e concentração de testosterona em ovinos da raça Santa Inês, criados a campo, na microrregião de Campo Maior, Piauí. **Ciência Veterinária nos Trópicos**. v. 10, n. 1, p. 21-28, 2007.

SOUZA JÚNIOR, A.A.O. et al. Estudo alométrico dos cortes de carcaça de cordeiros cruzados Dorper com as raças Rabo Largo e Santa Inês. **Revista Brasileira de Saúde e Produção Animal**. v. 10, n. 2, p. 423-433, 2009.

SUSIN, I. et al. Milk yield and milk composition of Santa Ines ewes. In: JOINT ADSA-ASAS-CSAS ANNUAL MEETING, 2005, Cincinnati, OH, USA. *J.* **Animal Sciences**. v. 83, p. 86, 2005.

TEIXEIRA, M.C. Utilização de três modelos de produção de carne ovina na região semi-árida do Brasil. Teses de Doutorado, Departamento de Zootecnia -Universidade Federal do Ceará, 2010. 92p.

URANO, F.S. et al. Desempenho e características da carcaça de cordeiros confinados alimentados com grãos de soja. **Pesquisa Agropecuária Brasileira**, v. 41, n.10, p.1525-1530, 2006.

YAMAMOTO, S.M. et al. Fontes de óleo vegetal na dieta de cordeiros em confinamento. **Revista Brasileira de Zootecnia**. v. 34, n. 2, p. 703-710, 2005.

ZUNDT, M. et al. Desempenho e características de carcaça de cordeiros Santa Inês confinados, filhos de ovelhas submetidas à suplementação alimentar durante a gestação. **Revista Brasileira de Zootecnia**, v. 35, n. 3, p. 928-935, 2006.

Seção 3

Instalações para Ovinos

Coordenador:
Francisco de Assis Fonseca de Macedo

Capítulo 9

Instalações para Ovinos

Francisco de Assis Fonseca de Macedo[1]

Introdução

A ovinocultura no Brasil, no século XXI, é voltada principalmente à produção de cordeiros destinados ao abate, tendo como rebanho-base fêmeas de rebanho geral, com predominância de lanadas no Sul e deslanadas nas demais regiões do país. Como o rebanho materno não transmite a seus descendentes altos ganhos de peso e bons rendimentos de carcaça, recomenda-se o cruzamento dessas fêmeas com carneiros das raças de corte (Dorper, White Dorper, Texel, Suffolk, Hampshire Down, Ile de France e Dorset), que são encontrados em vários estados do Brasil.

Em regiões, onde as terras atingem altos preços (p. ex., R$ 10.000,00/ha), a ovinocultura deve ser trabalhada de forma intensiva, com formações de pastagens melhoradas, com altas taxas de lotação (15 a 20 ovelhas/ha), em pastejos rotacionados e infraestrutura de instalações para um manejo eficiente do rebanho.

Discute-se a viabilidade econômica do investimento em instalações para implantação de sistemas de produção de carne de cordeiro, considerando:

- Maior eficiência no controle de endoparasitas, pois nos horários de maior contaminação do terço superior das pastagens, os animais estarão nas instalações, evitando-se a ingestão das larvas infectantes
- Que dentro de instalações estarão mais protegidos contra ataque de predadores (p. ex., cão vadio)
- Que as instalações protegerão os animais contra as intempéries climáticas (ventos fortes e frios e baixas temperaturas).

Essas três afirmações já justificam a construção das instalações, tranquilamente pagas com a venda dos produtos ovinos oriundos das três primeiras parições.

É muito mais fácil o insucesso na ovinocultura pela falta de instalação para manejo adequado do rebanho, do que a falta de pagamento do investimento das instalações com recursos do próprio rebanho.

Instalações

Localização

As instalações devem ser próximas à sede, em terreno sem retenção de água e de fácil acesso, por corredores, aos piquetes de pastejo.

Materiais

É muito importante na instalação "abrigo", dormitório dos ovinos, o isolamento dos animais das fezes e urina (lama). Com mão de obra eficiente é possível utilizar instalação com piso de solo batido, com camada de brita em torno de 40 cm de espessura e 20 cm com areia lavada, para aumentar a permeabilidade, e mais 20 cm de cama, preferencialmente de capim seco, para isolamento e conforto dos animais. A cama deve ser trocada sempre que estiver emplastada (60 a 90 dias). A construção de um piso ripado suspenso fica mais cara. Entretanto, se construído segundo as recomendações técnicas, facilita a higienização da instalação, pois as fezes e urina passam pelos vãos entre as ripas, havendo necessidade de apenas uma varrida rápida, diminuindo também a mão de obra. O restante do material pode ser alvenaria e/ou madeira.

---

[1] Professor Associado da Universidade Estadual de Maringá – PR.

Centro de manejo

É onde se localiza a maioria das instalações. Para a "lida" com os ovinos, conforme pode ser observado na Figura 9.1, têm-se:

- Mangueira circular classificatória
- Tronco (brete de contenção)
- Pedilúvio.

Além das instalações do centro de manejo, serão descritos:

- Banheiro e escorredouro
- Abrigos
- Piquetes
- Galpão
  - Bebedouros
  - Paredes externas
  - Piso ripado e suspenso
  - Suporte para assoalho
  - Divisórias.

Entretanto, é o criador quem decide quais instalações devem ser construídas, baseado na finalidade da criação.

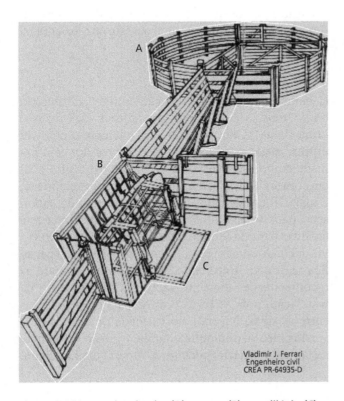

Figura 9.1 Mangueira circular (**A**), tronco (**B**) e pedilúvio (**C**).

Para ovinos de plantel (puros) não se questiona o investimento em instalações.

Em qualquer criação de ovinos, com alto custo de mão de obra, deve-se pensar em reduzir o número de horas para a execução de determinada tarefa. Logo, as instalações são indispensáveis para um rápido e fácil manejo dos animais.

Currais ou mangueiras

Caso se decida pela construção do galpão para alojamento do rebanho, o curral é dispensável, desde que os animais desse galpão tenham acesso direto a um brete de contenção.

Pelo pouco tempo de permanência dos ovinos no curral, este deve ser dimensionado em 0,5 m² para ovinos de tamanho médio e 1,0 m² para os de porte maior (raças de carne). Também o piso pode ser de chão batido. No que se refere às mangueiras, devem ser preferencialmente de meia tábua. Os mourões com 1,40 a 1,50 m de altura devem ser colocados a cada 2 m, e enterrados a 40 a 50 cm no solo. Toda madeira deverá ser tratada, para maior durabilidade. Na Tabela 9.1 apresenta-se uma sugestão para espaçamento entre as tábuas.

Tronco (brete de contenção)

É a instalação onde os animais são contidos facilmente, possibilitando que sejam examinados em detalhes e aplicados os medicamentos por qualquer via, sem serem derrubados (Figura 9.2). Deve ser feito um corredor de forma trapezoidal medindo 0,35 m na base inferior e 0,50 m na superior, atingindo 0,80 m de altura, com tábuas unidas, sem frestas. O comprimento varia com o número de animais do rebanho. O piso deve ser concretado, funcionando como pedilúvio. Deve permitir a passagem de um único animal de cada vez, sem possibilidade de volta (Figura 9.3). Deve sempre ser utilizado com a carga máxima de ovinos.

Tabela 9.1 Sugestões para espaçamento.	
Primeira tábua	10 cm do solo
Segunda tábua	10 cm da primeira tábua
Terceira tábua	15 cm da segunda tábua
Quarta tábua	27 cm da terceira tábua
Soma	1,10 m de altura, considerando 12 cm de cada meia tábua

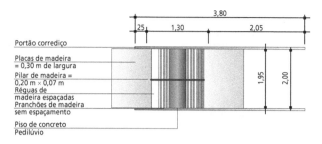

Figura 9.2 Planta do brete de contenção.

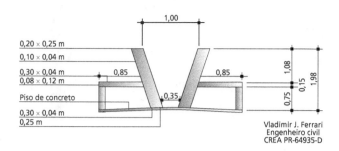

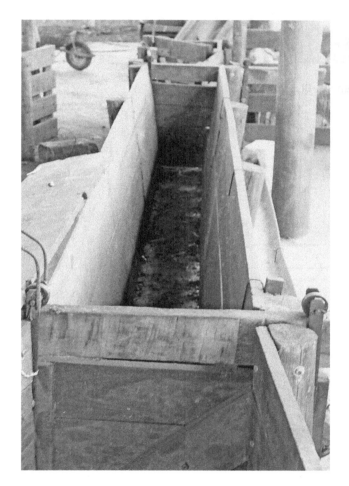

Figura 9.3 Brete de contenção de ovinos (foto de arquivo pessoal).

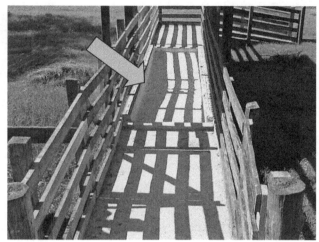

Figura 9.4 Pedilúvio – Universidade Estadual de Maringá.

Pedilúvio

Importante para prevenção e cura da podridão dos cascos (manqueira ovina ou *foot-rot* dos ovinos). Preferencialmente deverá ser construída, no acesso dos animais, a instalação onde pernoitarão (Figura 9.4). Construir um piso de concreto, com 5 cm de profundidade, 60 cm de largura e, no mínimo, 3 m de comprimento. O pedilúvio deve ser coberto e estar sempre com cal virgem. A cada 60 dias retira-se a cal e coloca-se uma esponja com as mesmas dimensões do pedilúvio, embebida em uma solução de formol a 10%, que após 3 dias será novamente substituída pela cal.

Banheiro e escorredouro

Os ovinos são bastante acometidos por sarna e piolho. Para rebanhos com menos de 50 animais é possível banhá-los em tambores ou caixas. Para rebanhos maiores, principalmente para cura, recomenda-se a construção de banheiros de imersão (Figura 9.5 *A*). Como prevenção, o rebanho precisa ser banhado pelo menos duas vezes por ano (10 a 12 dias após a tosquia, para o rebanho lanado, repetindo o banho uma semana depois). Os ovinos deslanados deverão ser banhados no momento de sua seleção para a estação de monta, repetindo-se o banho uma semana depois. Após o banho, os animais são encaminhados para o escorredouro (Figura 9.5 *B*). Planta ilustrativa de banheira é mostrada na Figura 9.6.

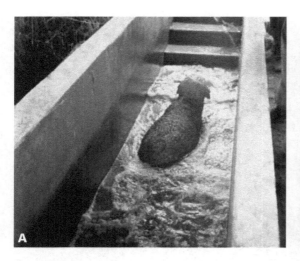
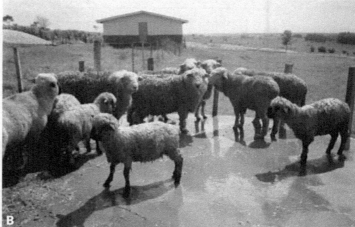

Figura 9.5 A. Banheira e imersão – Universidade Estadual de Maringá. **B.** Escorredouro.

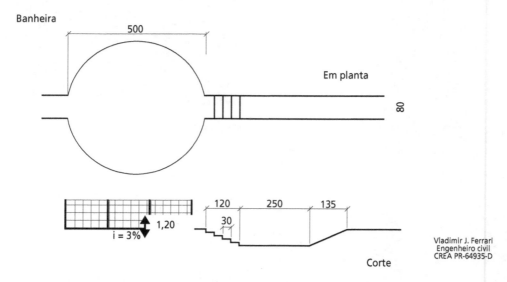

Figura 9.6 Planta baixa ilustrativa da banheira.

Abrigos

Em condições climáticas adversas (sol muito quente, ventos fortes e frios, tempestades), os ovinos necessitam de um local para se protegerem. O abrigo pode ser um pequeno bosque (Figura 9.7), com espécies vegetais da região, como *Pinus*, eucalipto etc., possibilitando a entrada pelos quatros lados; ou uma "cabana" coberta do material mais barato da região (sapé, folha de palmeira, sombrite etc.).

Piquetes

A formação do maior número possível de piquetes é sempre benéfica ao manejo dos animais e das pastagens. Entretanto, pelo elevado custo das cercas, deve-se planejar economicamente um número de piquetes suficiente para o bom manejo dos animais e forrageiras. O número e a área de cada piquete estão condicionados a vários fatores, destacando-se: número de animais do rebanho, número de lotes em que

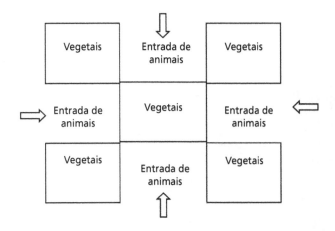

Figura 9.7 Croqui de um abrigo-bosque.

- 7º fio ⇒ 25 cm do 6º
- 8º fio ⇒ 30 cm do 7º
- Total = 1,30 m de altura

Uma boa alternativa é usar cerca elétrica nos 2º, 4º e 6º fios (Figuras 9.8 e 9.9). Outra opção é utilizar telas nas cercas externas dos piquetes, com possibilidade de alambrado, tela de mangueirão com 0,80 ou 1,0 m de altura, que ao ser tracionadas na cerca passam para 1,0 e 1,20 m; ou tela campestre com 1,30 m de altura (Figura 9.10). Os palanques (maior diâmetro) usados como esticadores, nas extremidades das cercas, onde são fixadas as catracas e mourões, como visualizado na cerca de arame liso. Para telas de mangueirão, o 1º fio rente ao solo, o 2º fio no meio da tela e o 3º fio a 1,0 m do 1º fio, para telas de 0,80 m, e a 1,20 m, para telas de 1,0 m, com um 4º fio a 0,25 m, acima da tela. Para tela campestre dispensa-se o uso de fios de arame.

As cercas internas podem ser feitas com um dos modelos anteriormente recomendados. Para diminuir os custos com cercas internas, pode-se planejar pastejo em faixa, manejando duas redes eletrificadas para os piquetes de cada lote.

será dividido o rebanho, forrageiras para pastejo a serem utilizadas, etc. Cada lote de ovinos deverá ter área de forragem suficiente para disponibilizar 2% de matéria seca, ao dia, em relação ao peso vivo, durante 90 dias. Se for implantada uma única forrageira, a área deverá ser divida em três piquetes, com pastejo rotacionado a cada 30 dias. Quando são duas forrageiras, de espécies diferentes, serão necessários cinco piquetes, rotacionados conforme a disponibilidade de matéria seca das forragens. Para controle dos helmintos, principalmente *Haemonchus,* recomenda-se não voltar com ovinos para o mesmo piquete antes de completados 60 dias de vazio. No verão, após 30 dias de vedação do piquete, deve ser colocada uma carga pesada de bovinos adultos ou equinos para pastejar dois ou três dias, para que a forrageira esteja no ponto ideal quando os ovinos voltarem a esse piquete.

É muito importante a arborização para sombreamento nos piquetes, podendo ser formados bosques com espécies nativas de cada região ou exóticas, como o eucalipto.

Para criações mistas com bovinos e/ou equinos, as cercas devem, preferencialmente, ser de arame liso galvanizado, com palanques esticadores com distância máxima de 100 m, mourões de 2 m de altura, distanciados a cada 6 metros, enterrados 50 a 60 cm, com balancins a cada 2 m e fios com a seguinte distribuição:

- 1º fio ⇒ 5 cm do solo
- 2º fio ⇒ 10 cm do 1º
- 3º fio ⇒ 10 cm do 2º
- 4º fio ⇒ 10 cm do 3º
- 5º fio ⇒ 15 cm do 4º
- 6º fio ⇒ 25 cm do 5º

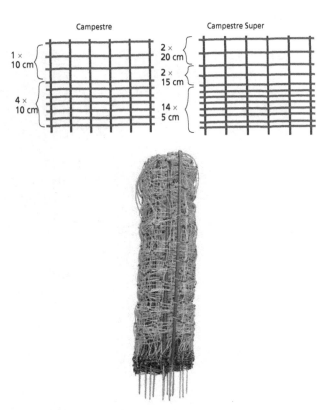

Figura 9.8 Rede eletrificada para cercar ovinos.

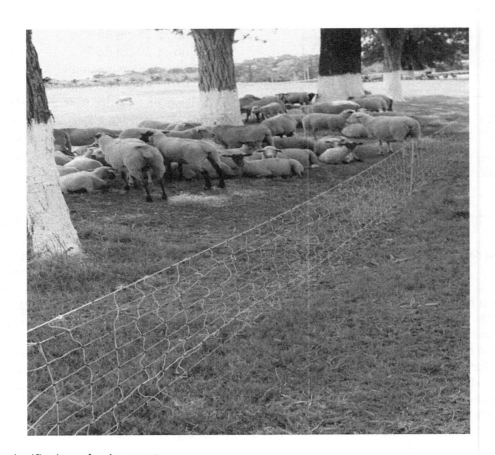

Figura 9.9 Rede eletrificada em funcionamento.

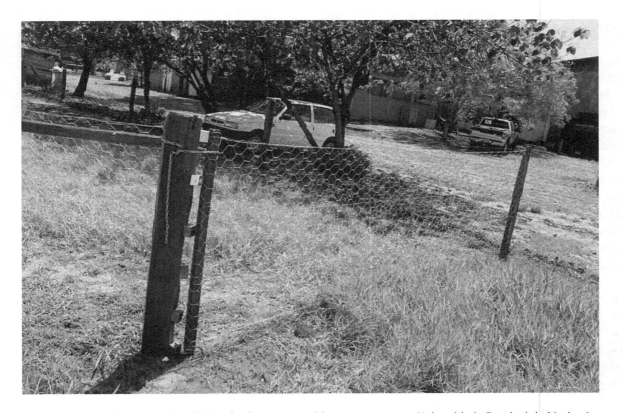

Figura 9.10 Cerca com tela mangueirão de 1 m de altura, com colchete para acesso – Universidade Estadual de Maringá.

Todos os piquetes devem ter bebedouros, com boias protegidas, preferencialmente colocados longe de sombras, sendo possível a colocação de um bebedouro na divisa de dois piquetes.

Não há necessidade de saleiros nos piquetes.

Galpão para o rebanho materno

Áreas recomendadas:

- Raças com peso adulto de 50 kg $\Rightarrow$ 0,5 m²/animal
- Raças com peso adulto de 70 kg $\Rightarrow$ 1,0 m²/animal
- Raças com peso adulto acima de 70 kg $\Rightarrow$ 1,5 m²/animal.

Para a produção de cordeiros para abate, recomenda-se trabalhar com fêmeas pesando entre 40 e 50 kg, projetando-se galpão sem corredor, proporcionando o melhor aproveitamento da área construída. Sugere-se uma largura de 4 m, para instalação de cochos nas duas laterais externas do galpão. O comprimento vai depender do número e peso dos animais que se deseja alojar. Tomando-se como exemplo o módulo de 100 fêmeas, com peso entre 40 e 50 kg, são necessários 50 m² de construção. Com a sugestão de 4 m de largura, o comprimento deverá ser de 12,5 m + 1,25 m (10%) de margem de segurança = 13,75 m, para construção de 27,50 m lineares de cocho com canzil, nas partes externas, suficiente para o acesso dos 100 animais, ao mesmo tempo (quatro animais/m linear de cocho) com sobra de 10 acessos, para ingestão de alimentos, diminuindo assim, a competição entre eles (Figura 9.11). O vão entre cada canzil é de 20 cm, largura da ripa de 3,5 a 5 cm e espessura de 2,5 a 3,0 cm. As 100 fêmeas podem ocupar uma única baia. Até 400 fêmeas podem ser alojadas em um único galpão, com 55 m de comprimento, dividido em quatro baias (Figuras 9.12 A e B e 9.13).

A produção de ovinos para abate deve ser planejada para a oferta de cordeiros terminados durante todo o ano, conforme cronograma da Tabela 9.2.

Para ilustrar, pode-se simular a criação de 2.400 matrizes, divididas em quatro lotes de cobertura, com 600 fêmeas, cobrindo-se um lote a cada 60 dias, sendo necessários oito galpões. Deverão ser construídos dois galpões-maternidade para alojar as fêmeas, nas duas últimas semanas de gestação e no período de aleitamento, e seis galpões para o restante do rebanho, como ilustrado nas Figuras 9.13 e 9.14.

Detalhes dos galpões-maternidade

- Podem ter as mesmas dimensões dos galpões não maternidade (baias com 4 m de largura × 13,75 m de comprimento)

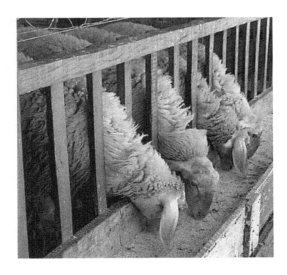

Figura 9.11 Cocho com canzil – Universidade Estadual de Maringá.

- Devem ser subdivididos em três baias por galpão, alojando-se aproximadamente 85 ovelhas com seus cordeiros em cada baia (600 ovelhas cobertas × 85% de prenhez = 510 fêmeas prenhes; 510 distribuídas em seis baias = 85 ovelhas/baia)
- Tampas nos cochos, para evitar a saída dos cordeiros para fora da instalação
- Bebedouro com boia protegida, preferencialmente instalado externamente, ao lado dos cochos, válido para todos os galpões (Figuras 9.15, 9.16 e 9.17)
- Saleiros: existem saleiros de fibra para venda no mercado ou fabricar um pequeno cocho de madeira, de 0,40 × 0,25 × 0,25 m. Deve ser fixado a 0,50 m de altura dentro de cada baia; válido para todos os galpões
- O vão entre o assoalho deve ser de 1,5 cm
- *Creep feeding*, para alimentação privativa dos cordeiros, deve ser construído em cada baia, devendo ter 1,20 m de largura e 11 m de comprimento, deixando livre em cada extremidade da baia aproximadamente 1,35 m para circulação. Os cordeiros devem ter acesso somente pelas extremidades do *creep,* os cochos com 0,30 m de largura e 10 m de comprimento, protegidos com canzil, devem ser colocados dentro do *creep* (permitindo acesso dos cordeiros pelos dois lados do cocho). Nas extremidades do *creep*, os cochos devem estar distanciados 0,50 m do portão de acesso dos cordeiros, para evitar que as mães comam a ração, bem como para facilitar a circulação dos cordeiros dentro do *creep.*
- O aceso ao *creep* deve permitir o seu fechamento, possibilitando a contenção dos cordeiros, quando necessário.

88 Seção 3 | Instalações para Ovinos

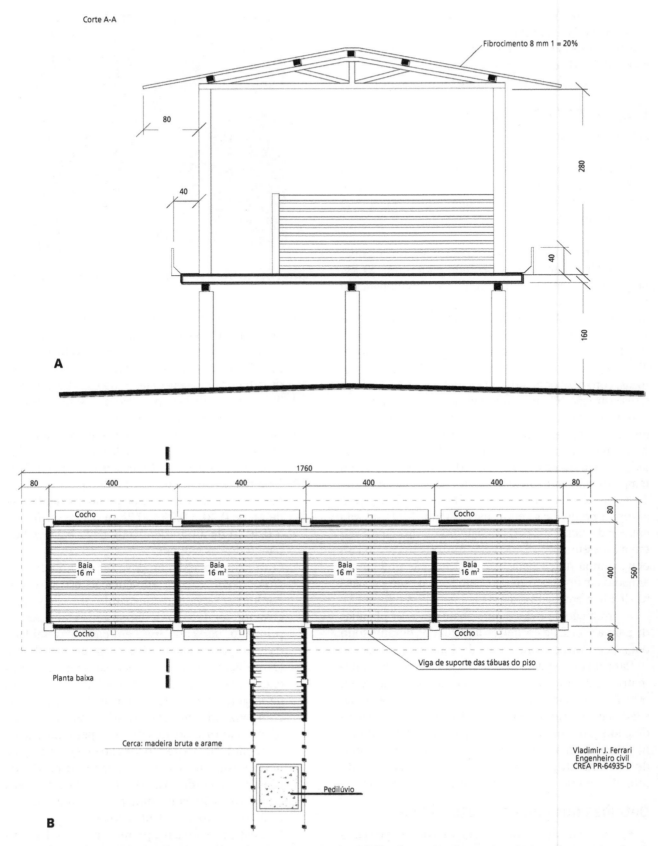

Figura 9.12 A. Instalação coberta com piso ripado e suspenso. **B.** Planta baixa ilustrativa de uma instalação coberta, com piso ripado e suspenso, sem corredor central.

Tabela 9.2 Cronograma de produção de ovinos para abate.

Lotes	Cobertura	Nascimento	Desmame	Abate
L1C1	1 jan.–15 fev.	1 jun.–15 jul.	1 ago.–15 set.	nov.–dez.
L2C1	1 mar.–15 abr.	1 ago.–15 set.	1 out.–15 nov.	jan.–fev.
L3C1	1 maio–15 jun.	1 out.–15 nov.	1 dez.–15 jan.	mar.–abr.
L4C1	1 jul.–15 ago.	1 dez.–15 jan.	1 fev.–15 mar.	maio–jun.
L1C2	1 set.–15 out.	1 fev.–15 mar.	1 abr.–15 maio	jul.–ago.
L2C2	1 nov.–15 dez.	1 abr.–15 maio	1 jun.–15 jul.	set.–out.

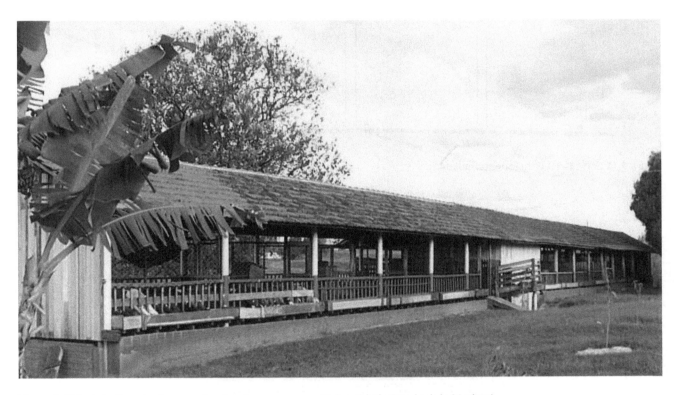

Figura 9.13 Instalação coberta com piso ripado e suspenso – Universidade Estadual de Maringá.

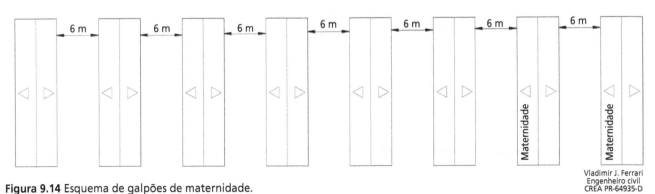

Figura 9.14 Esquema de galpões de maternidade.

Vladimir J. Ferrari
Engenheiro civil
CREA PR-64935-D

90 Seção 3 | Instalações para Ovinos

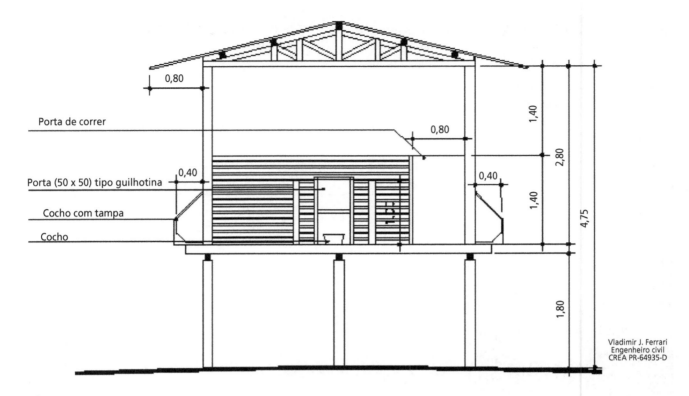

Figura 9.15 Corte B-B – Galpão-maternidade.

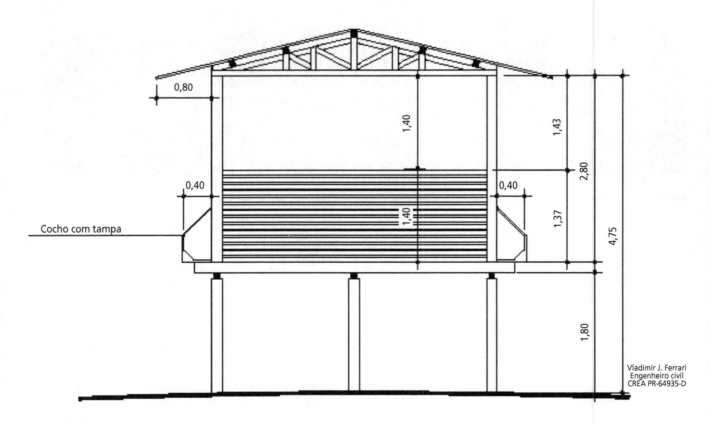

Figura 9.16 Corte A-A – Galpão-maternidade.

Capítulo 9 | Instalações para Ovinos **91**

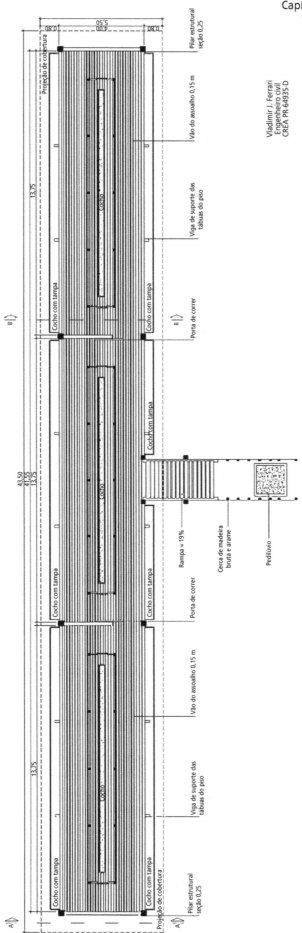

Figura 9.17 Detalhe dos galpões-maternidade.

Galpão para carneiros

Recomenda-se galpão separado para reprodutores, com distância mínima de 500 m do alojamento das fêmeas, disponibilizando-se 2 m^2/carneiro. O galpão deve ter 6 m de largura, sendo 2 m de corredor central, e baias com 2 m de largura, de cada lado do galpão (Figura 9.18). O comprimento do galpão dependerá do número de carneiros a ser utilizado no rebanho (lote 600 fêmeas = 22 carneiros, 1 macho:40 fêmeas = 15 carneiros, com mais 50% = 22 carneiros, sendo 15 por estação de monta e 7 em descanso) e o comprimento das baias deve ser orientado pelo número de carneiros a serem alojados em cada uma. Além da área coberta para alojar os carneiros, deverá ter 4 m^2/animal como área de solário e para prática de exercícios.

Portanto, o galpão para os carneiros deverá ter 6 m de largura, com 2 m de corredor central, cada baia terá 2 m de largura. Para os 22 carneiros serão necessários 44 m^2, 44/2 = 22 de comprimento para as baias. Com baias dos dois lados do galpão, este terá 11 m de comprimento.

Galpão para terminação dos cordeiros

Recomenda-se 0,5 m^2/cordeiro. Para facilitar o manejo de separação dos cordeiros em lotes, o galpão de terminação deve ter corredor central. Um bom formato seria galpão com 6 m de largura, com 2 m de corredor central e baias dos dois lados do galpão. O galpão deve ser dimensionado para alojar cordeiros nascidos de cada lote de 600 matrizes (600 × 0,85 prenhez = 510 fêmeas paridas; 510 fêmeas paridas × 20% partos duplos = 102 ovelhas paridas de parto duplo = 204 cordeiros nascidos em parto duplo (PD); 510 a 102 PD = 408 cordeiros nascidos de partos simples; 204 + 408 = 612 nascidos; 5% de mortalidade = 30,60 mortes, restando 581 cordeiros vivos.

Esses cordeiros devem ser alojados em seis diferentes baias, preferencialmente separados por sexo (dietas diferentes) e peso (leve, médio e pesado). Para alojar, 515 cordeiros/6 baias = 86 cordeiros/baia. O galpão deverá ter 6 m de largura, com 2 m de corredor central, baias com 2 m de largura, em cada lado do galpão e 21,5 m de comprimento (43 m^2/2 m de largura = 21,5 m de comprimento). Portanto, o galpão terá 6 m de largura e 64,5 m de comprimento.

Os cochos devem ser colocados no corredor e também do seu lado oposto, protegidos com canzil, para evitar a entrada de cordeiros. Os do lado oposto ao corredor devem possibilitar a colocação da ração pelo lado de fora do galpão e devem ser protegidos com tampas.

Os galpões podem ser construídos elevados do solo, utilizando-se, para acesso, rampa com inclinação de no máximo 10%, desde que a parte abaixo do piso, na lateral, seja fechada até 0,60 m.

Outra maneira é escavando o solo, como se fosse a construção de um silo-trincheira, para edificar a instalação sobre a área preparada. Neste caso, a parte externa da construção fica próxima ao nível do solo, evitando-se rampas muito altas, que poderão trazer problemas para o manejo dos ovinos.

Bebedouro

Os de tipo boia protegida são os que funcionam melhor, devendo ser colocados à altura da cabeça dos animais maiores, para evitar que estes defequem dentro da água; veja a ilustração de um bebedouro comercial (Figura 9.19).

Para os ovinos jovens alcançarem os bebedouros, coloca-se uma rampa para estes colocarem os membros anteriores.

Paredes externas

As extremidades podem ser fechadas até em cima. As laterais, caso se necessite de segurança (evitar roubo), devem ser fechadas até em cima, mas colocando janelões de correr. Entretanto, para melhor ventilação e barateamento da construção, coloca-se apenas o canzil com 1,30 m de altura. Em regiões mais frias, podem ser instaladas cortinas para uso nas épocas frias.

Piso ripado suspenso

De preferência, adquirir assoalho usado, pois com a utilização de cera, este não absorve umidade (urina, água), tirar o macho e fêmea do assoalho, deixando-o com mais ou menos 8 cm de largura e 2,5 cm de espessura. Outra opção é adquirir tábuas de peroba usadas, serrando-as no sentido do comprimento, deixando-as com, no máximo, 11 cm de largura. O vão entre cada tábua deve ser de 1,8 cm, para as fezes caírem (Figura 9.20). Não se deve usar assoalho de madeira que não esteja totalmente seca, pois com a urina dos animais as tábuas se expandirão, diminuindo ou até mesmo fechando os vãos entre as ripas. Evite usar piso ripado com largura inferior a 7 cm (diminui a resistência e o conforto dos animais) ou com mais de 12 cm (acumula fezes).

Capítulo 9 | Instalações para Ovinos 93

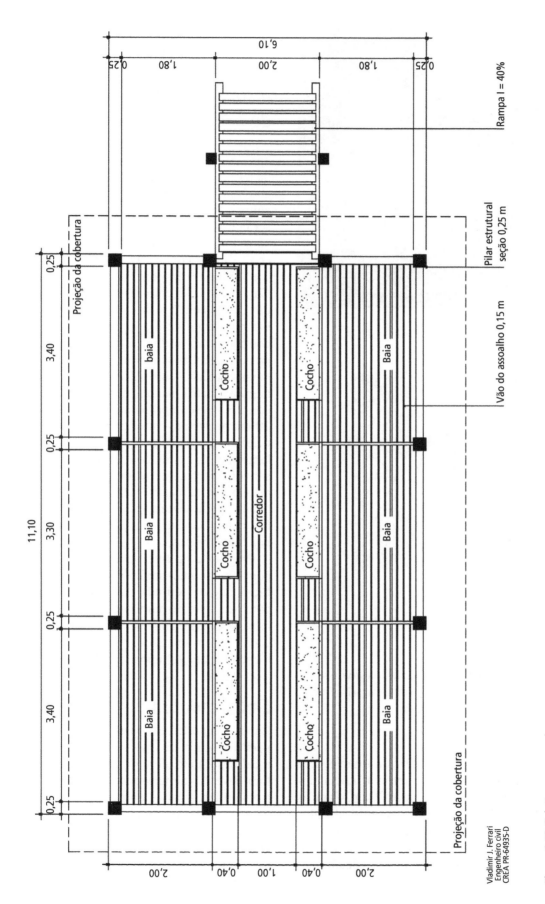

Figura 9.18 Galpão para carneiros.

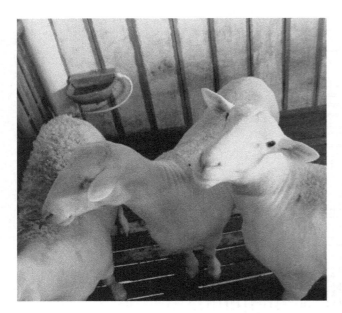

Figura 9.19 Bebedouro tipo boia comercial.

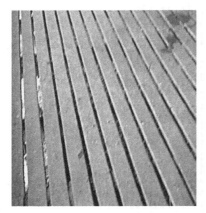

Figura 9.20 Piso ripado suspenso.

Suporte para assoalho

O madeiramento para o suporte do assoalho deve ser colocado de 2 em 2 m, no sentido do comprimento e, de 1 em 1 m, no sentido da largura.

Divisórias

As divisórias entre baias, com 1,20 m de altura podem ser feitas no sentido horizontal ou vertical, utilizando-se meia tábua, distanciadas a cada 8 cm. Para as partes externas das baias, onde devem ser localizados os cochos, a cerca vertical apresenta melhor funcionalidade, pois já servirá como canzil, para diminuir a competição entre os animais nos horários de alimentação. Podem-se usar ripas de 5 cm, pregadas em caibros ou vigas, distanciadas a cada 20 cm, possibilitando o acesso de quatro animais para cada metro linear de cocho.

Instalação para criação de ovinos de cabanha

Os ovinos de raça pura devem dispor de galpões bem apresentáveis, pois grande parte deles é comercializada na propriedade. Portanto, as instalações devem se apresentar como vitrines, para melhor visualização dos animais (Figura 9.21). Logo, o(s) galpão(ões) deve(m) ser construído(s) com 6 m de largura, sendo 2 m de corredor central e baias de cada lado do corredor com 2 m de largura (Figura 9.21). Recomendam-se 2 m^2/fêmea e baias com lotação máxima de 20 animais. Em uma criação com 100 matrizes, deve-se construir um galpão com 6 m de largura, sendo 2 m de corredor central e baias com 2 m de largura de cada lado do corredor, para melhor dimensionamento dos cochos no corredor. Para alojar as 100 matrizes, pode-se planejar o galpão com seis baias, todas com 2 m de largura; quatro maiores para alojar 20 matrizes/baia, com 15 m de comprimento e duas menores para alojar 10 matrizes/baia, com 7,5 m de comprimento. Logo, o galpão apresentará as seguintes dimensões: 6 m de largura e 37,5 m de comprimento. Os cochos devem ser colocados no corredor central, com canzis para o acesso dos animais. O galpão deve ser totalmente fechado, para segurança contra roubo dos animais. Entretanto, devem ser colocados janelões para o manejo da ventilação.

Próximo ao galpão deve ser construído um solário com 4 m^2/animal, preferencialmente concretado, para facilidade de retirada das fezes. Deve ter corredor com pedilúvio e o número de baias deve coincidir com as existentes no galpão, para facilidade do manejo de cada lote em separado. No solário, deve haver fenil e cochos para volumoso e bebedouro para água (Figura 9.22).

Embarcadouro

É muito importante a existência de um embarcadouro, para agilizar o transporte dos animais, podendo ser localizado junto a um dos galpões ou ao brete. A altura deve ser dimensionada com base na carroceria mais utilizada para o transporte, como carreta de trator, carroceria de caminhonete ou caminhão. Deve ter aproximadamente 1 m de largura; 1,20 m de altura. É possível adaptar uma catraca para regulagem da altura, possibilitando o embarque e desembarque em carrocerias com qualquer altura.

Capítulo 9 | Instalações para Ovinos 95

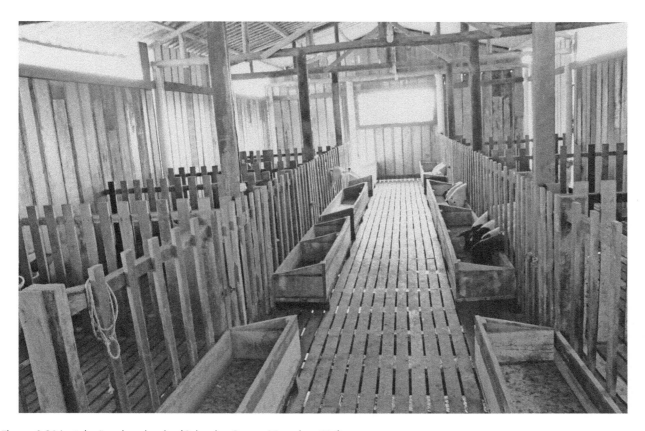

Figura 9.21 Instalações de cabanha (Cabanha Gomes Macedo – GM).

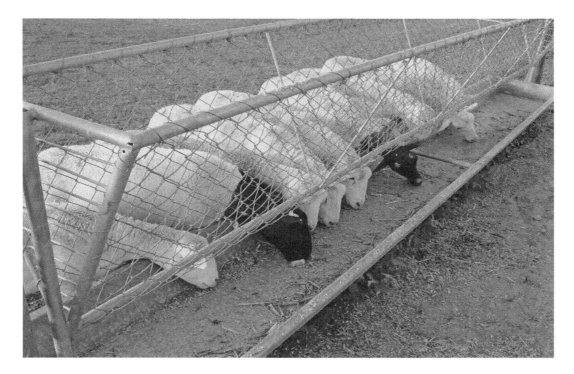

Figura 9.22 Conjunto de fenil e cocho.

Seção 4

Sistemas de Produção Ovina no Brasil

Região Sul – Lã e carne
Regiões Centro-Oeste e Sudeste – Carne e lã
Região Nordeste – Carne e pele
Região Norte – Carne e pele

Coordenador:
César Henrique Espírito Candal Poli

Capítulo 10

Introdução e Conceitos Básicos

César Henrique Espírito Candal Poli[1] e José Carlos da Silveira Osório[2]

Introdução

Apesar de existirem vários conceitos de sistema de produção (Abreu e Lopes, 2005), é quase consenso entre as diferentes publicações que o sistema de produção envolve várias áreas do conhecimento, que estão entrelaçadas de forma indefinida, e talvez infinita. Pode-se dizer, com isso, que a classificação de sistema de produção irá variar conforme o foco dado e seu grau de detalhamento. Pode-se dizer que a unidade (o menor tamanho) de um sistema de produção pecuária é a propriedade rural. Entretanto, nos estudos de sistemas de produção acaba-se agrupando, "grosseiramente" ou de maneira simplificada, os diferentes sistemas, a fim de entendê-los. Neste capítulo, levar-se-á em consideração o desembolso do produtor e o uso de tecnologia para classificar os sistemas de produção em mais extensivo ou mais intensivo.

Os sistemas mais extensivos são aqueles nos quais existe pequeno desembolso e limitado uso de tecnologia. Isso significa que, na criação de ovinos, o sistema extensivo é aquele no qual os animais são alimentados a pasto, com pouco investimento em mão de obra e reduzido manejo. Já os sistemas intensivos são aqueles nos quais há maior desembolso e elevado uso de tecnologia. Em geral, nos sistemas mais intensivos há necessidade de maior faturamento, a fim de cobrir os custos de produção e ainda se buscar rentabilidade positiva.

É importante mencionar que a criação de animais a pasto não deve ser obrigatoriamente classificada como sistema extensivo.

A definição de qual tipo de sistema está presente, conforme já foi mencionado, dependerá do desembolso do produtor e do uso de tecnologia. Neste sentido, pode haver produtores que criam animais exclusivamente a pasto, mas em sistemas adequadamente classificados como intensivos.

A partir desses conceitos, toma-se a liberdade de classificar os sistemas de produção de ovinos, neste capítulo, em quatro diferentes categorias: extensivo, semiextensivo, semi-intensivo e intensivo.

Para adotar um sistema deve-se ter em conta região, clima, recursos naturais, concorrência com outros programas pecuários ou de cultivo, custo das tarefas, acesso a meios modernos ou a especialistas, natureza do produto, mercado, além de sua projeção econômica e social, devendo se considerar em definitivo os fatores clássicos de produção: *terra*, *trabalho* e *capital*.

Ambientes diferentes exigem, até quando se adota o mesmo sistema de produção (mas principalmente no extensivo), modelos de produção diferentes, e não se pode esperar que um único modelo de produção seja capaz de maximizar a produtividade de uma empresa, ou sequer torná-la produtiva (Oliveira, 2004). Salienta-se que é praticamente impossível encontrar duas propriedades rurais idênticas, assim como é muito improvável que algum modelo de produção, sem pelo menos alguns ajustes, possa vir a atender às necessidades de toda e qualquer empresa (propriedade) rural, sendo necessário que a produção de pequenos ruminantes, para que venha a apresentar bons níveis

---

[1] Professor Associado da Faculdade de Agronomia da Universidade Federal do Rio Grande do Sul – RS.
[2] Professor Visitante Nacional Sênior da Universidade Federal da Grande Dourado – MS.

de produtividade, adote modelos de produção ajustados ou ajustáveis às características do ambiente e, dentro dele, das peculiaridades da propriedade/produtor rural. Modelos inadequados têm causado grandes prejuízos aos produtores e à atividade, principalmente em condições semiáridas.

Planejamento e adequação dos sistemas de produção

Em qualquer meio produtivo, a ação básica para a adequação do sistema de produção é o planejamento. O planejamento é a característica que diferencia o produtor de países desenvolvidos, como Nova Zelândia e Austrália, do produtor brasileiro. No planejamento da propriedade rural, o primeiro passo é pensar qual nível ou meta produtiva o produtor quer atingir daqui a algum tempo, por exemplo, daqui a cinco anos, ou em prazo mais longo. Assim, ferramentas de gestão são importantes para detectar pontos de estrangulamento gerando informações imprescindíveis para tomar decisões.

Viana e Silveira (2009), analisando sete propriedades com criação das raças Corriedale, Ideal e Cruzas, verificaram que ferramentas de gestão eram utilizadas em apenas três propriedades. Os proprietários utilizam *softwares* e planilhas eletrônicas para controle de custos, fluxo de caixa e registro de movimentação animal.

Analisando produtores bem-sucedidos, vê-se que um dos pontos fortes que os ajudaram a alcançar o sucesso na atividade está no fato de trabalharem numa linha de procedimentos e focados no objetivo planejado. Por outro lado, outros produtores, de forma equivocada, tomam decisões sem considerar um planejamento. Muitas vezes, por exemplo, fazem o que o vizinho está fazendo, ou o que está publicado em revistas de circulação, ou o que ouviu em reuniões de produtores etc., de forma eventual e sem um objetivo claro.

Monteiro *et al.* (2009) afirmam que a empresa rural deve estabelecer de forma clara os resultados quantitativos e qualitativos a serem obtidos. Estes resultados devem ser viáveis, claros, concisos e mensuráveis.

No planejamento das atividades, o produtor deve tomar decisões a longo, médio e curto prazos, conforme descrito por Poli e Carvalho (2001). Decisões a longo prazo representam as decisões que terão influência sobre o sistema de produção por mais de um ano. Os exemplos a longo prazo podem ser relativos ao número de matrizes, área disponível, presença de infraestrutura (p. ex., galpão, mangueira etc.), entre outros. As decisões a médio prazo são aquelas planejadas anualmente. São exemplos de decisões a médio prazo: quais pastagens estarão disponíveis para os animais, qual a necessidade de forragem conservada, qual a cobertura de forragem de cada categoria animal ao longo do ano, qual o escore da condição corporal e o peso dos animais ao longo do ano etc. Por fim, o produtor deve tomar, também, decisões a curto prazo para adequar mudanças não possíveis de prever a longo ou médio prazos. Todo o planejamento proposto deve ser acompanhado e avaliado, a fim de verificar se tudo está ocorrendo conforme o que foi anteriormente pensado. Na produção primária, é muito difícil que o planejamento ocorra como o decidido. Em geral, há uma dependência muito grande de fatores que não se consegue modificar, como o clima. É fundamental, então, que o produtor tome decisões a curto prazo, no sentido de adequar o andamento do processo produtivo ao planejamento realizado. São exemplos dessas decisões: aplicação de ureia para acelerar o crescimento das pastagens com gramíneas, produção de forragem conservada quando a pastagem cresceu mais do que o esperado, uso do método de pastoreio (rotativo e contínuo) com aceleração ou não da rotação etc.

Para maiores detalhes sobre planejamento da propriedade, recomenda-se a leitura do artigo de Poli e Carvalho (2001).

Na adequação do planejamento é fundamental estabelecer METAS claras a serem atingidas. Em geral, as metas são importantes para monitorar se o planejamento está adequado, e se há necessidade de decisões a curto prazo. Um exemplo de adequação nutricional das matrizes é determinar METAS quanto ao escore da condição corporal ou quanto à cobertura de forragem.

Recomenda-se que as ovelhas sejam monitoradas em cada estágio fisiológico para verificação do seu escore de condição corporal, de forma que apresentem o escore recomendado nas diferentes fases, conforme o que se propõe na Tabela 10.1.

Outro exemplo prático de metas a serem atingidas no processo produtivo refere-se à cobertura de forragem ofertada aos animais. Deve-se procurar determinar e alcançar a massa de forragem necessária, conforme o número de animais e as categorias presentes na propriedade. Referências sobre massa de forragem,

Tabela 10.1 Recomendações de escore da condição corporal de ovinos, medido pela palpação da região lombar dos animais.

Fase	Escore de condição corporal indicado
Estação de monta	3,0-3,5
Gestação (dois terços iniciais)	2,5-3,0
Gestação (terço final)	3,0-4,0
Ao parto simples	3,0-3,5
Ao parto múltiplo	3,5-4,0
Ao desmame	> 2,0

Adaptada de Russel (1984).

de acordo com as categorias animais em ovinos são apresentadas por Carvalho (2004), conforme a Tabela 10.2.

O objetivo deste capítulo, associado ao Capítulo 11, é apresentar uma visão geral dos sistemas de produção da ovinocultura na Região Sul do Brasil e propor alternativas a partir da análise de resultados obtidos em trabalhos de pesquisa, no sentido de melhorar a cadeia produtiva da ovinocultura, buscando rentabilidade e sustentabilidade da atividade.

Referências bibliográficas

ABREU, U.G.P.; LOPES, P.S. **Análise de sistemas de produção animal – bases conceituais.** Corumbá: Embrapa Pantanal (Documentos/Embrapa Pantanal 79), 2005. 29 p.

CARVALHO, P.C.F. Manejo da pastagem para ovinos. In: PEREIRA NETO, O.A. et al. (eds.) **Práticas em ovinocultura – Ferramentas para o sucesso.** Porto Alegre: SENAR, p. 15-28, 2004.

OLIVEIRA, G.J.C. Produção de ovinos e caprinos de corte no semi-árido. **1ª Reunião Técnica Científica em Ovinocaprinocultura.** Itapetinga, BA. 26 slides, 2004.

MONTEIRO, A.L.G.; BARROS, C.S. DE; PRADO, O.R. Gestão e controle de custos nos sistemas de produção de ovinos e caprinos. In: MONTEIRO, A.L.G. et al. (eds.). Simpósio Paranaense de Ovinocultura, XIV, **Anais...,** UFPR, Curitiba, 2009. CD ROM.

POLI, C.H.E.C.; CARVALHO, P.C.F. Planejamento alimentar de animais: proposta de gerenciamento para o sistema de produção à base de pasto. **Pesquisa Agropecuária Gaúcha.** v. 7, n. 1, p. 145-156, 2001.

RUSSEL, A. Body condition scoring of sheep. **Practice on Line,** n. 6, p. 91-93, 1984.

VIANA J.G.A.; SILVEIRA, V.C.P. Análise econômica da ovinocultura: estudo de caso na Metade Sul do Rio Grande do Sul, Brasil. **Ciência Rural.** Santa Maria, v. 39, p. 1176-1181, 2009.

Tabela 10.2 Referências gerais de altura e massa de forragem de diferentes pastagens e categorias de ovinos para adequado manejo de pastagem.

Forrageiras	Categoria animal	Altura (cm)	MF (kg de MS/ha)
Pastagens de inverno	Animais em crescimento	10-15	1.600-2.000
	Ovelhas secas ou nos dois terços iniciais da gestação	10	1.400-1.600
	Ovelhas no terço final de gestação e lactação	15-20	2.000-2.400
Pastagens de verão decumbente-prostrado	Animais em crescimento	15-20	2.500-3.000
	Ovelhas secas ou nos dois terços iniciais da gestação	10-15	2.000-2.500
	Ovelhas no terço final de gestação e lactação	20-15	3.000-3.500
Pastagens de verão cespitoso	Animais em crescimento	25-30	3.500-4.000
	Ovelhas secas ou nos dois terços iniciais da gestação	20-25	3.000-3.500
	Ovelhas no terço final de gestação e lactação	30-35	4.000-4.500

MF = massa de forragem; MS = matéria seca. Fonte: Carvalho, 2004.

Capítulo 11

Sistemas de Produção de Ovinos na Região Sul do Brasil

César Henrique Espírito Candal Poli,[1] Alda Lúcia Gomes Monteiro[2] e Vicente Celestino Pires Silveira[3]

Introdução

A ovinocultura tem importante participação no sistema produtivo do Sul do Brasil, principalmente no Bioma Pampa. O sistema de criação de ovinos apresenta-se de forma variada nessa região, com predominância de produção em campo natural em sistemas extensivos. As limitações e as oportunidades dos diferentes sistemas de produção da região Sul são descritas no texto. Certamente, a organização da cadeia produtiva da ovinocultura deve passar por melhorias e ajustes no sistema de produção dentro da propriedade, de forma a aumentar a sua escala e a sua eficiência. As perspectivas para o agronegócio da ovinocultura no Sul do Brasil, a curto e médio prazos, sinalizam para uma expansão em modelo mais empresarial com visão do mercado e considerando as exigências do consumidor. Apresentam-se possíveis soluções, a partir de recentes resultados de pesquisa, com o objetivo de proporcionar ajustes aos sistemas de produção. O objetivo é que, por meio de alguns ajustes, sejam alcançados melhor produtividade e resultado econômico e, desta forma, a sustentabilidade da ovinocultura na região Sul.

O objetivo deste trabalho é mostrar uma visão geral dos sistemas de produção da ovinocultura na região Sul do Brasil e propor alternativas a partir da análise de resultados obtidos em trabalhos de pesquisa, no sentido de melhorar a cadeia produtiva da ovinocultura buscando a rentabilidade e a sustentabilidade da atividade.

História da ovinocultura na região Sul

A compreensão do sistema de produção predominante na região passa pelo entendimento de sua história. A trajetória do setor ovino nacional iniciou-se principalmente pelo estado do Rio Grande do Sul, com rebanho formado fortemente pelas raças laneiras e mistas (lã e carne): Merino, Ideal, Romney Marsh e, principalmente, Corriedale. A presença dos ovinos na região data do período colonial. Chegaram ao país trazidos por colonizadores de diferentes procedências (Bofill, 1996).

No início do século XX, a ovinocultura era inexpressiva, desprotegida, incipiente e desorganizada, sendo a carne utilizada para o consumo das próprias estâncias, e os pelegos utilizados como arreios, cama e cobertor. A partir de 1915, em função da grande

---
[1] Professor Associado da Faculdade de Agronomia da Universidade Federal do Rio Grande do Sul – RS.
[2] Professora Adjunta do Departamento de Zootecnia da Universidade Federal do Paraná – PR.
[3] Professor Associado do Departamento de Educação Agrícola e Extensão Rural da Universidade Federal de Santa Maria – RS.

demanda por lã com a Primeira Guerra Mundial na Europa, houve o início da organização da produção de ovinos para lã. Desse momento, até os anos 1960, houve aumento crescente na produção. Nos anos 1970, a produção laneira começou a decrescer, primeiro devido ao fomento à produção agrícola de grãos, principalmente de arroz, soja e milho. A crise continuou, devido à falta de petróleo no mundo, à competição com a fibra sintética e ao grande estoque de lã da Austrália. No Brasil, a crise foi agravada com o fechamento de grandes e tradicionais cooperativas de produtores de lã.

Em função da crise, começou a crescer o interesse pela produção de carne de ovinos, com a importação de raças especializadas para esse fim. No entanto, esse crescimento na região Sul do Brasil ocorreu, e ainda ocorre, com forte influência da tradição produtora de lã, na qual as taxas reprodutivas do rebanho são baixas e a nutrição é deficiente.

No momento, a ovinocultura na região Sul passa por uma fase de adaptação. Não se pode afirmar quanto tempo será necessário para que ela se modifique definitivamente de uma ovinocultura produtora de lã para uma ovinocultura produtora de carne, e também não se pode afirmar se a manutenção da ovinocultura de lã junto com a carne não seria a melhor alternativa comercial para a região. Esse momento de transição traz grandes reflexos aos sistemas de produção. Cabe ainda dizer que qualquer mudança de foco requer esforço, com inclusão de novas tecnologias, investimentos e, especialmente, mudança de mentalidade.

Caracterização dos sistemas de produção de ovinos

Grande parte da população de ovinos no Sul do Brasil encontra-se no Bioma Pampa (Oliveira e Alves, 2003), localizada na região Centro-Sul do Rio Grande do Sul. Geralmente, a principal atividade econômica desenvolvida nas propriedades é a bovinocultura de corte, sendo a ovinocultura uma atividade secundária. Esta integração traz vantagens e desvantagens tanto biológicas como econômicas (Viana e Silveira, 2009a, b).

A região possui enorme diversidade florística, o que reforça o seu potencial produtivo de ovinos à base de pasto. Entretanto, a produção de cordeiros nessa área é, frequentemente, uma exploração com baixo nível tecnológico, subestimando a pastagem como fonte de alimento. A ovinocultura, nessa região, apresenta índices produtivos e reprodutivos muito baixos, com percentual de prenhes anual abaixo de 80%, o que a torna ineficiente. Essa limitada produtividade gera baixa escala de produção, concentrada no final do ano, e, consequentemente, inviabiliza a consolidação da cadeia produtiva.

O sistema de produção predominante no Bioma Pampa é o extensivo. Nesse sistema, a mortalidade de cordeiros é alta e, conforme já foi mencionado, os índices reprodutivos dos rebanhos são baixos; assim, o resultado em número de cordeiros desmamados por ovelha coberta é bastante limitado. O fato de, historicamente, a região ser predominantemente voltada para a produção de lã tem importante influência no manejo dos animais e na forma de agir do produtor. Para a produção de lã, o desempenho reprodutivo dos animais não é tão importante quanto na produção de carne. Isso significa, por exemplo, que a mortalidade de cordeiros e a taxa de prenhes têm um efeito mais importante na lucratividade para a produtor voltado para a produção de carne do que para o produtor de lã.

A transformação da ovinocultura de lã para ovinocultura de carne deve certamente passar por uma adequação cultural e adaptação do produtor. Enquanto houver mortalidade de cordeiros por volta dos 20 a 25% e índice médio de desmame de 60 a 65% (Pereira Neto, 2004; Oliveira, 1978), dificilmente a propriedade conseguirá ser sustentável na produção de carne. Além disso, para o alcance de melhores índices zootécnicos, a mão de obra tem que ser efetiva e eficiente dentro da propriedade. Barros *et al.* (2009) verificaram que a mão de obra é um dos componentes de maior participação no custo total de produção da ovinocultura – contribuindo com cerca de 25% – o que reforça essa proposição.

Conforme Oliveira e Alves (2003), pode-se citar diversas necessidades de melhoria para o fortalecimento e sustentabilidade da ovinocultura para produção de carne:

- Aumentar o índice de natalidade
- Reduzir a mortalidade de cordeiros(as) e borregos(as)
- Aperfeiçoar os métodos de melhoramento e de manejo das pastagens naturais
- Ter alternativas para alimentação e para manejo e aproveitamento das pastagens nos períodos críticos de produção forrageira

- Reduzir deficiências nutricionais dos rebanhos
- Utilizar raças e cruzamentos adaptados ao meio ambiente
- Implementar programas de melhoramento genético
- Desenvolver e/ou utilizar sistemas eficientes para o diagnóstico e/ou controle de doenças infectocontagiosas, parasitárias e da esfera reprodutiva
- Construir instalações para manejo dos ovinos em algumas situações
- Adequar o manejo alimentar dos rebanhos às várias fases do ciclo vital
- Adequar os sistemas de produção integrados com outras criações e/ou cultivos agrícolas
- Organizar comercialização, industrialização e consumo de subprodutos ovinos
- Manter a sustentabilidade das condições ecológicas e socioeconômicas das regiões de produção
- Fornecer a assistência técnica ao pequeno produtor
- Prover treinamento e capacitação técnica para técnicos e produtores
- Transferir tecnologia.

No estudo desenvolvido na região do Bioma Pampa do Rio Grande do Sul, por Viana e Silveira (2009b), os autores afirmam que a carne se tornou o principal produto de comercialização da ovinocultura nos últimos anos, porém a carne participa em média, nas propriedades analisadas, com 54% da renda bruta total, enquanto o produto lã participa com 46%. Estes dados demonstram a importância do produto lã no sistema produtivo de ovinos na metade Sul do Rio Grande do Sul, gerando receitas significativas e contribuindo para os resultados econômicos positivos na exploração de raças mistas.

Dentro desta realidade, Ribeiro (2003) caracteriza os ovinocultores da região ecológica do Sul do Rio Grande do Sul (região do Bioma Pampa) em dois grandes grupos: os produtores patronais, para os quais a ovinocultura é uma atividade que compõe o sistema de produção em conjunto com a bovinocultura de corte e alguma atividade agrícola, e os produtores familiares, que se dedicam à ovinocultura como atividade importante do seu sistema de produção, como fonte de proteína animal. Conforme Ribeiro (2003), no grupo de pecuaristas patronais, a ovinocultura tem diminuído significativamente sua importância econômica, passando a ser atividade secundária. Nesse caso, os ovinos servem para a alimentação das pessoas que residem na propriedade rural. No entanto, existem variações relevantes dentro da classificação feita por Ribeiro (2003), com a presença de grandes produtores para os quais a ovinocultura é importante fonte de renda. Nesse caso, porém, encontram-se em número bem menor do que nas décadas de 1960 a 1980. Por outro lado, o mesmo autor estima aproximadamente 10.000 pecuaristas familiares na região da Campanha e fronteira Oeste do Rio Grande do Sul (região do Bioma Pampa), abrangendo a maioria dos rebanhos da região Sul.

Mais ao Norte dessa região Sul do estado, a ovinocultura é atividade mais recente. Nessa área, o foco principal é a produção intensiva e semi-intensiva de ovinos para carne, com maior uso de tecnologia. Devido ao custo da terra e ao tamanho das propriedades, é mais frequente encontrar sistemas de produção intensivos, muitas vezes com a terminação de cordeiros em confinamento ou utilização de suplementação concentrada.

No caso do Paraná, o estado teve seus rebanhos formados sob forte influência da história gaúcha, inclusive sob o efeito da crise da lã, e atualmente conta com cerca de 600 mil animais voltados à produção de carne. A região do estado que detém o maior grupo de animais é a Centro-Sul. Em função de organizações de produtores, que tiveram sua formação e amadurecimento principalmente nessa última década, após o ano 2000 houve melhoria nas formas de comercialização e na inserção do produto carne de cordeiro no mercado consumidor. Surgiram, e expandiram-se a partir de 2003, cooperativas e associações de produtores em várias regiões do estado, como Guarapuava, Pato Branco, Cascavel, Londrina e Castro, possibilitando a colocação do produto em maior escala, com melhor qualidade e com distribuição mais regular durante o ano. Devido ao elevado valor da terra, além de tradicional e intensa exploração agrícola do estado, observa-se maior aplicação de tecnologia nos sistemas de produção de cordeiros, notadamente quanto ao uso de recursos alimentares e de manejo reprodutivo. Apesar da melhoria na organização da atividade e da recente elevação de preços pagos ao produtor, as organizações formais sofrem constantemente o efeito da falta de políticas públicas para o setor – falta de fiscalização à concorrência clandestina e elevada carga tributária, entre outras, e ainda não conseguem atender à demanda crescente do mercado consumidor.

Ainda, na região Centro-Sul do Paraná há produtores inserindo a ovinocultura nos sistemas integrados lavoura-pecuária, com a produção de cordeiros nascidos no inverno nas pastagens de aveia e azevém, e em seguida terminados por período curto de tempo em confinamento e, em seguida, o plantio de soja, milho ou feijão na agricultura de verão. Isso tem sido notado na região de Guarapuava, Reserva e nos Campos Gerais (Castro e Ponta Grossa).

Uma outra região produtora de ovinos recentemente formada no Sul do Brasil é a bacia leiteira da região Oeste de Santa Catarina. Essa bacia leiteira caracteriza-se por sistemas de produção intensiva, com elevado investimento em alimentação. Nessa região predominam pequenas propriedades, nas quais frequentemente a mão de obra é familiar. A produção de leite é realizada principalmente com animais de elevado requerimento alimentar da raça Lacaune. Um importante diferencial nesses sistemas é que a produção está vinculada à indústria. Nessa relação indústria-produtor, observa-se que há pressão de ambos os lados para que ocorram ajustes, no sentido de se adequarem os sistemas de produção, de forma que se possa obter escala de produção, redução da sazonalidade produtiva e retorno econômico.

População de ovinos

Conforme o último censo agropecuário (IBGE, 2017), existem em torno de 13,8 milhões de cabeças de ovinos no Brasil, com a maior população localizada no estado do Rio Grande do Sul (conforme levantamento da Secretaria da Agricultura, Pecuária e Desenvolvimento Rural do Rio Grande do Sul – SEAPI, 2019) que detém 3,1 milhões de animais. Os municípios que apresentam a maior população de ovinos estão localizados próximos da fronteira com o Uruguai e a Argentina e são, respectivamente, Santana do Livramento e Alegrete, ao redor de

Tabela 11.1 Municípios da região Sul do Brasil com maior população de ovinos.

Município[1]	Cabeças de ovinos (nº)
Santana do Livramento	315.303
Alegrete	201.853
Uruguaiana	157.963
Quaraí	157.045
Pinheiro Machado	116.324
Rosário do Sul	111.196
Dom Pedrito	104.033
Piratini	83.548

[1] Todos os municípios estão localizados no Bioma Pampa.
Fonte: Levantamento da Secretaria da Agricultura, Pecuária e Desenvolvimento Rural do Rio Grande do Sul – SEAPI, 2019.

315 e 202 mil cabeças (SEAPI, 2019), conforme a Tabela 11.1.

Os estados do Paraná e Santa Catarina estão em sexto e décimo segundo lugares em número de ovinos do Brasil. Esses estados apresentam uma população de 600 e 260 mil animais, respectivamente.

Nos anos 1960, a população de ovinos na região Sul superava os 17 milhões. A crise da lã fez a população decrescer, principalmente no estado do Rio Grande do Sul. Atualmente, a produção de cordeiros para carne é relativamente pequena e sazonal. Conforme dados oficiais da Secretaria da Agricultura do Rio Grande do Sul (Figura 11.1, apresentados na Câmara Setorial da Ovinocultura do estado do Rio

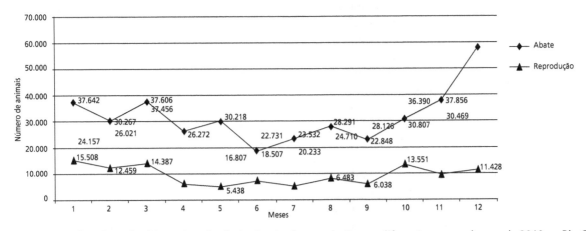

Figura 11.1 Número de ovinos abatidos e de animais destinados à reprodução nos diferentes meses do ano de 2010 no Rio Grande do Sul. (Dados oficiais não publicados, apresentados pelo médico-veterinário Roberto Moreira de Azambuja, da Divisão de Fiscalização e Defesa Sanitária Animal do Departamento de Produção Animal/Agropecuária da Secretaria da Agricultura, Pecuária e Agronegócio, à Câmara Setorial da Ovinocultura do estado do Rio Grande do Sul em março de 2011. Gráfico adaptado.)

Grande do Sul, em março, 2011 – dados não publicados), ainda existe concentração de abates de ovinos no final do ano, coincidindo com as festas natalinas.

A questão da falta de escala de produção

Quando comparada a outras cadeias produtivas, como a do frango ou a da carne bovina, percebe-se empiricamente que muitos dos problemas atualmente vivenciados na ovinocultura podem ser minimizados com o aumento da escala de produção. O abate clandestino e a venda ilegal de carne de ovinos, por exemplo, poderão ser minimizados quando houver maior escala de produção. O abate clandestino de aves e bovinos tornou-se menor quando houve aumento na escala de produção.

Essa questão está relatada de forma bem clara no trabalho de De Bortoli (2008). Esse autor entrevistou os principais atores da cadeia produtiva da ovinocultura no Rio Grande do Sul: instituições de pesquisa e ensino, produtores, setor processador/distribuidor, órgãos representativos de classe, médicos-veterinários e setor distribuidor/varejistas. Todos responderam que uma das grandes dificuldades na comercialização de carne ovina é a falta de escala de produção, ou seja, há reduzido número de animais para o abate e comercialização e com distribuição irregular ao longo do ano.

Monteiro et al. (2009) avaliaram a rentabilidade de módulos de 150 matrizes e 600 matrizes em ciclos anuais de produção de cordeiros no Paraná. Em todos os sistemas de produção estudados, o aumento da escala de produção gerou acentuando aumento na rentabilidade, entre 7 e 9%. O confinamento de cordeiros que normalmente apresentava rentabilidades negativas no estudo, por exemplo, mostrou rentabilidade de 3%, quando houve aumento do número de cordeiros abatidos. Esse resultado demonstra a importância da escala de produção na adequação dos sistemas de produção, e, consequentemente, no retorno econômico do produtor. Todavia, é importante dizer que, apesar dos resultados favoráveis demonstrados pelos autores, é preciso lembrar que o aumento do número de animais em produção não ocorre sem a elevação dos custos variáveis da atividade, e isso também deve ser considerado.

Esse resultado esclarece uma grande dúvida: onde está o principal problema dentro da cadeia produtiva da ovinocultura na região Sul? Certamente, pode-se afirmar que um dos componentes mais frágeis está dentro da propriedade. Apesar de alguns autores (Oliveira e Alves, 2003) afirmarem que um dos pontos mais frágeis da atividade está entre o produtor e a indústria, ou em aspectos referentes ao *marketing* do produto, há primeiramente a necessidade de se buscar melhorias no manejo dos animais e na gestão da produção dentro das propriedades. Dessa forma, taxas de mortalidade de cordeiro por volta de 20 a 25% e taxas de desmame ao redor de 60% deverão necessariamente ser revertidas, uma vez que o cordeiro é o principal produto. Sob esse enfoque, o produtor deve adequar o seu sistema de produção, para se obter viabilidade econômica e alcançar a sustentabilidade.

Ovinocultura para produção de lã

Conforme já mencionado, no Brasil, a trajetória do setor ovino iniciou-se principalmente pelo estado do Rio Grande do Sul em sistemas de produção extensiva, com rebanho formado fortemente pelas raças laneiras Merino, Ideal, Corriedale e Romney Marsh, as duas últimas de produção mista carne-lã. A ARCO, atualmente Associação Brasileira de Criadores de Ovinos, fundada em 1942 no Rio Grande do Sul, exerceu forte influência na ovinocultura nacional nos anos 1970. Nesse período, realizaram-se trabalhos de seleção que, aliados a esclarecimentos sobre nutrição e sanidade, elevaram a produção média de lã de 1,5 kg/animal nos anos 1940 a 3 kg/animal, na década de 1990. Assim, o primeiro programa nacional de melhoramento de ovinos, o PROMOVI (Programa de Melhoramento Genético dos Ovinos), apesar de seu alcance regional, proporcionou significativo impacto na região do Bioma Pampa. Segundo Morais (2000), o PROMOVI avaliou, dentro de fazendas, mais de 30 mil reprodutores para lã e carne entre os anos de 1977 e 1995.

Com a grave crise mundial da lã nos anos 1980 e 1990, muitos produtores buscaram se prevenir mantendo seus rebanhos (Corriedale, principalmente) em atividade mista entre a volta da produção laneira e a mudança para a carne. A crise levou ao fechamento de grandes e tradicionais cooperativas de produtores de lã. Na década de 1980, havia 24 cooperativas de lã associadas à Federação das Cooperativas de Lã (Fecolã), no Rio Grande do Sul, e atualmente apenas três estão em atividade: a Cooperativa Mauá, em Jaguarão, a Cooperativa Tejupá, em São Gabriel, e a Cooperativa de Lãs de Quaraí. As três cooperativas estão instaladas e recebem a lã principalmente dos produtores da região do Bioma Pampa. Além dessas cooperativas, existem várias barracas (casas comerciais que compram e vendem lã) na fronteira Sudoeste do Rio Grande do Sul.

A lã da raça Corriedale tem grande importância nesse mercado. Ainda hoje é a raça mais numerosa no estado do Rio Grande do Sul, responsável por 65% da lã processada pela Paramount Lansul (Revista Globo Rural, 2006). O estado comercializa, conforme comunicação pessoal da Fecolã, em torno de 9.000 a 12.000 toneladas de lã por ano (conforme IBGE, 2006 – 10.704 t de lã) e utiliza, em geral, critérios tradicionais de classificação para o produto. Além disso, muitas vezes negocia-se o preço conforme a raça do rebanho esquilado (Oliveira e Alves, 2003). A falta de medidas objetivas de avaliação certamente tem limitado o incremento da qualidade do produto pelo ovinocultor.

Ovinocultura para produção de carne

Em consequência à crise da lã ocorreram mudanças nos objetivos de produção ovina. As raças especializadas em produção de carne começaram a ser introduzidas e a estabilização econômica do Plano Real e suas consequências no mercado interno trouxeram consigo o aumento do consumo de carne ovina. Dessa forma, a produção ovina de corte passou a ser boa alternativa aos produtores (Viana e Souza, 2007).

No sistema de produção atual, a eficiência reprodutiva tornou-se um fator preponderante na busca de elevada produtividade. O resultado econômico está diretamente relacionado ao número de cordeiros abatidos no que se refere ao número de ovelhas acasaladas (Ribeiro *et al.* 2002).

Em trabalho realizado por Ribeiro *et al.* (2002), foram observados 45 rebanhos comerciais, criados em 23 municípios do Rio Grande do Sul, nos quais o manejo dos animais era realizado de forma extensiva em campo natural. Os rebanhos continham animais das raças Corriedale, Ideal, Merino Australiano, Suffolk, Texel e Hampshire Down. Na totalidade foram examinadas 27.089 ovelhas e a porcentagem de prenhes encontrada variou de 77,3 a 89,9%, com média de 81,6%. O percentual médio de ovelhas vazias foi de 18 a 20%. Esses baixos índices de prenhes são preocupantes para o atual sistema de produção, pois se refletem diretamente no número de cordeiros produzidos. Neste mesmo trabalho, Ribeiro *et al.* (2002) citam que rebanhos bem manejados, mesmo que em campo nativo, podem apresentar taxas de parição elevadas. Esses índices são semelhantes aos verificados por Alves *et al.* (1991), que encontraram valores médios de 79% de prenhes em estudo com as raças Corriedale, Romney Marsh, Suffolk e Ile de France, todas mantidas em campo nativo do Bioma Pampa.

Em revisão sobre as causas das perdas reprodutivas nos rebanhos ovinos, Silva (1992) mencionou três fatores principais que são: (a) manejo nutricional e reprodutivo deficiente; (b) mortalidade perinatal de cordeiros; e (c) enfermidades. Dentre esses, Oliveira e Moraes (1991) destacaram que a nutrição é o mais importante.

Barros *et al.* (2009) relataram que o item de maior contribuição ao custo de produção em sistemas de produção de ovinos para carne foi a alimentação (30 a 35% do custo total); no entanto, certamente é o aspecto que deve trazer o maior retorno em produtividade animal.

Rebanhos de raças especializadas para carne necessitam de maior atenção a seu manejo nutricional e, quando bem manejados, podem evidenciar altos índices de fertilidade. No sistema atual de produção, as ovelhas de raças produtoras de carne, que foram geneticamente selecionadas para a produção de cordeiros, muitas vezes podem não encontrar, nas condições extensivas de criação, o suporte nutricional adequado para manifestação de suas habilidades reprodutivas (Ribeiro *et al.*, 2002), devido a manejo mal executado, má adequação da carga animal às áreas de pastagens e ao elevado requerimento alimentar dos animais.

Historicamente no Sul do Brasil, muitos criadores de rebanhos Corriedale importaram reprodutores das raças Hampshire Down, Suffolk, Ile de France e Texel, especializadas em produção de carne, e passaram a produzir cordeiros "meio-sangue" para o abate. Outros ainda iniciaram cruzamentos absorventes com essas raças para carne, na intenção de atender ao mercado já propício a animais de corte. Nesse contexto, os requerimentos nutricionais elevaram-se e obrigatoriamente devem ser atendidos, a fim de se atingir resposta produtiva satisfatória.

O tipo de animal a ser utilizado nos diferentes sistemas de produção deve ser questionado. Segundo Souza (2003), o Bioma Pampa está profundamente identificado com a ovinocultura, região na qual a ovelha está há mais de 150 anos. Isso significa que a adaptabilidade da espécie à região está definitivamente comprovada, sendo uma questão organizacional transformar este potencial dos animais adaptados em realidade, retomando a "nova ovinocultura", voltada a atender à crescente demanda por carne de qualidade, gerando subprodutos de importância econômica relevante: a lã e a pele ovina.

Ovinocultura para produção de reprodutores

Na região Sul do Brasil observa-se um grande número de propriedades criadoras de ovinos em sistemas mais intensivos focadas na venda de reprodutores. Esse fato é reflexo da mudança do objetivo da atividade produtiva com crescente interesse pela ovinocultura para produção de carne. Nesse contexto, o produtor buscou encontrar uma opção para agregar valor à venda dos animais.

Dessa forma, pode-se questionar se o número de produtores de reprodutores não é demasiado. Entretanto, no momento, boa parte dos reprodutores está sendo vendida para fora da região Sul.

Entretanto, é importante alertar que essa forma de produção pode gerar baixa sustentabilidade da cadeia produtiva ovina a longo prazo. Nesse tipo de criação, nota-se, muitas vezes, elevada valorização do fenótipo para produção de carne, em detrimento das características adaptativas do animal. Em geral, esses animais especializados na produção de carne apresentam maior tamanho corporal e elevada demanda energética, não se adaptando, muitas vezes, ao ambiente dos sistemas de produção extensivos, predominantes na região Sul e em muitas regiões do Brasil.

Além da limitada adaptação ao ambiente e ao sistema de produção, pode estar ocorrendo, nessas propriedades, seleção de animais menos prolíficos. A valorização de animais com aparência de elevada produção de carne e acentuado ganho de peso leva à seleção daqueles provenientes de parto simples (e não de partos gemelares). Aliada à baixa prolificidade, a seleção de animais maiores, mais vigorosos e com maior peso ao nascer, pode, muitas vezes, gerar problemas de distocia ao parto.

Outro aspecto observado nessa região é que a grande procura por reprodutores e a sua supervalorização leva as várias propriedades a produzir reprodutores com reduzida pressão de seleção. Muitas vezes, basta o animal ter registro para ser, então, comercializado como reprodutor. É claro que este é um diagnóstico geral, ocorrendo importantes exceções.

De modo geral, pode-se dizer que boa parte das propriedades produtoras de reprodutores (cabanhas) atua dentro de sistemas de produção intensiva e/ou semi-intensiva. Esses produtores fazem investimento relativamente elevado em pastagem cultivada e, frequentemente, fornecem concentrado para os animais. Essas propriedades, em geral, lançam mão de ferramentas tecnológicas, principalmente relacionadas à reprodução (p. ex., diagnóstico gestacional por ultrassonografia, inseminação artificial por laparoscopia, transferência de embrião, sincronização e indução de cio etc.) e à nutrição e alimentação animal. Além disso, essas propriedades utilizam mais intensamente a mão de obra e a assistência técnica para a criação de ovinos, com cuidados especiais em casos de enfermidades, principalmente as parasitoses gastrintestinais.

Alternativas e ajustes aos sistemas de produção de ovinos da região Sul do Brasil

A compreensão e a adequação dos diferentes fatores componentes dos sistemas de produção, seja nutrição, sanidade, genética e outros, possibilitam impulsionar a produtividade e gerar sustentabilidade econômica e ambiental.

A seguir, serão apresentadas algumas informações sobre fatores que podem servir como base para a adequação dos sistemas de produção de ovinos de corte, considerando os avanços no conhecimento gerados nos últimos 12 anos a partir de trabalhos de pesquisa desenvolvidos nas Universidades Federais do Rio Grande do Sul, do Paraná e na antiga Fundação Estadual de Pesquisa Agropecuária do Rio Grande do Sul.

Sistemas de produção de cordeiros para carne

Alguns projetos de pesquisa foram realizados na Universidade Federal do Paraná com o objetivo de estudar e avaliar os sistemas de produção de ovinos em pastagens de Tifton-85, no verão, e pastagem de azevém no inverno, visando à produção da carne de cordeiro. Nos anos de 2003 a 2005, foram primeiramente avaliados quatro sistemas de terminação nas duas pastagens: 1. cordeiros foram desmamados e terminados exclusivamente em pastagem; 2. cordeiros foram mantidos junto com suas mães, e assim terminados exclusivamente em pastagem; 3. cordeiros mantidos com suas mães, e ainda suplementados diariamente com concentrado em *creep feeding*, em 1% do peso vivo (PV); 4. cordeiros desmamados e terminados em confinamento, alimentados *ad libitum* com dieta de alta densidade energética, tendo como componente volumoso a silagem de milho ou o feno de alfafa, conforme o ano.

Os resultados obtidos para desempenho e produtividade na pastagem de verão foram publicados por Poli et al. (2008), e na pastagem hibernal por Ribeiro et al. (2009a e 2009b), e estão sintetizados na Tabela 11.2.

Não foi observada diferença entre o desempenho de cordeiros terminados ao pé das mães, com ou sem a suplementação concentrada em *creep feeding*, o que pode ser justificado pela elevada disponibilidade e boa qualidade das pastagens utilizadas, que certamente favoreceram a condição nutricional das mães e sua resposta em produção de leite.

Os cordeiros que não passaram pelo desmame apresentaram bom desempenho, com ganho médio diário (GMD) entre 280 e 300 g. Esse resultado foi considerado bastante interessante, por estar bem próximo do ganho obtido por cordeiros desmamados e confinados, especialmente quando se utilizou pastagem de azevém. Destaca-se também que a idade de abate dos cordeiros que permaneceram com suas mães na pastagem foi próxima de 100 dias, semelhantemente aos do confinamento (95 dias), para ambos os estudos, respeitados os mesmos pesos médios de abate, em torno de 32 a 34 kg.

O confinamento de cordeiros desmamados tem sido comumente utilizado em várias regiões do Brasil, em especial naquelas em que a oferta de forragem é limitada na época de parição e crescimento dos cordeiros; e é tecnologia de razoável aceitação pelos produtores, apesar do investimento necessário com infraestrutura e do custo das dietas. Com esses resultados, observa-se que a presença da mãe exerce papel fundamental para cordeiros terminados em pastagem, possibilitando-lhes também boas condições sanitárias, o que será detalhado adiante. A importância da ovelha pode ser evidenciada pela acentuada diferença no desempenho entre os sistemas com e sem desmame. O desmame promoveu redução ao redor de 60% no GMD dos cordeiros em pastagens de verão e inverno, em média. Além disso, houve elevada taxa de mortalidade de cordeiros desmamados em pastagem, resultante de intensa parasitose. A produtividade animal por área foi semelhante para os sistemas estudados no verão e no inverno (Tabela 11.2). Destaca-se que o baixo GMD de cordeiros desmamados e terminados exclusivamente em pastagem foi compensado de certa forma pela maior lotação das áreas de pastagem, nesse sistema. Embora a produtividade tenha sido parcialmente equilibrada pelas diferenças na lotação, o desmame não foi ferramenta eficiente para aumentá-la.

Na análise econômica desses sistemas, produzida por Barros et al. (2009), observou-se que a mortalidade de cordeiros, quando desmamados e colocados no pasto, prejudicou a rentabilidade, devido ao menor número de animais a serem entregues para comercialização. Da mesma forma, os sistemas confinados resultaram em prejuízo econômico, com rentabilidades muito limitadas ou até negativas, principalmente por necessitarem de investimento inicial maior (infraestrutura e instalações) e devido ao maior custo de alimentação. A análise considerou o ciclo completo de produção anual de cordeiros, incluindo os custos diretos e indiretos com as matrizes e os reprodutores do rebanho.

Após o estudo dos quatro sistemas de produção, avançou-se no conhecimento por meio da avaliação dos cordeiros desmamados precocemente, ao redor

Tabela 11.2 Ganho médio diário e produtividade nos sistemas de produção de cordeiros abatidos com 32 a 34 kg de peso vivo em pastagens de verão e de inverno.[1]

		Desmame + pastagem	Sem desmame + pastagem	Creep feeding + pastagem	Desmame + confinamento
Tifton-85	GMD (kg/animal/dia)	0,107 c	0,281 b	0,282 b	0,437 a
	Idade de abate (dias)	131	101	105	94
	Produtividade (kg de PV/ha/dia)	4,21	3,37	3,34	–
Azevém	GMD (g/animal/dia)	0,115 c	0,303 b	0,294 b	0,338 a
	Idade de abate (dias)	160	106	106	96
	Produtividade (kg de PV/ha/dia)	3,46	2,19	2,52	–

[1] Avaliados no Laboratório de Produção e Pesquisa em Ovinos e Caprinos/Universidade Federal do Paraná (LAPOC/UFPR) entre 2003 e 2005.
Adaptada de Poli et al., 2008; Ribeiro et al., 2009a, b.
As letras minúsculas nas linhas diferem pelo teste de Tukey (P < 0,05). ha = hectare.

de 60 dias de idade, em pastagem predominante de azevém e sob suplementação concentrada, visando evitar as perdas já relatadas no pós-desmame. Esta seria uma alternativa para os produtores que trabalham com sistemas acelerados de produção, nos quais as ovelhas devem recuperar brevemente o seu escore de condição corporal para nova estação reprodutiva, ou ainda para produtores que trabalham com sistemas integrados lavoura-pecuária, e que não podem esperar que os cordeiros alcancem peso para abate em permanência com suas mães nas áreas de pasto de inverno. Nesse caso, eles precisam retirar os ovinos da pastagem no final do ciclo da aveia + azevém para a dessecação da área e o plantio da lavoura de verão, especialmente no caso da soja, que tem plantio precoce e, assim, têm que desmamar os cordeiros e levá-los para outras áreas de pastagens menos produtivas, que não serão utilizadas na agricultura.

Nesse contexto, submeteram-se os cordeiros no pós-desmame a crescentes níveis de suplementação com ração concentrada (20% proteína bruta na matéria seca), cujo consumo está apresentado na Tabela 11.3, fornecida diariamente em cochos distribuídos na própria pastagem.

Os resultados indicaram claramente a importância do fornecimento de um alimento de boa qualidade a esses cordeiros jovens, mostrando elevação do ganho de peso diário à medida que se aumentava a oferta de ração concentrada (Figura 11.2).

Mesmo com a elevada quantidade de ração concentrada consumida, a melhor rentabilidade nesse ano ocorreu para o sistema no qual a ração era fornecida à vontade aos cordeiros, em função do menor tempo em que eles permaneceram no sistema até o abate (Barros, 2008). Nesse estudo, verificou-se que os animais não suplementados chegaram ao peso de abate aos 198 dias, enquanto os animais que receberam ração *ad libitum* alcançaram peso de abate próximo aos 100 dias.

Entretanto, é importante que o produtor estime o retorno econômico do fornecimento do concentrado antes de fornecer ração à vontade para os cordeiros. A rentabilidade pode variar, pois está diretamente relacionada ao preço da ração, ao ganho de peso estimado dos cordeiros e ao preço pago pelo cordeiro no abate.

A seguir, são apresentados os ganhos obtidos com cordeiros da raça Suffolk suplementados com diferentes quantidades diárias de concentrado em pastagem de Tifton-85.

Tabela 11.3 Consumo de ração concentrada de cordeiros desmamados em sistemas de terminação com níveis de suplementação (% de peso vivo dos animais).

Variáveis	Níveis de suplementação		
	0,9%	1,8%	Ad libitum
Consumo médio de ração (kg/animal/dia)	0,201	0,432	0,881
Consumo total de ração (kg/animal)	16,75	36,79	51,99

Adaptada de Barros, 2008.

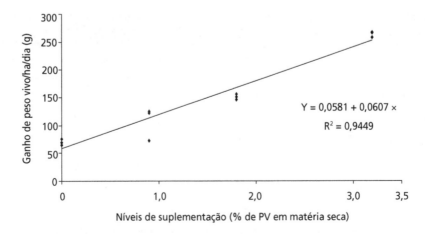

Figura 11.2 Ganho médio diário (kg de PV/dia) dos cordeiros desmamados terminados em pastagem de azevém, sob níveis crescentes de suplementação concentrada. Adaptada de Barros, 2008. PV = peso vivo.

Nos Campos Gerais do Paraná e em algumas regiões do Sudeste brasileiro, em função da perda de cordeiros a campo por parasitoses, os produtores fazem adequações ao seu sistema de produção, mantendo os cordeiros sem nenhum acesso ao pasto, e liberando as ovelhas à pastagem durante o dia. Na intenção de avaliar esse sistema e validá-lo, foram comparados: 1. os cordeiros desmamados e terminados em pastagem de azevém com suplementação concentrada a 2% do PV/dia; 2. os cordeiros desmamados e terminados em confinamento total; e 3. incluindo dessa vez a técnica proposta de amamentação interrompida (ou controlada) para os cordeiros mantidos em confinamento, ou seja, as ovelhas saíam ao pasto durante o dia e retornavam à noite ao aprisco, junto aos cordeiros. Os resultados de desempenho animal obtidos nesse estudo são relatados por Fernandes et al. (2007), e apresentados na Tabela 11.4.

O sistema com desmame, apesar da suplementação ofertada em pastagem, apresentou menor GMD e, em consequência, resultou em maior idade de abate dos cordeiros. Mesmo assim, com ganho acima de 200 g por dia e abate aos 116 dias, certamente se pode obter produto interessante dos pontos de vista econômico e de qualidade. Destaca-se que, em confinamento, cordeiros que foram mantidos em amamentação interrompida apresentaram maior GMD que os desmamados confinados. Isso mostrou que a ovelha influenciou muito positivamente o desempenho dos cordeiros nos sistemas em confinamento, mesmo sob a condição de amamentação interrompida. Portanto, é possível considerar essa estratégia na ovinocultura para o Sul do Brasil, pela eficiência na terminação de cordeiros confinados.

O fato de a presença da mãe demonstrar efeito tão marcante nos resultados de desempenho animal, e ainda pelo seu ótimo resultado econômico por vários anos, quando comparado aos sistemas com desmame, foram avaliados novamente alguns sistemas sem desmame, com a inclusão de uma nova proposta denominada *creep grazing*. O *creep grazing* é um sistema de alimentação privativa aos animais jovens, ao qual as mães não têm acesso e no qual o alimento é uma pastagem que oferta forragem de melhor qualidade que a da pastagem principal.

Foram estudados os sistemas alimentares: 1. cordeiros terminados ao pé da mãe sem acesso à suplementação privativa; 2. cordeiros terminados ao pé da mãe com suplementação concentrada a 2% do peso vivo (PV)/dia em *creep feeding*; 3. cordeiros terminados ao pé da mãe com acesso livre à forragem suplementar em *creep grazing*. O experimento foi estabelecido em pastagem de Tifton-85 sobressemeada com azevém. A leguminosa trevo-branco (*Trifolium repens*) foi utilizada como forrageira suplementar aos cordeiros em *creep grazing*.

Os sistemas com suplementação em *creep feeding* e *creep grazing* proporcionaram aos cordeiros desempenho individual bastante satisfatório, próximo a 300 g por dia. Isso possibilitou alcançar o peso estabelecido para o abate dos animais em idade muito jovem, ao redor de 80 dias (Tabela 11.5). É importante destacar que o trevo exerceu papel nutricional semelhante ao suplemento com ração concentrada em *creep feeding*, modelo já bastante conhecido dos produtores brasileiros, mostrando a mesma resposta produtiva. Além disso, os cordeiros que tinham acesso ao *creep grazing* apresentaram boa condição sanitária (Ferreira, 2009) com inferior contagem de ovos por grama de fezes, conforme detalhado na Figura 11.3.

Quando se mensurou o tempo de pastejo dos cordeiros nesses sistemas, verificou-se que os não suplementados permaneceram mais tempo (53,7% do

Tabela 11.4 Desempenho individual nos sistemas de produção de cordeiros abatidos com 36 kg de peso vivo em pastagem e confinamento.

Variáveis	Sistemas[1]		
	Pastagem + suplementação concentrada	Confinamento + desmame	Confinamento + amamentação interrompida
Ganho médio diário (kg/animal/dia)	0,238 c	0,367 b	0,445 a
Idade de abate (dias)	116	92	79

[1] Avaliados no Laboratório de Produção e Pesquisa em Ovinos e Caprinos/Universidade Federal do Paraná (LAPOC/UFPR) entre setembro de 2006 e janeiro de 2007. Adaptada de Fernandes et al., 2007.
As letras minúsculas nas linhas diferem pelo teste de Tukey (P < 0,05).

tempo diurno) para atender a suas exigências nutricionais, enquanto a suplementação em *creep feeding* resultou em diminuição do tempo de pastejo (26,7%). O tempo de pastejo diferiu (P < 0,05) entre os três sistemas de produção, sendo superior para os cordeiros não suplementados (6 h e 30 min) e inferior para os cordeiros suplementados em *creep feeding* (4 h e 30 min).

No caso dos cordeiros suplementados com trevo-branco em *creep grazing*, o tempo de alimentação foi intermediário (5 h e 50 min), e o pastejo de trevo branco representou quase 50% do tempo total de pastejo, indicando o potencial de uso dessa forrageira para cordeiros, os quais acessavam de forma tranquila e constante essas áreas de pasto. Pode-se afirmar também que os cordeiros demonstram balancear a sua dieta, de forma a não apresentar problemas de timpanismo pelo excesso de pastejo no trevo-branco.

No que se refere à infecção parasitária, que é grande preocupação para a ovinocultura, e para a qual não há como os produtores não estarem atentos e efetuarem frequentes ajustes, alguns resultados da pesquisa estão aqui compilados.

Salgado (2011) comparou a infecção parasitária de cordeiros em sete sistemas de produção, entre estes que foram relatados anteriormente (Figura 11.3), e relata que os cordeiros confinados e desmamados e sob amamentação controlada não diferiram (p > 0,05) em contagem de ovos por grama de fezes (OPG). Na pastagem, cordeiros desmamados precocemente que não foram suplementados apresentaram os maiores valores (P < 0,05) de OPG e a pior condição corporal, o que ocasionou alto índice de anemia e maior custo com aplicação de anti-helmínticos. Os cordeiros terminados ao pé das mães e não suplementados foram semelhantes (P > 0,05) quanto aos parâmetros de infecção parasitária (OPG, escore de condição corporal, grau Famacha) aos cordeiros desmamados e suplementados.

Na Figura 11.3, pode-se observar um panorama da contagem de OPG dos cordeiros nos diferentes sistemas em 60 dias de monitoramento da infecção parasitária.

Aprofundando o estudo da condição nutricional de cordeiros, Fernandes *et al.* (2009) e Fernandes (2010) avaliaram no verão de 2008/2009, em pastagens de Tifton-85, a condição metabólica de cordeiros desmamados e não desmamados.

Esses autores observaram que, de fato, o baixo desempenho de cordeiros desmamados e não suplementados é acompanhado por um perfil metabólico que indica condição nutricional inadequada, relacionados ao metabolismo energético e principalmente proteico dos cordeiros, representada por baixos níveis de albumina e creatinina séricas e reduzida de glicose. Níveis máximos de síntese de albumina podem ser alcançados, quando as necessidades de aminoácidos são plenamente atendidas, o que caracteriza uma via metabólica importante (Caldeira, 2005).

Por essa pesquisa, concluiu-se que havendo necessidade do desmame dos cordeiros dentro do sistema de produção, como ocorre em regiões nas quais se planeja a estação reprodutiva em épocas diferentes da tradicional monta outonal, ou no caso dos modelos acelerados de parição, recomenda-se sempre a suplementação para os cordeiros, por constituir estratégia eficiente em melhorar a condição metabólica de cordeiros que foram desmamados precocemente.

Além dos ajustes que visam obter melhoria da produtividade, há que se observar também as adequações necessárias para alcançar um produto de qualidade. Muitas vezes, os produtores poderão perder oportunidades comerciais por não apresentarem ao mercado o produto almejado. Os principais aspectos

Tabela 11.5 Ganho médio diário e produtividade nos sistemas de produção de cordeiros abatidos com 32 a 34 kg de peso vivo sem e com suplementação em *creep feeding* e *creep grazing*.[1]

Pastagem	Variáveis	Sistemas		
		Sem suplementação	Creep feeding	Creep grazing
Azevém + Tifton-85	GMD (kg/animal/dia)	0,204 b	0,308 a	0,274 a
	Idade de abate (dias)	95	81	89
	Produtividade (kg de PV/ha/dia)	1,8	2,4	2,4

[1] Avaliados no Laboratório de Produção e Pesquisa em Ovinos e Caprinos/Universidade Federal do Paraná (LAPOC/UFPR) em 2007. Adaptada de Ribeiro *et al.*, 2008; Silva *et al.*, 2009.
As letras minúsculas nas linhas diferem pelo teste de Tukey (P < 0,05). ha = hectare.

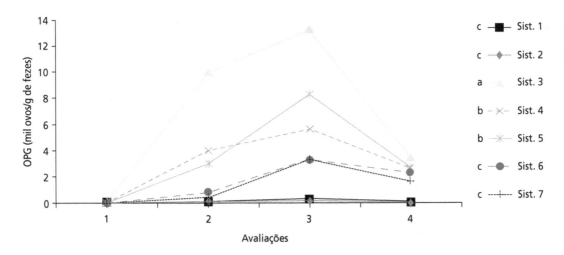

Figura 11.3 Oscilação das médias (não transformadas) de OPG de cordeiros em sete sistemas de produção nas quatro avaliações. As letras ao lado da legenda representam a comparação entre médias transformadas para log (x +1). Sistemas de produção: 1. cordeiros desmamados e terminados em confinamento; 2. cordeiros terminados em confinamento com acesso à amamentação controlada diurna; 3. cordeiros desmamados e terminados em pastagem sem suplementação; 4. cordeiros desmamados e terminados em pastagem com suplementação concentrada a 2% do peso vivo (PV) em matéria seca; 5. cordeiros terminados ao pé da mãe em pastagem, sem suplementação; 6. cordeiros terminados ao pé da mãe em pastagem com suplementação concentrada em *creep feeding*; 7. cordeiros terminados ao pé da mãe em pastagem com acesso *ad libitum* ao *creep grazing* com trevo-branco. Adaptada de Salgado, 2011. OPG = ovos por grama de fezes.

que, em geral, são considerados para alcançar a qualidade são: peso mínimo de abate, rendimento das carcaças e características de terminação dos animais, como a cobertura de gordura, eventualmente mensurada pelo escore de condição corporal e idade do animal. Neste caso, alguns aspectos sobre a qualidade do produto final também foram estudados nessas pesquisas em diferentes sistemas de produção e são relatados a seguir.

Como se pode verificar na Tabela 11.6, os cordeiros que permaneceram com suas mães, recebendo suplementação em *creep feeding*, apresentaram pesos de gordura subcutânea semelhantes (P > 0,05) aos cordeiros confinados. Todavia, a quantidade de gordura desses foi superior (P < 0,05) à dos cordeiros que também permaneceram com suas mães, mas não foram suplementados em *creep feeding*. Os cordeiros que foram desmamados jovens (55 dias em média) não mostraram carcaça em boa condição de comercialização, apesar de serem abatidos ao mesmo peso médio dos cordeiros não desmamados ou dos confinados.

No caso dos cordeiros desmamados e mantidos em pastagem, observou-se um efeito linear e positivo com o aumento da suplementação concentrada (P < 0,05) sobre os pesos e rendimentos de carcaça, e sobre as compacidades da perna e carcaça. A suplementação também proporcionou aumento no peso dos cortes nobres, lombo e pernil, e permitiu a obtenção de carcaças com melhor estado de engorduramento e conformação, conforme a Tabela 11.7.

Quando foi avaliada a possibilidade de uso de *creep grazing* em paralelo ao *creep feeding* para a produção dos cordeiros, verificou-se que o escore de condição corporal antes do abate e outras características quantitativas das carcaças destes não foram afetados pelos sistemas de terminação, conforme se nota na Tabela 11.8; assim, como não foram afetados os escores da conformação e da cobertura de gordura das mesmas.

Dessa forma, para a região Sul do Brasil, no que se refere às carcaças para a comercialização, pode-se considerar a alternativa de uso de *creep grazing*, assim como do *creep feeding*, devido às boas e semelhantes características de conformação e gordura de cobertura nesses sistemas.

Entre os 12 sistemas avaliados por Barros (2008), levando em consideração os preços praticados no estado do Paraná em 2007, as maiores rentabilidades foram obtidas nos sistemas nos quais os cordeiros terminaram ao pé das mães e não foram suplementados, com resultado econômico final positivo com rentabilidade de 5%, considerando-se, na simulação, o tamanho de módulo em 150 matrizes. Os cordeiros desmamados e terminados em confinamento, especialmente quando a dieta era à base de feno de alfafa

Tabela 11.6 Rendimento de carcaça fria, escore de condição corporal ao abate e características relacionadas ao teor de gordura das carcaças de cordeiros abatidos com 32 a 34 kg de peso vivo terminados em pastagem de inverno entre 2003 e 2005 no LAPOC/UFPR.

Variáveis	Sistemas			
	Desmame + pastagem	Sem desmame + pastagem	Creep feeding + pastagem	Desmame + confinamento
Rendimento de carcaça fria (%)	40,0 b	45,3 a	47,2 a	45,0 a
Escore de condição corporal ao abate (1 a 5)	2,1 b	3,2 a	3,0 a	3,3 a
Estado de engorduramento (1 a 5)	1,1 b	2,6 a	3,2 a	2,8 a
Gordura subcutânea do lombo (g)	28,7 b	79,4 a	85,5 a	96,6 a
Gordura subcutânea da perna (g)	55,0 c	121,7 b	160,0 a	152,2 a

Adaptada de Ribeiro *et al.* 2009b; Fernandes, 2008.
LAPOC/UFPR = Laboratório de Produção e Pesquisa em Ovinos e Caprinos/Universidade Federal do Paraná.
As letras minúsculas nas linhas diferem pelo teste de Tukey (P < 0,05).

Tabela 11.7 Médias estimadas e equações de regressão para conformação e estado de engorduramento.[1]

Variáveis	Níveis de suplementação (% peso vivo)				Equação	R2
	0%	0,9%	1,8%	Ad libitum		
Conformação de carcaça	1,80 bc	1,63 c	2,58 b	3,47 a	Y = 1,53 + 0,60X	0,86
Estado de engorduramento	1,12 b	2,24 ab	2,91 a	3,61 a	Y = 1,47 + 0,71X	0,84

[1] Avaliação visual, notas de 1 = muito magra, a 5 = muito gorda, da carcaça de cordeiros terminados em pasto com níveis de suplementação concentrada. Adaptada de Ribeiro, 2010.
Médias seguidas de letras diferentes na mesma linha diferem pelo teste de Tukey (P < 0,05). R2 = coeficiente de determinação.

e concentrado, e os cordeiros desmamados terminados em pasto resultaram em prejuízo.

Viana e Silveira (2009b) comentam que as despesas com pessoal, representadas pelas mãos de obra permanente e ocasional, encargos sociais e serviços de esquila, são o grupo de custos com maior percentual sobre o custo variável, oscilando de 40 a 57% no custo operacional. Dentro do custo com pessoal se destacam as despesas com a mão de obra permanente, fator de produção indispensável ao desenvolvimento da atividade, porém o fator mais oneroso.

No estudo de Barros (2008) em módulos de 150 animais, os itens com maior percentual de participação no custo operacional efetivo, em ordem decrescente, foram: mão de obra (31%), alimentação (24%), conservação de benfeitorias, máquinas e equipamentos (11%), sanidade (10%) impostos e taxas (4%).

Isso ressalta, novamente, a importância da eficiência do uso da mão de obra nas propriedades, componente muitas vezes pouco considerado pelos criadores. Isto não significa remunerar pouco a mão de obra, mas utilizá-la eficientemente.

Além da mão de obra, verificou-se claramente a necessidade de um bom uso da pastagem e da suplementação alimentar para o sucesso na criação de cordeiros para carne. Os resultados, tanto em produtividade animal quanto em rentabilidade, foram bastante dependentes da alimentação, e isso deveria ser considerado em qualquer sistema. Isso reforça a importância do planejamento dentro de cada propriedade a fim de adequar o sistema de produção.

Considerações finais

Existem importantes avanços do conhecimento na direção do aprimoramento dos sistemas de produção de ovinos para carne na região Sul do Brasil. Vários estudos demonstram a notável resposta que os ovinos apresentam devido à variação do sistema de produção, principalmente relacionados à qualidade da alimentação. Neles, também se verifica o papel fundamental da ovelha-mãe no crescimento do cordeiro.

Um ponto-chave para a adequação dos sistemas de produção de ovinos é a necessidade do uso eficiente da mão de obra. A pessoa que trabalha com ovinos deve conhecer o manejo e gostar de trabalhar com eles. Essa eficiência passa por um planejamento e determinação de objetivos claros dentro da propriedade.

Tabela 11.8 Médias e desvios-padrão das características da carcaça de cordeiros lactentes terminados em pasto de azevém com ou sem suplementação.[1]

Variáveis	Cordeiros sem suplementação	Cordeiros suplementados em *creep feeding*	Cordeiros suplementados em *creep grazing*
Peso vivo inicial (kg)	18,41 ± 2,63	16,96 ± 3,86	17,33 ± 3,07
Peso vivo final (kg)	34,04 ± 1,37	33,04 ± 0,29	33,17 ± 1,31
Escore de condição corporal (1 a 5)	2,4 ± 0,25	2,7 ± 0,18	2,6 ± 0,51
Peso de corpo vazio (kg)	29,43 ± 1,97	28,63 ± 0,58	29,24 ± 1,79
Peso de carcaça quente (kg)	16,2 ± 2,11	15,71 ± 0,65	16,16 ± 1,52
Rendimento de carcaça quente (%)	47,47 ± 4,46	47,78 ± 1,98	48,67 ± 3,43
Peso de carcaça fria (kg)	15,85 ± 2,06	15,13 ± 1,61	15,93 ± 1,48
Rendimento de carcaça fria (%)	46,44 ± 4,29	46,03 ± 4,84	47,99 ± 3,17
Rendimento verdadeiro (%)	54,91 ± 4,03	54,88 ± 2,25	55,18 ± 2,48
Perda de peso por resfriamento (%)	2,16 ± 1,37	3,86 ± 0,99	1,37 ± 0,78
Conformação da carcaça (1 a 5)	2,3 ± 0,65	2,9 ± 0,10	2,7 ± 0,50
Estado de engorduramento da carcaça (1 a 5)	2,6 ± 0,62	2,4 ± 0,37	2,9 ± 0,74

[1] Não houve diferença significativa ($P \geq 0,05$) entre as variáveis avaliadas.
Adaptada de Ribeiro *et al.*, 2008; Silva *et al.*, 2009.

Referências bibliográficas

ALVES, L.C., NEVES, J.P.; LUZ, S.L.N. Avaliação da ultra-sonografia abdominal para diagnóstico de gestação em ovelhas. In: CONGRESSO BRASILEIRO DE REPRODUÇÃO ANIMAL, 1991. Belo Horizonte, MG. **Resumos...**, Belo Horizonte. Colégio Brasileiro de Reprodução Animal, p. 398, 1991. 470p.

BARROS, C.S. **Análise econômica de sistemas de produção de ovinos para carne**. Dissertação (Mestrado em Ciências Veterinárias) – Universidade Federal do Paraná, Curitiba, 2008. 144p.

BARROS, C.S. et al. Resultado econômico da produção de ovinos para carne em pasto de azevém e confinamento. **Acta Scientiarum. Animal Sciences**. v. 31, n. 1, p. 77-85, 2009.

BOFILL, F.J. **A reestruturação da ovinocultura gaúcha**. Guaíba: Livraria e Editora Agropecuária, 1996. 137p.

CALDEIRA, R.M. Monitorização da adequação do plano alimentar e do estado nutricional em ovelhas. **Revista Portuguesa de Ciências Veterinárias**. v.100, p.125-139, 2005.

DE BORTOLI, E.C. **O mercado de carne ovina no Rio Grande do Sul sob a ótica de diversos agentes**. Dissertação (Mestrado) – Programa de Pós--graduação em Agronegócios, Universidade Federal do Rio Grande do Sul, Porto Alegre, p. 140, 2008.

FERNANDES, M.A.M. **Composição tecidual da carcaça e perfil de ácidos graxos da carne de cordeiros em sistemas de terminação em pasto e confinamento**. Dissertação (Mestrado) – Programa de Pós-graduação em Ciências Veterinárias, Universidade Federal do Paraná, Curitiba, 2008. 111 p.

FERNANDES, S.R. **Perfis bioquímicos, hematológicos e características de carcaça de cordeiros em diferentes sistemas de terminação**. Dissertação (Mestrado) – Programa de Pós-graduação em Ciências Veterinárias, Universidade Federal do Paraná, Curitiba, 2010. 90 p.

FERNANDES, S.R et al. Desempenho, condição corporal ao abate e medidas quantitativas e subjetivas da carcaça de cordeiros em três sistemas de terminação. In: REUNIÃO ANUAL DA SOCIEDADE BRASILEIRA DE ZOOTECNIA, 44, 2007, Jaboticabal. **Anais...**, Jaboticabal: Sociedade Brasileira de Zootecnia, 2007. CD ROM.

FERNANDES, S.R. et al. Impacto do desmame e da suplementação concentrada sobre o perfil metabólico de cordeiros terminados em pastagem. In: Reunião Anual da Sociedade Brasileira de Zootecnia, 46, 2009, Maringá. **Anais...**, Maringá: Sociedade Brasileira de Zootecnia, 2009. CD ROM.

FERREIRA, F.S. **Sistema de produção de cordeiros ao pé da mãe e sua influência sobre a resposta produtiva das ovelhas em pastagem**. Dissertação (Mestrado em Ciências Veterinárias) – Programa de Pós-graduação em Ciências Veterinárias, Universidade Federal do Paraná, Curitiba, 2009.

IBGE – FUNDAÇÃO INSTITUTO BRASILEIRO DE GEOGRAFIA E ESTATÍSTICAS 2006. Disponível em: http://www.ibge.gov.br/home/estatistica/economia/agropecuaria/censoagro/2006/agropecuario.pdf Acesso em 06/07/2011.

IBGE – FUNDAÇÃO INSTITUTO BRASILEIRO DE GEOGRAFIA E ESTATÍSTICAS 2009. Disponível em: http://www.ibge.gov.br/home/estatistica/economia/ppm/2009/tabelas_pdf/tab17.pdf.Acesso em 05/07/2011.

MONTEIRO, A.L.G.; BARROS, C.S. DE; PRADO, O.R. Gestão e controle de custos nos sistemas de produção de ovinos e caprinos. In: MONTEIRO, A.L.G. et al. (eds.). Simpósio Paranaense de Ovinocultura, XIV, **Anais...**, UFPR, Curitiba, 2009. CD ROM.

MORAIS, O. O melhoramento genético dos ovinos no Brasil: situação atual e perspectivas para o futuro. In: III Simpósio Nacional de Melhoramento Animal (eds. Nunes IJ, Madalena FE & Silva MA), **Anais...**, SBMA, Belo Horizonte, MG, p. 266-272, 2000.

OLIVEIRA, A.C. **Mortalidade perinatal de ovinos no Rio Grande do Sul referência especial ao diagnóstico**. Dissertação (Mestrado) – Programa de Pós-graduação em Ciências Veterinárias, Universidade Federal de Santa Maria, Santa Maria, 1978. 74 p.

OLIVEIRA, N.M.; ALVES S.R.S. Sistemas de criação de ovinos nos ambientes ecológicos do sul do Rio Grande do Sul. In: **Sistemas de criação de ovinos nos ambientes ecológicos do sul do Rio Grande do Sul** (ed. Oliveira NM). Embrapa Pecuária Sul: Bagé, p. 13-19, 2003.

OLIVEIRA, N.M.; MORAES J.C.F. Age and flock structure on the reproductive performance of Corriedale ewes in southers Brazil. **Revista Brasileira de Reprodução Animal**, n. 15, p.133-143, 1991.

PEREIRA NETO, O. (ed.) **Práticas em ovinocultura: ferramentas para o sucesso**. SENAR -- RS, Porto Alegre, 2004, 146p.

POLI, C.H.E. C. et al. Produção de ovinos de corte em quatro sistemas de produção. **Revista Brasileira de Zootecnia**, v. 37, n. 4, p. 666-673, 2008.

REVISTA GLOBO RURAL. Agronegócios: temporada quente. 2006 Disponível em: http://revistagloborural.globo.com. Acesso em 06/07/2006.

RIBEIRO, C. Importância sócio-econômica da ovinocultura. In: OLIVEIRA, N.M. (ed.) **Sistemas de criação de ovinos nos ambientes ecológicos do sul do Rio Grande do Sul**. Embrapa Pecuária Sul: Bagé, p. 21-24, 2003.

RIBEIRO, L.A.O.; GREGORY, R.M.; MATTOS, R.C. Prenhez em rebanhos ovinos do Rio Grande do Sul-Brasil. **Ciência Rural**, v. 32, n. 4, p. 637-641, 2002.

RIBEIRO, T.M.D. **Produção intensiva de cordeiros Suffolk em pastagem com ou sem desmama e comportamento seletivo de ovelhas Coopworth em pastejo**. Tese (Doutorado) – Programa de Pós-graduação em Zootecnia, Universidade Estadual Paulista, Botucatu, 2010. 91p.

RIBEIRO, T.M.D. et al. Sistemas de suplementação de cordeiros terminados ao pé da mãe na pastagem de azevém. In: REUNIÃO ANUAL DA SOCIEDADE BRASILEIRA DE ZOOTECNIA, 45. **Anais...**, Lavras: Sociedade Brasileira de Zootecnia, 2008. CD ROM.

RIBEIRO, T.M.D et al. Características da pastagem de azevém e produtividade de cordeiros em pastejo. **Revista Brasileira de Zootecnia**. v. 38, n. 3, p. 580-587, 2009a.

RIBEIRO, T.M.D. et al. Desempenho animal e características das carcaças de cordeiros em quatro sistemas de produção. **Revista Brasileira de Saúde e Produção Animal**. v. 10, 366-378, 2009b.

SALGADO, J.A. **Sistemas de produção de cordeiros e seu efeito na infecção por helmintos gastrintestinais**. Dissertação (Mestrado) – Programa de Pós-graduação em Ciências Veterinárias, Universidade Federal do Paraná, Curitiba, 2011. 66p.

SILVA, M.G.B et al. O desmame e a suplementação de cordeiros e seu comportamento diário em Tifton-85. In: Reunião Anual da Sociedade Brasileira de Zootecnia, 46, **Anais...**, 2009, Maringá-PR, 2009. CD ROM.

SILVA, C.A.M. **Reproductive wastage in sheep**. Universidade Federal de Santa Maria, Santa Maria, 1992. 45p.

SILVEIRA, H.S. **Coordenação na cadeia produtiva de ovinocultura: o caso do Conselho Regulador Herval Premium**. Dissertação (Mestrado) – Programa de Pós-graduação em Zootecnia, Universidade Federal do Rio Grande do Sul, Porto Alegre, p. 107, 2005.

SOUZA, F.A. Cordeiro Herval Premium – Organizando a oferta. In: III SINCORTE. EMEPA, **Anais...**, João Pessoa, 2003. CD ROM.

VIANA, J.G.A.; SOUZA R.S. Comportamento dos preços dos produtos derivados da Ovinocultura no Rio Grande do Sul no período de 1973 a 2005. **Ciência Agrotécnica**. p. 191-199, 2007.

VIANA, J.G.A.; SILVEIRA V.C.P. Cadeia produtiva da ovinocultura no Rio Grande do Sul: um estudo descritivo. **Revista em Agronegócios e Meio Ambiente**. v. 2, p. 9 -20, 2009a.

VIANA, J.G.A.; SILVEIRA, V.C.P. Análise econômica da ovinocultura: estudo de caso na Metade Sul do Rio Grande do Sul, Brasil. **Ciência Rural**. v. 39, p. 1176-1181, 2009b.

Capítulo 12

Sistemas de Produção de Ovinos nas Regiões Centro-Oeste e Sudeste

José Alexandre Agiova da Costa[1] e Carmen Iara Mazzoni Gonzalez[2]

Introdução

A ovinocultura se caracterizou ao longo do tempo como atividade de subsistência, porque os ovinos são animais que fornecem lã e leite, além de carne e pele, o que propicia segurança aos núcleos familiares. Foi assim também no Brasil da época da colonização até a consolidação da nação brasileira. Desenvolveu-se especialmente no Nordeste e no Rio Grande do Sul, e para os gaúchos, por causa do mercado da lã, tornou-se a fonte pagadora das despesas correntes em muitas estâncias. Nas regiões Centro-Oeste e Sudeste a ovinocultura se desenvolve, nos últimos anos, como uma atividade empresarial, especializada na produção de carne. Segundo Costa (2007), esta mudança se deve a dois fatores cruciais, o surgimento de um nicho específico de mercado orientado para produtos de qualidade, e o fator globalização, que permitiu aos produtores terem conhecimento da importância dessa atividade em outros países, como Nova Zelândia, Austrália e África do Sul. A qualidade da carne ovina foi percebida também pelos consumidores brasileiros em viagens de estudo e turismo em que conheceram, além desses países, os países tradicionalmente produtores da Europa.

Segundo Medeiros e Brisola (2009) há, no entanto, necessidade de profissionalização e fortalecimento da cadeia produtiva por meio de vetores de indução mais eficazes que via mercado. Dentre esses vetores, o aumento de escala de produção (aumento dos rebanhos), a especificidade de ativos (instalações, equipamentos especializados, raças especializadas, padronização de carcaça, qualidade), a frequência (regularidade e garantia de suprimento) e os relacionados à incerteza da transação (possibilidade de ações oportunistas, incerteza quanto a preços) que interferem nas transações entre produtores e a indústria da carne e do leite.

Muitas das barreiras tecnológicas à produção de ovinos estão sendo vencidas devido a mudanças no contexto produtivo, que tornaram o ovino o componente animal em diversos sistemas de produção; entretanto, para a viabilização econômica da atividade exige-se manejo especializado (Costa et al., 2011). As alternativas tecnológicas e gerenciais passam pelo aumento de eficiência no uso da terra, pela intensificação do uso das pastagens disponíveis na propriedade e pela introdução de ovinos em sistemas agrossilvipastoris. Também são alternativas tecnológicas as tradicionais na criação de ovinos, a intensificação pelo uso de grãos, principalmente no Sudeste em virtude do valor da terra, e pelo uso do pastejo misto com bovinos no Centro-Oeste, pela tradição da criação de bovinos de corte. A produtividade das criações pode ser incrementada por meio da seleção de ovelhas de raças ou grupos raciais com reprodução distribuída ao longo do ano, o uso de cruzamentos industriais, além da produção de produ-

---
[1] Pesquisador da Embrapa Caprinos e Ovinos, Núcleo Regional Centro-Oeste – Campo Grande – MS.
[2] Pesquisadora da Empresa de Pesquisa Agropecuária da Paraíba – João Pessoa – PB.

tos com denominação de origem. Na indústria, os cortes especiais, o melhor aproveitamento industrial da carne produzida e a apresentação dos produtos são alternativas para conquistar o consumidor.

Sistemas de produção ovina

A exploração de ovinos é uma opção viável e rentável não somente para pequenos e médios produtores, mas também para grandes pecuaristas. Não exige altos investimentos em infraestrutura e na aquisição de animais, além de proporcionar alta renda por hectare explorado (Costa e Gonzalez, 2011). Entretanto, um dos pontos cruciais nessa atividade está baseado na necessidade de implantação de um sistema de cria, recria e terminação sustentável. Segundo Costa *et al.* (2012), a curva de crescimento das forrageiras difere entre e dentro das distintas regiões do Brasil, afetando todas as etapas da produção; seria importante, então, que a disponibilidade de forragem coincidisse com as exigências nutricionais das diferentes categorias, como ovelhas, cordeiros, borregas e carneiros para resolver o problema causado pela sazonalidade na sua produção. No entanto, a disponibilidade de forragem à ovelha gestante, etapa fisiológica crítica na criação, coincide com o declínio da quantidade e qualidade da pastagem na estação de monta de outono, ou mesmo para cordeiros em terminação, quando utilizada a monta de primavera (outubro a dezembro). Nesse sentido, a produção ovina em pastejo misto com bovinos ou em sistemas integrados são boas opções para o Centro-Oeste. A produção intensiva, com pastagens subtropicais irrigadas, em sistemas integrados com cafeicultura ou fruticultura, ou mesmo o confinamento, são boas opções para o Sudeste. Como característica comum, existe a necessidade de práticas de manejo que controlem a verminose, promovam a melhoria da qualidade da dieta, incluindo o uso de suplementação, e explorem as reações fisiológicas naturais dos animais, como o emprego do *flushing*.

Diferenças das condições edafoclimáticas

Na região Centro-Oeste, os solos originam-se de espessas camadas de sedimentos que datam do Terciário. São, em geral, profundos, azonados, de cor vermelha ou vermelho-amarelada, porosos, permeáveis, bem drenados e, por isso, intensamente lixiviados. Em sua textura predomina a fração areia, vindo em seguida a argila e por último o silte. Eles são, portanto, predominantemente arenosos, arenoargilosos, argiloarenosos ou, eventualmente, argilosos. Sua capacidade de retenção de água é relativamente baixa. O teor de matéria orgânica desses solos é pequeno, ficando entre 3 e 5%. Como o clima é sazonal, com um longo período de seca, a decomposição do húmus é lenta (Zoneamento Ecológico-Econômico do Mato Grosso do Sul, 2010).

Quanto às suas características químicas, eles são bastante ácidos, com pH que pode variar de menos de 4 a pouco mais que 5. Esta forte acidez decorre em boa parte dos altos níveis de Al^{3+}, o que os torna aluminotóxicos para a maioria das plantas agrícolas. Por serem distróficos, exigem correção da acidez e fertilização para o cultivo de grãos ou outras culturas de expressão.

Em áreas extensas, os solos predominantes no Mato Grosso são os latossolos vermelho-escuros, vermelho-amarelos e podzólicos amarelos, apropriados à produção de culturas. Em Mato Grosso do Sul, além dos latossolos ocorrem frequentemente neossolos quartzarênicos, mais arenosos portanto, e mais indicados às atividades pastoris e silvicultura. Em Goiás e no Distrito Federal, também os latossolos são frequentes, mas ocorrem neossolos litólicos na divisa de Goiás com o Tocantins, e planossolos háplicos espalhados a leste, norte e oeste.

O relevo é suavemente ondulado a ondulado distribuído em planaltos e vales na maior parte do território, o que facilita a mecanização, ocorrendo também chapadões, vales e serras baixas. O solo montanhoso ocupa aproximadamente 5% do relevo, o relevo ondulado em torno de 30%, sendo maior em Goiás. Essas características favoráveis de topografia aumentam a possibilidade de sistemas integrados de produção de ovinos (integração lavoura-pecuária, lavoura-pecuária-floresta e sistemas silvipastoris).

Na região Centro-Oeste, o período das águas é de outubro a maio, ocorrendo de 80 a 95% das chuvas. A pluviosidade é superior no Mato Grosso, sendo 2.500 milímetros no Norte e 2.000 milímetros no Centro-Norte. No Sul do Mato Grosso, no Mato Grosso do Sul, em Goiás e no Distrito Federal a pluviosidade é menor, estando em torno de 1.500 milímetros. O período seco é de aproximadamente 5 meses para a região Centro-Oeste como um todo, sendo menor ao Norte de Mato Grosso, com duração de 2 a 3 meses (junho, julho, agosto).

As temperaturas médias mínimas estão entre 15 e 17º C em junho/julho e entre 30 e 33º C em outubro/novembro.

Dadas essas características edafoclimáticas, aos solos intemperizados ou pobres, ao clima tropical úmido a semiúmido, com altas temperaturas médias, as plantas forrageiras tropicais são as utilizadas, especialmente as braquiárias, as mais adaptadas a essa condição. Introduzida na década de 1950, a espécie dominante nas pastagens cultivadas foi a *Brachiaria decumbens,* gradualmente substituída por cultivares de *B. brizantha.* Ainda presente em áreas significativas, a *decumbens,* pela sua alta palatabilidade para ovinos, leva a casos de fotossensibilização. Isso ocorre principalmente na rebrota (início do período das águas), quando a fotossensibilização pode ser mais problemática na desmama de cordeiros. No entanto, existem extensas áreas formadas de capim-marandu, cultivar lançado no mercado pela Embrapa Gado de Corte há 26 anos, por muitos anos a espécie alternativa à *decumbens.* Com capim-marandu são menos frequentes os casos de fotossensibilização, que além dessa característica possui maior valor nutritivo e é resistente às cigarrinhas típicas de pastagem, um problema que afeta as pastagens formadas de decumbens. Atualmente, cerca de 60% das áreas de pastagens, 75 milhões de hectares, são formadas de *B. brizantha* cvs. Marandu e Xaraés; a participação da cv. Piatã está crescendo, principalmente como componente de sistemas integrados de produção. O capim-piatã tem maior valor nutricional que os demais cultivares de brizanta e produz 36% das folhas no período seco, facilitando o manejo na época de escassez de forragem. Espécies e cultivares de *Panicum maximum* são também utilizados, porém de forma mais restrita pela exigência de solos mais férteis e profundos. Dentre os cultivares semeados, Tanzânia e Mombaça são os mais comuns. Para os locais de solos rasos, pedregosos ou menos férteis, porém, o capim-massai (*P. maximum* × *P. infestus*) e o capim--andropógon (*Andropogun gayanus*) são opções adequadas aos sistemas de produção.

Em áreas de solos mais férteis e com melhor distribuição de chuvas, cultivares de *P. maximum* podem ser usados, entretanto, são mais indicados a ovinos o capim--tanzânia, pelo alto valor nutricional e o capim-massai (*P. maximum* × *P. infestus*) pela menor exigência em fertilidade do solo e porte baixo, que facilita o manejo. O capim-mombaça é de manejo difícil para ovinos, sendo mais usado para as práticas de conservação, em sistemas semi-intensivos ou intensivos de produção.

Como grande parte desses solos são arenosos ou arenoargilosos (até 30% de argila), uma leguminosa que se adapta bem em consórcio com as braquiárias é o Estilosantes Campo Grande (*Stylosanthes capita* e *S. macrocephala*). Este não deve, porém, ultrapassar 40% da massa fresca de forragem presente na pastagem.

Na região Sudeste os solos predominantes são os de horizonte B textural, latossólico ou incipiente. Os solos mais comuns nas regiões montanhosas são os latossolos, cambissolos e litossolos nas encostas, gleissolos, aluviais e podzólicos no sopés, planossolos nas planícies litorâneas, e orgânicos nas depressões. Nas regiões de planaltos e depressões, predominam os latossolos vermelho-amarelo e vermelho-escuro de baixa fertilidade natural, distróficos ou álicos, formados de arenito sobre basalto, assentado sobre arenito, o que lhe confere fragilidade potencial para erosão hídrica. O teor de argila varia de 25 a 32%. Em São Paulo, são utilizados em grande parte com culturas e atividade pecuária e, em Minas Gerais, com pecuária (Triângulo Mineiro, Norte de Minas).

A região Sudeste é a que apresenta o relevo de maiores contrastes entre as regiões brasileiras, caracterizando-se por colinas com topos aplainados, tabulares, e declividade média de 10 a 20%. As regiões montanhosas cobrem 32,3% do estado de Minas Gerais e 21,2% do estado de São Paulo.

A Serra do Mar, que corta o litoral de São Paulo e também grande parte do litoral do Rio de Janeiro, é formação do Complexo Cristalino Brasileiro, com solos formados de granitos e gnaisses do Pré-cambriano. É constituída de planaltos, seguidos de escarpas de solos rasos e planícies sedimentares. Em alguns trechos existem serras marginais com 500 a 1.000 m sobre o planalto. No estado do Rio de Janeiro, a Serra do Mar é conhecida como Serra dos Órgãos, local em que atinge altitudes superiores a 2.000 m.

O Espírito Santo é formado de duas regiões distintas, a faixa litorânea, denominada Baixada Espirotossantense, que ocupa 40% do território e a Serras do Castelo, onde se localiza o Pico da Bandeira com 2.892 m, e a Serra do Caparaó, na divisa com Minas Gerais. Essa formação fisiográfica é denominada Mar de Morros. Atrás da serra está o planalto onde se localiza Belo Horizonte, com 600 a 650 m de altitude na maior parte do território. Na divisa de Minas Gerais, São Paulo e Rio de Janeiro está a Serra da Mantiqueira, onde se localiza o Pico das Gomeiras, com 2.068 m, a divisa natural dos três estados. O clima predominante é o tropical de altitude, sujeito a geadas.

Na região Sudeste, na faixa litorânea a precipitação está em torno de 3.000 mm/ano, diminuindo no sentido Sul-Norte, sendo de 1.500 mm no Noroeste

Paulista e Triângulo Mineiro. Nessas sub-regiões, o período chuvoso é de outubro a abril, em que ocorrem 70% das chuvas, e o período seco (inverno) corresponde a cinco meses. Nas regiões serranas não há período de seca bem definido. Nos estados do Rio de Janeiro e Espírito Santo chove entre 1.000 e 1.500 mm.

No Centro-Oeste de Minas Gerais, as condições climáticas assemelham-se às da região Centro-Oeste, principalmente às de Goiás, com um período seco que se estende por cinco meses. Na região Norte, divisa com a Bahia, o clima é semiárido, chegando a 7 meses o período seco. Práticas de conservação de forragem e suplementação devem ser intensificadas, o que faz, muitas vezes, com que o produtor opte pela terminação em confinamento.

Em extensas áreas da região Sudeste, como na região Sul de Minas Gerais e serranas de São Paulo e Rio de Janeiro, as temperaturas médias anuais estão abaixo de 20°C, com temperaturas mínimas em julho inferiores a 10°C. A intensificação de pastagens subtropicais e temperadas confere uma opção interessante para a terminação de cordeiros, com um período de utilização em torno de três meses, pois possuem valor nutricional maior que as tropicais. Nas regiões serranas, as propriedades rurais são geralmente menores, em terrenos acidentados que se tornam boa opção para a ovinocultura.

As temperaturas médias em junho/julho para Minas Gerais e São Paulo (planalto) estão entre 11 e 14°C e para Rio de Janeiro e Espírito Santo (nível do mar), entre 18 e 19°C. Em janeiro/fevereiro, respectivamente, para os mesmos locais, as temperaturas médias são de 27 a 29°C e de 30 a 32°C. Nas regiões planálticas e na Depressão Periférica de São Paulo, as temperaturas médias anuais estão na faixa de 20 a 24°C, ou superiores. O clima é caracterizado como tropical. As estratégias um, dois e três, do tópico Sistema semi-intensivo de produção descritas neste capítulo se encaixam bem, com menor necessidade de adaptação aos sistemas atualmente em uso nas propriedades.

Dadas essas características edafoclimáticas tão discrepantes entre as regiões serranas e planálticas, as possibilidades de exploração ovina permitem empregar múltiplos sistemas de produção.

Nas regiões serranas do Sudeste há criações de cabras leiteiras, inclusive há cabras naturalizadas nas áreas montanhosas do Espírito Santo. A criação de ovinos de leite e carne para produção de queijos de montanha e pratos típicos de carne de cordeiro, inseridos em roteiros de ecoturismo e turismo rural, pode ser ampliada. Esses sistemas de produção devem considerar mais a qualidade do produto do que a quantidade produzida. Nesses locais, o acesso dos ovinos à vegetação nativa (gramíneas e herbáceas) deveria ser investigado pela pesquisa agropecuária, de forma a caracterizar o ambiente de produção em que são obtidos esses produtos nobres, destinados a consumidores exigentes quanto à qualidade dos produtos consumidos.

Nas áreas de clima tropical ou subtropical úmido, que propiciam valores elevados de forragem, é possível o aumento da lotação animal, que pode estar associada ao sistema de pastejo rotacionado e à utilização de insumos (adubos e corretivos). As áreas propiciam a mecanização intensa e há resíduos industriais de alto valor nutricional disponíveis no comércio, para uso em regime de nutrição intensiva. Há, porém, de atentar para o clima favorável para a produtividade de forragem dessas sub-regiões, também favorável ao desenvolvimento e sobrevivência das larvas de helmintos durante o ano todo, o que acarreta problemas sanitários e mortes (Bueno et al., 2008a).

As forrageiras mais indicadas a essas condições são aquelas de hábito estolonífero (prostrado), como Coast Cross, Tiftons e Estrelas (gênero *Cynodon*), Pangola (gênero *Digitaria*) e Pensacola (*Paspalum notataum var. saurae*). As leguminosas que podem ser utilizadas, entre outras, são: centrosema (*Centrosema pubescens*), soja perene (*Neonotonia wightii*), guandu (*Cajanus cajan*) e leucena (*Leucena leucocephala*), sendo os dois últimos para corte (Favoretto, 1990).

Em qualquer sistema escolhido, as estratégias de terminação devem contar com a abundância de produção de forragem na primavera e verão e a terminação dos cordeiros com suplementação, em pastagens livres de vermes. As adaptações locais devem ser feitas quando necessárias.

Sistema extensivo de produção

Cerca de 50% de toda a produção mundial de carne e leite são provenientes de ambientes pastoris. No Brasil, a pecuária de corte baseia-se principalmente no uso de gramíneas tropicais, e o crescimento da ovinocultura em regiões tradicionalmente produtoras de bovinos naturalmente direciona esses rebanhos ao pastejo. A produção extensiva tem como principal vantagem o menor custo, principalmente pela substituição dos gastos com alimentos concentrados, combustíveis e mão de obra, e pelo processo de colheita da forragem via pastejo. Também tem sido associada às melhores condições de bem-estar animal e à oferta de produtos considerados orgânicos ou naturais. O desempenho animal a pasto é menor, sendo típico de locais em que o valor do custo da terra é menor. Este é ainda o sistema predominante na região Centro-Oeste. Para esse sistema recomenda-se a criação de ovinos adaptados às adversidades edafoclimáticas locais, que apresentem ganhos de peso satisfatórios nessas condições, possuam resistência às doenças inerentes à espécie e menor incidência de endoparasitas, mantendo boa capacidade reprodutiva (Reis, 2010). Nesse sistema, como as áreas exploradas são maiores ou utilizadas em conjunto com outras espécies de animais domésticos e até mesmo silvestres, ocorre menor reinfestação por parasitas gastrintestinais, principalmente pela espécie *Haemonchus contortus*.

O volume e o valor nutricional da forragem disponível na fazenda são determinantes para o melhor desempenho ovino. O conceito do planejamento forrageiro deve ser entendido e aceito pelos produtores, o que significa produzir volumosos durante o ano todo para o rebanho, em pastagens ou como forragem conservada (pasto diferido, silagens, fenos) ou em capineiras, preferencialmente compostas de leguminosas. A intensificação parcial da produção com uso de corretivos (calcário e gesso agrícola) e fertilizantes também é possível. Geralmente utiliza-se a espécie forrageira presente na propriedade e se buscam as alternativas já citadas para complementar as estratégias para produção de forragem.

O hábito de pastejo dos ovinos são primordialmente as folhas da parte mais alta da planta. Este fato favorece ao animal escolher as partes mais tenras e palatáveis, sendo por isto uma espécie de pastejo bastante seletivo. Entretanto, em função dessa forma de apreensão da forragem, quando submetidos ao manejo de lotação rotacionada superior a 7 dias, os ovinos podem promover o rebaixamento excessivo, acarretando a degradação da pastagem. Sendo assim, as forrageiras mais indicadas são aquelas que suportam o manejo baixo e apresentam intensa capacidade de rebrota em suas gemas basais, além de possuírem um sistema radicular bem desenvolvido, garantindo boa fixação ao solo (Santos *et al.*, 2008).

Outro aspecto importante é que os ovinos apresentam comportamento extremamente gregário, isto é, movimentam-se em grupo e dificilmente exploram a pastagem de forma isolada. Isto, muitas vezes, leva à necessidade de subdivisão dos piquetes para melhor aproveitamento do pasto. O sistema de pastejo rotacionado é particularmente vantajoso, quando utilizado com esses animais, pois diminuem as áreas de rejeição.

No Sudeste, as espécies ou cultivares forrageiras indicadas são principalmente as subtropicais (*Cynodon*, digitárias e paspaluns) e, no Centro-Oeste, os tropicais de alta plasticidade fenotípica (braquiárias), ou seja, aquelas que se moldam ao pastejo em menor altura.

Essas gramíneas, por se adaptarem às condições edafoclimáticas e serem de fácil manejo em condições extensivas, são de fato as mais utilizadas. Entretanto, em função do crescimento prostrado, formam uma massa vegetal densa que, mesmo quando rebaixada, impede a penetração da radiação solar e propicia um microclima favorável à sobrevivência das larvas infectantes dos helmintos. O uso de forrageiras de maior porte e hábito de crescimento cespitoso (touceiras de porte ereto) é comum com bovinos e ainda é pouco frequente na exploração ovina, porque essas forrageiras apresentam maior dificuldade de manejo devido ao porte alto. Entretanto, a arquitetura de sua forma mais aberta possibilita maior insolação e ventilação ao ambiente, reduzindo a infestação de helmintos no seu extrato superior, parte preferencial de pastejo pelos ovinos (Santos *et al.*, 2008). Se convenientemente manejadas, as espécies de porte ereto podem ser utilizadas para os ovinos, sendo necessário apenas que sejam oferecidas as folhas para proporcionar uma dieta de maior valor nutricional.

Um ponto importante no pastejo animal diz respeito ao manejo das pastagens, o qual deve respeitar dois aspectos: a obtenção de forragem, em níveis elevados de qualidade e quantidade, e a manutenção de uma reduzida carga parasitária de ovos e larvas de helmintos. A taxa de lotação e o percentual de aproveitamento da forragem em uma pastagem influenciam diretamente o índice de contaminação por nematódeos, considerado um dos maiores entraves da ovinocultura (Poli *et al.*, 2008).

O sistema de pastejo rotacionado permite melhor aproveitamento da forragem, e pode diminuir a infestação parasitária, se o tempo de ocupação for inferior a 7 dias e o de retorno ao piquete maior que 21 dias, por evitar autoinfestação pela ingestão das larvas infestantes L3, eclodidas das fezes provenientes dos próprios animais em pastejo. Períodos de ocupação de 3 a 4 dias permitem a ingestão de forragem de maior qualidade e evitam pisoteio excessivo, especialmente nos períodos chuvosos. Dessa maneira, quando a população de larvas infestantes se tornar significativa, os animais terão saído do piquete, cuja forragem estará bastante rebaixada, ficando as larvas sem hospedeiros e expostas às intempéries climáticas, como a radiação solar e ventos (Torres, 2008).

Sistema semi-intensivo de produção

Os sistemas semi-intensivos caracterizam-se geralmente pela fase de cria sendo realizada a pasto e a terminação de cordeiros em sistemas a pasto com suplementação ou em confinamento. Os custos serão menores quanto maior for a participação de áreas de pastejo no sistema.

Com a finalidade de estudar o efeito de um período mais longo de ocupação no pasto foi desenvolvido um experimento na fazenda Modelo, da Embrapa-Núcleo Regional Centro-Oeste para Caprinos e Ovinos, onde dois lotes de 19 borregos mestiços, com idades entre 6 meses e 1 ano foram mantidos a campo, de meados de maio a início de setembro (período seco) de 2011, e suplementados com ração a 3% do peso vivo. A suplementação a campo foi alta porque a área não foi preparada para receber os cordeiros, as pastagens não foram vedadas e também não foram descontaminadas. O sistema de pastejo foi contínuo revezado em dois piquetes, um formado de *Brachiaria decumbens* e capim-massai (piquete 1) e outro de capim-marandu e *Brachiaria brizantha*-B6 (piquete 2), com ocupação de 7 dias em cada pastagem. Foram realizados nove testes de contagem de ovos por grama (OPG), em intervalos de 14 dias, durante o experimento. Os resultados estão na Tabela 12.1.

A vermifugação no início do período experimental foi realizada em todos os animais e foi efetiva, mesmo quando mantidos em pastagens altamente contaminadas. Em coleta no meio do período seco (8 de agosto), observou-se aumento da carga parasitária de alguns animais, ocasionado pela chuva. A quantidade de chuva foi pequena, apenas 6 mm, mas suficiente para ativar larvas hipobióticas, embora não tenha sido suficiente para qualquer rebrota na pastagem. Assim, há evidências de que, nas condições de clima tropical do Centro-Oeste, o ajuste de manejo para a terminação de cordeiros a campo, no período seco, favorece as condições de saúde dos ovinos.

No Centro-Oeste, sistemas semi-intensivos podem ser planejados com mudanças na estação de monta, de forma que esta ocorra em dezembro, com ovelhas sincronizadas, ou classificadas por escore de condição corporal, de forma a proporcionar concentração de partos e, em consequência, de desmame, destinando os cordeiros para sistemas semi-intensivos de terminação a pasto. A ideia é que se tenha a monta no período de fartura de pasto, aumentando a eficiência reprodutiva do rebanho com custos baixos de produção, e que os cordeiros nasçam e sejam terminados no período seco, desfavorável aos nematódeos gastrintestinais, viabilizando a terminação a campo. Dessa

Tabela 12.1 Médias de ovos por grama (OPG) de borregos mestiços terminados a campo em pastagens tropicais no período seco. Embrapa – Núcleo Regional Centro-Oeste para Caprinos e Ovinos, Campo Grande – MS.

Avaliação de OPG	OPG (média ± desv)	
	Piquete 1	Piquete 2
	B.decumbense e Capim-massai	B. brizanthaB6 e Capim-marandu
27/maio/2011[1]	2.568 ± 2.830	1.637 ± 2.269
14/jun/2011	3.163 ± 2.655	2.389 ± 2.521
27/jun/2011	105 ± 112	137 ± 191
08/jul/2011	368 ± 554	131 ± 123
25/jul/2011	621 ± 524	226 ± 294
08/ago/2011[2]	932 ± 804	668 ± 620
22/ago/2011	121 ± 147	158 ± 256
05/set/2011	179 ± 243	353 ± 504

[1] Tratamento com vermífugo.
[2] Chuva de 6 mm.

Fonte: Gonzalez e Costa (resultados preliminares obtidos em 2012 do Núcleo Regional Centro-Oeste para Caprinos e Ovinos e ainda não publicados).

forma, tem-se um sistema novo e particular, adaptado às condições climáticas do Centro-Oeste, que pode ser executado com capim braquiária, respeitando também as características de solo da região, os quais são, em geral, menos férteis que os da região Sudeste.

Seguindo essa linha de trabalho, Catto et al. (2011) terminaram cordeiros desmamados, provenientes de ovelhas mantidas em sistema semi-intensivo de produção a pasto, mantidas o ano todo em capim-marandu. As infecções de nematódeos gastrintestinais foram monitoradas por OPG, sendo as ovelhas classificadas em resistentes, intermediárias e sensíveis (alto, médio e baixo OPG). Dois sistemas de terminação foram utilizados, confinamento e pasto diferido de capim-piatã, sendo engordados tanto machos quanto fêmeas. A suplementação foi na proporção de 2% do peso vivo. Os animais mantidos a pasto permaneceram em pastagem vedada ao uso com ovinos por um período de seis meses, sendo temporariamente pastejada por bovinos para manter a qualidade no outono. Os resultados estão nas Tabelas 12.2 e 12.3.

Os cordeiros mantidos em *creep feeding* ganharam mais peso durante a amamentação, desmamaram com 3 kg a mais que os mantidos sem *creep feeding*, e mantiveram essa diferença até o abate. A fase de terminação, com a suplementação restrita a 2% do peso vivo, levou a resultados semelhantes em termos de ganho de peso, mostrando que sistemas de terminação a pasto funcionam bem no período seco, desde que as pastagens estejam descontaminadas.

Nos casos em que se trabalha com duas estações de monta, a primeira pode ser antecipada para dezembro (verão), como descrito anteriormente, sendo a segunda planejada para o outono, em março, período

Tabela 12.2 Médias de ganho de peso diário de cordeiros do grupo genético pantaneiro terminados em confinamento e a pasto vedado, com e sem *creep feeding* provenientes de lotes formados de ovelhas resistentes (RR), intermediárias (RS) e sensíveis (SS). Embrapa – Núcleo Regional Centro-Oeste para Caprinos e Ovinos, Campo Grande – MS.

Cordeiros		n	Médias de ganho de peso diário (g ± EP)	
			Amamentação	Terminação
Lotes de ovelhas	RR	34	172 ± 0,03 a	158 ± 0,07 a
	RS	35	156 ± 0,02 a	151 ± 0,07 a
	SS	28	176 ± 0,04 a	173 ± 0,08 a
Cria	Com *creep*	55	179 ± 4,1 a	167 ± 5,7 a
	Sem *creep*	42	152 ± 5,2 b	169 ± 5,6 a
Terminação	Pasto	50	168 ± 5,3 a	167 ± 5,7 a
	Confinamento	47	164 ± 5,6 a	169 ± 5,6 a

EP = erro-padrão; n = número de cordeiros (machos e fêmeas). A média na linha seguida de letras diferentes diferem entre si pelo teste de Tukey (P < 0,05).
Adaptada de Catto et al., 2011.

Tabela 12.3 Médias de OPG de cordeiros do grupo genético pantaneiro terminados em confinamento e a pasto vedado, com e sem *creep feeding*, provenientes de lotes formados de ovelhas selecionadas como resistentes (RR), intermediárias (RS) e sensíveis (SS). Embrapa – Núcleo Regional Centro-Oeste para caprinos e ovinos, Campo Grande – MS.

Cordeiros		n	Médias de OPG (± EP)	
			Amamentação	Terminação
Lotes de ovelhas	RR	34	4.026 ± 668 a	228 ± 57 a
	RS	35	7.098 ± 1.169 a	705 ± 334 a
	SS	28	7.731 ± 1.504 a	264 ± 62 a
Cria	Com *creep*	55	4.872 ± 542 a	380 ± 171 a
	Sem *creep*	42	7.076 ± 1068 a	348 ± 70 a
Terminação	Pasto	50	5.971 ± 1011 a	561 ± 148 a
	Confinamento	47	6.863 ± 970 a	185 ± 142 b

EP = erro-padrão; n = número de cordeiros (machos e fêmeas); a = média na linha seguidas de letras diferentes diferem entre si pelo teste de Tukey (P < 0,05).
Adaptada de Catto et al., 2011.

de maior concentração natural de ovelhas em estro, e ainda com abundância de forragem. O parto ocorre em agosto, em meio ao período seco e os cordeiros são terminados para as festas de fim de ano. Nesse caso, as primíparas e as ovelhas vazias, que não emprenharam na primeira estação de monta, são preparadas com *flushing*, em pastagens ou com suplemento no cocho, e devem receber suplementação novamente pelo menos no terço final da gestação, porque nesse período as pastagens não crescem. O desmame e a terminação podem seguir os mesmos sistemas de terminação citados a seguir, evitando-se, porém, que sejam feitos em pastagens infestadas de vermes, pois é o início do período das águas.

Estratégias para a terminação de cordeiros

- *Terminação dos cordeiros ao pé da mãe e suplementação em* creep feeding *(cocho privativo) ou* creep grazing *(pastagem para cordeiros)*. O *creep feeding* é uma estratégia de suplementação alimentar fornecida durante a fase de cria, que tem como principal objetivo o desmame de cordeiros mais pesados. A suplementação inicia-se com 10 a 15 dias, e se prolonga até a venda para abate, que ocorre em torno de 4 a 5 meses, com os cordeiros pesando entre 32 e 35 kg. Em muitos casos, os animais pousam encerrados para evitar ataque de predadores. Para a alimentação no cocho, os concentrados energético-proteicos variam na sua formulação de 16 a 20% de PB a 65 a 80% de NDT, sendo fornecidos à vontade ou restritos a 1 a 2% do peso vivo (Costa *et al.*, 2012)

Um exemplo de um sistema semelhante a esse, vemos na Fazenda Água Clara, no município de Anaurilândia/MS, localizada na divisa com São Paulo, em que cordeiros pastam com as mães em pastagem formada de braquiária, e são alimentados em sistema de *creep feeding* duas vezes ao dia. A terminação se dá em confinamento, usando a mesma estrutura que foi utilizada em *creep feeding* (Figura 12.1)

Em regiões subtropicais de inverno frio, pastagens temperadas são a base do *creep grazing*; as gramíneas utilizadas podem ser azevém e aveia, consorciadas com leguminosas como trevos. Essas pastagens de maior valor nutricional são acessadas somente pelos cordeiros, como ocorre no *creep feeding*, permitindo a terminação exclusiva a pasto (Poli *et al.*, 2008; Ribeiro *et al.*, 2009)

Em regiões tropicais, o acesso de cordeiros às pastagens formadas de leguminosas tropicais e gramíneas em consórcio para pastejo direto, se não permite a terminação exclusiva dos cordeiros a pasto, pode diminuir o impacto negativo da lactação na ovelha, principalmente nas primíparas, porque esse sistema substitui parcialmente o leite materno fornecido ao cordeiro. Pesquisas com leguminosas tropicais para desmame de cordeiros em *creep grazing* devem ser realizadas para se comparar o custo-benefício deste sistema de terminação com a terminação com suplementação a pasto

- *Terminação em sistemas de ILP*. Esta estratégia inclui a produção de pasto em sistemas de integração lavoura-pecuária (ILP), em que o pasto

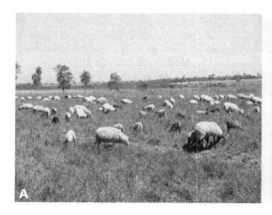 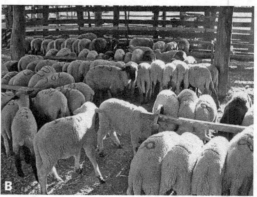

Figura 12.1 A. Ovelhas e cordeiros cruzadas *Suffolk* a pasto e alimentados em *creep feeding*, oriundos de uma segunda estação de monta. **B.** Lotes de cordeiros em terminação em confinamento, oriundos da primeira estação de monta (abril de 2008). Anaurilândia – MS.

é plantado consorciado com milho na safra (outubro-novembro) ou após o cultivo de soja ou feijão na safrinha (março). Os consórcios de milho com braquiária, denominados Sistema Santa Fé (Embrapa Arroz e Feijão) são bem adaptados, podendo haver o plantio da cultura e do pasto em conjunto. Ressalta-se que para o sucesso no plantio, em caso de atraso na germinação ou desenvolvimento do milho, é necessário utilizar subdosagem de herbicida para conter o desenvolvimento do pasto (nicossulfurom de 0,6 a 0,8 ℓ/ha). As pastagens formadas após cultura da soja ou feijão não devem ser semeadas depois de 10 de março na região Centro-Oeste, para garantir as últimas chuvas no seu desenvolvimento. Na região Sudeste, a safrinha não deve atrasar por causa das baixas temperaturas, principalmente noturnas, ou nos locais mais frios pode ser utilizada com gramíneas e leguminosas de estação fria, podendo ou não ser exploradas em *creep grazing*. Um fator importante para o sucesso da terminação dos cordeiros em pastagens formadas de ILP é que permanecem vedadas ao pastejo ovino por 8 a 9 meses, proporcionando o uso de pastagens novas, ou seja, de alto valor nutricional e com baixa infestação parasitária para os cordeiros. Os cordeiros são suplementados em 1 a 2% PV, sendo terminados aos 5 meses, com peso de abate entre 28 e 32 kg

- *Terminação em pastagem vedada.* Outra opção ainda é a terminação em pastagem vedada ao pastejo ovino. Isso significa que essa pastagem pode ser utilizada para o pastejo de outras espécies, como bovinos de corte ou leiteiros, equinos ou muares, porque em grande parte os parasitas gastrintestinais são espécie-específicos, não sendo os mesmos que infestam os cordeiros. Neste caso, os animais devem ser retirados pelo menos 2 meses antes da entrada dos cordeiros para que haja rebrota, mesmo que lenta no período seco, mas com forragem de alto valor nutricional. Uma grande vantagem dessa estratégia é que pode ser adotada em qualquer propriedade rural, pois sempre há a possibilidade de se fechar algum piquete para a terminação dos cordeiros, dando flexibilidade ao manejo tanto nas pequenas como nas grandes propriedades. Geralmente não é necessário dosificar durante a terminação a pasto, bastando a vermifugação antes da entrada na pastagem

- *Terminação em confinamento.* A terminação de cordeiros neste sistema acarreta investimentos adicionais, principalmente na construção de instalações e armazenamento de alimentação de qualidade. Desta forma, é de suma importância o trabalho com ovinos de grupos raciais que tenham produtividade satisfatória e dotados de genética para corresponder ao nível nutricional das dietas oferecidas, isto é, boa conversão alimentar, altas taxas de crescimento muscular e adequada deposição de gordura. Estes objetivos só serão alcançados pela interação entre genética, alimentação e manejo. A ração completa deve ser oferecida à vontade aos animais, pelo menos 2 vezes ao dia, e a mão de obra deve estar capacitada para entender a necessidade de cumprimento dos cronogramas e da higienização das instalações para garantir a saúde e os ganhos de peso dos cordeiros. Os cordeiros geralmente são desmamados aos 60 a 70 dias, em torno de 18 a 20 kg e recebem dieta balanceada para ganhos médios diários de 250 g.

Utilizando um sistema superprecoce para terminação de cordeiros, Bueno *et al.* (2008b) consideram ganhos adequados aqueles acima de 250 g/dia. Animais desmamados aos 40 a 60 dias, com peso inicial entre 14 e 17 kg, atingem peso de abate de 28 a 35 kg em torno de 60 dias de confinamento. A conversão alimentar está entre 3 e 3,5 kg matéria seca:1 kg de PV. A relação volumoso:concentrado deve ser de 60:40, com uma dieta balanceada com 14 a 17% de proteína bruta, 73 a 78% de nutrientes digestíveis totais, 0,5% de cálcio e 0,25% de potássio na matéria seca total.

Pastejo misto bovino-ovino

Atualmente, é crescente o uso do pastejo consorciado com ovinos e bovinos. É uma prática que beneficia muito os ovinos, pois diminui a ingestão de larvas infestantes presentes no pasto, além de facilitar o manejo da pastagem. Os ovinos exercem um pastejo mais seletivo e os bovinos o homogeneízam, ou seja, baixam a pastagem de forma mais uniforme, especialmente quando pastejando panicuns (capim-tanzânia e capim-massai), que ficam como uma oferta de forragem a mais para o retorno dos ovinos. Na Figura 12.2, vemos a comparação de piquetes de capim-massai, utilizados lado a lado em pastejo rotacionado, por ovinos e bovinos. Nota-se que o piquete utilizado pelos ovinos (B) está menos uniforme, com touceiras altas e baixas, formando áreas de rejeição ao pastejo, inclusive com estruturas de florescimento, que, se não pastejadas pelos bovinos ficarão ainda mais heterogêneas. Este pastejo associado, além de facilitar o manejo da pastagem, contribui também para menor infestação de verminose, porque as espécies de parasitos gastrintestinais são bastante específicas. O pastejo pelos bovinos diminui a população de *Haemonchus contortus* na pastagem, devido à ingestão das larvas, porém sem sofrerem danos com elas. Essa é uma prática que se dissemina no Centro-Oeste e pode ser uma forma de desenvolvimento da ovinocultura na região, já que existem sistemas implantados de criação de bovinos de corte e leite, ou ainda os de duplo propósito.

No pastejo misto, a proporção recomendada é de cinco ovelhas para cada unidade animal (UA = 450 kg de PV). Considerando que onde se cria uma vaca (= 1 UA) podem-se criar cinco ovelhas (Carvalho *et al.*, 2004). Tomando como exemplo uma propriedade de 500 ha, com 20% de reserva legal e 5% destinados à infraestrutura e às áreas de preservação permanente, restariam 375 ha para a exploração animal. Se utilizados 200 ha para cria, ou seja, 100 vacas e 500 ovelhas, seria possível engordar 80 bezerros (taxa de desmame de 80%) e 450 cordeiros (taxa de desmame de 90%). A produção somente de carne bovina anual seria de 29.200 kg, se engordados 160 bezerros na propriedade, ou de 146 kg/ha/ano, o que ao preço de R$ 90,00/arroba, daria uma margem bruta de R$ 87.600,00 em 2 anos ou R$ 43.800,00 anuais. Se metade da área fosse dedicada à produção conjunta, a contribuição da exploração ovina seria de 450 cordeiros/ano, que produziria 13.500 kg em 87,5 ha, em 5 meses. A arroba do cordeiro está historicamente em R$ 120,00 no Centro-Oeste, o que geraria receita de R$ 54.000,00/ano. Então, metade da produção bovina geraria R$ 21.900,00 e a produção ovina mais R$ 54.000,00, totalizando R$ 75.900,00/ano, ou seja, uma receita bruta 40% maior com a produção conjunta. Esta é uma simulação simples que visa comparar o potencial produtivo da ovinocultura, mas fornece alguma base de comparação que permite expressar o ganho potencial da ovinocultura na produção de carne. Na região Sudeste, pelos melhores preços tanto da arroba de carne bovina quanto ovina, as margens seriam mais expressivas, fazendo com que, muitas vezes, esse tipo de exploração viabilizasse as pequenas propriedades.

As condições de clima tropical ou subtropical úmido, característico da região Sudeste, impõem a necessidade de uma exploração intensiva das áreas destinadas à produção de forragem. As pastagens devem ter boa aceitabilidade pelos ovinos e atender a critérios como disponibilidade de forragem entre 7 e 11 kg de matéria seca/cabeça, respectivamente para períodos de ocupação entre 3 e 5 dias e de rebrota entre 20 e 35 dias e ser preferencialmente constituídas de gramíneas de portes médio a baixo, com altura inferior ou mantidas abaixo de 1 m. Deve ser feita a manutenção de níveis de fertilidade de solo adequados às exigências da forrageira utilizada, por meio de adubações em épocas estratégicas, como no final do período das chuvas, com vedação de pasto no outono (Santos *et al.*, 2010).

O período de repouso entre 25 e 40 dias encontra fundamento no ciclo de crescimento da forrageira. Após o rebaixamento acentuado, com desfolha quase total, e resíduo com altura média de 15 cm, a planta forrageira necessita, durante o período "das chuvas", de 25 a 28 dias para crescer e restabelecer a quanti-

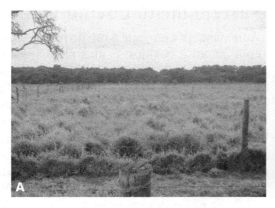 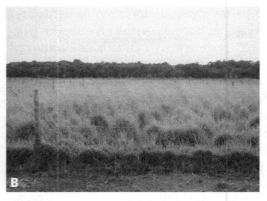

Figura 12.2 Pastagem de capim-massai manejada em pastejo rotacionado. **A.** Pastagem utilizada por bovinos, pronta para ser utilizada por cordeiros, na altura de 50 a 60 cm. **B.** Pastagem utilizada por ovinos, com altura de 80 a 90 cm, pronta para o uso com bois (Embrapa – Núcleo Regional Centro-Oeste para Caprinos e Ovinos, maio de 2010).

dade de folhas, a altura do relvado e fazer a reposição da reserva de carboidratos na base da touceira e nas raízes. É esta reserva que, após cada ciclo de pastejo e consequente desfolha, sustenta a rebrota inicial da planta, pois, após o período de pastejo, a touceira terá pouca área verde de folha para realização de fotossíntese. Na região Sudeste, no período no outono/inverno, o tempo de descanso deve ser maior, devido ao crescimento mais lento da forragem, em função de menor luminosidade, temperatura e umidade, que não favorecem o desenvolvimento vegetal (Santos et al., 2002). Por isso, muitas vezes se utiliza o pastejo rotacionado no verão quando se tem abundância na produção de forragem e há possibilidade de vedação de piquetes para uso no outono/inverno ou no período seco, porque a forragem não rebrota na mesma taxa de crescimento em que é consumida.

Em ambientes de clima tropical ou subtropical úmido, como na região Sudeste, algumas alternativas de manejo podem ser empregadas para diminuir a infecção parasitária das matrizes e a exposição dos cordeiros às larvas. A alimentação das fêmeas paridas em cochos, com volumosos de corte ou forragem conservada, o fornecimento de alimentação para os cordeiros em sistema *creep feeding* (procedimento para evitar que os cordeiros em amamentação acompanhem suas mães pelas pastagens), a mamada controlada. Evitar que os cordeiros tenham acesso a pastagens provavelmente infestadas de larvas, onde poderiam se contaminar, melhora sobremaneira o desempenho dos animais. Nesse manejo, as fêmeas, liberadas pela manhã e recolhidas ao final da tarde, permanecem em pastejo durante todo o dia, enquanto os cordeiros continuam confinados, com acesso à alimentação diferenciada. A mamada ocorre à noite ou de manhã e ao entardecer. Essa estratégia, além de resultar em menor grau de infecção parasitária das crias, estimula o retorno precoce ao estro em matrizes de raças não estacionais, o que contribui para a redução do intervalo entre partos e para o aumento do número de crias obtidas anualmente (Bueno et al., 2005; Costa et al., 2007).

Produção de ovinos em cafezais

A produção de ovinos em consórcio com árvores frutíferas encontra-se em situação incipiente nas regiões Sudeste e Centro-Oeste; entretanto, no estado de Minas Gerais, a integração do ovino a áreas de cafezais tem sido proposta como uma forma de diversificação na exploração cafeeira.

O pastejo de ovinos em plantações de café ocorre no período de crescimento do pasto, sendo o esterco dos animais utilizado como adubo orgânico, reduzindo a necessidade de fertilizantes químicos (Chaves, 2001).

Podem ser semeadas gramíneas perenes em meio às linhas de café. Desta forma, é possível utilizar os ovinos durante todo o ano como uma "roçadeira" natural para a limpeza, no entanto, é imprescindível que o volume de matéria seca por animal seja bem dimensionado, prevenindo-se as carências nutricionais. Recomenda-se que os ovinos sejam introduzidos no cafezal quando este estiver com 2 m de altura. Os animais podem passar o período diurno nos piquetes, entre 7 h da manhã e 5 h da tarde. Durante a noite, podem ser recolhidos em apriscos e receber alimento e sal mineral (Rede Regional de Agroecologia Mantiqueira-Mogiana, 2009).

O sombreamento beneficia o consórcio de ovinos com café, porque a sombra propicia a redução de matéria seca do pasto, tornando-o mais palatável e minimiza o estresse do animal, principalmente em climas tropicais, o que aumenta a sua produtividade (Pereira e Townsend, 2008).

Produção ovina de leite

Experiências isoladas de produção leiteira ovina no Sudeste ocorrem em Minas Gerais, Rio de Janeiro e mais recentemente em São Paulo. Algumas universidades têm trabalhado com ovelhas leiteiras em seus centros de ovinos, como a Universidade Estadual Paulista "Júlio de Mesquita Filho" (Unesp) de Botucatu, a Universidade Federal de Lavras e a Universidade Federal de Minas Gerais (UFMG). As raças utilizadas são Lacaune, Bergamácia e Santa Inês. Recentemente, foram introduzidos no Brasil animais East Friesian, de origem uruguaia.

Considerações finais

A ovinocultura é uma atividade em expansão no Centro-Oeste e no Sudeste, que ganha espaço pelo mercado francamente comprador, formado de consumidores exigentes e que reconhecem o valor de sua carne. No entanto, é necessária a profissionalização da atividade, via organização da cadeia produtiva, com produções em maior escala por parte de empreendedores, de forma a viabilizar novos padrões tecnológicos, e também com a organização de produtores. Iniciativa interessante ocorre no Mato Grosso, por exemplo, coordenada pela Coordenadoria da

Cadeia Produtiva da Ovinocaprinocultura do Programa de Governo do Mato Grosso Regional, junto à Secretaria de Estado de Desenvolvimento Rural e Agricultura Familiar (SEDRAF). Esta foi criada com o objetivo de integrar ações de governo em parceria com os municípios, para atender às demandas levantadas pelos consórcios intermunicipais; neste caso, pela comercialização de cordeiros. Os produtores estão organizados em núcleos, associações e cooperativas e, nos locais em que não há organização, o papel é feito pelas Secretarias de Agricultura municipais. Cordeiros dente de leite, em qualquer condição corporal são comercializados para terminação em Valparaíso, região Noroeste de São Paulo. Os ovinocultores recebem pagamento à vista, pelo peso em pé, na propriedade, livre de despesas, que são todas por conta do comprador. Ovinos com mais de dois dentes também são aceitos em até 20% do total, desde que gordos. Ações que estruturam a ovinocultura compõem, então, medidas que possibilitam o desenvolvimento da cadeia produtiva. Por ser uma atividade relativamente nova do ponto de vista do agronegócio, quando comparada à tradicionais regiões produtoras brasileiras, novas técnicas de produção devem ser desenvolvidas, para superar as barreiras impostas pelas condições ambientais. A falta de animais com genética adaptada ao meio de produção e a obtenção de matrizes de qualidade são entraves para os produtores que estão iniciando na atividade. Na busca de um rebanho mais adaptado às condições ecológicas do Mato Grosso do Sul, instituições de pesquisa, ensino e fomento estão se dedicando à pesquisa com o grupamento genético pantaneiro, a denominada Ovelha Pantaneira, que está sendo registrada como raça junto à Associação Brasileira de Criadores de Ovinos (ARCO); é mais uma opção de raça à disposição dos criadores, a qual associa atributos de adaptação ao meio com características produtivas de interesse zootécnico. Iniciativas da indústria da carne, no intuito de obter produtos de qualidade, surgem em muitas microrregiões tanto no Sudeste quanto no Centro-Oeste. Novos destinos à produção estão surgindo com rebanhos para a produção leiteira e de laticínios na região Sudeste, bem como de criação de ovinos em áreas de pecuária familiar no Centro-Oeste, o que por certo aumentará a importância da ovinocultura regional no cenário produtivo nacional.

Referências bibliográficas

BUENO, M.S. et al. Alimentação de cordeiros lactentes. 7p. 2005. Disponível em: http://www.caprilvirtual.com.br/Artigos/Alimentacao_cordeiros_lactentes.pdf. Acesso em: 30/11/2012.

BUENO, M.S. et al. Controle da verminose em sistema intensivo de produção de ovinos para abate. In: VERÍSSIMO, C.J. (coord.). **Alternativas de controle da verminose em pequenos ruminantes.** Nova Odessa: Instituto de Zootecnia – Agência Paulista de Tecnologia dos Agronegócios da Secretaria de Agricultura e Abastecimento do Estado de São Paulo, 2008a. p. 35-50.

BUENO, M.S. et al. Alimentação de cordeiros em confinamento para abate superprecoce. In: CUNHA, E.A.; SANTOS, L.E.; BUENO, M.S. (ed.). **Atualidades na produção de ovinos para corte.** Nova Odessa: Instituto de Zootecnia, 2008b. p. 21-35.

CARVALHO, P.C.F. et al. Otimizando o uso da pastagem pela integração de ovinos e bovinos. In: Reunião da Sociedade Brasileira de Zootecnia, 41. Anais..., Campo Grande: MS. p. 01-30. 2004.

CATTO, J.B. et al. Ganho de peso e parasitismo por nematódeos gastrointestinais em cordeiros terminado em confinamento e em pastagem diferida: estudo piloto. In: Simpósio Internacional de Caprinos e Ovinos de Corte, 5. Anais..., João Pessoa: PB, 2011.

CHAVES, J.C.D. Contribuições adicionais da adubação verde para a lavoura cafeeira. In: Simpósio de Pesquisa dos Cafés do Brasil, 2., 2001, Vitória: ES. Resumos... Brasília: Embrapa Café, 2001. 532p.

CORRALES, F.M.; FAGUNDES, G.G. Experiências em agroecologia: caminhos percorridos e perspectivas nas regiões da Mantiqueira-Mogiana e no Pontal do Paranapanema. Campinas: Redes Regionais de Agroecologia. Embrapa Meio Ambiente (CNPMA), 2008. p. 58. il.

COSTA, J.A.A. et al. **Perspectivas da pesquisa em ovinocultura no Centro-Oeste.** Campo Grande, MS: Embrapa Gado de Corte: Documentos,184), 2011. 47 p.

COSTA, J.A.A.; GONZALEZ, C.I.M. Produção de ovinos de corte em sistemas integrados. In: BUNGESTAB, D.J. (ed.). **Sistemas de integração lavoura-pecuária-floresta.** Campo Grande: Embrapa Gado de Corte, 2011. p. 61- 69.

COSTA, J.A.A. et al. Strategies for Sheep Meat Production at the Brazil Central Region. In: ALVES, F.V. (org.). **Workshop Labcoop 2012: innovation and sustainability of agro-livestock production, management and conservation of resources and biodiversity in rapidly changing contexts.** Campo Grande: MS. (no prelo).

COSTA, N.G. **A cadeia produtiva de carne ovina no Brasil: rumo às novas formas de organização da produção.** Brasília: Faculdade de Agronomia e Medicina Veterinária, Universidade de Brasília, 2007, 182 p.il. Dissertação de Mestrado. Disponível em: http://www.biblioteca.sebrae.com.br.pdf. Acesso em: 08/04/2012.

COSTA, R.L.D. et al. Performance and nematode infection of ewe lambs on intensive rotational grazing with two different cultivars of Panicum maximum. **Tropic Animal Health Production.** v. 39, n. 4, p. 255-263, 2007.

FAVORETTO, V. Pastagens para ovinos. In: SILVA SOBRINHO, A.G. (ed.). Produção de Ovinos. Anais..., Jaboticabal: Unesp. 1990. 210 p.

GONZALEZ, C.I.M.; COSTA, J.A.A. Médias de OPG em borregos mestiços em terminação a pasto. Resultados preliminares obtidos do Núcleo Regional Centro-Oeste para Caprinos e Ovinos, 2012.

MEDEIROS, J.X.; BRISOLA, M.V. Governança no agronegócio da carne, leite e produtos derivados da ovinocaprinocultura. In: MEDEIROS, J.X., BRISOLA, M.V. (org.). **Gestão e organização no agronegócio da ovinocaprinocultura. Programa de pós-graduação e Pesquisa em agronegócio da Universidade de Brasília – PROPAGA.** Contagem: Santa Clara Editora, 2009. 219 p.

PEREIRA, R.G.A.; TOWNSEND, C.R.J. A sombra faz bem para ovinos no trópico úmido. Revista O Berro. 14 de maio de 2008. Disponível em http://www.revistaberro.com.br/?materias/ler, 889. Acesso em: 29/mar/2012.

POLI, C.H.E.C. et al. Produção de ovinos de corte em quatro sistemas de produção. **Revista Brasileira de Zootecnia.** v. 37, n. 4, p. 666-673, 2008.

REIS, F.A. Sistema extensivo de criação de ovinos. In: ÍTAVO, C.C.B.F.; LEMOS, R.A.A.; ÍTAVO, L.C.V. (eds.) **Viva a ovinocultura!** Campo Grande: UFMS, 2010. p. 53-60.

RIBEIRO, T.M.D. et al. Características da pastagem de azevém e produtividade de cordeiros em pastejo. **Revista Brasileira de Zootecnia.** v. 38, n. 3, p. 580--587, 2009.

SANTOS, L.E. et al. Manejo de pastagens para a produção ovina. In: PÉREZ, J. R. O. (ed.). **Agronegócio ovinocultura.** Lavras: UFLA, p. 103-140, 2002. Apresentado ao Segundo Simpósio Mineiro de Ovinocultura.

SANTOS, L.E. et al. Atualidades no manejo de pastagens para a produção ovina. In: CUNHA, E.A.; SANTOS, L.E.; BUENO, M.S. (ed.) **Atualidades na produção de ovinos para corte.** Nova Odessa: IZ, p. 37-52, 2008.

SANTOS, L.E.; CUNHA, E.A.; BUENO, M.S. Planejamento da produção de forragens. In: CUNHA, E.A.; LIMA, J.A. (ed.). **Tecnologias para produção intensiva de ovinos.** Nova Odessa: IZ, p. 18-28, 2010.

TORRES, S.E.F.A. **Recuperação de larvas infectantes (L3) em sistemas de pastejo isolado, combinado e alternado com bovino, no período das águas.** Brasília. Dissertação (Mestrado) – Faculdade de Agronomia e Medicina Veterinária, Universidade de Brasília, 2008. 66f.

ZONEAMENTO ECOLÓGICO-ECONÔMICO DO MATO GROSSO DO SUL. **Contribuições Técnicas, teóricas, jurídicas e metodológicas.** Vol. II. Governo do Estado de Mato Grosso do Sul, 2010. 204p.

Capítulo 13

Sistemas de Produção de Ovinos na Região Nordeste do Brasil

Arturo Bernardo Selaive-Villarroel[1] e Roberto Germano Costa[2]

Introdução

O sucesso de qualquer atividade zootécnica está na dependência da elaboração de um adequado sistema de produção, que varia de um criador a outro, segundo as particularidades regionais. No Nordeste do Brasil, aspectos culturais e econômicos, como a fragmentação de estrutura fundiária, a baixa capacidade de investimento e o baixo nível de escolaridade dos produtores, resultam em vários sistemas de produção, indefinidos e pouco rentáveis que, em muitos casos, torna a atividade como de subsistência (Memória et al., 2010).

A região Nordeste ocupa 18,27% do território brasileiro, com uma área de 1.561.177,8 km², dos quais 841.260,9 km² são semiáridos. Esta região se caracteriza por forte insolação, temperaturas relativamente altas e pelo regime de chuvas marcado por escassez e irregularidade, com concentração das precipitações em curto período, de apenas três meses, apresentando pluviosidade média variando entre 250 e 700 mm, com grande variação temporal (Adene, 2011).

Os solos são, em geral, rasos e de baixa fertilidade natural. A vegetação natural é a caatinga, herbácea-arbustiva-arbórea, sendo a principal fonte de alimentação para os animais; no entanto, devido à sua irregular oferta em quantidade e qualidade ao longo do ano (período prolongado de seca), ela se torna o principal fator limitante para melhor desempenho animal, determinando o nível de produtividade dos animais.

A ovinocultura de corte é uma das mais importantes atividades da pecuária do semiárido nordestino, caracterizando-se como uma das principais áreas de vocação no desenvolvimento da atividade no Brasil. A maioria das propriedades rurais da região são pequenas, com menos de 100 hectares e com rebanhos que variam de dezenas a centenas de cabeças, porém a maioria dos rebanhos tem menos de 200 cabeças (Sousa Neto, 2011; Madalozzo, 2005). O rebanho é composto de animais deslanados ou com resquícios de lã, e menos de 40% dos ovinos apresentam algum padrão racial definido, dentre os quais menos de 10% do efetivo tem homologação de raça. São animais com boa adaptação ao clima tropical e alto potencial reprodutivo.

Todos os sistemas de produção praticados no Nordeste são para a produção de carne e os animais são criados a pasto, onde o ganho de peso por animal e por área é fortemente influenciado pela disponibilidade e capacidade de lotação das pastagens, além da qualidade da forragem. Contudo, a sazonalidade do período chuvoso e as secas periódicas que ocorrem na região impõem severas restrições ao suprimento de

---

[1] Professor Associado aposentado do Departamento de Zootecnia da Universidade Federal do Ceará – CE. Ex-pesquisador da Embrapa de Bagé – RS.
[2] Professor Associado do Departamento de Zootecnia da Universidade Federal da Paraíba – PB.

forragens e, consequentemente, à disponibilidade de nutrientes nos sistemas de produção. Isto, aliado a deficientes práticas de manejo, faz com que os resultados produtivos dos animais quase sempre estejam abaixo do esperado.

Os ovinos são criados em sistemas que variam desde os extensivos até os mais intensivos, porém, o sistema predominante é o extensivo. Nas regiões áridas, os ovinos estão associados aos sistemas tradicionais de subsistência, especialmente nas pequenas propriedades.

Decorrentes da maior demanda por carnes alternativas do consumidor brasileiro e pelos maiores preços obtidos no mercado em relação às outras carnes, as técnicas de criação ovina têm-se intensificado e a organização da cadeia produtiva tem dado sinais de melhoramento nos últimos anos. Entretanto, tanto na produção de subsistência, quanto na produção em maior escala, os ovinos são importantes, seja como fonte alimentar para uma família, seja para complementação de renda de um pequeno produtor, ou geração de renda e emprego que uma grande produção pode proporcionar (Costa et al., 2008).

Qual é o melhor sistema de produção de ovinos para as condições do Nordeste brasileiro? Não existe um padrão definido que seja apropriado para todos os produtores. Na verdade, o sistema de produção é a combinação da criação e dos cultivos que o produtor utiliza para atingir os seus objetivos. Portanto, não existe sistema de produção ovina, mas sim produção de ovinos nos mais diferentes sistemas.

A criação de ovinos é uma atividade que faz parte de um sistema de produção que sofre interferência de vários fatores externos, como os fatores ambientais, mercadológicos e culturais. Portanto, ao se tomar decisões que vão interferir no sistema de produção é preciso, antes de tudo, saber quais os objetivos da criação, quais as características da região na qual está inserido o projeto e como atuam os produtores com sistemas semelhantes. Também é necessário que a atividade desenvolvida não seja só economicamente viável, mas também sustentável. Por isso, é interessante questionar se o sistema de produção atende às necessidades atuais do produtor e se continuará atendendo àquelas das futuras gerações.

Principais sistemas de produção no Nordeste

De modo geral, os sistemas de produção pecuários são classificados considerando o tipo de manejo ou criação e o nível de tecnificação adotado na propriedade. Segundo o manejo adotado, classifica-se o sistema como extensivo, semi-intensivo e intensivo. Já quando se classifica pelo nível técnico praticado observam-se sistemas com alta, média ou baixa tecnificação (Silva et al., 2005).

Conforme o tipo de criação e/ou alimentação, fala-se de sistema de criação a pasto e sistema de criação em confinamento (Sá et al., 2007, Silva et al., 2010) e quando a criação dos animais é realizada em condições ecologicamente orgânicas, fala-se de sistema de produção orgânica. Quando os ovinos são criados juntos com outras espécies animais, geralmente outros ruminantes como os bovinos e caprinos, fala-se de sistemas mistos de produção pecuária e, no caso da utilização de áreas de agricultura com pastejo posterior de animais, fala-se de sistema agropecuário (Silva Sobrinho, 2009). A integração de animais ao cultivo de espécies arbóreas é denominada sistema silvipastoril, e no caso de espécies fruteiras, fala-se de sistema integrado frutiovinocultura (Guimarães Filho e Soares, 2003).

No Nordeste, todos os sistemas de produção ovina estão voltados para a carne, sendo a pele um importante subproduto, enquanto a produção de leite está limitada ao nível de instituições de pesquisa. A criação conjunta com outras atividades, como a fruticultura e a silvicultura, é pouco praticada.

Os maiores diferenciais de produção observados nos animais criados em sistemas diferentes estão relacionados ao ganho de peso dos cordeiros (Poli et al., 2008), aos parâmetros reprodutivos (Teixeira, 2010), à taxa de lotação e ao controle sanitário, principalmente a verminose (Oliveira et al., 2008).

Sistemas extensivos de produção

O sistema de produção predominante no Nordeste brasileiro é o extensivo, geralmente misto com caprinos e bovinos, com aplicação de poucas práticas zootécnicas e sanitárias, aliadas a uma agricultura de subsistência. Este sistema subsiste sob condições muito aquém daquelas requeridas para uma adequada exploração racional e, em alguns casos, observa-se uma produção de tipo extrativo orientado a satisfazer às necessidades básicas dos produtores.

O sistema é exclusivamente a pasto, com baixas taxas de lotação e, em propriedades pequenas, geralmente com menos de 50 hectares, característico do semiárido nordestino, onde os animais são manejados na caatinga (Sousa Neto, 2011). O sistema de produção animal praticado é misto com outras espécies de animais, principalmente com caprinos e bovinos, geralmente de leite. O nível tecnológico adotado nas propriedades é baixo e o ciclo de produção é completo e longo, caracterizado por baixos ganhos de peso dos animais e idade avançada de abate e/ou comercialização.

As propriedades, de modo geral, não dispõem de infraestrutura e benfeitorias adequadas à exploração, e que a falta de cercas faz com que as diferentes categorias de animais (ovelhas, borregos e cordeiros) sejam mantidas juntas ao longo do ano num rebanho só.

Os rebanhos são pequenos (média de 140 animais por propriedade com menos de 100 matrizes), com predominância do ovino "crioulo" sem padrão racial definido, mas com tendência marcante aos mestiços com Santa Inês. Os animais são de pequeno porte (geralmente os animais adultos não ultrapassam os 40 kg de peso corporal), extremamente adaptados às condições adversas do clima semiárido e que não têm tido seleção nenhuma para a produção de carne. As propriedades não têm registro zootécnico ou contábil.

Os animais são soltos durante o dia para pastejo de 8 a 10 horas sem diferenciação de categoria animal, sendo recolhidos à tarde em currais denominados "chiqueiros", para o pernoite. A maioria das propriedades não produz feno e/ou silagem como reserva alimentar estratégica. Na época seca, os animais recebem suplementação alimentar insuficiente para influenciar o desempenho do rebanho, o que influi negativamente no ganho de peso dos cordeiros e, na maioria das vezes, há perda de peso corporal nos animais adultos, estimada entre 10 e 30% (Duarte et al., 2007). O suplemento alimentar é baseado em espécies forrageiras, como a palma-forrageira (*Opuntia ficus-indica Mill*), capim buffel (*Coenchrus ciliares,* L.) ou capim-elefante (*Pennisetum purpureum Schum*) e no aproveitamento de restos de cultivos de pequenas áreas na época chuvosa, como milho (*Zeamays* L.), feijão (*Phaseolus vulgaris* L.) e algodão (*Gossypium barbadense* L.). A prática de suplementação mineral é adotada por boa parte dos produtores.

Uma grande proporção das propriedades não tem estação de monta definida, ocorrendo as parições ao longo do ano. As fêmeas são acasaladas com peso e idade inadequados, apresentando porte reduzido, provavelmente em decorrência da alimentação deficiente, de gestação precoce e consanguinidade. O uso de reprodutores é de forma contínua, por não haver uma época de acasalamento específica, mas se observa a tendência dos produtores a utilizar reprodutores no início da época das chuvas, período de maior atividade sexual das ovelhas, pela maior disponibilidade da pastagem, ocasionando o nascimento dos cordeiros ao final do período chuvoso. É comum verificar que os criadores raramente adquirem ou trocam seus reprodutores periodicamente, favorecendo a consanguinidade e dificultando a melhora genética dos rebanhos.

O controle sanitário dos animais se resume somente a dosificações esporádicas de anti-helmínticos, geralmente quando acontece morte de animais. A falta de descarte orientado dos animais pouco produtivos concorre para reduzir produtividade e desfrute do rebanho.

Além dos baixos índices zootécnicos, observa-se elevada taxa de mortalidade dos animais que, em alguns casos, chega a valores superiores a 30%.

A venda de animais é feita nas próprias fazendas de criação a intermediários que compram por peso corporal estimado e os adquirem para serem vendidos em feiras de comercialização, que acontecem nos municípios geralmente uma vez por semana.

Apesar do baixo desempenho produtivo, o sistema extensivo apresenta certa lucratividade, pelo baixo investimento que demanda, principalmente de infraestrutura (centro de manejo, cercas, aguadas). Entretanto, pelo valor da terra e a necessidade de maiores lucros, nota-se uma tendência marcante de muitos produtores a intensificar e melhorar a sua produção.

Sistemas semi-intensivos

O sistema semi-intensivo de produção ovina no Nordeste é um sistema de criação a pasto, que se caracteriza pelo uso da caatinga durante a época chuvosa como fonte única de alimentação dos animais e a suplementação alimentar programada durante a época seca, principalmente nos períodos de maiores necessidades nutricionais das ovelhas (parição e lactação), Nesse sistema, há melhor organização da propriedade rural, quando comparada ao sistema extensivo.

As propriedades possuem capineiras, que são áreas pequenas de plantio de gramíneas, principalmente de capim-elefante, complementadas, às vezes, com leguminosas (p. ex., leucena, guandu) ou restolhos de culturas (milho, feijão), que são preparadas no início do período da chuva e utilizadas tanto para produção de feno e silagem como para corte diário durante o período da seca.

O rebanho geral é formado de animais deslanados que apresentam características raciais definidas, geralmente do tipo Santa Inês. À semelhança do sistema extensivo, os animais são soltos na pastagem durante o dia e recolhidos no aprisco, o curral de manejo, durante a noite, com separação de sexo. As ovelhas são acasaladas em épocas determinadas, durante aproximadamente 3 meses, com início no período das chuvas. No período do acasalamento, os reprodutores ficam junto com as ovelhas continuamente ou são soltos no aprisco somente à noite.

Durante a parição e lactação, as ovelhas recebem suplementação alimentar, principalmente à base de capim verde picado e, às vezes, algum tipo de concentrado à base de subprodutos indústrias. Os cordeiros são desmamados com idade média de 3 meses e peso corporal de 14 a 16 kg, e recebem suplementação alimentar para a engorda de cordeiros de abate, muitos deles à base de rações comerciais e alimentos concentrados como farelos de milho, soja e algodão, principalmente na forma de *creep feeding* para a engorda no campo. Os borregos são comercializados para açougueiros e restaurantes. São raras as propriedades que intensificam ou se especializam na engorda de cordeiros.

O controle sanitário é feito por meio de dosificações contra verminose (de controle e/ou estratégicas), 3 a 4 vezes ao ano, e de vacinações.

As práticas de manejo do sistema semi-intensivo, principalmente nutricional, permitem a utilização de animais mais especializados na produção de carne (p. ex., raça Santa Inês) e também o emprego de sistemas de cruzamento com raças especializadas para carne, como a Dorper, produzindo cordeiros para abate com idades entre 6 e 8 meses e peso corporal médio de 26 a 28 quilos. O produto advindo de tal sistema tem boa aceitação pelo mercado consumidor e melhor preço de comercialização.

É importante lembrar que, para auferir maior desempenho animal, o sistema semi-intensivo demanda maiores cuidados do produtor, tanto sob o ponto de vista nutricional, como sanitário, entretanto esses cuidados são compensados especialmente pela maior capacidade de giro do capital investido pela redução da duração do ciclo de produção.

Sistemas intensivos

O sistema intensivo é caracterizado pela utilização de pastagens cultivadas em sistemas de pastejo rotacionado com todas as categorias de animais e/ou a criação de algumas categorias de animais em confinamento para carne, objetivando-se elevados ganhos por animal e por área e, assim, encurtar o ciclo de produção e diminuir os custos de manutenção dos animais. O confinamento permite aumentar a taxa de lotação da propriedade, melhorar as condições alimentares do rebanho e disponibilizar carne ovina de qualidade no período de entressafra. Os custos de manutenção dos animais no sistema são elevados, estimados em mais de 500% em relação ao sistema tradicional; no entanto, se obtém uma receita 7 vezes maior (Alves, 2003).

Atualmente, sistemas exclusivamente intensivos vêm sendo conduzidos geralmente pelos produtores dos chamados "rebanhos elite", que comercializam não somente animais adultos, mas também sêmen e embriões. Nos últimos anos, alguns grandes produtores que possuem rebanhos acima de 500 cabeças produzem e engordam cordeiros precoces de abate em sistemas intensivos.

Nesses sistemas, os animais apresentam ganho de peso superior a 200 g por dia, almejando-se idades de abate inferiores a 6 meses, para o que devem ser utilizados animais que respondam aos elevados investimentos em alimentação, com elevados ganhos de peso e produção de carcaças com peso e conformação adequados ao mercado consumidor mais exigente. Em geral, para se alcançar uma boa resposta produtiva, deve-se trabalhar com animais especializados para corte ou animais provenientes de cruzamentos com raças especializadas. Nos últimos anos, alguns produtores têm feito o cruzamento de reprodutores Dorper com raças locais, para a produção de cordeiros de abate em sistema precoce, abatidos com idade inferior a 6 meses e 32 a 36 kg de peso corporal, a depender do grupo genético utilizado (Sousa, 2011).

Em situações mais particulares, quando há possibilidade de se trabalhar com insumos a custo baixo, por exemplo em regiões produtoras ou processadoras de grãos, ou próximas a agroindústrias que geram subprodutos de bom valor nutricional, pode-se ter sistemas exclusivamente confinados com baixos custos de produção.

Sistema de produção de leite ovino

Não existem relatos na literatura sobre propriedades de produção de ovinos de leite na região Nordeste, exceto em trabalhos de pesquisa.

Sistemas integrados de produção

Caracterizam-se pela integração com outras atividades produtivas, com destaque à pecuária e agricultura, permitindo afluxos e melhor aproveitamento dos recursos, com integração temporal e espacial de seus componentes, maximizando a eficiência do sistema (Silva et al., 2005).

Os sistemas integrados de produção no Nordeste podem ser conjuntos com a criação com outras espécies de animais, como caprinos e bovinos (sistema misto de pecuária), com lavouras (sistema agropecuário ou agropastoril) ou com espécies arbóreas (sistema silvipastoril).

Sistemas mistos de produção pecuária

O sistema pecuário misto, definido como a criação de várias espécies de animais sobre a mesma área é o sistema mais utilizado pelos produtores no Nordeste, sendo comum a prática de criação de ovinos com caprinos e bovinos, enquanto na região Norte do país, é muito comum a prática com bubalinos. Este tipo de pecuária integrada constitui uma diversificação positiva para efeito de maior aproveitamento de estratos da vegetação, de melhor controle sanitário, principalmente verminoses (Fernandes et al., 2004) e maior diversidade na comercialização dos produtos. No Ceará, segundo maior estado criador de ovinos no Nordeste, a produção diversificada de animais está presente em 90% das propriedades produtoras de ovinos, e na grande maioria dos estabelecimentos o consórcio é realizado com a bovinocultura leiteira, seguida da caprinocultura de corte (Sousa Neto, 2011).

O pastejo misto torna possível: (i) o controle biológico de plantas indesejáveis ou tóxicas para uma determinada espécie animal, mas que são aproveitadas por outra; (ii) o melhor aproveitamento de determinadas áreas pouco utilizadas por outras espécies animais, em função de seus hábitos alimentares; (iii) a manipulação biológica da vegetação em uma estação do ano, visando favorecer o desenvolvimento na estação seguinte; (iv) a estabilização e uniformização natural da vegetação, manipulada pela distribuição mais uniforme da pressão de pastejo sobre todos os componentes da vegetação; (v) a redução das infestações parasitárias (Gastaldi, 1999).

Sistemas agropastoris

É um sistema comumente utilizado no Nordeste, principalmente nas pequenas propriedades, em resposta às pressões por produção de alimentos, tanto para consumo humano como para os rebanhos, integrando a exploração de culturas e a pastagem, a fim de garantir a estabilidade da produção e elevar a produtividade da terra. A maioria das propriedades usa a atividade da agricultura como suporte para a pecuária, e cultivam em pequenas áreas para o seu sustento e para o trato dos animais, sendo a comercialização praticada quando há excedente (Duarte et al., 2007). A maioria dos sistemas integrados de produção agricultura-pecuária no Nordeste encontra-se restrita aos restolhos de cultura de verão que são aproveitados para alimentação animal.

A colocação de ovinos em lavouras pós-colheita permite o aproveitamento de uma vegetação que não é utilizada, favorecendo a manutenção dessas áreas por meio do controle da vegetação herbácea e contribui com a conservação do solo pela adubação orgânica (fezes, urina) dos animais. O caráter ecológico dessa associação é um dos princípios que regem os sistemas orgânicos de produção (Cavalcante et al., 2004).

As principais culturas praticadas no sistema agropastoril no Nordeste são as lavouras de milho, feijão, sorgo e, em menor escala, arroz e algodão. Observa-se com isso o dinamismo existente dentro das propriedades rurais, que não ficam expostas apenas à produção de um produto, diversificação que dinamiza o sistema produtivo dessas propriedades.

Sistemas integrados: frutiovinocultura

A integração da criação de animais com o cultivo de espécies arbóreas (sistema silvipastoril), principalmente as fruteiras, tem despertado crescente interesse nos últimos anos, em função do enorme potencial de benefícios que o sistema traz a esse tipo de empreendimento rural (Guimarães Filho et al., 2002). No sistema, os animais são usados para reduzir o custo de produção da fruta, por sua ação como "roçadeira viva" e "adubadora orgânica", controlando as ervas daninhas, reduzindo ou eliminando roçagens mecânicas, capinas manuais e aplicações de herbicidas, sem afetar a produtividade das fruteiras, além de possibilitar a produção de carne como receita adicional. Portanto, a exploração dos ovinos constitui uma atividade complementar à fruticultura, devendo seus procedimentos se adequar às principais necessidades da fruteira cultivada.

No Nordeste, os sistemas de ovinos integrados com fruticultura estão limitados a alguns produtores individuais, principalmente nas áreas irrigadas do Vale São Francisco. As fruteiras mais indicadas para consorciar com ovinos são o coqueiro e a mangueira e, em menor escala, a videira e a goiabeira, que exigem um manejo mais cuidadoso (Guimarães Filho e Soares, 2000). Alguns resultados técnicos e econômicos de estudos conduzidos no Brasil são mostrados na Tabela 13.1.

Tabela 13.1 Resultados técnicos e econômicos de estudos de frutivinocultura conduzidos na região nordeste do Brasil.

Consórcio	Tipo de pasto	Ganho diário de peso (g/cab)	Lotação (cab/ha)	Principais resultados	Local (referência)
Ovinos × coqueiro	Nativo	35-48	1,8-3,0	Baixa eficiência do controle de ervas Potencial < 20 kg de carne/ha	Quissamã – SE (Carvalho Filho et al., 1989)
Ovinos × mangueira	Nativo	52	15	Alta eficiência do controle sem danos às fruteiras Potencial de 120 kg de carne/ha	Curaçá – BA (Guimarães Filho e Soares, 2000)
Ovinos × videira	Nativo	61	20	Alta eficiência do controle de ervas Potencial de 200 kg de carne/ha	Petrolina – PE (Guimarães Filho et al., 2002)

Fonte: Guimarães Filho e Soares, 2003.

No sistema, os animais são usados em pastejo contínuo, porém, pela seletividade dos ovinos, o pasto não é consumido uniformemente. Os animais devem ser retirados da área nos períodos de maior vulnerabilidade, como a floração e a frutificação.

Há uma variante do sistema silvipastoril denominada sistema agrossilvipastoril, o qual é formado de árvores e/ou arbustos, mais cultivos agrícolas, mais pastagens e animais, num esquema sequencial. Portanto, esses sistemas se caracterizam pela incorporação de árvores e arbustos à criação de animais e/ou cultivos agrícolas (Fernandes et al., 2006). Os sistemas de produção agrossilvipastoris são quase inexistentes na região semiárida do Nordeste, ficando restritos apenas a algumas propriedades na região litorânea.

Indicadores sinalizam que o sistema agrossilvipastoril, comparado ao convencional, rende aproximadamente 50% a mais, emprega-se 25% a mais de mão de obra e utiliza-se apenas 26% da área do sistema convencional (Araújo Filho et al., 2010). Resultados econômicos entre os modelos agrossilvipastoril e convencional de produção para ovinos de corte, no semiárido nordestino, mostram uma taxa interna de retorno aproximada de 35%, para o sistema agrossilvipastoril, contra apenas 23% no sistema convencional, com uma relação custo-benefício de 1,39 para o sistema agrossilvipastoril e de 1,27 para o sistema convencional (França et al., 2007).

Produção de carne orgânica

A demanda por produtos ecologicamente certificados vem crescendo significativamente nos últimos anos e a atividade desponta como uma oportunidade ímpar de inclusão da agricultura familiar nesse crescente mercado, por seus aspectos ligados à agregação de valor aos produtos, via melhor qualidade alimentar e pela sua forte base de sustentabilidade. Cerca de 90% dos produtores orgânicos no país são pequenos agricultores (Araújo Filho e Marinho, 2002).

No Brasil, a exploração pastoril orgânica não tem merecido dos pesquisadores tanta atenção quanto a agricultura, sobretudo no que se refere aos aspectos relacionados à produção de carne. Uma das maiores dificuldade para a produção de ovinos em sistemas de base ecológica é o controle da verminose, pois o uso indiscriminado de vermífugos é incompatível com o sistema de produção. Outro fator são as instalações adequadas para o conforto e saúde dos animais (Sá e Sá, 2006).

As regras básicas para a ovinocultura orgânica incluem o cultivo de alimentos sem fertilizantes minerais e sem controle químico de pragas e doenças, alimentação a pasto e suplementação à base de feno e/ou silagem e concentrados, desde que sejam produzidos organicamente, além do manejo do rebanho com vistas ao bem-estar animal.

Coeficientes zootécnicos dos ovinos no Nordeste, segundo o sistema de criação

Os indicadores zootécnicos são importantes para avaliar o potencial produtivo dos animais em diferentes sistemas de produção e devem ser de tal forma que reflitam na tomada de decisão sobre os manejos produtivo e reprodutivo (Memória et al., 2010).

Os principais indicadores zootécnicos são:

- Taxa produtiva = kg de crias desmamadas/matriz/ano
- Taxa reprodutiva: fertilidade = número de ovelhas paridas/número de ovelhas expostas; prolifici-

dade = número de cordeiros nascidos/número de ovelhas paridas; intervalo entre partos = número de dias decorrentes entre duas parições
- Indicadores sanitários = incidência de linfoadenite e nematódeos gastrintestinais (nº de ocorrências).

O modelo de produção tem influência significativa nos coeficientes zootécnicos, conforme é mostrado na Tabela 13.2.

Em regiões semiáridas, a influência da época do ano nos indicadores zootécnicos é muito significativa e condicionada pela maior ou menor disponibilidade e qualidade da pastagem nativa ao longo do ano. A raça também apresenta efeito nos indicadores zootécnicos nos diferentes sistemas de produção. A Tabela 13.3 mostra os indicadores zootécnicos da ovelha Santa Inês, principal raça criada no Nordeste.

Considerações finais

O sistema extensivo de produção ovina no Nordeste é o mais usual, com o ecossistema da "caatinga" utilizado de maneira extrativista.

O potencial de criação de ovinos é limitado pela existência de animais pouco produtivos e pelo prolongado período de seca na região (ao redor de 6 meses),

Tabela 13.2 Médias de coeficientes zootécnicos de ovinos deslanados no Nordeste, segundo o sistema de criação.

Indicadores zootécnicos	Sistema extensivo	Sistema semi-intensivo	Sistema intensivo
Parição (parto/matriz/ano)	1,2	1,2	1,5
Fertilidade (fêmeas paridas/fêmeas cobertas)	60-70%	80-85%	90-95%
Número de crias nascidas/ovelha exposta/ano	0,8-1,0	1,0-1,2	1,3-1,5
Prolificidade (crias/parto)	1,3	1,4	1,5
Peso médio do cordeiro ao nascimento	2,8-3,0	3,4-3,6	3,8-4,2
Peso médio do cordeiro ao desmame	12,0-14,0	18,0-22,0	24,0-26,0
Mortalidade até 1 ano (%)	20-30	10-15	5-10
Mortalidade acima de 1 ano (%)	7	5	3
Descarte de matrizes (%/ano)	10	15	20
Relação reprodutor:matriz	1:25	1:30	1:40
Percentagem (%) de peso adulto ao primeiro acasalamento (fêmeas)	60-65	65-70	70
Uso de curral de chão batido (C) ou aprisco (A)	C	C-A	A
Intervalo entre partos (meses)	10-12	10-12	8
Idade para abate de cordeiros (meses)	12-14	8-10	5-6
Peso vivo ao abate (kg)	26-28	30-32	32-34
Kg de cordeiros desmamados/ovelha exposta/ano	16-18	26-28	40-42
Tempo para alcançar 20 kg de peso vivo (dias)	180-200	90-120	60-90

Tabela 13.3 Valores médios de taxas reprodutivas de ovelhas Santa Inês, segundo o sistema de produção.[1]

Modelo	Sistema de produção		
	Extensivo	Semi-intensivo	Intensivo
Taxa de natalidade (%)	85,8-94,3	92,5-94,5	93,6-95,8
Prolificidade	1,2-1,4	1,4-1,6	1,6-1,7
Taxa de desmame (%)	60,4-81,9	68,4-87,3	90,4-92,1
Partos gemelares (%)	24,5-25,3	29,8-31,0	31,4-32,0

[1] Valores médios de 3 anos, 2006-2008.
Adaptada de Teixeira, 2010.

que impõe severa restrição ao suprimento de forragens em quantidade e qualidade, acarretando significativas perdas de peso nos animais. A consequência disso são os baixos índices zootécnicos, elevada idade de abate dos cordeiros e baixa taxa de desfrute, que faz com que os índices produtivos dos rebanhos tornem a atividade pouco competitiva.

Os ovinos são criados, normalmente, de forma extensiva utilizando como recurso forrageiro a vegetação nativa, situação em que somente no período das chuvas há disponibilidade de forragens que permite a obtenção de ganhos de peso, atendendo, às vezes, apenas aos requerimentos de mantença.

Além da grande influência climática do regime pluviométrico sobre a produção, os sistemas de criação se caracterizam pela ausência de anotações zootécnicas e controle contábil e pela falta de padronização dos produtos obtidos com grande sazonalidade na oferta. Assim, os produtos oriundos da ovinocultura não atendem às demandas quantitativas e qualitativas sinalizadas pelo mercado consumidor.

Nos últimos anos houve melhora acentuada na eficiência dos sistemas de produção, notavelmente os do sistema extensivo, pela geração e difusão de tecnologias para as condições do semiárido, especialmente com os manejos de raleamento, rebaixamento e enriquecimento da caatinga, o que tem repercutido na melhora dos índices zootécnicos, quer pelo ganho animal quer pelo ganho por área, ou mesmo pela redução dos índices de mortalidade.

A criação de ovinos associada a caprinos e bovinos constitui uma característica geral nos sistemas de produção no Nordeste brasileiro.

A maioria dos criadores de ovinos planta milho, feijão e sorgo em pequenas áreas para o seu sustento e para o trato dos animais na época seca, sendo a comercialização praticada apenas quando há excedente.

A conservação de forragens, que é indispensável para a suplementação dos animais na época seca, não é praticada na medida requerida.

Os sistemas de produção ovina no Nordeste precisam se adequar às novas exigências do mercado, como maior peso de abate com menor idade (animais precoces) e melhor conformação e rendimento de carcaça.

A carne dos ovinos deslanados apresenta baixos teores de gordura, característica desejável pelo mercado consumidor.

A falta de organização da cadeia produtiva da ovinocultura no Nordeste tem influído negativamente nos atuais sistemas de produção. Caso a cadeia produtiva de ovinos se organize e permita uma expansão da atividade, os sistemas semi-intensivos serão os mais empregados para produção comercial de cordeiros de abate, de maior aceitação de mercado a custos mais baixos, se comparados a sistemas exclusivamente intensivos.

Por fim, a agricultura orgânica como um todo e a pecuária orgânica em particular constituem uma excelente opção para fortalecimento e inserção da agricultura familiar no agronegócio, não só para atendimento das demandas do mercado interno, como também do externo, com produtos rastreáveis da qualidade demandada pela crescente exigência da sociedade. A perspectiva é que o Brasil venha a dominar esse tipo de produção para atendimento principalmente do mercado externo.

Referências bibliográficas

ADENE – AGÊNCIA DE DESENVOLVIMENTO DO NORDESTE. **Região semi-árida da área de atuação da Sudene.** Disponível em: <http:www.adene.gov.br>. Acesso em: novembro 2011.

ALVES, S.R.S. Coeficientes Técnicos, Custos, Rendimentos e Rentabilidade. *In*: Nelson Manzoni de Oliveira. (Org.). **Sistema de Criação de Ovinos nos Ambientes Ecológicos do Sul do Rio Grande do Sul.** 1ª ed. Bagé: Embrapa Pecuária Sul, 2003, v. 1, p. 173-179.

ARAÚJO FILHO, J.A.; SILVA, N.L.; FRANÇA, F. MAVIGNIER. C.; CAMPANHA, M.M.; SOUSA NETO, J.M. **Sistema de Produção Agrossilvipastoril no Semiárido do Ceará.** Fortaleza, CE: Governo do Estado do Ceará – Secretaria de Recursos Hídricos, 2010 (Cartilhas temáticas).

ARAÚJO FILHO, J.A.; MARINHO, H.E.V. Produção orgânica de carne de ovinos e caprinos. II Simpósio Internacional sobre Caprinos e Ovinos de Corte-SINCORTE, **Anais...,** João Pessoa, EMEPA, 2002.

CARVALHO FILHO, O.; FONTES, H.R.; LANGUIDEY, P.H. **Avaliação de pastagens nativas sob coqueiros na Baixada Litorânea de Sergipe com ovinos Santa Inês, sob diferentes taxas de locação.** Petrolina, PE: Embrapa Semi-árido, Aracaju, SE: Embrapa Tabuleiros Costeiros. 1989. 13p.

CAVALCANTE, A.C.R.; NEIVA, J.N.M.; DANIELLI, L.A.; BOMFIM, M.A.D.; LEITE, E.R. Desempenho de cordeiros em área de coqueiral (Cocos nucifera) no Nordeste brasileiro. In: Reunião Anual da Sociedade Brasileira De Zootecnia, 41, 2004, Campo Grande. **Anais...,** Campo Grande: SBZ, 2004. CD-ROM.

COSTA, R.G.; ALMEIDA, C.C.; PIMENTA FILHO, E.C.; HOLANDA JUNIOR, E.V.; SANTOS, N.M. Carcaterização do sistema de produção caprino e ovino na região semi-árida do estado da Paraíba, Brasil. **Archivos de Zootecnia,** v. 57, n. 218, p.195-205, 2008.

DUARTE, L.S.; SILVA, T. de M.; LIMA, P.O.; SOUSA, A.Z.B DE.; AQUINO, T.M.F.; OLIVEIRA, E.C.S. Sistemas produtivos rurais da região de Jaguaribe. In: Simpósio Internacional sobre Caprinos e Ovinos de Corte, João Pessoa, Paraíba, Brasil. 2007.

FERNANDES, F.E.P; CARVALHO, G.G.P.; PIRES, A.J.V. Sistemas agrossilvipastoris e o aumento da densidade de nutrientes para bovinos em pastejo. **Revista Electrónica de Veterinaria REDVET.** v. VII, n. 10, 2006.

FERNANDES, L.H.; SENO, M.C.Z.; AMARANTE, A.F.T.; SOUZA, H.; BELLUZZO, C.E.C. Efeito do pastejo rotacionado e alternado com bovinos adultos no controle da verminose em ovelhas. **Arquivo Brasileiro de Medicina Veterinária e Zootecnia,** v. 56, p. 733-740, 2004.

FRANÇA, F.M.C.; HOLANDA JUNIOR, E.V.; SOUSA NETO, J.M. Modelo de exploração de ovinos e caprinos para agricultores familiares do semi-árido por meio do sistema agrossilvipastoril. *In*: Congresso Brasileiro de Sistemas de Produção, 2007, Fortaleza. Anais do 7º SBSP. Fortaleza: Embrapa Agroindúsrtia Tropical, 2007.

GASTALDI, K.A. **Utilização do pastejo integrado como controle de nematodíases em ovinos.** 1999. 129p. Dissertação (Mestrado) – Faculdade de Ciências Agrárias e Veterinárias, Universidade Estadual Paulista, Jaboticabal, 1999.

GUIMARÃES FILHO, C.; SOARES, J.G.G. Efeito do consórcio com ovinos na produtividade da mangueira irrigada. **Revista Brasileira de Fruticultura**. v. 22, n.1, p. 102-105, 2000.

GUIMARÃES FILHO, C.; CARVALHO FILHO, O.M.; ARAÚJO, G.G.L. Avaliação preliminar da viabilidade do consórcio de ovinos com fruteiras. In: Reunião Anual da Sociedade Brasileira de Zootecnia, 39, 2002, Recife, PE. **Anais ...**, Recife SBZ/UFRPE, 2002. CD-ROM.

GUIMARÃES FILHO, C.; SOARES, J.G.G. Fruti-Ovinocultura: Limitações e possibilidades de consorciar ovinos com fruteiras. In: Simpósio Internacional sobre o Agronegócio da Caprinocultura Leiteira, 1.; Simpósio Internacional sobre Caprinos e Ovinos de Corte, 2, 2003, João Pessoa, **Anais...**, João Pessoa-EMEPA, p. 233-242, 2003.

MADALOZZO, C.L. **Alternativa para o desenvolvimento sustentável do semiárido cearense: ovinocaprinocultura de corte.** 2005. Fortaleza: UFC . Centro de Ciências Agrárias, 2005. 90p. Dissertação (Mestrado em Economia Rural).

MEMÓRIA, H. de Q.; MARTINS, G.A.; XIMENES, L.J.F. Indicadores zootécnicos de ovinos criados em diferentes sistemas de produção na região norte do Ceará. In: **Ciência e Tecnologia na Pecuária de Caprinos e Ovinos.** Coord. Luciano J.F. Ximenes, Banco do Nordeste do Brasil, Fortaleza, p. 295-310, 2010.

OLIVEIRA, M.C.S. et al, Uso de tratamento seletivo contra nematóides gastrintestinais em ovelhas criadas em São Carlos, SP. Boletim de Pesquisa e Desenvolvimento, 17-Embrapa Pecuária Sudeste, 2008.

POLI, C.H.E.C.; MONTEIRO, A.L.G.; BARROSO, C.S DE; MORAES, A DE; FERNANDES, M.A.M.; PIAZETTA, H.L. Produção de ovinos de corte em quatro sistemas de produção. **Revista Brasileira de Zootecnia**. v. 37, n. 4, p. 666-673, 2008.

SÁ, C.O.; SÁ, J.L.; MUNIZ, E.N.; COSTA, C.X. Aspectos técnicos e econômicos da terminação de cordeiros a pasto e em confinamento. In: III Simpósio Internacional sobre Caprinos e Ovinos de Corte. **Anais...**, João Pessoa, PB, 2007.

SÁ, C.O.; SÁ, J.L. Manejo alimentar de ruminantes em sistemas de base ecológica. IV Congresso Nordestino de Produção Animal, Petronila, **Anais...**, 2006.

SILVA, A.G.M.; BORGES, I.; MACEDO JUNIOR, G.L.; QUINZEIRO Neto, T. Sistemas de produção de caprinos de corte. In: SIMPÓSIO DE CAPRINOS E OVINOS DA ESCOLA DE VETERINÁRIA DA UFMG, **Anais...**, Belo Horizonte, MG, 2005. 13p.

SILVA, N.V. et al. Alimentação de ovinos em regiões semiáridas do Brasil. **Acta Veterinária Brasileira**, v. 4, n. 4, p. 233-241, 2010.

SILVA SOBRINHO, A.G. Sistemas agrossilvipastoris na ovinocultura e integração com outras espécies animais. **Tecnologia & Ciência Agropecuária**. v. 3, p. 35-41, 2009.

SOUSA, D.A. **Desempenho bioeconômico e características de carcaça de cordeiros mestiços Dorper-Santa Inês e Dorper-Somalis brasileiro submetidos a um modelo precoce de produção.** Dissertação (Mestrado)-Universidade Federal do Ceará-Departamento de Zootecnia, Fortaleza, 2011. 102p.

SOUSA NETO, J.M. **Caracterização e desempenho econômico dos sistemas de produção de ovinos Morada Nova no estado do Ceará.** Dissertação (Mestrado)-Universidade Federal do Ceará-Departamento do Zootecnia, Fortaleza, 2011. 84p.

TEIXEIRA, M.C. **Utilização de três modelos de produção de carne ovina na região semi-árida do Brasil.** Teses de Doutorado, Departamento de Zootecnia-Universidade Federal do Ceará, 2010. 92p.

Capítulo 14

Sistemas de Produção de Ovinos na Região Norte do Brasil

Ricardo Gomes de Araújo Pereira,[1] Claudio Ramalho Townsend,[2] Newton de Lucena Costa,[3] João Avelar Magalhães,[4] Francelino Goulart da Silva Neto[5] e Aluisio Ciriaco Tavares[6]

Introdução

Não se tem registro da introdução de ovinos na região Norte do Brasil. No entanto, acredita-se que os primeiros foram introduzidos por volta de 1880, por retirantes nordestinos que vinham trabalhar nos seringais, cujos animais eram transportados no porão dos batelões (embarcações a vapor). Provavelmente, bem antes dessa época os ovinos já pastavam nos estados do Amazonas e Pará.

A partir da década de 1980, a criação de ovinos na Amazônia ganhou um novo rumo com o início dos trabalhos de pesquisa com ovinos nas unidades de pesquisa da Embrapa da região Norte, com a introdução e avaliação de animais das raças Morada Nova e Santa Inês na forma de sistemas de produção, embora muitos não acreditassem que os ovinos deslanados resistissem às condições edafoclimáticas do Trópico Úmido.

Em 2008, segundo dados do Instituto Brasileiro de Geografia e Estatística (IBGE), o efetivo ovino da região Norte supera 534.478 cabeças, representando 3,21% do rebanho nacional, sendo 202.005 no Pará, 125.183 em Rondônia, 85.955 no Tocantins, 77.623 no Acre, 41.802 no Amazonas e 1.910 no Amapá. O estado do Pará é o de maior contribuição aos avanços da ovinocultura na região Norte, local onde estão sendo realizados vários eventos agropecuários que têm exaltado o setor de forma bastante expressiva, com a iniciativa de alguns produtores e associações. Rondônia também tem demonstrado crescimento acelerado do rebanho ovino com a compra de animais oriundos da região Nordeste e, recentemente, do Sul. A acentuada emigração de criadores de outras regiões e a consequente manutenção dos costumes de origem parecem ter exercido grande influência na adoção da ovinocultura no Norte do Brasil.

---

[1] Pesquisador da Embrapa, Centro de Pesquisa Agroflorestal de Rondônia – Porto Velho – RO.
[2] Pesquisador da Embrapa, Centro de Pesquisa Agroflorestal de Rondônia – Porto Velho – RO.
[3] Pesquisador da Embrapa, Centro de Pesquisa Agroflorestal de Roraima – Boa Vista – RR.
[4] Pesquisador da Embrapa, Centro de Pesquisa Agropecuária do Meio-Norte – Teresina – PI.
[5] Pesquisador aposentado da Embrapa, Centro de Pesquisa Agroflorestal de Rondônia – Porto Velho – RO.
[6] Pesquisador aposentado da Embrapa, Centro de Pesquisa Agroflorestal de Rondônia – Porto Velho – RO.

Ovinos como componentes dos sistemas produtivos amazônicos

Os ovinos são representativos na composição do sistema de produção em propriedades familiares. Esse rebanho cresceu significativamente na Amazônia a partir da década de 1970. O aumento desse rebanho ocorreu por iniciativa própria dos produtores e por meio de programas governamentais, apresentando-se como uma alternativa para produção de carne, pele e esterco, caracterizando-se como importante componente em sistemas agroecológicos. Pereira *et al.* (1997) enfatizaram a importância dos ovinos para a agricultura familiar, destacando a produção de adubo orgânico e seu uso no cultivo de hortaliças e culturas perenes. Outros fatores são aumento da disponibilidade de proteína de origem animal, elevação da renda do produtor, redução dos custos com limpeza nas áreas de culturas anuais/perenes e redução de abertura de novas áreas de florestas.

Produtividade de ovinos na Amazônia

Em toda a região Amazônica foram avaliados os ovinos das raças Santa Inês, Morada Nova, Barriga Negra e seus mestiços. Os índices zootécnicos são bastante satisfatórios. Na Tabela 14.1, são apresentados os índices produtivos e reprodutivos obtidos por esses rebanhos nos estados de Rondônia, Pará, Acre, Amazonas, Roraima e Amapá (Dias *et al.*, 1988; Moura Carvalho *et al.*, 1984; Paiva, 1987; Santos *et al.*, 1984; Embrapa, 1984).

Esses resultados são um indicativo para o desenvolvimento da ovinocultura na Amazônia e principalmente para aproveitamento dessa espécie como componente dos sistemas de produção diversificados independentemente do tamanho da propriedade. Por ser uma espécie ruminante e não competir diretamente com os humanos no consumo de grãos e por ser uma cultura com mercado consumidor aberto para exportações para outras regiões do Brasil e do mundo.

Tabela 14.1 Indicadores de desempenho zootécnico do sistema de produção de ovinos e caprinos em vários estados da Amazônia brasileira.

	Rondônia OVI[1]	Acre OVI[1]	Pará OVI[3]	Amazonas OVI[1]	Roraima OVI[2]	Amapá OVI[3]
Indicadores						
Taxa de parição (%)	96,16	91,25	96,50	87,50	93,76	82,62
Taxa de aborto (%)	4,07	–	–	7,50	–	6,13
Partos simples (%)	61,69	88,58	77,12	60,85	76,08	74,84
Partos múltiplos (%)	38,31	11,42	22,88	39,15	23,92	25,16
Prolificidade	1,39	1,18	1,57	1,40	1,24	1,26
Peso ao nascer (kg)						
Macho – parto simples	2,78	2,90	3,23	2,95	2,64	–
Fêmea – parto simples	2,56	2,59	3,16	2,85	2,64	–
Macho – parto múltiplo	2,21	–	2,73	–	–	–
Fêmea – parto múltiplo	2,04	–	2,72	–	–	–
Peso ao desmame (kg)						
Macho – parto simples	13,44	13,50	18,55	–	–	–
Fêmea – parto simples	13,28	12,82	17,83	14,60	–	–
Macho – parto múltiplo	11,15	–	15,00	–	–	–
Fêmea – parto múltiplo	10,09	–	15,63	–	–	–
Peso aos 12 meses	27,17	28,08	–	–	–	–
Mortalidade aos 12 meses (%)	26,87	10,00	–	17,70	–	17,35
Mortalidade de adultos (%)	8,60	8,75	–	6,80	–	19,11

[1] Valores médios entre as raças Morada Nova e Santa Inês.
[2] Valores médios de rebanhos Morada Nova, Barriga Negra e Santa Inês.
[3] Valores médios da raça Santa Inês.
Fonte: Magalhães *et al.*, 1989; Dias *et al.*, 1988; Costa *et al.*, 1987; Moura Carvalho *et al.*, 1984; Paiva, 1987; Santos *et al.*, 1984; Embrapa, 1984.

Na agricultura familiar, os ovinos têm se encaixado perfeitamente por ser uma cultura que necessita de baixos investimentos para sua implantação, por ter retorno rápido e ser de elevada rentabilidade. Segundo Pereira (1994), a criação apresenta-se como alternativa em substituição à pecuária bovina na pequena propriedade.

Os resultados apresentados na Tabela 14.1, são semelhantes aos observados em outras regiões do Brasil, colocando definitivamente os ovinos como componentes de sistemas de produção na região. A estrutura existente nas propriedades da Amazônia permite adiantar que, com a organização da Cadeia Produtiva, a região será exportadora dos produtos da ovinocultura para todo o mundo, principalmente em substituição à pecuária de corte, que é muito pouco rentável para a agricultura familiar.

Ovinocultura: alternativa para diversificação da produção na agricultura familiar

Em trabalho realizado no Campo Experimental da Embrapa Rondônia em Porto Velho (Pereira et al., 1997), com rebanho de 50 matrizes mestiças Morada Nova e dois reprodutores da raça Santa Inês, totalizando 100 animais, com idade variada e peso médio inicial de 36,42 kg observou-se taxa de parição de 90,32%, sendo 58,36% de partos simples e 41,64% de partos múltiplos, com um índice de prolificidade de 1,48%, com média de três partos a cada 2 anos. A capacidade reprodutiva dos ovinos foi elevada, com apresentação de cio durante todo o ano. A taxa de parição é um fator importante para a eficiência produtiva e reprodutiva de um rebanho, e fator influenciador da taxa de desfrute e renda do produtor. Este rebanho foi tomado por base para substituir um rebanho bovino em torno de 10 cabeças, que é a média de bovinos em propriedades que praticam agricultura familiar.

Os animais apresentaram desempenho produtivo satisfatório, cujas médias de peso vivo (PV) ao nascimento, para machos e fêmeas, foram de 2,92 kg; ao desmame 13,55 kg e ao abate (12 meses), 29,52 kg. A mortalidade média até 12 meses foram de 21,02% e de 4,5% para animais adultos, atingindo a produção média de 2.100 kg de PV por ano, sendo considerados os animais machos e fêmeas aos 12 meses de idade e o descarte de animais adultos. O resultado é altamente satisfatório, pois apresenta uma produtividade em torno de 420 kg de PV/hectare (ha)/ano.

A produção de adubo orgânico verde foi de 20 t/ano em toda a área, com produção média diária de 550 g/animal/dia. A criação de ovinos deslanados apresentou-se como alternativa para a agricultura familiar na Amazônia. A produção de adubo orgânico favorece o cultivo de culturas perenes, anuais e hortaliças tendo efeito direto no aumento da produtividade da propriedade e na capitalização do produtor.

Pastagens utilizadas para ovinos no trópico úmido

Os ovinos revelam uma capacidade de pastejar um pouco mais próximo ao solo, comparados aos bovinos, sendo este comportamento ligado principalmente à sua estrutura bucomaxilar de apreensão de alimento. Dessa forma, em razão dos lábios superiores fendidos e móveis, o animal tem maior capacidade de apreensão da forragem em relação aos bovinos, pois podem usar os lábios, os dentes e a língua, o que lhes confere alto poder de seleção no pastejo. Os ovinos pastejam, preferencialmente, o topo das plantas, rebaixando-as pouco a pouco, como se estivessem retirando a forragem em camadas. Por sua anatomia bucal, caracterizada pela extrema mobilidade dos lábios e pela forma de apreensão do alimento com lábios, dentes e língua, conseguem ser bastante eficientes na separação e escolha do alimento a ser ingerido, conseguindo apreender, com facilidade, partes específicas da forragem, mesmo as de menor tamanho. Isso possibilita ao animal, quando em pastejo, escolher as partes mais tenras e palatáveis da planta, rejeitando as mais fibrosas e, portanto, de menor valor nutritivo (Evangelista e Rocha, 1997; Santos et al., 1999). Dessa maneira, os ovinos conseguem um pastejo bastante seletivo e rente ao solo. Em relação ao tempo de pastejo, para os ovinos observam-se entre 8 h (Favoretto, 1990) e 13 h por dia (Carvalho et al., 2002), e o pastejo mais importante ocorre nas quatro horas que antecedem o pôr do sol. Assim, o recolhimento dos animais ao aprisco à noite, para evitar o ataque dos predadores, deve respeitar esse horário de maior atividade de pastejo.

Gramíneas de porte médio a baixo, com altura inferior a 1 m, são mais adequadas ao comportamento dos ovinos em pastejo. Deste modo, as forrageiras mais indicadas são aquelas que suportem o manejo baixo, apresentem intensa capacidade de rebrota por meio das gemas basais e tenham sistema radicular bem desenvolvido, garantindo boa fixação ao solo. Em pastagens com plantas de porte mais elevado, com altura acima de 1 m, os animais tendem a explorar mais intensivamente as áreas marginais, resultando em subaproveitamento da forragem das áreas centrais. Pastos de porte alto dificultam a visualização entre os animais do rebanho; os ovinos tendem a apresentar intensa movimentação pela área, mostrando maior preocupação em se manterem próximos aos demais, o que prejudica o nível de ingestão de alimento e resulta em aumento de perdas por acamamento devido ao pisoteio excessivo (Favoretto, 1990).

As pastagens cultivadas constituem a alimentação básica do rebanho de ovinos na Amazônia. Como alternativas mais viáveis, pode-se utilizar as gramíneas de *Brachiaria brizantha* cv. Marandu (braquiarão ou brizantão), *Andropogon gayanus* cv. Planaltina (capim-andropogon) e *Brachiaria humidicola* da Amazônia) para solos de baixa fertilidade e *Panicum maximum* cvs. Tobiatã, Vencedor, Tanzânia e Mombaça, entre outros, para solos de média e alta fertilidade (Costa et al., 2007). No caso do capim-andropogon, deve-se evitar o plantio em áreas muito úmidas ou sujeitas a encharcamento, de modo a assegurar maior produtividade e persistência da pastagem.

Em decorrência da grande variabilidade das plantas forrageiras relacionadas à produção e distribuição de forragem, valor nutritivo, tolerância a pragas e doenças, bem como produção na seca, recomenda-se a diversificação das pastagens, visando ao melhor aproveitamento das potencialidades de cada espécie. Sugere-se reservar 15% da área de pastagem, sendo 10% para formação de banco de proteína e 5% para formação de capineira, os quais serão utilizados para suplementação do rebanho durante o período de estiagem.

A divisão de pastagem é uma prática de grande importância para o manejo do rebanho e das pastagens. O número de divisões deve variar, de acordo com as categorias animais. O tamanho das divisões depende de cada rebanho (número de animais por categoria animal) e a capacidade de suporte das pastagens. A distribuição e a forma das divisões devem ser compatíveis com a disponibilidade das aguadas naturais da propriedade, sempre visando otimizar a utilização de cercas.

O manejo das pastagens é fundamental para a produção e persistência das espécies forrageiras, respeitando-se o equilíbrio solo-planta-animal. Envolve o controle da pressão de pastejo que é expressa em carga animal (número de animais por unidade de área) e o controle dos períodos de ocupação e descanso das pastagens. Para as forrageiras preconizadas, recomendam-se de 8 a 10 animais/ha, praticando-se sempre o pastejo com lotação rotativa. Recomenda-se o diferimento das pastagens (pasto de reserva), o que consiste na utilização menos intensa ou parcial de alguns piquetes, durante o período chuvoso, de modo a se ter forragem para a alimentação do rebanho durante o período de estiagem. Na definição da carga animal, devem-se considerar perda média por acamamento e pisoteio de aproximadamente 20% do total da matéria seca (MS) produzida e ingestão média de MS de 3,0% do peso vivo/cabeça/dia. O pastejo contínuo, em que os animais permanecem o tempo todo na mesma área, além de reduzir a produção de forragem por área, geralmente leva o capim a entrar em degradação em menor espaço de tempo, dependendo da quantidade de animais na área, ou seja, deve-se observar a capacidade de suporte da pastagem em função, principalmente, da época do ano (seca e chuva).

Para ovinos, a adoção do pastejo com lotação rotacionada é apontada como a alternativa para uso mais eficiente das pastagens. O tempo de ocupação com animais e o período de descanso devem ser ajustados em função da espécie forrageira utilizada, do número de animais e da época do ano. Para adoção do pastejo rotacionado é necessário dividir a pastagem em diversos piquetes, como forma de aumentar a eficiência de utilização da forragem disponível e, principalmente, diminuir o nível de infestação por larvas de helmintos (endoparasitas). Devem-se evitar períodos de ocupação superiores a 5 a 7 dias, visando minimizar a exposição dos animais às larvas infestantes (L3), eclodidas naquele mesmo ciclo de pastejo (autoinfestação). Os períodos de descanso das pastagens podem variar de 15 a 45 dias, os quais devem ser ajustados em função da capacidade de rebrota de cada capim.

O uso de cana-de-açúcar ou capim-elefante como capineira no período seco deve ser uma prática a ser adotada na criação de ovinos na Amazônia. A capineira deve ser localizada próxima ao local onde os animais serão suplementados, de forma a reduzir os gastos com transporte e mão de obra. A área deve ser de declividade suave ou plana e bem drenada. Recomenda-se o capim-elefante cv. Cameroon. A cana deve ser plantada na mesma área, reservando-se 50% para cana e 50% para capim-elefante. É de fundamental importância que o capim seja manejado durante o período chuvoso para se ter forragem com bom valor nutritivo no período de estiagem. Sugere-se o esquema de vedação (diferimento): último corte em fevereiro e utilização a partir de junho; corte em março e utilização a partir de julho; e corte em abril e utilização a partir de agosto.

Sistema de produção de ovinos deslanados

A ovinocultura representa uma alternativa para a produção de carne, pele e esterco em nível de pequena propriedade,

Durante o período 1984-1989, avaliou-se, em Porto Velho, o desempenho produtivo e reprodutivo de ovinos deslanados da raça Morada Nova. Os animais eram mantidos em pastagens diversificadas (*B. brizantha* cv. Marandu, *B. humidicola* e *A. gayanus* cv. Planaltina) e bancos de proteína (*P. phaseoloides* e *C. macrocarpum*), além de capim-elefante (*P. purpureum* cv. Cameroon) como suplementação durante o período seco. Neste sistema foram obtidos taxa de parição de 90,16%; taxa de partos simples de 61,69% e partos múltiplos de 38,31%, com um índice de prolificidade de 1,39; o peso das matrizes ao parto foi de 32,68 kg.

Ao desmame, machos e fêmeas oriundos de partos simples apresentaram pesos médios de 13,44 e 13,28 kg, contra 11,15 (machos) e 10,09 kg (fêmeas) dos originários de partos múltiplos. Aos 6 e 12 meses, as médias de peso foram de 19,03 e 27,17 kg, para ambos os sexos. A taxa de mortalidade até os 12 meses de idade foi de 26,8%.

No período 1992-1994, o sistema passou a ser constituído de ovinos deslanados ½ sangue Morada Nova × Santa Inês. A taxa de parição foi de 90,3%, sendo 58,4% de partos simples, com um índice de prolificidade de 1,48%, o que representa média de três partos a cada 2 anos. O peso médio ao nascer foi de 2,9 kg e o de abate (12 meses) de 29,5 kg. A produção de carne foi de 3.000 kg de PV/ano. A produção de adubo orgânico foi de 20 t/ano, com produção média de 550 g/fêmea adulta/dia.

Utilização do feno de leguminosa na alimentação de ovelhas deslanadas

A atividade pecuária na Amazônia é realizada, na sua totalidade, em regime de pastagem, as quais apresentam períodos de abundância e escassez de alimentos, implicando, ao longo do ano, ganho e perda de peso dos animais. A fim de minimizar essa limitação, avaliou-se o efeito da suplementação do feno de *D. ovalifolium* sobre o ganho de peso de ovinos durante o período seco (Magalhães *et al.*, 2005).

O delineamento experimental foi o inteiramente casualizado, com quatro níveis de suplementação com feno: 0, 80, 160 e 240 g/ovelha/dia. O experimento teve a duração de 42 dias, sendo 7 dias de adaptação. Foram utilizadas 20 ovelhas deslanadas da raça Santa Inês (cinco por tratamento), com idades variando entre 12 e 24 meses e peso médio inicial de 27,35 kg.

Os animais foram mantidos durante o dia em pastagens de *B. brizantha* cv. Marandu e à noite eram recolhidos em baias coletivas, onde recebiam, de acordo com os tratamentos, o feno de desmódio (10,8% de proteína bruta) e sal mineral à vontade. Durante o período experimental, os ovinos suplementados com 80 g/ovelha/dia de feno apresentaram ganhos de 41,71 g/cab/dia e 1.720 g/cab/período; o grupo suplementado com 120 g/ovelha/dia ganhou 49,32 g/cab/dia e 1.460 g/cab/período e o grupo suplementado com 240 g/ovelha/dia, tiveram ganhos de 68,56 g/cab/dia e 2.400 g/cab/período), valores significativamente superiores aos que não foram suplementados (3,23 g/cab/dia e 112 g/cab/período).

O consumo médio foi 44,11 g; 98,97 g e 135,88 g, respectivamente, para os níveis de fornecimento de 80, 160 e 240 g de feno/ovino/dia. Os resultados demonstraram a viabilidade técnica da utilização do feno de *D. ovalifolium*, durante o período seco, para alimentação de ovinos em Rondônia (Magalhães *et al.*, 2005).

Utilização da casca do café na alimentação de ovinos deslanados

Na criação de ruminantes, os gastos com a nutrição representam um dos principais componentes dos custos de produção. A busca por alimentos alternativos e de baixo valor comercial, como os resíduos e subprodutos agrícolas, pode minimizar os gastos com alimentação. Desta forma, avaliou-se o efeito da casca do café sobre o desempenho produtivo de ovinos deslanados (Townsend *et al.*, 2001).

Foram utilizados 20 ovinos mestiços deslanados (Santa Inês × Morada Nova), castrados, com aproximadamente 6 meses de idade e peso vivo médio inicial de 19,5 kg, alojados em baias coletivas, distribuídos segundo delineamento experimental inteiramente casualizado, com quatro tratamentos, representados pelos níveis de inclusão de casca de café de 0%, 10%, 20% e 30%, em substituição ao capim-elefante em suas dietas e cinco repetições, a fim de avaliar a variação no PV, no período de 33 dias, com 7 dias de adaptação.

A inclusão da casca de café na dieta dos ovinos resultou em maiores ganhos de peso, os animais alimentados com a ração contendo 30% de casca de café atingiram ganhos superiores aos daqueles que recebiam rações com 10 e 20% (49, 19 e 14 g/ovino/dia e 1.600, 620 e 480 g/ovino, respectivamente); e os ganhos destes foram superiores aos dos ovinos alimentados exclusivamente com capim-elefante (9 g/ovino/dia e 300 g/ovino). O nível de consumo médio (expresso em g de MS/kg de $PV^{0,75}$) oscilou entre 62,9 (0%) e 49,6 (30%), e em média os animais mantidos exclusivamente com capim-elefante consumiram 14,6% a mais que os alimentados com rações contendo casca de café. A inclusão da casca de café em até 30%, em substituição ao capim-elefante, propiciou ganhos de peso satisfatórios e redução na taxa de consumo dos ovinos deslanados, demonstrando a viabilidade técnica para deste subproduto para alimentação de ovinos.

Efeito da carga animal sobre o ganho de peso de ovelhas da raça Morada Nova em pastagens de *Brachiaria humidicola*

Na Amazônia, a pecuária é uma das atividades que mais tem se expandido nos últimos anos. Todavia, devido ao expressivo fluxo migratório ocorrido nos anos 1970 e 1980, observa-se a predominância de pequenos produtores, os quais praticam uma agricultura de subsistência. Nesse contexto, a criação de pequenos ruminantes surge como uma alternativa bastante viável, pois além de contribuir para aumentar a rentabilidade da atividade agropastoril, tem um cunho eminentemente social, representando mais uma fonte de proteína animal para alimentação do pequeno produtor (Pereira *et al.*, 2000).

Por outro lado, a carga animal é o fator mais importante no manejo de pastagens, pois influencia a utilização da forragem produzida, estabelecendo uma forte interação com a disponibilidade de forragem, como resultado do crescimento das plantas, da desfoliação e do consumo pelos animais (Tribe e Lloyd, 1962; Brown, 1977; Tergas, 1983; Costa *et al.*, 2001, 2002). Logo, a carga animal adequada para cada tipo de pastagem resultará na obtenção de maior produtividade animal por períodos de tempo relativamente longos.

O ensaio foi conduzido durante 12 meses, no Campo Experimental da Embrapa Rondônia, localizado no município de Porto Velho (96,3 m de altitude, 8°46' de latitude sul e 63°5' de longitude oeste). O clima da região é tropical úmido do tipo Am, com precipitação anual 2.200 mm, estação seca bem definida (junho a setembro); temperatura média anual 24,9°C e umidade relativa do ar média de 89%.

O delineamento experimental adotado foi o inteiramente casualizado, com duas repetições de campo. Para avaliação do desempenho animal foram utilizadas seis repetições, nas quais cada animal representava uma repetição, enquanto para avaliação da disponibilidade de forragem foram usadas cinco repetições em cada piquete. Foram testadas quatro taxas de lotação: 6, 12, 18 e 24 ovinos/ha, mantidos em pastejo contínuo. A área experimental era uma pastagem de *Brachiaria humidicola* estabelecida em um latossolo amarelo distrófico, textura argilosa. Cada tratamento tinha um número fixo de animais por parcela (6 ovinos/piquete), variando-se o tamanho da área em função das lotações testadas.

Foram ovelhas da raça Morada Nova, com faixa etária entre 5 e 7 meses. As pesagens foram a intervalos de 28 dias, após jejum de 14 a 16 h, quando foram avaliados: ganho de PV por animal e por unidade de área, disponibilidade de forragem, teor e produção de proteína bruta.

Durante o período chuvoso, a carga animal ótima foi estimada em 13,3 animais/ha. Os ganhos de peso diário foram de 35,6; 41,6; 39,3 e 28,7 g/dia, respectivamente, para 6, 12, 18 e 24 animais/ha. Durante o período seco, em todos os tratamentos, verificou-se perda de peso. Esses resultados demonstram que cargas superiores a 18 ovelhas/ha são inviáveis, já que resultaram em decréscimos significativos na disponibilidade de forragem, evidenciando-se, com isso, o início do processo de degradação da pastagem, caracterizado pelo aparecimento de áreas de solo descobertas, ocorrência de plantas invasoras e o baixo vigor de rebrota das plantas após o pastejo.

A carga animal de ovinos da raça Morada Nova mais adequada para pastagens de *B. humidicola* foi estimada em 13,3 animais/ha, a qual, além de assegurar a persistência de pastagem, proporcionou melhor *performance* animal durante o ano. O aumento da carga animal afetou negativa e linearmente a disponibilidade de forragem e as produções de proteína bruta.

A carga animal afetou de forma quadrática os teores de proteína bruta, sendo os maiores percentuais obtidos com a utilização de 14,8 e 13,9 animais/ha, respectivamente, para os períodos chuvoso e seco.

Cargas superiores a 18 animais/ha mostraram-se inviáveis, já que resultaram num processo inicial de degradação da pastagem.

Ovinos em sistemas silvipastoris

O sombreamento é recomendado na criação dos animais para melhorar o conforto, reduzindo o estresse e elevando a produção e produtividade (Leme et al., 2005).

Nos trópicos úmidos da Amazônia, a necessidade de sombreamento apresenta-se como um fator de extrema importância porque as altas temperaturas associadas à umidade elevada deixam os rebanhos em desconforto, influenciando diretamente no consumo de alimentos (Townsend et al., 2003). O provimento de sombra natural ou artificial auxilia os ovinos a manterem a homeotermia com menor esforço do aparelho termorregulatório (Andrade et al., 2007).

Na Amazônia, milhares de hectares cultivados com culturas perenes (café, cacau, seringueira, cupuaçu, pupunha, limão, laranja, entre outras), podem ser aproveitados com o uso de animais, formando sistemas silvipastoris.

Os sistemas silvipastoris consistem na combinação de árvores, madeireiras ou frutíferas, com animais. Nestes, as árvores proporcionam microclima favorável aos animais (sombra e ambiente mais ameno), podendo influenciar positivamente na produtividade pecuária (Marques, 1990; Rosa et al., 1992; Townsend et al., 2003).

A potencialidade da Amazônia para a implantação de sistemas silvipastoris foi enfatizada por diversos autores (Veiga e Serrão, 1990; Carvalho Neto, 1994; Medrado et al., 1994), em função das grandes áreas plantadas com culturas perenes e pela necessidade de recuperação de pastagens degradadas. A associação de pequenos animais a cultivos perenes é uma prática usual em diversos países (Ismail, 1989). Entretanto, no Brasil tem sido pouco utilizada, mesmo se conhecendo benefícios como diminuição dos custos de produção, melhor utilização da mão de obra e aumento da oferta de proteína animal. Por outro lado, trabalhos conduzidos na região amazônica têm demonstrado que o ovino deslanado é uma alternativa viável para a produção de carne, pele e esterco (Santos et al., 1984; Magalhães et al., 1989; Maia et al., 1992; Pereira et al., 1996).

O efeito do sombreamento sobre a produtividade e persistência de gramíneas e leguminosas forrageiras deve-se, basicamente, a dois fatores: radiação solar recebida e duração do dia. Estes afetam diretamente o crescimento da parte aérea e, especialmente das raízes, havendo decréscimo de ambas, quando os níveis de sombreamento são incrementados, isto como consequência da redução da capacidade fotossintética, nodulação e absorção de nutrientes. Quando não existirem mais fatores limitantes, a produção de forragem refletirá a variação da quantidade de radiação solar recebida, sempre e quando as plantas possam suportar a demanda da evaporação imposta por esse regime de radiação.

No trabalho conduzido por Magalhães et al. (1996), no Campo Experimental da Embrapa Rondônia, em Porto Velho, foram utilizadas ovelhas deslanadas Santa Inês × Morada Nova, com idades entre 12 e 24 meses e peso médio inicial de 28,42 kg para avaliar o desempenho produtivo de ovelhas em sistema silvipastoril. Mantidas durante o dia em piquetes com área de 1,5 ha, à noite eram recolhidas para apriscos onde recebiam capim-elefante picado (*Pennisetum purpureum* cv. Cameroon), tendo à disposição água e sal mineral. Durante o período diurno tinham acesso a diferentes pastos, sob diferentes níveis de sombreamento, considerados como tratamentos, quais sejam: pastagens ao sol formadas de *Andropogon gayanus* cv. Planaltina; pastagens sob 30% de sombreamento de seringal (*Hevea brasiliensis*), compostas de 40% de puerária (*Pueraria phaseoloides*) e 60% de gramíneas (predominando as espécies *Imperata brasiliensis* e *Brachiaria brizantha* cv. Marandu) e pastagens sob 45% de sombreamento de seringal compostas de 80% de puerária e 20% de gramíneas (predominando as mesmas espécies anteriores).

As pesagens dos animais foram realizadas mensalmente e, as amostragens das pastagens para estimativa da disponibilidade de forragem, no início e final do experimento. Durante o período experimental, procurou-se manter carga animal de 5,3; 2,7 e 2 ovinos/ha para os pastos a pleno sol e sob 30 e 45% de sombreamento, respectivamente, já que a massa de forragem oscilou conforme a disponibilidade de radiação solar (Tabela 14.2). Os parâmetros fisiológicos: temperatura retal (TR), batimentos cardíacos (BC) e ritmo respiratório (RR) foram coletados a cada 15 dias, por volta das 15 h. Os dados de temperatura e umidade relativa do ar foram obtidos em estação meteorológica, situada a 1,5 km do local do experimento.

Na Tabela 14.2 são apresentados os ganhos de peso (g/ovelha/dia, g/ha/dia e kg/ha/período), os maiores foram observados no tratamento com maior percentual de sombreamento (45%). Esta resposta pode ser

Tabela 14.2 Desempenho produtivo de ovinos deslanados mestiços Santa Inês × Morada Nova, em função do sombreamento de seringal adulto, durante o período seco – Porto Velho, Rondônia.

Sombreamento	Ganho de peso			Massa de forragem
	g/ovelha/dia	g/ha/dia	kg/ha período	MS t/ha
0	39,3 b	208,3 b	18,8 b	3,2 a
30%	44,9 b	237,8 b	21,4 b	1,6 b
45%	79,4 a	421,0 a	37,9 a	2,2 a

Médias seguidas de mesma letra não diferem entre si (P > 0,05) pelo teste de Tukey.

atribuída à maior oferta da leguminosa na pastagem (80%), a qual refletiu positivamente na qualidade da forragem consumida, mas também se deve considerar que o sombreamento amenizou acentuadamente os efeitos depressivos do estresse térmico, o que pode ter contribuído para o melhor desempenho das ovelhas mantidas em pastagens com maiores níveis de sombreamento, quando comparadas àquelas mantidas em pleno sol. Sob essa condição, a redução na ingestão de forragem passou a refletir negativamente no ganho de peso.

A disponibilidade inicial de forragem não apresentou diferenças significativas (P > 0,05) entre os tratamentos. Os maiores rendimentos de matéria seca (MS) foram verificados no T-1 (3,17 t/ha), e T-2 (2,19 t/ha). Durante o experimento, a temperatura média do ambiente variou de 32 a 35°C e a umidade relativa do ar de 37% a 54%. Os ovinos mantidos nas pastagens sombreadas apresentaram as menores taxas de batimentos cardíacos e ritmo respiratório em relação aos que permaneceram a pleno sol (Tabela 14.3); nesta condição e sob 45% de sombreamento a temperatura retal dos ovinos foi semelhante entre si e superior a dos ovinos mantidos nos pastos sob 30% de sombreamento, diferença numérica de apenas 0,2°C. Esses resultados demonstram que os ovinos deslanados mestiços Santa Inês × Morada Nova são tolerantes às condições climáticas do verão do Trópico Úmido e o sombreamento propiciado pelo seringal ameniza os efeitos depressivos do estresse térmico. Entretanto, o sombreamento reduz a disponibilidade de forragem, sendo necessária a redução da carga animal.

Cadeia produtiva dos ovinos

Na região Norte, notadamente nos estados do Pará e Rondônia, a criação de ovinos tem crescido de maneira significativa e, consequentemente, o consumo de carne e derivados, devido principalmente à importação de animais melhorados por parte dos produtores, o que tem contribuído para o melhoramento do rebanho do estado. Entretanto, a desorganização da cadeia produtiva faz com que o consumidor não tenha constância na oferta dos produtos, na qualidade da carne, na higiene do que é ofertado e no preço entre outros fatores. O sistema de produção utilizado pelo produtor tem grande importância, sendo variável, o que vai influenciar no produto final. A opção por fatores, como raça e sexo, pode contribuir para o benefício de toda a cadeia produtiva da carne. É importante lembrar que nem sempre a escolha do produtor tem recomendação de outros elos da cadeia, sendo uma opção pessoal deste, de acordo com o sistema de produção adotado. A produtividade na fazenda tem aumentado pela adoção de novas tecnologias, entretanto a sobrevivência dentro da atividade depende de se saber quanto custa produzir

Tabela 14.3 Parâmetros fisiológicos de ovinos deslanados mestiços Santa Inês × Morada Nova, em função do sombreamento de seringal adulto, durante o período seco – Porto Velho, Rondônia.

Sombreamento (%)	Parâmetros fisiológicos		
	Batimentos cardíacos (nº/min)	*Frequência respiratória (nº/min)*	*Temperatura retal (°C)*
0	107,8 a	70,1 a	39,8 a
30	101,7 b	64,1 b	39,6 b
45	98,1 b	62,1 b	39,8 a

Médias seguidas de mesma letra não diferem entre si (P > 0,05) pelo teste de Tukey.
Fonte: Magalhães et al., 1996.

e onde estão os obstáculos para produzir com custos menores. Apesar dos grandes avanços dos últimos anos em novas tecnologias que, sem dúvida, se constituem importantes ferramentas para o melhoramento ovino, sua incorporação ao sistema produtivo é lenta. Além disso, o desenvolvimento de novas metodologias de avaliação do mérito genético dos animais, o melhor conhecimento das vantagens e desvantagens de cada raça e os resultados já alcançados com seleção e cruzamentos indicam que esta forma tradicional, utilizando-se ou não ferramentas avançadas, continuará sendo, por um bom tempo, meio seguro de se produzir animais mais produtivos e eficientes, que venham compor sistemas de produção de ovinos.

Os primeiros ovinos trazidos para a Amazônia eram animais sem padrão racial definido (SRD) que tinham, em sua grande maioria, animais lanudos mestiços de raças europeias. A partir dos anos 1980 houve um incremento de ovinos deslanados oriundos do Nordeste, com destaque para as raças Santa Inês, Morada Nova e Barriga Preta. Recentemente, tem-se observado a incorporação de reprodutores e matrizes das raças Dorper, importadas da África, e animais Santa Inês melhorados.

O efeito do sexo e da raça nas espécies tem apresentado influência na qualidade da carne, sendo necessária a determinação de fatores que a melhorem, de acordo com a espécie, a região em que é criada e os sistemas de produção existentes, para que a tecnologia seja aceita por produtores ou setores da cadeia produtiva sem onerar o custo de produção.

O produtor deve garantir seleção, cuidados e manuseio adequados até o ponto de entrega dos animais na propriedade ou, se for o caso, no abatedouro. Ovinos com hematomas no corpo no momento do embarque devem ser mantidos na propriedade até que sejam curados. O abatedouro é responsável e deve oferecer ótimas condições na área de espera para o abate. Deve-se manter o bem-estar dos animais de forma aceitável dentro das normas internacionais para assegurar uma carcaça e qualidade de carne ideais, consistentes e uniformes.

Uma das regras incluídas em legislações é que os ovinos devem ser mantidos em jejum antes do abate por um período de 12 h e receber água à vontade. O transporte é uma situação nova para qualquer animal e, por isso, provoca medo e estresse. Todos os movimentos, como ruídos, cheiros desconhecidos, vibrações e mudanças súbitas na velocidade do caminhão, variação da temperatura ambiental e menor espaço social individual interferem negativamente no conforto do animal. Os efeitos da alta densidade de animais no transporte sobre a qualidade da carne é uma realidade. Para viagens mais longas (5 a 10 h), a qualidade da carne e o rendimento de carcaça podem ser prejudicados, entretanto as distâncias de transporte são muito influenciadas pela disponibilidade de ovinos na região próxima ao abatedouro. Ao chegarem ao abatedouro, os ovinos devem ser descarregados o mais rápido possível, mas se o atraso for inevitável, deve haver ventilação adequada no caminhão. O benefício de oferecer aos animais um tempo de descanso entre o transporte e o abate pode ser perdido, se eles forem sujeitos ao mau manuseio e condições ambientais estressantes na área de espera. Essas recomendações envolvem atividades inerentes ao produtor, transporte e pré-abate; esses setores são parte importante na cadeia produtiva para se obter uma carne com qualidade.

Fatores que afetam a sanidade dos ovinos na região Norte

O controle sanitário é fundamental para os resultados econômicos satisfatórios, quando se trata de qualquer atividade relacionada a animais. O manejo sanitário inicia-se com o corte e desinfecção do cordão umbilical, com posterior aplicação de tintura de iodo. As crias devem mamar o colostro (o primeiro leite), rico em proteínas, minerais, vitaminas e anticorpos. Também são importantes as vacinações e as vermifugações, além da higiene das instalações.

Nos rebanhos da região Norte foram observadas diversas enfermidades, como pododermatite necrótica (podridão do casco), linfadenite caseosa, ceratoconjuntivite infecciosa, ectima contagioso (boqueira) e broncopneumonias, doenças comumente encontradas na maioria dos rebanhos brasileiros. Todavia, duas enfermidades merecem destaque, as parasitoses gastrintestinais e o eczema facial.

As parasitoses gastrintestinais são as maiores causadoras de prejuízos à ovinocultura na região. Os rebanhos são afetados durante todo o ano, com maior concentração nos meses de maio a setembro. O acompanhamento das larvas nas pastagens pela Embrapa Rondônia demonstrou maior concentração dos gêneros *Haemonchus* e *Trichostrongylus*, enquanto *Cooperia* e *Strongyloides* foram observados em apenas 1 e 3 meses, respectivamente. Nas necropsias realizadas, a maior ocorrência foi de *Haemonchus* sp. e *Trichostrongylus*, tanto para os animais permanentes como para os traçadores, indicando o período seco com maior número de helmintos adultos obtidos.

Problemas de eczema facial (fotossensibilização) foram registrados em ovinos deslanados da raça Morada Nova, durante a estação seca de 1985 e 1986, no Campo Experimental da Embrapa Rondônia, em Porto Velho. Os animais eram mantidos em pastagens diversificadas compostas de *B. brizantha* cv. Marandu, *B. humidicola* e *A. gayanus* cv. Planaltina, e a síndrome fotossensibilizante só se manifestava quando os animais pastejavam *B. brizantha*. Os sinais clínicos foram anorexia, eritema, edemaciação das orelhas e chanfro, lacrimejamento, conjuntiva avermelhada, prurido e descamação (Magalhães et al., 1994).

Os animais enfermos foram levados para o interior do aprisco, onde recebiam capim-elefante (*P. purpureum*), além de água e sal mineral. Terapeuticamente, foram medicados com antitóxicos (metionina e colina) e sulfato de zinco intrarruminal. Nos animais jovens, a fotossensibilização provocou a morte entre 24 e 48 h do início dos sintomas. Amostras das pastagens foram coletadas e analisadas à microscopia, comprovando-se a presença de conídeos de *Pithomices chartarum*.

Vale destacar que no Pará, Láu e Sinhg (1985) também diagnosticaram eczema facial em ovinos deslanados pastejando *B. humidicola*.

A linfadenite caseosa é uma doença infectocontagiosa de curso, causada pela bactéria *Corynebacterium pseudotuberculosis*, caracterizada pela formação de abscessos na rede linfática. Em Porto Velho, foram observados casos de linfadenite caseosa em 12,33% de um plantel de ovinos deslanados. O diagnóstico foi realizado por meio dos sintomas clínicos (presença de caroços no tecido subcutâneo). Cada animal enfermo foi isolado para tratamento, que consistiu em incisão do abscesso, retirada total do pus caseoso e posterior aplicação de medicamentos à base de iodo e repelente cicatrizante no local da lesão. Observou-se que 83,22% dos caroços estavam localizados na região craniotoráxica e que a doença não foi detectada em animais jovens (abaixo de 6 meses de idade). Apenas três ovinos apresentaram reincidência da infecção.

Referências bibliográficas

ANDRADE, I.S. et al. Parâmetros fisiológicos e desempenho de ovinos Santa Inês submetidos a diferentes tipos de sombreamento e a suplementação em pastejo. **Ciência e Agrotecnologia**. v. 31, n. 2, mar-abr, 2007.

BROWN, T.H.A. Comparison of continuous grazing and deferred autumn grazing of merino ewes and lambs at 13 stocking rates. **Australian Journal of Agricultural Research**. v. 28, n. 5, p. 947-961, 1977.

CARVALHO NETO, A.R. **Consórcios agroflorestais: descrição dos sistemas.** Porto Velho: SEBRAE, 1994. 30p.

CARVALHO, P.C.F.; POLI, C.H.E.C. et al. Normas racionais de manejo de pastagens para ovinos em sistema exclusivo e integrado com bovinos. In: Simpósio Paulista de Ovinocultura, 6, **Anais...**, Botucatu, SP. 2002. p. 21-50.

COSTA, N.L.; MAGALHÃES, J.A.; PEREIRA, R.G.A. et al. Carga animal de ovinos deslanados em pastagens de *Andropogon gayanus* cv. Planaltina. Porto Velho: Embrapa Rondônia, 2001. 4p. (Embrapa Rondônia. Comunicado Técnico, 200).

COSTA, N. de L.; MAGALHÃES, J. A.; PEREIRA, R. G. A.; TOWNSEND, C. R.; OLIVEIRA, J. R. C. Considerações sobre o manejo de pastagens na Amazônia Ocidental. **Revista do Conselho Federal de Medicina Veterinária**, Brasília, v. 13, n. 40, p. 37-56, 2007.

COSTA, N.L.; TOWNSEND, C.R.; MAGALHÃES, J.A. Formação e manejo de pastagens de Brachiaria humidicola em Rondônia. Porto Velho: Embrapa Rondônia, 2002. 2p. (Embrapa Rondônia. Recomendações Técnicas, 37).

COSTA, A.L. et al. Avaliação preliminar de ovinos deslanados das raças Morada Nova e Santa Inês no Acre. In: **Seminário Agropecuário do Acre**, 2, Rio Branco, AC. 1987. (Embrapa.UEPAE de Rio Branco. Documentos, 10).

DIAS, R.P. et al. Comportamento produtivo de caprinos de aptidão mista no Acre. Rio Branco: Embrapa-UEPAE de Rio Branco, 1988. 5p. (Embrapa-UEPAE de Rio Branco. Pesquisa em Andamento, 59).

EMBRAPA/UEPAE DE MANAUS. Introdução e avaliação de ovinos deslanados das raças Morada Nova e Santa Inês no Estado do Amazonas. In: **Relatório Técnico Anual da Unidade de Execução de Pesquisa de âmbito Estadual de Manaus**, 1984. Manaus, Embrapa-UEPAE de Manaus, 1984. 373p.

EVANGELISTA, A.R.; ROCHA, G.P. **Forragicultura**. Lavras: UFLA/FAEPE, 1997. 246p.

FAVORETTO, V. Pastagens para ovinos. In: Produção de ovinos. **Anais...**, Jaboticabal: FUNEP, p. 65-80, 1990.

ISMAIL, T. Integration of animals in Rubber Plantations. In: NAIR, P.K. (ed.), Agroforestry Systems in the Tropics. Dordrecht: **Kluwer Academic Publishers**. p. 229-241, 1989. (Forestry Sciences, 31).

LÁU H.D.; SINGH N.P. Eczema facial em ovinos infectados pelo *Pithomyces chartarum* em pastagem de quicuio-da-Amazônia. **Pesquisa Agropecuária Brasileira**. v. 20, n. 8, p. 873-875, 1985.

LEME, T.M.S.P. et al. Comportamento de vacas mestiças Holandês Zebú, em pastagens de Brachiaria decumbens em sistema silvipastoril. **Ciência e Agrotecnologia**. Lavras. v. 29, n. 3, 2005.

MAIA, M.S.; DIAS, R.P. **Desempenho produtivo de ovinos da raça Santa Inês no Acre**. Rio Branco: Embrapa-CPAF ACRE, 1992. 16p. (Embrapa. CPAF-Acre. Boletim de Pesquisa, 5).

MAGALHÃES, J. A. et al. Eczema facial em ovinos em pastagens de Brachiaria brizantha: In: Congresso de Medicina Veterinária, 23., 1994, Olinda, PE. **Anais...** Olinda, 1994. p. 626.

MAGALHÃES, J.A. et al. Desempenho produtivo e reprodutivo de ovinos deslanados no Estado de Rondônia. Porto Velho: Embrapa-UEPAE Porto Velho, 1989. 3p. (Embrapa. UEPAE Porto Velho. Comunicado Técnico, 73).

MAGALHÃES, J.A. et al. Utilização do feno de Desmodium ovalifolium na suplementação alimentar de ovelhas deslanadas durante o período seco na Amazônia. **Pasturas Tropicales**. v. 27, n. 2, p. 31-34, 2005.

MAGALHÃES, J.A.; COSTA, N. de L.; PEREIRA, R. G. de A.; TOWNSEND, C. R.; TAVARES, A. C. Desempenho produtivo e relações fisiológicas de ovinos deslanados em sistema silvipastoril. Porto Velho: EMBRAPA-CPAF Rondônia, 1996. p. 1-5 (EMBRAPA_CPAF Rondônia. Comunicado Técnico, 120).

MARQUES, L.C.T. **Comportamento inicial do paricá, tatajuba e eucalipto em plantio consorciado com milho e capim Marandu em Paragominas – Pará**. Viçosa, UFV, 1990. 92p. Tese de Mestrado.

MEDRADO, M.J.S.; MONTOYA, L.J.; MASCHIO, L.A. Levantamento de alternativas agroflorestais para o estado de Rondônia. In: Congresso Brasileiro sobre Sistemas Agroflorestais, 1, Porto Velho, 1994. **Anais...**, Colombo, Embrapa/CNPF, v. 2, p. 181-208, 1994.

MOURA CARVALHO, L.O.D. et al. Desempenho produtivo de ovinos deslanados da raça Santa Inês em pastagem de quicuio da Amazônia (Brachiaria humidicola). Belém, Embrapa-CPATU, 1984. 3p. Embrapa.CPATU. Pesquisa em Andamento, 132).

PAIVA, M.G.S. **Criação de ovinos deslanados em área de cerrado do Amapá**. Macapá: Embrapa-UEPAE de Macapá, 1987. 6p. (Embrapa.UEPAE de Macapá. Comunicado Técnico, 03).

PEREIRA, R.G.A. Pequenos ruminantes: uma alternativa para o pequeno produtor em Rondônia. **Informativo Itinerante**. v. 1, n. 2, p. 6,1994.

PEREIRA, R.G.A. et al. Os ovinos como alternativa para a agricultura familiar na Amazônia. In: Congresso Brasileiro de Medicina Veterinária, 25, Gramado, 1997. **Anais...**, Gramado, SBMV, p. 269, 1997.

PEREIRA, R.G.A. et al. Ovinos deslanados: alternativa para a agricultura familiar. **Revista Agropecuária Catarinense**. v. 13, n. 1, p. 15-17, 2000.

PEREIRA, R.G.A. et al. Pequenos ruminantes: alternativa para a pequena propriedade na Amazônia. In: Encontro de Pesquisadores da Amazônia, 8., 1996, Porto Velho. **Resumos...**, Porto Velho: UNIR, p. 85, 1996.

ROSA, Y.B.C.J. et al. Efeito de três materiais de cobertura na CTR incidente de um animal – estudado sobre cinco condições de insolação durante o verão do Mato Grosso do Sul. **Revista Científica**. UFMS, Campo Grande, v. 7, n. 1, p. 44-48, 1992.

SANTOS, L.E.; CUNHA, E.A.; BUENO, M.S. Alimentação de ovinos: atualidades na produção ovina em pastagens. In: Simpósio Paulista de Ovinocultura, 5, Botucatu, 1999. **Anais...**, Botucatu: IZ/Unesp, p. 35-50, 1999.

SANTOS D.J. et al. Comportamento produtivo de ovinos deslanados no cerrado de Roraima. In: Reunião Anual da SBZ, 21ª, Belo Horizonte, MG, **Anais...**, Belo Horizonte, p. 162, 1984.

TOWNSEND, C.R. et al. Condições térmicas ambientais sob diferentes sistemas silvipastoris na Amazônia Ocidental. **Pasturas Tropicales**. v. 25, n. 3, p. 42-44, 2003.

TOWNSEND, C.R.; MAGALHÃES, J.A.; COSTA, N. de L.; PEREIRA, R. G. de A. Casca de café na alimentação de ovinos deslanados. **Revista Científica de Produção Animal**, Fortaleza, v. 3, n. 1, p. 17-21, 2001.

TERGAS, L.E. Efecto del manejo del pastoreo en la utilización de la pradera tropical. In: PALADINES, O.; LASCANO, C. (eds.) **Germoplasma forrajero bajo pastoreo en pequenas parcelas:** metodologías de evaluación. Cali: CIAT, p. 65-80, 1983.

TRIBE, D.E.; LLOYD, A.G. Effect of stocking rate on the eficciency of fat lamb production. **Journal of Australian Institute of Agriculture Science**. v. 28, n. 4, p. 274-278, 1962.

VEIGA, J.B.; SERRÃO, E.A.S. Sistemas silvopastoris e produção animal nos trópicos úmidos: a experiência da Amazônia brasileira. In: Pastagens. Sociedade Brasileira de Zootecnia. **Anais...**, Piracicaba, p. 37-68, 1990.

Seção 5

Escrituração Zootécnica na Ovinocultura

Coordenador:
Iran Borges

Capítulo 15

Escrituração Zootécnica na Ovinocultura

Iran Borges,[1] Fredson Vieira e Silva,[2] Veridiana Basoni Silva[3] e Fernando Henrique Melo Andrade de Albuquerque[4]

Introdução

Toda atividade humana é apresentada em uma situação atual, a qual, invariavelmente, passou por alterações no passado; assim, o seu histórico tem muito a contribuir para a evolução futura. Isso significa que as ações do passado foram importantes para se ter o atual cenário da dita atividade, e que decisões e ações atuais são determinantes para que mais adiante se obtenha o máximo de êxito.

Em um sistema de produção ovina não é diferente. Para que o administrador consiga identificar os pontos positivos e negativos de uma propriedade é imprescindível a utilização do máximo de informações colhidas ao longo dos tempos, para se ter a perpetuação dessas informações – histórico da propriedade. Tal técnica é chamada de escrituração zootécnica e visa sistematizar as informações de um sistema de produção, de modo a formar um poderoso banco de dados para que dê suporte às ações de gerenciamento para melhoria do agronegócio. Ter a informação, dominá-la e conhecer suas implicações são necessidades importantes para os setores produtivos, em especial para a agropecuária.

Nessa vertente é que devem pensar os produtores e os técnicos da ovinocultura, pois ter domínio e ciência de todas as ocorrências inerentes ao sistema produtivo no qual estão inseridos possibilita-lhes elevar as chances de sucesso. Sabe-se que muitas das informações fazem parte de uma conjuntura externa, mas um grande e importante número de eventos ocorre porteira a dentro e, portanto, compete exclusivamente a esses agentes – produtores e técnicos – ter os devidos cuidados para obtenção de tais informações.

Agindo assim, produtores e técnicos ganharão sempre, pois estarão organizando os dados que, no presente, servirão para monitorar o que foi planejado, e principalmente no futuro servirão para tomada de decisões do gerenciamento do agronegócio, e muito influirão no desempenho da fazenda. Mesmo que um produtor venda a propriedade, ou que o técnico que o orienta vá embora, os dados sempre auxiliarão o eventual comprador ou o novo técnico. Por isso, é bom saber que, quanto melhor a qualidade e quantidade das informações, mais fielmente a realidade será traduzida pelos dados ali contidos e, assim sendo, fornecerão melhores subsídios para que se tomem

---
[1] Professor Associado da Universidade Federal de Minas Gerais – MG.
[2] Professor do Departamento de Zootecnia da Universidade Estadual de Montes Claros – MG.
[3] Professora de Zootecnia do Instituto Federal do Espírito Santo – ES.
[4] Pesquisador da Embrapa Caprinos e Ovinos – Sobral – CE.

decisões de manejo e gerenciamento mais adequadas a cada situação que se apresenta dentro do sistema produtivo.

O enfoque deste capítulo será dado aos eventos que ocorrem na fazenda, uma vez que o número de informações geradas nesse segmento é grande, e requer um cuidado especial, visto que as decisões ligadas à melhoria dos manejos produtivos, como nutrição, reprodução, sanidade e seleção e melhoramento genético, devem ser fundamentadas, prioritariamente, no banco de dados da propriedade. Portanto, compete exclusivamente aos agentes ligados a esses sistemas, produtores e técnicos, ter os devidos cuidados na obtenção de tais informações.

O levantamento e interpretação dos dados coletados na fazenda permitem comunicação entre o homem e os animais domésticos em uma linguagem suficiente capaz de traduzir o que se passa com os rebanhos; esta se dá por meio de números, pois, com certeza, todos os agentes inseridos nesse elo da cadeia produtiva da ovinocultura deverão saber e, assim, transformá-los em informações úteis que nortearão as práticas de manejo; as relações de compra e venda de animais; a aquisição de insumos; a construção, as reformas ou ampliações das instalações; dentre outras importantes ações ou tomadas de decisão, que se têm como prática corriqueira em uma ovinocultura.

Portanto, pretende-se com este texto levantar a importância de se ter na fazenda, seja ela de qualquer tamanho, objetivo e localização, parâmetros para controle do manejo e gerenciamento da atividade por meio da escrituração zootécnica.

Escrituração zootécnica e o manejo geral do rebanho

Identificação dos animais

Já que o ponto principal da escrituração zootécnica é a informação, a primeira providência que se deve tomar é proceder à identificação de todos os animais do rebanho. A forma como será realizada não interferirá na qualidade dos dados, desde que seja segura, permanente, de fácil colocação e visualização. Assim, com a identificação por tatuagem, *chips* eletrônicos ou qualquer outro método, o que se gera de importante ao final são as informações. A utilização de *chips* eletrônicos possibilita enorme contribuição, devido à incrível agilidade no processamento dos dados, sem muitas fontes de erros. Portanto, o produtor de ovinos que possua um capital maior para investimento pode ter aí uma ótima ferramenta para gerenciar seu(s) rebanho(s),
ainda que a tatuagem, o uso de brincos, plaquetas, braçadeiras, pulseiras, colares etc., não deixem nada a desejar: exigem apenas que seja implantado um protocolo de conferência, visando diminuir as possibilidades de erro na identificação dos animais.

Ainda que seja prática comum entre os produtores usar nomes para identificar seus animais, o emprego de sistema numeral, ou alfanumérico, facilita em muito essa tarefa. Pode-se ter no primeiro dígito o ano de nascimento do animal, no segundo o mês, nos terceiro e quarto o número da mãe e nos dois ou três seguintes, a depender do tamanho do rebanho, o número que identificaria o animal. Para o alfanumérico pode-se escolher uma sequência de duas ou três letras, sempre maiúsculas, que fazem as vezes dos primeiros números do sistema anterior. Na escrituração zootécnica, os dígitos podem ficar muito grandes; aqueles que empregam tatuagem e não trabalham com animais registrados podem, por exemplo, destinar uma orelha para as informações gerais e a outra para o número do animal em si. Pode-se optar também por fazer a identificação mista: tatuagem + brincos, tatuagem + colar, tatuagem + pulseiras, ou combinações entre essas, de forma a se ter uma identificação mais abrangente e explicativa possível, ou também aliar uma identificação segura, que dificilmente será perdida, como é o caso da tatuagem, com uma de fácil visualização, como os colares e brincos.

Seja qual for o método empregado, o importante é que facilite a identificação do animal, para que seja empregada nas fichas de controle da propriedade, para auxiliar nos manejos sanitário, reprodutivo, produtivo, nutricional, além de controle do movimento financeiro e de eventos diversos.

Fichas

Alguns exemplos de fichas para escrituração zootécnica são apresentados no final deste texto. O número de linhas das fichas encontra-se reduzido para caber no texto atual, mas pode ter toda a dimensão de uma folha ofício ou A4. Os dados apresentados não serão necessariamente os únicos a constar de uma ficha com esse fim: inclusão ou exclusão de um ou mais dados dar-se-á para atender à determinada situação, cumprindo ao seu usuário ajustá-la, de modo que os dados contidos lhe sirvam de melhor suporte para o gerenciamento da propriedade.

As fichas impressas podem ser adaptadas para planilhas eletrônicas em programas computacionais que auxiliarão na análise dos dados. Essas planilhas permitem cálculos de índices zootécnicos; elaboração de gráficos de um determinado evento; avaliação individual de reprodutores e matrizes; médias de peso de crias do rebanho ou, mesmo, médias de peso de crias de um dado acasalamento, além de diversas outras ferramentas úteis para o gerenciamento com rapidez, melhor visualização e eficiência. Além disso, existem programas eletrônicos para gerenciamento da ovinocultura à venda no mercado brasileiro. No entanto, essa alternativa não descarta a importância da utilização de fichas impressas, pois computadores podem ser danificados por diversos motivos, sendo que técnicos e produtores podem perder parte de, ou mesmo todo o seu banco de dados.

Controle reprodutivo

Para aqueles produtores ou técnicos que estão gerenciando um rebanho ovino que ainda não possui escrituração zootécnica, o manejo reprodutivo é a primeira oportunidade para que se inicie tal procedimento. Tão logo inicia a escrituração obtêm-se informações da fertilidade do rebanho e cinco meses depois já se colhem os resultados dessa informação, permitindo ao técnico e ao proprietário compararem as melhores crias (peso ao nascer), prolificidade, melhores matrizes (facilidade de parto, habilidade materna). Sendo assim, tem-se o início do acompanhamento de um rebanho que até então não dispunha de informações. Essa estratégia pode servir como fator de convencimento para que o proprietário passe a adotar a escrituração, pois ele comprova em curto período a sua importância.

Depois de devidamente identificados todos os animais, estipulam-se a época e duração da estação ou, se necessário, das estações de monta, e esta deve ser dimensionada tendo por base a relação de reprodutores e matrizes do plantel, optando-se por relações de 1:25 a 1:50; a escolha da melhor época que se deseja produzir carne, leite ou lã, visando ao atendimento do mercado consumidor; se a raça é poliestral estacional, ou seja, apresenta cios somente nos períodos em que os dias começam e ficam mais curtos, no hemisfério sul, de fevereiro a julho; e ainda se, durante a estação de nascimento, as ovelhas terão alimentação garantida e na época do desmame suas crias terão pastos disponíveis. Faz-se então o esquema de acasalamentos, considerando-se um número de cobrições de 3 a 5 por dia, sempre estipulando qual carneiro cobrirá que ovelha, ou lote de ovelhas, evitando-se que ocorram acasalamentos cuja consanguinidade seja estreita, pai com filhas, irmão com irmãs, avô com netas, e priorizando estratégias de acasalamento para obtenção de ganhos genéticos. Para otimizar a utilização do reprodutor, podem-se usar rufiões, buçal marcador ou a observação visual do cio por parte dos encarregados do ovil.

Os procedimentos anteriores serão mais complicados no início da implantação dos registros zootécnicos, mas estação após estação e ano após ano o processo torna-se mais prático, fácil e com maior quantidade de informações, as quais subsidiarão tomadas de decisão quanto ao manejo reprodutivo e aos demais manejos inter-relacionados.

Na monta controlada, uma vez identificado o cio, a ovelha é colocada junto ao reprodutor, seguindo-se o esquema proposto pelo técnico que forneceu a orientação. Após a certeza da cobertura, anota-se o dia em que ocorreu o evento e identifica-se o carneiro empregado; com isso, é só projetar para os próximos 150 dias (142 a 164 dias) a estação de nascimento, conforme consta no esquema apresentado na Tabela 15.1.

Com relação aos machos, podem ser realizadas mensurações de circunferência escrotal a partir da puberdade, e também manter um histórico de seu desempenho reprodutivo nas estações de monta, até mesmo com dados de exame andrológico, nos quais todos esses números serão registrados para avaliações futuras, talvez até mesmo para servir de suporte para um programa de descarte (seleção).

Informações que podem ser obtidas com a escrituração dos eventos reprodutivos:

- Uma vez que todas as ovelhas tenham sido cobertas, é possível verificar quais falharam (retornaram ao cio), fato que pode indicar não ter havido a fertilização, ou que tenha havido, mas, em algum momento, o embrião morreu e foi absorvido, ou ainda que o carneiro usado poderia ser subfértil ou estéril. Como diferenciar esse último evento dos demais? Para isso, bastaria conferir as outras ovelhas que o referido carneiro cobriu nessa estação: se outras ovelhas repetiram cio e se isso ocorreu

Tabela 15.1 Esquema.

Estação de monta[1]					Estação de parição						
Jan.	Fev.	Mar.	Abr.	Maio	Jun.	Jul.	Ago.	Set.	Out.	Nov.	Dez.

[1] Considerando-se que o acasalamento começa no início de fevereiro.

com frequência alta, têm-se fortíssimos indícios de problemas reprodutivos com tal macho. Exames clínico e andrológico bem feitos, logo a seguir, poderão indicar se o carneiro deverá ser tratado ou descartado, evitando-se assim novos prejuízos ao plantel. Ressalte-se sempre que o ideal é que tais exames sejam realizados no momento em que se adquire ou selecione o reprodutor para o rebanho, e ter como prática habitual fazê-los antes de se iniciar a estação de monta. Por outro lado, se em duas montas ou mesmo duas estações de montas, consecutivas, a matriz apresentar retorno ao cio, o problema de fertilidade pode estar ligada a ela. Nesses casos, medidas cabíveis devem ser tomadas, uma vez que matriz sem capacidade de fertilização está atrelada a gastos com remédios e alimentos sem o retorno financeiro devido

- Estimar mais precisamente, nas próximas estações de monta, qual seria a nova estação de nascimento, tendo em vista que fêmeas primíparas costumam apresentar duração da gestação diferenciada das multíparas
- Conhecer o intervalo de partos no sistema em que se trabalha e com isso buscar as melhores alternativas para se implantar a próxima estação de monta. Geralmente, para a ovinocultura de corte, deseja-se trabalhar com intervalo de parto de 8 a 9 meses; para ovinos leiteiros, esse valor pode ser um pouco acima (10 a 14 meses). Assim, demonstra-se que o conhecimento desse intervalo é primordial para o planejamento das futuras estações de monta
- Pode-se avaliar a eficiência reprodutiva do rebanho, determinando-se as taxas de fertilidade e fecundidade, bem como o índice de retorno ao cio
- Outra variável reprodutiva de importância, e que a escrituração zootécnica possibilita sua obtenção, é a ocorrência do primeiro cio fértil pós-parto, desde que se tenha identificado tal cio com rufiões usando buçal marcador, e submetido a ovelha a nova cobertura. Esse intervalo é muito usado na ovinocultura de corte, como referencial para se avaliar o grau de eficiência de retorno ao cio, e, consequentemente, possível maximização da vida útil das matrizes no rebanho.

Seleção e melhoramento ovino

De acordo com Pereira (1983), para se obter sucesso no melhoramento genético animal deve-se, antes de tudo, conhecer os dados da espécie a ser trabalhada, juntamente com suas variáveis produtivas e reprodutivas. Isso demonstra que um banco de dados bem feito e a escrituração zootécnica constituem, sem dúvida, o primeiro passo para alcançar sucesso no melhoramento animal.

Para que se defina um programa de melhoramento genético, é necessária a definição do objetivo produtivo e econômico da população de animais que está envolvida, além do delineamento dos critérios que serão adotados para se atingir o objetivo. Os critérios, baseados nas características a serem mensuradas para fazerem parte de um índice de seleção deverão apresentar peso econômico significativo e herdabilidade de moderada a alta.

Os dados empregados podem se relacionar às características produtivas, como as de peso (peso ao nascer, peso ao desmame, peso ao abate, peso à primeira cobertura, peso adulto, ganho de peso médio diário – do nascimento ao desmame ou do nascimento à puberdade), duração da lactação, produção leiteira, teor de gordura e proteína no leite etc., e também reprodutivas como idade ao primeiro parto, intervalo de partos, número de crias por matriz, taxa de natalidade e mortalidade, habilidade materna e muitas outras que o técnico responsável julgar pertinentes ao cenário produtivo em que estiver trabalhando.

Controle sanitário

A utilização da escrituração zootécnica permite não somente programar o momento de se adotar práticas de manejo sanitário, bem como identificar problemas no seu início, antes que se tornem limitantes para o sistema de produção.

Proprietários e técnicos devem prevenir possíveis problemas sanitários que podem acontecer na fazenda. A anotação de medidas profiláticas de desinfecção, vacinações e vermifugações devem ser prioritárias para prevenção eficaz. Quando enfermidades surgem, o histórico da propriedade obtido a médio e longo prazos, para parâmetros como taxa de mortalidade nas diversas categorias, taxa de aborto, incidência e prevalência de doenças específicas para cada sistema de produção (intensivo, semi-intensivo ou extensivo), contagem de células somáticas pode localizar falhas no manejo ou determinar metas para melhoria de tais parâmetros.

Além do aspecto profilático-curativo da escrituração sanitária, um parâmetro importante que pode ser obtido é o impacto econômico de novas técnicas de manejo sanitário no desempenho do rebanho. Mudanças baseadas em questões técnicas e/ou éticas, ponderadas pela sua viabilidade econômica, podem culminar em aumento de produtividade. De forma similar, pode-se destacar que alguns eventos sanitários podem impor atrasos de matrizes, jovens ou adultas, na entrada da estação de monta mais próxima, principalmente quando se emprega mais de uma estação de monta na propriedade. Com os dados da escrituração, ano a ano, é possível estimar qual estratégia ocasionaria maior impacto positivo sobre o demonstrativo financeiro da atividade, mantendo essa ou aquela ovelha para a estação de monta vindoura, ou simplesmente realizando seus descartes. Isto tudo dependerá de influências diversas, bem como do custo terapêutico e seu impacto no custo de manutenção da matriz no sistema produtivo; em alguns casos, a indicação pode ser o descarte; é preciso considerar ainda o tempo necessário para sua completa recuperação, inclusive avaliando se ocorrerão ou não sequelas de aspecto produtivo ou zootécnico, tais como a perda da capacidade leiteira, o que acarretará em amamentação prejudicada, por exemplo. Nesse caso, a manutenção da matriz pode ser temporária e seu descarte iminente em nova oportunidade.

Controle produtivo

A prática de anotação zootécnica permite, além do registro dos dados produtivos, conhecer e controlar responsáveis diretos pelas "perdas sensíveis" ou "insensíveis". Por vezes, os produtores estão atentos somente a esse primeiro tipo de perdas, ainda que não façam o controle em banco de dados, mas observando as perdas de forma empírica. "Para que o fazer então?", podem perguntar alguns deles. Por um motivo simples: trata-se de uma ferramenta sensível para mensurar não o quanto ou o que se está perdendo, mas principalmente onde e por que isso ocorre. Trabalhando-se esses dados, aliados aos da sanidade, reprodução e nutrição, torna-se possível identificar, e até mesmo quantificar, as perdas "insensíveis" que estão embutidas e geralmente decorrem de falhas construtivas, de manejo ou gerenciamento da criação ou propriedade como um todo.

Nesse tipo de controle, pode-se, por exemplo, mensurar dados da ovinocultura leiteira, como produção diária de leite por ovelha e/ou por rebanho, e em consequência, conhecer as produções mensais e por lactação, persistência da lactação, composição do leite, rendimento de produtos derivados do leite, dentre outros. Para a exploração de ovinos de corte apontar-se-iam dados como peso ao nascer, peso ao desmame, velocidade de peso nas várias fases de cria, recria e engorda, peso da carcaça, rendimento de carcaça, rendimento do "5º quarto", ou seja, das vísceras comestíveis, e muito mais que se deseja. Para ambos os tipos de exploração também seria possível elaborar uma ficha de controle da quantidade e qualidade das peles produzidas, sejam verdes, salgadas ou *wet blue*. O mesmo se aplicaria à produção e qualidade das lãs.

Somente com registros confiáveis dos dados produtivos, como peso ao nascer, peso ao desmame, ganho de peso nas diversas categorias, prolificidade, produção leiteira atual e na lactação total, pode-se aferir e dar um "ajuste fino" ao sistema. Essa prática permite, por exemplo, melhor divisão dos animais em lotes por produção leiteira, conduzindo à otimização de insumos, como alimentos, que têm grande impacto econômico na criação, adotando práticas de manejo mais onerosas somente para animais que realmente possam responder a elas, diminuindo-se os custos produtivos e, consequentemente, elevando-se a lucratividade.

O monitoramento dos parâmetros produtivos do rebanho pode ser importante para a identificação precoce de falhas no manejo, permitindo interferir no sistema no momento adequado. Tal prática pode ser fundamental em categorias animais muito sensíveis a erros no manejo, como é o caso dos animais jovens.

Vale lembrar que aspectos nutricionais e sanitários são aqueles que mais ocasionam perdas "insensíveis" na ovinocultura, seja por falhas de manejo, ou por ausência de algumas técnicas que lhes são peculiares e, por vezes, imprescindíveis.

Controle do manejo alimentar

O controle dos parâmetros nutricionais, apesar de intimamente ligado ao acompanhamento produtivo, merece ser discutido à parte devido à grande influência do manejo nutricional sobre todos os demais aspectos já abordados.

Um aspecto importante seria a comparação dos desempenhos esperados, como ganho de peso ou produção leiteira esperada, com as produções realmente observadas após o ciclo produtivo, permitindo ajustes no sistema. A mensuração do consumo de alimentos pode facilitar a compreensão de diferenças muito grandes entre desempenho produtivo esperado e observado. E, por outro lado, qual o custo desse leite ou carne produzida, e mais, quanto tempo foi necessário para se ter essas produções. Em alguns sistemas, o tempo decorrido para produção tem sido o grande responsável por determinadas perdas, ainda que haja técnicos que só priorizam grandes índices zootécnicos, e esses, por sua vez, encurtam o tempo de produção, mas a custo elevado. Portanto, numa e noutra circunstância o que se deve buscar é o equilíbrio entre as respostas biológicas e as econômicas, sempre considerando a variável tempo de obtenção do produto, seja para cálculos de amortizações, seja para apuração dos lucros.

Baseando-se nos dados produtivos, animal lactante ou seco, peso vivo da ovelha, produção de leite, composição do leite e reprodutivos, animal gestante ou vazio, ordem de gestação, estágio da gestação, animais antes ou na estação de monta, é possível elaborar dietas que venham a produzir maior eficiência biológica, melhor retorno financeiro e fornecer melhores condições de saúde aos animais. Pode-se empregar outra observação muito importante e que tem grande peso no momento de se avaliar a resposta produtiva e/ou reprodutiva das ovelhas; trata-se da avaliação da condição corporal, ou escore da condição corporal. A ausência dessa estratégia é muito frequente em ovinocultura, tecnificada ou não, e a adoção da "leitura" da condição corporal pode redundar em ganhos altamente significativos no manejo nutricional e suas implicações no reprodutivo, no produtivo e até no sanitário. Sem dúvida, pode até ser empregada como variável para entrar nos complexos índices de seleção que tanto orientam os melhoristas que atuam na ovinocultura.

Monitorar a qualidade dos alimentos oferecidos, tanto bromatológica como sanitária e higienicamente, algumas vezes contaminados por micro-organismo patogênicos e deteriorantes, pode dar maior agilidade às tomadas de decisão, principalmente quando já se possui uma divisão adequada das categorias do rebanho, conforme faixa etária e nível de produção, orientadas pela escrituração presente no plantel. Tais informações permitem alocar os insumos corretos, com o devido processamento, para cada lote de animais, otimizando-se o aproveitamento da dieta.

Alimentos mais baratos não necessariamente são garantia de melhores lucros; assim, é importante o técnico avaliar a relação custo-benefício da ração elaborada e os resultados obtidos ou projetados. Algumas vezes, podem-se empregar alimentos alternativos, que são aqueles normalmente pouco usados na alimentação dos ovinos, mas que têm valor biológico ou apresentam resposta econômica capaz de oferecer a melhor relação custo-benefício.

Ainda que essa situação permaneça dúbia, há outra que fica muito clara, a de que sem escrituração zootécnica e o devido acompanhamento de sistemas de produção será mais difícil detectar perdas que estejam ocorrendo devido a aspectos ligados à nutrição, deixando claro também que para viabilizar o sistema produtivo se deve considerar as exigências nutricionais de cada lote de produção, devidamente divididos na propriedade, e essa divisão só pode ser feita quando se conhecem as produções individuais e o estágio de produção, o que é possível somente com uma anotação zootécnica eficiente e constante supervisão não só do rebanho, mas também da coleta desses dados. Isso vale para quaisquer sistemas de produção, sejam animais de corte, leiteiros, laneiros ou de dupla aptidão.

Cuidados também devem ser tomados quando se almeja desafiar os animais nuticionalmente, buscando maximização dos parâmetros produtivos, como é o caso daqueles que estão sendo preparados para participar de exposições, provas de ganho de peso ou torneios leiteiros. Deve-se sempre considerar os aspectos fisiológicos para não comprometer a vida produtiva do indivíduo, especialmente quando se trabalha com os animais de reposição do rebanho, dos quais se espera uma vida produtiva longa. Isso tem ocasionado perdas "insensíveis" em rebanho-elite de ovinos no país inteiro, sem que nada seja feito; a maior prova disso são os elevados casos de urolitíase em borregos e toxemia da gestação em ovelhas. Tais animais podem até ser submetidos a procedimentos clínicos emergenciais ou cirúrgicos mais radicais, mas o que realmente fica são sequelas irrecuperáveis do ponto de vista zootécnico.

Controle econômico

A avaliação econômica do sistema produtivo depende muito da quantidade e qualidade dos dados coletados e, geralmente, as melhores análises econômicas aproveitam os dados de controle já discutidos.

Além desses parâmetros, uma descrição física das benfeitorias, qualidade do terreno, pastagens, implementos agrícolas, culturas perenes e anuais também é levada em consideração nessa avaliação.

A utilização da mão de obra e do maquinário também deve ser mensurada, considerando-se a sua demanda em cada setor da propriedade, como cria, recria, animais em lactação, animais de reposição, agricultura etc., permitindo a identificação de quais setores estão demandando maiores investimentos, ou quais são os principais centros de custos e se estes geram lucro ao sistema.

Devem ser levados em conta todos os tipos de gastos, procurando separar todos os investimentos por setores do sistema produtivo, permitindo a identificação dos pontos de estrangulamento do sistema, nos quais geralmente os investimentos para melhoria da eficiência refletirão em redução dos custos de produção.

Considerações finais

A consistência e fidedignidade dos bancos de dados em uma exploração animal devem ser metas a ser cumpridas por todos os produtores e técnicos, sendo parte da rotina do criatório.

A escrituração zootécnica é um poderoso artifício para planejamento, monitoramento, gerenciamento e auxílio nas tomadas de decisão em ovinocultura.

O simples fato de se ter os dados em mãos não assegura necessariamente a obtenção de melhores resultados; para isso, há necessidade do acompanhamento de alguém capacitado para interpretá-los e dar-lhes o devido uso, ou seja, a presença e/ou orientações de um técnico é indispensável.

O emprego e interpretação de "índices múltiplos" pode contribuir muito para as tomadas de decisão durante a gestão de um sistema produtivo em ovinocultura.

Grandes fazendas, grandes indústrias e grandes nações somente deram um salto desenvolvimentista quando organizaram seus meios produtivos, possibilitando um seguro planejamento estratégico.

Mais importante: os dados colhidos, tabulados e avaliados em quaisquer propriedades têm, no proprietário da fazenda, seu único e mais legítimo dono. Assim sendo, seja qual for a situação em que o técnico deixa de prestar serviços na propriedade, os dados devem permanecer sob a guarda do produtor.

Referências bibliográficas

PEREIRA, J.C.C. **Melhoramento genético aplicado aos animais domésticos.** Belo Horizonte: Editora FEPMVZ, 1983. 430p.

RIBEIRO, S.D.A. **Ovinocultura: criação racional de ovinos.** São Paulo: Nobel, 1997. 318 p.

Anexos

Fichas zootécnicas

Ficha de cobertura e nascimento

Nº da ovelha	Peso da ovelha na cobertura	Data da cobertura	Data estimada do parto	Aborto (A) – repetição de cio (C) (data)	Nº do carneiro usado	Quantidade de crias nascidas	Peso total das crias nascidas	Data do cio pós-parto	EC da ovelha nas várias fases

Adaptada de Ribeiro, 1997. EC = escore da condição corporal (de 0 = muito magra a 5 = muito gorda). Podem ser adicionadas outras informações, como sexo das crias, facilidade de parto, entre outras. Pode-se agregar uma coluna de peso da ovelha ao parto e à desmama junto aos demais dados dessa ficha, com planilhas eletrônicas. Isso é fácil de ser feito e rápido para consultas ou mesmo para obtenção de índices dos mais diversos.

Controle reprodutivo

Data cobertura	Número do reprodutor	Data do parto	Sexo das crias (M ou F)		Peso das crias		Nº de identificação das crias	

Adaptada de Ribeiro, 1997. M = macho; F = fêmea.

Controle produtivo e desempenho ponderal – Pesagens das crias para reposição

Número do animal	Idade em dias												
	PN	30	60	90	120	150	180	210	240	270	300	360

PN é o peso ao nascer da cordeira. Peso aos 30 dias é o peso ao desmame, podendo ser diferente. As diferenças dos pesos entre as distintas idades fornecem o ganho no período, e a divisão desse ganho, pelos dias a que correspondem, fornece o ganho de peso diário por animal (GPD).

Controle de lactação do rebanho ovino leiteiro

Nº da ovelha	Data	1ª ordenha	2ª ordenha	Total diário	Observações (data início da lactação e outros eventos ou ocorrências)

Ficha para coleta de informações de produção de leite por ovelha

Produção de leite por ovelha

Número da ovelha	Data	Manhã	Tarde	Total

Adaptada de Ribeiro, 1997.

Ficha para coleta de informações de produção de leite global

Controle leiteiro global – Acumulado a cada 2 semanas (ficha alternativa às anteriores), uma ficha por ovelha do rebanho

Dias	Nº da ovelha	Manhã	Tarde	Total	Observações
14					
28					
42					
56					
70					
.					
.					
.					
140					
154					
168					
182					
196					
210					
224					
238					
252					
266					
280					
294					

As pesagens obtidas no período de 14 dias serão resultantes das pesagens diárias da ficha acima, ou obtidas a cada intervalo de 14 dias, pois auxiliam para que essa mensuração ocorra sempre no mesmo dia da semana. Esses dados permitem a elaboração de equações de regressão que auxiliam no processo de seleção. No campo "observações" podem considerar ocorrência de mastite, uso de antibióticos, problemas nas ordenhas e outros. Pode-se criar na planilha eletrônica uma coluna para escore da condição corporal (0 a 5), sendo zero muito magra e cinco muito gorda, para usar como uma das ferramentas de avaliação e balizamento dos planos nutricionais das ovelhas em produção de leite no rebanho leiteiro.

Resumo de observações

Parâmetros	Nº da ovelha	Data	Observações ou valores para os parâmetros
Peso da matriz na cobertura			
Peso da matriz ao parto			
Peso da matriz à desmama			
Escore corporal da matriz na cobertura			
Escore corporal da matriz ao parto			
Escore corporal da matriz à desmama			
Peso das crias ao nascer (somatórios para partos gemelares)			
Peso das crias ao desmame			
Intervalo de partos			
Início da lactação			
Fim da lactação			
Duração da lactação			
Produção total			
Média diária			

Adaptada de Ribeiro, 1997. Tais dados podem ser extraídos e também calculados a partir de outras fichas. Para fins de uso em planilhas eletrônicas, é conveniente inverter as linhas e colunas dessa ficha.

Ficha de escrituração sanitária do rebanho

Eventos	Data	Identificação*	Observações
Vermifugação			
Vacinação			
Desinfecção			
Casqueamento			
Uso de medicamentos			
Retenção de placenta e tratamento			
Toxemia da gestação			
Quadros de urolitíase			

* A identificação poderá ser: todo o rebanho; categoria (cria, recria, matrizes e/ou reprodutores); animal específico.

Obs.: os eventos acima não são fixos no quadro, são alguns exemplos para o norteamento para sua utilização, outras ocorrências podem e devem ser anotadas para que, no futuro, um bom plano sanitário estratégico seja elaborado.

Ficha para acompanhamento de cordeiros para o abate

Nº da cria	Nº da mãe	Escore corporal da ovelha ao nascimento	Data de nascimento	Escore corporal da ovelha à desmama	Idade à desmama	Escore corporal (1)*	Escore corporal (2)*	Escore corporal ao abate	Idade ao abate

* Escore corporal intermediário 1 e 2, podendo ter mais pesagens intermediárias, conforme a necessidade para ajustes.

Obs.: caso seja inviável a pesagem individual a partir da desmama, adaptar a ficha para "Escore corporal coletivo". No entanto, a opção acima facilitará a análise do rebanho.

Ficha de avaliação das carcaças

Nº da cria	Escore corporal/ carcaça quente	Escore corporal carcaça fria	Acabamento (escore)	Penalização	Bonificação	Preço da arroba	Observações

Obs.: as variáveis levantadas serão escolhidas de acordo com a venda dos cordeiros. Caso o romaneio de abate seja indisponível, deve-se analisar o escore corporal do lote. Junto ao escore corporal das carcaças, pode-se abrir novas colunas e usar também o peso da carcaça quente e peso da carcaça fria.

Seção 6

Reprodução Ovina

Avaliação andrológica do carneiro
Avaliação reprodutiva da ovelha
Inseminação artificial

Coordenador:
José Carlos Ferrugem Moraes

Secção 6

Capítulo 16

Avaliação Andrológica do Carneiro

José Carlos Ferrugem Moraes[1]

Introdução

O exame andrológico trata da investigação da saúde reprodutiva dos carneiros, incluindo pelo menos três tipos de indicadores:

- Indicadores da integridade genital, relativos à avaliação clínica geral e peculiar do sistema genital, abrangendo *testículos, epidídimos, bolsa escrotal e pênis*
- Indicadores da produção seminal, relacionados à avaliação da quantidade e qualidade do sêmen produzido, estimadas por meio de uma fração recolhida artificialmente
- Indicadores da habilidade de monta e/ou libido relativos ao comportamento e habilidade na consecução do ato sexual para a deposição do sêmen na genitália feminina.

Na Figura 16.1 estão sumarizados os indicadores relacionados ao desenvolvimento morfológico normal da genitália e seu funcionamento adequado. Todo reprodutor deve ser avaliado visando estimar *a priori* sua fertilidade, ou seja, antes da sua utilização na reprodução. Caso essa avaliação não seja procedida, é possível apenas a quantificação da fertilidade *a posteriori* que, apesar de real, pode levar a prejuízos vultosos na criação, quando as taxas de parição são baixas. Sempre que o foco são as práticas de controle da reprodução dos ovinos, o exame dos carneiros é a primeira recomendação tecnológica e deve ser efetuado entre 30 e 60 dias antes do início da temporada reprodutiva (Moraes *et al.*, 2006; Moraes, 2007).

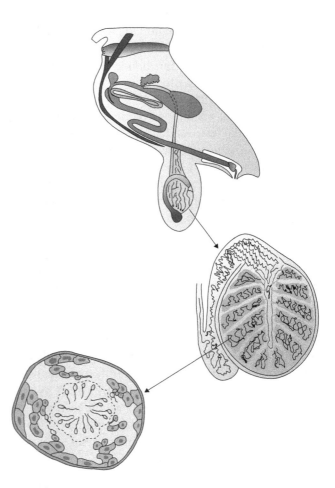

Figura 16.1 Ilustração esquemática da genitália de um carneiro salientando em detalhe a importância da morfofisiologia dos testículos para uma adequada produção de espermatozoides.

---

[1] Pesquisador da Embrapa, Centro de Pesquisa de Pecuária dos Campos Sul-Brasileiros – Bagé – RS.

Indicadores da integridade genital

A avaliação clínica dos carneiros visando obter informações sobre sua fertilidade potencial é o primeiro e o principal componente da avaliação andrológica. Este exame deve ser procedido com o animal em estação. Esta posição não facilita o exame do pênis, no entanto permite a fácil detecção de hérnias inguinais e/ou escrotais, que ocorrem com alguma frequência em ovinos (Moraes, 2007).

O exame específico tem início pela avaliação da bolsa escrotal, investigando cicatrizes, normalmente oriundas de tosquias ou miíases. Na pele do escroto, podem também ser constatadas pequenas lesões oriundas de traumatismos por sementes e/ou espinhos, que podem infectar e futuramente comprometer a produção de sêmen. A quantidade de lã escrotal tem sido objeto de diversos estudos, com resultados díspares no que se refere à fertilidade dos carneiros em relação ao comprimento e densidade das fibras (Deragón et al., 1985).

O tamanho dos testículos é o principal componente na predição da fertilidade, em decorrência de sua utilidade no diagnóstico de alterações no desenvolvimento testicular e de alterações funcionais (Moraes, 1997). O tamanho dos testículos pode ser estimado pelo diâmetro de ambos, pelo seu perímetro no saco escrotal, pela medição de comprimento e largura de cada gônada (Notter et al., 1981) ou mesmo pelo volume estimado pela quantidade de água deslocada. As medidas mais simples e com maior correlação com o peso dos testículos são o perímetro e o diâmetro. Um exemplo simples da importância do perímetro escrotal na predição do tamanho testicular e potencial produção de espermatozoides pode ser obtido pelo raciocínio a seguir. Foi demonstrado que o peso dos testículos pode ser predito pela seguinte equação: peso dos testículos (g) = $0,0211C^{2,89}$ (Notter et al., 1981); e também que a produção diária de espermatozoides por grama de parênquima testicular oscila entre 21 e 25 milhões (Amann e Schanbacher, 1983). Considerando estes dados, na Tabela 16.1 é apresentada a maior potencialidade de produção de gametas nos carneiros com maior perímetro. Essas diferenças podem significar mais ovelhas fecundadas natural ou artificialmente ou, mesmo, maior número de doses de sêmen produzidas por dia; no caso do carneiro C, duas vezes a quantidade de espermatozoides do A.

Na Tabela 16.2 é apresentado um exemplo da variabilidade nas medidas do tamanho testicular estimado pelo perímetro escrotal em carneiros de algumas raças. Estes dados servem para reconhecer o valor de 30 cm como o mais frequente na espécie. Esses dados foram reiterados para carneiros de diferentes idades das raças com aptidão para produção de carne (Jobim et al., 1989). Estes valores, no entanto, não devem ser empregados para arbitrar um valor mínimo para selecionar indivíduos como reprodutores nas distintas raças. Isso se deve à variação do perímetro escrotal dentro de cada raça, que pode decorrer de diversos fatores, como idade, peso corporal, propriedade de origem, manejo da criação, grupo contemporâneo, pai e ainda outros mais sutis, como a localização geográfica da propriedade, relacionados possivelmente a variações climáticas (Moraes e Oliveira, 1991). A variabilidade nas médias entre diferentes propriedades para carneiros de mesma faixa etária (16 a 18 meses) em alguns casos foi de até 8 cm. Quanto a grupo contemporâneo dentro de uma mesma propriedade, a variação foi também da mesma magnitude, por exemplo, em uma onde foram avaliados três grupos contemporâneos, as amplitudes de perímetro foram de 22 a 33 cm no ano I, de 25 a 32 cm no ano II e de 20 a 28 cm no ano III. Esses dados reiteram que as comparações entre tamanho testicular com fins de seleção devem ser efetuadas apenas entre animais de um mesmo grupo contemporâneo.

Nesse contexto, é importante considerar que o fato de um carneiro apresentar testículos grandes não garante que ele esteja produzindo sêmen de excelente qualidade, já que, existem animais com testículos grandes que, durante processos degenerativos testicu-

Tabela 16.1 Tamanho dos testículos, peso e número estimado de espermatozoides produzidos diariamente.			
Variável	Carneiro A	Carneiro B	Carneiro C
Perímetro escrotal	28 cm	31 cm	34 cm
Peso dos testículos	321 g	430 g	563 g
Produção diária de espermatozoides	7 bilhões	10 bilhões	14 bilhões

Tabela 16.2 Valores médios de perímetro escrotal em carneiros de diversas raças.				
Raça	Nº de animais	Perímetro (cm)	Amplitude
Corriedale	250	32	26-38
Ideal	116	33,5	24-39
Romney Marsh	79	30	25-36
Merino	56	36	29-40
Hampshire Down	92	33	21-40
Ile de France	56	32,5	27-37
Texel	31	30	23-35
Suffolk	29	31,5	27-38

Fonte: Moraes, 1997.

lares, produzem sêmen de baixa qualidade. A associação biológica é quantitativa e não qualitativa (Moraes, 1997).

No que concerne à relação entre a idade e o peso corporal é bastante ilustrativo um estudo em 221 carneiros Romney Marsh, que objetivou inicialmente a identificação do menor valor de perímetro escrotal numa dada idade e peso corporal. Na Tabela 16.3 são apresentadas as médias de perímetro escrotal, peso corporal e a correlação entre essas medidas em animais de quatro grupos de idade (Moraes e Oliveira, 1992b).

Estes dados indicam que a curva de crescimento testicular deve atingir o platô a partir dos 17 meses de idade, já que não foram evidenciadas médias significativamente diferentes em animais de 17, 29 e 41 meses de idade e que a associação com o peso corporal é maior nos animais mais jovens, sendo, inclusive, não significativa no grupo de carneiros com 41 meses.

A variação sazonal do tamanho testicular é um aspecto por demais conhecido, no entanto, há necessidade de maiores estudos sobre o padrão de variação de cada raça em cada ambiente, visando evitar problemas na seleção de indivíduos em períodos desfavoráveis do ano. Por outro lado, as diferenças detectadas entre origens demonstram a importância da interação genótipo/ambiente, já que indivíduos oriundos de localidades (propriedades) distintas, quando comparados nas mesmas condições, apresentam diferentes padrões de variação quanto ao tamanho testicular (Ferreira *et al.*, 1988; Moraes *et al.*, 1988).

Especificamente quanto à estacionalidade, um estudo ilustrativo foi efetuado com carneiros Romney Marsh acompanhados dos 6 aos 18 meses de idade, criados em três propriedades. Os dados médios estão apresentados na Figura 16.2. Nessa figura pode-se constatar que, de modo geral, durante a primavera, os carneiros apresentam os menores perímetros escrotais e, no outono, os maiores valores, a despeito de serem carneiros jovens ainda em crescimento (Moraes e Oliveira, 1996).

Outro estudo confirmou a alta herdabilidade do perímetro escrotal em carneiros Corriedale criados no Rio Grande do Sul; assim, todas as evidências são de que o uso do perímetro escrotal é uma boa alternativa para contribuir com a fertilidade dos rebanhos ovinos das diversas raças criadas, com boa repetibilidade e que pode ser empregada pelos aspectos de relacionamento do tamanho testicular com a potencial produção de sêmen (Moraes e Oliveira, 1992a).

Tabela 16.3 Médias de perímetro escrotal e peso corporal e suas correlações simples para carneiros Romney Marsh de diferentes idades.					
Idade (meses)	Nº de animais	Perímetro (cm)	Peso corporal (kg)	R	P
5	25	21,2 ± 4,3	30,3 ± 6,9	0,91	< 0,001
17	126	29,6 ± 2,8	42,9 ± 9,8	0,63	< 0,001
29	57	32,3 ± 2,3	56,5 ± 3,8	0,34	< 0,01
41	13	32,5 ± 2,2	61,5 ± 2,7	0,29	> 0,05
Geral	221	29,5 ± 4,3	46,1 ± 11,9	0,76	< 0,001

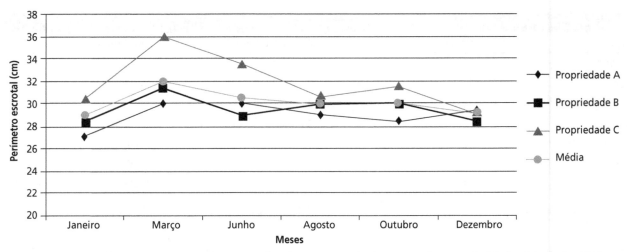

Figura 16.2 Variação do perímetro escrotal em carneiros Romney Marsh dos 6 aos 18 meses de idade. Adaptada de Moraes e Oliveira, 1996.

De modo geral, todo veterinário de campo gostaria de ter uma tabela de limites mínimos para os indicadores empregados no exame andrológico, facilitando assim a interpretação dos resultados relacionados ao seu diagnóstico. Entretanto essa simplificação não é o procedimento mais adequado, já que o exame andrológico inclui diversos aspectos e nem sempre as correlações entre eles são consistentes. A recomendação das associações de raça ou da própria Associação Nacional de Criadores de Ovinos de um valor igual ou superior a 28 cm para os animais participarem de exposições, independentemente de idade, peso corporal ou época do ano, teoricamente estaria contribuindo para o aumento do tamanho testicular dos ovinos e da fertilidade potencial na espécie. Entretanto, esta normatização não garante que os carneiros com esse tamanho testicular sejam os mais férteis, nem que aqueles com perímetros inferiores devam ser descartados da reprodução. Além disso, é necessário que as recomendações estejam de acordo com as Portarias 26, de 1996 e 479, de 2004, do Ministério da Agricultura e Abastecimento, que incluem as normas para fiscalização da produção e comércio de material genético de ovinos e da prestação de serviços na área de reprodução, padronizando, inclusive, os dados mínimos necessários para os certificados de exame andrológico.

Indicadores da produção de sêmen

O sêmen dos carneiros pode ser obtido por intermédio de uma vagina artificial ou dos estímulos elétricos de um eletroejaculador. O volume de sêmen obtido em cada coleta oscila entre 0,1 e 5,2 mℓ, sendo 1 mℓ a quantidade mais comum obtida com vagina artificial (Mies Filho e Ramos, 1954). Os procedimentos para a coleta do sêmen com vagina artificial são simples e já foram bem ilustrados em diversos livros-texto (p. ex., Mies Filho, 1987).

O uso do eletroejaculador é uma alternativa para carneiros com problemas adquiridos na libido, porém não é a preferencial para coletar sêmen para inseminação artificial, considerando que geralmente a qualidade do sêmen é inferior à obtida em coleta com vagina artificial. Este equipamento não determina dor nos animais no momento da coleta; os estímulos elétricos apenas promovem contrações musculares, culminando com a ejaculação. Maiores detalhes sobre esse método de coleta podem ser obtidos em livros-texto clássicos (Mies Filho, 1987) ou com os atuais fabricantes no mercado.

Avaliação do sêmen sem o auxílio de instrumentos

No Brasil, durante as décadas de 1940 e 1950, foi desenvolvido um sistema de inseminação artificial com sêmen fresco pelo serviço de fomento do Ministério da Agricultura, focado na associação entre as características seminais observadas a olho nu e os testes que podem ser efetivados em laboratório. Os critérios originalmente preconizados para avaliação do sêmen incluíam volume, cor, natureza dos flocos e motilidade dos flocos. Foram descritos em detalhe nas seis edições do livro *Reprodução e Inseminação Artificial,* do Prof. Dr. Antonio Mies Filho (1987). A estreita associação entre esses testes efetivados logo após a coleta e os exames microscópicos relativos à avaliação da motilidade, concentração e morfologia espermática foi estudada e comprovada (Jobim, 1982), reiterando a sua utilidade para avaliação preliminar do sêmen fresco e seu uso logo após a coleta do sêmen para a inseminação das ovelhas identificadas em cio.

Uma adaptação simplificada é a que segue:

- *Volume*: aferido diretamente no copo coletor graduado. O inseminador deve estar atento para a formação de bolhas de ar na parede do copo, que podem gerar erros na aferição do volume de sêmen ejaculado
- *Aspecto*: é o primeiro indicador da concentração espermática; uma amostra de sêmen, caracterizado como cremoso, apresenta acima de 1.000.000 de espermatozoides/mm^3; uma amostra de sêmen leitoso, entre 500.000 e 1.000.000/mm^3; uma amostra de sêmen opalescente, entre 200.000 e 500.000/mm^3 e uma amostra de sêmen aquoso contém menos de 200.000/mm^3
- *Tamanho dos flocos*: o sêmen dos carneiros, pela sua alta concentração, apresenta aspecto cremoso com flocos de tamanhos variáveis, que podem ser subjetivamente estratificados em grandes ou grossos, indicando concentrações em torno de 3.000.000 espermatozoides/mm^3; flocos médios indicam concentrações em torno de 2.000.000 espermatozoides/mm^3 e, ainda, flocos pequenos ou finos correlacionam-se a concentrações em torno de 1.000.000 de espermatozoides/mm^3;
- *Motilidade dos flocos:* fornece evidência do percentual de espermatozoides vivos na amostra, e os flocos ativos indicam mais de 80% de células vivas; flocos com motilidade média, entre 80 e 60% de células vivas e flocos lentos, cerca de 50% de células vivas.

Assim, o inseminador deve usar para a inseminação apenas amostras de sêmen cremoso com flocos comprovados em movimento. Essa é a qualidade visual mínima do sêmen que o inseminador pode fazer uso sem o apoio de um médico veterinário.

Avaliação do sêmen com o auxílio de instrumentos

O desenvolvimento de metodologias *in vitro* para avaliar a qualidade do sêmen tem como objetivo predizer a fertilidade dos reprodutores (Harrison e Vickers, 1990). Neste sentido, os testes desenvolvidos estão fundamentados principalmente na:

- *Viabilidade das células*: percentual de células móveis, motilidade após diluição, após congelamento e descongelamento, porcentagem de células móveis após incubação *in vitro*, qualidade do movimento e percentual de vivos e mortos
- *Atividade metabólica do espermatozoide*: respiração, atividade desidrogenante e frutolítica
- *Integridade morfológica das células*: na cabeça, acrossoma, peça intermediária e cauda, verificado em microscopia óptica ou eletrônica.

Os testes mais utilizados consistem em estimativas subjetivas da motilidade, vigor e morfologia, para selecionar machos para monta natural ou como doadores de sêmen para inseminação artificial (Moraes *et al.*, 1977). Em alguns casos, são utilizados testes de sobrevivência à incubação após descongelamento para selecionar as melhores partidas de sêmen (Jeyendran *et al.*, 1984). Outros testes mais complexos e objetivos têm sido desenvolvidos, mas geralmente não são aplicáveis pelos clínicos de campo. Entre estes, o teste de penetração de espermatozoides em oócitos de *hamster* apresenta correlação significativa com a fertilidade *in vivo*, estimada por meio de inseminação heterospérmica, podendo ser utilizado para predizer a fertilidade (Berger *et al.*, 1994; Choudhry *et al.*, 1995). A inseminação heterospérmica para avaliar a eficiência de um ou mais testes *in vitro* pode contribuir para aumentar a precisão da avaliação do sêmen e, consequentemente, predizer a fertilidade (Hammitt *et al.*, 1989; Pontbriand *et al.*, 1989; Coulter, 1992). De modo geral, os tradicionais testes de laboratório em geral identificam, com alguma precisão, ejaculados pobres em qualidade, mas seria importante para a indústria da inseminação artificial a identificação de ejaculados de maior fertilidade potencial.

A motilidade espermática depende do movimento da cauda, impulsionando os espermatozoides, o que ocorre às expensas de consumo de energia sob forma de adenosina trifosfato (ATP), regulada pelas glicólise e respiração da célula, sendo também fator necessário para manutenção do vigor (Salisbury *et al.*, 1978; Amann, 1989). A velocidade de movimento dos espermatozoides em muco cervical depende do comprimento do flagelo e da frequência da batida, mas não depende do formato da cabeça, comprovando a importância do vigor do espermatozoide (Dredsner *et al.*, 1981). A motilidade pode ser estimada por microscopia óptica para visualização subjetiva do percentual de células móveis e pela técnica computadorizada, para verificar a velocidade dos espermatozoides. Pode-se facilitar a identificação de parâmetros para avaliação do sêmen que, também, apresenta correlação com os resultados de fertilização *in vitro* (Holt *et al.*, 1985).

Em rotinas laboratoriais é comum a realização de testes de resistência à temperatura e ao tempo de incubação, respectivamente chamados de testes de termorresistência rápido e lento para avaliação do sêmen congelado (Mies Filho, 1987; Fonseca *et al.*, 1992). A qualidade do sêmen verificada por motilidade, número de acrossomas intactos antes do congelamento tem uma grande relação com o resultado do teste de termorresistência após o descongelamento, parecendo bastante evidente que um espermatozoide que suporte perfeitamente as operações de congelação e descongelação não tenha necessidade de sofrer os rigores dos testes de termorresistência, basta apresentar bons índices qualitativos antes e pós-congelação (Jondet *et al.*, 1978). Os testes de termorresistência podem colaborar com a avaliação da qualidade do sêmen congelado em péletes (Fleitas *et al.*, 1976), mas também são de baixo valor para predizer a fertilidade (Lindford *et al.*, 1976), pois apesar de apresentar correlação significativa entre alguns testes (ou combinação destes), não há uma boa explicação de sua associação com a fertilidade (R^2 entre 0 e 48,7%).

A concentração espermática é um importante aspecto físico do sêmen, revelando a eficiência dos túbulos seminíferos na produção de espermatozoides. Uma determinação mais precisa da concentração de sêmen fresco ou diluído de ovinos e bovinos pode ser efetivada em câmaras hematimétricas e por colorimetria (Salisbury *et al.*, 1978). Adicionalmente, pode ser empregada a citometria de fluxo por sua precisão e rapidez (Ericsson *et al.*, 1990; Evenson *et al.*, 1993).

Vários corantes foram estudados e utilizados para observar a vitalidade espermática, como a eosina. Estudos mais recentes recomendam o azul de Tripan associado ao Giemsa para evidenciação conjunta da reação acrossomal. Um exemplo é a dupla coloração com azul de Tripan e Giemsa, inicialmente estudada em humanos (Talbot e Chacon, 1981). A utilização deste tipo de coloração foi adaptada para diversas espécies por Didion *et al.* (1989). Essa técnica permite diferenciar a reação acrossomal normal (evento essencial para a fertilização de mamíferos) da degenerativa, apresentando as seguintes vantagens: permite avaliação em nível de microscopia óptica; é econômica e tem bom desempenho; não necessita de sofisticados equipamentos laboratoriais; e ainda verifica o número de espermatozoides vivos, viabilizando uma confirmação objetiva de estimativas subjetivas prévias da motilidade.

A morfologia espermática é muito importante para a avaliação da qualidade do sêmen de animais utilizados em inseminação artificial e monta natural (Moraes *et al.*, 1977; Moraes *et al.*, 1981). Alterações morfológicas nos espermatozoides podem ocorrer em todas as partes das células: cabeça, colo, peça intermediária, cauda e acrossoma. Para observação desses defeitos, podem-se utilizar técnicas para corar os espermatozoides como a de Williams e de Cerovsky e os corantes orceína acética, carboxifucsina, Giemsa, hematoxilina-eosina; e, ainda, preparações úmidas em microscopia de contraste ou interferência de fase (Barth e Oko, 1989). Na última década, as alterações morfológicas têm sido contadas e interpretadas seguindo a classificação preconizada por Blom (1972), porém essas classificações da morfologia espermática, como defeitos maiores/menores ou primários/secundários reduzem a variabilidade observada a uma simples fórmula matemática, desconsiderando a fisiologia da espermatogênese.

Mais recentemente têm se desenvolvido sistemas computadorizados para avaliação objetiva de amostras de sêmen humano e animal. Esses equipamentos são de grande valia para a indústria de sêmen, considerando a possibilidade de registro objetivo da qualidade de cada amostra processada; entretanto, esses equipamentos requerem padronização por meio das metodologias subjetivas já mencionadas; além disso, seu custo ainda não viabiliza uso mais amplo (Verstegen *et al.*, 2002).

Indicadores da habilidade de monta e libido

Para os ovinos, embora sempre tenham servido como modelo para o desenvolvimento de estudos de fisiologia da reprodução e comportamento sexual, os estudos sobre habilidade de monta, capacidade de serviço e simples avaliação de libido não foram tão abundantes quanto para a espécie bovina (Chenoweth, 1981). Isto pode se dever à sua utilidade no julgamento da fertilidade potencial tem sido superestimada (Petherick, 2005).

Uma forma simples e objetiva de quantificar a libido é a quantificação do tempo para o primeiro salto (Holmes, 1980), também recomendada para outras espécies. Adicionalmente, foram idealizados e testados alguns sistemas de escores que não se mostraram associados a aspectos relacionados à fertilidade dos machos (Mickelsen *et al.*, 1982).

Embora nos ovinos a descrição de alterações da libido e habilidade de monta sejam pouco frequentes (Holmes, 1980), a consecução de uma avaliação andrológica mais segura e completa inclui a observação de libido de um carneiro e, sempre que esta não seja evidente, a recomendação é a não utilização desse animal para reprodução.

Predição da fertilidade por meio de exame andrológico

Os dois principais artigos sobre avaliação andrológica em ovinos foram os reportados por Galloway em 1972 e 1973, visando auxiliar a tarefa do veterinário clínico. Uma proposta efetiva para o exame andrológico deve ser aprimorada sempre que surgirem novas informações, considerando os aspectos relativos à economicidade para o produtor. A seguir, é apresentada uma proposta que considera as diferentes categorias de animais, incluindo quatro critérios distintos (Moraes, 1997):

- *Critério 1*: carneiros jovens (antes da seleção zootécnica)
- *Critério 2*: avaliação de carneiros para comercialização
- *Critério 3*: avaliação de carneiros para uso em monta natural
- *Critério 4*: avaliação de carneiros para uso em monta controlada ou inseminação artificial com sêmen fresco.

O Critério 1 inclui apenas a identificação dos animais a serem descartados, por meio de uma avaliação clínica da genitália externa, quando há comprovação de alterações graves, como: hérnia escrotal, hipospádia, criptorquidismo e lesões de origem traumática/inflamatória.

O Critério 2 inclui avaliação clínica do sistema genital, coleta de sêmen, avaliação imediata, espermograma, exame sorológico para detecção de portadores de epididimite ovina e outros testes complementares passíveis de serem utilizados (avaliação de libido ou capacidade de serviço). Este protocolo é mais detalhado, uma vez que os animais são qualificados para comercialização. Os aptos não devem apresentar lesões clínicas na genitália que comprometam a função testicular avaliada pela motilidade e vigor espermáticos e morfologia espermática. O tamanho dos testículos não é fator de descarte, se os testículos forem simétricos e os estimadores da função testicular não se apresentarem alterados. O valor preferencial para motilidade espermática é que esta seja superior a 50%, com vigor superior a 2 (escala entre 0 e 5), porém efetivamente coerente com a porcentagem de espermatozoides normais, considerando as distribuições verificadas em alguns estudos, de pelo menos 60% de células normais numa dada amostra (Deragón *et al.*, 1985; Moraes *et al.*, 1977; Moraes *et al.*, 1981; Moraes e Oliveira, 1996). Os indivíduos que não estejam dentro desses padrões devem ser reavaliados até a obtenção de um diagnóstico conclusivo.

O Critério 3 inclui a avaliação dos carneiros que não foram adquiridos naquele momento e serão utilizados em monta natural numa propriedade. O esquema proposto foi inspirado na proposição de Galloway (1973). O exame tem início com a avaliação clínica de todos os animais, tendo prosseguimento com exames imediatos do sêmen, espermograma e mesmo testes sorológicos em função do resultado de cada exame. Os *aptos*, sem alterações clínicas, são considerados como em condições para a cobrição de 40 a 60 ovelhas num período de 6 semanas. O segundo grupo, que continua *em avaliação*, é porque apresentou alterações clínicas leves e/ou testículos menores que a média de seu grupo contemporâneo. Esses animais são submetidos à coleta e avaliação do sêmen. Com um exame imediato do sêmen satisfatório (motilidade > 50% e vigor > 2), os animais são também considerados como aptos. Caso contrário, o espermograma é efetuado, para auxiliar o diagnóstico; caso a porcentagem de espermatozoides normais seja inferior a 60%, os carneiros continuam em avaliação. O terceiro grupo, dos *descartados*, é caracterizado pelos animais com alterações clínicas graves, que podem ser descartados numa única avaliação, sendo submetidos a exames sorológicos em caso de interesse zootécnico.

Já o Critério 4 deve incluir, além da avaliação clínica e exame de sêmen completo, a aferição da concentração espermática. Este último aspecto pode ser de utilidade para a recomendação de diluições do sêmen em programas de inseminação artificial.

Considerações finais e recomendações complementares para incremento da fertilidade potencial dos carneiros

Considerando os estudos sobre a fisiopatologia da reprodução dos ovinos implementados no Brasil e no exterior, foram feitas algumas recomendações com o intuito de promover melhoria na eficácia reprodutiva dos ovinos, via escolha dos machos para a reprodução (Moraes *et al.,* 2006). Essas recomendações podem ser resumidas nos seguintes itens:

- Proporcionar boa nutrição aos carneiros durante o ano todo
- Promover controle adequado de verminoses gastrintestinais
- Garantir o bem-estar dos carneiros durante todo o ano, evitando os fatores predisponentes ou desencadeantes de alterações na produção espermática
- Considerar que deverão ser utilizados de 1,5 a 3,0% de carneiros para a reprodução em monta natural
- Considerar que, para inseminação artificial, um carneiro pode prover com facilidade sêmen fresco não diluído para inseminar 20 ovelhas por dia
- Proceder à investigação da fertilidade potencial de forma diferenciada entre 30 e 60 dias antes do início efetivo da temporada reprodutiva.

Referências bibliográficas

AMANN, R.P. Can the fertility potential of a seminal sample be predicted accurately? **Journal of Andrology**, v. 10, p. 89-98, 1989.

AMANN, R.P.; SCHANBACHER, B.D. Physiology of male reproduction. **J. Anim. Sci.**, v. 57, suppl. 2, p. 380-403,1983.

BARTH, A.D.; OKO, R.J. **Abnormal morphology of bovine spermatozoa**. 1.ed. Iowa: Iowa State University Press, 1989.

BERGER, T. et al. Evaluation of relative fertility of criopreserved goat sperm. **Theriogenology**, v.41, p.711-717, 1994.

BLOM, E. The ultrastructure of some characteristic sperm defects and a proposal for a new classification of the bull spermiogram. In: VII Simposio Internazionale di Zootecnia, Milano, p.125-139, 1972.

CHENOWETH, P.J. Libido and mating behaviour in bulls, boars and rams. A review. **Theriogenology**. v. 16, p. 155-177, 1981.

CHOUDHRY, T.M.; BERGER, T.; DALLY, M. In vitro fertility evaluation of cryopreserved ram semen and its correlation with relative in vivo fertility. **Theriogenology**. v. 43, p. 1195-1200, 1995.

COULTER, G.H. Bovine spermatozoa in vitro: a review of storage, fertility estimation and manipulation. **Theriogenology**. v. 38, p. 197-207, 1992.

DERAGÓN, L.A.G. et al. Variação estacional de características reprodutivas em carneiros com e sem lã no escroto. **Revista Brasileira de Reprodução Animal**. v. 9, p. 119-132, 1985.

DIDION, B.A. et al. Staining procedure to detect viability and the true acrossome reaction in spermatozoa of various species. **Gamete Research**. v. 22, p. 51-57, 1989.

DREDSNER, R.D.; KATZ, D.F. Relationships of mammalian sperm motility and morphology to hydrodinamic aspects of cell function. **Biology of Reproduction**. v. 25, p. 920-930, 1981.

ERICSSON, S.A. et al Flow cytometric evaluation of cryopreserved bovine spermatozoa processed using a new antibiotic combination. **Theriogenology**. v. 33 n. 6, p. 1211-1220, 1990.

EVENSON, D.P. Rapid determination on cell concentration in bovine semen by flow cytometry. **Journal Dairy Science**. v. 76, p. 86-94, 1993.

FERREIRA, J.M.M.; SILVA, J.F.; MORAES, J.C.F. Associação entre caracteres reprodutivos, peso corporal e época do ano e sua potencial importância na seleção de borregos Corriedale. **Revista Brasileira de Reprodução Animal**. v. 12, p. 69-76, 1988.

FLEITAS, A. et al. Determinacion del grau de fecundidad del semen congelado en pellet por el test de termorresistencia. **Sociedad Veterinaria Uruguai**. v. 12, p. 117-122, 1976.

FONSECA, V.O. et al. Procedimentos para exame andrológico e avaliação de sêmen animal. **Colégio Brasileiro de Reprodução Animal**. Belo Horizonte, 1992. 79p.

GALLOWAY, D.B. Reproduction in the ram: Part 1. Normal reproductive function. **Australian Meat Research Committee**. n. 9, p. 1-18, 1972.

GALLOWAY, D.B. Reproduction in the ram: Part 2. Abnormal reproductive function. **Australian Meat Research Committee**. n. 10, p. 1-22, 1973.

HAMMITT, D.G.; MARTIN, P.A.; GALLANAN, T. Correlations between heterospermic fertility and assays of porcine semen quality before and after cryopreservation. **Theriogenology**. v. 32 n. 3, p. 385-399, 1989.

HARRISON, R.A.P.; VICKERS, S.E. Use of fluorescent probes to assess membrane integrity in mammalian spermatozoa. **Journal of Reproduction and Fertility**. v.88, p.343-352, 1990.

HOLMES, R.J. Normal mating behavior and its variations. **Current therapy in theriogenology**. MORROW, D.A. (ed.). Philadelphia: WB Saunders Co., p. 931-936, 1980.

HOLT, W.V.; MOORE, H.D. M.; HILLIER, S.G. Computer-assisted measurement of sperm swimming speed in human semen: correlation of results with in vitro fertilization assays. **Fertility and Sterility**. v. 44, p. 112-119, 1985.

JEYENDRAN, R.S. et al. Development of an assay to assess the functional integrity of the human sperm membrane and its relationship to other semen characteristics. **Journal of Reproduction and Fertility**. v. 70, p. 219-228, 1984.

JOBIM, M.I.M. **Valoração macro e microscópica do sêmen de carneiros usados em inseminação artificial**. Dissertação de Mestrado, UFRGS, Porto Alegre, 52 p., 1982.

JOBIM, M.I.M. et al. Biometria testicular em ovinos de raças de corte. I. Reprodutores racionados. **Revista Brasileira de Reprodução Animal**. v. 13, n. 4, p. 247-254, 1989.

JONDET, R.; MIES FILHO, A.; RABADEUX, Y. L'épreuve de thermorésistance dans l'appréciation de la valeur du sperme bovin congelé. **Société de Biologie**. v. 172, p. 764-768, 1978.

LINDFORD, E. et al. The relationship between semen evaluation methods and fertility in the bull. **Journal of Reproduction and Fertility**. v. 47, p. 283-291, 1976.

MICKELSEN, W.D.; PAISLEY, L.G.; DAHMEN, J.J. the relationship of libido and serving capacity test scores in rams on conception rates and lambing percentages in the ewe. **Theriogenology**. v. 18, p. 79-86, 1982.

MIES FILHO, A; RAMOS, A.A. Volume de sêmen ejaculado por ovinos das raças Merino Argentina, Merino Australiana, Corriedale e Romney Marsh. **Bol. Inseminação Artificial**, v. 6, p. 7-15, 1954.

MIES FILHO, A. **Inseminação artificial**. 6.ed. Porto Alegre: Sulina, v. 2., 1987.

MORAES, J.C.F.; SILVA, J.F.; SCHUCH, L.H. Influência do macho na fertilidade do rebanho ovino inseminado artificialmente no Rio Grande do Sul. **Revista Brasileira de Reprodução Animal**. v. 1, p. 31-38, 1977.

MORAES, J.C.F. et al. Considerações sobre o exame andrológico em carneiros. **Revista Brasileira de Reprodução Animal**. v. 5, p. 9-15, 1981.

MORAES, J.C.F. et al. Potencialidade reprodutiva e constituição cromossômica em carneiros jovens de diferentes idades oriundos de condições ambientais distintas. **Revista Brasileira de Reprodução Animal**. v. 12, p. 191-202, 1988.

MORAES, J.C.F.; OLIVEIRA, N.M. Componentes da variância de medidas do perímetro escrotal e sua relevância na seleção de carneiros. **Revista Brasileira de Reprodução Animal**. 3 supl., p. 257-264, 1991.

MORAES, J.C.F.; OLIVEIRA, N.M. Heritability of scrotal perimeter in Corriedale rams. **Journal of Small Ruminal Research**. v. 8, p. 167-170, 1992a.

MORAES, J.C.F.; OLIVEIRA, N.M. Método para avaliação de carneiros Romney Marsh baseado no tamanho testicular. **Revista Brasileira de Reprodução Animal**. v. 16, n. 1-2, p. 55-62, 1992b.

MORAES, J.C.F.; OLIVEIRA, N.M. Componentes da avaliação andrológica e seu emprego na seleção de carneiros Romney Marsh. **Revista Brasileira de Reprodução Animal**. v. 20, p. 23-29, 1996.

MORAES, J. C. F. A avaliação andrológica no carneiro. **Revista Brasileira de Reprodução Animal**. v. 21, p. 10-19, 1997.

MORAES, J.C.F.; SOUZA, C.J.H.; JAUME, C.M. Como melhorar a fertilidade dos rebanhos ovinos através de maiores cuidados com os carneiros. Comunicado Técnico. Embrapa Pecuária Sul, v. 60, p. 1-3, 2006.

MORAES, J.C.F. Infertilidade em ovinos. RIET-CORREA, F. et al.(eds.) **Doenças de ruminantes e eqüídeos**. Santa Maria: Pallotti, 3.ed. p. 438-455, 2007.

NOTTER, D.R.; LUCAS, J.R.; MCCLAUGHERTY, F.S. Accuracy of estimation of testis weight from in situ testis measures in ram lambs. **Theriogenology**. v. 15, p. 227-234, 1981.

PETHERICK, J.C. A review of some factors affecting the expression of libido in beef cattle, and individual bull and herd fertility. **Applied Animal Behaviour Science**. v. 90, p. 185–205, 2005.

PONTBRIAND, D. et al. Effect of cryoprotective diluent and method of freeze-thawing on survival and acrossomal integrity of ram spermatozoa. **Cryobiology**, v. 26, p. 341-354, 1989.

SALISBURY, G.W. et al. **Physiology of reproduction and artificial insemination of cattle**. 2.ed. San Francisco: W. H. Freeman and Company, 1978.

TALBOT, P.; CHACON, R.S. A tripan-stain technique for evaluating normal acrossome reactions of human sperm. **The Journal of Experimental Zoology**. v. 215, p. 201-208, 1981.

VERSTEGEN, J.; IGUER-OUADA, M.; ONCLIN, K. Computer assisted semen analyzers in andrology research and veterinary practice. **Theriogenology**. v. 57, p. 149-179, 2002.

Capítulo 17

Avaliação Reprodutiva da Ovelha

Jairo Pereira Neves[1] e Gabriela de Oliveira Fernandes[2]

Introdução

A avaliação da aptidão reprodutiva de uma fêmea fundamenta-se na verificação da saúde geral, hereditária e genital. A avaliação é indicada principalmente às seguintes situações:

- Preparo das fêmeas para acasalamento, inseminação com estro natural, sincronização de estro e/ou ovulação
- Diagnóstico de prenhez após acasalamento ou inseminação artificial
- Exame ginecológico nas ovelhas de rebanhos com baixo desempenho reprodutivo
- Seleção de doadoras e receptoras para transferência de embriões ou outras biotécnicas avançadas
- Monitoramento da prenhez
- Assistência obstétrica
- Controle puerperal.

Para melhor entendimento dos procedimentos a serem utilizados nessa avaliação é importante que se apresentem, mesmo que de modo sucinto, as principais características anatomofisiológicas dessa espécie.

Características anatomofisiológicas do sistema reprodutor

Os ovários apresentam as funções de produção de gametas e de hormônios, principalmente estrógenos e progesterona, cujas funções são de desenvolvimento e manutenção das características reprodutivas, atividades reprodutivas propriamente ditas e lactação. Localizam-se na cavidade abdominal, atrás dos rins, e são sustentados pelo ligamento útero-ovárico. Pesam de 0,6 a 3 g, dependendo da fase do ciclo estral. Apresentam externamente o epitélio germinativo, sustentado pela túnica albugínea em volta do córtex, onde se localizam as demais estruturas, que são o estroma, folículos em várias fases de desenvolvimento, corpo lúteo, corpo *albicans*, vasos e nervos.

As tubas uterinas são longas e têm de 10 a 20 cm de comprimento, sustentadas pela mesossalpinge. Sua função principal é de captação dos óvulos, transporte espermático, fecundação e transporte dos embriões até o útero.

As tubas têm três partes, que são o infundíbulo, a ampola e o istmo. O infundíbulo envolve parcialmente os ovários dos ovinos e caprinos, cujo epitélio interno é ciliado. As ampolas, que são a maior porção, constituem-se no local onde os espermatozoides aguardam o óvulo para a fecundação. O istmo faz a conexão com o útero através da junção uterotubárica. As tubas uterinas são dotadas de um epitélio glandular que secreta fluidos essenciais ao início do desenvolvimento embrionário.

O útero possui dois cornos e um corpo. O corpo é pequeno (3 a 5 cm) e os cornos medem de 9 a 16 cm. A parede uterina é constituída de endométrio, miométrio e uma serosa, externamente. As contrações

---

[1] Professor Adjunto da Faculdade de Agronomia e Medicina Veterinária da Universidade de Brasília – Brasília – DF.
[2] Mestre em Ciência Animal pela Universidade de Brasília – DF.

musculares são importantes para o transporte espermático, assim como para expulsão do feto durante o parto. A ligação do feto se dá pelas carúnculas, em número de 70 a 100.

A cérvice da ovelha apresenta comprimento variável de 4 a 7 cm e faz a ligação do útero com a vagina. Possui uma estrutura rígida formada de tecido conjuntivo, musculatura e um epitélio com glândulas secretoras responsáveis pela produção de muco durante a fase estral. A parede interna apresenta um número variável de criptas, cuja função é a proteção do útero contra infecções, mas dificultam a passagem da pipeta por ocasião de uma inseminação. A cérvice se projeta na vagina, de acordo com a forma de sua abertura: bico de pato, *flap*, roseta ou espiral (Halbert et al., 1990).

A vagina é o órgão copulatório que serve de receptáculo para o sêmen. A porção posterior, denominada vestíbulo, serve também para a passagem da urina através do meato urinário. A parte mais externa é denominada vulva. A porção mais cranial serve de receptáculo para a cérvice e é denominada fórnice vaginal.

As ovelhas manifestam intervalos de estros de 17 (15 a 19) dias. Quando criadas em clima temperado são poliéstricas estacionais, ao contrário das fêmeas criadas próximas à região equatorial, que ovulam ao longo do ano, sendo assim chamadas de poliéstricas contínuas. O ciclo estral caracteriza-se por uma cadeia de eventos que se repetem até o impedimento da luteólise pela prenhez.

Durante o estro, a fêmea apresenta as paredes da cavidade vaginal úmidas, brilhantes e congestionadas, ao contrário do aspecto seco e sem brilho das outras fases. Nas primeiras horas do estro, um muco elástico e brilhante flui da cavidade; posteriormente, a mistura de células de descamação vaginal e leucócitos é responsável pela progressiva perda de elasticidade da secreção, que passa a ser branca e caseosa no final do período (Mies Filho, 1987). Outros sinais de estro são: vulva inchada com hiperemia, inquietação, diminuição do apetite e característica de flexionar a cabeça para trás, quando o macho se aproxima da região genital, sinalizando um estímulo para o macho.

O estro é o momento no qual a fêmea aceita a monta, ficando imóvel ao ser montada. A sua duração é de 24 a 48 h, sendo mais curto em borregas (11 h). Em ovelhas de raças com maior taxa, o estro pode durar por um tempo até 50% maior em relação às raças com menor taxa de ovulação. Ao contrário das vacas, as ovelhas não têm o hábito de montar umas nas outras, sendo importante a presença do carneiro ou rufião para detecção do estro.

Uma alternativa para incrementar a resposta reprodutiva é acasalar as fêmeas experientes com carneiros jovens, enquanto em borregas (estro mais curto) devem-se utilizar carneiros experientes.

Tópicos e roteiro do exame ginecológico

A avaliação ginecológica deve, obedecer à seguinte sequência:

- Identificação
- Anamnese
- Exame geral
- Exame específico
  - Externo
  - Vaginoscopia
  - Ultrassonografia
  - Endoscopia
  - Exames complementares
    - Microbiológico
    - Citológico
    - Histopatológico.

Identificação

Deverá abranger informações do proprietário, da propriedade e do animal. Do proprietário e da propriedade interessa conhecer nome, endereço, telefone, *e-mail*, inclusive do responsável pelo rebanho na propriedade. Dos animais, além da identificação individual (brincos, colares, tatuagem), idade e raça.

Anamnese

Deverá ser direcionada de acordo com a finalidade do exame, e poderá demandar as seguintes questões:

- Época do ano
- Data do último parto/período da amamentação
- Desempenho reprodutivo
- Manejo reprodutivo utilizado na propriedade, com ênfase no método de acasalamento/inseminação artificial
- Manejo alimentar associado ao método de criação, se extensivo, intensivo ou semi-intensivo
- Anotação de problemas observados no rebanho, como a ocorrência de abortos
- Propósito da criação

- Ocorrência de eventuais problemas reprodutivos
- Evolução do processo
- Manejo sanitário, controle de doenças infectocontagiosas, vacinações, controle de verminose, banhos sarnicidas
- Se for o caso, data e procedência dos animais adquiridos.

Exame geral

Por inspeção tanto em estação como em movimento, devem-se avaliar os sistemas respiratório, circulatório, nervoso e digestório, com especial atenção ao locomotor mediante avaliação das articulações, aprumos e cascos. Caso haja algum indicativo, deverá se proceder a um exame clínico em maior profundidade, utilizando os devidos instrumentos semiológicos.

O estado nutricional deverá ser avaliado pela observação e palpação do tecido muscular e gordura, especialmente nas regiões lombares e garupa, podendo, se aferir pela escala de 1 a 5, conforme White e Russel (1984). O escore de condição corporal (ECC) é um método subjetivo de avaliação do estado nutricional do animal, devendo-se palpar os processos espinhosos e transversos das vértebras lombares, além de avaliar a musculatura lombar e o depósito de gordura subcutânea.

Segundo Thompson e Meyer (1994), para cada etapa do processo de produção existe um escore de condição corporal ideal, como no acasalamento (3 a 4), na gestação (2,5 a 4), em parto simples (3 a 3,5), em partos múltiplos (3,5 a 4) e no desmame (igual ou maior que 2). A importância de a fêmea ter melhores reservas corporais na forma de gordura refletirá nos índices de concepção, ovulação (maior incidência de gestação múltipla), peso dos cordeiros ao nascimento e ao desmame, maior produção de leite.

No caso de defeitos hereditários, deve-se estar atento para casos de prognatismo, microagnatismo, entrópion, hérnias, entre outros.

Exame específico
Externo

Os lábios vulvares deverão ser inspecionados quanto a posição, tamanho e fechamento. A existência de ferimentos, cicatrizes ou deformações pode ser um indicativo de lesões adquiridas durante o parto, eventualmente comprometidas por miíases e perda de tecidos responsáveis pelo seu fechamento. Deformações na vulva e hipertrofia do clitóris poderão indicar distúrbios hormonais ou até ser uma manifestação de intersexualidade.

Secreções na vulva e arredores poderão indicar a ocorrência de eventos fisiológicos como o estro ou mesmo infecções genitais associadas ou não ao parto. O abdome, quando muito abaulado ou proeminente, poderá indicar uma condição de prenhez avançada ou até prenhez múltipla.

Vaginoscopia

Para a vaginoscopia devem-se utilizar, preferencialmente, espéculos tubulares metálicos cônicos, com fonte de luz própria, esterilizados por flambagem e umedecidos com uma solução salina isotônica de cloreto de sódio. Os animais devem ser contidos preferencialmente com a região posterior do corpo elevada. A vulva e arredores deverão ser higienizados previamente com um papel-toalha. Como critério para avaliação clínica utilizam-se a forma da cérvice, o grau de abertura, a coloração e a umidade das mucosas vaginal e cervical, bem como quantidade e aspecto da secreção.

Deve-se também considerar as características fisiológicas peculiares existentes nas diferentes fases de ciclo estral, conforme relatos de Del Campo (1977) e Mies Filho (1987).

O diagnóstico clínico das inflamações genitais fundamenta-se nos sintomas conforme a classificação de Richter em bovinos, adaptada por Silva e Neves (1983) para esta espécie:

- Sem alteração clínica (s/a): mucosas rosadas, pouca umidade, presença ou não de muco seco caseoso; observar situação peculiar de estro
- Catarro de primeiro grau (CGI): vaginite e cervicite catarral, hiperemia, hipersecreção mucosa
- Catarro de segundo grau (CGII): vaginite e cervicite mucopurulenta
- Catarro de terceiro grau (CGIII): vaginite e cervicite purulenta
- Outra patologia que deve ser considerada, descrita por Maxwell (1977), é a constrição vaginal caracterizada por dificuldades ou impossibilidade de penetração de um espéculo.

Ultrassonografia

O diagnóstico precoce de prenhez é indispensável, em regimes de manejo semi-intensivo e intensivo dentro de sistemas de exploração produtiva. A identificação precoce das fêmeas vazias permite, em curto prazo, a aplicação de medidas terapêuticas, novos programas de cobertura ou mesmo descarte, minimizando as perdas e promovendo um aumento da eficiência reprodutiva. Adicionalmente, a determinação do número de fetos possibilita a elaboração de programas nutricionais compatíveis, considerando que as exigências nutricionais diferem com o número de fetos, especialmente no terço final da gestação. Tal procedimento poderá otimizar o peso ao nascer e a sobrevivência dos recém-nascidos.

Em programas de indução ou sincronização de cio, com utilização de técnicas hormonais dispendiosas, o diagnóstico de prenhez é imperativo, principalmente fora da estação reprodutiva, quando o índice de não retorno é pouco significativo (Neves, 1991). A prática do repasse com rufião para avaliação do índice de não retorno ao estro é muito útil como indicativo da eficácia do serviço de monta ou inseminação unicamente na estação reprodutiva.

Determinadas condições patológicas do útero e dos ovários são também causadoras de anestro, como a piometra. Por outro lado, em regime de manejo extensivo, quando machos e fêmeas são criados juntos durante todo o ciclo de produção, diagnóstico precoce de gestação apresenta poucas vantagens para o sistema de produção, quando o rebanho não tem problemas de infertilidade.

A ultrassonografia em tempo real é o método que reúne maior de número de vantagens, como precocidade, segurança e eficácia, que a palpação retal é inviável nesta espécie. Outros métodos para diagnóstico de prenhez têm sido relatados (Alves, 1992; Santos et al., 2004) ou foram utilizados antes da ultrassonografia, todavia, não têm aplicabilidade comercial devido a diversos fatores, dentre os quais destacam-se: resultados pouco confiáveis, necessidade de equipamentos sofisticados, mão de obra qualificada, risco de lesões ou perdas, baixa eficácia em estágios iniciais de prenhez, como por exemplo, a biopsia vaginal, a radiografia, a laparotomia, a laparoscopia, as dosagens hormonais e a palpação abdominal. A ultrassonografia em tempo real (transretal e transabdominal) oferece acurácia, rapidez, segurança e praticidade no diagnóstico de prenhez, bem como determinação do número e viabilidade de fetos, além disso, permite a sexagem do concepto de forma precoce. Tais fatos tornam este método superior aos outros citados.

Para realização do diagnóstico, os animais devem ser submetidos a um jejum hídrico e alimentar de, pelo menos, 12 h. Para a técnica transabdominal, as ovelhas devem estar em estação e o transdutor é colocado junto à pele, na região inguinal, região esta despro-vida de lã, direcionando a onda para o abdome cranialmente. São mais indicados transdutores de baixa frequência (3,0 MHz), considerando sua maior capacidade de penetração. Obtém-se melhor acurácia quando o exame é feito entre 40 e 75 dias após o acasalamento ou inseminação artificial. Nesse período, o útero gestante, que se encontra em distensão, ocupa principalmente o lado direito do abdome. No entanto, Haibel (1990) demonstrou que o diagnóstico de gestação é possível entre o 25º e o 30º dia após a cobrição ou inseminação artificial, desde que se use a via transretal; para tanto, o reto deve ser esvaziado. O transdutor deve ser lubrificado e colocado no reto com movimentos delicados e rotativos. O feto e os seus batimentos cardíacos são, geralmente, perceptíveis a partir do 25º dia de gestação. A viabilidade fetal pode ser avaliada pelo registro dos movimentos e batimentos cardíacos fetais. Os placentônios podem ser visualizados a partir do 26º dia da gestação. Deve-se considerar que o diagnóstico muito precoce (transretal) poderá resultar numa diferença acentuada com a parição, considerando que as perdas embrionárias e fetais ocorrem até aos 40 dias de gestação.

O período mais seguro para estimar o número de fetos é entre 45 e 90 dias de gestação, uma vez que a partir dos 90 dias os fetos estarão muito desenvolvidos para ser diferenciados um dos outros (Dawson et al., 1994). Uma outra vantagem do ultrassom em tempo real é que este permite diferenciar, com segurança, a gestação da hidrometra, da piometra e da mumificação fetal (Haibel, 1990). Nos dois primeiros casos, os placentônios estão ausentes e o útero aparece distendido com um fluido geralmente anecoico em hidrometra, além de aspecto ecogênico em piometra. A mumificação fetal é caracterizada pela ausência de fluido e presença de uma imagem densa, hiperecogênica. A idade fetal pode ser determinada entre 40 e 100 dias de gestação, pela mensuração do diâmetro da cabeça, o que torna a técnica valiosa para predição do provável período do parto, quando a data da cobrição ou inseminação artificial não é conhecida (Dawson et al., 1994; Ramos et al., 2007).

A ultrassonografia em tempo real para o diagnóstico de prenhez na espécie ovina pode ser fácil e rapidamente dominada, permitindo que um profissional qualificado e com boa experiência obtenha acurácia no diagnóstico da ordem de 90% a 100%. O diagnóstico falso-positivo é raro e pode decorrer de morte embrionária precoce com absorção fetal, aborto não observado ou erro no registro da bexiga como se fosse o útero (Buckrell, 1988). O diagnóstico falso-negativo pode resultar da imagem pouco detalhada do sistema genital no início da gestação ou devido a não qualificação e inexperiência do profissional.

Endoscopia

Foi utilizada para diagnóstico de prenhez quando a ultrassonografia ainda não estava tão difundida como atualmente. Embora seja um método seguro, tem a desvantagem de requerer um equipamento próprio de laparoscopia, um profissional habilitado e pessoal de apoio, por ser um método invasivo e que consome razoável período de tempo em relação ao exame ecográfico.

Os profissionais que realizam a inseminação intrauterina por laparoscopia, em pequenos ruminantes, precisam dominar essa técnica de diagnóstico, considerando que não são raros os casos de ovelhas submetidas à indução ou sincronização que não respondem ao estro por já estarem prenhes. Se forem inseminadas, poderão ter sua gestação interrompida e outras consequências, principalmente a infertilidade (Luz, 1991).

As fêmeas a serem exploradas laparoscopicamente deverão ser submetidas a jejum total, isto é, de sólidos e líquidos, por pelo menos 12 h antes do exame, para facilitar o acesso ao útero. A contenção deverá ser em uma maca reclinável específica para essa finalidade, na qual a fêmea fica em decúbito dorso-oblíquo, num ângulo de 60 graus, com a região superior suspensa para provocar o deslocamento das vísceras no sentido cranial. Em seguida, procede-se à tricotomia e a antissepsia da região ventral, bem como à anestesia local com cloridrato de lidocaína a 2%, ou produto similar, nos pontos das punções.

Por meio de pequenas incisões paralelas, a linha média, e cerca de 3 a 4 cm cranialmente ao úbere, as punções devem ser feitas com trocartes em direção à cabeça do fêmur, de cada lado, para evitar a perfuração das vísceras. É importante também salientar que se devem evitar lesões nas veias mamárias que se situam adjacentes às punções, por onde serão introduzidos, no lado esquerdo, o laparoscópio por dentro de uma cânula que permite a insuflação de gás carbônico e, no direito, outra cânula para penetração de uma pinça de manipulação. É oportuno comentar que, ao se utilizar um laparoscópio de grosso calibre, faz-se necessário suturar a pele no local da punção. No entanto, para trocartes de 7,5 e 5, devem-se apenas aplicar produtos com ação inseticida e cicatrizante na região das punções.

A detecção de prenhez em ovelhas entre os 40 e 60 dias após a inseminação é perfeitamente realizável, com pleno sucesso, por laparoscopia. Aos 30 dias de gestação, este exame apresenta uma eficiência de 95,2% de acerto, provavelmente pela ocorrência de absorções embrionárias. Dos 45, 60 ou mais dias a acurácia é de 100%. Mesmo sendo um método invasivo, os inúmeros exames realizados nos últimos anos não têm comprometido a integridade das fêmeas examinadas.

Exames complementares

Microbiológico

Para fins de investigação pode-se utilizar um *swab* no lúmen uterino, logo após o abate, conforme descrito por Souza (1987), para posterior encaminhamento a laboratório de microbiologia.

Citológico

Conforme Souza (1987), podem-se utilizar cotonetes adaptados em uma pipeta plástica para inseminação bovina junto ao terço cranial da vagina, para posterior coloração pelo método de Pappenheim. Avalia-se o número médio de células inflamatórias a partir da contagem de 10 campos microscópicos da região da lâmina com maior concentração celular.

Histopatológico

Conforme Souza (1987), as amostras do endométrio podem ser obtidas dos terços médios dos cornos uterinos, cérvice e vagina, conforme o interesse do examinador. Para fixação, utiliza-se a solução fixadora de *bouin* por 12 h, para posterior transferência para soluções de álcool 70º GL. As inflamações podem ser classificadas como agudas, subagudas e crônicas, de acordo com Slauson e Cooper (1982).

Fatores envolvidos na atividade reprodutiva

O manejo nutricional, o tipo de criação (intensivo/extensivo), o controle sanitário e a genética são fatores de grande importância para o planejamento reprodutivo, sendo o escore de condição corporal um dos principais indicadores da aptidão reprodutiva.

O início da atividade reprodutiva depende, fundamentalmente, do peso vivo (40 a 70% do peso adulto), normalmente coincidindo entre os 6 e 10 meses de idade. Esta fase em que os animais são capazes de se reproduzir é conhecida como puberdade, sendo influenciada também por raça, peso, estação do ano (influenciada pela luminosidade, temperatura) e nutrição.

A utilização do *flushing* alimentar antes e durante o período de acasalamento contribui para um aumento na taxa de ovulação e partos gemelares, além de contribuir para maior número de óvulos fertilizados e menor mortalidade embrionária.

Principais distúrbios que acometem as ovelhas de cria

As enfermidades que afetam as ovelhas de cria são, principalmente: mortalidade embrionária precoce, aborto, mumificação fetal, distocias, prolapso de útero ou vagina. Doenças carenciais e metabólicas podem também ocorrer no terço final da gestação, como a toxemia da prenhez.

As causas mais frequentes da perda de prenhez em ovinos são: clamidiose, campilobacteriose, leptospirose, brucelose, toxoplasmose, doença da fronteira, defeitos embrionários e abortamentos bacterianos.

As menos frequentes são: asfixia pré-natal, micotoxicose, anaplasmose, ureaplasma, micoplasma, anormalidades cromossômicas, vírus da língua azul, deficiência de selênio, salmonelose, administração equivocada de fármacos, estresse materno, toxemia da prenhez, anormalidades fetais e listeriose.

A mortalidade embrionária precoce (MEP) refere-se à morte do concepto antes do fim da organogênese que, em ovinos, ocorre aos 34 dias. Nas ovelhas, a MEP varia de 20% a 30%, sendo esta taxa mais elevada em fêmeas subférteis ou repetidoras de cio, como as que já tiveram mais de três gestações. O aborto acorre após o término da organogênese; natimorto refere-se à liberação do feto inviável no parto ou próximo a ele.

A perda embrionária antes do reconhecimento materno (12 dias) resulta em retorno ao estro com intervalo cíclico regular. Defeitos cromossômicos e genéticos, ambiente uterino impróprio, disfunções endócrinas, estresse materno e insuficiência luteal associada a baixas concentrações de progesterona plasmática, são fatores considerados importantes na MEP.

A toxemia da prenhez é uma doença metabólica que ocorre no terço final da gestação, com maior predisposição em gestações com mais de um feto e em ovelhas velhas (terceira gestação). Essa afecção decorre tanto da subalimentação das fêmeas prenhes como da superalimentação, em que as fêmeas são superalimentadas com dietas ricas em energia, sendo esta mais frequente (64%).

Os casos de distocias em ovelhas ocorrem com maior frequência em gestações simples, com utilização de raças maiores para cruzamento comercial, gerando uma desproporção fetopélvica. A distocia é um problema que pode ser considerado de caráter hereditário.

Noventa por cento dos cordeiros nascem em apresentação anterior; entretanto, em distocia, o cordeiro está em apresentação posterior, com um ou ambos os membros flexionados. A principal causa da distocia está correlacionada ao incorreto posicionamento fetal (50%), em que o desvio lateral da cabeça e pescoço corresponde a 41% dos casos. A obstrução do canal do parto ou incompleta dilatação corresponde a 35% das ocorrências. Já os monstros fetais/anomalias correspondem a 3%.

Prolapso vaginal é mais comum em ovelhas velhas, com alguma lesão anterior de parto, por falta de dilatação, inércia uterina e má disposição fetal. Altos índices de estrógenos na dieta podem estar relacionados ao prolapso vaginal.

Prolapso uterino ocorre imediatamente após o parto quando a totalidade do útero é exposto através da vagina e da vulva. O útero invertido é acometido por lesões graves, se não corrigido em tempo hábil. Os casos de torção uterina são raros em ovinos, ao contrário das vacas.

Mastite é a inflamação da glândula mamária causada normalmente por uma infecção bacteriana, sendo *Staphylococcus aureus* e *Pasteurella haemolytica* os principais agentes etiológicos e responsáveis por 80% dos casos de mastite aguda (Corrales *et al.*, 1997). Por outro lado, os *Staphylococcus* coagulase-negativos e *Corynebacterium* spp. são responsáveis pela maioria das mastites subclínicas (Vaz, 1996).

A mastite em ovinos é um fator importante visando às perdas econômicas na criação, sendo responsável pela morte de cordeiros por inanição, além de efeitos sobre o ganho de peso e sobrevivência dos cordeiros, assim como influenciando o descarte precoce das fêmeas.

Condições para uma ovelha ser utilizada em um programa reprodutivo

Os critérios a serem adotados para seleção serão, em grande parte, norteados pelos objetivos da criação, bem como pelo desempenho reprodutivo e habilidade materna. Algumas características, como dentição (desgaste, falhas), defeitos congênitos/hereditários e úbere, auxiliam essa seleção das ovelhas.

Uma ovelha, para ser admitida em um programa de acasalamento, sincronização de estro/ovulação, precisa apresentar alguns requisitos, sem os quais poderá ter o seu resultado comprometido. Em rebanhos e que vem ocorrendo baixo desempenho reprodutivo, as matrizes candidatas a um programa reprodutivo deverão ser submetidas a um controle ginecológico, conforme os itens que foram descritos anteriormente.

A detecção do estro é realizada habitualmente uma vez a cada 24 h, geralmente à noite, ou também poderá ser programada, utilizando-se métodos para sua indução ou sincronização. Esses métodos apresentam as vantagens de encurtar o período de serviço e de programar data e horário para aplicação do sêmen, especialmente quando se utiliza sêmen congelado. Além disso, possibilitam a concepção na contraestação reprodutiva. Dependendo do protocolo utilizado, possibilitam estimular a ovulação e aumentar o número de nascimentos.

Assim, recomenda-se que 6 a 8 semanas antes da utilização, as ovelhas apresentem as seguintes condições:

- Boa condição nutricional, com escore corporal mínimo de três (escala de 1 a 5)
- Livres de doenças infecciosas e parasitárias
- Desmamadas
- Tosquia, banhos sarnicidas, vacinações, unicotomia
- Identificadas por brincos, colares e tatuagens
- Ausência de prenhez
- Ginecologicamente sadias.

Referências bibliográficas

ALVES, L.C. **Biópsia vaginal, dosagem de progesterona, laparoscopia e ultrassonografia, como meios de diagnóstico de gestação em ovinos.** Santa Maria, 1992. Dissertação (Mestrado em Medicina Veterinária), Universidade Federal de Santa Maria, 1992.

BUCKRELL, B.C. Applications of ultrasonography in reproduction in sheep and goats. **Theriogenology.** v. 29, n. 1, p. 71-84, 1988.

CORRALES, J. C. et al. Etiologia y diagnostico microbiológico de las mamites caprinas. **Tratado de patología y producción ovina: mamitis caprina.** v. 53, p. 33-55, 1997.

DAWSON, L.J. et al. Determination of fetal numbers in Alpine does by real-time ultrasonography. **Small Ruminant Research.** Amsterdam, v. 14, n. 2, p. 225-231, 1994.

DEL CAMPO, A.D. **Anatomia, fisiologia de la reproducción e inseminación artificial em ovinos.** Montevideo: Hemisfério Sur, 1977. 264p.

HAIBEL, G.K. Use of ultrasonography in the reproductive management of sheep and goats. **Veterinary Clinic of North American, Food and Animal Practice.** New York, v. 6, n. 8, p. 597-613, 1990.

HALBERT, G.W. et.al. The structure of the cervical canal of the ewe. **Theriogenology,** v. 33, n. 5, p. 977-992, 1990.

LUZ, S.L.N. **Inseminação intra-uterina por laparoscopia em ovinos.** Santa Maria, 1991. Dissertação (Mestrado em Medicina Veterinária), Universidade Federal de Santa Maria, 1991.

MAXWELL, J.A.L. The occurrence and apparent effect on reproduction of a constriction on the vagina in the Merino ewe. **Australian Vet. J.** v. 53, n. 4, p.181-183, 1977.

MIES FILHO, A. **Inseminação artificial.** 6.ed. Porto Alegre: Sulina, v. 2., 1987.

NEVES, J.P. Diagnóstico de gestação por ultra-sonografia. **Ciência Rural.** v. 21, p. 457-465, 1991.

RAMOS, A.K.M. et al. Avaliação dos parâmetros ecográficos de desenvolvimento gestacional de ovinos da raça Santa Inês. **Ciência Animal Brasileira.** v. 8, n. 3, p. 537-543, 2007.

SANTOS, M.H.B.; OLIVEIRA, M.A.L.; LIMA, P.F. **Diagnóstico de gestação na cabra e na ovelha.** São Paulo: Varela, 2004. 157p.

SILVA, C.A.M.; NEVES, J.P. Eficiência reprodutiva após tratamento de infecções genitais num rebanho ovino no Rio Grande do Sul. **Revista Brasileira de Reprodução Animal,** v. 7, n. 3, p. 25-8, 1983.

SLAUSON, D.O.; COOPER, B.J. The inflamatory process. In: **Mechanisms of Disease; a Textbook of Comparative General Pathology.** Baltimore: Williams & Wilkins, cap. 4, p.142-222, 1982.

SOUZA, J.S. **Infecções genitais inespecíficas na ovelha: aspectos clínicos, citológicos, bacteriológicos, histopatológicos e terapêuticos.** Santa Maria, 1987. Dissertação (Mestrado em Medicina Veterinária), Universidade Federal de Santa Maria, 1987.

THOMPSON, J.; MEYER, H. **Body condition scoring of sheep.** Oregon State University Extension Service, 1994.

VAZ, A.K. Mastite em ovinos. **A Hora Veterinária.** v. 16, p.75-78, 1996.

WHITE, I.R.; RUSSEL, A.J.F. Body condition scoring in sheep. **Practice,** v. 6, p. 200. 1984. Censo Agropecuário 2006. Disponível em www.ibge.org.br

Capítulo 18

Inseminação Artificial em Ovinos

José Carlos Ferrugem Moraes[1]

Introdução

A inseminação artificial (IA) é um método de acasalamento idealizado pelo homem para proporcionar a fecundação das fêmeas com sêmen de machos selecionados em outros ambientes, em outras épocas, de outras raças, subespécies ou mesmo de outras espécies, visando ao incremento da produção e manutenção de genótipos locais ou exóticos. Muitas vezes, os envolvidos em produção animal imaginam que a IA seja um método de melhoramento animal, porém, não é este o caso; a IA é apenas de um instrumento do melhoramento que permite a universalização dos recursos genéticos (Mies Filho, 1987).

O objetivo deste capítulo é disponibilizar de forma sintética algum conhecimento gerado sobre IA nas décadas passadas, visando facilitar o treinamento futuro de técnicos para o emprego dessa metodologia.

Estrutura populacional e métodos de reprodução

No Brasil, existem cerca de 14 milhões de ovinos (www.ibge.gov.br), concentrados nas regiões Nordeste (55%) e Sul (30%), sendo o tamanho médio dos rebanhos cerca de 30 animais. Na Tabela 18.1 são apresentadas as médias para as regiões do Brasil nos dois últimos censos contados.

Essa estrutura de rebanhos indica a necessidade de uma nova forma de organização dos produtores para o uso da IA como método de cobrição, já que

Tabela 18.1 Tamanho médio dos rebanhos ovinos nas regiões do Brasil.

Regiões do Brasil	1996	2006
Norte	20	28
Nordeste	22	25
Sudeste	21	37
Sul	67	59
Centro-Oeste	33	43

Fonte: IBGE, 2009. Disponível em: <http://www.ibge.gov.br/series_estatisticas/exibedados.php?idnivel=BR &idserie=AGRO125>.

programas com sêmen fresco têm sua máxima economicidade em rebanhos superiores a 500 ovelhas. Na região Sul, embora os rebanhos sejam maiores, a tendência atual é de redução no efetivo de ovinos.

De modo geral, a estrutura genotípica dos rebanhos é representada por uma pequena fração de rebanhos de máxima eficiência produtiva (cabanhas) e por um grande número de rebanhos de menor eficiência produtiva (rebanhos comerciais). Isto permitiria o emprego mais intensivo de práticas de melhoramento animal nas cabanhas e fluxo gênico apenas na direção dos rebanhos comerciais, qualificando a IA como método ideal de reprodução; entretanto, essa não deve ser a estrutura real da população no Brasil. A Tabela 18.2 sintetiza alguns possíveis tipos de produtores e as biotécnicas de reprodução mais indicadas para maior produtividade de seus rebanhos (Moraes, 2009).

---

[1] Pesquisador da Embrapa, Centro de Pesquisa de Pecuária dos Campos Sul-Brasileiros – Bagé – RS.

Tabela 18.2 Estratificação de produtores de ovinos e algumas recomendações de alternativas para reprodução dos animais.	
Tipificação dos produtores	Biotécnicas reprodutivas recomendadas
Cabanheiros	Inseminação artificial com sêmen congelado
	Sincronização de cios
Multiplicadores de carneiros	Inseminação artificial com sêmen fresco
	Sincronização de cios
Rebanhos comerciais	Inseminação artificial com sêmen fresco
Pecuaristas familiares	Inseminação artificial com sêmen conservado de forma cooperativa
	Sincronização de cios
Pecuaristas de subsistência	Monta natural

Adaptada de Moraes, 2009.

Inseminação artificial em ovinos no Rio Grande do Sul

Um serviço de fomento pioneiro do Ministério da Agricultura foi responsável pela introdução e desenvolvimento da IA no Rio Grande do Sul. O primeiro posto oficial de IA foi implantado em 1943, em Bagé, na Fazenda Cinco Cruzes, atual Centro de Pesquisa de Pecuária dos Campos Sul-brasileiros da Embrapa. O crescimento da importância da IA no país naquela época levou à criação, em 1949, do Serviço de Fisiopatologia da Reprodução e Inseminação Artificial (SFRIA), tendo como estação experimental de ovinos a Fazenda Cinco Cruzes. Esses dados foram compilados pelo Dr. Antonio Mies Filho e ilustram a rápida evolução inicial (1944-1953), estabilização (1974-1979) e posterior declínio (1983) no número de ovelhas expostas a essa biotécnica. No apogeu do uso da IA, foram inseminadas cerca de 10% das ovelhas em idade reprodutiva do rebanho (Mies Filho, 1987).

Com a extinção do SFRIA, na década de 1960, houve a necessidade da adaptação dos produtores a uma nova situação, na qual deveriam usar a tecnologia por conta própria, contando com a infraestrutura que o SFRIA tinha proporcionado em termos de treinamento de mão de obra, desenvolvimento de equipamentos e organização de cooperativas de produtores. Na década de 1980 os serviços de IA foram efetuados por conta dos próprios produtores. As estatísticas oficiais indicavam que cerca de 200 mil ovelhas (5% do efetivo do estado, na época) tinham sido inseminadas. Um dos principais produtos desse trabalho excepcional de fomento de uma tecnologia foi a identificação dos principais indicadores de qualidade dos serviços, sem o emprego de técnicas para sincronização de cios: duração máxima dos serviços de 6 semanas; tamanho médio dos rebanhos entre 500 e 1.000 ovelhas; taxa de retorno à IA em torno de 30% (Moraes, 1992; Moraes et al., 1998).

Inseminação artificial com sêmen fresco

Para a implementação da IA, os reprodutores devem ser avaliados visando estimar *a priori* sua fertilidade, já que o sucesso depende da produção diária de sêmen pelo(s) carneiro(s). O sêmen dos carneiros pode ser obtido com o uso de uma vagina artificial ou estímulos elétricos. O volume de sêmen obtido em cada coleta oscila entre 0,1 e 5,2 mℓ, sendo 1 mℓ a quantidade mais comum obtida através de vagina artificial (Mies Filho e Ramos, 1954). A temperatura para a coleta do sêmen deve ser entre 37 e 42°C. O uso de temperaturas mais baixas não excita os carneiros para a obtenção de um ejaculado completo. Temperaturas mais altas muitas vezes podem ser causa de redução da libido dos animais pelo aumento de sensibilidade. Um fato muito comum é que carneiros doadores de sêmen para IA, submetidos a diversas coletas durante muitos dias, passam a requerer temperaturas mais elevadas para ejacularem. Isso pode atingir limites insuportáveis de temperatura, queimando o pênis do carneiro e reduzindo sua libido. Essa situação pode ser evitada pelo aumento da pressão da vagina e não pelo aumento da temperatura. Uma regra prática para a obtenção direta da temperatura ideal de coleta é diminuir de 80 a temperatura do dia para colocar a água na vagina artificial. Assim, podem ser obtidas diretamente temperaturas entre 37 e 42°C; por exemplo, se a temperatura do dia é de 20°C, a água a ser colocada na vagina artificial deve estar a 60°C.

Para a coleta do sêmen, o inseminador deve se posicionar de joelhos à direita do carneiro, tracionando o prepúcio e oferecendo a vagina artificial no momento em que este salta sobre uma ovelha em cio, contida com um buçal em um pequeno tronco ou cerca. O contato da glande com a temperatura e a pressão da vagina artificial faz com que o carneiro execute a falsa cópula, depositando o sêmen no copo coletor graduado. O uso do eletroejaculador é uma alternativa para carneiros que não apresentam libido, porém, não é a escolhida para serviços de IA, considerando que depende de mais investimento e a qualidade do sêmen é inferior à obtida na coleta com vagina artificial.

A avaliação do sêmen antes do uso na inseminação é geralmente feita sem o auxílio de instrumentos. Os procedimentos dessa avaliação foram descritos em detalhe no livro de *Reprodução e Inseminação Artificial*, do Prof. Dr. Antonio Mies Filho (Mies Filho, 1987; Jobim, 1982) e sumarizados no Capítulo 16.

O uso de diluentes proporciona aumento do volume para aproveitar ao máximo o número de espermatozoides colhidos, podendo inclusive proporcionar melhoria ou manutenção da vitalidade espermática, quando incorporaram componentes com propriedades conservantes. O sêmen deve ser utilizado preferencialmente puro, porém, muitas vezes, em função do número de ovelhas em cio num determinado dia, o tamanho do rebanho total concentrado e o número de carneiros doadores, pode ser útil a diluição do sêmen. O diluente mais simples é o citrato de sódio a 2,9%. Outras alternativas podem ser utilizadas, como citrato gema, leite desnatado ou água de coco (Mies Filho, 1987; Nunes e Salgueiro, 1999).

A utilidade da diluição de uma amostra de sêmen é a de proporcionar maior número de inseminações com as células obtidas em cada ejaculado. Considerando que 50.000.000 espermatozoides são suficientes para obtenção de bons níveis de fertilidade, é possível, portanto, amplificar o uso do sêmen coletado, no entanto deve ser atendido o limite máximo de 1:1.

A infraestrutura necessária para a efetivação de IA depende do número de animais envolvidos e do tipo de serviço que será efetuado. Nas Figuras 18.1 e 18.2

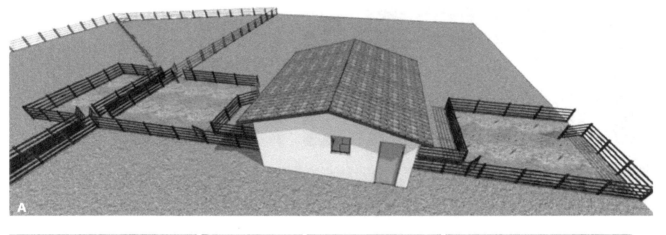

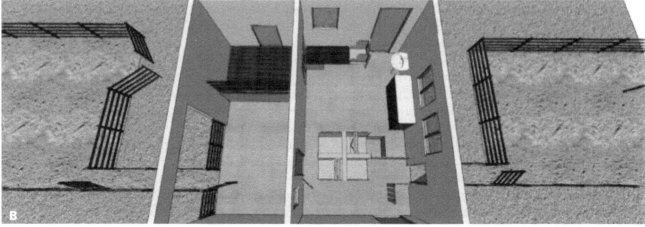

Figura 18.1 A. Vista geral das instalações para inseminação artificial em ovinos. **B.** Vista interna das instalações e mangueiras de acesso e saída dos animais. (Crédito das imagens: Tatiana Codevilla Moraes.)

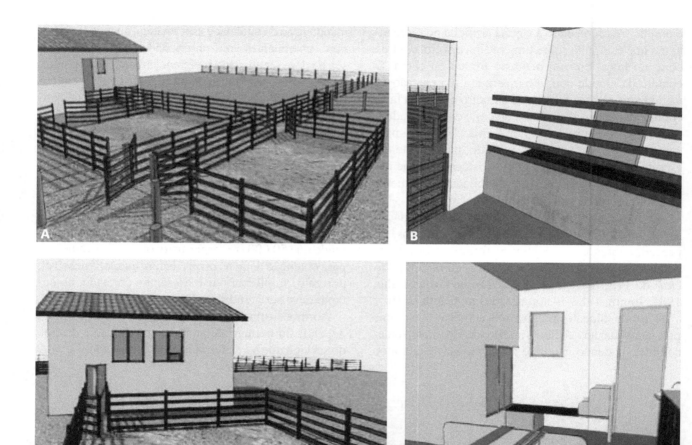

Figura 18.2 A. Vista das mangueiras e alpendre de acesso dos animais. **B.** Brete de espera dos carneiros. **C.** Vista da mangueira de saída das ovelhas já inseminadas. **D.** Vista interna do tronco de contenção para coleta de sêmen e para inseminação. (Crédito das imagens: Tatiana Codevilla Moraes.)

são apresentadas imagens de modelo tridimensional (3D) das instalações existentes na Embrapa Pecuária Sul, que viabilizam os trabalhos com rebanhos entre 500 e 1.000 ovelhas.

A primeira atividade para a inseminação é a identificação das ovelhas em cio. As ovelhas são colocadas durante a noite com rufiões para identificar aquelas em cio. Os rufiões podem ser carneiros vasectomizados, capões androgenizados ou mesmo fêmeas androgenizadas. A androgenização pode ser efetivada pela aplicação de compostos à base de testosterona, e uma dose semanal na ordem de 100 mg de enantato de testosterona é suficiente para que os capões, após uma semana, apresentem libido semelhante à de carneiros vasectomizados. Alternativamente, é possível a obtenção de resultados semelhantes com a injeção de 2 mg de cipionato de estradiol, também em intervalos semanais (Souza *et al.*, 2006). Para que os rufiões realizem seu intento, devem receber tinta na região do externo ou coletes marcadores. No caso da tinta, esta deve ser reposta todos os dias antes de os animais serem soltos. A tinta em pó pode ser misturada com graxa patente, óleo queimado ou até água. A vantagem dos solventes oleosos é a maior durabilidade. Os coletes marcadores facilitam o trabalho, já que devem ser revisados diariamente para apenas verificar a integridade da barra de giz.

Na Tabela 18.3 mostra-se a infraestrutura desenvolvida pelo serviço de fomento do Ministério da Agricultura para a inseminação artificial com sêmen fresco.

A cada manhã, o inseminador e seu(s) ajudante(s) passam o rebanho no apartador para a separação das ovelhas marcadas (em cio), separação dos rufiões e

Tabela 18.3 Infraestrutura necessária para inseminação artificial em ovinos, empregando sêmen fresco.		
Item	Denominação	Descrição
1	Mangueiras	Cercados de arame ou madeira com a finalidade de encerrar os animais, para o aparte das ovelhas em cio e dos rufiões (Figuras 18.1 A e 18.2 A-C)
2	Apartador	Porta rústica de madeira que facilita o trabalho da separação dos animais (Figura 18.1 B)
3	Casa	Local onde fica todo o equipamento necessário para o serviço; seu tamanho pode ser variável, porém, na sugestão apresentada, viabiliza a execução do trabalho com conforto (Figura 18.1 B)
4	Tronco de coleta	Suporte para uma ovelha em cio servir como manequim, permitindo ao inseminador coletar facilmente o sêmen do carneiro com vagina artificial (Figura 18.2 D)
5	Tronco de inseminação	Tronco giratório que permite a fixação simultânea de duas ovelhas e facilita a liberação destas após a inseminação (Figura 18.2 D)
6	Vagina artificial	Equipamento com dupla parede de borracha, onde se coloca água na temperatura entre 37 e 42°C na pressão adequada, permitindo a coleta do sêmen
7	Copo coletor	Copos de vidro ou plástico, graduados e aferidos onde o sêmen é colhido. O inseminador sempre deve ter disponível um número suficiente de copos limpos e esterilizados para efetivar o número de coletas necessárias a cada dia
8	Estufa para esterilização	Equipamento dispensável em algumas situações, a esterilização do material após lavagem pode ser efetuada em uma panela de pressão ou no forno convencional, ou mesmo em micro-ondas
9	Vaginoscópio	Cateter que permite a visualização do orifício externo da cérvice, onde o sêmen deve ser depositado
10	Pistola para inseminação	Aparelho graduado que permite a deposição de múltiplas doses de sêmen no local ideal; deve ser constituído de material esterilizável de fácil limpeza
11	Material para limpeza	Álcool, água destilada, sabão neutro e papel alumínio ou pardo para selar a vidraria antes da esterilização

liberação imediata das ovelhas que ainda não foram marcadas. As ovelhas em cio são colocadas em uma mangueira próxima ao local da inseminação. Os carneiros ficam próximos às fêmeas em cio, o que promove excitação prévia destes. Em seguida, o inseminador verifica todo o material necessário para o início do serviço (Tabela 18.3), aquece a água para a coleta do sêmen, prende uma ovelha em cio no tronco de coleta, procede à coleta do sêmen, faz sua avaliação visual e, se o sêmen apresentar as condições mínimas preconizadas, dá início às inseminações. Para executar a inseminação cervical superficial, o inseminador já colocou o sêmen na pistola dosadora calibrada e deverá depositar 0,05 mℓ de sêmen no orifício externo do canal cervical. Essa dose viabiliza baixo refluxo e a deposição de cerca de 150 a 300 milhões de espermatozoides para a fertilização, supondo-se que a amostra de sêmen esteja sendo usada pura e contenha 1 a 3 bilhões de espermatozoides por mm^3. Para esse procedimento, o orifício externo do canal cervical é visualizado com o auxílio do espéculo, introduzida a pipeta e, no momento da inseminação, o espéculo deve ser tracionado cerca de 1 cm para facilitar a aplicação do sêmen. Isso feito, a ovelha deve ser identificada na lã com o número do dia de serviço ou do lote (semana), sendo liberada para um pequeno potreiro com sombra e água até que seja removida para o potreiro de destino das fêmeas inseminadas, e tenha tempo de retornar ao cio, quando fará novamente parte do rebanho, que é revisado diariamente pelos rufiões.

O procedimento convencional de controle não inclui a identificação individual das ovelhas, o que pode ser desejável no caso de rebanhos pequenos ou quando é necessária uma identificação mais detalhada de paternidade. O controle por meio de lotes semanais requer que as ovelhas entre 7 e 14 dias após a inseminação retornem ao rebanho-base para novo controle de cios e reinseminação (Tabela 18.4).

Tabela 18.4 Controle dos serviços de inseminação de ovinos por meio de lotes.

Dia do serviço	Lote	Cor da tinta dos rufiões	Rebanho
1	1	Amarela	Geral
2	1	Amarela	Geral – as inseminadas do Lote 1
3	1	Amarela	Geral – as inseminadas do Lote 1
4	1	Amarela	Geral – as inseminadas do Lote 1
5	1	Amarela	Geral – as inseminadas do Lote 1
6	1	Amarela	Geral – as inseminadas do Lote 1
7	1	Amarela	Geral – as inseminadas do Lote 1
8	2	Amarela	Geral – as inseminadas dos Lotes 1 e 2
9	2	Amarela	Geral – as inseminadas dos Lotes 1 e 2
10	2	Amarela	Geral – as inseminadas dos Lotes 1 e 2
11	2	Amarela	Geral – as inseminadas dos Lotes 1 e 2
12	2	Amarela	Geral – as inseminadas dos Lotes 1 e 2
13	2	Amarela	Geral – as inseminadas dos Lotes 1 e 2
14	2	Amarela	Geral – as inseminadas dos Lotes 1 e 2
15	3	Verde	Geral – as inseminadas dos Lotes 2 e 3 + as inseminadas do Lote 1
16	3	Verde	Geral – as inseminadas dos Lotes 2 e 3 + as inseminadas do Lote 1
17	3	Verde	Geral – as inseminadas dos Lotes 2 e 3 + as inseminadas do Lote 1
18	3	Verde	Geral – as inseminadas dos Lotes 2 e 3 + as inseminadas do Lote 1
19	3	Verde	Geral – as inseminadas dos Lotes 2 e 3 + as inseminadas do Lote 1
20	3	Verde	Geral – as inseminadas dos Lotes 2 e 3 + as inseminadas do Lote 1
21	3	Verde	Geral – as inseminadas dos Lotes 2 e 3 + as inseminadas do Lote 1
22	4	Verde	Geral – as inseminadas dos Lotes 3 e 4 + as inseminadas dos Lotes 1 e 2
23	4	Verde	Geral – as inseminadas dos Lotes 3 e 4 + as inseminadas dos Lotes 1 e 2
24	4	Verde	Geral – as inseminadas dos Lotes 3 e 4 + as inseminadas dos Lotes 1 e 2
25	4	Verde	Geral – as inseminadas dos Lotes 3 e 4 + as inseminadas dos Lotes 1 e 2
26	4	Verde	Geral – as inseminadas dos Lotes 3 e 4 + as inseminadas dos Lotes 1 e 2
27	4	Verde	Geral – as inseminadas dos Lotes 3 e 4 + as inseminadas dos Lotes 1 e 2
28	4	Verde	Geral – as inseminadas dos Lotes 3 e 4 + as inseminadas dos Lotes 1 e 2
29	5	Vermelha	Geral – as inseminadas dos Lotes 4 e 5 + as inseminadas dos Lotes 1 e 2
30	5	Vermelha	Geral – as inseminadas dos Lotes 4 e 5 + as inseminadas dos Lotes 1 e 2
31	5	Vermelha	Geral – as inseminadas dos Lotes 4 e 5 + as inseminadas dos Lotes 1 e 2
32	5	Vermelha	Geral – as inseminadas dos Lotes 4 e 5 + as inseminadas dos Lotes 1 e 2
33	5	Vermelha	Geral – as inseminadas dos Lotes 4 e 5 + as inseminadas dos Lotes 1 e 2
34	5	Vermelha	Geral – as inseminadas dos Lotes 4 e 5 + as inseminadas dos Lotes 1 e 2
35	5	Vermelha	Geral – as inseminadas dos Lotes 4 e 5 + as inseminadas dos Lotes 1 e 2
36	6	Vermelha	Geral – as inseminadas dos Lotes 5 e 6 + as inseminadas dos Lotes 1, 2 e 3
37	6	Vermelha	Geral – as inseminadas dos Lotes 5 e 6 + as inseminadas dos Lotes 1, 2 e 3
38	6	Vermelha	Geral – as inseminadas dos Lotes 5 e 6 + as inseminadas dos Lotes 1, 2 e 3
39	6	Vermelha	Geral – as inseminadas dos Lotes 5 e 6 + as inseminadas dos Lotes 1, 2 e 3
40	6	Vermelha	Geral – as inseminadas dos Lotes 5 e 6 + as inseminadas dos Lotes 1, 2 e 3
41	6	Vermelha	Geral – as inseminadas dos Lotes 5 e 6 + as inseminadas dos Lotes 1, 2 e 3
42	6	Vermelha	Geral – as inseminadas dos Lotes 5 e 6 + as inseminadas dos Lotes 1, 2 e 3

Nota 1: Se o rebanho estiver em boas condições de saúde e na estação reprodutiva adequada para sua raça até o final dos Lotes 3 (21 dias), o denominado rebanho geral já não deve mais existir, ou seja, todas as ovelhas foram inseminadas.
Nota 2: Um rebanho ciclando apresenta cerca de 5,5% de ovelhas em cio por dia.
Nota 3: Todas as ovelhas dos lotes 1, 2 e 3 têm tempo para manifestar novo cio, caso não tenham sido fecundadas no primeiro serviço. As inseminadas nos demais lotes podem requerer serviços com maior duração ou repasse com carneiros, porém é importante notar que devem representar apenas uma pequena fração do rebanho, no caso de atendimento às Notas 1 e 2.

Inseminação artificial com sêmen refrigerado

A IA com sêmen refrigerado é de grande utilidade para sistemas cooperativos, nos quais as propriedades estão localizadas próximas e têm poucas ovelhas, não comportando a aquisição de um carneiro para cada unidade de produção. Além disso, com a associação os produtores podem adquirir animais zootecnicamente superiores e iniciar a interligação gênica entre os rebanhos. Esse tipo de alternativa foi pouco empregada no Brasil, possivelmente porque a maioria dos rebanhos em que a IA foi implementada era superior a 500 fêmeas. No entanto, hoje pode ser uma alternativa interessante, contribuindo para o aprimoramento genético e oferecendo uma nova alternativa de trabalho rural.

Os diluidores empregados para a conservação do sêmen a 15°C até 12 h e a 4°C até 24 h podem ser preparados à base de leite ou citrato gema. O diluidor à base de leite é preparado com leite em pó de origem bovina desnatado, aquecido durante 10 min a 95°C e acrescido de antibiótico. O diluente preconizado por Salisbury consiste numa solução de citrato de sódio a 2,9% em água destilada, contendo 20% de gema de ovo (Mies Filho, 1987; Salisbury et al., 1978).

O uso do sêmen refrigerado deve seguir as seguintes recomendações quanto ao volume da dose inseminante e número total de espermatozoides. A primeira, considera apenas o volume da dose de sêmen de 0,1 mℓ, o que viabiliza a inseminação de vinte ovelhas com cada mililitro de sêmen colhido numa diluição 1:1, assumindo uma concentração média de 3 milhões de espermatozoides por mm^3 na amostra de sêmen com aspecto cremoso, sendo, portanto de 150 milhões por dose inseminante. A segunda inclui um controle mais rigoroso na amostra de sêmen colhida, ajustando a dose inseminante para os 150 milhões, considerando a efetiva concentração espermática e o volume da dose inseminante, que pode oscilar entre 0,1 e 0,2 mℓ.

Inseminação artificial com sêmen congelado

Os procedimentos para a embalagem e congelação do sêmen comprometem a integridade dos espermatozoides, resultando em menores taxas de fertilidade. Os resultados são dependentes do número de espermatozoides viáveis disponíveis para a fertilização no momento da ovulação, o que é também intensamente afetado pela redução do período necessário para a capacitação dos espermatozoides após a descongelação. Os resultados de prenhez em inseminações cervicais são muito variáveis, oscilando desde 0 até 40%, e resultados mais repetitivos podem ser alcançados com a deposição uterina do sêmen (Evans e Maxwell, 1987; Gordon, 1997; Moraes, 2001).

A estrutura anatômica do canal cervical impede a passagem de instrumentos de inseminação na grande maioria das ovelhas (Halbert et al., 1990a). Este fato impede a deposição do sêmen no ambiente uterino, e, portanto, aumenta a distância a ser percorrida pelo gameta masculino até o sítio de fertilização, o que pode influenciar os resultados de fertilidade (Lightfoot e Salamon, 1970; Lightfoot e Restall, 1971). O canal cervical da fêmea ovina exerce naturalmente um papel seletivo sobre a população de gametas masculinos, considerando que a grande maioria dos espermatozoides depositados na genitália feminina, por ejaculação ou inseminação artificial, não ultrapassa a barreira cervical (Roldan e Gomendio, 1992). Na IA convencional com sêmen congelado, a barreira física representada pelo canal cervical da ovelha reduz as taxas de fertilidade, já que o número de células utilizado é normalmente inferior e os espermatozoides criopreservados estão debilitados em comparação aos do sêmen fresco (Gustafsson, 1978). Entretanto, Salamon (1971), utilizando sêmen congelado na forma de pellets, com uma concentração de 150 milhões de espermatozoides por dose inseminante, obteve taxas de concepção de 40% com uma inseminação e 46% com duas inseminações com intervalo de 10 a 12 h. Outros estudos (Colas, 1975; Fiser et al., 1987) observaram bons níveis de fertilidade utilizando IA convencional com sêmen congelado (75 a 80%), a despeito de empregarem altas concentrações de espermatozoides por dose inseminante ($500 \times 10^6 - 1,5 \times 10^9$), o que notadamente reduz a eficiência prática e econômica da técnica.

Alguns autores têm descrito a técnica de inseminação transcervical (Halbert et al., 1990b; Andersen et al., 1973; Fukuy e Roberts, 1978), relatando baixa eficácia, possivelmente pelo excesso de manipulação da cérvice no momento da inseminação, o que comprometeria a fertilidade (Evans, 1991).

Empregar laparoscopia para a IA intrauterina com sêmen congelado em ovinos (Killeen e Kaffery, 1982) possibilitou a superação física da cérvice via transperitoneal, com a deposição do gameta masculino diretamente no útero, próximo ao sítio de fertilização. Desde então, várias publicações relatam o uso desse método, registrando taxas de concepção em torno de 50% (Maxwell, 1986a, b; Aguinsky e Canabarro Filho, 1988; Rodriguez et al., 1988; Eppleston et al., 1991; McKelvey et al., 1991; Findlater et al., 1991; Luz e Neves, 1991; Mies Filho et al., 1992; Souza et al., 1993). Uma peculiaridade dos referidos trabalhos é a identificação de efeitos significativos de fatores como, raça, estado nutricional dos animais, estação do ano, localização geográfica, equipe de trabalho, categoria animal, tratamentos de sincronização de cios, qualidade do sêmen utilizado e tamanho de amostras, indicando que sempre que esses fatores forem considerados é possível a obtenção de melhores resultados. Até o presente momento, devido às necessidades de mão de obra especializada e ao custo do equipamento, a utilização de IA intrauterina com sêmen congelado em ovinos, no Brasil, tem se restringido a grupos de animais destinados ao mercado de reprodutores.

A deposição uterina via laparoscopia, é um procedimento cirúrgico simples, que proporciona resultados de prenhez mais repetitivos ($\cong$50%), porém requer investimentos em equipamentos e treinamento de pessoal. Na Tabela 18.5 estão listados os equipamentos indispensáveis para execução de inseminações intrauterinas via laparoscopia.

A ovelha deve ser contida em uma mesa adequada para a intervenção cirúrgica, e sedada com acepromazina a 1% em função de seu peso corporal. Dependendo da altura da lã, os procedimentos de desinfecção da pele podem ser: com lã baixa, proceder à tricotomia e assepsia com cloreto de benzalcônio a 10%; com lã alta, apenas afastar as mechas e fazer a assepsia com a solução desinfetante. Isso se deve à presença de lanolina na pele dos ovinos que reduz a contaminação bacteriana. Após anestesia local, são efetuadas duas pequenas incisões com trocartes cerca de 4 cm do úbere no sentido cranial. Uma para a introdução da lente do laparoscópio e outra para o manipulador e, posteriormente, a pipeta para inseminação. O trocarte, no qual vai ser introduzida a lente deve ser inserido num ângulo de 45°, evitando a perfuração do rúmen ou de alças intestinais. Antes da introdução do ar para o pneumoperitônio, a cavidade pélvica deve ser visualizada, evitando a introdução de ar sobre o epíplon, o que recobriria todo o sistema genital, impedindo sua visualização. Uma vez vista a bexiga, introduzir o ar em quantidade suficiente para permitir visualização e acesso aos cornos uterinos para a inseminação propriamente dita. Em sequência, o sêmen deve ser aplicado com auxílio de uma pipeta de vidro de ponta fina ou uma bainha plástica equipada com pequena agulha para a deposição do sêmen dentro do útero, denominada "Aspic", independentemente se este foi congelado em pélete, ampola ou palheta.

A deposição uterina via transcervical é um procedimento que tem sido "experimentado" e desenvolvido em diversas unidades de pesquisa. As taxas de concepção obtidas são um pouco melhores que as obtidas com a simples deposição no início do canal cervical.

Tabela 18.5 Material necessário para inseminação artificial com sêmen congelado via laparoscopia.

Item	Equipamento	Descrição
1	Fonte de luz	Fonte de luz fria equipada com sistema de ventilação e lâmpada acessória
2	Cabo de fibra óptica	Cabo de fibra óptica que conduz a luz da fonte até a lente do laparoscópio
3	Lente	Lente adequada para laparoscopia abdominal, preferencialmente de 0,5 cm de diâmetro
4	Trocarte com mandril	Há necessidade de dois trocartes com sistema de vedação para evitar a saída de ar do interior da cavidade abdominal, um para a lente e outro para o sêmen
4	Manipulador	Bastão de 0,5 cm de diâmetro para posicionar adequadamente os cornos uterinos antes da inseminação
5	Fonte de gás	Bomba de ar ou insuflador de gás carbônico, equipamento indispensável para promover o pneumoperitônio
5	Pipeta de Cassou	Equipamento desenhado especificamente para conduzir e aplicar o sêmen no lúmen uterino (IMV®)
6	Aspics	Pipetas com uma agulha para penetração intrauterina e deposição do sêmen
7	Bisturi	Importante para as incisões de pele antes da introdução dos trocartes
8	Pinça	Pinça de órgãos de 0,5 cm de diâmetro para eventual fixação de órgãos
9	Material de higiene	Desinfetante, gaze para hemostasia de eventuais hemorragias

Alguns dos procedimentos são traumáticos e interferem na fertilidade; outros, mais fisiológicos, buscam o acesso uterino por meio de "dispositivos" desenhados com essa finalidade. De modo geral, o sucesso também é dependente de alguns dos fatores relacionados à fertilidade do sêmen congelado e à variação individual e/ou racial da morfologia do canal cervical, o que determina o percentual de ovelhas fecundadas no primeiro serviço entre 30 e 40%; entretanto, já foram descritas amplitudes de 20 a 60%, empregando-se o cateterismo cervical (Moraes, 2002).

O uso mais intensivo da inseminação artificial com sêmen congelado é fundamental para a implementação de um efetivo programa de melhoramento genético, pela ligação entre distintos rebanhos para futura comparação entre indivíduos e cálculos de desvios esperados nas progênies. Neste contexto, a produção de sêmen ovino em doses individuais com 200 milhões de espermatozoides custa de 2,5 a 3,5 vezes mais que doses contendo 50 milhões de espermatozoides. No custo final de cada dose de sêmen, devem ser considerados pelo menos os seguintes fatores: valor do reprodutor, custo fixo para sua manutenção anual, número de doses por coleta, na dependência da concentração de espermatozoides móveis por coleta; número de coletas por semana, que pode oscilar de duas a cinco, mas também dependendo da qualidade intrínseca de cada coleta. Considerando esses aspectos, associados às atividades de inseminação, o sistema desenvolvido apresenta um custo por ovelha prenhe no final da temporada superior ao que pode ser obtido em inseminações intrauterinas via laparoscopia. Assim, se de um lado viabiliza o uso da inseminação com mão de obra semiespecializada, de outro resulta em maiores despesas específicas para a reprodução e no nascimento de menor número de filhos de um dado carneiro em comparação à inseminação via laparoscopia. De modo geral, pode-se inferir ser possível o uso do sêmen ovino congelado para a reprodução ovina com finalidades específicas (melhoramento genético), acompanhado de práticas adequadas de controle e manipulação do ciclo estral e cuidados e identificação dos recém-nascidos (Moraes et al., 2007).

Considerações finais

É necessária uma mudança de atitude sobre a utilidade e o uso do sêmen ovino congelado, ou seja, usar sabendo que os índices obtidos são mais baixos do que os obtidos na espécie bovina. Esse aspecto é justificado pela história da IA em ovinos na literatura científica, na qual se verificam estudos sobre a congelação do sêmen desde os anos 1950, em um grande número de estudos e, ainda assim, os problemas básicos ainda não foram totalmente solucionados.

Cada tipo de produtor deve usar a técnica de IA e tecnologias de controle do ciclo estral mais adequadas às suas necessidades, com o apoio de um médico-veterinário ou empresa de consultoria habilitada.

O foco principal da inseminação artificial deve ser a busca de interligação genética dos rebanhos. Mesmo que as taxas de prenhez estejam aquém do esperado, a conexão entre rebanhos permite cálculos para a escolha futura dos reprodutores incluindo diferentes rebanhos, o que reitera a íntima ligação entre a IA e o melhoramento genético.

A IA não deve ser empregada apenas como *marketing*, ou seja, com o objetivo de agregar valor a carneiros de uma propriedade que utiliza IA, transferência de embriões ou produção *in vitro* de embriões, mas não está acoplada a um programa de assessoramento genético.

Também não deve ser utilizada em propriedades com problemas de manejo nutricional ou sanitário, já que os resultados, muitas vezes, comprometem a continuidade da adoção da tecnologia. Entretanto, quando a técnica é introduzida de forma adequada e os produtores estão alertas para as condições de seus sistemas de produção, a IA pode contribuir para a solução de problemas diagnosticados.

Ainda existem alguns problemas que requerem solução para tornar o uso da IA com sêmen congelado em ovinos mais acessível a todos os tipos de criadores.

Referências bibliográficas

AGUINSKY, P.; CANABARRO FILHO, C.E. Inseminação intrauterina em ovinos de corte com sêmen congelado. Emprego da via transperitonial por laparoscopia. **A Hora Veterinária**. v. 42, p. 5-7, 1988.

ANDERSEN, V.K.; AAMDAL, J.; FOUGNER, J.A. Intrauterine and deep cervical insemination with frozen semen in sheep. **Zuchthygiene**, v. 8, p. 113-118, 1973.

COLAS, G. Effect of initial freezing temperature, addition of glycerol and dilution on the survival and fertilizing ability of deep-frozen ram semen. **Journal of Reproduction and Fertility**. v. 42, p. 277-285, 1975.

EVANS, G.; MAXWELL, W.M.C. **Salamon's artificial insemination of sheep and goats.** Sydney: Butterworths, 1987. 193 p.

EVANS, G. Current topics in artificial insemination of sheep. **Australian Journal of Biological Science**. v. 41, p. 103-116, 1991.

EPPLESTON, J.; EVANS, G.; ROBERTS, E.M. Effect of time of PMSG and GnRh on the time of ovulation, LH secretion and reproductive performance after uterine insemination with frozen ram semen. **Animal Reproduction Science**. v. 26, p. 227-237, 1991.

FINDLATER, R.C.F. et al. Evaluation of intrauterine insemination of sheep with frozen semen: effects of time of insemination and semen dose on conception rates. **Animal Production**. v. 53, p. 89-96, 1991.

FISER, P.S.; AINSWORTH, L.; FAIRFULL, R.W. Evaluation of a new diluent and different processing procedures for cryopreservation of ram semen. **Theriogenology**. v. 28, p. 599-607, 1987.

FUKUY, Y.; ROBERTS, E.M. Further studies on non-surgical intrauterine technique for artificial insemination in the ewe. **Theriogenology**. v. 10, p. 381-393, 1978.

GORDON, I. **Controlled Reproduction in Sheep & Goats**. CAB International, Wallingford, v. 2, 1.ed., 1997, 450 p.

GUSTAFSSON, B.J. Aspects of fertility with frozen-thawed of ram semen. **Cryobiology**. v. 15, p. 358-361, 1978.

HALBERT, G.W. et al. The structure of the cervical canal of the ewe. **Theriogenology**. v. 33, p. 977-992, 1990a.

HALBERT, G.W. et al. Field evaluation of a technique for transcervical intrauterine insemination of ewes. **Theriogenology**, v. 33, p. 1231-1243, 1990b.

IBGE. Séries Estatísticas e Séries Históricas. Ovinos: efetivo nos estabelecimentos agropecuários. Disponível em: <http://www.ibge.gov.br/series_estatisticas/exibedados.php?idnivel=BR &idserie=AGRO125>. Acesso em: 18 set. 2009.

JOBIM, M.I.M. **Valoração macro e microscópica do sêmen de carneiros usados em inseminação artificial**. Dissertação de mestrado, UFRGS, Porto Alegre, 1982. p. 52.

KILLEEN. I.D.; KAFFERY, G.J. Uterine insemination of ewes with the aid of a laparoscope. **Australian Veterinary Journal**. v. 59, p. 95, 1982.

LIGHTFOOT, R.J.; SALAMON, S. Fertility of ram spermatozoa frozen by pellet method. I. Transport and viability of spermatozoa within the genital tract of the ewe. **Animal Reproduction Science**. v. 22, p. 385-398, 1970.

LIGHTFOOT, R.J.; RESTALL, B.J. Effects of site insemination, sperm motility and genital tract contractions on transport of spermatozoa in the ewe. **Journal of Reproduction and Fertility**. v. 26, p.1-13, 1971.

LUZ, S.L.N.; NEVES, J.P. Influência da qualidade do sêmen congelado na prenhez de ovelhas inseminadas intrauterinamente por laparoscopia. In: IX CONGRESSO BRASILEIRO DE REPRODUÇÃO ANIMAL, 1993, Belo Horizonte. **Anais**. v. 2, p. 440, 1991.

MAXWELL, W.M.C. Artificial insemination of the ewes with frozen-thawed semen at a syncronized oestrus. 1. Effect of time of onset of oestrus, ovulation and insemination on fertility. **Animal Reproduction Science**. v. 10, p. 301-308, 1986a.

MAXWELL, W.M.C. Artificial insemination of the ewes with frozen-thawed semen at a syncronized oestrus. 2. Effect of dose of spermatozoa and site of intrauterine insemination on fertility. **Animal Reproduction Science**. v. 10, p. 309-316, 1986b.

MCKELVEY, W.A.C.; ROBINSON, J.J.; AITKEN, R.P. The evaluation of a laparoscopic insemination technique in ewes. **Theriogenology**, v. 24, p. 519-535, 1991.

MIES FILHO, A; RAMOS, A.A. Volume de sêmen ejaculado por ovinos das raças Merino Argentina, Merino Australiana, Corriedale e Romney Marsh. **Boletim de Inseminação Artificial**. v. 6, p. 7-15, 1954.

MIES FILHO, A. **Inseminação artificial**. 6.ed. Porto Alegre: Sulina, v. 2., 1987.

MIES FILHO, A. et al. Eficiência da inseminação artificial com sêmen congelado ovino quando aplicado em um ou ambos os cornos uterinos. **A Hora Veterinária**. v. 68, p. 48-50,1992.

MORAES, J.C.F. A mortalidade embrionária e a eficácia da inseminação artificial em ovinos. **Ciência Rural**, v. 22, p. 367-372, 1992.

MORAES, J.C.F.; SOUZA, C.J.H.; COLLARES, R.S. Situação atual e perspectivas da inseminação artificial em ovinos. **Revista Brasileira de Reprodução Animal**. v. 22, p. 87-91, 1998.

MORAES, J.C.F. Infertilidade em ovinos. In: RIET-CORREA, F. et al. (ed.). **Doenças de Ruminantes e Equinos**. 2.ed. São Paulo: Varela Editora e Livraria Ltda., v. 2, p. 399-416, 2001.

MORAES, J.C.F. O emprego da inseminação artificial nas ovelhas. **Circular Técnica**. Bagé: Embrapa Pecuária Sul, v. 25, p. 1-6, 2002.

MORAES, J.C.F et al. Desenvolvimento de processos para uso de sêmen ovino conservado no estado líquido e congelado. **Documentos**. Bagé: Embrapa Pecuária Sul, p. 1-51, 2007.

MORAES, J.C.F. Inseminação artificial em rebanhos comerciais de ovinos no Brasil:Situação atual e perspectiva. In: IV SIMPÓSIO INTERNACIONAL SOBRE CAPRINOS E OVINOS DE CORTE, João Pessoa, **Anais**, CD. 2009.

NUNES, J.F.; SALGUEIRO, C.C.M. Utilização da água de coco como diluidor do sêmen de caprinos e ovinos. **Revista Científica de Produção Animal**, v. 1, p. 17- 26, 1999.

ROLDAN, E.R.S.; GOMENDIO, M. Morphological, functional and biochemical changes underlying the preparation and selection of fertilising spermatozoa "in vivo". **Animal Reproduction Science**. v. 28, p. 69-78, 1992.

RODRIGUEZ, F. et al. Cervical versus intrauterine insemination of ewes using fresh or frozen semen diluted with aloe vera gel. **Theriogenology**, v. 30, p. 843-854, 1988.

SALAMON, S. Fertility of ram spermatozoa following pellet freezing on dry ice at $-79^{\circ}C$ and $-140^{\circ}C$. **Australian Journal of Biological Science**. v. 24, p. 183-185, 1971.

SALISBURY, G.W.; VANDEMARK, N.L.; LODGE, J.R. **Physiology of reproduction and artificial insemination of cattle**. 2.ed. San Francisco: W. H. Freeman and Company, 1978.

SOUZA, C.J.H.; CHAGAS, L.M.; MORAES, J.C.F. Fatores que afetam a eficácia da inseminação artificial com sêmen congelado em ovinos. In: X CONGRESSO BRASILEIRO DE REPRODUÇÃO ANIMAL, 1993, Belo Horizonte. Anais. v. 2, p. 271, 1993.

SOUZA, C.J.H.; JAUME, C.M.; MORAES, J.C.F. Alternativa hormonal para o preparo de rufiões ovinos. **Comunicado Técnico**. Bagé: Embrapa Pecuária Sul, v. 56, p. 1-2, 2006.

Seção 7

Crescimento e Desenvolvimento de Cordeiros

Coordenador:
Juan Ramón Olalquiaga Pérez

Capítulo 19

Crescimento e Desenvolvimento de Cordeiros

Juan Ramón Olalquiaga Pérez[1] e Cristiane Leal dos Santos-Cruz[2]

Introdução

O conhecimento e controle dos mecanismos do crescimento e desenvolvimento dos ovinos, principalmente de cordeiros deslanados, é um assunto que vem sendo pouco pesquisado. No entanto, muitos fatores genéticos e ambientais podem modificar positiva e negativamente o crescimento e o desenvolvimento animal, enfatizando a necessidade de conhecer o padrão de crescimento de uma determinada raça em várias condições de manejo. Desta forma, o estudo do crescimento aumentou e se tornou uma área importante da nutrição e produção animal, sendo, hoje, parte comum do manejo, pela facilidade computacional e incentivo à pesquisa nessa área. Mas é importante ressaltar que crescimento não é desenvolvimento, apesar de serem sinônimos sob o aspecto literário; sob o aspecto fisiológico, eles são anônimos, ou seja, a base fisiológica do crescimento, necessariamente, precisa ser considerada.

Fisiologia é o estudo das funções normais do corpo, das várias moléculas, células e sistemas orgânicos e das relações que mantêm entre si (Cunningham, 2004). Sob este aspecto, a base fisiológica do crescimento é regulada por fatores endócrinos, moleculares e bioquímicos, para que haja percepção da base molecular da regulação biológica.

O desenvolvimento de um organismo multicelular começa com a fertilização e subsequente divisão do zigoto, sendo dependente da proliferação celular, do crescimento e diferenciação, incluindo, ainda, histogênese e organogênese. A interação desses eventos de desenvolvimento, movimento e reprodução é dependente de ações químicas, síntese e secreção de substâncias por células especializadas (Hadley, 1996).

Para controle e coordenação de várias atividades fisiológicas, um largo número de hormônios é necessário, os quais podem funcionar apenas durante estágios específicos, ou seja, sua via fisiológica pode ser diferente em diferentes fases da vida. O hormônio do crescimento e da tireoide, por exemplo, são necessários para o crescimento normal dos tecidos no animal, em especial o tecido ósseo, quando o animal é considerado jovem, mas além destes, insulina, estrógenos, andrógenos e grande número de fatores de crescimento controlam o crescimento influenciando o desenvolvimento dos tecidos corporais. Esse desenvolvimento diferenciado, ao longo da vida do animal, pode ser identificado por uma avaliação alométrica das diferentes partes do corpo do animal, considerando-se as influências hormonal, nutricional e ambiental.

Neste capítulo, serão abordados aspectos que interferem no crescimento e desenvolvimento relativo de cordeiros, considerando a influência nutricional e a endócrina, mas inicialmente serão evidenciadas as diferentes definições de crescimento para melhor explicação sobre o processo de crescimento e desenvolvimento de cordeiros e como ele é regulado.

---

[1] Professor Titular do Departamento de Zootecnia da Universidade Federal de Lavras – MG.
[2] Professora Titular do Departamento de Tecnologia Rural e Animal da Universidade Estadual do Sudoeste da Bahia – BA.

Crescimento e desenvolvimento: definições e conceitos

Considerando que a estrutura, as funções e a composição do corpo se modificam à proporção que o indivíduo cresce, alterando-se também o desenvolvimento de novas estruturas e as transformações em suas capacidades funcionais, convém definir o que se deve entender por crescimento e por desenvolvimento.

Hammond (1966) define crescimento como o aumento de peso até que o indivíduo alcance o tamanho adulto, enquanto desenvolvimento é a transformação do seu aspecto e conformação, ao mesmo tempo em que as diversas faculdades e funções alcançam a plenitude. Considera que as propriedades fisiológicas em função dos tecidos obedecem à seguinte ordem de desenvolvimento relativo: 1. nervoso; 2. esquelético; 3. muscular e 4. adiposo.

Forrest *et al.* (1979) dizem que o crescimento é um processo normal de aumento de tamanho produzido pelo aumento de tecidos, similar em constituição aos tecidos ou órgãos originais, podendo tal aumento de tamanho ser alcançado por hipertrofia ou hiperplasia. Afirma, ainda, que do ponto de vista zootécnico existe distinção entre crescimento verdadeiro (aquele que leva a aumento dos tecidos estruturais, como músculos, ossos e órgãos vitais) e engorda (consiste no aumento do tecido adiposo).

O crescimento geralmente é definido como a produção de novas células. Isto porque, tipicamente, é mensurado como o aumento da massa. Crescimento inclui não somente multiplicação de células (hiperplasia), mas também aumento de tamanho (hipertrofia) e influência de fatores específicos, como o ambiente. Por esta definição, crescimento é deposição de gordura na massa muscular, o que é primariamente de interesse para a produção de carne, por este tecido determinar sua qualidade.

Crescimento refere-se àquelas modificações num sistema vivo que se manifestam de forma mensurável, particularmente aumento de tamanho. Uma definição mais geral de crescimento seria o aumento de volume de um ser vivo. Melhor definição pode ser obtida se houver relação entre o crescimento e o metabolismo do indivíduo. Deste modo define-se o crescimento como aumento quantitativo de um sistema vivo que resulta de predomínio do anabolismo sobre o catabolismo.

De acordo com Verde (1996), outra forma de conceituar o crescimento animal é considerar a síntese biológica, com produção de novas unidades morfológicas e bioquímicas, que conduz ao aumento da substância viva ou protoplasma. Neste sentido, o crescimento produz aumento do tamanho do sistema vivo pela produção de materiais que são próprios desse sistema específico e cujas matérias se produzem pela assimilação de substâncias do meio externo e pela multiplicação do protoplasma já existente.

Inferindo-se que o crescimento de um indivíduo ou de um sistema vivo é determinado por aumento quantitativo, torna-se, o conceito, claramente distinguível do que é diferenciação, que é aumento na organização e heterogeneidade dentro do sistema vivo. Davenport (1899) estabeleceu que o crescimento orgânico fosse apenas aumento de volume e não diferenciação. Weiss e Kavanan (1957) fizeram referência às relações catabólicas e anabólicas e definiram crescimento como o balanço líquido entre a massa produzida e retida em relação à destruída e perdida.

Essas definições são teoricamente claras, mas na aplicação prática surgem situações equivocadas, motivo que provoca discussões sobre a definição de crescimento e desenvolvimento. Segundo Duarte (1975), as definições desses fenômenos estão sujeitas a interpretações individuais, e não há um consenso unânime sobre como se constitui o crescimento ou que mecanismos estão envolvidos nas manifestas variações verificadas e estudadas.

Curva de crescimento

O crescimento surge como resultado coordenado dos processos de hiperplasia e hipertrofia, quando o balanço entre processos anabólicos e catabólicos no tecido favorece o anabolismo. As prioridades para o crescimento do tecido mudam durante o desenvolvimento, com as taxas máximas de crescimento ocorrendo sucessivamente para cérebro, sistema nervoso central, osso, músculo e, finalmente, tecido adiposo. Fatores controlam a partição dos nutrientes durante o desenvolvimento, limitando a *performance* máxima do crescimento, de forma fragmentada, por ação hormonal. Uma teoria sobre a regulação endócrina do crescimento, descrita como controle homeorrético, foi sugerida por Bauman *et al.* (1982).

Sendo o crescimento de um animal inerente ao desenvolvimento das partes do organismo que o compõem, num determinado tempo, as funções que explicam a relação peso-idade irão representar a composição do crescimento das partes do organismo que contribuem para o desenvolvimento do animal. Portanto, os principais objetivos do ajuste das funções peso-idade são as informações descritivas, que servem para estimar taxas de crescimento, exigências de alimentos e resposta à seleção. Portanto, para Fitzhugh (1976), os parâmetros das funções devem ser biologicamente interpretáveis e o ajuste dos dados apresentar desvios pequenos, ou seja, ajuste adequado.

O estudo de curvas de crescimento de cordeiros tem sido ampliado no sentido de manipulá-lo em direção à melhoria na eficiência da produção animal, com o intuito de associar fatores intrínsecos e extrínsecos para que o momento de abate de diferentes raças seja indicado. O objetivo principal, segundo Lanna (1998), é atingir pontos importantes dessa curva, como maturidade sexual, peso e composição de abate, da forma mais rápida e econômica possível; e para isso, dois parâmetros que descrevem as curvas de crescimento devem ser considerados para a identificação de animais mais eficientes de um sistema de produção: o peso adulto (A) e a taxa de maturação ou taxa de precocidade (K).

A representação gráfica do peso ou massa corporal em relação à idade resulta na curva de crescimento (Gottschall, 1999). De acordo com Fitzhugh (1976), o termo curva de crescimento sugere uma curva sigmoide que descreve o tempo de vida em uma sequência de medidas de tamanho, frequentemente peso corporal. A terminologia mais geral pode ser curva peso-idade, que pode ser dividida em seis fases com base no desenvolvimento do animal (Mulvaney citado por Elias, 1998).

A *Fase I* parece ser um período *lag*, que representa uma fase na qual as células estão se dividindo e ainda não acumulam muita massa, se comparada às fases posteriores.

Após o nascimento, o animal inicia a *Fase II*, que é a de aceleração do crescimento. Neste período, o ganho de peso é resultante de aumento nos órgãos, pele, esqueleto e alguns músculos e os animais têm menos de 10% do peso corporal em gordura.

Na *Fase III*, os órgãos já atingiram certa porcentagem do peso adulto; a taxa de crescimento dos músculos começa a diminuir e a deposição de gordura começa a ser acelerada. A *Fase IV* é o período em que os órgãos atingem seu tamanho adulto, o crescimento ósseo é completo e a taxa de crescimento muscular continua aumentando, mas em proporções menores, e 80 a 90% de tecido muscular já foram sintetizados. O final dessa fase pode corresponder ao período em que os animais devem ser abatidos, mas isso depende do grupo genético.

Na *Fase V*, os animais podem aumentar de peso, mas o ganho é de 90 a 95% em gordura e somente 5 a 10% em músculos. Com isso, diminui a porcentagem de tecidos muscular e ósseo.

Na *Fase VI*, apesar de não ser de crescimento verdadeiro, estão incluídos os animais utilizados para a reprodução, com peso adulto completamente atingido. Podem ocorrer flutuações no peso e o animal mantido até os últimos estágios da fase pode perder massa muscular e óssea.

A utilização de modelos não lineares para análise de dados de crescimento é de grande importância porque sintetizam um grande número de medidas em apenas alguns parâmetros interpretáveis biologicamente (Brown *et al.* 1976; DeNise e Brinks, 1985). Para Tedeschi (1996), as funções usadas para ajustar o peso em relação à idade podem ser lineares e não lineares; no entanto, segundo Braccini Neto *et al.* (1996), os modelos não lineares têm vantagem pela interpretação biológica de seus parâmetros, o que não ocorre com os lineares, apesar de proporcionarem bom ajuste.

A escolha do modelo depende da natureza da investigação ou do propósito do pesquisador. A decisão sobre qual modelo a usar pode ser tomada somente após cuidadosa avaliação das equações de crescimento disponíveis. Esses modelos dividem-se em duas categorias permanentes: biológicos e empíricos, e duas subcategorias: determinísticos e não determinísticos. A determinação biológica de uma equação é, sem dúvida, desejada, mas as funções empíricas devem também ser analisadas, apesar de se considerar que modelos empiricamente derivados têm pouca utilidade, caso se deseje aprofundar os processos biológicos de crescimento.

Dentre os modelos não empíricos, podem ser citados: von Bertalanffy (1932) e Eisen (1969). Os modelos empíricos são: (alométrico) Huxley (1932); (logística generalizada) Richards (1959); (logística) Nelder (1961); Robertson (1959); Winsor (1932); (monomolecular) Robertson (1959); Brody (1945); von Bertalanffy (1960); (Gompertz) Gompertz (1825) citado por Duarte (1975); Winsor (1932) e Laird (1965).

Dentre as funções não lineares mais utilizadas para ajustar as relações de peso-idade destacam-se a de Richards, Brody, Gompertz, Logística, von Bertalanffy.

A função de *Brody* ou monomolecular,

$$[Y_t = A - B\exp(-Kt)],$$

foi estudada inicialmente por Robertson, Brody e von Bertalanffy, citados por Duarte (1975), para descrever o crescimento de bovinos, mas tem sido utilizada para ajustar dados de ovinos, no intuito de definir o melhor modelo.

A função de *Gompertz*,

$$[Y_t = A\exp(-B\exp(-Kt))],$$

foi estudada por Gompertz (1925) citado por Duarte (1975) para descrever a taxa de mortalidade numa população. Seu emprego para descrever modelos sigmoidais de crescimento foi sugerido por Wright, citado por Duarte (1975) e atualmente vem sendo aplicado para diferentes espécies animais.

A função *logística*,

$$[Y_t = A(1 + B\exp(-Kt)],$$

de acordo com Hoffmann e Vieira (1998), foi indicada para o estudo descritivo do crescimento de populações humanas. O autor a denominou "curva logística".

A função de *Richards* (1959),

$$[Y_t = A(1 - B\exp(-Kt)^m],$$

citada por Elias (1998), apresenta o parâmetro "M", que é relativo à forma, pois determina ponto de inflexão variável.

A função *von Bertalanffy* (1957),

$$[Y_t = A(1 - B\exp(-Kt)^3],$$

citada por Elias (1998), é similar à de Gompertz, e foi desenvolvida com base na suposição de que o crescimento de um organismo é a diferença entre taxas de anabolismo e catabolismo de seus tecidos. Segundo Duarte (1975), a relação entre tamanho corporal e taxa metabólica capacitou von Bertalanffy a modificar a forma geral de sua equação, tornando-a apropriada para algumas espécies ou tipos de medidas, pela mudança de valores *m* e *y*. Este modelo tem o mais rigoroso suporte nas teorias biológicas, o que lhe permite melhor interpretação de seus parâmetros.

O método de estimação de parâmetros utilizado para modelos de regressão não linear pode se tornar ineficiente quando a variância dos pesos vivos aumenta muito com a idade, ocorrendo, assim, heterocedasticidade, o que Pasternak e Shalev (1994) denominam "distúrbios de regressão".

Para avaliar os ajustes de dados a modelos de crescimento, normalmente tem sido considerado o coeficiente de determinação (R^2), os desvios-padrão das estimativas dos coeficientes, o quadrado médio do resíduo (QMR) e o erro de predição médio (EPM), por meio de teste de média e o número de interações para convergência das funções. Tedeschi (1996) selecionou como melhor modelo de crescimento, dentre as funções estudadas, a de Gompertz por apresentar menor desvio de regressão, menor variação residual, maior coeficiente de determinação, menor variação entre os parâmetros, maior convergência e valor do peso adulto "A" compatível com o peso adulto. Elias (1998) comparou as mesmas funções que Tedeschi (1996), selecionando, como o mais indicado, o modelo de Brody.

Todas as funções não lineares usadas para descrever o crescimento animal apresentam pelo menos dois parâmetros, representados por A e K, que possuem importantes interpretações sob o ponto de vista biológico (Elias, 1998). Para Brown *et al.* (1976), o parâmetro "A" representa o peso adulto do animal e sua estimativa é obtida fazendo-se o tempo (t) tender ao infinito, entretanto não significando o maior peso alcançado pelo animal, pois a variação do peso é decorrente de flutuações na composição corporal em um curto período de tempo. O parâmetro "K" representa a taxa de maturidade, ou seja, é a relação entre a taxa de crescimento relativo e o peso adulto do animal. Quanto maior o valor de K, mais precoce é o animal. O parâmetro "M", conhecido como ponto de inflexão, indica a maior taxa de crescimento. De acordo com Alves (1986), o parâmetro "B" é o parâmetro escala ou constante de integração, estabelecido pelos valores iniciais de Y e t, que ajusta a situação quando $Y \neq 0$ e ou $t \neq 0$, não tendo interpretação biológica.

A definição de peso adulto, principalmente em ovinos, não é simples e há controvérsias quanto às diferentes metodologias e poucos trabalhos científicos relacionados. Além disso, o desempenho dos ovinos da mesma raça é diferente, quando criados em regiões de clima e fornecimento de alimentos diferentes, ou seja, não se pode considerar um valor absoluto para peso adulto de uma determinada raça ovina sem considerar as condições edafoclimáticas para adaptação daquela raça.

Para Taylor e Young (1968), peso adulto é o peso do animal quando atinge 25% de gordura química no corpo vazio e o crescimento esquelético é completo. Este conceito é utilizado pelo sistema australiano de cálculo das exigências nutricionais (CSIRO, 1990), sendo interessante, especialmente quando se comparam diferentes espécies animais; mas, pesquisas demonstram que animais com 25% de gordura ainda não completaram o crescimento ósseo e muscular (Reid *et al*, 1955; Fortin *et al*, 1980). Para Fox e Black (1984), o animal atinge o peso adulto quando ocorre máxima deposição de matéria desengordurada, representada por proteína, água e minerais, ou seja, quando o ganho passa a ser composto exclusivamente de gordura. Para Lanna *et al.* (1995), este último conceito parece ser o mais lógico, mas requer a determinação ou estimativa da composição corporal dos animais, uma tarefa importante, mas trabalhosa e de alto custo.

Santos (2002) comparou diferentes modelos para definir a curva de crescimento para cordeiros Santa Inês e Bergamácia, criados no Sul de Minas Gerais, recebendo dietas para um ganho médio diário de 280 g, e verificou que o melhor modelo para ajustar os dados de peso e idade das duas raças foi o de Gompertz.

McManus *et al.* (2003) estudaram a curva de crescimento de cordeiros Bergamácia criados no Distrito Federal com pesos de até 2 anos de idade, de 1982 a 1996, usando métodos não lineares de Brody, Richards e Logística, e verificaram que o meio ambiente influenciou o crescimento e a reprodução de ovinos na região de Brasília. Isso indica que a curva de crescimento de determinada raça pode ser diferente e ajustada por modelos diferentes, a depender da condição edafoclimática da região de hábitat do animal.

Malhado *et al.* (2008) determinou a curva de crescimento de ovinos mestiços Santa Inês × Texel criados no Sudoeste do estado da Bahia, avaliando a influência de fatores ambientais, sexo, mês de nascimento e tipo de parto. O modelo logístico apresentou melhor divergência gráfica em relação ao peso médio, sendo considerado o mais adequado para modelar o crescimento dos cordeiros, mas os efeitos ambientais não influenciaram o peso assintótico e a taxa de maturação.

Em vista destas observações científicas, ainda se questiona qual dos modelos matemáticos é o mais apropriado para descrever o crescimento corporal de ovinos. Santos (2002) e Sarmento *et al.* (2006) compararam modelos no estudo da curva de crescimento de ovinos Santa Inês e ambos verificaram que a função de Gompertz proporcionou melhor ajuste.

Cada modelo de crescimento define uma representação única de esforços integrados de inúmeros mecanismos biológicos. Cada curva deve ser vista como o reflexo de uma característica do indivíduo, apesar de tais curvas refletirem propriedades multidimensionais. Entre estas, o limite assintótico, o ponto de inflexão, o de interceptação com o eixo y e a inclinação da curva são de enorme e particular interesse, justificando uma descrição pormenorizada de cada uma.

Crescimento alométrico

A fim de se obter uma ideia clara do desenvolvimento diferenciado do corpo de um animal, é necessário observar tanto o crescimento relativo dos tecidos que compõem a carne como o de outras partes que o compõem, uma vez que há diferenças na composição do animal ao longo de sua vida, e também como consequência de modificações do peso vivo (PV). Segundo Hammond (1966), a velocidade de crescimento de cada região e de cada tecido do organismo aumenta até alcançar o máximo e começa a decrescer, à medida que o animal vai atingindo o tamanho adulto.

A necessidade da valorização do animal como um todo, e não só da carcaça, está cada vez mais evidente, para que se possa alcançar uma eficiência produtiva. Segundo Roque *et al.* (1998), ao converter um animal em carcaça, obtém-se certa quantidade de subprodutos aproveitáveis e que têm importância econômica, uma vez que podem agregar valores à produção ovina. Para Doornenbal e Tong (1981), é essencial que se conheça a relação entre os pesos dos órgãos corporais e o peso do corpo e quantidade de carne produzida.

O crescimento das partes do corpo e dos tecidos que o formam tem sido estudado alometricamente, o que permite explicar as diferenças quantitativas que são produzidas nas distintas fases de vida do animal. Os coeficientes alométricos explicam a relação entre a velocidade relativa de crescimento de um componente corporal em relação a todo o corpo, medindo o momento relativo de desenvolvimento de um órgão interno, tecido ou outra parte do corpo definida para estudo (Huxley, 1932; Huidobro e Villapadierna, 1992).

A equação alométrica proporciona uma aproximação matemática válida e simples para descrever o crescimento diferenciado (Fowler, 1967). Segundo Wallace (1948), não leva em consideração o tempo necessário para alcançar o desenvolvimento corporal, explicando, de acordo com Huxley (1932), parte das diferenças quantitativas observadas entre animais, passando a ser uma forma eficaz para o estudo da carcaça e componentes não carcaça.

O termo alometria é definido como a variação média das proporções, tanto morfológicas como químicas, com o aumento do tamanho do animal (Reeve e Huxley, 1947, citado por Poveda, 1984), no entanto, é mantida uma relação de peso com peso e não de peso com tempo, como nos modelos não lineares de crescimento. O conhecimento do caminho fisiológico que segue um animal durante o desenvolvimento até adquirir a maturidade, segundo Pálsson (1959), é importante, pois o valor da carne depende das mudanças que se produzem nesse período.

O crescimento determinado convenientemente, por intermédio da mudança de peso vivo e da curva de crescimento do ovino, em condições ambientais ótimas, num determinado tempo, é tipicamente sigmoide (Prescott, 1982), ou seja, o crescimento durante a primeira etapa de vida é lento, depois se acelera, atinge um máximo e finalmente diminui. Entretanto, o crescimento alométrico determina o padrão de desenvolvimento das características de importância econômica nos animais destinados ao consumo humano, entre elas, a quantidade de osso, músculo e gordura.

A ordem de prioridade na formação desses três tecidos, de acordo com a maturidade fisiológica, é a dos tecidos ósseo, muscular e adiposo. Isso caracteriza que o crescimento desses tecidos não ocorre de forma isométrica, ou seja, cada um terá um impulso de crescimento em uma fase diferente de vida do animal (Ensminger *et al.*, 1990), indicando proporcionalidade entre eles. O mesmo se dá com as demais regiões e/ou partes do corpo do animal.

O desenvolvimento corporal pode ser mensurado por algumas fórmulas ou modelos não lineares, como os de Hammond (1966); Huxley (1932); Brody (1945); Callow (1948); Pomeroy (1955) e Kruger (1968). No entanto, a equação alométrica de Huxley (1932), definida como $Y = \alpha X^\beta$, permite realizar uma descrição quantitativa e adequada do crescimento de regiões e tecidos em relação aos outros e ao organismo como um todo, descrevendo uma relação curvilínea entre o crescimento da maioria dos tecidos. Fazendo a transformação logarítmica por meio de logaritmos neperianos, a equação potência se converte em uma regressão linear simples, dada por

$$\ln Y = \ln \alpha + \beta \ln X$$

em que Y é o peso do órgão ou tecido; X é o peso de outra porção ou de todo o organismo, α é a intercepção do logaritmo da regressão linear sobre Y e, β, o coeficiente de crescimento relativo ou o coeficiente de alometria, que é a velocidade relativa de crescimento de Y em relação a X.

O coeficiente de alometria, $\beta \times 100$, proporciona um meio conveniente para expressar a mudança, em forma de porcentagem, da parte submetida a estudo, em relação a 1% de mudança da outra parte. Quando o valor de β se iguala a 1, significa que as taxas de desenvolvimento de X e Y são semelhantes no intervalo de crescimento considerado. Se β apresenta um valor maior que 1, implica que Y cresce proporcionalmente mais do que X e, quando β tem valor menor que 1, a intensidade de desenvolvimento de Y é inferior à de X.

O significado do coeficiente de alometria, β, pode ser obtido por estudo matemático da função: $y = \alpha x^\beta$. Fazendo a transformação logarítmica, obtém-se:

$$\log y = \log \alpha + \beta \log x$$

Considerando que a função em pauta depende do tempo, isto é, $x(t)$ e $y(t)$, o estudo de derivadas parciais, adaptado de Huxley (1932), em relação a t, fornece:

$$\delta/\delta t \, (lny) = \delta/\delta \, \delta t \, (ln\alpha + \beta \, lnx)$$
$$1/y \, \delta y \, \delta t = 0 + \beta \, 1/x \, \delta x \, \delta t$$

Isolando-se β, obtêm-se:

$$\beta = x/y \, (\delta y \, \delta t \,) / (\delta x \, \delta t)$$

$$\beta = \dfrac{\dfrac{\delta y / \delta t}{y}}{\dfrac{\delta x / \delta t}{x}}$$

Percebe-se, portanto, que β representa a velocidade relativa de crescimento de um órgão em relação à de um corpo, e mede o momento relativo de desenvolvimento de um órgão, tecido ou parte do corpo. Para Huxley (1932), o valor de β não é constante ao longo da existência de um organismo, e as relações alométricas podem ser aplicadas a um grande número de espécies e condições ambientais, porque podem ser afetadas por condições extremas de temperatura e nutrição.

A equação alométrica proporciona uma aproximação matemática válida e simples para descrever o crescimento diferenciado ou desenvolvimento relativo. No entanto, existem leis biológicas intrínsecas que limitam uma aplicação exata (Fowler, 1967). De acordo com Berg e Butterfield (1976), a equação alométrica proporciona uma interessante descrição quantitativa da relação parte/todo e, mesmo não registrando detalhes, ela é relevante, porque reduz toda a informação a um só valor. Entretanto, afirmam que nenhum método matemático descreve por si só, ou em combinação com outros, a forma completa de desenvolvimento animal.

Para Wallace (1948), a equação alométrica leva em consideração que o desenvolvimento corporal é mais uma função do peso do que do tempo necessário para alcançá-lo; sendo assim, "X" e "Y" têm a mesma relação de suas taxas de crescimento no intervalo a ser considerado. Para Elsley et al. (1964), a equação alométrica permite expressar numericamente o conceito de maturidade relativa de um animal.

A alometria é, portanto, uma forma eficaz para o estudo de carcaças, componentes corporais, como cortes comerciais, e os tecidos e órgãos e/ou vísceras, os quais não crescem à mesma velocidade (Huxley, 1932). Existem diferenças na composição do animal ao longo da vida como consequência de modificações do peso vivo. Para Hafez (1972), os componentes do corpo crescem em diferentes taxas, até alcançarem o tamanho determinado pela constituição genética do animal.

Ávila e Osório (1996) afirmaram que o conhecimento da melhor taxa de crescimento dos cordeiros é fundamental para a seleção de animais de corte. Segundo Berg e Butterfield (1976), o método mais válido para estudar o crescimento relativo é o sacrifício consecutivo de animais tomados ao acaso em uma amostra, com amplitude determinada de PV, seguido da separação física dos cortes.

Crescimento e desenvolvimento dos tecidos ósseo, muscular e adiposo

Nos processos fisiológicos mais intimamente ligados ao fenômeno do crescimento, encontra-se o metabolismo nitrogenado, não só referido ao seu anabolismo e catabolismo, mas também às suas interações com outros constituintes macromoleculares das células e tecidos.

Uma grande proporção da massa corporal é formada de músculos esqueléticos. O metabolismo e a ação do músculo esquelético são importantes para grande variedade de movimentos corporais e para manutenção da temperatura corporal. O músculo esquelético está organizado para promover uma ampla variedade de ações e é formado principalmente de células multinucleadas, denominadas fibras musculares ou miócitos. Microscopicamente, as fibras do músculo esquelético parecem ser estriadas transversalmente, quando vistas de modo perpendicular aos seus longos eixos (Breazile, 1996).

À exceção da íris, que se origina do ectoderma, a musculatura animal é toda originária do mesoderma. Durante o processo de desenvolvimento embrionário, ocorre a formação do miótomo ou folha muscular, na região do somito. As células do miótomo vão se transformar em mioblastos, ou seja, células precursoras das fibras musculares somáticas ou fibras musculares esqueléticas (Pardi et al. 1993).

Para o seu crescimento inicial, o músculo necessita da síntese das complexas moléculas específicas do tecido a partir de aminoácidos, da correta disposição das proteínas sintetizadas para a formação dos elementos estruturais próprios do músculo como as fibras, além da diferenciação e desenvolvimento das fibras, de acordo com o tipo do músculo. A atividade hormonal intervém na construção das proteínas, atuando sobre as enzimas sintetizadoras. De acordo com Verde (1996), a taxa de crescimento dos músculos individuais é variável, enquanto os músculos grandes, como os dos membros e do lombo, apresentam a maior taxa de crescimento pós-natal.

Já o crescimento do tecido adiposo acontece em duas fases e o cordeiro deposita muito pouca gordura, ficando o crescimento limitado a outros tecidos. No entanto, em um determinado momento, sua deposição de gordura toma grande intensidade, e a duração desta fase varia com a raça.

O adiposo é um tipo especial de tecido conjuntivo, que se caracteriza por células especializadas em armazenar lipídios, conhecidas como adipócitos, os quais não se dividem num indivíduo adulto, ou seja, o crescimento do tecido ocorre, principalmente, pelo acúmulo de lipídio nas células adiposas já existentes e formadas durante a vida embrionária, num período curto após o nascimento e no corpo da fêmea, devido a características sexuais secundárias. De acordo com Champe e Harvey (1996), estes lipídios funcionam como reservas energéticas e calóricas, sendo utilizadas paulatinamente a depender das exigências nutricionais.

Sob o ponto de vista histológico existem duas variedades de tecido adiposo: o unilocular e o multilocular. O unilocular ou gordura amarela acumula uma única gotícula de lipídio e seu núcleo periférico produz adenosina trifosfato (ATP), podendo ser encontrada espalhada no organismo, enquanto o tecido multilocular ou gordura parda acumula várias gotículas de lipídios, servindo para geração de calor, via transporte de H^+ pela termogenina, proteína expressa na membrana interna das mitocôndrias, sendo observada em fetos e recém-nascidos ou com certa abundância em animais hibernantes. É sobre a gordura "amarela" (Figura 19.1), que mais discutimos quando desejamos enfatizar o crescimento do tecido adiposo em carcaça de animais, como ovinos e caprinos por exemplo.

A maioria dos autores admite que as células adiposas se originem no embrião, a partir de células derivadas do mesênquima, os adipoblastos (Buttery *et al.*, 1986). Estas células são parecidas com os fibroblastos, mas diferenciadas no sentido de acumularem gordura no seu citoplasma. As gotículas lipídicas são inicialmente separadas umas das outras, mas depois se fundem, formando a gotícula única característica da célula adiposa.

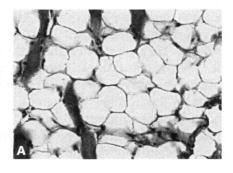

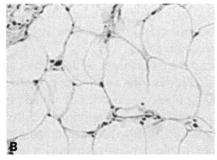

Figura 19.1 Tecido adiposo unilocular visto sob dois aspectos. **A.** Tecido adiposo marrom. **B.** Tecido adiposo amarelo. (Ver Pranchas Coloridas.)

Os adipócitos são sustentados por uma trama de fibras reticulares e envolvidos por uma rede vascular desenvolvida, e não se dividem num indivíduo adulto, ou seja, o crescimento do tecido adiposo ocorre, principalmente, pelo acúmulo de lipídio nas células adiposas já existentes e formadas durante a vida embrionária e num período curto após o nascimento.

Estudos realizados Hirsh e Han (1969) e, posteriormente, por Payne e Watkins (1997) revelam que o aumento da gordura está associado a aumento do número de adipócitos e não ao "enchimento" destes. Para estes autores, ocorre a combinação da hipertrofia e hiperplasia após o nascimento do animal. Resultados semelhantes foram encontrados por Johnson *et al.* (1971) e Johnson e Hirsch (1972).

Em ovinos e caprinos, o desenvolvimento do tecido adiposo começa durante o estágio fetal, mais precisamente no segundo mês de gestação. A fase de acumulação de lipídios nos adipócitos é evidenciada pela formação de gordura perirrenal e, posteriormente, nos adipócitos subcutâneos (Robelin, 1981; Smith e Smith, 1995).

De acordo com Pearson e Dutson (1991) e Smith e Smith (1995), o número de adipócitos é geneticamente influenciado, e, no animal adulto, não ocorre um aumento expressivo, pois o tempo de duração do processo de hiperplasia varia entre espécies, raças e sexo. Sendo assim, a fim de obter uma ideia clara do desenvolvimento diferenciado do corpo de um animal, é necessário observar tanto o crescimento relativo dos tecidos que compõem a carne como o de outras partes que o compõem, uma vez que há diferenças na composição do animal ao longo de sua vida, e também como consequência de modificações do PV.

Assim como o número de adipócitos e outras células de formação corporal se modificam ao longo do tempo e PV, segundo Cañeque (1989), a composição química do corpo do ovino também está determinada geneticamente. Com a proximidade da maturidade, à medida que o peso corporal vazio se eleva, há aumento na proporção de gordura, acompanhado de incremento energético e decréscimo na proporção de água e de proteína do corpo. Essas mudanças, além do aumento no depósito de tecido adiposo, são devidas também à desaceleração do crescimento muscular (ARC, 1980 e NRC, 1985).

Quando se trabalha com ovinos destinados à produção de carne, é necessário a determinação do peso ideal de abate, o que permitirá maior produtividade e atendimento das exigências dos consumidores. Para atingir tais objetivos, é importante o estudo do desenvolvimento relativo dos cortes da carcaça, que são as partes mais comercializadas. O crescimento das regiões da carcaça, assim como a determinação do ritmo de crescimento de cada constituinte corporal, são informações importantes para a eficiência da produção.

A proporção dos tecidos muda durante a vida dos animais e pode ser influenciada por raça, sexo, nível nutricional e fatores ambientais (Preston e Willis, 1974). A interação destes fatores com os mecanismos do crescimento determinará a composição da carcaça (Berg e Butterfield, 1976). Owens *et al.* (1993) e Santos (1999) reafirmam que os tecidos não crescem com a mesma intensidade, em concordância com a explanação de Berg *et al.* (1978) de que os ossos têm desenvolvimento precoce, os tecidos adiposos, desenvolvimento tardio e os músculos, intermediário. Desta forma, o percentual de músculos na carcaça decresce à medida que passa a predominar o desenvolvimento do tecido adiposo, ou seja, elevada proporção de gordura na carcaça e reduzida proporção de ossos.

Santos (1999) verificou que os tecidos ósseo, muscular e adiposo da costeleta-carcaça de cordeiros Santa Inês, confinados, apresentaram crescimento heterogônico negativo (b = 0,481), isogônico (b = 1,102) e heterogônico positivo (b = 1,861), respectivamente. Mas, avaliando o desenvolvimento do lombo dos mesmos animais, observou a intensidade do ritmo de crescimento diferente, pois os valores do coeficiente de alometria foram diferentes entre os cortes, apesar de apresentarem desenvolvimento relativo semelhante, ou seja, tecido ósseo (b = 0,685), tecido muscular (b = 0,976) e tecido adiposo (b = 1,725).

Preston e Willis (1974) ponderam que músculos e tecidos adiposos exercem grande influência na composição da carcaça, enquanto os ossos não apresentam papel predominante na determinação das proporções relativas dos três tecidos. Todavia, o estágio de desenvolvimento do tecido ósseo, para rendimentos resultantes do momento do abate, tem grande influência sobre a composição da carcaça.

Santos (1999) verificou que os cordeiros Santa Inês, quando se aproximam dos 45 kg de PV, têm, em relação ao desenvolvimento muscular, um ritmo mais lento, com aumento de gordura, o que vem a ser um aspecto indesejável. Mas, analisando outras raças consideradas aptas à produção de carne e que apresentam comportamento semelhante ao da Santa Inês, isto deixa de ser específico a esta raça.

Roque *et al.* (1999) verificaram o desenvolvimento relativo dos componentes do PV, da composição regional da carcaça e da tecidual da paleta e do quarto em cordeiros Merino Australiano, Ideal, Corriedale, Romney Marsh e Texel. Os autores observaram que os componentes do PV, nos diferentes genótipos, apresentaram-se isogônicos, com exceção da cabeça, na raça Romney Marsh e Texel, que mostrava desenvolvimento precoce e do baço, que na raça Merino Australiano foi tardio. A região do pescoço, nas raças Corriedale e Romney Marsh, mostrou desenvolvimento precoce, considerando-se a carcaça fria, e o costilhar na raça Romney Marsh mostrou-se tardio. Os outros cortes apresentaram desenvolvimento semelhante ao da carcaça fria em todos os genótipos estudados. Esses resultados indicaram que o peso de abate e das diferentes regiões da carcaça em cordeiros depende do genótipo, ou seja, desenvolvimento e crescimento animal são influenciados pela genética.

Pires *et al.* (2000) determinaram o crescimento de órgãos e outros constituintes do corpo de cordeiros, e suas proporções em relação ao PV e peso do corpo vazio. Foram utilizados cordeiros cruzas Texel × Ideal, sendo verificado que as proporções do trato gastrintestinal, do conjunto de órgãos internos, da gordura interna e da carcaça aumentaram em relação ao PV e peso do corpo vazio, enquanto coração, fígado, rins, baço, pulmão, traqueia, sangue, patas e pele diminuíram suas proporções. Os constituintes do corpo apresentaram diferentes ritmos de crescimento, ou seja, um grupo foi de desenvolvimento precoce (coração, rins, pulmões, traqueia, patas, sangue e cabeça) e outro tardio (rúmen, retículo, omaso e abomaso) e os restantes se desenvolveram na mesma velocidade que o peso do corpo vazio, indicando que cordeiro cruza Texel × Ideal deve ser abatido com PV ao redor de 30 kg.

Silva *et al.* (2000) determinaram o crescimento das principais partes da carcaça e suas proporções em relação ao peso do corpo vazio e peso da carcaça fria de cordeiros abatidos com 45 dias, 28 kg e 33 kg. Verificaram que as proporções de quarto, paleta e pescoço, em relação ao peso do corpo vazio, eram semelhantes, ao contrário de costela e espinhaço. Os coeficientes de alometria demonstraram que a costela é um corte de crescimento mais tardio, enquanto as demais partes da carcaça eram de crescimento precoce.

Santos *et al.* (2001) estudaram o crescimento alométrico dos tecidos ósseo, muscular e adiposo dos cortes da carcaça de cordeiros Santa Inês e constataram crescimento heterogônico negativo para o tecido ósseo e positivo para o tecido adiposo de todos os cortes, enquanto o tecido muscular apresentou crescimento isogônico em função do peso da carcaça fria.

Rosa *et al.* (2005) estudaram o crescimento relativo dos não componentes da carcaça de cordeiros Texel machos e fêmeas e verificaram que o crescimento relativo e patas, coração, rins, pulmão + traqueia foi precoce, enquanto o de pele, fígado e gordura perirrenal foi isométrico, em relação ao peso do corpo vazio. O rúmen + retículo, independentemente do sexo, foi de crescimento tardio, cujos coeficientes variaram entre 2,22 e 2,47.

Pilar (2002), trabalhando com cordeiros Merino Australino e Ile de France, verificou que todos os cortes da carcaça tiveram desenvolvimento tardio para o tecido adiposo; valores semelhantes foram determinados por Furusho-Garcia (2001) trabalhando com cruzamento de Santa Inês com Texel e Bergamácia com Ile de France.

Santos-Cruz *et al.* (2009) verificaram o crescimento diferencial dos órgãos e das vísceras em relação ao peso do corpo vazio de cordeiros Santa Inês e Bergamácia. Fígado, pâncreas, abomaso, intestino delgado, intestino grosso e cavidade torácica foram partes do corpo vazio dos animais que apresentaram desenvolvimento precoce, enquanto o baço, a cavidade abdominal, as partes integrantes e não integrantes da carcaça foram consideradas de crescimento isogônico e os depósitos de gordura mostraram crescimento heterogônico positivo. O omaso e rúmen/retículo dos cordeiros Santa Inês se desenvolveram precocemente, enquanto nos cordeiros Bergamácia, tardiamente. Fígado, pâncreas, abomaso, intestino delgado, intestino grosso e cavidade torácica, nas duas raças, tiveram desenvolvimento precoce e o baço, a cavidade abdominal, as partes integrantes e não integrantes da carcaça, um crescimento isogônico em relação ao peso do corpo vazio.

As exigências do consumidor moderno estão relacionadas ao peso mínimo ou máximo dos cortes ou da carcaça ou meia carcaça. Desta forma, a qualidade do produto, que é refletida pelas quantidades relativas de carne (músculo), gordura e osso, revestem-se de grande importância para atender a tais exigências (Santos e Pérez, 2001).

O valor comercial da carcaça, em vários países, depende não apenas da proporção de músculo, gordura e osso, mas também da distribuição da gordura na carcaça. A gordura na carcaça está distribuída como depósitos subcutâneos, intra e intermusculares e gordura perirrenal e cavitária. Para Peron (1991), o tamanho relativo de cada depósito é influenciado por raça, estado fisiológico e nutricional do animal.

Santos e Pérez (2000) indicam de forma absoluta, na Tabela 19.1, a evolução das relações de carne músculo:osso e músculo:gordura nos cortes comerciais de carcaças com peso variando de 7 a 23 kg provenientes de cordeiros da raça Santa Inês, crescendo desde os 15 kg até os 45 kg de PV, respectivamente, que reflete a qualidade do produto.

Observa-se que a relação músculo:osso aumenta com o aumento do peso do animal, o que sob o ponto de vista do consumidor é um aspecto positivo, já que maior quantidade de carne será adquirida em relação à quantidade de osso, tecido não aproveitável. Entretanto, quando se observa a evolução da relação músculo:gordura, com o aumento do tamanho do animal, nota-se que a quantidade crescente de gordura depositada nos diferentes cortes reduz a proporção do componente de maior aproveitamento, ou seja, a quantidade de carne contida em cada corte. Isto ocorre porque os cordeiros Santa Inês, quando se aproximam dos 45 kg de PV, diminuem o ritmo de crescimento do músculo e aumentam o de gordura, um aspecto indesejável. Mas, este aspecto não é um atributo negativo da raça quando essas proporções são comparadas às de cordeiros da mesma idade de outras raças tradicionais em produção de carne.

Segundo Santos e Pérez (2000), o peso de abate mais adequado dos cordeiros Santa Inês deve-se situar entre 25 e 35 kg de PV, pois nesta faixa de peso todos os cortes, e em particular os de primeira, como a perna, a costeleta e o lombo, apresentam as melhores proporções analisadas, refletindo melhores aspectos de qualidade para o consumidor final e, em função disto, melhor valorização do produto oferecido.

O peso corporal exerce uma grande influência na composição da carcaça dos animais em crescimento, independentemente da velocidade de crescimento. De acordo com Berg e Butterfield (1976), há um paralelismo entre os modelos de crescimento dos componentes químicos, água, proteína, gordura e cinzas; e dos fisicamente separados, músculo, gordura e ossos. Aproximadamente 50% de água e proteína corporais estão no músculo, e a gordura, nos depósitos de gordura. Além disso, o crescimento muscular se revela pelo aumento de água e proteína do corpo.

Os ganhos de peso, em que ocorre alta deposição de gordura, são mais eficientes energeticamente, mas menos eficientes em relação à conversão de alimento em PV do que ganhos em que há pequena deposição de gordura (Rattray e Joyce, 1976). Isto ocorre porque os tecidos adiposos, em que haverá grande parte do aumento de PV, contêm teores mais elevados de matéria seca (MS) do que os músculos (cerca de 80% *versus* 30%).

Tabela 19.1 Evolução dos pesos dos cortes e das relações músculo:osso (M:O), músculo:gordura (M:G), músculo:osso mais gordura (M:O+G) e músculo mais gordura:osso (M+G:O) de cada corte em relação ao peso de abate de cordeiros Santa Inês.

Peso ao abate (kg)	Cortes comerciais	Peso do corte (kg)	M:O	M:G	M:(O+G)	(M+G):O
15	Paleta	0,690	2,3	4,2	1,5	2,9
	Costeleta	0,470	1,2	6,0	1,0	1,5
	Costela/fralda	0,528	1,9	1,9	0,9	2,8
	Lombo	0,242	2,0	7,3	1,6	2,3
	Perna	1,083	2,4	6,2	1,7	2,8
	Meia carcaça[1]	3,000	2,1	5,1	1,4	2,5
25	Paleta	1,120	2,7	3,8	1,5	3,4
	Costeleta	0,767	1,7	4,1	1,2	2,1
	Costela/fralda	0,945	2,5	1,5	0,9	4,1
	Lombo	0,376	2,3	5,2	1,6	2,8
	Perna	1,781	2,8	5,1	1,8	3,3
	Meia carcaça[1]	5,000	2,5	4,0	1,4	3,2
35	Paleta	1,546	2,9	3,5	1,6	3,8
	Costeleta	1,128	2,2	3,1	1,3	2,9
	Costela/fralda	1,510	3,1	1,3	0,9	5,5
	Lombo	0,518	2,5	4,1	1,5	3,2
	Perna	2,537	3,1	4,3	1,8	3,9
	Meia carcaça[1]	7,240	2,8	2,8	1,4	3,8
45	Paleta	2,051	3,2	3,3	1,3	4,2
	Costeleta	1,550	2,6	2,5	1,3	4,1
	Costela/fralda	2,008	3,6	1,2	0,9	6,5
	Lombo	0,677	2,7	3,3	1,5	3,6
	Perna	3,174	3,3	4,0	1,8	4,2
	Meia carcaça[1]	9,500	3,2	2,6	1,4	4,4

[1] O peso da meia carcaça foi tomado após a retirada do pescoço. Fonte: Santos e Pérez, 2000.

De acordo com Lana *et al.* (1992), a regressão entre a gordura separável fisicamente da carcaça e a gordura química total, entre músculo separável e proteína, e entre ossos e matéria mineral mostra baixos coeficientes de variação de 3,4; 3,1 e 6,7, respectivamente, sendo extremamente precisos. Portanto, há a hipótese de que a gordura separável (tecido adiposo) pode ser utilizada com precisão para estimar o teor de extrato de gordura química (extrato etéreo ou lipídios totais) do corpo do animal.

O efeito da grande diferença na concentração de gordura sobre o conteúdo energético de cordeiros desmamados é pequeno, porque os valores para concentração de gordura são baixos. Um cordeiro de 5 kg, com 45 g/kg de conteúdo de gordura, contém 43% a mais de energia do que um com apenas 15g/kg (ARC,1980).

Se os conteúdos de água e gordura de um animal adulto forem somados, obtém-se um valor aproximado de 77%. Quando o conteúdo de gordura é muito alto, este valor pode ser de 79% e, em casos extremos, de até 85%, mas quando o animal está magro, por volta de 75%, ou seja, os conteúdos de gordura e água são muito variáveis. Na maioria dos casos, o conteúdo de gordura encontra-se entre 10 e 35% do peso corporal, mas a faixa de variação pode ser de 1 a 50%. As variações no conteúdo de gordura estão acompanhadas por variações no conteúdo de água determinadas pela idade e peso dos cordeiros, ou seja, pelo seu crescimento, mas a variação no conteúdo de proteína e cinzas é considerada pequena. Num animal adulto, encontram-se 17% de gordura, 60% de água; 18,4% de proteína e 4,6% de matéria mineral.

Cordeiros pesados geralmente têm alta concentração de proteína e também de gordura, e neles a concentração de água está relacionada ao nascimento, possibilitando dizer que os nascidos pesados têm uma baixa concentração de água com precocidade para deposição de gordura, ocorrendo o mesmo em animais adultos com peso elevado. Santos (2002) determinou a evolução do teor de gordura, Tabela 19.2, verificando a proporção de aumento da gordura com a elevação do PV nos diferentes cortes da carcaça de cordeiros da raça Santa Inês e Bergamácia.

O conhecimento das modificações físicas ou químicas que acontecem durante o período de crescimento é importante, uma vez que o valor dado ao animal com aptidão para carne depende das mudanças que se produzem nesse período e, para que a produção e a comercialização de carne de cordeiro se organizem, um dos fatores que deve ser considerado é o processo de crescimento e desenvolvimento relativo, pois estes influenciam de forma marcante a composição química e física da carcaça.

O mercado exige quantidade máxima de tecido muscular, mínima de tecido ósseo e adequada deposição de gordura para caracterizar a carne de boa qualidade e a carne ovina atende a esses pré-requisitos de modo muito fácil; apenas são necessários o conhecimento do momento exato de abate dos animais e o estudo do crescimento pelas curvas com base na composição química e física da carcaça, e/ou seus cortes esclarecem o ponto equivalente para cada raça a ser estudada.

De acordo com Santos (2002), a quantidade e a distribuição da gordura podem afetar, profundamente, o valor da carcaça; no entanto, não apenas a gordura do tipo subcutâneo exerce influência na qualidade da carcaça. São poucos os dados disponíveis sobre as quantidades relativas de gordura presente nos diversos depósitos internos de ovinos. Este tipo de informação ajuda a explicar as diferenças observadas no rendimento de carcaça.

Segundo Berg e Butterfield (1976), o estudo do processo de crescimento da gordura pode ser simplificado, se fossem considerados os depósitos adiposos da carne e os internos do corpo, separadamente, uma vez que já se sabe que caprinos depositam mais gordura interna e pouca subcutânea e intramuscular, quando comparados aos ovinos (Smith *et al.*, 1978; Kirton, 1988; van Niekerk e Casey, 1988; Colomer-Rocher *et al.*, 1992). Resultados como estes levam a concluir que muitos estudos de desenvolvimento dos tipos dos depósitos devam ser efetuados.

De acordo com Santos (2002), cordeiros Santa Inês apresentaram maior deposição média de gordura mesentérica (375 g) e cavitária (40 g) do que os Bergamácia (262 g) e (37 g) (Tabela 19.3) e todos os depósitos de gordura mostram desenvolvimento tardio, mas com intensidades diferentes de crescimento relativo, sendo, em ordem crescente, cavitária (b = 1,26), perirrenal (1,80), mesentérica (1,53) e omental (2,32) (Figura 19.2).

Considerações finais

As modificações físico-químicas que ocorrem em ovinos, e em qualquer outra espécie animal, dependem de intensidade, ritmo e tipo de crescimento nas diferentes partes

Tabela 19.2 Evolução do teor de gordura total de alguns cortes da carcaça de cordeiros, Santa Inês e Bergamácia, durante o desenvolvimento.

Peso de abate (kg)	Perna	Costeleta	Costela/fralda	Lombo
		g/100g		
Santa Inês				
15	11,85 b	12,92 b	16,26 a	13,19 b
25	12,12 c	15,55 c	25,66 a	18,94 b
35	16,45 c	17,76 c	29,65 a	23,19 b
45	18,80 c	23,29 b	32,98 a	28,01 ab
Bergamácia				
15	10,44 b	10,95 b	17,21 a	13,76 b
25	13,28 d	16,69 cd	26,67 a	19,88 b
35	16,49 c	17,77 c	37,86 a	24,75 b
45	25,50 c	25,73 c	39,23 a	30,85 b

Médias seguidas da mesma letra na linha não são diferentes entre si pelo teste de Tukey (0,05). Fonte: Santos, 2002.

Tabela 19.3 Valores (kg) médios dos depósitos de gordura omental, mesentérica, cavitária e perirrenal de cordeiros Santa Inês e Bergamácia abatidos com diferentes pesos.

Peso de abate	PCVZ	Omental	Mesentérica	Cavitária	Perirrenal
Santa Inês					
15	12,83	0,131	0,106	0,013	0,052
25	20,82	0,390	0,258	0,052	0,125
35	30,89	0,610	0,406	0,032	0,191
45	39,79	1,391	0,731	0,061	0,377
Bergamácia					
15	12,91	0,070	0,096	0,012	0,027
25	21,86	0,210	0,220	0,032	0,096
35	31,47	0,570	0,296	0,053	0,195
45	39,41	1,083	0,436	0,051	0,265

PCVZ = peso do corpo vazio. Adaptada de Santos, 2002.

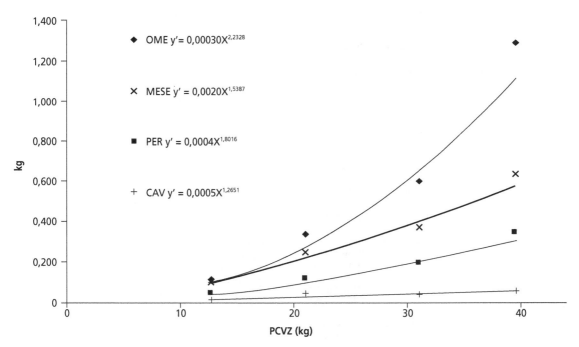

Figura 19.2 Equação geral de desenvolvimento relativo dos depósitos de gordura dos animais experimentais, em função do PCVZ. CAV = cavitária; MESE = mesentérica; OME = omental; PCVZ = peso do corpo vazio; PER = perirrenal.

do corpo, e o crescimento e o desenvolvimento, por sua vez, são influenciados pelo tipo de nutrição, ambiente e genética. Em ovinos, especificamente, ainda existe necessidade de definições de curvas de crescimento e estudo do desenvolvimento das partes do corpo de determinadas raças, considerando as diferentes regiões, condições edafoclimáticas e tipo de alimento disponível, visando à definição de peso de abate para atender ao mercado consumidor e, assim, estabelecer a normalidade de se consumir carne de cordeiro de qualidade.

Referências bibliográficas

ARC – AGRICULTURAL RESEARCH COUNCIL. **The nutrient requirements of farm livestock.** London, 1980. 351p.

ALVES, R.G.O. **Estudo genético de características reprodutivas em suínos e avaliação de curvas de crescimento em cruzamentos dialéticos.** 1986. 124p. Tese (Doutorado em Genética e Melhoramento) – Universidade Federal de Viçosa, Viçosa.

ÁVILA, V.; OSÓRIO, J.C.S. Efeito do sistema de criação, época de nascimento e ano na velocidade de crescimento de cordeiros. **Revista da Sociedade Brasileira de Zootecnia.** Viçosa, v. 25, n. 5, p. 1007-1016, set./out.1996.

BAUMAN, D.E., J.H.; EISEMANN, J.H.; CURRIE, W.B. Hormonal effects on partitioning of nutrients for tissue growth; role of growth hormone and prolactin. **Fed. Proc. Soc. Exp. Biol.** v. 41, p. 2538, 1982.

BERG, R.T.; BUTTERFIELD, R.M. **New concepts of catte growth**. Sidney: Sidney University Press, 1976. 240p.

BERG, R.T.; JONES, S.D.M.; PRICE, M.A. Patterns of carcass fat deposition in heifers, steers and bulls. **Canadian Journal of Animal Science**. Ottawa, v. 59, n. 2, p. 359-366, June 1978.

BRACCINI NETO, J. et al. Análise de curvas de crescimento de aves de postura. **Revista Brasileira de Zootecnia**. Viçosa, v. 25, n. 6, p. 1062-1073, nov/dez. 1996.

BREAZILE, J.E. The physiology of stress and its relationship to mechanisms of disease and therapeutics. **Veterinary Clinical Nutricion Animal**. 4:441-480. 1996.

BRODY, S. **Bioenergetics and growth with special reference to the efficiency complex of domestic animals**. New York: Reinhold, Hafner Press, 1945. p. 1023.

BROWN, J.E.; FITZHUGH JR., H.A.; CARTWRIGHT, T.C. A comparison of nonlinear models for desecribing weight-age relationships in cattle. **Journal of Animal Science**. Champaign, v. 2, n. 4, p. 810-818, July 1976.

BUTTERY, P.J.; HARNES, N.B.; LINDSAY, D.B. **Control and manipulation of animal growth**. London: Butterworths, 1986. p. 347.

CALLOW, E.A. Comparative studies of meat. II. Changes in carcass during growth and fatting and their relation to chemical composition of fatty muscular tissues. **Journal of Agricultural Science**. Cambridge, v. 38, p. 174-199, 1948.

CAÑEQUE, V. **Production de carne de cordero**. Madrid: Ministério de Agricultura Pesca y Alimentación, 1989. p. 520.

CHAMPE, P.C.; HARVEY, R.A. **Bioquimica ilustrada**. 2.ed. Porto Alegre: Artes Médicas, 1996. p. 446.

COLOMER-ROCHER, F. et al. Carcass composition of New Zealand Saanen goats slaughtered at different weights. **Small Ruminant Research**. v. 7, p. 161-173, 1992.

COMMONWEALTH SCIENTIFIC AND INDUSTRIAL RESEARCH ORGANISATION – CSIRO PUBLISHING, Standing Committee on Agriculture, Ruminants Subcommittee, 1990. Feeding standards for Australian livestock. Ruminants. Ed. CSIRO Publications, East Melbourne, Australia, 1990.

CUNNINGHAM, J. G. **Tratado de fisiologia veterinária**. 3. ed. Rio de Janeiro: Guanabara Koogan, 2004.

DENISE, R.S.K.; BRINKS, J.S. Genetic and environmental aspects of the growth curve parameters in beef cows. **Journal of Animal Science**. Champaign, v. 61, n. 6, p. 143-1440, 1985.

DAVENPORT, C.B. **Morfologia experimental**. London: MacMillan, 1899.

DOORNENBAL, H., TONG, A.K.M. Growth, development and chemical composition of the pig. 4. Relative growth of visceral organs. **Growth**. Melbourne, v. 45, p. 275-385,1981.

DUARTE, F.A.M. **Estudo da curva de crescimento de animais da raça "Nelore"** (*Bos taurus indicus*) **através de cinco modelos estocásticos**. 1975. p. 284. Tese (Livre-docência em genética e matemática aplicada à biologia) – Universidade de São Paulo, Ribeirão Preto.

EISEN, E.J.; LANG, B.J.; LEGATES, J.E. Comparison of growth funcions within and between lines of mice selected for large and small body weight. **Theoretical and Applied Genetics**. Berlim, v. 39, p. 251-260, 1969.

ELIAS, A.M. **Análise de curvas de crescimento de vacas das raças Nelore, Guzerá e Gir**. 1998. p. 128. Dissertação (Mestrado em Ciência Animal e Pastagens) – Escola Superior de Agricultura Luiz de Queiroz, Piracicaba.

ELSLEY, F.W.H.; MCDONALD, I.; F0WLERS, V.R. **Animal Production**. v. 6, n. 141, 1964.

ENSMINGER, M.E.; OLDFIELD, J.E.; HEINEMANN, W.W. **Feeds and nutrition**. 2 ed., Califórnia: Ensminger, 1990. p. 1544.

FITZHUGH Jr., H.A. Analysis of growth curves and strategies for altering their shapes. **Journal of Animal Science**. Champaign, v. 42, n. 4, p. 1036--1051, Apr. 1976.

FORREST, J.C. et al. **Fundamentos de ciencia de la carne**. Traduzido por Bernabé Sanz Pérez. Zaragoza: Acribia 1979. p. 374.

FORTIN, A. et al. Effect of level of energy intake and influence of breed and sex on the chemical composition of cattle. **Journal Animal Science**. Champaign, v. 51, n. 3, 1980.

FOWLER, V.R. Body development and some problems of its evaluation. In: LOGDE, G.A.; LANMING, G.E. (eds.) **Growth and development of mammals**. Butterworth: London. p. 195-211, 1967.

FOX, D.G.; BLACK, J.R. A system for predicting body composition and performance of growing cattle. **Journal Animal Science**. Champaign, v. 58, n. 3, p. 725-739, 1984.

FURUSHO-GARCIA, I.F. **Desempenho, características da carcaça, alometria dos cortes e tecidos e eficiência da energia, em cordeiros Santa Inês e cruzas com Texel, Ile de France e Bergamácia**. 2001. 316p. Tese (Doutorado em Zootecnia), Universidade Federal de Lavras, Lavras.

GOTTSCHALL, C.S. Impacto nutricional na produção de carne-curva de crescimento. In: LOBATO, J.F.P.; BARCELLOS, J.O.J.; KESSLER, A.M. **Produção de bovines de corte**. Porto Alegre: EDIPUCRS p. 169-192, 1999.

HADLEY, M.E. **Endocrinologia**. Nova Jersey: Prentice-Hall, Englewood Cliffs, 1996.

HAMMOND, J. **Principios de la explotación animal. Reproducción, crecimiento y herencia**. Zaragoza: Acribia, p. 142-157, 1966.

HAFEZ, E.S.E.; DYER, I.A. **Desarrollo y nutrición animal**. Zaragoza: Acribia, 1972. p. 472.

HIRSCH, J.; HAN, P.W. **Journal of Lipid Research**. v. 10, p. 77-82, 1969.

HOFFMANN, R.; VIEIRA, S. **Análise de regressão**: uma introdução à econometria. São Paulo: Hucitec, 1998. p. 379.

HUIDOBRO, F.R.; VILLAPADIERNA, A. Estudos sobre crescimento y desarrollo em corderos de raza Manchega. Madrid, 1992. p. 191. Thesis (Doctoral) – Facultad de Veterinária, Universidad Complutense, 1992.

HUXLEY, J.S. **Problems of relative growth**. London: Methuen, 1932. p. 577.

JOHNSON, P.R.; HIRSCH, J. Cellularity of adipose depots in six strains of genetically obese mice. **Journal of lipid Research**. v. 13, p. 2-11, 1972.

JOHNSON, P.R. et al. Cellularity of adipose in the genetically obese zucker rat. **Journal of Lipid Research**. v. 12, p. 706-714, 1971.

KIRTON, A.H. Characteristics of goat meat including quality and methods of slaughter. In: **Development Research Centre**. Ottawa, Canada, p. 97-99, 1988.

KRUGER, F. Contributions to the energects of animal growth. In: Locker, A. (ed.). **Quantitative Biology of Metabolism**. New York: Springer Verlay, 1968.

LAIRD, A.K. Dynamics of relative growth. **Growth**. Menasha, v. 29, p. 249--263, 1965.

LANA, R.P. et al. Composição corporal e do ganho de peso e exigências de energia, proteína e macroelementos minerais (Ca, F, Mg, Na e K), de novilhos de cinco grupos raciais. 1. Conteúdo corporal e do ganho de peso em gordura, proteína e energia. **Revista da Sociedade Brasileira de Zootecnia**. Viçosa, v. 21, n. 3, p. 518-527, maio/jun.1992.

LANNA, D.P.D.; BOIN, C.; LEME, P.R.; ALLEONI, G.F. Estimation of carcass and empty body composition of zebu bulls using the composition of Rib cuts. **Scientia Agrícola**. Piracicaba, v. 52, n. 1, p.189-197, 1995.

LANNA, D.P.D. **Estimativa da composição química do corpo vazio de taurinhos nelore através da gravidade específica da carcaça e da composição de cortes das costelas**. 1998, 131p. Dissertação (Mestrado em Agronomia) – Escola Superior de Agricultura Luiz de Queiroz, Piracicaba, SP.

MALHADO, C.H.M. et al. Curva de crescimento em ovinos mestiços Santa Inês x Texel criados no Sudoeste do Estado da Bahia. **Revista Brasileira de Saúde e Produção Animal**. v. 9, n. 2, p. 210-213, abr/jun, 2008.

MCMANUS, C. et al. Curvas de Crescimento de Ovinos Bergamácia criados no Distrito Federal. **Revista Brasileira de Zootecnia**. v. 32, n. 5, p. 1207--1212, 2003.

NRC – NATIONAL RESEARCH COUNCIL. Nutrient requirements of domestic animals: nutrient requirements of sheep. Washington, 1985. p. 99.

NELDER, J.A. The fitting of a generalization of the logistic curve. **Biometrics**, Washington, v. 17, p. 89-110, 1961.

OWENS, F.N., DUBESKI, P.; HANSON, C. F. Factors that alter the growth and development of ruminants. **Journal of Animal Science**. Champaign, v. 71, n. 11, p.3138-3150, Nov. 1993.

PÁLSSON, H. **Avances en fisiologia zootecnica**. Cap.10. Conformación y composición del cuerpo. Zaragoza: Acribia, p. 10-641,1959.

PARDI, M.C. et al. **Ciência, higiene e tecnologia da carne**. Goiânia: Centro Editorial e Gráfico da UFG, v. 2, p. 593-1110, 1993.

PASTERNAK, H.; SHALEV, B.A. The effect of a feature of regression disturbance on the efficiency of fitting growth curves. **Growth, Development & Aging**. Bar Harbor, v. 58, n. 1, p. 33-39, Jan.1994.

PAYNE, E.; WATKINS, S. Effect of age, retinol, and cholecalciferol on carcass fat adipocyte number and size in growing lambs. **Australian Journal Agricultural Research**. v. 48, p. 7-12, 1997.

PEARSON, A.M.; DUTSON, T.R. **Growth regulation in farm animals:** advances in meat Research. New York: Elsevier, 1991. v. 7, p. 627.

PERON, A. J. **Características e composição física e química, corporal e da carcaça de bovinos de cinco grupos genéticos, submetidos à alimentação restrita e "ad libitum".** p. 126. Dissertação [Mestrado] – Zootecnia, Universidade Federal de Viçosa, 1991.

PILAR, R.C. **Desempenho, características de carcaça, composição e alometria dos cortes, em cordeiros Merino Australiano e cruza Ile de France x Merino Australiano.** 2002, p. 237. Tese (Doutorado em Zootecnia). Universidade Federal de Lavras, Lavras, MG.

PIRES, C.C. et al. Crescimento de cordeiros abatidos com diferentes pesos. 2. Constituintes corporais. **Ciência Rural.** Santa Maria, v. 30, .n. 5. p. 869-873, 2000.

POMEROY, R.W. Live – Weight growth. In: **Progress in the physiology of farm anim**als. v. 2. London: HAMMOND, J. (ed.) Butterworths, 1955. p. 350.

POVEDA, M.C. **Crecimiento y características de la canal de corderos merinos. Influencia del peso de sacrificio, del sexo y de la incorporación de pulpa de aceituna a la dieta.** 1984, p. 225. Madrid; Tesis (Doctoral), Instituto Nacional de Investigaciones Agrarias – INIA.

PRESCOTT, J. H. D. **Crecimiento y desarrollo de los corderos.** Zaragoza: Acribia, p. 351-369, 1982. p. 452.

PRESTON, T.R.; WILLIS, M.B. **Intensive beef production.** 2.ed. Oxford, Pergamon Press, 1974. p. 546.

RATTRAY, P.V.; JOYCE, J.P. Utilization of metabolizable energy for fat and protein deposition in sheep. **Journal of Agricultural Science.** Cambridge, v. 19, n. 2, p. 299-305, Feb. 1976.

REID, J.T.; WELLINGTON, G.H.; DENN, H.O. Some relationships among the major chemical components of the bovine body and their application to nutritional investigations. **Journal Dairy Science.** Baltimore, v. 38, p. 1344. 1955.

RICHARDS, F.J. A flexible growth function for empirical use. **Journal of Experimental Botany.** Oxford, v.10, n.20, p.290-300, Oct. 1959.

ROBELIN, J. Celularity of bovine tissues: developmental changes from 15 to 65 percent mature weight. **Journal Lipid Research.** Bethesda, v. 22, n. 3, p. 452, 1981.

ROBERTSON, F.J. A flexible growth function for empirical use. **Journal Experimental Botanic.** Oxford, v. 10, n. 2, p. 290-300, 1959.

ROQUE, A.P. et al. Desenvolvimento relativo da composição regional e tecidual em cordeiros de cinco raças. In: REUNIÃO ANUAL DA SOCIEDADE BRASILEIRA DE ZOOTECNIA. v. 3, 1998. Botucatu. **Anais...,** Botucatu: SBZ, 1998. p.627-629.

ROQUE, A.P. et al. Produção de carne em ovinos de cinco genótipos. 6. Desenvolvimento Relativo. **Ciência Rural.** Santa Maria, v. 29, n.3, p. 549-553, 1999.

ROSA, G.T. et al. Crescimento alométrico de osso, músculo e gordura em cortes da carcaça de cordeiros Texel segundo os métodos de alimentação e peso de abate. **Ciência Rural.** Santa Maria, v. 35, n. 4, p. 870-876, jul-ago, 2005.

SANTOS, C.L. **Estudo do crescimento e da composição química dos cortes da carcaça de cordeiros Santa Inês e Bergamácia.** 2002. p. 257. Tese (Doutorado em Zootecnia)- Universidade Federal de Lavras, Lavras-MG.

SANTOS, C.L. **Estudo do desenvolvimento, das características da carcaça e do cresimento alométrico de cordeiros das raças Santa Inês e Bergamácia.** 1999. p. 143. Dissertação (Mestrado em Zootecnia) – Universidade Federal de Lavras, Lavras.

SANTOS, C.L.; PÉREZ, J.R.O. Cortes comerciais de cordeiros Santa Inês. IN: I Encontro Mineiro de Ovinocultura de 14 A 18 de setembro de 1998. Lavras, 2000. **Anais...,** Lavras: UFLA, p. 150-168, 2000.

SANTOS, C.L.; PÉREZ, J.R.O. Os melhores de carne do Santa Inês. O Berro. Uberaba, MG, **Ed. Agropecuária Tropical.** n. 4, p. 19-23. julho-agosto, 2001.

SANTOS, C.L. et al. Desenvolvimento relativo dos tecidos ósseo, muscular e adiposo dos cortes da carcaça de cordeiros Santa Inês. **Revista Brasileira de Zootecnia.** v. 30, n. 2, p. 487-492, 2001.

SANTOS-CRUZ, C.L. et al. Desenvolvimento dos componentes do peso vivo de cordeiros Santa Inês e Bergamácia abatidos em diferentes pesos. **Revista Brasileira de Zootecnia.** v. 38, n. 5, p. 923-932, 2009.

SARMENTO, J.L.R. et al. Estudo da curva de crescimento de ovinos Santa Inês. **Revista Brasileira de Zootecnia.** v. 35, n. 2, p. 435-442, 2006.

SILVA, L.F. et al. Crescimento de regiões da carcaça de cordeiros abatidos com diferentes pesos. **Ciência Rural.** Santa Maria, v. 30, n. 3, p. 481-484, 2000.

SMITH, G.C.; CAMPENTER, Z.L.; SHELTON, M. Effect of age and quality level on the palatability of goat meat. **Journal Animal Science.** v. 46, p. 1229-1235, 1978.

SMITH, D.R.; SMITH, S.B. The biology of fat in meat animals:current advances. Champaign: **American Society of Animal Science.** 1995. p. 192.

TAYLOR, ST. C.S.; YOUNG. Equilibrium weight in relation to food intake and genotype in twin cattle. **Animal Production.** Edinburgh, v. 9, p. 295. 1968.

TEDESCHI, L.O. **Determinação dos parâmetros de curva de crescimento de animais da raça Guzerá e seus cruzamentos alimentados a pasto, com e sem suplementação.** 1996. 140p. (Dissertação-Mestrado em Ciência Animal e Pastagens) – Escola Superior de Agricultura Luiz de Queiroz, Piracicaba, SP.

VAN NIEKERK, W.A.; CASEY, N.H. The Boer goat. II. Growth, nutrient requeriments carcass and meat quality. **Small Ruminant Research.** v. 1, p. 355-368, 1988.

VERDE, L.S. **Crescimento e crescimento compensatório na produção animal.** Santa Maria, RS: UFSM, 1996, n. p. (Curso de Pós-graduação em Zootecnia e Departamento de Medicina Veterinária Preventiva).

VON BERTALANFFY, L. A quantitative theory of organic growth. **Human Biology.** Baltimore, v.10, p.181-213, Oct. 1932.

WALLACE, L. R. The growth of lambs before and after birth in relation to the level of nutrition. **Journal of Agricultural Science.** Cambridge, v. 38, p.93-153, 1948.

WEISS, P.; KAVANAN, J.L. A model of growth and growth control in mathematical terms. **J. Genet. Physiol.** v. 41, p.1-8. 1957.

WINSOR, C.P. The Gompertz curve as a growth curve. **Proceedings of the Nature Academic Science.** New York, v. 18, p. 1-8, 1932.

Seção 8

Desmame

Coordenadora:
Alda Lúcia Gomes Monteiro

Capítulo 20

Desmame

Alda Lúcia Gomes Monteiro,[1] Cláudio José Araújo da Silva[2]
e Odilei Rogerio Prado[3]

Introdução

A base conceitual do desmame consiste em suprimir totalmente o consumo do leite materno pela cria. Isso resulta em importante mudança no estado nutricional e social dos animais. No caso dos rebanhos de interesse zootécnico, como os ovinos, surgem comumente algumas perguntas: quando e por que desmamar? É obrigatório que se faça? Quais os métodos de desmame? Quais são as implicações dessas decisões para o futuro desempenho do animal e para a produtividade dos sistemas? Tais perguntas não são de resposta simples. Isso porque esse procedimento de manejo envolve aspectos relacionados às ovelhas (mães) e aos cordeiros que, de forma isolada ou em conjunto com fatores ambientais, podem ter efeito sobre o sucesso do desmame em si e sobre o desempenho animal pós-desmame.

A importância da lactação e do desmame para a espécie ovina é indiscutível. Sabe-se que os ovinos alcançam 80% da maturidade com 1 ano de vida e 100% aos 2 anos (Ross, 1989) e o desmame ocorre comumente durante o primeiro ano, no qual o processo fisiológico de crescimento e desenvolvimento corporal é muito intenso. Assim, é fundamental que o desmame seja decidido e realizado criteriosamente, seja pela idade ou pelo peso dos animais. Há que se ter um objetivo bem claro, de modo que a interrupção da ligação materno-filial se justifique, uma vez que, citando o caso de rebanhos para carne, os cordeiros são sacrificados com pouca idade.

Neste capítulo, pretende-se abordar os fatores inerentes aos animais que influem na decisão pelo desmame, as formas de executá-lo e as implicações desse manejo, incluindo a apresentação de resultados da pesquisa sobre alguns parâmetros de resposta em produtividade, resultado econômico, conforto e sanidade animal.

Fatores que influenciam o desmame

Fatores inerentes à ovelha

Produção de leite

Sabe-se que a produção de leite da ovelha é o fator determinante do processo natural do desmame de cordeiros.

Após o nascimento, a influência materna sobre o crescimento dos cordeiros se manifesta de forma muito intensa, principalmente durante os primeiros meses de lactação. Durante o primeiro mês de vida, Owens *et al.* (1993) estimaram que o consumo do leite é responsável por 75% da variação no crescimento do cordeiro.

---

[1] Engenheira agrônoma. Doutora em Zootecnia. Professora Adjunta do Departamento de Zootecnia da Universidade Federal do Paraná, Laboratório de Produção e Pesquisa em Ovinos e Caprinos da UFPR.
[2] Engenheiro agrônomo. Doutor em Produção Vegetal. Professor da Universidade Tuiuti – Curitiba – PR.
[3] Médico veterinário. Doutor em Ciências Veterinárias. Consultor agropecuário. Professor da Universidade Tuiuti – Curitiba – PR.

Segundo Díaz (1998), existe correlação positiva entre o consumo de leite e a taxa de crescimento do cordeiro (r = 0,9) durante as primeiras 6 a 8 semanas de lactação; após esse período, o coeficiente de correlação diminui para r = 0,7, até próximo ao final da lactação (após o terceiro mês). Isto ocorre, segundo o autor, porque na maioria das raças ovinas o período de lactação é de aproximadamente 16 semanas; nas primeiras 8 semanas são produzidos em torno de 80% do total de leite de toda a lactação, enquanto o pico da produção se encontra entre a segunda e a terceira semanas de lactação. Por volta da 12ª semana, a produção é mínima, fornecendo menos de 10% dos nutrientes de que o cordeiro necessita (Karim et al., 2001).

Cabe salientar que, de acordo com o genótipo das ovelhas (aptidão para produção de leite ou carne), há maior ou menor persistência na curva de produção de leite e este fato faz com que existam diferenças no volume diário de produção leiteira e na produção total (Bianchi, 2006). Hentz et al. (2012) observaram, com ovelhas Suffolk, produção de leite na 11ª semana pós-parto muito próxima à do pico de lactação (ao redor de 2,5 kg dia de leite), indicando persistência elevada em raça específica para carne.

Idade da ovelha

A idade da ovelha ao parto ou a ordem de parição tem efeito sobre os pesos dos cordeiros, que tendem a aumentar com a maturidade da ovelha e decrescer com o fim de sua vida reprodutiva (Figueiró, 1988). Uma vez que existe íntima relação entre o desenvolvimento do cordeiro e a produção de leite da ovelha, pode-se inferir que a idade da mãe afeta o desempenho dos cordeiros na fase pré-desmame, em função das modificações que a produção de leite e a duração da lactação sofrem ao longo da vida da ovelha (Ploumi e Emmanouilidis, 1999).

Este efeito pode ser observado especialmente até os 90 dias de vida do cordeiro, momento em que em geral pode haver o desmame (Rodriguez et al., 1993), deixando de ser significativo no período pós-desmame, em função de o desenvolvimento do cordeiro nessa etapa ser o reflexo principalmente do consumo de alimentos sólidos, bem como de seu potencial genético para o crescimento, com menor efeito da fase lactacional (Bathaei e Leroy, 1997).

A idade da ovelha ao parto também pode influenciar a sobrevivência dos cordeiros. Existe efeito significativo na sobrevivência e no desempenho dos cordeiros na fase pré-desmame, na qual os cordeiros nascidos de ovelhas jovens (2 anos) e ovelhas mais velhas (mais de 5 anos) podem ter sobrevivência menor que os cordeiros nascidos de ovelhas com idade entre 3 e 4 anos (Morris et al., 2000).

Condição corporal da ovelha ao parto

O terço final da gestação e o período de lactação são as fases de maiores demandas nutricionais da ovelha. O nível de alimentação a que as matrizes são submetidas nessas fases é fundamental para toda resposta em ganho corporal dos cordeiros, desde a vida fetal, e pode ser medida pelo peso ou condição corporal. Essa medida revela o nível de reservas corporais de que a ovelha dispõe naquele momento e é importantíssima para o resultado produtivo.

Assim, o peso do cordeiro ao desmame está linearmente relacionado à condição corporal da mãe, de maneira que o animal com melhor condição corporal é capaz de produzir mais leite e cordeiros mais pesados ao nascer e ao desmame (Ploumi e Emmanouilidis, 1999).

Fatores relacionados ao cordeiro

Desenvolvimento do aparelho digestório

Ao nascimento, o ruminante recém-nascido é funcionalmente semelhante a um animal monogástrico, adaptado à ingestão e à digestão do leite. Há presença marcante do sulco ou goteira esofagiana, que liga o esôfago ao omaso. Essa estrutura é essencialmente um tubo formado de uma dobra na parede do retículo (Ross, 1989). Observa-se que, no cordeiro recém-nascido, o abomaso é o compartimento com maior desenvolvimento, ocorrendo mudanças mais intensas entre 2 e 8 semanas de vida, durante as quais o rúmen adquire seu tamanho adulto relativo; essa alteração estabiliza-se posteriormente, já que todo este processo é mais ou menos rápido, dependendo da alimentação (Cañeque, 1989). No decorrer do tempo, a goteira esofagiana vai se tornando afuncional e o alimento segue diretamente ao rúmen.

Até 2 a 3 semanas de vida, os cordeiros consomem quantidades reduzidas de alimentos sólidos. A partir daí começa a se desenvolver o retículo-rúmen em função do tipo e quantidade de alimento fornecido. A capacidade de absorção dos ácidos graxos pela mucosa do rúmen desenvolve-se apenas após a ingestão de alimentos sólidos (feno ou concentrado); consequentemente, a composição da ração, e não a idade, é o fator decisivo (Kolb, 1984). A ingestão de alimentos de alta densidade energética pode acelerar a formação do rúmen, melhorando as condições do epitélio ruminal por meio do aumento do número e tamanho das papilas. Essa resposta é determinada pela presença de ácidos graxos de cadeia curta, que são produzidos em maiores quantidades e mais rapidamente a partir da ingestão de leite e, principalmente, de alimentos concentrados (Baldwin *et al.*, 2004).

A partir do consenso observado na literatura, pode-se afirmar que o cordeiro se torna totalmente funcional entre a quinta e a oitava semana de idade. É possível retardar o desenvolvimento do rúmen, permitindo que os cordeiros se alimentem apenas com leite, ou acelerar o desenvolvimento ruminal por meio da redução do consumo de leite e aumento do aporte de alimentos sólidos, o que, de acordo com Cañeque *et al.* (1989), pode permitir o desmame já a partir de 4 semanas de idade.

Raça

O desenvolvimento corporal do cordeiro pode ser influenciado pelo maior ou menor potencial de ganho de peso atribuído à raça (Suarez *et al.*, 1999). Além disso, os desempenhos de cordeiros oriundos de raças leiteiras podem apresentar maiores taxas de crescimento, peso ao nascer e ao desmame, assim como maiores pesos aos 105 dias de idade; isto ocorre em função da produção de leite de suas mães (Mavrogenis, 1996). No entanto, em função da influência dos fatores ambientais ou até mesmo de semelhança entre as raças, nem sempre são observadas diferenças nas comparações entre raças quanto ao peso ao desmame. O cruzamento entre raças também pode proporcionar melhora no desempenho de cordeiros, e assim no peso e no momento do desmame.

Sexo

Os cordeiros machos são normalmente superiores às fêmeas no ganho de peso corporal. As diferenças entre machos e fêmeas tendem a aumentar com a idade, especialmente depois dos 5 meses, o que se deve, em grande parte, ao início da maturidade sexual (puberdade) (Fernandes *et al.*, 2001). Nesta fase se inicia a produção do hormônio testosterona, que tem efeito anabólico nos tecidos e assim estimula o crescimento nos machos (Díaz, 1998).

Entretanto, como foi citado para o efeito racial, nem sempre são identificadas diferenças de desenvolvimento corporal entre machos e fêmeas, e isso acontece principalmente devido a variações ambientais às quais os animais são submetidos, ou por diferenças nos sistemas de produção (Oliveira *et al.*, 1996).

Tipo de parto

Existe influência do tipo de parto na variação de peso e de ganhos de peso em ovinos; cordeiros únicos nascem, em geral, mais pesados que os gêmeos. Esta diferença se mantém durante algum tempo, porém tende a diminuir com a idade, principalmente após o desmame. De acordo com Fernandes *et al.* (2001), o tipo de parto é importante fonte de variação sobre as diferenças nos pesos corporais ao nascimento, ao desmame, aos 6 meses e aos 12 meses de idade.

Bathaei e Leroy (1997) observaram que os cordeiros únicos são, em geral, ao redor de 20% mais pesados ao nascer do que cordeiros gêmeos, diferença que diminui para 10 a 13% até o momento do abate (nesse caso, aos 4 meses de idade), significando que o cordeiro criado como único pode chegar ao peso de abate alguns dias antes.

Acrescenta-se que podem ser notadas diferenças nas produções de leite entre ovelhas com partos duplos ou simples, mas segundo Schoeman e Burger (1992), estas dificilmente chegam a ser o dobro.

Época de nascimento

As pesquisas têm demonstrado que o mês e o ano de nascimento influenciam de forma significativa o peso dos cordeiros até os 100 dias ou até mesmo à maturidade. A principal causa dessas variações nos pesos e desempenho dos cordeiros se dá em função de alterações em temperatura, umidade do ar e pluviosidade, que têm ação direta sobre os animais, ou indireta, pelo efeito na produção de pastagens (Shoeman e Burger, 1992; Bathaei e Leroy, 1997; Ploumi e Emmanouilidis, 1999).

Cabe salientar que não somente as mudanças ambientais ao longo dos anos podem causar essas variações. Outros fatores, como o uso de diferentes reprodutores de ano para ano, assim como modificações nos sistemas de produção adotados causam interferência direta no peso ao desmame e futuro desempenho dos cordeiros.

Desmamar os cordeiros pela idade ou pelo peso?

As dimensões continentais do Brasil, aliadas às diferentes situações climáticas e de sistemas de produção utilizados, dificultam a utilização de idades preestabelecidas para o desmame. Pesquisas sobre a produção ovina mostraram que a tendência em sistemas extensivos – aqui tratados como os que aplicam menos tecnologia – é a adoção de períodos de aleitamento relativamente longos. As idades de 4 meses (31% dos produtores) e 5 meses (40% dos produtores) foram as de maior ocorrência (Oliveira et al., 1996). Selaive-Villarroel (1979) recomendou o desmame entre 12 e 14 semanas de idade aos produtores do Rio Grande do Sul, com rebanhos laneiros mantidos em pastagem natural.

No entanto, outros estudos realizados no Brasil indicam que não há inconveniente em desmamar mais cedo, uma vez que os cordeiros com cerca de 8 semanas de idade já dispõem de eficiente digestão. Uma das justificativas para essa proposição seria que as ovelhas poderiam ter suas necessidades nutricionais reduzidas e alterados sua condição corporal e seu perfil hormonal (Simplício et al., 2005), o que levaria à possibilidade de nova atividade reprodutiva. Para rebanhos em regiões mais distantes da linha do Equador, onde as ovelhas geralmente apresentam sazonalidade reprodutiva, a época provável de monta deve ser considerada para esse propósito. Há também variações genéticas quanto à sazonalidade, porém não serão aqui tratadas.

Oliveira et al. (1996) em pesquisa com a raça laneira Corriedale em idades de desmame de 8, 10, 12 e 14 semanas, afirmam que, quando condições adequadas foram oferecidas aos cordeiros (pasto de boa qualidade), não houve efeito significativo do desmame em idade jovem sobre a redução da taxa de crescimento. Resultados obtidos na Universidade Federal do Paraná com desmame precoce (45 a 60 dias) e terminação de cordeiros Suffolk em pastagem (Poli et al., 2008; Monteiro et al., 2009) não confirmam essa afirmação e serão detalhadas neste capítulo.

Deve-se considerar que os cordeiros apresentam imensa capacidade de crescimento nas primeiras semanas de vida, potencial este que não pode ser desprezado (Villas Bôas et al., 2003). Nesse caso, as recomendações de desmame precoce objetivam a mais rápida entrada do cordeiro no sistema de alimentação intensiva, mas impõem ao sistema de produção uma fase de recria, que pode ser feita em confinamento ou em pasto, conforme acontece em diferentes regiões do Brasil, determinada por condições ambientais e socioeconômicas.

Infere-se, portanto, que as técnicas de produção vigentes dirigem os recursos para a terminação do cordeiro, mas preterem o cordeiro enquanto lactente. Tal prática pode ser um contrassenso e se constituir em subutilização do potencial de crescimento dos cordeiros novos (Villas Bôas et al., 2003).

Motta et al. (2001) avaliaram ovelhas e cordeiros em confinamento, estes com livre acesso ao concentrado até o desmame, e observaram que o desmame aos 60 dias não ofereceu vantagem em relação àquele aos 45 dias, inclusive tendo sido obtidas carcaças de qualidade similar. Essas idades de desmame (45 e 60 dias) também não apresentaram diferenças no ganho de peso pós-desmame para cordeiros com acesso à alimentação privativa (Otto et al., 1994).

Diferentemente, em desmame de 34 e 62 dias para cordeiros com acesso à alimentação privativa, Villas Bôas et al. (2003) observaram superioridade no pós-desmame para os cordeiros desmamados aos 62 dias, afirmando que maior período de ingestão de leite pode ter papel fundamental na produção de cordeiros em sistema intensivo de produção. Também Rosa et al. (2007) verificaram efeito das idades (45 ou 60 dias) no desempenho individual pós-desmame.

Vaz et al. (2003) citam que, mais importante que a idade, é a condição corporal que os cordeiros apresentam ao desmame e a qualidade da pastagem a eles destinada; isso nos leva à reflexão de que talvez seja o peso, e não a idade do cordeiro, o melhor critério para a decisão do desmame.

Selaive-Villarroel et al. (2008), estudando idades e pesos ao desmame para a raça Morada Nova, concluíram que o ganho de peso pós-desmame foi afetado pelo peso (entre 9 e 12,4 kg) e não pela idade ao desmame (60, 75 e 90 dias). Cañeque et al. (2001) ressaltaram a importância do peso ao desmame, de forma que o cordeiro deverá ter peso suficiente – que está relacionado ao tamanho adequado do rúmen – ao redor de 12 kg no mínimo, e deve ser capaz de consumir quantidade mínima de concentrado (200 a 300 g/dia) para que se evitem problemas de desempenho. Thériez (1997) indica esse mesmo consumo (200g) e, quando os cordeiros tiverem seu peso ao nascer triplicado – quando em suplementação de boa qualidade pré-desmame – ou quadruplicado, para aqueles cuja dieta pré-desmame não apresente boa qualidade.

Em geral, é mais comum no Brasil a adoção de pesos ao desmame entre 15 e 20 kg, especialmente para os rebanhos que visam à produção de carne.

Diante do exposto, sempre que houver dúvida entre realizar o desmame por peso ou por idade, pode-se estabelecer que o peso e/ou o consumo de alimentos sólidos possam ser o melhor critério de decisão quanto ao desmame dos cordeiros nos sistemas em que maior volume de recursos produtivos é empregado desde o início da vida dos cordeiros, tais como alimentação suplementar à cria e melhor manejo nutricional às mães; para os sistemas de produção com menor uso de tecnologia e recursos alimentares limitados, o desmame deverá ser norteado pela idade dos cordeiros. Do contrário, pode haver período excessivamente prolongado de amamentação sem eficiência, resultando em prejuízo para a produtividade do ciclo completo de produção. Ressalte-se ainda que, em alguns casos, dependendo do nível de intensificação e da atividade em si (carne ou lã), pode-se optar pelo não desmame dos cordeiros, permanecendo estes com as ovelhas (mães) até o abate ou até a fase de recria.

Métodos de desmame

Os métodos de desmame para cordeiros são, de forma geral, descritos como desmame precoce (refere-se, no Brasil, ao desmame realizado entre 42 e 60 dias de idade), semiprecoce (90 dias) e tardio (após 4 meses de idade), portanto, definidos pela idade dos cordeiros. Autores europeus referem-se ao desmame precoce como aquele entre 21 a 40 dias, conforme está indicado na Tabela 20.1.

Associados à época, pode ser feita referência à forma de condução do desmame: desmame lento ou gradativo ou desmame abrupto ou repentino, que dizem respeito à ausência da mãe junto ao cordeiro ser aplicada de forma gradativa, concluindo-se a separação definitiva em cerca de 7 a 10 dias, ou de forma repentina, com interrupção abrupta da amamentação.

Além disso, associam-se aos métodos de desmame procedimentos de manejo alimentar no pré-desmame, utilizados para produção de cordeiros para carne; nesse caso, o modelo mais citado é a suplementação alimentar de acesso exclusivo/privativo aos cordeiros denominado *creep feeding;* esta é frequentemente relacionada ao desmame precoce, objetivando garantir desenvolvimento ponderal suficiente ao cordeiro, a fim de suportar o desmame com idade jovem.

O NRC (1985) conceitua e descreve detalhadamente o *creep feeding* e sua importância fisiológica para o desenvolvimento ruminal em função da habilidade crescente no consumo de alimentos sólidos como fator determinante ao sucesso do desmame precoce em ovinos. Outros autores (Neres *et al.*, 2001; Almeida Jr. *et al.*, 2004; Susin, 2005) detalham aspectos como: quando iniciar a oferta de dieta no *creep;* tipos de dietas e quantidades a serem ofertadas; respostas em desenvolvimento ponderal em diferentes sistemas de suplementação e o uso de *creep grazing* com trevo-branco, conforme Silva *et al.* (2012), e eles poderão ser consultados. De forma geral, diz-se que o fornecimento de suplemento concentrado para lactentes permite obter animais mais pesados ao desmame, além de poupar as reservas da matriz.

Cita-se também que o uso de suplementos em *creep feeding* pode ter efeito positivo em rebanhos ovinos com altos índices de prolificidade. Nessa condição, a suplementação pode fazer com que cordeiros de parto gemelar apresentem o mesmo desempenho de cordeiros de parto simples na fase de aleitamento, já que o menor consumo de leite é compensado pelo maior consumo de suplemento concentrado (Sá *et al.*, 2008). Isso poderia levar à maior uniformidade dos cordeiros ao desmame.

Além de dietas suplementares associadas aos métodos de desmame, a amamentação ou mamada controlada – ou desmame interrompido – pode ser ferramenta de manejo a ser aplicada no período lactacional, especialmente para sistemas em confinamento. Esta técnica consiste em separar a ovelha do cordeiro diariamente, em intervalo de tempo predeterminado (6 a 12 h). Geralmente, as ovelhas são levadas ao pasto e os cordeiros permanecem confinados.

Fernandes *et al.* (2007) verificaram superior ganho de peso para cordeiros para carne terminados sob mamada controlada (400 g/animal/dia) em relação aos cordeiros que foram desmamados aos 60 dias e terminados em confinamento (367 g/animal/dia). Esses resultados mostram que a ovelha influencia muito positivamente o desempenho dos cordeiros, mesmo sob amamentação controlada.

A Tabela 20.1 descreve os principais métodos utilizados para desmame, adaptado de Cañeque *et al.* (1989).

Desmame em rebanhos para produção de leite

No caso de animais voltados à produção de leite o desmame deve ser realizado no máximo entre 21 e 45 dias de idade; nesse caso, a principal finalidade é a de ordenhar as ovelhas e comercializar o leite. Desta forma, os cordeiros podem ser vendidos como cordeiros lactentes (cordeiro mamão) abatidos com menores pesos corporais (carcaças ao redor de 6 kg), sendo terminados com a utilização de leite industrializado e ração concentrada, como ocorre em países da Europa. O desmame dos cordeiros se faz com 24 h de vida e o leite é fornecido em sistemas artificiais; para este assunto pode-se obter detalhamento no NRC (1985).

Tabela 20.1 Métodos de desmame e período (em dias) durante os quais se fornece cada tipo de alimento até o desmame.

Sistema de desmame	Denominação	Leite materno	Amamentação controlada	Concentrado mais volumoso	Pastagem
Precoce	Lento	1-21	21-30	12-30	–
	Brusco	1-(21-45)	–	12-(21-45)	–
Semiprecoce	Normal	1-60	–	40-60	–
	Intensificado	1-70	–	20-60	–
	Amamentação controlada	1-21	21-60 21-100	21-60 21-100	–
Tardio	Normal	1-(120-150)	–	–	40 (120-150)
	Intensificado	1-(100-120)		30 (100-120)	40 (100-120)

Adaptada de Cañeque et al., 1989.

No Brasil, as criações leiteiras são mais comuns no Rio Grande do Sul e em Santa Catarina, e com alguns outros produtores espalhados pelos estados do Paraná, São Paulo, Rio de Janeiro e Minas Gerais, predominando a raça Lacaune (Aguinsky, 2009) com posterior entrada da raça East Friesian (Bianchi, 2018). No Brasil, há adoção do desmame após a mamada do colostro mais o aleitamento artificial até 35 a 40 dias; também se emprega um sistema misto no qual, a partir do segundo dia de vida, os cordeiros são separados das mães para uma ordenha e posteriormente retornam para mamada de repasse, permanecendo até 23 a 30 dias nesse manejo (informação pessoal; Aguinsky, 2011).

Destaca-se que, quando o cordeiro é o principal produto, não existe justificativa para a antecipação do desmame, principalmente quando as condições ambientais proporcionam satisfatório desempenho ao pé da mãe, manejo que será discutido neste capítulo, salvo se o leite for requerido para outros propósitos.

Desmame em rebanhos para produção de carne

Quando o objetivo da exploração consiste na produção de cordeiros/borregos para a produção de carne, é necessário manejo alimentar adequado que permita rápida terminação e obtenção de carcaça com características adequadas ao consumo. Assim, a identificação e a aplicação de idade mínima (Oliveira et al., 1996) ou de peso mínimo ideal para o desmame são essenciais para o potencial produtivo posterior do animal, em manejo alimentar seguinte.

Confinamento e fornecimento de dieta total têm sido muito utilizados no pós-desmame de cordeiros, visando à terminação em ciclo curto. Além disso, objetiva a produção de carcaças uniformes e de bom rendimento, além do fato de que os cordeiros sofrem menos a falta do leite materno por terem a oportunidade de receber dietas balanceadas e de boa qualidade. Nesse caso, condições sanitárias favoráveis também têm sido relatadas (Siqueira et al., 1993; Macedo et al., 2000; Monteiro et al., 2007; Salgado et al., 2018), o que transmite segurança aos ovinocultores quanto à decisão por esse tipo de manejo após o desmame.

Os confinamentos para terminação de cordeiros ocorrem principalmente em regiões onde a estrutura fundiária não permite a implantação da atividade ovinocultura para carne em escala maior em pastagem, daí a necessidade da utilização de sistemas de produção intensivos.

Apesar do evidente resultado, Barros et al. (2009b) obtiveram baixas rentabilidades para a terminação de cordeiros em confinamento em 2 anos de avaliação, mesmo quando se elevou o número de animais abatidos de 150 para 600 cordeiros, com rentabilidade alcançando, no máximo, 2 a 3%; essa resposta decorreu do elevado investimento em infraestrutura, especialmente instalações, e do custo da alimentação.

Cordeiros criados com base em pastagem

O desmame precoce é considerado estratégia eficiente para aumentar a lotação de cordeiros na pastagem, permitindo melhor aproveitamento da forragem disponível para a produção de carne. Nos sistemas de produção de ovinos utilizados na Nova Zelândia, Kenyon e Webby (2007) recomendam que pastagens de boa qualidade, com elevada proporção de folhas de fácil acesso, devem ser ofertadas a cordeiros recém-desmamados (entre 70 e 112 dias) para que bons resultados de desempenho (cerca de 200 g/animal/dia) sejam alcançados.

Essa resposta, porém, não tem sido observada quando cordeiros desmamados são mantidos em pastagens de boa qualidade no Brasil, nas quais cordeiros desmamados com 43 ou 60 dias de idade ganharam cerca de 60 a 110 g/animal/dia (Silva, 2010; Macedo et al., 2000; Carvalho et al., 2007; Poli et al., 2008; Ribeiro et al., 2009a).

As diferenças entre métodos de pastejo, manejo da pastagem e espécies forrageiras utilizadas podem explicar, em parte, o melhor desempenho de cordeiros desmamados produzidos na Nova Zelândia. Os sistemas de produção intensivos existentes nesse país são baseados na utilização de pastagens, compostas de azevém perene (Lolium perenne) e trevo-branco (Trifolium repens), manejadas sob lotação rotacionada e em alta intensidade de pastejo, buscando aumentar a eficiência de produção (Matthews et al., 2000). No Brasil, apesar da diversidade de espécies forrageiras para a produção de ovinos, as gramíneas do gênero Cynodon e seus cultivares têm sido predominantemente usadas no verão, enquanto o azevém anual (Lolium multiflorum Lam.) é utilizado no inverno em regiões que apresentam condições climáticas favoráveis ao seu desenvolvimento. De fato, os resultados de desempenho apresentados no Brasil (Macedo et al., 2000; Poli et al., 2008) foram obtidos em pastagens formadas por essas espécies, que não suportam o grau de intensificação de manejo imposto às espécies usadas nos sistemas neozelandeses. Além disso, utilizam-se predominantemente as pastagens naturais em regiões produtoras importantes para a ovinocultura (Sul e Nordeste do Brasil).

O baixo desempenho de cordeiros desmamados precocemente e mantidos em pastagens é atribuído, também, ao não atendimento das exigências nutricionais dos animais com ingestão exclusiva de forragem. Assim, embora os cordeiros aumentem a ingestão de forragem após o desmame, esta não é suficiente para compensar a supressão do leite, resultando em ganho de peso inferior ao de cordeiros não desmamados (Poli et al., 2008); o mesmo não ocorre quando os cordeiros são submetidos a dietas de qualidade em confinamento.

Além disso, se as pastagens estiverem em estágio de crescimento avançado apresentarão baixos teores de proteína e altos teores de fibra, fazendo com que haja declínio da digestibilidade e do consumo pelo animal (Sá et al., 2008). A restrição física do consumo de alimento ocasionado pelo alto teor de fibra da forragem pode limitar a ingestão de nutrientes pelos cordeiros e, em consequência, determinar seu baixo desempenho (Carvalho et al., 2007).

Outro fator importante, e que tem impacto na produtividade do sistema, é a alta mortalidade de cordeiros desmamados e mantidos em pastagem, sendo esta ocasionada por altos índices de infecção parasitária. Mesmo com controle assíduo da verminose, cordeiros desmamados e terminados em pastagem de Tifton-85 apresentaram menor desempenho e maior índice de mortalidade comparados aos terminados em confinamento (8 e 2%, respectivamente) (Macedo et al., 2000). O índice de mortalidade para cordeiros desmamados precocemente aos 42 dias de idade e mantidos em pastagem de azevém alcançou 20% (Ribeiro et al., 2009a).

A mortalidade elevada de cordeiros sob desmame precoce em pasto levou a resultados econômicos insatisfatórios, assim como foi abordado neste capítulo para o confinamento, mas por outra causa; neste caso, embora o custo de produção tenha sido bastante reduzido, Barros et al. (2009a) indicaram que a baixa rentabilidade ocorreu em função da mortalidade elevada de animais e do baixo rendimento das carcaças (42%), mostrando que os índices zootécnicos são fundamentais para o resultado econômico. Maior detalhamento sobre as análises de resultado econômico do desmame nos sistemas de produção pode ser lido em Barros (2008); Barros et al. (2009b); Monteiro et al. (2009).

Dessa forma, pode-se afirmar que o desmame de cordeiros, embora muitas vezes necessário, pode ser estratégia de difícil compensação pelos animais do ponto de vista nutricional e um desafio do ponto de vista comportamental. Monteiro et al.(2009) indicam que a terminação de cordeiros ao pé das mães sem o desmame é o sistema de melhor resultado econômico – produzem-se boas carcaças com custo reduzido. Mas para que se obtenha esse resultado são imprescindíveis a quantidade e a qualidade do pasto ofertado às ovelhas.

Resultados de pesquisa obtidos pelo Laboratório de Produção e Pesquisa em Ovinos e Caprinos da Universidade Federal do Paraná

Pesquisas conduzidas desde 2003 no LAPOC-UFPR têm sido direcionadas ao estudo de sistemas de produção de cordeiros para a produção de carne, tendo a pastagem como a principal base alimentar. Buscou-se o desenvolvimento de alternativas e/ou estratégias para a terminação de cordeiros em verão e inverno, buscando-se a médio/longo prazos avaliar a sustentabilidade desses sistemas, por conhecimento de sua rentabilidade, qualidade do produto e, mais recentemente, sobre o impacto ambiental e a segurança do alimento.

Foram estudados sistemas de alimentação de cordeiros em Tifton-85 (verão) e azevém anual (inverno), com cordeiros desmamados ou terminados ao pé das mães, com e sem suplementos, antes e após o desmame, que poderiam ser adotados principalmente nas regiões de clima semelhante ao Centro-sul do Paraná, tais como região Sul, e parte do Sudeste e Centro-Oeste do país. Também foi avaliado, por 2 anos, o confinamento de cordeiros desmamados, sistema bastante utilizado nas regiões Sudeste e Central do Brasil. Todos os sistemas em pasto tiveram oferta de forragem entre 12 e 16% (12 a 16kg de matéria seca por100 kg de peso corporal) às ovelhas e cordeiros.

Os sistemas de maior rentabilidade foram aqueles em que os cordeiros alcançaram peso de abate ao pé das mães em pasto, *sem o desmame*. As carcaças apresentaram bons rendimentos (próximo a 48%) e bom estado de engorduramento, entre 3,0 e 3,5. O desmame em pasto resultou em rentabilidade favorável apenas quando os cordeiros eram *suplementados após o desmame* com ração concentrada, devido ao elevado ganho de peso em período curto, ao rendimento (47,5 a 49%) e ao bom estado de engorduramento das carcaças (2,8 a 3,5). As idades de abate variaram entre 90 e 110 dias, com peso de abate final entre 33 e 35 kg. Esses resultados estão publicados em Ribeiro *et al.* (2009a); Poli *et al.* (2008) e Monteiro *et al.* (2009) e contemplam desempenho animal entre 280 e 330 g/dia, considerando elevada oferta de forragem às ovelhas nesses sistemas.

Os cordeiros desmamados precocemente em pasto e que não recebiam suplementação foram os que resultaram em pior condição corporal, com ganhos ao redor de 60 a 110 g/dia, e maior indicação de estresse, obtida por elevação do cortisol sérico associado à alta e permanente relação neutrófilos:linfócitos (Fernandes, 2010) com frequente uso de antiparasitários e mortalidade de cordeiros, o que levou à redução do número de animais abatidos. Fernandes *et al.* (2012) relatou quadro de anemia hemorrágica crônica e regenerativa em cordeiros desmamados, ocasionada pela infecção parasitária. Siqueira *et al.* (1993) já apontavam essa limitação quando, historicamente, compararam a recria de cordeiros em pasto e em confinamento.

Salgado *et al.* (2018) confirmaram que o desmame de cordeiros em pastagem resultou em intensa infecção helmíntica, quando os mesmos não foram suplementados no pós-desmame, o que está indicado na Figura 20.1 considerando o percentual de ocorrência de anemia dos cordeiros (monitorados pelo grau de FAMACHA© – 1: mucosas oculares de coloração vermelha intensa e 5: mucosas oculares claras, sinalizando anemia intensa) indicativo de parasitose causada por *Haemonchus contortus* em sete sistemas de produção. O mesmo não ocorreu quando os cordeiros foram desmamados e

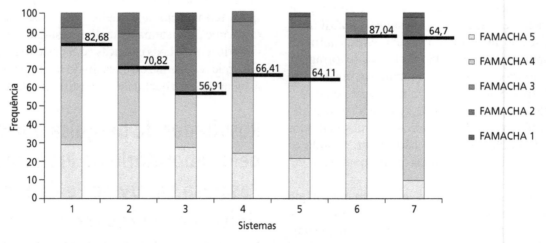

Figura 20.1 Ocorrência (%) de grau FAMACHA© dos cordeiros em sete sistemas de produção. As linhas pretas indicam a frequência de animais que apresentaram o grau de FAMACHA© entre 1 e 2, sem recomendação de aplicação de anti-helmíntico. Sistemas de produção: 1) cordeiros *desmamados* e terminados em confinamento; 2) cordeiros terminados em confinamento com acesso à amamentação controlada; 3) cordeiros *desmamados* e terminados em pastagem sem suplementação; 4) cordeiros desmamados e terminados em pastagem *com suplementação concentrada* a 2% do PV em MS; 5) cordeiros terminados *sem desmame* em pastagem sem suplementação; 6) cordeiros terminados *sem desmame* em pastagem em *creep feeding*; 7) cordeiros terminados *sem desmame* em pastagem em *creep grazing* trevo-branco. Fonte: Salgado, 2011.

alimentados em sistema confinado (82% dos cordeiros com FAMACHA 1 e 2), equiparando-se aos cordeiros terminados em *creep feeding* (87% com FAMACHA 1 e 2) que teriam a melhor oferta de alimentos à sua disposição (leite, pasto, ração).

A partir das pesquisas concluiu-se que, em pastagens de alta oferta de forragem, nas quais as mães apresentam elevada e persistente produção de leite (Ferreira, 2009), a ração concentrada em *creep feeding* dará respostas em produtividade quando a mesma for largamente utilizada (2% peso corporal ao dia até *ad libitum*), conforme havia sido demonstrado em Neres *et al.* (2001) e Garcia *et al.* (2003). Por outro lado, em pastagens com disponibilidade ou qualidade mais limitada, o *creep feeding* ou o *creep grazing* são ferramentas importantes para garantir o desempenho e a qualidade das carcaças dos cordeiros.

No que se refere à produtividade animal por área, foi possível observar que o desmame promoveu aumento na lotação e na carga em cordeiros na pastagem (Tabela 20.2).

Efetuado o desmame dos cordeiros, mas sem a suplementação pós-desmame, houve aumento de 67 cordeiros/hectare (ha), o que representou 1.248 kg de peso corporal (PC)/ha a mais na carga animal. No entanto, o ganho de peso por área não diferiu devido ao baixo ganho médio diário dos cordeiros desmamados. A suplementação pós-desmame, por sua vez, demonstrou importante efeito no aumento da lotação, da carga e do ganho por área (Tabela 20.2).

Pode-se inferir que o uso conjunto das estratégias de desmame precoce e suplementação concentrada pode tornar o sistema mais interessante em pastagem, e resultar na produção de cordeiros com características favoráveis ao abate entre 3 e 4 meses de idade. Isso fica comprovado por Fernandes *et al.* (2011), que indicam a obtenção de boas carcaças dos cordeiros sob suplementação concentrada no pós-desmame.

Com o conjunto de resultados obtidos, pode-se dizer que a suplementação de cordeiros desmamados em pastagens com ração concentrada de boa qualidade, contendo de 18 a 22% de proteína bruta (PB) na matéria seca, é capaz de substituir a amamentação do ponto de vista nutricional, resultando em produto de qualidade e com bom resultado econômico, e se deve lançar mão dessa opção quando o desmame é imprescindível. Isso possibilita a liberação das ovelhas para áreas de pastagem com disponibilidade e qualidade inferior, conforme recomendado pelo NRC (2007) para ovelhas secas e em mantença, e ainda é útil para sistemas com parição acelerada, utilizando raças com baixa sazonalidade reprodutiva, e para sistemas integrados com agricultura, nos quais as áreas principais de pasto têm que ser liberadas para o plantio de lavoura.

Desmame e características estruturais da pastagem

Pastagens de Tifton-85, quando submetidas ao pastejo de cordeiros desmamados, sofreram alterações em suas características estruturais e morfológicas. A altura, massas de forragem, de lâminas foliares, colmos e material senescente/morto foram

Tabela 20.2 Médias e erro-padrão da média para produtividade individual e por área de cordeiros em pastagem de Tifton-85 em resposta à utilização das estratégias de desmame precoce e de suplementação concentrada.

Variáveis	Desmame	Suplementação S_0	S_1	EPM
Lotação (cordeiros/hectare)	D_0	33 bA	34 bA	13
	D_1	100 aB	134 aA	
Carga animal – cordeiros (kg de peso corporal/hectare)	D_0	713 bA	900 bA	318
	D_1	1961 aB	3336 aA	
Ganho médio diário – cordeiros (kg/animal/dia)	D_0	0,13 aB	0,28 aA	0,02
	D_1	0,06 bB	0,16 bA	
Ganho por área – cordeiros (kg de peso corporal/hectare/dia)	D_0	4,38 aB	9,43 bA	2,03
	D_1	5,68 aB	21,25 aA	

D_0 = cordeiros não desmamados; D_1 = cordeiros desmamados; EPM = erro-padrão da média; S_0 = cordeiros não suplementados; S_1 = cordeiros suplementados. Letras minúsculas na mesma coluna, e maiúsculas na mesma linha diferem pelo teste de Tukey (P < 0,05). Fonte: Silva, 2010.

inferiores nos sistemas sem desmame, comparados àqueles em que os cordeiros estavam desmamados. A presença das ovelhas determinou menor altura, redução no acúmulo e na proporção de colmos na pastagem, com aumento da relação folha:colmo, proporcionando pastagem de melhor acessibilidade e qualidade para o pastejo dos cordeiros (Silva, 2010). Resposta de menores alturas e proporções de inflorescências também foi relatada, por Ribeiro *et al.* (2009b), em pastagem de azevém anual com ovelhas+cordeiros.

As alterações promovidas pelo desmame precoce podem ter sido reflexo das diferentes estratégias de pastejo utilizadas por cordeiros e ovelhas. Baumont *et al.* (2000) descreveram que a pouca experiência na atividade de pastejo resulta em aumento do tempo para seleção de dietas e diminuição da taxa de ingestão de forragem por cordeiros, ocasionando alterações nas características da pastagem, quando pastejada exclusivamente por essa categoria. Nesse contexto, para produção de ovinos em pastagens, a manutenção da ovelha com o cordeiro até o abate, se em idade jovem, pode contribuir para melhoria das características produtivas e qualitativas do pasto.

Considerações finais

A decisão sobre o desmame nos rebanhos ovinos deve estar inserida de forma responsável no amplo contexto dos sistemas de produção: incluem-se aí o objetivo do sistema (leite, carne, lã, pele), além de conhecimentos básicos e planejamento efetivo sobre manejo, nutrição e sanidade dentro de cada uma das atividades. Muito tem sido discutido sobre o fato de que o desmame pode determinar a diminuição dos intervalos entre partos das ovelhas e, assim, acelerar o processo reprodutivo nos rebanhos e tornar a atividade mais ágil e rentável. É importante ponderar que, em condições de adequada aplicação de tecnologia – principalmente quanto ao manejo alimentar – nas quais os cordeiros apresentam bom estado sanitário e bom peso, poderão ter favorável adaptação, se separados de suas mães. Por outro lado, em condições desfavoráveis, quando há limitada e/ou indevida aplicação de tecnologia, ou quando as condições ambientais são limitantes, o desmame poderá ser mais um manejo inadequado quanto ao resultado produtivo do rebanho. Nesse caso, a opção de não impedir o processo natural de crescimento da cria por meio do desmame, possibilitando manter condições de bem-estar aos animais, deve ser considerada, tendo sempre como metas finais, com ou sem desmame, a lucratividade, a sustentabilidade e o crescimento da ovinocultura.

Referências bibliográficas

AGUINSKY, M. A criação de ovelhas de leite no Brasil. In: V Simpósio Mineiro de Ovinocultura: Sustentabilidade e Perspectivas, 2009, Lavras. **Anais...**, Lavras: Editora da UFLA, p. 147-151, 2009.

ALMEIDA, JR. G.A. et al.Desempenho e características de carcaça e resultado econômico de cordeiros criados em *creep feeding* com silagem de grãos úmidos de milho. **Revista Brasileira de Zootecnia**. v. 33, n. 4, p. 1048-1059, 2004.

BALDWIN, R.L. et al. Rumen development, intestinal growth and hepatic metabolism in the pre-and postweaning ruminant. **Journal of Dairy Science**. v. 87, n. 3, p. 55-65, 2004.

BARROS, C.S. **Análise econômica de sistemas de produção de ovinos para carne**. 2008. 145f. Tese (Mestrado em Ciências Veterinárias) – Universidade Federal do Paraná, Curitiba, 2008.

BARROS, C.S. et al. Resultado econômico da produção de ovinos para carne em pasto de azevém e confinamento. **Acta Scientiarum** (UEM).v. 31, p. 77-85, 2009a.

BARROS, C.S. de; MONTEIRO A.L.G.; PRADO, O.R. Gestão e controle de custos nos sistemas de produção de ovinos e caprinos. Simpósio Paranaense de Ovinocultura, 14, **Anais...**, Curitiba PR, 2009b. (CD ROM).

BATHAEI, S.S.; LEROY, P.L. Genetic and phenotypic aspects of the curve characteristics in Mehraban Iranian fat-tailed sheep. **Small Ruminant Research**. v. 29, n. 3, p. 261-269, 1997.

BAUMONT, R., et al. How forage characteristics influence behaviour and intake in small ruminants: a review. **Livestock Production Science**. v. 64, p. 15-28, 2000.

BIANCHI, A.E. **Avaliação de sistemas produtivos de ovinos leiteiros em diferentes regiões do Brasil**. Tese (Doutorado em Zootecnia) – Universidade Federal do Paraná. Curitiba, 2018.

BIANCHI, G. Alternativas tecnológicas para la producción de carne ovina de calidad en sistemas pastoriles. 1.ed. Montevideo: Hemisferio Sur, 2006, p. 283.

CAÑEQUE, V. et al. **Producción de carne de cordero**. Madrid: Ministerio de Agricultura Pesca y Alimentación, 1989. 520p.

CAÑEQUE, V. et al. Effect of weaning age and slaughter weight on carcass and meat quality of Talaverana breed lambs raised at pasture. **Animal Science**. v. 73, n. 1, p. 85-95, 2001.

CARVALHO, S. et al. Ganho de peso, características da carcaça e componentes não-carcaça de cordeiros da raça Texel terminados em diferentes sistemas alimentares. **Ciência Rural**. v. 37, n. 3, p. 821-827 2007.

DÍAZ, G.G. **Manejo de los ovinos.** Publicación docente n. 15, Departamento de Producción Animal, Faculdad de Ciencias Agrárias y Florestales, Univercidad de Chile, Santiago, Chile. 1998. 117p.

FERNANDES, A.A.O.; BUCHANAN, D.; SELAIVE-VILLARROEL, A.B. Avaliação dos fatores ambientais no desenvolvimento corporal de cordeiros deslanados da raça Morada Nova. **Revista Brasileira de Zootecnia**. v. 30, n. 5, p. 1460-1465, 2001.

FERNANDES, S.R. et al. Desempenho, condição corporal ao abate e medidas quantitativas e subjetivas da carcaça de cordeiros em três sistemas de terminação. In: Reunião Anual da Sociedade Brasileira de Zootecnia, n. 44, 2007, Jaboticabal. **Anais...**, Jaboticabal: Sociedade Brasileira de Zootecnia, 2007. (CDROM).

FERNANDES, S.R. **Perfis bioquímicos, hematológicos e características de carcaça de cordeiros em diferentes sistemas de terminação.** 2010. 90f. Dissertação (Mestrado em Ciências Veterinárias) – Universidade Federal do Paraná, Curitiba, 2010.

FERNANDES, S.R. et al. Desmame precoce e suplementação concentrada no peso de abate e nas características de carcaça de cordeiros terminados em pastagem. **Revista Brasileira de Saúde e Produção Animal**. v. 12, n. 2, p. 527-537, 2011.

FERREIRA, F.S. **Sistema de produção de cordeiros ao pé da mãe e sua influência sobre a resposta produtiva das ovelhas em pastagem.** 2009. Dissertação (Mestrado em Ciências Veterinárias) – Universidade Federal do Paraná, Curitiba, 2009.

FIGUEIRÓ, P.R.P. Manejo nutricional para produção de ovinos tipo lã e tipo carne. In:Simpósio Paranaense de Ovinocultura, n 3, 1986, Guarapuava. **Anais...**, Londrina: IAPAR, 1988.

GARCIA, C.A. et al. Níveis de energia no desempenho e características da carcaça de cordeiros alimentados em creep feeding **Revista Brasileira de Zootecnia**. v. 32, n. 6, p. 1371-1379, 2003.

HENTZ, F., et al. Influência de sistemas de terminação de cordeiros sobre a produção e condição sanitária das ovelhas em pastagem. **Archives of Veterinary Science**, v. 17, p. 12-19, 2012.

KARIM, S.A.; SANTRA, A.; SHARMA, V.K. Growth performance of weaner lambs maintained on varying levels of dietary protein and energy in the pre-weaning phase. **Asian Australasian Journal of Animal Sciences**. v. 14, n. 10, p. 1394-1399, 2001.

KENYON, P.R.; WEBBY, R.W. Pastures and supplements in sheep production systems. In: RATTRAY, P.V.; BROOKES, I.M.; NICOL, A.M. (eds.). **Pasture and Supplements for Grazing Animals**. 14.ed. Hamilton: [s.i.], cap. 15, p. 255-274,2007.

KOLB, E. **Fisiologia Veterinária**. Redigido por H. Gurteiet al. traduzido sob a supervisão de W. Gandolti. 4.ed. Rio de Janeiro: Guanabara Koogan, 1984. p. 612.

MACEDO, F.A.F.; SIQUEIRA, E.R.; MARTINS, E.L. Análise econômica da produção de carne de cordeiros sob dois sistemas de terminação: pastagem e confinamento. **Ciência Rural**. v. 30, n. 4, p. 677-680, 2000.

MATTHEWS, P.N.P.; HODGSON, J.; WHITE, J.G.H. Livestock farming systems in New Zealand. In: WHITE, J.G.H.; HODGSON, J. (eds.). **New Zealand Pasture and Crop Science**. Melbourne: Oxford University Press, p. 133-152, 2000.

MAVROGENIS, A.P. Environmental and genetic factors influencing milk and growth traits of Awassi sheep in Cyprus.Heterosis and maternal effects. **Small Ruminant Research**. v. 20, n. 1, p. 59-65, 1996.

MONTEIRO, A.L.G. A. et al. Produção de ovinos em pastagens. In: Simpósio Sobre Manejo da Pastagem, n. 24, 2007, Piracicaba. **Anais...**, Piracicaba: FEALQ, 2007. p. 377-458.

MONTEIRO, A.L.G. et al. Criação e terminação de cordeiros a pasto: Implicações econômicas e qualidade do produto final. In: V Simpósio Mineiro se Ovinocultura: Sustentabilidade e Perspectivas, 2009, Lavras. **Anais...**, Lavras: Editora da UFLA, p. 89-146, 2009.

MORRIS, C.A.; HICKEY, S.M.; CLARKE, J.N. Genetic and environmental factors affecting lamb survival at birth and through to weaning. **New Zealand Journal of Agricultural Research**. v. 43, n. 4, p. 515-524, 2000.

MOTTA, O.S. et al.Avaliação da carcaça de cordeiros da raça Texel sob diferentes métodos de alimentação e pesos de abate. **Ciência Rural**. Santa Maria, v. 31, n. 6, p. 1051-1056, 2001.

NERES, M.A. et al. Níveis de feno de alfafa e forma física da ração no desempenho de cordeiros em *creep feeding*. **Revista Brasileira de Zootecnia**. v. 30, n. 3, p. 941-947, 2001.

NRC – NATIONAL RESEARCH COUNCIL. **Nutrient Requirements of Sheep**. 6th.ed. Washington: National Academy Press. 1985. 99 p.

NRC –NATIONAL RESEARCH COUNCIL. **Nutrient requirements of small ruminants: sheep, goats, cervids and new world camelids**. Washington: NationalAcademy Press, 2007. 362p.

OLIVEIRA, N.M.; SILVEIRA, V.C.P.; BORBA, M.F.S. Peso corporal de cordeiros e eficiência reprodutiva de ovelhas Corriedale, segundo diferentes idades de desmame em pastagem natural. **Revista Brasileira de Agrociências**. v. 2, n. 1, p. 21-26, 1996.

OTTO, C. et. al. Efeito do desmame aos 45 e 60 dias no desenvolvimento de cordeiros. Congresso Brasileiro de Medicina Veterinária, n. 23, 1994, Olinda. **Anais...**, Olinda: CBMV, p. 55, 1994.

OWENS, F.N., DUBESKI, P., HANSON, C.F. Factors that alter the growth and development of ruminant. **Journal of Animal Science**. v. 71, p. 3138-3150, 1993.

PLOUMI, K.; EMMANOUILIDIS, P.Lamb and milk production traits of Serrai sheep in Greece. **Small Ruminant Research**. v. 33, p. 289-292, 1999.

POLI, C.H.E.C. et al. Produção de ovinos de corte em quarto sistemas de produção. **Revista Brasileira de Zootecnia**, v. 37, n. 4, p. 666-673, 2008.

RIBEIRO, T.M.D.et al. Desempenho e características das carcaças de cordeiros em quatro sistemas de produção. **Revista Brasileira de Saúde e Produção Animal**. v. 10, n. 2, p. 366-378, 2009a.

RIBEIRO, T.M.D.et al. Características da pastagem de azevém e produtividade de cordeiros em pastejo. **Revista Brasileira de Zootecnia**. v. 38. n. 3. p. 580-587, 2009b.

RODRIGUEZ, D. et al. Adjustment factors for weaning weight in German Mutton Merino lambs. **Ciencia y Investigacion Agraria**. v. 20, n. 3, p. 93-99, 1993.

ROSA, G.T.et al. Influência da suplementação no pré-parto e da idade de desmama sobre o desempenho de cordeiros terminados em confinamento. **Revista Brasileira de Zootecnia**. v. 36, n. 4, p. 953-959, 2007.

ROSS, C.V. Sheep production and management.Prentice Hall, 1989. p. 481.

SÁ, C.O.et al. Aspectos técnicos e econômicos da terminação de cordeiros a pasto e em confinamento. **Tecnologia & Ciência Agropecuária**. v. 2, n. 3, p. 47-55, 2008.

SALGADO, J.A.; MOLENTO, M.B.; SOTOMAIOR, C.S. et al. Endoparasite and nutritional status of suffolk lambs in seven production systems. **Animal Production Science**, v. 58, n. 9, p. 1667-1676.

SCHOEMAN, S.J. BURGER, R. Performance of Dorper sheep under an accelerated lambing system. **Small Ruminant Research**. v. 9, p. 265-281, 1992.

SELAIVE-VILLARROEL, A.B. Fatores a considerar no desmame de cordeiros. Bagé, EMBRAPA, UEPAE, 1979. 5p. (Comunicado Técnico).

SELAIVE-VILLARROEL, A.B.; MACIEL, M.B.; OLIVEIRA, N.M DE. Efeito da idade e do peso ao desmame no ganho de peso de cordeiros Morada Nova criados em sistema extensivo de produção no trópico. **Ciência Rural**. Santa Maria, v. 38, n. 3, p. 784-788, 2008.

SILVA, C.J.A. **Estratégias de suplementação e desmame precoce de cordeiros e sua influência nas características da pastagem e na produtividade animal**. 2010. 71f. Tese (Doutorado em Agronomia) – Universidade Federal do Paraná, Curitiba, 2010.

SILVA, C.J.A. et al. Efeito do *creep feeding* e *creep grazing* nas características da pastagem de Tifton e Azevém e no desempenho de ovinos. **Ciência Animal Brasileira** (on-line), v. 13, pp. 165-174, 2012.

SIMPLÍCIO, A.A. et al. Aspectos gerais de produção. In: CAVALCANTE, A.C.R.; WANDER, A.E. **Caprinos e ovinos de corte:** o produtor pergunta, a Embrapa responde. Brasília, DF: EMBRAPA. Informação Tecnológica, 2005. 241p.

SIQUEIRA, E.R.; AMARANTE, A F.T.; FERNANDES, S. Estudo comparativo da recria de cordeiros em confinamento e pastagem. **Veterinária e Zootecnia**, v. 5, p. 17-28, 1993.

SUAREZ, V.H. et al. Pre-weaning growth, carcass traits and sensory evaluation of Corriedale, Corriedale × Pampinta and Pampinta lambs. **Small Ruminant Research**, v. 8, p. 85-89, 1999.

SUSIN, I. Produção de cordeiros para abate e reposição. In: PÉREZ, J.R.O. et al. Simpósio Mineiro de Ovinocultura, 2º, **Anais...**, Grupo de Apoio à Ovinocultura, GAO, UFLA, Lavras, 2005. CD Rom.

THÉRIEZ, M. The young lamb. In: **Livestock feeds and feeding**. D.C. Church. 3a ed. 1997. p. 323-335.

VAZ, C.M.S.L.; GONSALVES, R.K.; SELAIVE-VILLARROEL, A.B. Manejo produtivo. In: OLIVEIRA, N.N. **Sistemas de criação de ovinos em ambientes ecológicos do sul do Rio Grande do Sul**. Bagé: Embrapa, p. 111-126, 2003.

VILLAS BÔAS, A.S. et al. Idade à desmama e manejo alimentar na produção de cordeiros superprecoces. **Revista Brasileira de Zootecnia**. v. 32, n. 6 supl. 2, p. 1969-1980, 2003.

Seção 9

Puberdade em Ovinos

Coordenador:
Aurino Alves Simplício

Capítulo 21

Puberdade em Ovinos

Aurino Alves Simplício[1] e Marciane da Silva Maia[2]

Introdução

Independentemente do sexo, o início da puberdade é um evento crucial para o desenvolvimento da maturidade reprodutiva. O desencadeamento da puberdade está sujeito à determinação genética e sob o controle de uma ampla variedade de reguladores, incluindo fatores ambientais e endógenos. A puberdade é tida como um sensor biológico das interações entre o ambiente e os genes ao longo do desenvolvimento (Ojeda et al., 2010). Por outro lado, a transição do estado pré-púbere para o púbere inclui mudanças significativas na função do eixo hipotalâmico-hipofisário-gonadal (HHG) e é um pré-requisito indispensável para o estabelecimento da função reprodutiva (Meza-Herrera et al., 2009).

Puberdade na fêmea e no macho

Evidências foram acumuladas, nos últimos anos, demonstrando a contribuição de diferentes sistemas para o mecanismo neuroendócrino que controla o processo puberal em mamíferos. No entanto, a condição fundamental exigida para que a puberdade ocorra é o aumento da liberação pulsátil do hormônio liberador das gonadotrofinas – GnRH (Ojeda et al., 2010) caracterizada pelo incremento na frequência e na amplitude dos pulsos de GnRH (Foster et al., 2006; Meza-Herrera et al., 2009). Em ambos os sexos, a mudança no padrão de secreção do GnRH, por sua vez, determina modificações na secreção das gonadotrofinas pela hipófise, particularmente o hormônio luteinizante (LH), levando à transição da imaturidade sexual para a competência reprodutiva (Wood e Foster, 1998).

Antes do início da puberdade, o sistema secretor de GnRH que controla a secreção de LH é altamente sensível ao efeito inibidor dos esteroides gonadais. Nessa situação, pequenas quantidades de esteroides podem exercer sua ação inibidora. Em contraste, quando a sensibilidade é baixa, grandes quantidades de esteroides são necessárias para exercer a mesma ação (Wood e Foster, 1998; Foster et al., 2006). Segundo Foster et al. (2006) crias ovinas, de ambos os sexos, antes do início da puberdade são capazes de liberar pulsos de GnRH com alta frequência. Este padrão de secreção não é expresso devido à presença dos esteroides gonadais, em baixíssimas concentrações, e à extrema sensibilidade do sistema secretor de GnRH ao *feedback* negativo desses esteroides. Assim, a frequência dos pulsos de GnRH permanece baixa. No entanto, à medida que o momento da puberdade se aproxima, a sensibilidade aos esteroides gonadais diminui para possibilitar o aumento da secreção pulsátil do GnRH.

À puberdade, em resposta a sinais oriundos dos ambientes interno e externo, como a condição de nutrição, o estágio metabólico, o crescimento, o fotoperíodo e as relações sociais, o sistema neurossecretor

---
[1] Professor Visitante da Universidade Federal do Rio Grande do Norte – RN.
[2] Pesquisadora da Embrapa Semiárido lotada na Empresa de Pesquisa Agropecuária do Rio Grande do Norte – RN.

de GnRH torna-se menos sensível ao efeito inibidor dos esteroides gonadais. Ocorre, então, aumento da amplitude e frequência dos pulsos de GnRH que, por sua vez, estimula a secreção pulsátil de LH, levando ao crescimento folicular, à espermatogênese e à síntese e liberação de hormônios esteroides pelas gônadas (Wood e Foster, 1998).

De acordo com Foster et al. (2006), nos ovinos existe diferença entre os sexos quanto à sensibilidade aos fatores desencadeantes da puberdade. A resposta ao *feedback* negativo do estradiol é sexo-específica, resultando na expressão de alta frequência dos pulsos de GnRH em diferentes idades. Nas fêmeas, a ovulação tem início entre 24 e 35 semanas de idade, em resposta ao aumento do LH circulante que leva ao desenvolvimento da primeira fase folicular (Rawlings et al., 2003; Foster et al., 2006; Mahdi e Khallili, 2008). Nos machos, a elevação puberal do LH começa mais cedo, caracterizada pelo aumento gradual da secreção de testosterona. Como consequência, inicia-se o desenvolvimento, relativamente lento e gradual, da função testicular e a espermatogênese começa com, aproximadamente, 10 a 15 semanas de idade (Souza et al., 2000; Foster et al., 2006).

Em cordeiros da raça Santa Inês, Souza et al. (2000) observaram baixos níveis séricos de testosterona na fase pré-puberal, seguidos de aumento gradativo, atingindo o valor máximo na 36ª semana. O aumento da concentração de testosterona foi concomitante ao incremento no desenvolvimento dos testículos e na produção de espermatozoide. As primeiras células espermáticas móveis no ejaculado apareceram na 24ª semana de idade. Estas observações sugerem que os baixos níveis de testosterona observados na fase pré-puberal refletem a baixa secreção de LH pela hipófise em decorrência do efeito *feedback* negativo do esteroide no eixo HHG. Entretanto, ao se aproximar a puberdade, a inibição do eixo HHG pelo esteroide diminuiu, seguindo-se o aumento da secreção de GnRH, gonadotrofinas e testosterona e da função testicular, culminando com a puberdade.

Mahdi e Khallili (2008) observaram que o número de folículos antrais > 3 mm de diâmetro é baixo ao nascimento, aumentando gradativamente até a 14ª semana de idade. Subsequentemente, ocorre diminuição do número desses folículos entre a 14ª e a 16ª semana, seguida de um rápido aumento entre a 16ª e a 18ª semana. Nova redução ocorre na 20ª semana e um segundo aumento é observado na 24ª semana, culminando com a primeira ovulação. O folículo atingiu o maior diâmetro na 18ª e na 24ª semana. Esse padrão de crescimento folicular e o diâmetro do maior folículo refletem as mudanças na síntese e secreção de gonadotrofinas, uma vez que foram observados três picos nos níveis de LH e de FSH antes da puberdade. O primeiro na 10ª semana, o segundo na 18ª e o terceiro na 24ª semana. O último pico foi compatível com a onda pré-ovulatória de LH e culminou com a primeira ovulação. Bartlewski et al. (2006) acompanharam o desenvolvimento folicular em cordeiras da raça Suffolk por meio de ultrassonografia transretal, da 16ª à 38ª semana de idade, associado à dosagem de FSH, estradiol e progesterona no soro sanguíneo e verificaram que a puberdade, identificada pela concentração da $P_4 \geq 0,1$ ng/mℓ, por sete ou mais dias, ocorreu entre a 32ª e a 36ª semana. O número total de folículos ≥ 2 mm de diâmetro aumentou da 12ª à 14ª semana, declinou da 24ª à 28ª semana, aumentou novamente da 28ª à 32ª semana, diminuindo após a 32ª semana. O diâmetro do maior folículo aumentou da 8ª à 14ª semana, declinou da 14ª à 22ª semana e aumentou novamente entre a 32ª e a 36ª semana, quando teve início a puberdade. Houve um pico de FSH na 30ª semana, o estradiol circulante aumentou gradativamente a partir da 6ª semana até a puberdade. Os autores concluíram que o recrutamento e crescimento folicular aumentam a partir da 8ª semana de vida até a peripuberdade e que, nas cordeiras de todas as idades, há um padrão rítmico na secreção diária de FSH, semelhante ao observado em ovelhas adultas. No entanto, o padrão de emergência de ondas não foi totalmente estabelecido.

Em cordeiras das raças Morada Nova, Santa Inês e Somalis Brasileira, Silva et al. (1988) descreveram que, ao início da puberdade, esta identificada pela manifestação do primeiro estro clínico, o número de folículos de todos os tamanhos nas três raças era, em média, 6,90. Foi descrito (Silva et al., 1988; Simplício et al., 1989) que um alto percentual de cordeiras pré-puberes, das três raças, ovulam antes da manifestação do primeiro estro, evidenciando que nesta fase as fêmeas estão passando por um processo de maturação fisiológica. Lewis e Berardinelli (2001) ressaltam que a fêmea ovina pré-púbere passa por mudanças cíclicas no perfil de progesterona seguidas de estimulação estrogênica, sendo provável que a exposição prévia à progesterona, antes da ovulação seguinte, altere os mecanismos pelos quais os tecidos respondem ao estrógeno, favorecendo positivamente o desenvolvimento final do sistema reprodutivo.

Esses dados evidenciam que, na fêmea ovina, ocorre o crescimento folicular pós-natal inicial estimulado pelas gonadotrofinas, deixando claro que o eixo HHG é capaz de funcionar em idade bem precoce. Em seguida, essa atividade endócrina inicial é suspensa, possivelmente pelo *feedback* negativo do estradiol secretado pelos folículos em crescimento, até que a fêmea atinja maturidade metabólica suficiente para se reproduzir. A primeira ovulação é precedida por um período de diminuição da sensibilidade do eixo HHG ao *feedback* negativo do estradiol, aumentando a secreção de FSH/LH e, consequentemente, o desenvolvimento dos folículos antrais e secreção de estrógeno. A alta concentração de estradiol leva à onda pré-ovulatória de LH e à ovulação.

O mecanismo neuroendócrino que regula o desencadeamento da puberdade não está totalmente elucidado. No entanto, ao início da puberdade, vários sistemas neuropeptídicos e hormônios metabólicos estão envolvidos na mudança do padrão de secreção de GnRH; entre eles, insulina, leptina, neuropeptídio Y, kisspeptina e o seu receptor GPR54 (Miller *et al.*,1995; Blache *et al.*, 2000; Meza-Herrera *et al.*, 2009; Colledge *et al.*, 2010; Roa *et al.*, 2010; Smith e Clarke, 2010).

Regulação da liberação de GnRH pelos esteroides sexuais

O decapeptídeo GnRH é sintetizado por neurônios localizados nas diferentes áreas do hipotálamo. Nos ovinos, os neurônios secretores de GnRH são poucos e estão dispersos, principalmente na área pré-óptica (POA) e em menor quantidade no hipotálamo anterior. Poucos corpos celulares estão presentes nos núcleos, arqueado e ventromedial, próximos ao local de liberação de GnRH na eminência média. Os neurônios secretores de GnRH, no ovino, são células multipolares com dendritos extensos e não existe diferença entre os sexos quanto a número, localização e morfologia (Wood e Foster, 1998).

Os neurônios de GnRH são modulados pelo *feedback*, positivo e negativo, dos esteroides gonadais, particularmente andrógenos, estrógenos e progesterona que atuam pela ativação de seus receptores no hipotálamo. São conhecidas duas formas de receptor de estrógeno (ER), o ERα e o ERβ, os quais são ativados principalmente pelo estradiol-17β. Existem evidências científicas de que o ERα é o receptor responsável pela ativação do eixo HHG, inclusive para o desencadeamento da puberdade (Scott *et al.*, 2000; Colledge *et al.*, 2010). Também existem os receptores de progesterona (RP) e de andrógenos (AR). Na espécie ovina, as evidências mostram que os neurônios de GnRH não contêm receptores ERα, ERβ, RP ou AR. Portanto, a ação dos hormônios esteroides gonadais na secreção de GnRH deve ocorrer de maneira indireta, por meio de neurônios que contêm esses receptores e que retransmitem os sinais neuroendócrinos para os neurônios de GnRH (Scott *et al.*, 2000; Maquivar e Day, 2011).

As vias neurais envolvidas na mediação das ações dos esteroides gonadais sobre a secreção de GnRH nas espécies domésticas permanecem desconhecidas. No entanto, na fêmea ovina, grande número de neurônios que expressam receptores ERα está localizado na área pré-óptica, onde também se encontra a maioria dos neurônios de GnRH e nos núcleos ventromedial e arqueado. Na área pré-óptica os ERα são expressos principalmente nos neurônios que secretam o neurotransmissor ácido γ-aminobutírico (GABA), enquanto no núcleo ventromedial a maioria dos receptores de estradiol é expressa nos neurônios que sintetizam somatostatina (Herbison, 1995; Scott *et al.*, 2000). Os receptores de progesterona são expressos em grande quantidade nos neurônios da área pré-óptica, nos núcleos arqueado e ventromedial e em quantidade moderada nos núcleos periventricular e supraóptico. No macho da mesma espécie, os receptores ERα foram descritos em várias regiões do cérebro, incluindo medula ventrolateral e núcleo do trato solitário, hipotálamo e núcleos ventromedial e arqueado (Herbison, 1995). Os receptores de andrógeno também estão distribuídos em diversas áreas do hipotálamo do carneiro. Grande quantidade de AR foi encontrada na área pré-óptica, nos núcleos arqueado e pré-mamilar e no hipotálamo anterior (Scott *et al.*, 2000). O papel do receptor de andrógeno no controle central da puberdade em ruminantes não está bem claro, mas em ratos mutantes a ação central da testosterona não é necessária para o desencadeamento do processo em machos (Colledge *et al.*, 2010).

A diminuição da sensibilidade dos neurônios de GnRH ao *feedback* negativo do estradiol pode ser mediada pelo declínio da concentração dos receptores de estradiol no hipotálamo (Day *et al.*, 1987). Existem relatos indicando que, próximo à puberdade, ocorre diminuição da expressão dos receptores de estradiol na área pré-óptica medial do hipotálamo, que é a região responsável por modular a sensibilidade dos neurônios liberadores de GnRH (Maquivar e Day, 2011). Segundo Day *et al.* (1987), em novilhas pré-púberes, há diminuição da concentração de receptores de estradiol em hipotálamo e hipófise, reduzindo assim o número de locais em que o estradiol pode exercer seu efeito negativo sobre a secreção de GnRH. Desencadeia-se então, o aumento da pulsatilidade do LH, causando maior crescimento folicular e de produção de estradiol pelos folículos ovarianos. A concentração de estradiol alcança níveis suficientes para estimular a primeira onda pré-ovulatória de LH por *feedback* positivo, resultando na primeira ovulação.

Tem-se sugerido, também, que a diminuição do efeito inibidor do estradiol se deve ao aumento da concentração sistêmica de estradiol e à alteração das conexões sinápticas entre os neurônios hipotalâmicos que expressam receptores de estradiol (Maquivar e Day, 2011). Docke *et al.* (1984) sugeriram que, em ratos, a sensibilidade do hipotálamo médio basal ao *feedback* negativo do estradiol era controlada por neurônios localizados na área pré-ótica medial (APOM), que são sensíveis ao estradiol. Um aumento na concentração de estrógenos desativaria esses neurônios da APO, que sensibilizam os neurônios do hipotálamo médio basal ao *feedback* negativo do estradiol, diminuindo o efeito negativo sobre os neurônios de GnRH. Visando determinar que locais do cérebro ovino são importantes para a regulação da secreção de GnRH pelo estrógeno, foram avaliados os feitos de microimplantes de estradiol em vários locais do cérebro de machos e fêmeas gonadectomizados sob a secreção de LH. Implantes no núcleo ventromedial induziram onda de LH em ovelhas ovariectomizadas, enquanto implantes no interior do núcleo arqueado (ARC) e na região ventromedial de carneiros castrados reduziram a secreção de LH. Esses resultados sugerem que uma via neural importante para o *feedback* do estradiol em ovelhas e carneiros envolve as células do núcleo ventromedial do hipotálamo que expressam o receptor ERα e se projetam para a área pré-ótica. No entanto, a natureza do *feedback* difere entre os sexos, tendo o estrógeno uma ação positiva sobre a secreção de GnRH, em fêmeas, e negativa, em machos (Scott *et al.*, 2000).

No ovino, a progesterona altera os níveis de GABA na área pré-óptica, dopamina no hipotálamo médio basal e β-endorfina no ARC (Scott *et al.*, 2000). Portanto, a progesterona pode mediar a ação dos esteroides sobre a secreção de GnRH, interagindo com outros neuromoduladores, como o GABA. Os neurônios liberadores de GnRH expressam receptores de GABA e este atua inibindo a liberação de GnRH (Maquivar e Day, 2011).

Neuropeptídeos e fatores metabólicos

O início da puberdade é influenciado pela massa corporal, esta assegura que os recursos metabólicos estejam ou não adequados para o processo da reprodução, que é energeticamente muito dispendioso. Em ambos os sexos, os manejos alimentar e da nutrição, particularmente no tocante à ingestão e qualidade dos alimentos, afetam o eixo HHG. Os sinalizadores nutricionais envolvidos e o local do cérebro que recebe esses sinais começam a ser identificados. A ingestão elevada de nutrientes estimula, positivamente, a frequência dos pulsos de GnRH, favorecendo o crescimento testicular, a espermatogênese e a foliculogênese. Diferentes sinalizadores e órgãos-alvo estão envolvidos nessas respostas (Blache *et al.*, 2000).

A rede de neurônios que controla a secreção de GnRH ainda não é bem conhecida, mas se acredita que é por seu intermédio que muitos fatores, incluindo o estágio metabólico, influenciam a atividade das gônadas (Blache *et al.*, 2000).

Durante as duas últimas décadas, consideráveis progressos têm sido feitos para a elucidação das vias neuro-hormonais responsáveis pelo controle metabólico do início da puberdade e da função gonadotrófica. Ressalte-se que um grande avanço foi a identificação do hormônio do tecido adiposo, a leptina, como um integrador neuroendócrino e responsável pela ligação entre a condição de reservas corporais e as diferentes funções hormonais, incluindo a reprodução. Da mesma forma, diferentes neuropeptídeos do sistema nervoso central têm sido descritos como potenciais mediadores deste fenômeno, entre eles, o neuropeptídeo Y (NYP) e a kisspeptina (Gottsch *et al.*, 2006; Roa *et al.*, 2010).

Leptina

A leptina é um hormônio sintetizado pelos adipócitos. Em humanos e roedores, tem-se demonstrado que ela atua como um sinal de permissão para o desencadeamento da puberdade, sendo o elo entre o desenvolvimento puberal e as condições metabólicas adequadas (Colledge *et al.*, 2010; Roa *et al.*, 2010).

Apesar do reconhecimento do papel essencial da leptina no controle da puberdade, o caminho e o mecanismo pelos quais ela modula a função do eixo gonadotrófico e o início da puberdade ainda não estão esclarecidos (Roa *et al.*, 2010). No entanto, o hipotálamo é descrito como o principal local de ação da leptina, uma vez que o seu receptor (Ob-R) está localizado em áreas hipotalâmicas relacionadas ao controle do apetite, da reprodução e do crescimento. Entretanto, os achados de pesquisa com roedores e humanos não conseguiram demonstrar se a ação da leptina, sobre o desencadeamento da puberdade é conduzida diretamente sobre os neurônios de GnRH ou indiretamente, por meio de intermediários aferentes (Roa et al., 2010).

Em ovinos de ambos os sexos, receptores de leptina foram identificados no plexo coroide e no hipotálamo e a expressão de ácido ribonucleico mensageiro (RNAm) para o receptor de leptina foi observada nos tecidos hipotalâmico e hipofisário de ovelhas ovariectomizadas (Dyer et al., 1997). Segundo Williams et al. (1999), a expressão do gene do Ob-R no cérebro ovino ocorre no hipocampo, córtex cerebral, área pré-óptica, estria terminal e plexo coroide, bem como no hipotálamo, nos núcleos paraventricular, ventromedial e arqueado. Neste núcleo, similarmente ao que acontece em roedores, a expressão do Ob-R ocorre nos neurônios que também expressam o neuropeptídeo Y (NYP), sugerindo que a leptina pode atuar via Ob-R localizado nos neurônios de NYP.

O papel da leptina na regulação da secreção de GnRH-LH pode diferir entre espécies e raças como resultado da adaptação a diferentes padrões de disponibilidade e qualidade dos alimentos. Em ovinos, o papel permissivo da leptina na regulação do eixo reprodutivo pode não ser crucial, como em humanos e roedores, refletindo diferenças fundamentais entre monogástricos e ruminantes. Podem existir, ainda, diferenças entre os sexos nos mecanismos que eles usam para expressar a interface entre o balanço energético e a reprodução, até porque os sexos são diferentes quanto às exigências metabólicas inerentes à reprodução, particularizando-se aqui a produção espermática, a gestação e a lactação. Entende-se ser provável que a leptina não atue isoladamente, mas como membro de um grupo de fatores hormonais e, talvez, neurais que influencia a secreção de GnRH (Blache et al. 2000).

Grelina

A grelina, um fator orexígeno circulante que sinaliza a insuficiência de energia tem emergido, nos últimos anos, como um modificador putativo do início da puberdade. A literatura científica sugere que a grelina opera predominantemente como um sinal inibidor da secreção das gonadotrofinas, principalmente do LH, em diferentes espécies de mamíferos, incluindo a ovina e a humana (Tena-Sempere, 2008).

Neuropeptídeo Y

Existe uma ampla variedade de neuropeptídeos que influenciam a ingestão de alimentos ou a atividade dos neurônios de GnRH, ou ambos. Entretanto, o neuropeptídeo Y é conhecido por estar envolvido na ligação entre nutrição e reprodução e tem sido implicado no controle da frequência dos pulsos de LH em ovelhas ovariectomizadas (Blache et al., 2000). O neuropeptídeo Y (NPY) é um peptídeo de 36 aminoácidos que atua como estimulante do apetite. Na ovelha, o NPY é sintetizado no ARC e secretado pelos axônios dos neurônios de NYP para outras áreas do hipotálamo, como núcleo paraventricular, eminência média e área pré-óptica medial (Monteiro e Bicudo, 2010). Malven et al. (1992) descrevem que esse neuropeptídeo pode servir como fator neuroendócrino que suprime a reprodução em animais subnutridos.

A percepção do hipotálamo, a condição de escore corporal está associada ao NPY, que é influenciado por variações endócrinas, especificamente da leptina e da insulina. Em fêmeas ovinas púberes o NPY é um inibidor crônico da secreção do LH e também estimula a secreção do hormônio do crescimento (GH). Assim, em animais desnutridos, o aumento de NPY, que ocorre concomitante com a subnutrição, contribui para a redução nas concentrações periféricas de LH e elevação nas concentrações periféricas de GH (Monteiro e Bicudo, 2010).

Cordeiras submetidas a dietas restritas em proteína e ricas em energia por um longo período apresentam aumento do número de neurônios de NYP dentro de áreas do hipotálamo que regulam o crescimento e a reprodução. Em ovelhas, isto sugere que o NYP pode ser o fator responsável pela neuromodulação entre as condições de nutrição e os hormônios somatotrópicos e gonadotróficos (Polkowska e Gladys, 2001). A infusão intracerebral de NYP no terceiro ventrículo e no ventrículo lateral, em ovelhas ovariectomizadas, foi efetiva em suprimir a secreção de LH. Este resultado indica que a ação do NYP na inibição de LH é neural e não hipofisária, pois suprime a secreção de GnRH (Malven et al., 1992).

Kisspeptina

A kisspeptina, proteína produzida pelo gene KiSS1, e seu receptor (GPR 54) têm surgido como elemento-chave na regulação da secreção de GnRH (Gottsch et al., 2006; Meza-Herrera et al., 2009; Roa et al., 2010; Smith e Clarke, 2010).

Kisspeptina e GPR 54 são conhecidos como essenciais para o desencadeamento da puberdade em primatas e roedores (Gottsch et al., 2006; Smith e

Clarke, 2010; Roa et al., 2010). Em primatas, os níveis de RNAm para KiSS-1 e GPR54 no hipotálamo aumentam significativamente com o advento da puberdade, sugerindo que o aumento do sinal mediado pelo GPR54 contribui para a ativação da secreção de GnRH (Mezza-Herrera et al., 2009). No cérebro ovino, os neurônios que contêm kisspeptinas estão localizados no ARC e na área pré-óptica dorsolateral. Aparentemente todos os neurônios da kisspeptina no ARC ovino expressam o receptor ERα e uma alta porcentagem deles também expressa o receptor de progesterona, enquanto apenas 50,0% daqueles na APO expressam o ERα. Estas áreas são importantes para a regulação hipotalâmica do eixo reprodutivo, pois são as células do ARC que transmitem o *feedback*, negativo e positivo, dos esteroides sexuais aos neurônios secretores de GnRH (Smith e Clarke, 2010).

Uma vez que os neurônios KiSS-1 expressam ERα, eles são sensíveis às alterações nas concentrações periféricas de estradiol, estando sujeitos ao efeito regulador do *feedback*, negativo ou positivo, dos esteroides (Meza-Herrera et al., 2009; Smith e Clarke, 2010). Esses neurônios se comunicam com os neurônios liberadores de GnRH ativando a secreção deste e, consequentemente, de LH/FSH. O sistema KiSS-1 e receptores de estradiol também são expressos na hipófise, sugerindo que o efeito combinado de estradiol e kisspeptina pode potencializar a expressão dos receptores de GnRH na hipófise anterior, promovendo a liberação de LH/FSH (Maquivar e Day, 2011).

A kisspeptina pode desempenhar um papel importante no desencadeamento da puberdade. Ressalte-se que, em ambos os sexos, ocorre o declínio da kisspeptina e GPR54 durante o período pré-púbere. Mas em fêmeas de primatas não humanos observa-se o aumento desse peptídeo durante o período peripuberal (Castellano et al., 2009; Maquivar e Day, 2011). Tem-se sugerido que a kisspeptina não desencadeia o início da puberdade, mas sim funciona como um ativador de neurônios de GnRH estrógeno-dependente, durante o período pré-puberal. Especificamente, o estrógeno inibe a expressão do sistema KiSS-1 no ARC, mas uma resposta diferente é observada no núcleo anteroventral periventricular (AVPV) da área pré-óptica, onde a expressão é estimulada. Além disso, o pico pré-ovulatório de estradiol ativa a transcrição do gene KiSS-1, induzindo aumento de secreção de kisspeptina e, consequentemente, de GnRH (Maquivar e Day, 2011).

Em ovelhas em anestro, a administração de kisspeptina exógena por 24 h induziu um pico de LH em 75,0% delas. Esses resultados sugerem que, mesmo em um eixo reprodutivo quiescente, como anestro e período pré-puberal, a kisspeptina, esteja diretamente envolvida na ativação dos neurônios liberadores de GnRH e na secreção de LH (Maquivar e Day, 2011). Em ovelhas, Smith e Clarke (2010) descrevem que a secreção de LH, em resposta à administração periférica de kisspeptina, é maior durante o anestro estacional que na estação de reprodução. Isso pode ser interpretado como significando que o eixo HHG está preparado para a resposta máxima ao aumento dos níveis de kisspeptina no final da estação de anestro, levando à transição do estado de anestro para o estado de reprodução.

Além da regulação esteroidal do sistema KiSS-1 no cérebro, outros fatores como o escore de condição corporal podem influenciar a expressão da kisspeptina e seu receptor. A subnutrição crônica e o balanço energético negativo inibem a expressão de RNAm do gene do KiSS-1 no hipotálamo. A leptina induz a expressão do KiSS-1 em animais de produção, enquanto em ratas pré-puberes o IGF-I induz a expressão do KiSS-1 no hipotálamo (Roa et al., 2010; Maquivar e Day, 2011). Assim, se ocorrer aumento do balanço energético e da síntese de estradiol pelos ovários, isso afetará o sistema KiSS-1 no hipotálamo e os efeitos da leptina e fator 1 de crescimento semelhante à insulina (IGF-1), por sua vez, irão promover a ativação dos neurônios liberadores de GnRH. A combinação dos efeitos desses hormônios pode provocar a diminuição do *feedback* negativo do estradiol no hipotálamo, ativando os neurônios que expressam kisspeptina, modulando os neurônios liberadores de GnRH e, com isso, aumentando a secreção de LH/FSH (Maquivar e Day, 2011).

Puberdade e eficiência reprodutiva

A eficiência reprodutiva é influenciada pelo ambiente e pelo genótipo, sendo o parâmetro que, isoladamente, mais contribui para o aumento da produtividade por matriz exposta à reprodução ou por unidade de área e, por consequência, para a eficiência do processo produtivo. Ao se avaliar o ambiente, devem-se considerar os fatores biológicos, climáticos, físicos, químicos e sociais, bem como as possíveis interações entre si e com os animais, com foco no bem-estar. Em exploração ovina, em especial, em regiões de clima tropical e com foco na produção de carne e peles, a eficiência reprodutiva, preferencialmente, deve ser avaliada pela taxa de reprodução (TR) e esta conceituada como o número de crias desmamadas por matriz exposta à reprodução, por ciclo de produção (TR = número de crias desmamadas/número de fêmeas expostas × 100). Um ciclo de produção pode ser definido como o intervalo entre dois partos ou entre dois períodos de desmame. Por outro lado, é de importância fundamental se otimizar parâmetros, como o peso e a idade em que as crias, fêmeas e machos alcançam o peso mínimo e a maturidade sexual para serem incorporados ao processo produtivo, e o intervalo entre partos. Daí, o desenvolvimento corporal e a idade em que as crias, de ambos os sexos, chegam à puberdade, biológica e zootécnica, são muito relevantes. No entanto, esses dois atributos são dependentes do ambiente, do genótipo, do sexo e da época de nascimento, mas influenciados fortemente pelo regime de manejo imposto à exploração, isto é, extensivo, semi-intensivo e intensivo e pelos manejos alimentar, da nutrição e da prevenção de doenças e promoção da saúde, particularmente no período de cria e na fase de recria (Simplício e Simplício, 2009).

Quando as crias dos pequenos ruminantes começam a expressar as características sexuais secundárias, diz-se que estão entrando na puberdade. Na fêmea, a puberdade biológica é caracterizada pelo aparecimento do primeiro estro clínico acompanhado pela ovulação. Evidencia-se que aproximadamente 78,0% das cordeiras Morada Nova, Santa Inês e Somalis Brasileira, exploradas na zona semiárida da região Nordeste do Brasil ovulam antes de apresentarem o primeiro estro clínico (Tabelas 21.1 e 21.2). Entretanto, no macho, o início da puberdade é acompanhado

Tabela 21.1 Incidência de ovulação e taxa de ovulação pré-puberal e à puberdade em borregas das raças Morada Nova, Somalis Brasileira e Santa Inês, desmamadas aos 112 dias de idade e mantidas em pastagem nativa, em Sobral, Ceará, Nordeste do Brasil.

Variável	Raça			Total
	Morada Nova	Somalis Brasileira	Santa Inês	
IO (%)				
Pré-puberal	84,4 (27/32) A	77,1 (37/48) A	70,6 (12/17) A	78,4 (76/97)
À puberdade	100,0 (32/32)[1]	100,0 (48/48)	100,0 (17/17)	100,0 97/97)
TO				
Pré-puberal	1,11 (30/27)	1,14 (42/37)	1,17 (14/12)	1,13 (86/76)
À puberdade	1,34 (43/32)	1,31 (63/48)	1,24 (21/17)	1,31(127/97)

P > 0,05 para médias seguidas de letras iguais, na mesma linha.
[1] Valores entre parênteses = número de observações. IO = incidência de ovulação; TO = taxa de ovulação.
Fonte: Simplício *et al.*, (1989).

Tabela 21.2 Idade (dia, × ± EP) e peso (kg, ± EP) à puberdade em borregas das raças Morada Nova, Somalis Brasileira e Santa Inês, desmamadas aos 112 dias de idade e submetidas a dois regimes de manejo alimentar, em Sobral, Ceará, Nordeste do Brasil.

Fonte de variação	Classificação	Número	Idade, dia	Peso (kg)
Raça	Morada Nova	24	278,8 ± 12,05 A	23,5 ± 0,72 A
	Somalis Brasileira	24	307,2 ± 12,25 AB	21,5 ± 0,73 A
	Santa Inês	24	319,1 ± 12,05 B	30,7 ± 0,72 B
Manejo alimentar	Pastagem nativa	36	337,7 ± 9,84 B	23,5 ± 0,59 A
	Confinamento	36	265,7 ± 9,95 A	27,2 ± 0,59 B
Tipo de nascimento	Simples	–	290,3 ± 9,95 A	26,2 ± 0,59 B
	Múltiplo	–	313,1 ± 9,84 A	24,2 ± 0,59 A

P05 > 0,05 para médias seguidas de letras diferentes, dentro de cada fonte de variação.
EP = erro-padrão.
Adaptada de Silva *et al.*, 1988.

pela liberação do pênis do prepúcio, também chamada de "desbridamento" e pela presença de espermatozoides móveis no ejaculado, propiciando a condição de o cordeiro expor o pênis e tornar possível a cópula e a coleta de sêmen. No entanto, para o sucesso desta, a idade tão jovem, em vagina artificial, o manejo e o treinamento dos animais para a coleta devem receber atenção especial. Para Souza *et al.* (2000), na raça Santa Inês, o surgimento de espermatozoides móveis no ejaculado tem início aproximadamente aos 5,6 meses de idade.

Com o alcance da puberdade biológica, independentemente do sexo, os animais estão aptos à reprodução, porém ainda não apresentam desenvolvimento corporal e maturidade sexual compatíveis para exercer a vida reprodutiva em sua plenitude (Louw e Joubert, 1964; Silva *et al*, 1988; Simplício *et al.*, 1989). As fêmeas, ao serem cobertas ou artificialmente inseminadas antes de atingirem o peso corporal mínimo, poderão ter o desenvolvimento corporal retardado, resultando em matrizes de menor porte. No entanto, isso acontece somente quando o regime de manejo e os manejos da alimentação, da nutrição e da prevenção de doenças e promoção da saúde são deficitários, em especial no transcorrer da fase de recria, no terço final da gestação das fêmeas nulíparas e no período de amamentação das fêmeas primíparas, o que certamente também afetará negativamente a eficiência reprodutiva.

Em exploração racional com foco nas eficiências reprodutiva e produtiva não se recomenda usar as fêmeas e os machos para reprodução antes de atingirem a puberdade zootécnica ou maturidade sexual. Esta deve ser considerada como a condição em que os indivíduos, independentemente do sexo, apresentam-se desenvolvidos, sexual e fisicamente, com capacidade plena para se reproduzirem. Nesse contexto, recomenda-se cobrir ou inseminar artificialmente as fêmeas jovens, pela primeira vez, quando atingirem, no mínimo, o peso vivo equivalente a 60,0% do peso das matrizes da mesma raça, adultas e exploradas sob o mesmo regime de manejo. Considera-se uma fêmea em idade adulta quando ela apresenta quatro dentes definitivos, isto é, segunda muda ou é de segunda ordem de parto. Dependendo do genótipo, do regime de manejo e, em especial, dos manejos da alimentação, da nutrição e da prevenção de doenças e promoção da saúde, os ovinos podem ser usados em monta natural ou como doadores de sêmen já a partir dos 6 a 8 meses de idade. No entanto, se deve tomar cuidado, particularmente quanto aos regimes de coleta de sêmen e de monta, assim como ao número de fêmeas expostas por macho. Quando a monta ocorrer a campo, entre outros aspectos, é importante considerar a topografia das áreas de pastejo, a taxa de lotação, bem como o porte e a experiência sexual das fêmeas expostas.

Referências bibliográficas

BLACHE, D. et al. Metabolic factors affecting the reproductive axis in male sheep. **Journal of Reproduction and Fertility**. v. 120, p. 1-11, 2000.

BARTLEWSKI, P.M.; BEARD, P.A; RAWLINGS, N.C. Ultrasonographic study of antral follicle development during sexual maturation in ewe lamb. **Small Ruminal Research**. v. 63, p. 189-198, 2006.

CASTELLANO, J.M. et al. KiSS-1/kisspeptins and the metabolic control of reproduction: physiologic roles and putative physiopathological implications. **Peptides**. v. 30, p. 139-145, 2009.

COLLEDGE, W.H.; MEI, H.; TASSIGNY, X.A. Mouse models to study the central regulation of puberty. **Molecular and Cellular Endocrinology**, v. 324, p. 12-20, 2010.

DAY, M.L. et al. Endocrine mechanism of puberty in heifers. Role of hypothalamo-pituitary estradiol receptors in the negative feedback of estradiol on luteinizing hormone secretion. **Biology of Reproduction**. v. 37, p. 1054-1065, 1987.

DOCKE, F. et al. Medial preoptic area, estrogen, and the peripubertal desensitization to the negative estrogen feedback in female rats. **Neuroendocrinology**. v. 39, p. 74-80, 1984.

DYER, C.J. et al. Leptin receptor mRNA is expressed in ewe anterior pituitary and in adipose tissue, and is differentially expressed in hypothalamic regions of well-fed and feedrestricted ewes. **Domestic Animal Endocrinology**. v. 14, p. 119-28, 1997.

FOSTER, D.L; JACKSON, L.M.; PADMANABHAN, V. Programming of GnRH feedback controls timing puberty and adult reproductive activity. **Molecular and Cellular Endocrinology**. v. 254-255, p. 109-119, 2006.

GOTTSCH, M.L.; CLIFTON, D.K.; STEINER, R.A. Kisspepeptin-GPR54 signaling in the neuroendocrine reproductive axis. **Molecular and Cellular Endocrinology**, v. 254-255, p. 91-96, 2006.

HERBISON, A.E. Neurochemical identity of neurons expressing oestrogen and androgen receptors in sheep hypothalamus. **Journal of Reproduction and Fertility** Suppl. v. 49 p. 271-283, 1995.

LEWIS, A.W.; BERARDINELLI, J.G. Gross anatomical and histomorphometric characteristics of the oviduct and uterus during the pubertal transition in sheep. **Journal of Animal Science**, v. 79, p. 167-175, 2001.

LOUW, D.F.J.; JOUBERT, D.M. Puberty in the male Dorper sheep and Boer goat. **South African Journal of Agricultural Science**. v.7, p.509-520, 1964.

MAHDI, D.; KHALLILI, K. Relationship between follicle growth and circulating gonadotrophin levels during postnatal development of sheep. **Animal Reproduction Science**. v. 106, p.100-112, 2008.

MALVEN, P.V.; HAGLOF, S.A.; DEGROOT, H. Effects of intracerebral administration of neuropeptide-Y on secretion of luteinizing hormone in ovariectomized sheep. **Brain Research Bulletin**. v. 28, n. 6, p. 871-875, 1992.

MAQUIVAR, M.; DAY, M.L. Estratégias nutricionais e hormonais para induzir a puberdade e seu impacto na fertilidade. In: Curso Novos Enfoques na Produção e Reprodução de Bovinos, 25, Uberlândia, MG, 2011. **Anais ...**, Pfizer Saúde Animal, p. 385. Disponível em: www.ufrb.edu.br/nera/index.php/artigos-cientificos . Acesso em 3/5/2011.

MEZA-HERRERA, C.A. et al. Neuroendocrine, metabolic and genomic cues singnalling the onset of puberty in females. **Reproduction in Domestic Animals**. v. 10, p. 439-531, 2009.

MILLER, D.W; BLANCHE D; MARTIN G.B. The role of intracerebral insulin in the effect of nutrition on gonadotrophin secretion in mature male sheep. **The Journal of Endocrinology**. v. 147, p. 321-329, 1995.

MONTEIRO, C.D.; BICUDO, S.D.; TOMA, H.S. Puberdade em fêmeas ovinas. **PUBVET**, Londrina, v.4, n.21, Ed.126, Art.856, 2010.

OJEDA, S.R. et al. Gene networks and the neuroendocrine regulation of puberty. **Molecular and Cellular Endocrinology**. v. 324, p. 3-11, 2010.

POLKOWSKA, J.; GLADYS, A. Effect of food manipulation on the neuropeptide Y neuronal system in the diencephalon of ewes. **Journal of Chemical Neuroanatomy**. v. 21, p.149-159, 2001.

RAWLINGS, N.C. et al. Antral follicle growth and endocrine changes in prepuberal cattle, sheep and goats. **Animal Reproduction Science**. v. 78, p. 259-270, 2003.

ROA, J. et al. Metabolic control of puberty onset: new players, new mechanisms. **Molecular and Cellular Endocrinology**. v. 324, p.87-94, 2010.

SCOTT, C.J. et al. Gonadal steroid receptors in regulation of GnRH secretion in farm animals. **Animal Reproduction Science**. v. 60-61, p. 313-326, 2000.

SILVA, A.E.D.F. et al. Idade, peso e taxa de ovulação à puberdade em ovinos deslanados no Nordeste do Brasil. **Pesquisa Agropecuária Brasileira**. Brasília, v.23, n.3, p.271-283, 1988.

SIMPLÍCIO, A.A.; SIMPLÍCIO, K.M.M.G. Caprino-ovinocultura de corte: manejo reprodutivo e sua importância para o sucesso da exploração. In: Série BNB – Ciência e Tecnologia, v. 03: As ações do Banco do Nordeste do Brasil em P & D na arte da pecuária de caprinos e ovinos no Nordeste Brasileiro. Fortaleza, BNB. p. 203-250, 2009.

SIMPLÍCIO, A.A. et al. Puberty in breeds of female hair sheep in Northeast Brazil. **Pesquisa Agropecuária Brasileira**. Brasília, v. 24, n. 10, p. 1249--1253, 1989.

SMITH, J.T.; CLARKE, I.J. Seasonal breeding as a neuroendocrine model for puberty in sheep. **Molecular and Cellular Endocrinology**, v. 324, p.102-109, 2010.

SOUZA C.E.A. et al. Características reprodutivas, concentração de proteínas seminais e testosteronemia de carneiros Santa Inês durante o primeiro ano de vida. In: Reunião Regional da SBBq, 6, 2000.

TENA-SEMPERE, M. Ghrelin and reproduction: ghrelin as novel regulator of the gonadotropic axis. **Vitamins Hormones Journal**. v. 77, p. 285-300, 2008.

WILLIAMS, L.M. et al. Leptin receptor and neuropeptide Y gene expression in the sheep brain. **J. Neuroendocrinology**, v. 11, n. 3, p.16516-9, 1999.

WOOD, R.I.; FOSTER, D.L. Sexual differentiation of reproductive neuroendocrine function in sheep. **Reviews of Reproduction**. v. 3, p.130-140, 1998.

Seção 10

Nutrição e Alimentação de Ovinos

Coordenador:
Américo Garcia da Silva Sobrinho

Capítulo 22

Nutrição e Alimentação de Ovinos

Américo Garcia da Silva Sobrinho[1]

Introdução

Os produtos ovinos (carne, leite, lã e pele) são aceitos cada vez mais por suas características peculiares. A carne de cordeiro vem conquistando novos consumidores no Brasil, e suas características organolépticas associadas à forma como esse produto é apresentado (cortes da carcaça e cortes cárneos), atenuam a falta de tradição no consumo dessa carne. É necessário realçar que o mercado de carne ovina não está adequadamente dimensionado e estabelecido no Brasil, embora o consumo seja crescente e os produtos estejam atingindo elevados preços no mercado.

O fato de o número de ovinos especializados na produção de lã estar em queda devido aos baixos preços pagos por essa fibra vem motivando os ovinocultores a introduzir em seus rebanhos raças especializadas na produção de carne. Em todas as regiões do Brasil a ovinocultura está em expansão, recebendo, inclusive, incentivos governamentais, no intuito de cumprir seu papel social de fixar o homem no campo. O sucesso econômico da atividade está relacionado ao manejo e à utilização de tecnologias adequadas aos diferentes sistemas regionais de produção.

A alimentação constitui o item de maior importância na exploração de ovinos, sendo responsável por 70% dos custos de produção (Susin e Mendes, 2007). O sucesso da criação depende fundamentalmente dos cuidados e da importância destinados à nutrição e alimentação dos rebanhos. A criação e a terminação de cordeiros requer especial atenção, pois nessa fase são vários os fatores que interferem no seu desenvolvimento. A alimentação das ovelhas no período de gestação, especialmente no terço final ou últimos 50 dias, tem relevante importância para a obtenção de melhores índices produtivos nas fases de cria, recria e terminação de cordeiros, normalmente abatidos antes dos 150 dias de idade.

Os ovinos apresentam diferentes exigências nutricionais ao longo de seu ciclo produtivo, que dependem da sua produção de lã, pele, leite ou carne. Ovinos produtores de peles e lã fina são os menos exigentes. Raças especializadas na produção de carne têm maiores exigências nutricionais, e as raças de dupla aptidão, produtoras de carne e lã, têm demandas intermediárias por nutrientes.

Nas formulações de rações para ovinos no Brasil, normalmente são utilizadas tabelas de exigências nutricionais desenvolvidas em outros países, onde as condições climáticas e os animais apresentam características diferentes. Embora haja algumas tentativas de estimar as exigências nutricionais de ovinos em condições nacionais (Cabral *et al.*, 2008), a grande maioria das formulações ainda se baseia nas tabelas estrangeiras que, muitas vezes, não são as mais adequadas à nossa realidade, em consequência da diversidade de genótipos, dietas e condições ambientais.

Exigências nutricionais dos ovinos

Entre os sistemas de alimentação mais comumente adotados no Brasil para formulação de dietas para ovinos, destacam-se o americano (NRC); o britânico

---
[1] Professor Livre-Docente do Departamento de Zootecnia da Universidade Estadual Paulista "Júlio de Mesquita Filho" – SP.

(AFRC); o francês (INRA) e o australiano (CSIRO [CSIRO, 2007]). Os valores das exigências nutricionais preconizados por estes sistemas diferem nos fatores de correção e eficiências de utilização adotados, em função das diferentes metodologias (Resende *et al.*, 2008; Cannas *et al.*, 2007). Um exemplo de correções para a estimativa da energia para mantença em ovinos pode ser visualizada na Tabela 22.1.

O NRC (2006) é específico para pequenos ruminantes, numa tentativa de otimizar a eficiência de formulação das dietas para essas espécies. A maioria das recomendações para ovinos desse NRC baseia-se nos modelos de Cannas *et al.* (2004), que propuseram uma modificação do CNCPS (Cornell Net Carbohydrate and Protein System) para utilização em ovinos (CNCPS-S).

Entre os sistemas de alimentação, o NRC (2006) pode ser considerado o mais moderno e completo, pois permite correções para vários fatores que afetam as exigências nutricionais dos animais, e suas equações são mais flexíveis, permitindo ajustes quanto à qualidade da dieta (Resende *et al.*, 2008). Entretanto, ainda não há recomendações específicas dos sistemas de alimentação para as diferentes raças ovinas, o que já é uma realidade para caprinos, em que o NRC (2006) os separa em grupos de acordo com sua aptidão (carne, leite e fibra).

Nas formulações de rações para ovinos, os nutrientes a serem considerados são água, energia, proteína, minerais e vitaminas. Normalmente, a água não é considerada na formulação de rações porque seu fornecimento faz parte do manejo dos animais. Entretanto, muitas vezes, o desempenho animal pode ser afetado pelo fornecimento de quantidades inadequadas de água ou, mesmo, pela disponibilidade de água imprópria ao consumo.

Individualmente, a água é o nutriente mais importante que o animal ingere. Segundo Maynard e Losly (1984), o corpo pode perder praticamente toda sua gordura e mais de 50% de sua proteína sem que haja grandes danos; entretanto, perdas de 10 a 12% de água corporal podem resultar em morte. Envolvida em várias funções no organismo animal, a água é um nutriente essencial e coadjuvante na redução da carga elétrica, via resfriamentos condutivo e evaporativo (More e Sahni, 1981).

Entre os fatores que afetam a ingestão de água, indubitavelmente, o consumo de matéria seca (MS) é o principal, e a forma mais usual de expressar a ingestão de água é relacioná-la à MS ingerida. A recomendação do Agricultural Research Council (ARC, 1980) para animais em mantença é de 3,96 kg de água/kg de MS ingerida. Para ovelhas no último mês de gestação, em temperaturas acima de 15°C, a recomendação de água é de 4,4 kg/kg de MS e para ovelhas em início de lactação, de 3,0 kg de água/kg de MS ingerida.

Entretanto, é fundamental observar que todos os nutrientes são igualmente importantes e a limitação do desempenho animal tende a ser em função do nu-

Tabela 22.1 Correções aplicadas nas estimativas de exigências de energia para mantença por diferentes sistemas de alimentação para ovinos.

Variável	CNCPS-S[1]	INRA[2]
Raça	Não	Não
Sexo	Sim	Não
Idade	Sim	Não
Atividade em pastejo	Sim	Sim
Estresse por frio	Sim	Não
Temperatura	Sim	Não
Chuva	Sim	Não
Aclimatação	Sim	Não
Comprimento de lã	Sim	Não
Reservas corporais	Não	Não
Produção	Sim	Não

Obs.: CNCPS (Cornell Net Carbohydrate and Protein System) para utilização em ovinos (CNCPS-S).
Adaptada de Resende *et al.*, 2008; Cannas *et al.*, 2007.
[1] Cannas *et al.* (2004).
[2] INRA (1988).

triente que estiver em menor quantidade em relação à sua exigência. Neste sentido, quando a energia é o principal limitante, outros nutrientes não serão eficientemente utilizados. Da mesma forma, se a proteína for o principal nutriente limitante, o suprimento de energia adicional poderá não otimizar o desempenho animal (Resende *et al.*, 2005).

As exigências em nutrientes para as diferentes funções (manutenção, crescimento, reprodução, lactação e produção de lã) costumam ser expressas quantitativamente ou em termos de concentração no alimento a ser consumido pelos animais (porcentagem, miligrama por quilo ou partes por milhão – ppm), o que permite avaliar se determinado alimento ou ração são adequados para satisfazer às necessidades produtivas de uma determinada categoria animal. As exigências de energia metabolizável, proteína metabolizável, cálcio e fósforo, em termos quantitativos, têm sido determinadas experimentalmente para as diferentes categorias ovinas.

Na formulação de dietas para ovinos, a energia é o fator mais limitante. As principais fontes de energia disponíveis no tecido para as diferentes funções são os ácidos graxos voláteis produzidos no rúmen pela fermentação microbiana, principalmente de carboidratos. Outra fonte de energia é a glicose, resultante da digestão e absorção de carboidratos não estruturais, principalmente o amido, no trato digestório inferior e da metabolização de compostos precursores de glicose. A proporção de energia proveniente da absorção de glicose no trato digestório é muito pequena em dietas cuja energia esteja na forma de fibra (carboidratos estruturais), e aumenta à medida que a porcentagem de amido na dieta aumenta. A eficiência de utilização de energia da dieta aumenta de acordo com o incremento das proporções de energias digerida e absorvida.

O mais importante no fornecimento de energia para ovinos é atender às exigências sem que haja excesso ou deficiência. O excesso de energia, além de representar prejuízo econômico, pode causar acúmulo de gordura no aparelho reprodutor, afetando negativamente o desempenho reprodutivo dos animais. A insuficiência de energia na dieta retarda o crescimento, reduz o desempenho e aumenta a suscetibilidade às doenças e parasitos.

O animal necessita de energia para manter a homeotermia, os processos vitais do corpo e atividades físicas, incluindo aquelas associadas à alimentação (Silva, 1996). Vários métodos têm sido propostos para estimar as exigências nutricionais de ovinos. Atualmente, vêm se utilizando o método fatorial e a técnica do abate comparativo, método direto de análise química dos tecidos do animal, que apresenta maior precisão na determinação das exigências nutricionais das várias frações de nutrientes (Silva Sobrinho *et al.*, 1991a, 1991b; Morand-Fehr *et al.*, 1992; Resende *et al.*, 1996; Silva, 1996).

A proteína desempenha papel fundamental no organismo animal, participando da formação e manutenção dos tecidos, contração muscular, transporte de nutrientes e formação de hormônios e enzimas. As exigências de proteína podem ser afetadas por sexo, raça, ganho de peso, estágio de desenvolvimento e composição corporal e, à medida que a idade avança, aumenta o conteúdo de gordura e diminui o de proteína no corpo e no ganho de peso (ARC, 1980; Kirton, 1986; AFRC, 1995).

O ARC (1980) citou que a produção de lã de cordeiros em fase de crescimento é proporcional ao seu ganho de peso, e que a exigência de proteína metabolizável para produção de lã é incluída na exigência para ganho de peso corporal. As células que sintetizam a lã têm uma grande exigência de aminoácidos sulfurosos, e cada tecido do animal tem diferentes exigências de aminoácidos para sintetizar sua própria proteína. A suplementação de aminoácidos sulfurados protegidos da fermentação ruminal (1 a 3 g/dia) na dieta de ovinos lanados aumentou a produção de lã (Mata *et al.*, 1995 e Mata *et al.*, 1997). Sendo assim, as exigências de proteína entre raças lanadas e deslanadas parecem ser diferentes, o que não acontece em relação às exigências de energia, segundo Solis *et al.* (1991) e Castillo *et al.* (1995).

Estudos que quantificam a produção de proteína microbiana contribuíram decisivamente para o surgimento de novos sistemas de formulação de rações. A proteína bruta (PB) e a proteína digestível ainda são muito utilizadas para os cálculos de rações para ovinos. Os novos sistemas baseiam-se na produção de proteína microbiana e no fluxo de proteína para o duodeno, separando as exigências de micro-organismos e dos tecidos, já que existe diferença no valor biológico de uma proteína se esta for degradada totalmente no rúmen ou se for digerida no intestino delgado. Owens e Bergen (1983) estimaram que 40 a 80% da proteína que chega ao intestino delgado são de origem microbiana.

Os minerais correspondem a aproximadamente 5% do corpo animal, participando de inúmeros compostos metabólicos. Suas carências ou desequilíbrios acarretam grandes prejuízos aos animais (Silva Sobrinho *et al.*, 1987). Os macrominerais constituem elementos de importância fundamental, influenciando na produtividade dos ruminantes e atuando como cofatores essenciais à utilização de outros componentes, como energia e proteína (Geraseev, 1998). Os minerais são divididos em macrominerais (Ca, P, Na, Cl, K, Mg, S) e microminerais (I, Co, Cu, Zn, Mn, Fe, Se). Embora existam diferenças na utilização dos diferentes minerais em função da fonte, no caso de ovinos esse fato não é levado muito em consideração, com exceção do calcário dolomítico. A composição dos alimentos é expressa em porcentagem para os macrominerais e em ppm (mg/kg) para os microminerais. Para ovinos, Na e Cl são fornecidos rotineiramente na forma de NaCl, enquanto Ca, P e K em função da formulação da ração. A exigência de enxofre é demandada pelos micro-organismos do rúmen e normalmente ele deve ser fornecido na proporção de 1:10 a 1:15 em relação ao nitrogênio não proteico, fornecido na forma de ureia ou similar. Em geral, os microminerais são incluídos no núcleo mineral, principalmente Co, I, Zn e Cu, devendo-se ater a este último, pois os limiares entre a exigência e a toxicidade são próximos.

Muitos fatores podem alterar as exigências de minerais para ovinos, dentre os quais raça, idade, sexo, taxa de crescimento, estágio reprodutivo e balanceamento da dieta. As exigências de minerais para ovinos, de acordo com o NRC (1985), expressas na matéria seca da dieta, podem ser visualizadas na Tabela 22.2.

No NRC (2006) as exigências de cada nutriente, incluindo os minerais, são apresentadas em equações e não em valores únicos e absolutos como no NRC (1985), sendo considerados: peso corporal, peso à maturidade, ganho de peso e consumo de MS. Além disso, cada categoria (cordeiros em crescimento, ovelhas em início ou final da gestação ou lactação) possui sua equação específica, o que reflete os avanços da pesquisa em nutrição de ovinos nas últimas décadas. Somente para exemplificar, a exigência de cálcio para cordeiros em crescimento, em g/dia, é calculada pela equação:

$$(0,623 \times CMS + 0,228) + (GPD \times 6,75 \times PM^{0,28} \times PC^{0,28}) / 0,68$$

em que:
CMS = consumo de MS
GPD = ganho de peso diário
PM = peso à maturidade
PC = peso corporal.

Em relação às vitaminas, a mais importante, no caso de ovinos confinados em nossas condições tropicais, é a vitamina A. Normalmente, as vitaminas D e E são incluídas nas formulações que fornecem vitamina A,

Tabela 22.2 Exigências de minerais para ovinos.		
Mineral	Exigência	Nível tóxico
Cálcio (%)	0,51	–
Fósforo (%)	0,27	–
Sódio (%)	0,13	–
Cloro (%)	–	–
Magnésio (%)	0,15	–
Potássio (%)	0,65	–
Enxofre (%)	0,20	–
Ferro (ppm)	40	> 500
Manganês (ppm)	30	> 1.000
Cobre (ppm)	9	> 25
Zinco (ppm)	26	> 750
Cobalto (ppm)	0,1	> 10
Iodo (ppm)	0,4	> 50
Selênio (ppm)	0,1	> 2
Molibdênio (ppm)	0,5	> 10
Flúor (ppm)	–	> 60-150

Adaptada de NRC, 1985.

tanto na forma de solução injetável, como na forma sólida para ser misturada à ração (concentrado). As vitaminas do complexo B e a vitamina K precisam fazer parte da dieta de cordeiros jovens; entretanto, à medida que o rúmen se torna funcional, os micro-organismos passam a sintetizar essas vitaminas em quantidades suficientes para atender à demanda destes animais.

Nutrição de cordeiros na fase de cria

A fase de cria corresponde ao período do nascimento ao desmame. Os cordeiros recém-nascidos possuem reservas corporais armazenadas durante o período fetal (tecido adiposo marrom), que permitem manter seu metabolismo basal por algum tempo. Por essa razão, o colostro tem como principal função a imunológica, pois nos cordeiros a transferência da imunidade não ocorre no período pré-natal. O colostro ajuda também a evitar a hipotermia, devido às suas qualidades nutritivas, atuando como laxativo e auxiliando na evacuação do mecônio.

O colostro é uma secreção produzida pelas glândulas mamárias durante a prenhez, principalmente nos últimos dias, e nas primeiras 12 a 24 h após o parto (Mellor, 1990). A transição de colostro para leite é gradual e acompanhada pela diminuição na concentração de anticorpos e sódio, e pelo aumento nas concentrações de potássio e lactose.

A transferência de anticorpos da mãe para o cordeiro via colostro é feita de forma passiva, por meio da absorção das imunoglobulinas. A imunoglobulina predominante no colostro, na maioria dos animais domésticos, é a imunoglobulina G (IgG), que constitui 65 a 90% do conteúdo total de imunoglobulinas (Alves e Cox, 1999).

A quantidade de colostro que um cordeiro ingere depende, em grande parte, da quantidade disponível e da capacidade de sucção. A disponibilidade de colostro é influenciada pela raça, nutrição da ovelha durante o terço final da prenhez e pelo número de crias nascidas, enquanto a sucção depende da relação materno-filial, dimensão das tetas e competição entre crias, em caso de nascimentos múltiplos (cordeiros provenientes de partos simples ingerem em média, 35% a mais de colostro em relação aos de parto duplo).

Segundo Mellor (1990), o total de colostro a ser ingerido nas primeiras 18 h de vida dos cordeiros varia de 180 a 210 mℓ/kg de peso corporal, quantidade suficiente para protegê-los contra infecções intestinais e evitar a hipotermia. Quando o colostro é fornecido artificialmente, é importante evitar a distensão excessiva do estômago, devendo-se fornecer no máximo, 50 mℓ/kg de peso corporal em cada refeição. A maximização da ingestão de colostro nas primeiras horas após o nascimento é fundamental, pois, com o passar do tempo, há diminuição da absorção das imunoglobulinas.

A fase de amamentação é aquela de maior ganho de peso, sendo também a de maiores exigências nutricionais dos cordeiros. Em muitos casos, o leite materno não é suficiente para garantir desempenho máximo dos cordeiros, principalmente com ocorrência de partos múltiplos.

O consumo de leite pelo cordeiro aumenta consideravelmente a partir da primeira semana de lactação, chegando ao máximo com 4 a 5 semanas após o parto. O crescimento do cordeiro nas primeiras 6 semanas de vida é determinado, principalmente, pelo consumo de leite. Após essa idade, a importância do aleitamento diminui gradativamente e outros fatores passam a ter maior influência no seu crescimento, como a competição com a ovelha pela forragem disponível e a infecção por parasitos gastrintestinais pelas ovelhas e cordeiros.

O fato de as exigências nutricionais da ovelha serem diferentes das do cordeiro e, muitas vezes, estes competirem pela mesma dieta, o fornecimento de alimentos exclusivos para os cordeiros, em comedouros privativos, resultam em melhores desempenhos dessa categoria mais exigente.

O consumo de alimento sólido pelos cordeiros lactentes é inversamente proporcional ao consumo de leite materno. Cordeiros filhos de ovelhas com grande produção de leite tendem a ingerir menores quantidades de alimentos sólidos e, no momento do desmame, estarão menos aptos a consumir tais alimentos, resultando em maior estresse.

Cordeiros lactentes ainda não dispõem de rúmen desenvolvido, portanto não conseguem obter energia da fermentação da fibra, o que sugere o uso de alimentos concentrados para essa categoria. A forma física da ração concentrada é importante e afeta o consumo voluntário, e os cordeiros em torno de 35 dias de idade preferem rações finamente moídas, e dos 35 aos 60 dias, consomem melhor as rações peletizadas.

Uma alternativa para induzir o consumo de alimento sólido pelos cordeiros lactentes é o *creep feeding* ou cocho privativo, que consiste no fornecimento de alimentação suplementar em um local onde apenas os cordeiros terão acesso. Normalmente, o acesso a essa suplementação diferenciada inicia-se a partir dos 7 dias de idade, embora o consumo de alimentos sólidos seja pouco expressivo nas primeiras 3 semanas. A formulação do concentrado para *creep feeding* deve primar por alta digestibilidade e aceitabilidade pelos cordeiros, recomendando-se farelo de soja, milho e melaço, perfazendo no mínimo 15% de PB (SID, 1986), embora atualmente, em decorrência de raças mais exigentes, seja comum o fornecimento de concentrados com 18 a 20% de PB para esta finalidade.

O desmame de animais pesados e adaptados à alimentação sólida é uma estratégia para produção de cordeiros precoces, pois o maior consumo de alimentos sólidos na fase de cria repercutirá no desempenho futuro dos mesmos, que continuarão a ganhar peso, independentemente do sistema de terminação adotado. Normalmente utiliza-se como critério o desmame de cordeiros acima de 45 dias de idade, que tenham triplicado o seu peso ao nascimento e que estejam consumindo em torno de 250 g de alimento concentrado/dia.

As vantagens do desmame precoce podem ser resumidas nos seguintes pontos:

- O processo de transformação de forragem em carne é mais econômico que a dupla conversão de forragem em leite e de leite em carne
- O desmame precoce com a colocação dos cordeiros recém-desmamados em pastos descontaminados reduzirá as infestações por parasitos
- As ovelhas produzirão 20 a 30% mais lã em relação àquelas com cordeiro
- As ovelhas poderão permanecer em pastos de qualidade mediana em decorrência das menores exigências nutricionais nesta fase, ficando os cordeiros nos melhores piquetes
- As ovelhas terão melhor condição corporal no próximo acasalamento.

Criação de ovinos em pasto

A utilização de forrageira como fonte primária de energia na dieta de ruminantes apresenta vantagens econômicas, entretanto, um dos desafios à otimização da nutrição de ovinos criados em pasto é o conhecimento da capacidade que a forragem tem de atender às exigências nutricionais de energia dos animais.

A estacionalidade da produção forrageira no Brasil é um problema para a ovinocultura devido à alternância entre períodos de alta e baixa produção de forragem. No Brasil Central, os períodos de escassez coincidem com o frio invernal, que limita a produção do pasto pela falta de umidade, não atendendo, muitas vezes, às exigências de manutenção dos ovinos. Assim, uma ovinocultura eficiente e economicamente viável está na dependência do crescimento natural das forrageiras, sendo de grande importância a reserva de alimentos para suplementação dos animais nos pe-ríodos críticos, visando minimizar os efeitos negativos da escassez de forragem sobre o desempenho animal.

O sistema de produção em pastagens é o mais viável economicamente para o desenvolvimento da ovinocultura, porém é necessária a avaliação das variáveis envolvidas, como escolha da planta forrageira, manejo do pastejo, conservação de alimentos, instalações e manejos nutricional, reprodutivo e sanitário, além do gerenciamento e estratégias de comercialização, visando maximizar a produção e a produtividade ovina.

A criação de ovinos em pasto, especialmente quando se objetiva a produção de carne, tem trazido boas perspectivas econômicas, expressas na redução dos custos com arraçoamento, mão de obra, instalações e maquinário. Ao considerarmos terras com alto valor comercial, os sistemas de terminação de cordeiros em pasto implicam em altas taxas de lotação, sugerindo a utilização de recursos alimentares alternativos, como subprodutos de culturas e resíduos agroindustriais.

Adequação do manejo ao hábito alimentar dos ovinos

O processo de pastejo envolve a procura e a colheita da forragem a ser ingerida. A procura compreende processos cognitivos e sensoriais que guiam e orientam a movimentação dos animais na pastagem (Prache e Peyraud, 1997). As atividades de colheita compreendem a apreensão da forragem pela boca por meio de movimentos de cabeça, mandíbula, língua e lábios. A forragem apreendida será, então, mastigada e deglutida.

As razões pelas quais os ovinos selecionam uma dada planta ou partes dela estão relacionadas a parâmetros morfológicos, como tamanho do corpo, capacidade do estômago, peso do animal e tamanho da boca.

O tamanho corporal está associado ao tempo e energia despendidos no pastejo seletivo; a capacidade do estômago e o peso corporal relacionam-se à escolha da forragem, enquanto o tamanho da boca com a habilidade para selecionar as partes de uma planta resulta em maior eficiência de utilização.

Os ovinos como selecionadores de dietas são menos limitados pelo tempo do que herbívoros maiores; possuem maior volume de rúmen e retículo em relação ao peso corporal, o que confere melhor aproveitamento de dietas mais fibrosas. Dispõem de hábitos alimentares diferentes dos bovinos, alguns decorrentes da anatomia ovina, como a possibilidade de pastejo rente ao solo pela grande mobilidade dos lábios superiores e menor tamanho de boca, que facilita a apreensão de partes selecionadas das forrageiras pela utilização conjunta dos lábios, dentes e língua (Silva Sobrinho, 2006). Considerando a seletividade do ovino, não é conveniente estabelecer pastos com diferentes espécies de gramíneas, pois a aceitabilidade recairá naquela com maior valor nutritivo, podendo esta ser eliminada em decorrência do superpastejo.

Frente ao comportamento seletivo dos ovinos em pastejo, ao se estabelecer uma pastagem, deve-se utilizar uma forrageira por piquete, de preferência gramíneas estoloníferas e rizomatosas, com altura e densidade adequadas para maximizar a ingestão em menor espaço de tempo. Adotando-se tal procedimento, limitações como tamanho da boca, tamanho do corpo e volume do rúmen-retículo serão minimizadas.

Fatores de regulação do consumo de forragem pelos ovinos

A ingestão de alimentos é fator determinante da disponibilidade de nutrientes para os processos fisiológicos do ovino, afetando, consequentemente, seu desempenho. O valor nutritivo depende da composição e da digestibilidade da forragem, que diminui com a maturação da planta, coincidindo com a estação seca do ano.

A regulação do consumo de forragem pelos ovinos envolve vários processos fisiológicos e sua complexidade está relacionada à capacidade dos micro-organismos ruminais em degradar a matéria orgânica ingerida, assim como a taxa de passagem do alimento no trato gastrintestinal.

O controle do consumo voluntário de forragem é a ação de fatores físicos e fisiológicos, e a demanda energética do animal define o consumo de dietas de alta densidade calórica, enquanto a capacidade física do trato gastrintestinal determina o consumo de dietas de baixas qualidade e densidade energética (Van Soest, 1994).

O hipotálamo controla os estímulos de início ou parada da ingestão de alimento em ovinos, atos reflexos do sistema nervoso central que afetam a passagem da digesta no trato gastrintestinal. A resposta do hipotálamo aos estímulos de fome ou saciedade traduz-se na liberação dos hormônios adrenalina e noradrenalina, estimuladores da produção das enzimas gastrina e colecistoquinina.

Fatores relacionados ao estágio fisiológico dos ovinos (crescimento, gestação e lactação), valor nutritivo da dieta, ambiente (temperatura, umidade e pluviosidade) e enfermidades determinam o consumo de forragem. A quantidade de MS ingerida diariamente pelo ovino define o consumo, e a qualidade da forragem determinará seu tempo de permanência no trato gastrintestinal. Assim, a taxa com que a forragem deixa o rúmen é um importante fator de regulação da ingestão diária.

Nas regiões tropicais há predominância de forrageiras do grupo C_4 que apresentam alta produção, entretanto, seu valor nutricional é inferior ao das forrageiras de clima temperado (C_3). As forrageiras tropicais normalmente apresentam altas concentrações de parede celular, que limitam o consumo por distensão do trato gastrintestinal, antes que as exigências de energia sejam atendidas.

Outro aspecto determinante da regulação do consumo está relacionado ao mecanismo pelo qual os animais respondem a dietas de baixa densidade calórica, isto é, de baixo valor nutritivo. Ao ingerirem forrageiras em estágio vegetativo avançado, os ovinos raramente consomem energia suficiente para expressar o verdadeiro potencial de produção, pois, à medida que o estágio vegetativo da planta avança, o teor proteico é reduzido e os teores de fibra aumentam. Segundo Van Soest (1994), dietas com altos teores de fibra, ao produzirem mais ácido acético, resultam em menor consumo.

O tipo de pasto e a forma de manejá-lo devem reduzir os impactos decorrentes das limitações quantitativas e qualitativas das forrageiras tropicais, sendo necessário ajustar a taxa de lotação em função da capacidade de suporte, para evitar problemas de subpastejo ou superpastejo.

Produtividade anual

Conhecendo-se as exigências nutricionais das categorias ovinas, podem-se ajustar as fases do ciclo produtivo à disponibilidade de forragem, melhorando o desempenho em cada fase. Considerando que no período pós-desmame a ovelha é mais tolerante às restrições alimentares, se os pastos não estiverem escassos, estes deverão ser destinados aos cordeiros recém-desmamados, visando minimizar o estresse do desmame.

Duas semanas antes do início e durante o encarneiramento, deve-se melhorar o nível nutricional das fêmeas colocando-as em pastos de boa qualidade, para que elas sejam fecundadas com peso adequado, aumentando a taxa de ovulação e, consequentemente, o número de partos duplos, podendo-se também realizar a tosquia estratégica pré-encarneiramento (1 mês antes da estação de monta), outra forma de *flushing* natural. Todas as categorias recém-tosquiadas tendem a aumentar o consumo de MS, em função da maior exigência de energia pelo sistema de termorregulação. Assim os animais ganharão peso, melhorando as funções fisiológicas inerentes à reprodução, oferecendo condições adequadas à gestação.

Na ovelha gestante, as exigências nutricionais são diferentes se considerarmos duas fases. Nos primeiros 100 dias de gestação, restrições severas podem provocar perdas embrionárias, e restrições amenas não causariam maiores problemas desde que o encarneiramento tenha sido realizado sob boas condições de alimentação e nutrição. Já no terço final da gestação (últimos 50 dias), época em que o tamanho do feto aumenta 70%, deficiências alimentares podem causar doenças carenciais e metabólicas, com comprometimento da produção de cordeiros (desempenho e produção de lã), resultando em mortalidade de cordeiros e menor produção de leite das ovelhas.

A produção de leite está relacionada às condições nutricionais das ovelhas nas últimas semanas de gestação. Quando a produção de leite da ovelha é insuficiente, o cordeiro inicia o pastejo precocemente, aumentando a probabilidade de infestações parasitárias.

Plantas forrageiras para ovinos

As gramíneas indicadas para ovinos têm raiz fasciculada ou em cabeleira, sendo delgadas, compridas e fortes; folhas de conformação estreita, com nervuras paralelas à borda; caules aéreos denominados de colmos, podendo, na mesma planta, haver estolões e caules subterrâneos do tipo rizoma, características que conferem resistência ao pisoteio.

Características como aceitação, valor nutritivo, produção de matéria seca (MS), capacidade de rebrotação, resistência ao pisoteio e porte de médio a baixo são as mais desejáveis para os ovinos. A aceitação da forrageira está diretamente relacionada com a sua composição, pois a despeito da visão monocromática do ovino, este tem capacidade de diferenciação visual das forrageiras mais nutritivas. Essa capacidade, aliada à aceitabilidade da forrageira, faz do ovino um animal extremamente seletivo.

Outro parâmetro importante para a seleção dos animais é a altura da forrageira. Plantas que chegam a mais de 1 m de altura são normalmente rejeitadas no pastejo, considerando que os ovinos não têm o hábito de pastejar acima da linha da cabeça. As pastagens para ovinos devem ser manejadas de maneira que permaneçam sempre baixas, porém sem que essa menor altura prejudique a oferta de forragem. Pastos excessivamente baixos apresentam deficiência de oferta, e o consumo animal ficará aquém do seu potencial. Isto faz o ovino valer-se de estratégias como aumento do número de bocados por minuto e aumento do tempo relativo de pastejo, refletindo em aumento da atividade animal, deslocando energia que seria mobilizada ao ganho de peso para suprir exigências causadas por deslocamentos verticais e horizontais.

As gramíneas mais utilizadas na formação de pastagens para ovinos no Brasil são: *Cynodon spp*. As espécies *Cynodon dactylon*, *Cynodon nlemfuensis* e *Cynodon plectostachyus* têm sido bastante utilizadas para criação ovina, por apresentar boas características produtivas e nutricionais, apesar do custo de implantação. A produção média das espécies é de 16 a 18 toneladas de MS/ha/ano, 10 a 12% de proteína bruta (PB), boa tolerância à seca e à cigarrinha das pastagens, com boa resposta à adubação. Nesse grupo, encontram-se os capins *Coast cross*, estrela africana, Tifton-85, florona e Florakirk.

Panicum maximum. Atualmente as cultivares Aruana e Massai vêm sendo utilizadas na criação ovina, produzindo 18 a 21 toneladas de MS/ha/ano, com 8 a 10% de proteína bruta. Devido ao seu porte de aproximadamente 80 cm de altura, perfilhamento rápido e grande número de gemas basais, tolera pastejo baixo, sendo exigente em fertilidade do solo.

Digitaria decumbens. Mais conhecida como capim-pangola, na década de 1970 foram selecionadas as cultivares Pangolão e Transvala, sendo esta mais recomendada pelo alto rendimento de forragem, respondendo bem à adubação nitrogenada, sendo resistente à cigarrinha das pastagens, vírus e nematoides, mostrando ser de fácil estabelecimento, principalmente em solos arenosos.

Paspalum notatum. Capim nativo da América do Sul, foi melhorado na Bahia de Pensacola, de onde vem seu nome, capim-pensacola ou Bahia grass. Apresenta resistência ao frio e à seca e tem baixa exigência, preferindo solos de fertilidade mediana. O teor de PB é de 10 a 11%, com boa aceitabilidade e digestibilidade.

Chloris gayana. Conhecido como capim-de-rhodes, é uma gramínea forrageira de ciclo perene que se adapta bem em solos argilo-arenosos e férteis. É resistente ao pisoteio e indicada para pastejo combinado de ovinos e equinos. Consorcia-se bem com calopogônio e soja perene, sendo também utilizado para confecção de feno.

Cenchrus ciliaris. Gramínea perene conhecida como capim-buffel, bastante adaptada ao clima tropical, servindo ao pastejo direto e utilizada também para confecção de feno. Tem alta resistência à seca, sendo muito utilizada no Nordeste brasileiro. Produz 25 toneladas de massa verde/ha/ano, com 9 a 10% de PB. Com boa digestibilidade e aceitabilidade, recomenda-se a retirada dos animais quando ela estiver a 20 cm do solo. Consorcia-se bem com calopogônio e estilosantes.

Avena strigosa. Conhecida como aveia forrageira ou aveia preta, é uma gramínea anual de inverno utilizada em criações ovinas mais tecnificadas do Sul do país. Apresenta folhas estreitas e compridas com elevado valor nutritivo. Produz bem em solos argilo-arenosos, úmidos e bem drenados, respondendo bem à adubação. Tem produtividade de 10 a 30 toneladas de massa verde/ha/ano, com até 15% de PB, elevada digestibilidade e aceitabilidade pelos ovinos. As aveias amarela e branca também são utilizadas no Sul do Brasil.

Lolium multiflorum. Conhecida como azevém, é uma gramínea anual que exige solos argilosos, férteis e bem drenados. É semelhante à aveia quanto à produção de forragem. O plantio se faz a lanço, sendo o mês de março a melhor época. Permite até quatro cortes, com produção média de 15 a 35 toneladas de massa verde/ha/ano, com teor de PB de 10 a 15%. É resistente à cigarrinha das pastagens e consorcia-se bem com leguminosas trevo e alfafa.

***Brachiaria* spp.** A *Brachiaria decumbens* não é indicada a ovinos, pelos problemas de fotossensibilização, associados à presença de fungos *Pithomyces chartarum*. Pela representatividade desse capim na formação dos pastos brasileiros, ele poderia ser utilizado com cuidado na alimentação ovina, sendo, algumas vezes, gradativamente substituído pela *Brachiaria humidicola*, que também pode predispor os ovinos à enfermidade da cara inchada, decorrente da formação do composto oxalato de cálcio. A *Brachiaria decumbens* mantida baixa permite a dessecação dos esporos pela incidência de raios solares e não costuma provocar fotossensibilização em ovinos, além de apresentar melhor aceitabilidade em relação à *Brachiaria brizantha*, cultivar Marandu (braquiarão).

As leguminosas forrageiras têm grande potencial de utilização na criação ovina. A simbiose destas com bactérias do gênero *Rhizobium* possibilita a fixação de até 500 kg de nitrogênio/ha/ano. A adição de leguminosas *Stylosanthes guianensis*, *Centrosema pubescens* e *Macroptilium atropurpureum* (siratro) em pastos de gramíneas, frequentemente, aumenta a produtividade.

No Brasil, as espécies alfafa (*Medicago sativa* L.), calopogônio (*Calopogonium mucunoides*), mucuna preta (*Mucuna aterrima*), cunhã (*Clitoria ternatea*), lablab (*Lablab purpureus*), feijão-de-porco (*Canavalia ensiformis*), amendoim forrageiro (*Arachis pintoi*), crotalária (*Crotalaria juncea*), leucena (*Leucaena leucocephala*) e feijão-guandu (*Cajanus cajan*) têm sido recomendadas, considerando a adaptação às condições de solo, clima e gramínea em consórcio.

As leguminosas melhoram a dieta dos ovinos, constituindo reserva de alimento na época seca, economizando adubos nitrogenados e melhorando qualidade e quantidade das gramíneas em consórcio. Deve-se atentar para a proporção da leguminosa em pastos consorciados, indicando-se 25 a 30% da MS total. Devido à dificuldade de manutenção de leguminosas herbáceas em pastos consorciados, estes podem ser utilizados como banco de proteína, constituindo alimentação alternativa para baratear os custos de produção. Os bancos de proteína são áreas às quais os animais têm acesso somente algumas horas por dia.

Manejo de pastagens com ovinos, taxa de lotação e disponibilidade de forragem

O manejo de pastagens com ovinos está relacionado com a espécie forrageira escolhida, principalmente em relação ao seu porte e hábito de crescimento. Considerando o hábito de pastejo gregário dos ovinos, a altura da forragem não deve ser manejada acima de 1 m, possibilitando a visualização uns dos outros enquanto pastejam. As espécies cespitosas requerem manejo mais complexo e, o fato de não recobrirem totalmente a superfície do solo, expõe larvas e ovos de helmintos às intempéries, podendo reduzir a contaminação dos pastos e posterior infecção dos animais. As estoloníferas (Tifton, *Coast cross*, Estrela, Pensacola, Pangola e Transvala) são de fácil manejo, porém, pelo hábito de crescimento prostrado, possibilitam microclima propício ao desenvolvimento de larvas de helmintos.

A taxa de lotação (nº animais/ha) da área é estabelecida de acordo com a capacidade de suporte (número de animais/ha na pressão ótima de pastejo). É difícil conciliar máxima lotação e máxima produção de carne por unidade de área, pois, à medida que a lotação aumenta, o desempenho individual decresce, conforme pode ser visualizado na Figura 22.1.

A oferta de forragem (kg de massa verde seca/kg de peso corporal/ha) correlaciona o peso animal à quantidade de alimento ofertado. São muitos os fatores que influenciam a disponibilidade de forragem: a massa de forragem produzida; eficiência de pastejo, determinada pela estrutura da pastagem; densidade de folhas e colmos nos diferentes estratos da vegetação; força de corte da folha; acessibilidade da folha; tamanho e taxa de bocado; tempo de pastejo e percentual de aproveitamento da forragem ofertada.

A taxa de lotação e o percentual de aproveitamento dos pastos influenciam o índice de contaminação por larvas de helmintos. O maior número de ovinos em uma determinada área diminui os locais de rejeição ao redor das fezes, onde se localizam a maioria das larvas infectantes (L_3). O pastejo rotacionado associado ao manejo da forrageira baixa contribui para reduzir a contaminação de larvas infectantes no pasto, por meio de maior tempo de descanso e insolação nos primeiros 15 cm do relvado, altura preferencial de migração das larvas.

Um dos critérios adotados para o manejo da pastagem seria permitir a entrada dos animais nos piquetes quando os dosséis apresentassem 95% de interceptação luminosa (Bueno *et al.*, 2001). Devido à dificuldade em se adotar a mensuração da interceptação luminosa como critério de manejo do pastejo em condições de campo, atualmente, utiliza-se a altura do relvado (altura do pasto), um parâmetro consistente para substituir a interceptação luminosa independentemente da época do ano, altura de resíduo e estágio fisiológico da forrageira. As alturas pré-pastejo e pós-pastejo de algumas espécies forrageiras cultivadas no Brasil, utilizadas de maneira que não comprometa o pasto e sua produção, são apresentadas na Tabela 22.3, sendo considerados os limites de amplitude no pós-pastejo para pastos adubados e não adubados, respectivamente.

Outra possibilidade é a colocação dos ovinos no pasto após a secagem do orvalho, pois as larvas infectantes tendem a migrar para partes mais baixas das plantas, com menor possibilidade de apreensão pelos animais. Contudo, essa prática tende a diminuir o tempo de pastejo diário, já que este se inicia nas primeiras horas do dia.

O pastejo rotacionado, além de melhorar o manejo sanitário, maximiza a utilização do pasto, principalmente em regiões onde o valor das terras é alto. É importante dimensionar número e tamanho dos piquetes em função do número de animais e categorias existentes na propriedade, usando-se a fórmula:

$$\text{Número de piquetes} = \frac{\text{Período de descanso}}{\text{Período de ocupação}} + \text{Número de categorias animais}$$

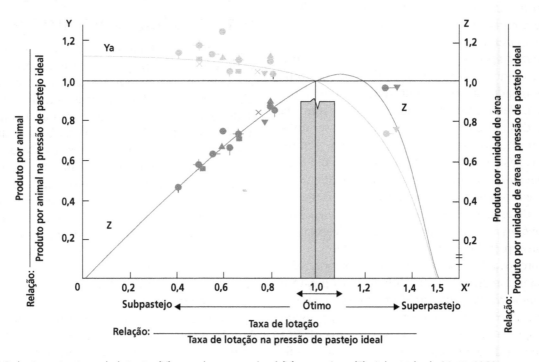

Figura 22.1 Relação entre taxa de lotação (X) e ganhos por animal (Y) e por área (Z). Adaptada de Mott, 1960.

Tabela 22.3 Alturas pré-pastejo e pós-pastejo de algumas forrageiras utilizadas no Brasil.

Forrageira (nome comum)	Altura pré--pastejo (cm)	Altura pós--pastejo (cm)
Marandu	30	15-20
Decumbens	30	15-20
Humidícola	20	10-15
Tanzânia	70	30-40
Estrela, Tifton, *Coast cross*	20	10-15

Adaptada de Aguiar e Caseta (2009).

Como exemplo, em uma área de 10 ha, com 45 dias de descanso, 7 dias de ocupação e 2 categorias animais (ovelhas e cordeiros desmamados), tem-se: 45/7 + 2 = 9 piquetes, sugerindo divisões de 1 ha, proporcionando, ainda, reserva de 10% da área para fenação.

Em áreas menores, pode-se aperfeiçoar a utilização do pasto dividindo-se os piquetes ao redor de uma área de descanso comum com comedouro para animais adultos, comedouro privativo (*creep feeding*) para cordeiros e bebedouro. Visando diminuir os custos de produção, pode-se adotar cerca eletrificada fixa ou móvel na divisão dos piquetes, que não devem exceder 1 ha nessa condição.

A disponibilidade de forragem para a produção ovina tem sido pesquisada, principalmente na Nova Zelândia e na Austrália, onde os estudos sugerem que, no momento de entrada dos animais no piquete, a disponibilidade de forragem seja de 2.000 a 2.500 kg de massa verde seca/ha e à saída destes, a massa residual de pasto fique em torno de 800 kg de massa verde seca/ha.

A ingestão de forragem por ovinos considera profundidade de pastejo, tamanho e taxa de bocados e tempo de pastejo, com diferenças relativas na resposta de apetite em estágios de maiores exigências nutricionais. Penning *et al.* (1986) observaram mais ganhos em cordeiros gêmeos e ovelhas com o aumento da disponibilidade de forragem. Com redução da altura da forrageira abaixo de 9 cm, a taxa de bocados aumentou, atingindo 90 bocados/min. Jamieson e Hodgson (1979) observaram aumentos de ingestão em cordeiros quando a oferta de forragem passou de 1.000 para 3.000 kg de matéria orgânica/ha, influenciados principalmente pelo aumento da massa de bocados.

Ao se avaliar o comportamento de pastejo de ovinos, em geral, são considerados os tempos de pastejo, ruminação, descanso e taxa de bocados. Normalmente, quando a disponibilidade de forragem diminui, o tempo de pastejo aumenta, com aumento da taxa de bocados (número/tempo) e diminuição da massa de bocados. Quando a massa de bocados é grande, o animal passa menos tempo pastejando, dedicando mais tempo a outras atividades (ruminação e descanso). Segundo Bremm *et al.* (2005), o comportamento em pastejo é bastante influenciado pela disponibilidade de folhas no pasto, uma vez que o animal deve procurar e selecionar material de melhor qualidade para atender suas exigências nutricionais.

Bianchine (1998) ao estudar o efeito da altura da pastagem de Coast cross, observou redução na ingestão de proteína bruta e na digestibilidade *in vivo* da matéria seca, quando a altura foi superior a 16 cm. A mesma gramínea com altura inferior a 13 cm, resultou em ganho de peso vivo por área 40 a 45% superior ao obtido na altura superior a 16 cm. Ao avaliarem aspectos morfofisiológicos e produtivos em *Cynodon spp.*, pastejado a 5, 10, 15 e 20 cm de altura por ovinos, Carnevalli *et al.* (1999) obtiveram melhores desempenhos dos animais com maiores alturas de pastejo, notadamente a 20 cm.

Integração de ovinos com outras espécies – pastejo misto

O pastejo misto envolve várias espécies de herbívoros (ovinos, bovinos, caprinos e equinos) pastejando sobre a mesma área. É uma prática antiga e comum ao redor do mundo, entretanto seus benefícios e implicações ainda precisam ser melhor estudados, a fim de estabelecer a relação ideal entre as espécies, objetivando otimizar a produção por animal e por área (Adami e Monteiro, 2011).

O sistema de produção envolvendo bovinos de corte e ovinos está bastante generalizado na zona de pecuária extensiva do Brasil, ocupando grandes áreas e constituindo-se em atividade importante em milhares de unidades de produção agropecuária. Normalmente, bovinos de corte e ovinos são explorados em um sistema tradicional pouco tecnificado, com baixos níveis de produtividade e altos índices de mortalidade, sendo importante para o desenvolvimento agropecuário contemplar a eficiência de tal integração.

Em sistemas em que se integram algumas espécies de ruminantes, há maior eficiência no emprego de forragens da área. É importante salientar a preferência dos bovinos e ovinos lanados por gramíneas estoloníferas e rizomatosas, dos ovinos deslanados por plantas herbáceas e dos caprinos por arbustos.

Squires (1982) trabalhando na Austrália, em pastagem com vegetação predominante de eucalipto (*Eucaliptus populnea*), com substrato de arbustos e uma camada herbácea de gramíneas e ervas de folha larga, comparou as dietas de caprinos, ovinos e bovinos. Ovinos e bovinos mostraram maior competição, enquanto caprinos e ovinos tiveram menor superposição das dietas. Esse autor concluiu que o pastejo por duas ou mais espécies herbívoras resultou em melhor distribuição da pressão de pastejo, uso de maior número de componentes da vegetação e benefício mútuo para as espécies animais integradas.

O manejo adequado melhora a utilização da área, principalmente em pastagens naturais, e a qualidade do material disponível, por meio da redução da quantidade de plantas indesejáveis. Essa prática oferece também a possibilidade de manutenção da diversidade florística da vegetação, o que melhora a sustentabilidade da produção e a produtividade (Araújo Filho e Crispim, 2002).

Quanto à ordem de entrada das espécies nos piquetes, devem-se observar as condições locais, recomendando-se privilegiar o pastejo dos ovinos quando o capim estiver rebrotado, mas sem altura excessiva, favorecendo a seleção de alimentos. Quando a forragem se encontra em altura excessiva, deve-se dar preferência à entrada dos animais maiores, para que eles rebaixem a área, favorecendo, depois, os ovinos. Nessa situação é importante lembrar que os ovinos entrarão em um pasto já pisoteado e com menor disponibilidade de alimento.

Bovinos adultos e equinos irão ingerir o capim com as larvas infectantes para os ovinos, as quais, em sua maioria, serão destruídas no seu trato gastrintestinal por encontrarem um hospedeiro inadequado para sua instalação ou um animal resistente ao parasita. Recomenda-se que os bovinos e equinos permaneçam cerca de 2 meses nos piquetes escolhidos para que estes sejam totalmente descontaminados. Após esse período, os piquetes devem permanecer sem animais até que haja recuperação da pastagem, o que varia com a época do ano, tipo de forragem e uso da irrigação. Posteriormente, essas áreas deverão ser destinadas às categorias com maior suscetibilidade à verminose, que são as ovelhas em final de gestação e início de lactação e os cordeiros desmamados.

Diversos estudos foram realizados para avaliar a eficácia do pastejo misto sobre a redução da verminose em ovinos. Fernandes *et al.* (2004) estudaram os efeitos do pastejo alternado de ovinos e bovinos e do pastejo rotacionado sobre o controle da verminose e constataram que as ovelhas submetidas ao manejo com bovinos apresentaram menor grau de infecção por nematódeos gastrintestinais e que o pastejo rotacionado de ovinos, sem bovinos, não foi eficiente no controle da verminose das ovelhas. Rocha *et al.* (2008), também avaliando sistemas de pastejo misto entre ovinos e bovinos, concluíram que não houve infecção cruzada entre ambos, sugerindo que o pastejo integrado poderia contribuir com a descontaminação do pasto.

Suplementação alimentar

Na maioria das situações, a forragem disponível nas pastagens não contém todos os nutrientes essenciais na proporção adequada, de maneira a atender integralmente às exigências dos ovinos em pastejo. Contudo, as tentativas de se corrigir o desbalanceamento de nutrientes pela manipulação da composição dos suplementos são de valor limitado, exceto em relação ao uso de minerais visando reduzir distúrbios metabólicos.

Em sistemas de produção de ruminantes em pastos, nutrientes suplementares são necessários para se obter níveis aceitáveis de desempenho, sendo um desafio predizer o impacto que esse fornecimento terá sobre os animais.

A extensão da depressão, dividida pelo peso de suplemento ingerido, é chamada taxa de substituição, sendo dependente da qualidade relativa do suplemento e da forragem (ARC, 1980; INRA, 1988). Para animais em pastejo, a predição da taxa de substituição é difícil de ser mensurada, devido à interação com a disponibilidade do pasto. Com suplementos ou forragens de alta qualidade, as taxas de substituição estão próximas de 1, entretanto, em pastagens com 50% de digestibilidade, a taxa de substituição poderá ser inferior a 0,65.

Considerando que o objetivo principal da suplementação é maximizar a utilização da forragem disponível, deve-se ter em mente que o suplemento não deve fornecer nutrientes além das exigências dos animais. O uso de suplementos apresenta efeito associativo em relação à forragem disponível, acarretando mudanças na digestibilidade e/ou no consumo do volumoso da dieta, podendo-se observar efeitos substitutivo, aditivo e combinado. O efeito substitutivo refere-se à manutenção do nível de ingestão total de energia digestível, pela ingestão constante de suplemento, mas com decréscimo no consumo de forragem proveniente do pasto. No efeito aditivo, tem-se aumento no consumo total de energia digestível, sem decréscimo na ingestão da forragem proveniente do pasto. No efeito combinado, observa-se elevação no consumo de energia digestível do suplemento e também decréscimo no consumo de forragem.

Quando um suplemento é fornecido, o consumo de forragem dos ovinos mantidos em pasto pode permanecer inalterado, aumentar ou diminuir, dependendo da quantidade e da qualidade da forragem disponível. Em condições práticas, há poucas situações nas quais o fornecimento de concentrados ou de forragens conservadas atua como verdadeiros suplementos, ou seja, são consumidos sem acarretar diminuição no consumo de forragem disponível. A resposta na produção de animais em pastejo ao uso de suplementos é influenciada pela disponibilidade e qualidade do pasto e características do suplemento, como forma de fornecimento e potencial de produção dos ovinos.

Em pastagens com baixa disponibilidade de forragem, a suplementação energética poderá resultar em maior resposta animal, particularmente se o volumoso suplementar for rico em fibra de alta digestibilidade. Todavia, se houver forragem em quantidade, somente ocorrerá resposta animal à forragem disponível se for de baixo valor nutritivo, uma vez que se observa alto nível de substituição.

Embora o efeito substitutivo seja necessário quando há baixa oferta de forragem proveniente do pasto, é necessário considerar a qualidade da forragem conservada, uma vez que esta terá que suprir a demanda de nutrientes dos animais, mantendo os níveis de produção registrados durante o período de intenso crescimento das plantas. Portanto, produção e conservação de forragem de alto valor nutritivo são de extrema importância para garantir a continuidade da oferta de forragem durante o período de escassez de pasto, permitindo aos animais condições para expressarem seu potencial genético.

Os ovinos deverão ser suplementados com minerais, pois se compararmos seu consumo via forragem, alguns não atenderão as exigências nutricionais dos animais. Os teores de minerais nas forrageiras variam com a espécie forrageira, estágio de maturação, época do ano, tipo do solo e adubação.

A deficiência de cálcio e fósforo não constitui problema na alimentação de ovinos, principalmente em pasto, devido à habilidade desses animais em selecionar o alimento. A maioria das forrageiras tem maior concentração de cálcio do que de fósforo; o cálcio encontra-se em maior concentração nas folhas, enquanto o fósforo, nas sementes e gemas apicais de crescimento.

Por esses aspectos, as deficiências de fósforo se manifestam com maior frequência em condições de exploração extensiva, em que as forragens constituem a base de alimentação, principalmente em épocas secas; enquanto as de cálcio são mais observadas em animais criados em confinamento. Na fase de maturação das forrageiras, os teores de fósforo diminuem substancialmente, enquanto a concentração de cálcio não cai na mesma intensidade. Com isso, a preferência dos ovinos por pastos baixos e tenros e sua capacidade de selecionar partes ricas em fósforo e cálcio minimizam os problemas de carência desses elementos, o que não ocorre com bovinos, que são mais suscetíveis devido ao hábito de ingerir pastos mais altos e maduros, além de serem menos seletivos.

O fato de as deficiências em fósforo serem menos frequentes nos ovinos que nos bovinos pode, em parte, ser explicado pelas diferenças no consumo de alimento entre ambos, sendo a ingestão de MS por unidade de peso corporal maior nos primeiros. Assim, suas exigências de fósforo podem ser atendidas na suplementação por dietas com menores teores em relação aos de bovinos.

Em relação aos teores de proteína e energia, pastos com alta disponibilidade e valor nutritivo podem atender às exigências de mantença e gestação. Dependendo das condições das pastagens, pode-se fornecer suplementos às ovelhas no pré e pós-parto, no intuito de evitar doenças carenciais e metabólicas, principalmente a toxemia da prenhez em ovelhas gestando mais de um cordeiro.

Deve-se ressaltar a importância da reserva de alimentos volumosos na forma de feno, silagem, capineiras, cana-de-açúcar e resíduos agroindustriais, visando equilibrar a demanda por forragem ao longo do ano. Na Tabela 22.4, podem ser visualizadas as exigências nutricionais diárias de ovelhas em diferentes fases de produção, preconizadas pelo NRC (2006).

Criação de ovinos em confinamento

A terminação de cordeiros em confinamento reduz o tempo para os animais atingirem o peso de abate, otimizando a eficiência alimentar e minimizando os problemas sanitários. O sistema se justifica em áreas

Tabela 22.4 Exigências nutricionais de ovelhas.

Peso corporal (kg)	Ganho de peso (g/dia)	CMS/animal/dia kg	CMS/animal/dia %PV	NDT (kg/dia)	EM (Mcal/dia)	PM (g/dia)	Ca (g/dia)	P (g/dia)
Mantença								
40	0	0,77	1,93	0,41	1,48	40	1,8	1,3
50	0	0,91	1,83	0,49	1,75	47	2,0	1,5
60	0	1,05	1,75	0,56	2,01	53	2,2	1,8
70	0	1,18	1,68	0,62	2,25	60	2,4	2,0
80	0	1,30	1,63	0,69	2,49	66	2,6	2,2
Flushing								
40	20	0,85	2,13	0,45	1,63	46	2,1	1,5
50	23	1,01	2,01	0,53	1,92	55	2,4	1,8
60	26	1,15	1,92	0,61	2,21	62	2,6	2,1
70	29	1,30	1,85	0,69	2,48	70	2,9	2,4
80	32	1,43	1,79	0,76	2,74	77	3,1	2,7
Início da gestação com um cordeiro								
40	18	0,99	2,47	0,52	1,89	55	3,4	2,4
50	21	1,16	2,32	0,61	2,21	64	3,8	2,8
60	24	1,31	2,19	0,70	2,51	73	4,2	3,2
70	27	1,46	2,09	0,78	2,8	81	4,5	3,5
80	30	1,61	2,01	0,85	3,08	89	4,9	3,9
Início da gestação com dois cordeiros								
40	30	1,15	2,87	0,61	2,20	67	4,8	3,2
50	35	1,31	2,62	0,70	2,51	76	5,4	3,7
60	40	1,51	2,52	0,80	2,89	87	5,9	4,2
70	45	1,69	2,41	0,89	3,22	97	6,5	4,6
80	50	1,84	2,30	0,98	3,52	105	7,0	5,1
Final da gestação com um cordeiro								
40	71	1,00	2,49	0,66	2,38	68	4,3	2,6
50	84	1,45	2,89	0,77	2,76	85	5,1	3,5
60	97	1,63	2,71	0,86	3,11	95	5,7	4,0
70	100	1,80	2,58	0,96	3,45	105	6,1	4,4
80	109	1,98	2,47	1,05	3,78	114	6,6	4,8
Final da gestação com dois cordeiros								
40	119	1,06	2,66	0,85	3,05	86	6,3	3,4
50	141	1,47	2,93	0,97	3,50	104	7,3	4,3
60	161	1,65	2,75	1,09	3,94	116	8,1	4,8
70	181	1,83	2,61	1,21	4,37	129	8,8	5,3
80	200	1,99	2,48	1,32	4,75	139	9,4	5,8
Início da lactação com um cordeiro								
40	-14	1,09	2,73	0,72	2,61	105	4,1	3,4
50	-16	1,26	2,51	0,83	3,00	119	4,6	3,9
60	-17	1,77	2,96	0,94	3,39	141	5,4	5,0
70	-19	1,96	2,80	1,04	3,75	154	5,9	5,5
80	-20	2,13	2,67	1,13	4,08	167	6,3	5,9
Início da lactação com dois cordeiros								
40	-24	1,40	3,51	0,93	3,35	150	6,0	5,0
50	-26	1,61	3,22	1,07	3,85	170	6,7	5,7
60	-29	1,80	3,01	120	4,31	189	7,3	6,3
70	-31	1,98	2,83	1,31	4,73	205	7,9	6,9
80	-33	2,15	2,69	1,43	5,15	222	8,5	7,4

CMS = consumo de matéria seca; EM = energia metabolizável; NDT = nutrientes digestíveis totais; PM = proteína metabolizável; PV = peso vivo. Adaptada de NRC, 2006.

de terras valorizadas como na região Sudeste do Brasil, considerando a disponibilidade de alimento, mão de obra qualificada na propriedade e mercado absorvedor de produtos diferenciados. Nesse sistema, busca-se elevados ganhos de peso, de preferência em torno de 300 g/animal/dia, possibilitando a produção de cordeiros precoces com menor quantidade de gordura na carcaça, atendendo às atuais exigências do mercado consumidor.

Os ovinocultores brasileiros têm utilizado animais com alto potencial genético para ganho de peso, baixa conversão alimentar e adequada deposição de gordura na carcaça, visando recuperar os custos adicionais com instalação e alimentação do confinamento. Na região Sudeste, as raças Ile de France e Suffolk vêm sendo substituídas pelas deslanadas, com predominância da Santa Inês, utilizada como linhagem materna para produção de cordeiros precoces para abate em cruzamentos com carneiros especializados para carne, como o Dorset e o Dorper (Santos *et al.*, 2003). A prática de cruzamento industrial também melhora os índices zootécnicos dos cordeiros, por meio da heterose, definida como a superioridade dos filhos em relação à média dos pais.

O conhecimento da faixa etária em que ocorre maior taxa de crescimento tem permitido a programação do sistema de terminação de cordeiros, para que o abate ocorra em uma fase em que a eficiência de conversão inicie seu decréscimo. A maior taxa de crescimento é de 1 a 5 meses de idade, sendo preconizado na região Sudeste do Brasil, o abate de cordeiros com 28 a 32 kg de peso corporal (Bueno *et al.*, 2000; Siqueira, 1990). Entretanto, alguns abatedouros e frigoríficos estão preferindo abater animais entre 35 e 40 kg, por proporcionar maior peso e rendimento de cortes, principalmente quando estes são destinados a casas de carne e churrascarias.

Além do peso do animal, as características de carcaça influenciam no retorno econômico do sistema intensivo. Historicamente, os preços de cordeiros estão em função do peso corporal, mas há uma grande preocupação com a produção quantitativa e qualitativa. O confinamento tem disponibilizado ao mercado cordeiros precoces para abate no período de entressafra.

Experimentos têm mostrado que a terminação de cordeiros em confinamento para a produção de carne pode ser economicamente viável, com maior retorno econômico em relação aos cordeiros terminados em pasto, que normalmente apresentam maior mortalidade e riscos de infestação por verminose.

É importante adaptar o sistema de cria tradicional, proporcionando uma preparação do cordeiro aos alimentos que ele irá receber no confinamento. Dessa maneira, pode haver três maneiras de cria: suplementação das ovelhas com volumoso, com ou sem concentrado; suplementação dos cordeiros em comedouros seletivos e suplementação de ambas as categorias.

O desmame de cordeiros e a entrada no confinamento deve ser próximo aos 45 dias de idade, entretanto, o melhor critério de entrada ainda é o peso corporal, devendo estar próximo dos 15 kg. Cordeiros mais pesados ao nascer têm maior capacidade de ganho de peso e melhor conversão alimentar que os mais leves, não havendo grandes diferenças entre machos e fêmeas, pois ao serem abatidos antes da puberdade, há menor influência da testosterona sobre os animais e a carne não terá sabor característico de macho não castrado.

Os modernos sistemas de produção de cordeiros devem enfatizar os aspectos econômicos e qualitativos da carne, sendo importante salientar que nos sistemas de confinamento os custos com alimentação são maiores. Para que a prática de confinamento seja a mais rentável possível, surge o interesse pelo estudo dos resíduos e subprodutos da indústria alimentícia, os quais, quando economicamente viáveis, substituem os ingredientes tradicionais, geralmente mais onerosos.

Basicamente, as formulações que eram constituídas de milho e soja na última década, passaram a ser substituídas por outros ingredientes obtidos na agroindústria a preços atrativos, possibilitando que a pecuária e demais culturas se tornassem mais rentáveis. O desafio era saber se essas alternativas, além da aparente qualidade bromatológica, atendiam aos princípios nutricionais, possibilitando a formulação de dietas balanceadas.

Hoje se sabe que muitas dessas alternativas apresentam elevado potencial, podendo substituir parcial ou totalmente o milho e a soja das formulações. Objetiva-se assim, reduzir os custos das rações e, consequentemente, do produto final, já que a alimentação representa de 60 a 90% dos custos de produção, dependendo do tipo de exploração.

A utilização de resíduos de culturas vegetais e animais na alimentação de cordeiros em terminação tem sido uma opção atrativa. Tal prática, além de maximizar os lucros, vem contribuindo na redução do impacto ambiental. As opções de subprodutos são numerosas na região Sudeste, das quais se destacam resíduos de panificação, subprodutos da industrialização do palmito, subprodutos da atividade pesqueira, como descarte da comercialização e do processamento, casca de café e polpa cítrica, os quais têm proporcionado resultados satisfatórios em cordeiros em confinamento (Garcia, 1998; Garcia et al., 2000; Rombola et al., 2003).

Existem muitas alternativas de alimentos volumosos e de concentrados de uso menos expressivo que apresentam potencial para utilização em alimentação de ovinos, como os resíduos agroindustriais, os quais variam em quantidade e qualidade conforme a região do país. A decisão de usar esses alimentos deve estar pautada, principalmente, em estudos técnico-científicos, na disponibilidade do alimento durante o ano, na relação custo-benefício, nos riscos que podem apresentar para a saúde dos animais e do homem e no atendimento das exigências nutricionais dos animais, de acordo com o seu potencial genético. Siqueira (2000) ressaltou que alimentos de baixo custo, em geral por apresentarem baixa qualidade, podem inviabilizar economicamente o confinamento, não propiciando o desempenho desejado aos cordeiros.

Alimentos funcionais para ovinos

Os alimentos funcionais e os nutracêuticos comumente têm sido considerados sinônimos, no entanto, os alimentos funcionais devem estar na forma de alimento comum, ser consumidos como parte da dieta e produzir benefícios específicos à saúde, como a redução do risco de doenças e a manutenção do bem-estar físico e mental. Os nutracêuticos são alimentos ou parte dos alimentos que apresentam benefícios à saúde, incluindo a prevenção e/ou tratamento de doenças (Moraes e Colla, 2006), podendo ser classificados como fibras dietéticas, ácidos graxos poli-insaturados, proteínas, peptídios, aminoácidos ou cetoácidos, minerais, vitaminas antioxidantes e outros antioxidantes (glutationa e selênio) (Andlauer e Fürst, 2002). Dentre os alimentos funcionais empregados na alimentação ovina, destacam-se a própolis, plantas com taninos condensados, o neem e o alho.

Própolis

Própolis é uma mistura complexa, formada de material resinoso e balsâmico a partir de ramos, flores, pólen, brotos e exsudados de árvores coletados por abelhas, além da adição de secreções salivares na colmeia (Ghisalberti, 1979; Marcucci, 1995). De acordo com Park et al. (1998), é uma resina de coloração e consistência variada e seus efeitos terapêuticos têm sido atribuídos aos diversos compostos fenólicos que a compõem.

A própolis tem ações antimicrobiana, antifúngica, antiprotozoária, antioxidante, antiviral, bactericida, anti-inflamatória, hepatoprotetora, cicatrizante e anestésica (Marcucci, 1995; Burdock, 1998), sendo empregada no combate de verminoses e como potencial melhoradora da fermentação ruminal. Principal et al. (2002) avaliaram a eficácia de própolis em diferentes doses orais no controle de helmintose de ovelhas naturalmente infectadas e observaram redução de ovos de estrongilídeos nas ovelhas que recebiam as maiores doses.

Loureiro et al. (2007) avaliaram a eficácia do extrato de própolis no controle da verminose em cordeiros naturalmente infectados recebendo concentrado com adição de 0, 15 e 30 mg de extrato de própolis a 11%/kg de peso corporal. Esses autores observaram que a adição de 30 mg de extrato de própolis foi mais eficaz em reduzir o número de ovos tipo *Strongylida* por grama de fezes (3,06), do que o tratamento com 15 mg de própolis (3,09) e o controle (3,53), demonstrando o possível efeito da própolis em reduzir a ovoposição dos endoparasitos.

Broudiscou et al. (2000) testaram o efeito de 13 extratos secos de plantas com alto teor de flavonoides e própolis sobre a fermentação e metanogênese em cultura contínua de microrganismos ruminais e observaram que ela aumentou a produção de propionato em 10,3% e diminuiu a população de protozoários. Stradiotti Jr. et al. (2004) estudaram a ação da própolis sobre a desaminação de aminoácidos e a fermentação ruminal, e observaram que a própolis foi eficiente em inibir a atividade de desaminação pelos microrganismos ruminais, embora não tenha alterado a proporcionalidade entre os ácidos graxos voláteis.

Plantas com taninos condensados

Os taninos condensados consistem em unidades de flavonoides com diferentes graus de condensação e associações com seus precursores, denominados de flavan-3-ols e flavan-3-4-diols (Pizzi, 1993). Os taninos vegetais são substâncias que se associam e combinam com proteínas e certos poliois, e as forrageiras com alto teor de taninos condensados, quando fornecidas a ruminantes, melhoram a digestão proteica e a absorção dos aminoácidos.

De acordo com Hemingway (1989), os taninos nas plantas podem ser hidrolisáveis, em que os compostos fenólicos baseiam-se no ácido gálico, ou condensados, que se baseiam nos poliflavonoides. Os taninos hidrolisáveis seriam responsáveis pela defesa das plantas contra herbívoros e os condensados assegurariam a defesa contra microrganismos patogênicos (Zucker, 1983). Quanto à ação dos taninos hidrolisáveis sobre os herbívoros, Metche (1980) relatou que esses compostos estariam relacionados com o processo digestivo, em decorrência da complexação dos taninos com certas proteínas ligadas à produção de enzimas digestivas.

Athanasiadou et al. (2001) analisaram o efeito dos taninos condensados sobre diferentes nematódeos gastrintestinais de ovinos, alimentados com 4%, 8% e 16% de extrato de quebracho (*Schinopsis brasiliensis*), e relataram que a contagem de *Trichostrongylus colubriformis* nos ovinos que receberam 16% do extrato foi menor comparado com outras dietas.

Neem

O *neem* (*Azadirachta indica*) é uma planta pertencente à família Meliaceae, originária do sul da Ásia, mais precisamente da Índia e Birmânia. O *neem* tem substâncias chamadas limonoides, pertencentes à classe dos triterpenos e apresentam várias funções nas plantas, principalmente aquelas relacionadas com a proteção contra insetos e patógenos. Dentre os limonoides, a azadiractina é o composto inseticida de maior quantidade encontrado em sementes (Mulla e Tianyun, 1999) e em folhas. Essa substância repele ou reduz a ingestão de alimentos de várias espécies de insetos prejudiciais às lavouras bem como de alguns nematódeos.

Conrick (1994) relatou várias propriedades antissépticas de extratos do *neem*, dentre elas, a atividade sobre *Staphylococcus aureus*, *Entamoeba coli* e *Staphylococcus pyogenes*. Pessoa et al. (2002) testaram a atividade ovicida de azadiractina sobre ovos de *Haemonchus contortus*, demonstrando que na concentração de 1%, 68% dos ovos não eclodiram. Valente (2002), ao avaliar a atividade do *neem* sobre larvas de diferentes nematódeos gastrintestinais, observou que nas concentrações de 6.000, 8.000 e 10.000 ppm houve morte de todas a larvas no 14º dia de tratamento.

Alho

O alho (*Allium sativum*) tem sido utilizado por milhares de anos na culinária e na medicina humana é reconhecido como estimulante do apetite, anti-hipertensivo, antiaterosclerótico e antimicrobiano. A ação do alho também tem sido descrita como imunoestimulante, anticancerígena, hepatoprotetora, antioxidante, antiviral, antifúngica e antiparasitária (Amagase et al., 2001; Kasuga et al., 2001), e ainda como estimulante do fluxo das enzimas digestivas, eliminando toxinas pela pele. A alicina, principal componente do alho, é um líquido de coloração amarelada, que aparece quando o alho é mastigado ou cortado, rompendo-se as células do bulbo, sendo responsável pelo seu odor característico.

Na alimentação animal, o alho tem sido utilizado como estimulante do crescimento em ovinos (Horton et al., 1991) e como opção no controle da mosca dos chifres, carrapatos, bernes e parasitos gastrintestinais (Weber et al., 1992; Rabinkov et al., 1998).

Bianchin e Catto (2004), ao avaliarem a eficiência do alho desidratado, adicionado à mistura mineral (2%), no controle de carrapato, mosca-dos-chifres e nematódeos gastrintestinais em bovinos, observaram redução de 47,3% no número de ovos por grama de fezes do grupo tratado, em relação ao controle. Em caprinos, Batatinha et al. (2004) não constataram efeito do suco de alho no controle de nematódeos gastrintestinais nesta espécie.

Magalhães et al. (2008), ao estudarem a eficiência do alho no controle da pediculose caprina, registraram melhores resultados nos animais que receberam 2,5% e 5% de alho em pó, com menor consumo na maior concentração de alho, afetando a eficiência do fitoterápico.

Intoxicações e doenças metabólicas em ovinos

Intoxicação cúprica

Os ovinos são os mais predispostos, entre todas as espécies domésticas, a apresentar intoxicação cúprica, o que está relacionado com a menor capacidade de excreção do cobre pelo fígado desses animais.

A intoxicação cúprica está intimamente relacionada com a ingestão de altos níveis dietéticos de cobre, que podem ou não estar associados a deficiências de molibdênio e enxofre, elementos estes que antagonizam a disponibilidade do cobre para ruminantes. As intoxicações podem ocorrer de forma súbita ou superaguda, quando um animal pode ingerir uma única vez, grandes quantidades de cobre (acima de 500 ppm). Tal situação pode surgir, por exemplo, com a ingestão de água de pedilúvio, com solução de sulfato de cobre. Porém, a maioria dos casos clínicos é caracterizada como intoxicação cumulativa, oriunda da ingestão de níveis dietéticos não tão altos de cobre (mais de 12 ppm), e que se acumulam no organismo dos ovinos no decorrer de algumas semanas ou anos. Casos de intoxicação crônica ocorrem quando minerais e rações formuladas para bovinos são utilizados para alimentação de ovinos, ou em outras situações, como ingestão de alimentos contaminados com fungicidas à base de cobre; ingestão de água proveniente de canos ou reservatórios feitos de cobre e pastos adubados com esterco de suínos. Porém, a principal fonte de intoxicação é a ingestão prolongada de concentrados ricos em cobre e pobres em molibdênio (Ortolani, 1996).

Deve-se ressaltar que, embora os ovinos sejam mais suscetíveis à intoxicação por cobre, esse mineral não deve ser retirado completamente da dieta, pois pode levar à manifestação de deficiência. Em ovinos de raças suscetíveis e em animais confinados, que recebem concentrado por longo período de tempo, recomenda-se que os níveis de cobre dietéticos não ultrapassem 10 ppm; que a relação volumoso:concentrado não diminua de 60:40, e que os suplementos minerais não contenham mais que 800 ppm de cobre.

Como fatores predisponentes à intoxicação por cobre destaca-se a raça, idade e sexo. Dentre as raças mais suscetíveis, pode-se citar a Suffolk e a Texel. Ovinos mais jovens podem ser até quatro vezes mais predispostos à intoxicação que animais adultos, e quanto ao sexo, registra-se maior incidência de intoxicação por cobre em fêmeas do que em machos.

Urolitíase

É um distúrbio nutricional causado pela excessiva ingestão de fósforo, devido à alta ingestão de concentrados e baixa de volumoso, que reduz a relação cálcio/fósforo da dieta, provocando maior excreção de fósforo pela urina e consequente formação de cálculos (cristais de fósforo), que podem ficar retidos no trato geniturinário, devido à anatomia da uretra dos ovinos.

Vários fatores predisponentes contribuem para que ocorra urolitíase em ovinos. O primeiro deles está ligado ao sexo, ocorrendo quase que exclusivamente em machos, a partir do segundo mês de vida. Essa predisposição sexual está ligada a fatores anatômicos inerentes, que facilitam o aprisionamento de cálculos no trato geniturinário dos machos. Esses cálculos podem se posicionar em dois pontos do trato geniturinário: no apêndice vermiforme (na extremidade da glande) e na flexura sigmoide (S peniano). A castração dos machos também facilita o aparecimento de cálculos, já que haverá diminuição do diâmetro da luz uretral.

O manejo nutricional é o fator mais importante a ser considerado. Dietas que promovam diminuição na produção ou secreção de saliva predispõem o surgimento de cálculos. Isto ocorre quando o fornecimento da forragem é menor em relação ao concentrado, há restrição de água, consumo de forragens peletizadas ou finamente moídas.

O fator determinante mais significativo é a quantidade de fósforo dietético oferecido e disponível em relação à ingestão de outros minerais, como cálcio, sódio, cloro, entre outros. Dietas ricas em fósforo e pobres em cálcio podem provocar a formação de urólitos em ovinos. Isto acontece quando são oferecidas altas quantidades de grãos na dieta e/ou quando há acesso a concentrados minerais ricos em fósforo, em especial quando se oferecem a ovinos sais minerais indicados para bovinos. A urolitíase pode surgir quando a quantidade de fósforo é superior a 0,5% da matéria seca (cerca de 3 g/dia para cordeiros e 5 a 7 g/dia para carneiros) ou se a relação Ca:P é baixa, inferior ou igual a 1:1.

O macho com urolitíase mostra-se inquieto, reduzindo gradativamente seu apetite até chegar a anorexia. O animal apresenta dificuldade à micção, eliminando a urina em pequenas quantidades, quase que continuamente. Constantemente, a síndrome cólica advém e existe intensa manifestação de dor abdominal. Se o animal não for tratado com rapidez, o quadro pode complicar, por exemplo, por meio da ruptura da bexiga ou mesmo de uma síndrome urêmica, levando o animal à morte.

Existem quatro recomendações indicadas para evitar a urolitíase: controlar o fornecimento de fósforo; aumentar a produção de saliva; acidificar adequadamente a urina e aumentar o volume desta.

A produção de saliva pode ser aumentada com o oferecimento de volumoso à vontade e com a redução da ração concentrada. Vários são os sais adicionados à ração já testados para acidificar a urina, sendo os mais efetivos o cloreto de amônio e o cloreto de cálcio.

Toxemia da prenhez

É uma doença metabólica que acomete ovelhas no terço final de gestação, normalmente com dois ou três fetos, causada por nutrição inadequada durante o período gestacional, provocando hipoglicemia, acetonemia, acidose sistêmica e manifestada clinicamente por anorexia, depressão nervosa e prostração, levando na maioria das vezes os animais à morte.

Vários são os fatores predisponentes para a ocorrência da toxemia da prenhez. Em relação ao aumento do consumo de glicose, destaca-se a presença de dois ou mais fetos; ovelhas de primeira gestação, que normalmente têm maiores exigências de mantença e maior demanda de energia; e ovelhas gestantes com hipertermia, nas quais há aumento do consumo de glicose pelo sistema nervoso central. As condições que interferem direta ou indiretamente na menor produção de glicose pela fêmea também são considerados fatores predisponentes, como insuficiência hepática; deficiência de cobalto, que diminui a produção de ácido propiônico no rúmen; falta de exercício e estabulação permanente ou outros fatores que interfiram negativamente no apetite do animal.

Basicamente, a toxemia da prenhez pode ser provocada por duas condições determinantes relacionadas com as condições nutricionais e orgânicas da gestante. O tipo I é caracterizado pelo estado de subalimentação durante o período gestacional, associado à presença de fetos múltiplos. Experimentalmente, esse quadro pode ser provocado pela diminuição de cerca de 50% da energia dietética fornecida a ovelhas gestantes, quantidade esta suficiente para a mantença de fêmeas não prenhes. Ovelhas prenhes recebendo dietas ricas em alimentos com baixa qualidade ou digestibilidade (palhadas, capins maduros, fenos de má qualidade) por longos períodos, também podem apresentar o quadro. Várias doenças intercorrentes, tais como *foot rot*, linfadenite caseosa, ectima contagioso, pneumonia, perda de dentes e principalmente, verminoses gastrintestinais, que afetam a ingestão de alimentos ou a utilização destes, também podem desencadear o quadro.

O tipo II está relacionado com a superalimentação, especialmente nos dois terços iniciais da gestação, quando muitas vezes os animais recebem alimentação à vontade ou mal balanceada, e ricas em grãos e farelos. Até mesmo rações comerciais balanceadas, oferecidas em quantidades elevadas, podem causar a toxemia, quando estas chegam a valores superiores a 30% de NDT. Uma das principais medidas de prevenção é a suplementação alimentar, principalmente energética, das fêmeas gestantes no decorrer do período de prenhez.

Considerações finais

Vários desafios devem ser suplantados para a organização da cadeia produtiva da ovinocultura, possibilitando ao setor atender a um mercado consumidor cada vez mais exigente. Dentre esses desafios está a alimentação e nutrição adequadas das diferentes categorias, pelo fornecimento de alimentos que atendam às suas exigências nutricionais, com retorno econômico aos ovinocultores.

Os sistemas de criação de ovinos, desde o mais extensivo até o mais intensivo, têm como característica a variabilidade na disponibilidade e qualidade dos recursos alimentares nas diferentes regiões do planeta. Considerando o fato de o ovino ser um pequeno ruminante, as forrageiras assumem grande importância na suplementação alimentar, haja vista a economicidade dessa fonte de nutrientes fibrosos, passíveis de serem transformados em produtos de alto valor biológico: carne, leite e lã. Alimentos concentrados, funcionais e nutracêuticos, dada a estacionalidade da produção forrageira ao longo do ano, contribuirão como coadjuvantes ou atores principais para manter o aporte de nutrientes aos ovinos nas diferentes fases do ciclo de produção, repercutindo na produtividade dos rebanhos e estimulando o crescimento da atividade.

Referências bibliográficas

ADAMI, P.F.; MONTEIRO, A.L.G. **Pastejo misto entre ovinos, bovinos e caprinos: vantagens e limitações.** www.farmpoint.com.br. [acesso em 10/01/2011].

AFRC – AGRICULTURAL AND FOOD RESEARCH COUNCIL. **Energy and protein requirements of ruminants.** Washington: CAB International, 1995. 159p.

AGUIAR, A.P.A.; CASETA, M.C. **O manejo do pastejo.** Uberaba, 2009. (Apostila).

ALVES, F.S.F.; COX, M. Colostro caprino e sua importância imunológica e nutritiva. **Ciência Veterinária nos Trópicos.** v. 2, n. 2, p.131-135, 1999.

AMAGASE, H. et al. Intake of garlic and its bioactive components. **Journal of Nutrition**, v.131, p.955-62S, 2001.

ANDLAUER, W.; FÜRST, P. Nutraceuticals: A piece of history, present status and outlook. **Food Research International**. v. 35, p. 171-176, 2002.

ARAÚJO FILHO, J.A.; CRISPIM, S.M.A. Pastoreio combinado de bovinos, caprinos e ovinos em áreas de caatinga no nordeste do Brasil. In: Conferência Virtual Global Sobre Produção Orgânica de Bovinos de Corte, I, 2002. **Anais...,** Corumbá: Embrapa Pantanal, 2002.

ARC – AGRICULTURAL RESEARCH COUNCIL. **The nutrient requirements of farm livestock.** Farnham Royal: Commonwealth Agricultural Bureaux, 1980. 351p.

ATHANASIADOU, S. et al. Direct anthelmintic effect of condensed tannins towards different gastrointestinal nematodes of sheep: in vitro and in vivo studies. **Veterinary Parasitology.** v. 99, p. 205-219, 2001.

BATATINHA, M.J.M. et al. Effects of garlic juice (*Allium sativum* Linn.) on gastrintestinal nematodes of goats. **Ciência Rural.** v. 34, n. 4, p. 1265-1266, 2004.

BIANCHIN, I.; CATTO, J.B. Alho desidratado (*Allium sativum* L.) no controle de nematódeos gastrintestinais em bovinos naturalmente infectados. **Ciência Rural.** v. 34, n. 4, p. 1267-1270, 2004.

BIANCHINE, D. **Efeito de quatro alturas de manejo sobre as características quantitativas e qualitativas de pastagem de coast-cross e no desempenho de cordeiros em terminação.** 1998. 78f. Tese (Doutorado em Zootecnia) – Faculdade de Ciências Agrárias e Veterinárias, Universidade Estadual Paulista. Jaboticabal, 1998.

BREMM, C. et al. Efeito de níveis de suplementação sobre o comportamento ingestivo de bezerras em pastagem de aveia (*Avena strigosa* Schreb.) e Azevém (*Lolium multiflorum* Lam.). **Revista Brasileira de Zootecnia.** v. 34, n. 2, p. 387-397, 2005.

BROUDISCOU, L.P.; PAPON, Y.; BROUDISCOU, A.F. Effects of dry plant extracts on fermentation and methanogenesis in continuous culture of rumen microbes. **Animal Feed Science and Technology.** v. 87, n. 3-4, p. 263-277, 2000.

BUENO, M.S. et al. Características de carcaça de cordeiros Suffolk abatidos em diferentes idades. **Revista Brasileira de Zootecnia.** v. 29, n. 6, p. 1803-1810, 2000.

BUENO, F.O. et al. Uso de índice de área foliar e interceptação luminosa como critério para determinação do manejo do pastejo para o capim-Mombaça (*Panicum maximum* Jacq.) – Perdas de pastejo. In: Simpósio Internacional de Iniciação Científica da Universidade De São Paulo, 9., 2001, Piracicaba. **Anais...**, Piracicaba: Escola Superior de Agricultura Luiz de Queiroz, [2001]. (CD-ROM).

BURDOCK, G. A. Review of the biological properties and toxicity of bee propolis (propolis). **Food and Chemical Toxicology.** v. 36, p. 347-363, 1998.

CABRAL, L.S. et al. Estimativas dos requisitos nutricionais de ovinos em condições brasileiras. **Revista Brasileira de Saúde e Produção Animal**, v. 9, n. 3, p. 529-542, 2008.

CANNAS, A. et al. A mechanistic model for predicting the nutrient requirements and feed biological values for sheep. **Journal Animal Science.** v. 82, p. 149-169, 2004.

CANNAS, A. et al. Energy abd protein requirements of goats. In: CANNAS, A.; PULINA, G. (Org.). **Dairy goat, feeding and nutrition**. 1.ed. Wallingford: CAB international, v. 1, p. 118-146, 2007.

CARNEVALLI, R.A. et al. Pasture and animal responses of tifton-85 swards grazed by sheep under continuous stoking. In: International Symposium of Grassland Ecophisiology and Grazing Ecology, 1999, Curitiba. **Proceedings...**, Curitiba: UFPR, p. 357-361, 1999.

CASTILLO, J.G.C.; ORDÓÑEZ, Y.M.; RUELAS, A.F.C. Estimación del requerimiento energético de mantenimiento del borrego Pelibuey en clima tropical. **Tecnica Pecuária Mex.** v. 4, n. 2, p.115-125, 1995.

CONRICK, J. **Major active constituents. Neem the ultimate herb.** Florida, p. 36-39, 1994.

CSIRO – Common Wealth Scientific and Industrial Research Organization. **Nutrient requirements of domesticated ruminants.** Australia:Collingwood, 2007.270p.

FERNANDES, L.H.; SENO, M.C.Z.; AMARANTE, A.F.T. et al. Efeito do pastejo rotacionado e alternado com bovinos adultos no controle da verminose em ovelhas. **Arquivo Brasileiro de Medicina Veterinária e Zootecnia.** v. 56, n. 6, p. 733-740, 2004.

GARCIA, C.A. **Avaliação do resíduo de panificação "biscoito" na alimentação de ovinos e nas características quantitativas e qualitativas da carcaça.** 1998. 79f. Dissertação (Mestrado em Zootecnia) – Faculdade de Ciências Agrárias e Veterinárias, Universidade Estadual Paulista, Jaboticabal, 1998.

GARCIA, I.F.F.; PÉREZ, J.R.O.; OLIVEIRA, M.V. Características de carcaça de cordeiros Texel x Bergamácia, Texel x Santa Inês e Santa Inês puros, terminados em confinamento, com casca de café como parte da dieta. **Revista Brasileira de Zootecnia.** v. 29, n. 1, p. 253-260, 2000.

GERASEEV, L.C. **Composição corporal e exigências em macrominerais (Ca, P, Mg, K e Na) de cordeiros Santa Inês.** 1998. 99f. Tese (Doutorado em Zootecnia) – Universidade Federal de Lavras, Lavras, 1998.

GHISALBERTI, E.L. Propolis: A Review. **Bee World.** London: Forbide, p. 59-84, 1979.

HEMINGWAY, R.W. **Chemistry and significance of condensed tannins**, New York: Plenum Press, 553, p. 1989.

HORTON, G.M.J.; BLETHEN, D.B.; PRASAD, B.M. The effect of garlic (*Allium sativum*) on feed consuption, selected performance and blood parameters in sheep and swine. **Canadian Journal Animal Science.** v. 71, n.2, p.607-610, 1991.

INRA. **Tables de l'alimentation des bovins ovins & caprins.** Paris: Institut National de la Recherche Agronomique, 1988. 192p.

JAMIESON, W.S., HODGSON, J. The effects of variation in sward caracteristics upon the ingestive behaviour intake and herbage intake of calves and lambs under a continuous stocking management. **Grass Forage Science.** v. 34, n. 4, p. 273-282, 1979.

KASUGA, S. et al. Pharmacological activities of aged garlic extract in comparison with other garlic preparations. **Journal of Nutrition.** v. 131, p. 1080-84S, 2001.

KIRTON, A.H. **Animal Industries Workshop Lincoln College, Technical Handbook (lamb growth – carcass composition).** 2.ed. Canterbury: Lincoln College, Canterbury, p. 25-31, 1986.

LOUREIRO, C.M.B. et al. Eficácia do extrato de própolis no controle de helmintoses de cordeiros naturalmente infectados. In: Reunião Anual da Sociedade Brasileira de Zootecnia, 44, Jaboticabal. **Anais...**, Jaboticabal: SBZ, 2007. CD-ROM.

MAGALHÃES, V.R. et al. Eficiência do alho em pó (*Allium sativum* L.) no controle de piolhos da espécie *Linognathus africanus* (Kellogg e Paine, 1911) (Linognathidae) em caprinos da microrregião de Irecê no semi-árido baiano. **PUBVET.** v. 2, n. 14, 2008.

MARCUCCI, M.C. Propolis: chemical composition, biological properties and therapeutic activity. **Apidologie.** v. 26, p. 83-99, 1995.

MATA, G. et al. Responses in wool growth, liveweight, glutathione and amino acids, in Merino wethers fed increasing amounts of methionine protected from degradation in the rumen. **Australian Journal Agriculture Research.** v. 46, n. 6, p. 1189-1204, 1995.

MATA, G. et al. Production and glutathione responses to rumen-protected methionine in young sheep grazing dry pastures over summer and autumn. **Journal Agriculture Research.** v. 48, n. 8, p. 1111-1120, 1997.

MAYNARD, L.A.; LOSLY, J.K. **Nutrição animal.** Editado em português por Cícero Green, Livraria Freitas Bastos S/A, 1984, 550p.

MELLOR, D. Meeting colostrum needs of newborn lambs. **In Practice.** v. 12, n. 6, p. 239-244, 1990.

METCHE, M. Tanins: nature et propriétes, Groupe Polyphénols. **Nancy.** v. 10, p. 11-32, 1980.

MORAES F.P.; COLLA L.M. Alimentos funcionais e nutracêuticos: definições, legislação e benefícios à saúde. **Revista Eletrônica de Farmácia.** v. 3, n. 2, p. 99-112, 2006.

MORAND-FEHR, P. et al. Assessment of goat body condition and its use for feeding management. In: INTERNATIONAL CONFERENCE ON GOATS, 5., 1992, New Delhi. **Proceedings...**, New Delhi: Everest, v. 2, pt. 1, p. 212-223, 1992.

MORE, T.; SAHNI, K.L. Effect of water intake on feed digestibility. **World Rev. Animal Production.** 1981, v. 17, n. 2, p. 33-40.

MOTT, G.O. Grazing pressures and measurement of pasture production. In: International Grassland Congress, 8, 1960, England. **Proceedings...**, England, p. 606-611, 1960.

MULLA, S.E.; TIANYUN, S.U. Activity and biology effects of Neem products against arthropods of medical and veterinary importance. **Journal of the American Mosquitoes Control Association.** v. 15, p. 133-152, 1999.

NRC – NATIONAL RESEARCH COUNCIL. **Nutrient requirements of sheep.** 6.ed. Washington: National Academy Press, 1985. 99p.

NRC – NATIONAL RESEARCH COUNCIL. **Nutrient requirements of small ruminants.** Washington: National Academy Press, 2006. 362p.

ORTOLANI, E.L. Intoxicações e doenças metabólicas em ovinos. In: SILVA SOBRINHO, A.G. et al. **Nutrição de ovinos.** Jaboticabal: FUNEP, 1996, p. 241-258.

OWENS, F.N.; BERGEN, W.G. Nitrogen metabolism of ruminant animals: historical perspective, current understanding and future implications. **Journal Animal Science.** v. 57, p. 498-515, 1983.

PARK, Y.K. et al. Estudo da preparação dos extratos de própolis e suas aplicações. **Ciência e Tecnologia de Alimentos.** v. 18, n. 3, p. 313-318, 1998.

PENNING, P.D. et al. The effect of herbage allowance on intake and performance of ewes suckling twin lambs. **Grass Forage Science.** v. 41, n. 3, p. 199-208, 1986.

PESSOA, L.M. et al. Anthelmintic activity essential oil of *Ocimun gratissimum* Linn. and eugenol against *Haemonchus contortus*. **Veterinary Parasitology.** v. 109, p. 59-63, 2002.

PIZZI, A. Tanin-Based adhesives. In: PIZZI, A. (ed.) Wood adhesives: **Chemistry and Techonology.** New York: Marcel Dekker, 1993, p. 177-246.

PRACHE, S., PEYRAUD, J. Préhensibilité de l'herbe pâturée chez les bovins et les ovinos. **INRA Productions animals.** v. 10, p. 377-390, 1997.

PRINCIPAL, J. et al. Efficacy of propolis on the control of naturally infested sheep helminthiasis. **Revista Científica.** v. 12, Sup., 2, p. 604-607, 2002.

RABINKOV, A. et al. The mode of action of allicin: trapping of radicals and interaction thiol-containing proteins. Biochimica et Biophysuca Acta (BBA). **Mollecular Cell Research.** v. 1379, n. 2, p. 233-244, 1998.

RESENDE, F.D. et al. In: REIS, R.A. et al. **Volumosos na produção de ruminantes.** Jaboticabal: FUNEP, p. 83-106, 2005.

RESENDE, K.T. et al. Nutrição de caprinos: novos sistemas e exigências nutricionais In: Reunião Anual da Sociedade Brasileira de Zootecnia, v. 33, 1996, Fortaleza. **Anais...**, Fortaleza: SBZ, 1996. p.77-99.

RESENDE, K.T. et al. Avaliação das exigências nutricionais de pequenos ruminantes pelos sistemas de alimentação recentemente publicados. **Revista Brasileira de Zootecnia.** v. 37, Supl. especial, p.161-177, 2008.

ROCHA, R.A. et al. Sheep and cattle grazing alternately: Nematode parasitism and pasture decontamination. **Small Ruminant Research.** v. 75, p. 135-143, 2008.

ROMBOLA, L.G. et al. Digestibilidade *in vivo* dos subprodutos da industrialização do Palmito Pupunha (*Bactris Gasipaes*) em ovinos deslanados. In: Reunião Anual da Sociedade Brasileira de Zootecnia, v.40, 2003, Santa Maria. **Anais...,** Santa Maria: SBZ, 2003. CD-ROM.

SANTOS, L.E; BUENO, M.S.; CUNHA, E.A. Desempenho e características de carcaça de cordeiros Santa Inês cruzados com raças especializadas para corte. 2002. Disponível em: <http://www.ovinosbrasil.com/trab-tec/pg-trab-tecs-009htm> Acesso em: 6 set. 2003.

SID. Sheep Nutrition: Sheep Production Handbook. American Sheep Industry Association. Denver, CO, 1986.

SIQUEIRA, E.R. Estudos da produção, correlações fenotípicas e repetibilidade das características da lã em cinco raças de ovinos no sistema intensivo de pastejo. 1990. 121f. Tese (Doutorado em Zootecnia) – Faculdade de Ciências Agrárias e Veterinárias, Universidade Estadual Paulista, Jaboticabal, 1990.

SILVA, J.F.C. Metodologias para determinação de exigências nutricionais de ovinos. In: SILVA SOBRINHO, A.G et al. **Nutrição de ovinos.** Jaboticabal: FUNEP, 1996. p. 1-68.

SILVA SOBRINHO, A.G. **Criação de ovinos.** 3.ed. Jaboticabal: FUNEP, 2006, p. 302.

SILVA SOBRINHO, A.G.; GARCIA, J.A.; SILVA, J.F.C.; SILVA, D.J. Requerimentos de macrominerais (Ca, P, Mg, Na e K) para seis grupos genéticos de bovídeos. **Revista da Sociedade Brasileira de Zootecnia**, v.16, n.1, p. 40-51, 1987.

SILVA SOBRINHO, A.G.; RODRIGUES, M.T.; GARCIA, J.A.; SILVA, J.F.C.; VALADARES FILHO, S.C. Composição corporal e exigências nutricionais de proteína para cabras em lactação. **Revista da Sociedade Brasileira de Zootecnia,** v.20, n.6, p. 614-631, 1991a.

SILVA SOBRINHO, A.G.; RODRIGUES, M.T.; GARCIA, J.A.; SILVA, J.F.C.; VALADARES FILHO, S.C. Exigências nutricionais de proteína para mantença de cabras. **Revista da Sociedade Brasileira de Zootecnia,** v.20, n.6, p. 604-613, 1991b.

SOLIS, R.G. et al. Determination of nutritional requirements of growing hair sheep. **Small Ruminant Research.** v. 4, n. 2, p.115-125, 1991.

SQUIRES, V.R. Dietary overlap between sheep, cattle, and goats when grazing in common. **Journal of Range Management.** v. 35, n. 1, p. 116-119, 1982.

STRADIOTTI JÚNIOR, D. et al. Ação da própolis sobre a desaminação de aminoácidos e a fermentação ruminal. **Revista Brasileira de Zootecnia.** v. 33, n. 4, p.1086-1092, 2004.

SUSIN, I.; MENDES, C.Q. Confinamento de cordeiros: uma visão crítica. In: Simpósio de Caprinos e Ovinos da EV – UFMG, II, Belo Horizonte, 2007. **Anais...,** Belo Horizonte: UFMG, p.123-155, 2007.

VALENTE, M. New techniques for evaluation of medicinal plants to control parasite of sheep at organic farms. Tese (Doutorado em Parasitologia Veterinária) – Universidade de Pisa. Itália, 2002. 188p.

VAN SOEST, P.J. **Nutritional ecology of the ruminant.** 2.ed. Ithaca and London: Cornell University Press, 1994. 476p.

WEBER, N. et al. *In vitro* virucidal effects of *Allium sativum* (garlic) extract and compounds. **Planta médica.** v. 58, n. 5, p. 417-423, 1992.

ZUCKER, W.V. Tannins: does structure determine function? An ecological perspective, **The American Naturalist.** v. 121, n. 3, p. 335-365, 1983.

Seção 11

Melhoramento Genético de Ovinos

Coordenador:
Raimundo Nonato Braga Lôbo

Capítulo 23

Melhoramento Genético de Ovinos

Raimundo Nonato Braga Lôbo,[1] Ana Maria Bezerra Oliveira Lôbo[2]
e Olivardo Facó[3]

Introdução

A eficiência de um setor pode ser mensurada pela sua capacidade de estabelecimento, manutenção e competição com seus concorrentes diretos e indiretos. Como setor relacionado à produção de alimentos, a ovinocultura necessita se estabelecer frente aos seus concorrentes da produção de alimentos, como a bovinocultura, a suinocultura, a avicultura, entre outros, bem como a outros alimentos fornecedores de proteína. Neste ínterim, a ovinocultura ainda está distante, no cenário nacional, de ser um forte competidor à frente dos setores citados. Isto é natural, uma vez que a atividade se encontra em expansão, buscando primeiramente seu pleno estabelecimento.

Entre as ações relacionadas à promoção do crescimento e desenvolvimento de uma atividade pecuária, o melhoramento genético é uma das que mais merecem atenção. Apesar de serem fundamentais, as ações referentes à sanidade, à alimentação, à reprodução e ao manejo apresentam limites relacionados aos genótipos existentes. Uma vez satisfeitas todas as necessidades biológicas e produtivas desses grupos, ações nessas áreas não permitirão avanços no setor. Por outro lado, esforços concentrados no melhoramento genético promovem a mudança nos genótipos existentes de forma a permitir avanços produtivos e, assim, requerer novas pesquisas nas demais áreas do conhecimento. Pode-se dizer que o melhoramento genético é a mola propulsora do desenvolvimento de uma exploração pecuária.

Já existem diversas tecnologias desenvolvidas no Brasil nas áreas de reprodução, alimentação, sanidade e manejo, disponíveis para a ovinocultura nacional. Entretanto, apesar de não estarem sendo utilizadas de forma maciça, essas tecnologias até o momento não promoveram maiores impactos na produtividade dessa atividade. Um dos principais motivos dessa ineficiência está nos grupos genéticos para os quais essas ferramentas estão sendo direcionadas. Para que a ovinocultura no Brasil possa se desenvolver, são necessárias a seleção e a multiplicação de genótipos apropriados aos diversos sistemas de produção encontrados no país.

A genética molecular e a genética quantitativa constituem alicerces de fundamental importância para o melhoramento dos animais domésticos.

A genética quantitativa estuda a herança das diferenças entre os indivíduos, as quais são os recursos da seleção natural e artificial (Falconer e Mackay, 1996). Desta forma, o melhoramento genético animal pode ser entendido como um conjunto de processos seletivos e de direcionamento dos acasalamentos, cujo objetivo é aumentar a frequência dos genes de efeitos desejáveis ou das combinações genéticas boas em uma população,

---

[1] Pesquisador da Embrapa Caprinos e Ovinos – Sobral – CE.
[2] Pesquisadora da Embrapa Caprinos e Ovinos – Sobral – CE.
[3] Pesquisador da Embrapa Caprinos e Ovinos – Sobral – CE.

com a finalidade de aperfeiçoar a capacidade de produção dos animais que apresentam interesse econômico para o homem em um dado ambiente.

Conceitos fundamentais do melhoramento animal

Código genético

Desde os primórdios, o homem observou que indivíduos parentes são mais semelhantes entre si do que aqueles sem relação de parentesco mais próxima. Logo, sempre ficou clara a existência de algum mecanismo por meio do qual as características de um indivíduo eram transmitidas para os seus descendentes. A partir do século 17, diversas teorias sobre os mecanismos de herança foram criadas até que, no final do século 19, Gregor Mendel, um monge agostiniano apaixonado por ciências naturais e matemática, publicou os resultados de seus experimentos com cruzamentos de diversas variedades de ervilha. A partir dos resultados encontrados, Mendel propôs duas leis básicas que fundaram a genética clássica.

A primeira lei de Mendel, ou lei da segregação, estabeleceu que cada caráter é determinado por um par de fatores que se separam na formação dos gametas, indo um fator para cada gameta. O que Mendel chamou de fatores ou partículas é o que hoje se conhece como genes. Desta forma, cada gameta contém apenas um gene, enquanto as células somáticas, não gaméticas, apresentam um par de genes para cada característica.

A segunda lei de Mendel, ou lei da segregação independente, estabeleceu que na formação dos gametas, durante a meiose, o par de fatores responsável por uma característica separa-se independentemente de outro par de fatores responsável por outra característica. Com conceitos mais atuais, pode-se dizer que os pares de genes localizados em cromossomos não homólogos separam-se independentemente na formação dos gametas. Esta lei explica a grande variabilidade genética que se encontra entre os organismos superiores, já que a segregação independente eleva sobremaneira o número de possíveis genótipos, isto é, o conjunto de genes formadores do genoma de um indivíduo.

É importante ressaltar que Mendel não tinha conhecimento sobre cromossomos, ácido desoxirribonucleico (DNA) e outras informações de que se dispõe hoje. Mesmo assim, os princípios básicos lançados pelos seus achados continuam válidos nos dias atuais.

Com base nesses conhecimentos, pode-se então concluir: o que um pai transmite para um filho nada mais é do que uma amostra aleatória do conjunto de genes de seu genoma. Consequentemente, o genótipo de um indivíduo é formado pelos genes herdados de seus pais por intermédio dos gametas masculino e feminino. Esses genes herdados irão, em conjunto e não de forma isolada, determinar as características genéticas do novo indivíduo.

Atualmente, sabe-se que os genes são compostos de moléculas de DNA. Estes genes estão situados nos cromossomos, estruturas complexas localizadas no núcleo das células, que, além de DNA, contêm outros tipos de moléculas, principalmente proteínas. O DNA é formado de duas fitas complementares, as quais são arranjos lineares de nucleotídeos: A = adenina, T = timina, G = guanina e C = citosina. Estes nucleotídeos se combinam formando pares de bases (A-T ou G-C), existindo seis bilhões de pares de bases no genoma de um mamífero típico.

O conjunto de três pares de bases forma o código para um aminoácido, e uma sequência de aminoácidos, subsequentemente, é o código para a síntese de uma proteína ou enzima. Logo, um gene é atualmente definido como todo nucleotídeo que é traduzido para a produção de um polipeptídeo, o qual será responsável por um efeito determinado ou função biológica. Um mesmo gene pode ter diferentes formas, ou sequências de nucleotídeos, sendo estas diferentes formas conhecidas como alelos.

Modo de ação dos genes

O genótipo de um indivíduo representa o conjunto de seus genes. Do ponto de vista do melhoramento genético, o interesse é avaliar a ação desses genes sobre o fenótipo do próprio indivíduo. O fenótipo é a característica do indivíduo determinada pelo seu genótipo e pelo ambiente. Num mesmo genótipo, pode haver diversos modos de ação gênica: dois ou mais genes podem cooperar, interagir quando juntos, ou interferir na manifestação do outro. Basicamente, nas características de interesse econômico dos animais, dois são os modos de ação gênica que têm importância: a ação gênica aditiva e a ação gênica não aditiva.

Ação gênica aditiva

Neste modo de ação gênica, cada um dos genes que constituem o genótipo, em relação a uma característica qualquer, provoca um efeito sobre o valor fenotípico do indivíduo, independentemente dos outros genes que se encontram presentes, ou seja, os genes de ação aditiva não interferem na ação de outros genes, nem sofrem interferência desses. Na verdade, cada gene tem seu efeito próprio que se soma aos efeitos dos demais genes que afetam a característica em questão.

Esse tipo de herança é importante para o melhoramento genético, pois o homem tem possibilidade de controlá-la com relativa facilidade. Se a expressão de uma característica dependesse apenas da ação gênica aditiva, o progresso genético seria rápido e de fácil execução, pois nesse caso o fenótipo constitui um bom indicativo da capacidade de transmissão do reprodutor, bastando apenas selecionar os indivíduos de fenótipo superior para a população melhorar no sentido desejado.

Acontece que, nos animais domésticos, as características ligadas à produção não são determinadas apenas por esse tipo de herança. Por isso, o melhoramento genético torna-se trabalhoso e o primeiro ponto a ser esclarecido é quanto da variação da característica depende da herança aditiva.

Ação gênica não aditiva

Neste modo de ação gênica, os genes não agem independentemente dos outros genes existentes no genótipo do indivíduo. As expressões dos genes não são lineares, em consequência dos diferentes tipos de relações que podem ocorrer entre eles.

Existem vários modos de ação gênica não aditiva. Pode-se, didaticamente, dividi-los em dois tipos: aqueles causados pela interação entre genes localizados no mesmo lócus, ou seja, interação intralócus, e a interação entre genes de lócus diferentes ou interação interlócus. Lócus é a posição de um determinado gene no cromossomo.

Quando existe interação entre genes do mesmo lócus, pode-se verificar dominância ou sobredominância. A interação entre genes de lócus diferentes é chamada de *epistasia*.

Dominância

Quando existe esse tipo de ação, o gene chamado de dominante mascara o efeito do alelo recessivo. Se *A* domina *a*, e no rebanho existem indivíduos *AA*, isto é, homozigotos, e *Aa*, isto é, heterozigotos, não é possível distingui-los fenotipicamente. Portanto, os fenótipos não representam os genótipos, sob o ponto de vista das potencialidades genéticas.

A dominância pode ser completa, quando os fenótipos idênticos são produzidos pelos indivíduos homozigotos dominantes e heterozigotos, ou parcial, quando os heterozigotos têm valor fenotípico próximo ao do homozigoto dominante.

Um aspecto importante da ação dominante no melhoramento genético é que a seleção pelo fenótipo é ineficiente, pois indivíduos heterozigotos podem se passar por homozigotos devido à dominância completa.

Sobredominância

É a forma de dominância em que o valor genotípico do heterozigoto se encontra fora da amplitude dos valores genotípicos dos dois homozigotos. Existe uma potencialização entre os dois alelos, "desaparecendo" o efeito da dominância ou da recessividade.

Epistasia

Quando no genótipo existe interação entre genes de pares alelomorfos diferentes, ou seja, a expressão fenotípica de um par de genes é influenciada pelos alelos presentes em outros lócus, diz-se que está ocorrendo ação epistática. De maneira geral, a interação se dá entre genes que ocupam lócus diferentes nos cromossomos. Essa interação pode ocorrer entre genes no mesmo cromossomo ou entre homólogos.

As diversas formas de ação gênica não aditiva são as responsáveis, em maior ou menor grau, pelo fenômeno da heterose, frequentemente observado como produto do acasalamento de indivíduos de raças diferentes. Por outro lado, a segregação gênica, que ocorre durante o processo de formação dos gametas na meiose, tende a desfazer as interações gênicas presentes em um dado genótipo. Como consequência, os aspectos relacionados às ações gênicas não aditivas não são transmitidas aos descendentes. Isto explica o fato de, muitas vezes, se observar um animal mestiço de bom desempenho, mas com uma progênie de baixa qualidade.

Tipos de herança

Existem características cuja herança ou transmissão é dada por apenas um ou poucos pares de genes, enquanto outras têm mecanismo de herança mais complexo, envolvendo vários pares de genes.

Quando as variações fenotípicas entre os indivíduos da população são descritas por tipos ou classes, diz-se que as características responsáveis por elas são qualitativas. Neste caso, os indivíduos de cada fenótipo são reunidos em classes mutuamente exclusivas que não apresentam ligações entre si. Quando a expressão de uma característica é determinada por um ou por poucos pares de genes e estes são responsáveis por diferenças fenotípicas entre os indivíduos, diz-se que a característica é de herança qualitativa. As características qualitativas são pouco influenciadas pelos fatores ambientais e as suas variações fenotípicas são descontínuas. A pelagem dos animais, a presença ou ausência de chifres, por exemplo, são de herança qualitativa.

Quando as variações fenotípicas entre os indivíduos da população são descritas por valores numéricos, diz-se que as características responsáveis por elas são quantitativas. Se as variações fenotípicas podem ser contadas, as características envolvidas recebem a denominação de métricas e são representadas por variáveis discretas, que só admitem números inteiros. Por outro lado, as expressões fenotípicas sujeitas às medidas podem adquirir, dentro de certos limites, qualquer valor, atuando também como variáveis contínuas.

As características de herança quantitativa são determinadas por muitos pares de genes, isto é, poligênicas. Os genes que as controlam atuam em grandes grupos, individualmente e em conjunto, e as suas expressões fenotípicas são muito influenciadas por fatores ambientais. A maioria das características de valor econômico, como peso corporal, altura etc., possui esse tipo de herança, sendo, portanto, o principal foco do melhoramento genético animal.

Na Tabela 23.1 são apresentadas algumas diferenças marcantes entre as características qualitativas e quantitativas.

O que é melhoramento genético?

Melhoramento genético animal pode ser definido como um conjunto de processos seletivos e de direcionamento dos acasalamentos, cujo objetivo é aumentar a frequência dos genes de efeitos desejáveis ou das combinações genéticas boas em uma população, com a finalidade de aperfeiçoar a capacidade de produção dos animais que apresentam interesse econômico para o homem em um dado ambiente.

Para atingir tal finalidade, o homem dispõe de duas ferramentas básicas: (1) a seleção de progenitores e (2) os métodos de acasalamento. Mais adiante, esses assuntos serão discutidos com mais detalhes.

Relações entre genótipo e ambiente na determinação dos fenótipos

Já foi mencionado que a maioria das características de interesse econômico é de natureza quantitativa, portanto, tem herança poligênica. No entanto, não há como determinar quantos nem quais são os genes envolvidos na expressão dessas características. As únicas informações das quais se dispõe são os fenótipos dos indivíduos, ou seja, seus desempenhos, e as suas relações de parentesco. Porém, o desempenho ou fenótipo de um indivíduo não é resultado somente da expressão de seus genes, mas também do ambiente em que este é criado, além de possíveis interações entre o genótipo e o ambiente. Ou seja, Fenótipo (F) = Genótipo (G) + Ambiente (A) + Interação G*A.

Isto gera um complicador, pois nem sempre o fenótipo de um indivíduo representa adequadamente o seu potencial genético e, algumas vezes, até representa esse potencial, mas não a sua capacidade de transmissão.

Para o melhoramento genético animal interessa saber quais indivíduos em uma dada população têm em seu genótipo o conjunto de genes que, uma vez transferidos para sua progênie, favorecerão melhor desempenho.

Métodos estatísticos apropriados permitem estimar o quanto da variação fenotípica se deve às diferenças genéticas entre os indivíduos e o quanto é decorrente das diferenças de natureza ambiental. A partir do conhecimento dos valores fenotípicos, das relações de parentesco e das variâncias e covariâncias genéticas, fenotípicas e de ambiente, é possível estimar, com boa precisão, a capacidade de transmissão dos indivíduos de uma população e, consequentemente, promover a correta seleção daqueles indivíduos que contribuirão com genes para a formação da próxima geração, levando a aumento da frequência dos genes de efeito favorável.

Neste sentido, os conceitos de herdabilidade, repetibilidade e correlações genéticas e de ambiente precisam ficar claros.

Tabela 23.1 Diferenças entre herança qualitativa e quantitativa.	
Herança qualitativa	Herança quantitativa
Características geralmente avaliadas visualmente e mensuradas por tipo	*Características geralmente avaliadas por instrumentos e mensuradas por escalas, graus*
Possui variação descontínua, expressa em classes fenotípicas distintas, com identificação clara de fenótipos	Possui variação descontínua, expressa em escalas de valores fenotípicos, nem sempre com distinção clara de fenótipos
É possível evidenciar o efeito de um único gene	Não é possível identificar o efeito de um único gene, pois apresenta controle poligênico
Apresenta pouca influência do meio ambiente	Apresenta muita influência do meio ambiente

Herdabilidade

A herdabilidade (h^2) mede, em uma população, a fração da variância total, isto é, fenotípica, atribuída aos efeitos médios dos genes. Sendo assim:

$$h^2 = \sigma^2_G / \sigma^2_F$$

Em que σ^2_G é a variância genética e σ^2_F a variância fenotípica.

Esta é conhecida como herdabilidade no sentido lato. Como citado anteriormente, os genes podem apresentar ação aditiva, de dominância ou interações epistáticas. Sendo assim,

$$\sigma^2_G = \sigma^2_A + \sigma^2_D + \sigma^2_I$$

em que σ^2_A é a variância aditiva, σ^2_D, a variância devida aos efeitos de dominância e σ^2_I a variância decorrente dos efeitos epistáticos. Obtém-se então:

$$h^2 = (\sigma^2_A + \sigma^2_D + \sigma^2_I) / (\sigma^2_A + \sigma^2_D + \sigma^2_I + \sigma^2_M)$$

em que σ^2_M é a variância ambiental.

No entanto, entre os componentes de variância genética, o mais importante é aquele devido aos efeitos aditivos dos genes, pois são transmitidos para os descendentes, enquanto a maior parte dos efeitos genéticos não aditivos é perdida durante o processo de formação dos gametas e não são herdáveis. Logo, surge o conceito de herdabilidade no sentido restrito, o qual considera apenas a variância genética aditiva em relação à total:

$$h^2 = (\sigma^2_A) / (\sigma^2_A + \sigma^2_D + \sigma^2_I + \sigma^2_M)$$

A estimativa de herdabilidade obtida por meio dessa equação fornece a variância genética aditiva em relação à total. Esta fração é responsável pela semelhança entre parentes, sendo importante para estimar a capacidade de transmissão a partir do valor fenotípico.

É importante que algumas considerações sobre a herdabilidade restrita sejam feitas:

- A herdabilidade varia de zero (0) a um (1) ou de zero a 100%
- Quando uma característica tem herdabilidade igual a zero significa que a variação da característica não tem origem genética. Quando a característica tem herdabilidade igual a um (1), diz-se que a herdabilidade é máxima, portanto, a variação fenotípica só depende das variações dos genótipos dos indivíduos. Neste caso, é possível afirmar que os genótipos correspondem aos fenótipos
- A herdabilidade varia com a espécie animal (Tabela 23.2), com a mesma espécie em diferentes condições, de local para local e com o tempo, ou seja, gerações. Portanto, para se trabalhar com diferentes rebanhos, deve-se calcular a herdabilidade para cada um e esta só será válida para as condições em que foi estimada
- Quando se afirma que a herdabilidade de determinada característica é de 0,25, significa dizer que a variação do caráter na população depende apenas 25% das variações genotípicas e 75% das outras variações, ou seja, a variação entre os indivíduos para a característica tem 25% de probabilidade de ser decorrência genética e 75% de ser decorrência de outros fatores
- Quando a herdabilidade é alta, os fenótipos dos indivíduos constituem bons indicativos dos seus valores genéticos.

Tabela 23.2 Estimativas de herdabilidade para algumas características de caprinos e ovinos.

Característica	Caprinos	Ovinos
Peso ao nascimento	0,32	0,33
Peso ao desmame	0,26	0,32
Peso aos 365 dias de idade	0,19	0,31
Ganho em peso do nascimento ao desmame	–	0,48
Ganho em peso do desmame aos 365 dias de idade	–	0,39
Circunferência escrotal aos 18 meses de idade	–	0,50
Idade ao primeiro parto	0,11	0,27
Intervalo de partos	0,06	0,12

Fonte: Lôbo, 2002.

Repetibilidade

O termo repetibilidade refere-se à expressão da mesma característica em diferentes épocas da vida de um animal. Pode-se, então, definir repetibilidade como sendo a fração da variabilidade fenotípica que se deve aos fatores que se repetem nas diversas expressões, em épocas diferentes, de uma característica em um mesmo animal. Portanto, repetibilidade é

$$t = (\sigma^2_{MP} + \sigma^2_G) / \sigma^2_F$$

em que σ^2_{MP} é a variância de ambiente permanente.

Existem várias características que são expressas mais de uma vez ao longo da vida produtiva de um animal (p. ex., peso, produção de leite etc.). Nesses casos, é possível fazer várias medidas de uma característica em um mesmo animal em diferentes tempos. Portanto, pode-se afirmar que o caráter é repetível. No entanto, observa-se que, geralmente, em cada mensuração se encontra intensidade diferente de expressão. Esta variação é decorrente dos efeitos ambientais, uma vez que as medidas são feitas no mesmo indivíduo, portanto, sempre com o mesmo genótipo. Já as variações entre indivíduos do rebanho são consequências dos fatores ambientais e genéticos.

Quando se deseja comparar animais com fins seletivos, procura-se reduzir a variação no ambiente para que as diferenças genéticas entre os indivíduos em teste sejam evidenciadas. Por meio das correções, como uniformização do manejo e do delineamento experimental, consegue-se eliminar parte da ação do meio ambiente, mas ainda assim resta uma fração que não é anulada e atua sobre todos os componentes da população. Esta fração é denominada variação de meio permanente (σ^2_{MP}), ou seja, são variações de natureza ambiental, mas que afetam o desempenho do animal de maneira permanente (p. ex., lesões traumáticas).

Algumas considerações sobre repetibilidade são importantes:

- A repetibilidade varia de zero (0) a um (1) ou de zero a 100%
- A repetibilidade marca o limite superior da herdabilidade, ou seja, esta pode ser menor ou igual à repetibilidade, mas nunca maior
- Se a repetibilidade for alta, podem-se estimar as produções futuras do animal a partir de poucos desempenhos. Se a repetibilidade for baixa, um pequeno número de produção não será suficiente para a previsão das próximas produções. Portanto, a repetibilidade terá maior acurácia quando calculada com base na média de várias produções do animal
- A repetibilidade é utilizada para estimativa da capacidade provável de produção (CPP) do animal.

Correlações genéticas, fenotípicas e ambientais

Muitas vezes, podem-se observar que duas ou mais características apresentam variação conjunta, ou seja, quando há uma alteração no valor de uma característica, há uma alteração concomitante no valor da outra. Quando este fenômeno é observado, se diz que as características apresentam uma associação, e o conceito estatístico utilizado para medir esse tipo de associação entre duas características é a correlação.

Quando se trata de associação entre os valores fenotípicos (correlação fenotípica) de duas características, esta associação pode ser causada tanto por efeitos genéticos (correlação genética) quanto por efeitos de natureza ambiental (correlação ambiental ou de meio).

A correlação genética entre duas características mede a probabilidade de duas características diferentes serem afetadas pelos mesmos genes. A correlação genética ocorre principalmente devido ao pleiotropismo e à ligação de genes (*linkage*). A pleiotropia surge quando um único gene condiciona a manifestação de duas ou mais características (efeito múltiplo), enquanto na *linkage* os genes que influenciam as características estão "ligados", localizados no mesmo cromossomo e segregam de forma dependente.

A consequência da correlação genética é que se duas características economicamente importantes apresentam correlação altamente positiva, a ênfase na seleção deverá ser dada apenas a uma, para que ambas melhorem, reduzindo, assim, o número de características a serem selecionadas. Se as características não possuírem qualquer correlação, a seleção de uma não afetará a outra. Mas, se as características estiverem negativamente correlacionadas, a seleção para a melhoria de uma não será vantajosa para a outra.

Desta forma, a seleção para uma determinada característica é importante não somente pelos reflexos na sua expressão, mas também na de outras que são correlacionadas em maior ou menor grau. Portanto, o conhecimento sobre as correlações genéticas entre as várias características de interesse econômico é extremamente importante, pois permite que sejam escolhidos os caminhos mais adequados para o melhoramento genético de uma população.

Para estimar a correlação entre duas características utilizam-se as variâncias e covariâncias, conforme fórmula:

$$r_{X,Y} = Cov(X,Y) / Raiz(Var[X].Var[Y])$$

ou seja, a correlação entre as variáveis X e Y será igual à covariância de X e Y, dividida pela raiz do produto das variâncias de ambas. Quando na fórmula se têm covariância e variâncias genéticas, covariância e variâncias fenotípicas e covariância e variâncias ambientais, estimam-se as correlações genética (r_A), fenotípicas (r_P) e de ambiente (r_E), respectivamente.

Interação genótipo-ambiente

O fenótipo de um animal é uma função de seu genótipo e do meio ambiente em que ele se encontra. Se um genótipo for superior a outro em determinado ambiente, mas inferior em outro, pode-se afirmar que está ocorrendo interação entre genótipo e ambiente.

Assim, a interação genótipo-ambiente que, de acordo com Bowman (1981), é uma mudança no desempenho relativo de uma característica em dois ou mais genótipos medidos em dois ou mais ambientes, existe quando diferenças fenotípicas entre os genótipos variam de ambiente para ambiente.

Portanto, é importante que se tenha a ideia de que não existe um genótipo que seja superior para todas as características e em todas as condições de ambiente, mas sim que, para cada condição ambiente, há um ou alguns genótipos capazes de obter melhores desempenhos.

Metodologias aplicadas na estimativa de parâmetros genéticos
Modelos de análises

Para remoção das influências não genéticas sobre as características utilizadas na seleção dos animais, as análises estatísticas devem ser feitas utilizando modelos apropriados que são, geralmente, lineares uni ou multivariados, com efeitos fixos, aleatórios ou fixos e aleatórios, o que caracteriza os modelos mistos. Nos dias atuais, a utilização do modelo animal tem sido uma constante, sendo o mais indicado às avaliações genéticas e estimativas de parâmetros genéticos. Análises com esse tipo de modelo, em caprinos e ovinos, são extremamente reduzidas (Lôbo, 2002). O modelo animal, além de permitir ajustes para os efeitos fixos, considera os dados do próprio animal e de seus parentes, possibilitando, em uma única análise, realizar a avaliação do próprio indivíduo e de outros relacionados a ele.

A qualidade de qualquer análise estatística depende do modelo assumido para descrever os dados. Um modelo deve representar adequadamente a natureza dos dados e refletir a biologia do problema (Schaeffer, 1993a). Há três tipos de modelo:

- O modelo verdadeiro, que descreve os dados perfeitamente, não deixando nenhum resíduo ou variação sem explicação; este nunca é conhecido exatamente
- O modelo ideal, que é formulado pelo pesquisador, sendo o mais próximo possível do modelo verdadeiro; este é o que deve ser utilizado para análise, mas geralmente não há informação suficiente para aplicá-lo
- O modelo operacional, que é uma versão simplificada do modelo ideal, e aquele que o pesquisador utiliza em suas análises.

Um questionamento comum na formulação dos modelos de análises tradicionais é a distinção entre efeitos fixos e aleatórios. Sob o ponto de vista da análise Bayesiana, não há distinção entre esses fatores. Efeitos fixos são aqueles em que todas suas classes são passíveis de observação, como sexo, classes de idade, ordem de lactação, sistema de manejo etc. Como o número de fatores é pequeno ele pode ser repetido infinitamente em outros experimentos. Efeitos aleatórios são aqueles cujos níveis são tomados aleatoriamente de uma população de níveis infinitamente grande. Esses fatores geralmente não podem ser repetidos em outro experimento. O efeito de animal deve ser considerado aleatório (Schaeffer, 1993a).

Os principais efeitos fixos que devem ser utilizados em modelos para análises de características de crescimento de ovinos são aqueles inerentes a:

- Rebanho, raça ou grupo genético, ano e mês ou estação de nascimento: a inclusão dos efeitos de ano, mês ou estação de nascimento ou parto nas análises é importante para a remoção das diferenças climáticas que afetam a disponibilidade de alimentos e o manejo, além das diferenças estacionais de administração do rebanho. Os efeitos de rebanho devem ser considerados, uma vez que existem diferenças na qualidade e disponibilidade de forragem, no manejo e na variação genética dos rebanhos e, ainda, no nível de administração implementado pelos produtores. O potencial produtivo geralmente difere entre as raças e grupos genéticos, de forma que isto não pode ser negligenciado em uma análise que inclua diferentes materiais genéticos. Ressalte-se que, geneticamente, somente pode ser considerada população aquele grupamento de indivíduos que partilham e trocam genes. Desta maneira, quase sempre, avaliações genéticas somente devem ser conduzidas dentro de cada raça ou grupo genético. Entretanto, tratando-se de avaliações de mestiços, oriundos de diversos cruzamentos, as características de cada grupo participante devem ser consideradas

- Sexo: de maneira geral, os machos apresentam maior taxa de crescimento do que as fêmeas, sendo esta diferença atribuída à maior capacidade genética dos indivíduos do sexo masculino, possivelmente devido a fatores hormonais
- Tipo de nascimento, idade ao parto ou ordem de parto da mãe e peso ou condição corporal da mãe ao parto, entre outros: animais oriundos de nascimentos múltiplos costumam apresentar menor taxa de crescimento do que aqueles de nascimentos simples, principalmente devido à competição pelo alimento e à habilidade materna. Os fatores relacionados à ordem de parto ou idade da matriz e seu peso ou condição corporal ao parto são importantes, pois refletem o estágio fisiológico da matriz. Fêmeas mais jovens, ainda em crescimento, produzem crias mais leves, devido ao menor desenvolvimento dos órgãos reprodutivos e menor irrigação do útero, com possível competição entre feto e mãe quanto aos nutrientes. Ainda, fêmeas de primeira ordem de parto produzem menos leite do que aquelas de segunda ou maior ordem. Da mesma maneira, sabe-se que, devido às deficiências na irrigação placentária que impedem maior passagem dos nutrientes, matrizes mais velhas também produzem crias mais leves, além de produzirem menor quantidade de leite. Obviamente, o sistema de manejo interfere nas respostas dos animais e deve ser considerado.

Para características relacionadas à produção de leite, destacam-se os efeitos de rebanho, raça ou grupo genético, ano e mês de parto, ordem de lactação, sistema de manejo, sistema e quantidade de ordenhas. É presumível que, quanto maior for a remoção da influência não genética, mais apurada será a comparação entre os animais por meio das avaliações genéticas. Atualmente, é comum a utilização de grupos contemporâneos nas análises estatísticas, que consiste em agrupar diversos efeitos em um único efeito, por exemplo, rebanho-ano-estação.

Para a determinação do melhor modelo de análise alguns critérios devem ser considerados: o coeficiente de determinação (R^2), o quadrado médio do resíduo e o erro de predição médio proposto por Goonewardene *et al.* (1981). Modelos com diferentes ordens de ajuste e efeitos aleatórios são comparados pelo teste da razão do logaritmo de verossimilhança (*log-likelihood ratio test* – LRT). Este teste permite somente comparações entre modelos aninhados e tende a favorecer aqueles com maior número de parâmetros (Olori *et al.*, 1999; Meyer, 2000). Critérios de informação para formas de máxima verossimilhança restrita, tais como o critério de informação de Akaike (AIC) e o critério de informação bayesiano de Schwarz (BIC; Wolfinger, 1993), que impõem restrições de acordo com o número de parâmetros a ser estimado, também são utilizados.

Métodos de estimação dos componentes de covariância

Segundo Henderson (1986), os componentes de covariância são importantes para obtenção da estatística F, construção de índices de seleção, análise de modelos mistos com vistas à predição linear do tipo melhor preditor linear não viciado (*best linear unbiased predictor* – BLUP), estimativa dos parâmetros genéticos, fenotípicos e de meio ambiente, planejamento de programas de melhoramento genético e interpretação do mecanismo genético de características quantitativas.

São vários os métodos de estimação dos componentes de covariância para características múltiplas e dados não balanceados: métodos I, II, III (Henderson, 1953) e IV de Henderson (Henderson, 1984); método dos estimadores não viciados de norma mínima (*minimum norm quadratic unbiased estimators* – MINQUE; Rao, 1971a); método da estimação não viesada de mínima variância quadrática (*minimum variance quadratic unbiased estimation* – MIVQUE; Rao, 1971b); método da máxima verossimilhança (*maximum likelihood* – ML; Hartley e Rao, 1967); método da máxima verossimilhança restrita (*restricted maximum likelihood* – REML; Patterson e Thompson, 1971); método da falsa esperança (Schaeffer, 1986) e método bayesiano da verossimilhança integrada (*variance estimation from integrated likelihoods*; Gianola e Foulley, 1990).

Método I de Henderson

Um dos métodos mais simples de estimar os componentes de variância, aplicado aos procedimentos de análise de variância para dados balanceados, isto é, igual número de observações em todas as subclasses e sem covariáveis, ou desbalanceados em modelos completamente aleatórios. Produz estimadores não viciados e invariantes à translação, ou seja, não são afetados por mudanças nos efeitos fixos. Para estimar os componentes de variância, iguala-se às esperanças das formas quadráticas aos respectivos quadrados médios obtidos na análise de variância (ANOVA).

Método II de Henderson

Uma vez que o Método I somente poderia ser utilizado para modelos completamente aleatórios, foram desenvolvidos os Métodos II e III de Henderson, que podem ser utilizados para modelos mistos. O Método II é um procedimento imparcial e invariante à translação, fornece estimadores únicos para os componentes de covariância, mas não pode ser utilizado em modelos com interações entre efeitos fixos e aleatórios ou aninhamentos do fator aleatório dentro de efeitos fixos. Para a obtenção do vetor solução, utiliza-se a inversa generalizada da matriz de coeficientes das equações dos quadrados mínimos para todos os fatores do modelo, de forma que diferentes vetores solução forneçam resposta única para os componentes de variância.

Método III de Henderson

Pode ser usado para qualquer modelo misto, entretanto requer mais tempo e maior capacidade de memória que os métodos anteriores. Utiliza as reduções nas somas dos quadrados, devido a submodelos do modelo completo, de forma que é chamado de método de ajuste de constantes Yates. Fornece estimadores não viciados e invariantes à translação, entretanto esses estimadores não são únicos, uma vez que é possível definir ou obter maior número de reduções do que as necessárias. Pode fornecer estimativas mais precisas do que as obtidas pelos Métodos I e II.

Método IV de Henderson

No caso de grande volume de dados, é necessária a inversão da matriz de coeficientes de grande dimensão, o que torna o processo de estimação impraticável para os modelos anteriores. O Método IV de Henderson propõe o uso de uma inversa aproximada dessa matriz de coeficientes. Sua base é a absorção dos efeitos fixos nas equações dos quadrados mínimos para os efeitos aleatórios. Essa absorção ajusta o lado direito das equações, que corresponde aos efeitos aleatórios, pelos efeitos fixos, o que permite que qualquer forma quadrática envolvendo um efeito absorvido seja invariante à translação.

Métodos MINQUE e MIVQUE

Até a década de 1960, os métodos apresentavam apenas a imparcialidade e a invariância à translação como propriedades. Igualando-se os quadrados médios da ANOVA aos respectivos valores esperados obtêm-se estimadores com essas propriedades e com mínima variância amostral. Entretanto, isto não é possível para dados desbalanceados, a não ser que se conheçam as matrizes de variância e covariância dos fatores aleatórios e do erro, pelo menos de forma proporcional. Para contornar isto, no final da década de 1960, novos métodos foram desenvolvidos. O método MIVQUE propunha derivar estimadores quadráticos, localmente melhores, invariantes à translação e imparciais, sob pressuposição de multinormalidade. O método baseia-se na estimação de funções quadráticas das observações e usa a restrição de que a matriz núcleo seja determinada, de forma que os estimadores tenham variância mínima. O procedimento MIVQUE requer os elementos inversos das equações do modelo linear misto para obtenção dos valores esperados das formas quadráticas, o que muitas vezes impossibilita o método para o caso de elevada ordem das equações.

Para quando as observações não seguem qualquer tipo de distribuição, foi desenvolvido o método MINQUE ou método da estimação não viesada de norma mínima, que se baseia na estimação de funções quadráticas dos componentes de covariância, utilizando-se formas quadráticas das observações, com a restrição de que a norma euclidiana da matriz núcleo seja mínima.

Os métodos MIVQUE e MINQUE assumem que a matriz de covariância das observações é conhecida. Assim, a variância da forma quadrática para o MIVQUE ou a norma euclidiana da matriz-núcleo para o MINQUE só serão minimizadas se o valor preliminar da matriz de covariâncias das observações for o verdadeiro valor da população, o que produz estimadores imparciais, invariantes à translação e de variância ou norma mínima. Entretanto, na prática, a matriz de covariância não é conhecida, já que na verdade é o que se pretende estimar. Desta maneira, esses métodos não são de variância ou norma mínima, mas são tão bons estimadores quanto mais próximo for o valor inicial da matriz de covariâncias do valor verdadeiro (Schaeffer, 1993b).

Sob normalidade, os estimadores são equivalentes para ambos os métodos. Como na área biológica geralmente a multinormalidade é assumida, o método MIVQUE é mais utilizado e conhecido.

Método da máxima verossimilhança

Este método consiste na obtenção da função de verossimilhança, que é representada por Λ ou função de densidade de probabilidade conjunta das observações para um dado modelo de análise, em que se conhece a distribuição dos dados e existem parâmetros a serem estimados. As estimativas de máxima verossimilhança (ML) para um conjunto de dados são valores numéricos dos parâmetros para o quais Λ é máximo. Por facilidades operacionais ou computacionais; em geral na prática se maximiza o valor do logaritmo da função de verossimilhança.

As principais vantagens deste método:

- Produz estimadores de funções de estatísticas suficientes, consistentes, assintoticamente normais e eficientes
- Podem ser adotados em dados amostrais não aleatórios (Meyer, 1993)
- Restrições para não negatividade nos componentes de variância ou dos autovalores das matrizes de covariância, ou ainda outras restrições no espaço paramétrico não causam dificuldades conceituais na aplicação de método.

Entretanto, o método apresenta as seguintes desvantagens:

- Assume que a distribuição dos dados é conhecida. Geralmente, nas áreas biológicas, pressupõe-se que haja distribuição multinormal na estimação dos componentes de covariância
- Produz estimadores viciados, uma vez que os efeitos fixos são tratados como se fossem conhecidos. A perda dos graus de liberdade resultante das estimativas dos efeitos fixos faz com que os estimadores obtidos pelo método não coincidam com os estimados pelo método ANOVA ordinário, mesmo para dados balanceados.

Método da máxima verossimilhança restrita

Considerando-se apenas a parte da função de verossimilhança que independe dos efeitos fixos, é possível remover o viés decorrente da perda dos graus de liberdade no ajuste dos efeitos fixos para estimativa dos componentes de covariância. Este procedimento foi chamado de método da máxima verossimilhança restrita (REML), no qual cada observação é dividida em partes independentes, uma que se refere aos efeitos fixos e outra que se refere aos efeitos aleatórios. O método REML produz componentes de covariância idênticos aos estimados nos métodos ANOVA, no caso de dados balanceados.

O método REML também requer que as observações tenham distribuição multinormal. Seus estimadores são invariantes à translação, mas são viciados, uma vez que se impõem restrições para não negatividade dos componentes de variância ou dos autovalores das matrizes de covariância. Entretanto, o vício é menor do que o observado para o método ML. No caso multivariado, se os parâmetros a serem estimados estiverem muito próximos ao limite do espaço de parâmetros, o viés pode ser maior. Isto é comum quando as matrizes dos componentes de covariância apresentam determinante tendendo a zero. Como a aplicação das estimativas é de cunho prático, é preferível o pequeno viés do que a utilização de estimativas fora do espaço dos parâmetros (Henderson, 1984).

Os métodos ML e REML diferem, principalmente porque o primeiro utiliza a função de verossimilhança do vetor de observações ou o logaritmo dessa função, enquanto o segundo usa essa função para um conjunto de contrastes de erros, com esperança nula, que representa as observações ajustadas para os efeitos fixos.

Tanto o método ML como o método REML utilizam procedimentos iterativos, ou seja, empregam um processo de resolução de uma equação, de um problema, mediante uma sequência finita de operações em que o objeto de cada uma é o resultado da que a precede. Este último apresenta quatro formas de derivar as equações:

- Utilizando as formas quadráticas usadas no método MIVQUE e derivando novos valores esperados, assumindo que os valores preliminares são iguais aos verdadeiros valores dos parâmetros
- Partindo-se das equações derivadas pelo método ML
- Partindo-se da função de verossimilhança restrita, e diferenciando-se para obtenção do máximo referente aos parâmetros desconhecidos
- Adotando-se o método livre de derivadas, que consiste em encontrar o máximo da função de verossimilhança restrita por meio de procedimentos de procura sequencial ou linear.

Método da falsa esperança

Neste método, assume-se que os valores preliminares das razões de variância são iguais aos verdadeiros valores e falsas esperanças são tomadas. Esta aproximação é a mesma usada para derivar fórmulas pelo método REML com o algoritmo da maximização das esperanças (EM), a partir das equações derivadas do método MIVQUE. Schaeffer (1986) derivou um grupo de formas quadráticas cujas falsas esperanças não envolvem os elementos inversos das equações do modelo misto, com estimativas sempre positivas. Esses estimadores são invariantes à translação e viciados, mas com a grande vantagem de serem obtidos com pouca dificuldade computacional. Essas formas quadráticas foram expandidas por VanRaden (1986), para o caso de parentesco entre animais. Este método não é capaz de considerar a seleção tipo refugo, como o REML, o que leva a produzir estimativas viciadas para os componentes de covariância (Schaeffer, 1993b).

Método bayesiano da verossimilhança integrada

Os componentes de covariância são obtidos a partir de verossimilhanças integradas utilizando procedimentos bayesianos (Gianola e Foulley, 1990).

Máxima verossimilhança (ML), na terminologia bayesiana, é derivada da maximização da densidade conjunta *a posteriori* dos efeitos fixos (β) e dos componentes de covariância (V) dado o vetor de observações (y):

$$p(\beta, V \mid y) \propto p(y \mid \beta, V)$$

Se essa densidade conjunta for integrada em relação a β e em seguida a função de verossimilhança marginal for maximizada em relação aos componentes de covariância, têm-se os estimadores REML.

O método bayesiano da verossimilhança integrada (VEIL) utiliza o mesmo conceito, integrando a verossimilhança marginal em relação a cada componente da matriz V, assumindo que outros valores desses componentes de variância tenham sido estimados (Schaeffer, 1993b). As fórmulas resultantes são similares às dos métodos REML e ML, com a diferença de que são considerados os graus de liberdade utilizados para estimar β e cada um dos componentes de covariância. O método VEIL também é iterativo.

Dentre os métodos apresentados, o método REML tem sido considerado o preferido para análise de dados desbalanceados na área de melhoramento animal. A preferência decorre principalmente das seguintes propriedades estatísticas que são desejáveis (Harville, 1977):

Os estimadores são funções de estatística suficientes, consistentes e assintoticamente normais e eficientes.

As aproximações são sempre bem definidas.

As restrições para não negatividade dos componentes de variância ou dos autovalores das matrizes de variância e covariância, ou outras restrições no espaço de parâmetros, não causam dificuldades conceituais na aplicação do método.

As soluções são quase sempre no espaço dos parâmetros.

As variâncias amostrais e o erro quadrático médio são menores do que aquelas obtidas por outros métodos que produzem estimadores não viciados.

Há redução ou eliminação do viés de pequenas amostras e ou decorrentes da seleção de animais (Meyer, 1983 e 1989).

Análises para casos particulares

Características que são consideradas função de alguma variável independente e contínua, como idade, necessitam de procedimentos eficientes e diferenciados para a realização de análises genéticas. Na área animal, as principais características que consideram essas análises estão relacionadas à lactação de matrizes leiteiras e às taxas de crescimento. Os principais métodos para essas análises são a regressão aleatória, os polinômios ortogonais e os modelos de processos de caráter (*character process model*). Esses métodos foram avaliados por Jaffrézic e Pletcher (2000). Todos os três métodos são baseados na estimativa de verossimilhança, entretanto os polinômios ortogonais foram originalmente publicados como estimativas dos quadrados mínimos (Kirkpatrick *et al.*, 1990).

Para essa discussão, será assumido, para um modelo aditivo, que o fenótipo observado para cada idade t pode ser decomposto como:

$$X(t) = \mu(t) + g(t) + e(t) + \varepsilon$$

em que $\mu(t)$ é uma função não aleatória, a função média genotípica de X(t), e g(t) e e(t) são funções aleatórias Gaussianas, que são independentes uma da outra e têm valor esperado igual a zero em cada idade. Elas representam os desvios genéticos e ambientais, respectivamente, dependentes da idade. Nesse contexto, e(t) é sempre referido com efeito ambiental permanente e ε é a variação residual, assumida normalmente, distribuída com variância constante e desconhecida para todas as idades.

O objetivo da análise é decompor a variação observada em X(t) em seus componentes genéticos e ambientais pela estimativa de funções de covariância para g(t) e e(t). Uma função de covariância, r(s,t), é uma função bivariada contínua que descreve a covariância entre duas idades, r(s,t) = Cov [X(s), X(t)]. Pela independência entre g(t) e e(t), a função de covariância fenotípica de X(t) é dada por P(s,t) como:

$$P(s,t) = G(s,t) + E(s,t)$$

em que G(s,t) é a função de covariância genética e E(s,t) é a função de covariância ambiental, que inclui também a variância residual. Essas funções são estimáveis pelos métodos ML e REML, quando há dados de indivíduos aparentados.

Os *modelos de regressão aleatória* empregam formas paramétricas para funções não observadas. Embora tradicionalmente uma curva paramétrica média seja geralmente usada para estimar μ(t), isto não é essencial. Entretanto, os desvios individuais dessa curva, ou seja, g(t) e e(t), são assumidos como funções paramétricas do tempo e, assim, os polinômios geralmente são utilizados. Por exemplo, os desvios idade-dependente da média de uma população devido ao genótipo do indivíduo devem ser lineares no tempo, como:

$$G(t) = a_1 + a_2 t$$

em que a_1 são coeficientes de regressão genética aleatória. Os coeficientes de regressão são efeitos aleatórios não observáveis, com um valor específico para cada indivíduo e assumidos com distribuição normal multivariada. Os desvios ambientais e(t) são assumidos independentes dos efeitos genéticos e modelados similarmente.

Covariâncias genéticas e ambientais em função da idade são determinadas pelas variâncias e covariâncias entre os coeficientes de regressão.

O principal objetivo desses modelos é selecionar as funções paramétricas mais apropriadas para os desvios genéticos e de ambiente permanente. Em muitos casos, as funções paramétricas estão aninhadas e a razão de verossimilhança pode ser utilizada. Uma vez que isto envolve o teste de significância dos parâmetros nos limites de seu espaço paramétrico, os testes estatísticos são misturas de distribuições de qui-quadrado (Stram e Lee, 1994).

Os *modelos de processo de caráter*, em contraste com os modelos de regressão aleatória, não tentam modelar as formas das funções g(t) e e(t). Em vez disso, o objetivo da análise é estimar os parâmetros para as próprias funções de covariância, ou seja, G(s,t) e E(s,t).

A função de covariância pode ser decomposta como:

$$G(s,t) = v_G(s) v_G(t) \rho_G(|s-t|)$$

em que $v_G(t)^2$ descreve o quanto da variância genética muda com a idade e $\rho_G(|s-t|)$ descreve a correlação genética entre duas idades. Não há restrições na forma de $v_G(.)$, e esta é sempre modelada usando polinômios simples, ou seja, linear, quadrático etc. Assume-se correlação estacionária, em que a correlação entre duas idades é função somente da distância temporal entre elas (|s-t|). Esta pressuposição geralmente é equivocada, entretanto provê razoável aproximação (Pletcher e Geyer, 1999). O benefício da correlação estacionária é que permite numerosas escolhas para ρ(.), todas que satisfazem diversos requerimentos teóricos (Pletcher e Geyer, 1999). Nunez-Anton (1998) e Nunez-Anton e Zimmerman (2000) propuseram métodos para considerar correlações não estacionárias.

Kirkpatrick e Heckman (1989) originalmente apresentaram o uso dos *polinômios ortogonais* como ferramenta não paramétrica para regularização prévia das estimativas das matrizes de covariâncias. Isto foi a primeira tentativa de formalizar a estimativa das funções de covariância no contexto genético. Como os modelos de processos de caráter, as formas dos desvios individuais idade-dependente não são consideradas, e os modelos para a estrutura da matriz de variância-covariância são o foco da atenção. Kirkpatrick e Heckman (1989) sugeriram que a função de covariância genética deveria ser representada como:

$$G(s,t) = \sum_{i=0}^{m} \sum_{j=0}^{m} \Phi_i(s) \Phi_j(t) k_{ij}$$

em que *m* determina o número de termos polinomiais usados no modelo, k_{ij} são os $m(m+1)/2$ parâmetros desconhecidos a serem estimados, ou seja, os coeficientes lineares de combinação) e Φ_i é o i-éssimo polinômio de Legendre. A função de covariância ambiental foi modelada similarmente. Meyer e Hill (1997) apresentaram um método para estimar as funções de covariância como descritas diretamente dos dados utilizando o método REML.

Como proposto originalmente, a aproximação por polinômios ortogonais é similar em intenção aos modelos de processos de caráter, e ambos diferem em princípio dos modelos de regressão aleatória. Nesses métodos de regressão aleatória, o desenvolvimento do modelo primário ocorre em nível de desvios individuais.

O analista começa considerando o comportamento dos desvios individuais idade-específicos. A estrutura da matriz de covariância resultante é consequência desses desvios. Para polinômios ortogonais e modelos de processo de caráter, a situação é reversa. O analista inicia considerando a estrutura da matriz de covariância e, então, a forma dos desvios individuais são consequências dessa estrutura.

Características reprodutivas, como fertilidade ao parto, número de crias nascidas e desmamadas, e aquelas avaliadas visualmente, como tipo, conformação e desenvolvimento, apesar de serem importantes para a eficiência produtiva dos animais, ainda não têm sido utilizadas em programas de melhoramento animal devido a suas baixas herdabilidades, geralmente obtidas por metodologias aplicadas a modelos lineares que assumem distribuição normal e que não são apropriadas para dados categóricos. Para análises desses dados, o mais indicado seria o emprego de modelos de limiar (*threshold models*) que assumem, subjacentemente ao fenótipo expresso de forma categórica, uma base genética e de ambiente com distribuição normal (Sousa *et al.*, 2000).

Segundo Falconer e Mackay (1996), características que exibem fenótipo de distribuição discreta são normalmente chamadas de quase contínuas ou de limiar. Embora sejam classificadas dentro de uma ou várias categorias mutuamente exclusivas e exaustivas, apresentam herança poligênica (Gianola, 1982).

Conforme Gianola (1982), o modelo de limiar assume que, conjuntamente com o fenótipo expresso de forma categórica, o qual frequentemente não apresenta distribuição normal, repousa uma postulada base genética e ambiental normalmente distribuída. Os valores na escala observável são ligados por uma escala subjacente, não observável, por intermédio de pontos de limiar entre categorias consecutivas.

Gianola e Foulley (1983) formalizaram um método para avaliação de características de limiar. A probabilidade de resposta em uma dada categoria segue uma integral normal com limites dependentes das variáveis fixas e aleatórias, amostradas de uma distribuição conceitual com primeiro e segundo momentos conhecidos, *a priori*. A distribuição *a priori* e a função de verossimilhança são combinadas para fornecer uma densidade *a posteriori*, a partir da qual as inferências são feitas. Os parâmetros são estimados pela moda da distribuição *a posteriori*, cuja solução é tomada pela resolução de um sistema de equações não lineares.

Estimativas de parâmetros genéticos na literatura brasileira

Os estudos de genética quantitativa buscam estimar os parâmetros genéticos das populações, tais como variâncias genéticas e de ambiente, herdabilidades e correlações genéticas, de maneira a estabelecer adequadas estratégias de seleção. Além disso, avaliam os ganhos genéticos obtidos e propõem diferentes objetivos e critérios de seleção, dentre outras ações. Poucos trabalhos são encontrados na literatura nacional relatando estimativas de parâmetros genéticos para características produtivas e reprodutivas em ovinos. Destacam-se a revisão de literatura realizada por Lôbo (2002), o trabalho de Sarmento *et al.* (2006) e os de Sousa *et al.* (1999) e Sousa *et al.* (2006).

Herdabilidade direta de 0,20 para o peso ao nascer (PN) e 0,00 para o peso aos 112 dias de idade ou desmame (PD) para ovinos Santa Inês foram estimados por Sarmento *et al.* (2006). Estimativas da média da literatura para essas características foram de 0,33 e 0,32 (Lôbo, 2002). Utilizando o modelo completo de análise, Sousa *et al.* (1999) estimaram a herdabilidade de 0,13 para PN e 0,04 para PD em ovinos Santa Inês. A herdabilidade para as características peso ao abate e peso com 1 ano de idade (P1) é escassa na literatura nacional. A herdabilidade média, descrita na literatura, corresponde a 0,31 para P1 e 0,36 para ganho em peso do nascimento aos 56 dias de idade.

A herdabilidade para os efeitos maternos de 0,12 para PN e de 0,10 para PD foi estimada por Sousa *et al.* (1999). Sarmento *et al* (2006) confirmaram que a não inclusão do efeito materno no modelo de análise superestimou as variâncias e as herdabilidades para o efeito direto, quando comparado ao modelo que não incluiu o efeito genético aditivo materno. Esses autores reportaram herdabilidades médias para os efeitos genéticos direto e materno, respectivamente, de 0,23 e 0,06 para PN, 0,03 e 0,05 para o peso aos 56 dias de idade, 0,03 e 0,17 para o peso aos 112 dias de idade, 0,25 e 0,23 para o peso aos 168 dias de idade, e 0,19 e 0,18 para o peso aos 196 dias de idade. Correlações entre os efeitos diretos e maternos de -0,47 e -0,24, respectivamente, para PN e PD foram estimadas por Sarmento *et al.* (2006). Sousa *et al.* (1999) observaram correlações de -0,15 e 0,31 entre os efeitos diretos e maternos para os pesos ao nascimento e aos 112 dias (desmame), respectivamente.

Sousa *et al.* (2004) estimaram efeitos genéticos direto e materno para características de crescimento em ovinos Santa Inês, e obtiveram herdabilidades diretas variando de 0,11 a 0,15 e maternas variando de 0,12 a 0,16. Valores semelhantes foram mencionados por Sousa et al. (1999) e Quesada et al. (2002).

Barbosa Neto et al. (2010), avaliando cruzamentos de ovinos das raças Dorper, Poll Dorset, Santa Inês e Somalis Brasileira, obtiveram estimativas de herdabilidades direta de 0,38 ± 0,12, 0,14 ± 0,06 e 0,10 ± 0,05 e materna de 0,27 ± 0,06, 0,09 ± 0,05 e 0,04 ± 0,04 para PN, peso ao desmame e ganho de peso do nascimento ao desmame, respectivamente. Os autores estimaram correlações genéticas entre pesos corporais em diferentes idades variando de 0,01 a 0,88, destacando a alta correlação positiva entre o PD e o ganho de peso (0,88). Quesada et al. (2002) também obtiveram correlações positivas variando de 0,21 a 0,39 entre os pesos do nascimento aos 210 dias de idade, em ovinos deslanados, com tendência à diminuição dessa correlação genética, ao passo que as pesagens se distanciaram no tempo.

De forma geral, estimativas de parâmetros genéticos para características reprodutivas em ovinos de corte ainda são escassas na literatura brasileira. Lôbo (2002), em sua revisão, apresentou média de herdabilidade de 0,27 para o intervalo de partos. Este mesmo valor de herdabilidade foi estimado por McManus e Miranda (1998), entretanto, com erro-padrão superior à estimativa (0,29). As herdabilidades para as características peso total de crias nascidas por matriz por parto (PTCN) e peso total de crias desmamadas por matriz por parto (PTCD) foram estimadas por McManus e Miranda (1998). Lôbo (2002) apresentou média da literatura de 0,30 para PTCD.

Lôbo et al. (2009b) analisaram uma população multirracial de ovinos de corte, encontraram herdabilidade para a característica dias para o parto (DP) de 0,06. Os mesmos autores estimaram herdabilidades para PTCN e PTCD de 0,20 e 0,11, respectivamente, com correlação moderada e positiva (0,52) entre as duas características, enquanto Barbosa Neto et al. (2010) reportaram herdabilidades de 0,19 ± 0,04 e 0,05 ± 0,02 para as características PTCN e PTCD, respectivamente.

Lôbo et al. (2012) relataram médias de 44,91 ± 8,15 kg e 1,15 ± 0,37 para as características peso da matriz no desmame de suas crias (PW) e relação de desmame (REL), em um rebanho multirracial. As herdabilidades foram estimadas em 0,26 ± 0,05 para PTCN, 0,32 ± 0,06 para PTCD, 0,37 ± 0,03 para PW e 0,10 ± 0,02 para REL. A correlação genética entre PW e REL foi de -0,25.

Modelos de regressão aleatória também têm sido usados no Brasil para avaliação genética de crescimento de ovinos (Sarmento et al., 2010, 2011; Oliveira et al., 2010) e características relacionadas à resistência a endoparasitas (Lôbo et al., 2009c). Neste último estudo, os autores verificaram que a herdabilidade para contagem de ovos por grama de fezes (OPG) foi extremamente variável, com incremento de 0,04 a 0,27 no primeiro desafio a que os animais foram submetidos e de 0,01 a 0,52 no segundo desafio. As maiores herdabilidades para volume globular foram de 0,31 no primeiro desafio e de 0,12 no segundo. No segundo desafio, a herdabilidade para peso corporal chegou próximo de 0,90. Não foram observadas correlações genéticas significativas entre essas características. Os autores concluíram que é possível melhorar a resistência genética da raça Santa Inês pela seleção de animais como menor OPG e que esta seleção não promoveria efeito adverso no crescimento dos cordeiros, apesar de animais com menores taxas de crescimento serem mais suscetíveis às infecções.

Ferramentas para o melhoramento animal

Seleção

Quando uma população atende aos princípios do Teorema de Hardy-Weimberg, a frequência relativa dos alelos e as proporções genotípicas se mantêm estáveis, em equilíbrio ao longo do tempo, não progredindo nem regredindo geneticamente. Para arrancá-la dessa estabilidade, é preciso empregar forças capazes de alterar essas frequências gênicas, aumentando o número dos genes que atendam aos objetivos do melhoramento. Uma dessas "forças" é a seleção, ferramenta utilizada pelo melhoramento genético para concentrar na população o patrimônio genético dos indivíduos geneticamente superiores. Com isso, a frequência gênica da população sofre alterações.

Sendo assim, entende-se por força seletiva ou seleção tudo aquilo que possa favorecer, ou prejudicar, determinados indivíduos, sob o ponto de vista da transmissão de seus genótipos às futuras gerações. É a escolha de indivíduos para a reprodução. Em uma população, essa escolha pode ser feita de maneira natural, o que se chama seleção natural, ou artificial, isto é, seleção artificial.

A seleção natural atua "concentrando" na população o patrimônio genético dos indivíduos que, por qualquer motivo, mostram maior valor adaptativo, reproduzindo-se mais intensamente e originando um grande número de progênies viáveis. A cada nova geração, seus genes predominam sobre os dos outros componentes do grupo e os genótipos da população se concentram no sentido da vantagem adaptativa. Exemplificando, alguns genes expressam o surgimento de uma enfermidade ou tornam seus portadores suscetíveis a determinada enfermidade. Assim, indivíduos portadores desses genes morrem antes de deixarem descendentes ou deixam poucos descendentes, caracterizando um processo de seleção natural.

A seleção artificial é aquela em que os indivíduos são escolhidos pelo homem, com base nas características que ele considera importantes. Por ser orientada racionalmente, a seleção artificial imprime na população maior progresso genético por unidade de tempo do que a seleção natural. Na seleção artificial, os animais podem ser escolhidos pelo seu fenótipo, isto é, seleção fenotípica, em que o animal é selecionado pelo que representa ou pelo que desempenha, ou pelo seu genótipo, ou seja, seleção genotípica, em que o animal é selecionado por meio da medida de seu potencial genético a partir dos seus valores genéticos (*breeding value*), utilizando informações suas, de seus ancestrais e descendentes. Esta última geralmente é feita por meio das avaliações genéticas.

Por que selecionar?

A ação principal de um programa de melhoramento genético é a seleção dos animais. Desde a domesticação dos animais que o homem realiza seleção para melhoramento das espécies de seu interesse, e obviamente, desde a geração do primeiro ser vivo que a seleção natural atua nesse processo. Desta maneira, mesmo que não haja a interferência do homem, é possível que ocorra algum ganho genético nas populações animais. Para tentar esclarecer esse ponto, um exemplo bastante simplificado será apresentado a seguir. Ressalte-se que a complexidade da natureza desse fenômeno é infinitamente superior ao que será pressuposto, de forma que seu uso não pode ser generalizado.

Com base em dados de 1.493 nascimentos ocorridos no rebanho Santa Inês da Embrapa Caprinos, controlados pelo Programa de Melhoramento Genético de Caprinos e Ovinos (GENECOC®), a Tabela 23.3, apresenta a taxa de sobrevivência de crias em função do peso ao nascimento, e a proporção de animais com esses pesos. A média do PN deste conjunto de dados é de 3,43 ± 0,77 kg. Neste exercício, utilizaremos uma herdabilidade média (h^2) de 0,33 para o peso ao nascimento (Lôbo, 2002).

Sem nenhuma interferência do homem, ou seja, nenhum tipo de seleção artificial, a proporção dos selecionados é a própria taxa de sobrevivência. As

Tabela 23.3 Taxa de sobrevivência e proporção de crias nascidas de acordo com classes de peso ao nascimento para a raça Santa Inês.

Peso ao nascimento (kg)	Proporção de animais (%)	Sobrevivência (%)
1,00-1,99	2,00	41,18
2,00-3,00	31,00	74,20
3,01-4,00	51,00	87,60
4,01-5,00	15,00	91,93
> 5,01	1,00	98,26

Fonte: Valores não publicados do banco de dados GENECOC®.

intensidades de seleção (i) em cada grupo, respectivamente, seriam 0,948; 0,438; 0,243; 0,161; 0,049, lembrando que os valores de (i) são obtidos a partir da porcentagem de animais para seleção e das ordenadas da curva padrão tabelada. Assim, o ganho genético para peso ao nascimento, que é obtido por (i × h^2 × desvio-padrão da característica), seria:

$$\Delta G = [1/5 \times (0{,}948 + 0{,}438 + 0{,}243 + 0{,}161 + 0{,}049)] \times 0{,}33 \times 0{,}77 = 0{,}3678 \times 0{,}33 \times 0{,}77 = 0{,}09 \text{ kg}$$

ou seja, apenas 0,09 kg por geração. Se considerarmos um intervalo de gerações, que é calculado como a idade média dos pais quando seus filhos nascem, de 3 anos, teríamos um ganho genético de 0,09/3 = 0,03 kg/ano. Isto seria apenas 0,87% da média para a característica peso ao nascimento. De qualquer maneira, percebe-se que, mesmo sem a interferência do homem, existe possibilidade de haver mudança genética na população.

Por outro lado, se o criador selecionar apenas os animais com peso superior a 3 kg, a proporção dos selecionados seria 59/83 = 0,71 (uma vez que de cada 100 animais nascidos apenas 83 sobreviveriam e, destes, seriam selecionados 59, de acordo com a Tabela 23.3), o que representa uma intensidade de seleção de 0,509. O ganho genético por geração seria, então:

$$\Delta G = 0{,}509 \times 0{,}33 \times 0{,}77 = 0{,}13 \text{ kg}$$

Em termos de ganho genético anual, seria 0,04 kg (1,17% da média), o que já representa um aumento de 33% no ganho genético anual, com a seleção praticada.

Pela magnitude dos números apresentados, percebe-se assim a dificuldade de alcançar ganhos genéticos expressivos, o que reforça a necessidade da execução formal e criteriosa de programas de melhoramento genético. Ressalte-se também que geralmente a seleção é feita para várias características simultaneamente.

Objetivo e critérios de seleção

O objetivo de seleção costuma ser definido como uma combinação de características de importância econômica no sistema de produção. Sua determinação é crucial para o desenvolvimento de um programa de melhoramento.

Os critérios de seleção são as características usadas na estimação dos valores genéticos dos animais. Algumas características do objetivo da seleção são difíceis ou caras para serem mensuradas e existem outras, altamente correlacionadas, que podem ser usadas como critério de seleção.

As características do objetivo da seleção são as que se deseja melhorar, enquanto aquelas do critério de seleção são as usadas para alcançar o melhoramento das primeiras. A escolha dos critérios de seleção deve ser determinada pelas características do objetivo. Entretanto, é imprescindível que o objetivo da seleção não seja determinado pelo critério de seleção, uma vez que podem ser omitidas características importantes. Por exemplo, a circunferência escrotal é uma característica importante para o critério de seleção, mas não para o objetivo de seleção. Aumentar a circunferência escrotal dos machos não promoverá aumento das receitas econômicas da propriedade, entretanto, essa característica está relacionada à fertilidade, que é uma característica do objetivo de seleção. O aumento da fertilidade gera maiores retornos para o sistema produtivo, pois aumenta a disponibilidade de animais para venda e reduz custos com a manutenção de animais, por exemplo, com a redução da idade ao primeiro parto das fêmeas.

Geneticistas e economistas preferem definir o objetivo da seleção como um agregado de valores gênicos (*breeding values*) para todas as características, influenciando receitas e despesas, cada um ponderado por um valor econômico apropriado.

Outra forma de entendimento do objetivo da seleção pode ser constatada. Alguns técnicos e criadores preferem pensar em termos de uma combinação específica de níveis a serem atingidos para diferentes características. Os criadores sentem-se mais confortáveis definindo o objetivo da seleção como níveis de produção a serem atingidos, uma vez que rapidamente aceitam a ênfase a ser dada a cada característica, identificando eles próprios quais os objetivos escolhidos.

A determinação do objetivo da seleção é um dos pontos primários no delineamento de um programa de melhoramento, sendo específico para o sistema em contexto. Para a formulação do objetivo da seleção, uma sequência ordenada também é importante: (1) especificação dos sistemas de produção e mercado; (2) identificação das receitas e despesas em populações comerciais; (3) determinação de características biológicas influenciando receitas e despesas; (4) derivação dos valores econômicos para cada característica.

Em sistema de corte para ovinos, as características de importância econômica que deve estar no objetivo de seleção são dia do parto, peso da carcaça ou peso de abate, facilidade de parto, peso ao desmame, rendimento de carcaça, depósito de gordura, porcentagem de músculo, consumo alimentar, crias desmamadas/fêmea exposta, taxa de sobrevivência, peso adulto, idade ao primeiro parto, intervalo de partos e número de serviços por concepção, entre outras.

Para atingir o objetivo de seleção em sistema de corte, as características a serem mensuradas e incluídas no critério de seleção são peso ao nascimento, ao desmame e com 1 ano de idade, ganhos em peso pré e pós--desmame, circunferência escrotal, dia do parto, escore corporal, escore de facilidade de parto, peso total das crias ao nascimento e ao desmame, crias desmamadas/fêmea exposta, taxa de sobrevivência, peso adulto, idade ao primeiro parto, número de serviços por concepção, utilização de ultrassom para mensuração de depósito de gordura e área de olho de lombo, entre outras.

A criação de ovinos nos trópicos, especialmente em regiões semiáridas, é marcada pela utilização de raças nativas que apresentam maior adaptabilidade ao meio (Kosgey *et al.*, 2006). Os mesmos autores afirmaram que é rara a definição formal dos objetivos de seleção e estimativa dos pesos econômicos. Kosgey *et al.* (2003) mencionaram a existência de alguns programas de melhoramento nos trópicos, mais que estes programas precisam ser aperfeiçoados.

O cálculo de valores econômicos para a ovinocultura nos trópicos é tema de poucos trabalhos, como Ponzoni (1992), numa projeção para a realidade cubana, Kosgey *et al.* (2003, 2004) para as realidades de alguns países africanos, semelhantes às encontradas no semiárido brasileiro.

No Brasil há poucos trabalhos que estimaram pesos econômicos para ovinos. Morais (2005) calculou os pesos econômicos em um sistema de produção da raça Santa Inês para várias características de importância econômica, destacando-se as características de sobrevivência de cordeiros e reprodutivas.

Pinto (2005) calculou pesos econômicos para várias características de três sistemas de produção (extensivo, semi-intensivo e intensivo) com ovinos da raça Santa Inês no Distrito Federal, destacando-se a característica número de cordeiros desmamados. Esses valores econômicos foram utilizados para a formação de índices de seleção.

Lôbo et al. (2011) estimaram pesos econômicos para ovinos da raça Morada Nova em sistema de produção de pastagem nativa do Semiárido Nordestino. As características consideradas foram taxa de parição (TP), prolificidade (P), mortalidade dos cordeiros (MC), mortalidade de borregos (MB), mortalidade de adultos (MA), pesos das fêmeas (PFA) e machos ao abate (PMA), peso adulto das ovelhas (PO) e dos reprodutores (PR), rendimento de carcaça (RC), número de partos por ano (NPA), idade ao primeiro parto (IPP) e número de doses de vermífugos por ano (NV). Os pesos econômicos foram estimados usando uma equação de lucro (lucro = receitas – despesas). Com 1% de incremento nas características, os pesos econômicos (US$ por ovelha por ano) estimados para TP, MC, PMA, RC e NPA foram de 0,781, –0,138, 0,416, 0,827 e 0,781, respectivamente.

Escrituração zootécnica

Uma das principais ferramentas que torna possível e eficiente um processo de seleção é a escrituração zootécnica. Esta se refere, em sentido mais amplo, ao conjunto de práticas relacionado às anotações de uma propriedade rural que possui atividade de exploração animal, ou seja, é a descrição formal de toda a estrutura da propriedade. E, em um sentido mais restrito, a escrituração zootécnica compreende as anotações de controle do rebanho, com fichas individuais para cada animal, contendo sua genealogia, ocorrências e desempenho. Essas anotações devem englobar o máximo de informações possíveis, datas, condição e extensão do nascimento, coberturas, partos, enfermidades, mortes, descartes, registros de desempenho produtivo, como pesagens e controle leiteiro, medidas morfométricas, como altura, comprimento e circunferência escrotal, condição corporal e medidas de tipo e conformação. Quanto mais detalhadas forem essas anotações, maiores serão os benefícios que delas poderão ser extraídos.

A escrituração zootécnica pode ser manual ou informatizada. Atualmente, com o avanço da tecnologia, muitas propriedades passaram a utilizar a escrituração informatizada, em que as fichas de cada animal ficam acondicionadas em programas específicos de computador, permitindo maior controle, detalhe e integração da informação, com disponibilização fácil e rápida, aumentando, dessa forma, os benefícios para o usuário. Porém, esta não é uma realidade para todos os produtores, e muitos, ainda continuam empregando, sem qualquer problema, a escrituração zootécnica manual, em que o produtor utiliza fichas individuais para o registro do desempenho de cada animal e fichas coletivas para o controle das práticas de manejo.

O uso dessas informações disponibilizadas pela escrituração zootécnica permite que o produtor gerencie seu rebanho e sua propriedade de forma mais eficiente, uma vez que ele passa a conhecer melhor cada um dos animais e a identificar os mais produtivos; a identificar com maior rapidez possíveis problemas que estejam ocorrendo no rebanho; a facilitar o manejo em geral; a reduzir custos com alimentação, separando os animais por categorias de produção; a determinar melhores épocas para práticas sanitárias e reprodutivas; a identificar animais e famílias mais sensíveis e propensos a enfermidades; e a observar o histórico reprodutivo dos animais. Ainda, é possível agregar valor aos animais no momento da venda, pois o comprador está adquirindo, além do animal, um "certificado" com seu histórico e desempenho. E é a escrituração zootécnica que auxilia o produtor a selecionar e a descartar os animais do seu rebanho. Entretanto, no Brasil, é relativamente baixo o nível de escrituração zootécnica nas propriedades que se dedicam à ovinocultura.

A escrituração zootécnica é fundamental para o melhoramento genético, especialmente para a eficiência dos programas de seleção. É necessário que os produtores se conscientizem de sua importância e comecem a anotar essas informações. Os que já a fazem, devem procurar se agregar a outros, buscando maior nível de utilização da informação, de forma mais criteriosa.

Avaliações visuais

As avaliações visuais podem contribuir para o melhoramento genético dos ovinos de corte, quando consideradas como critérios adicionais para a seleção dos animais. Ressalte-se que a seleção sempre deve priorizar os aspectos produtivos, utilizando-se critérios que possuam maior correlação com o objetivo de seleção, que está diretamente relacionado ao impacto econômico da atividade. Por outro lado, buscando-se um equilíbrio de forças, as características visuais devem ser usadas com bom senso, evitando-se o descarte de animais produtivamente superiores, mas com menor apresentação estética. Os selecionadores devem estar atentos a este aspecto, já que há preferência e mercado para os animais com melhor aparência.

Deve ser destacado, entretanto, que as características avaliadas visualmente estão muito sujeitas à subjetividade do avaliador e são bastante influenciadas pelo meio ambiente, principalmente no que se refere à alimentação e aos efeitos genéticos não aditivos. Isto significa que um animal positivamente avaliado para características visuais não apresenta grandes garantias de transmissão desse potencial e, assim, contribuir para o melhoramento das futuras gerações.

Entre as características que podem ser utilizadas para as avaliações visuais de animais para corte, pode-se destacar a conformação, a musculatura e a precocidade de acabamento. Essas características são avaliadas atribuindo-se notas de 1 a 6, de acordo com o grau de superioridade. A conformação é a presença de massa muscular e a quantidade total estimada de carne na carcaça com aspectos de estrutura física forte, incluindo bons aprumos e tamanho. A precocidade de acabamento é avaliada pela capacidade ou grau de deposição precoce de gordura. Geralmente, um animal longo e alto é mais tardio e um animal mais compacto é mais precoce. A musculatura é o desenvolvimento da massa muscular pela observação de pontos como o antebraço, a perna, a paleta, o lombo, a garupa e a largura e a profundidade dos quartos traseiros. Há possibilidade de refazer avaliações genéticas para estas características com metodologias apropriadas de análises anteriormente apresentadas.

Avaliações genéticas

O melhoramento genético é promovido pela seleção de indivíduos superiores para que sejam os pais da futura geração, isto é, seleção e acasalamento dos melhores animais. E o meio mais eficiente para realizar essa seleção é utilizar os valores genéticos estimados pela avaliação genética.

Com a avaliação genética, os valores genéticos dos animais são expressos na forma de diferenças esperadas na progênie (DEP) para cada característica a ser considerada. A DEP é usada em todo o mundo para comparar o mérito genético dos animais para várias características e prediz a habilidade de transmissão genética de um animal avaliado como progenitor. Ela é expressa na unidade da característica, por exemplo: kg de peso ou dia para idade ao primeiro parto (IPP), com sinal positivo ou negativo.

A DEP deve ser usada para comparar a futura progênie de um animal à progênie de outros animais da mesma raça. A DEP não deve ser usada para predizer o desempenho de uma ou duas progênies de um animal, mas para comparar animais com base na estimativa de desempenho de suas progênies. DEP prediz diferença e não valor absoluto.

A DEP é derivada de qualquer combinação de informações de desempenho individual, *pedigree* e progênie. O seu uso é mais confiável do que qualquer outro tipo de informação disponível, pois utiliza fatores como o valor genético das fêmeas com que um reprodutor é acasalado, as diferenças ambientais afetando os grupos contemporâneos, a qualidade de outros reprodutores no grupo de contemporâneos e a tendência genética. A identificação dos grupos contemporâneos que serão incluídos nas análises é o fator mais importante para a confiabilidade da avaliação. Os fatores determinantes de um grupo são: animais do mesmo sexo, animais com idades similares, isto é, não mais que 90 dias entre datas de nascimento, animais manejados juntos e recebendo as mesmas oportunidades de desempenho etc.

Para as avaliações genéticas utilizam-se as técnicas estatísticas de modelo misto e modelo animal, com a metodologia conhecida como Melhor Predição Linear Não Viesada (BLUP) do mérito genético. Os procedimentos BLUP incorporam toda informação disponível na predição de uma DEP individual. As informações que devem estar disponíveis para um indivíduo são: progênie, parentes no *pedigree*, particularmente pai e mãe, desempenho próprio e, netos, se possível.

Com as informações sobre a progênie, a superioridade ou a inferioridade dos acasalamentos individuais deve ser ajustada nos procedimentos de análises. Isto elimina, ou pelo menos reduz, o problema de acasalamentos preferenciais. As DEP são comparadas entre rebanhos e/ou gerações. Reprodutores com maior número de progênies serão avaliados com maior confiança. Entretanto, DEP para reprodutores jovens, que ainda não tiveram progênie, são mais confiáveis para a tomada de decisão na seleção do que pesos ajustados, taxas ou outras medidas fenotípicas.

As características que poderiam ser consideradas na avaliação de ovinos de corte: DEP para peso ao nascimento (DEP_{PN}); DEP para peso ao desmame (DEP_{PD}); DEP para peso ao ano de idade (DEP_{365}); DEP para peso adulto (DEP_{PA}); DEP para habilidade materna, expressa em kg de cabritos/cordeiros desmamados por fêmea (DEP_{HM}); DEP para habilidade materna total (DEP_{HMT}), que pode ser considerada como $DEP_{HM} + \frac{1}{2} DEP_{PD}$; DEP para idade ao primeiro parto (DEP_{IPP}); DEP para intervalo de partos (DEP_{IEP}); DEP para período de gestação (DEP_{PG}); DEP para perímetro escrotal ao ano (DEP_{PE}), entre outras.

É importante que os criadores utilizem as DEP mais atualizadas. A adição de novos dados, o melhoramento das técnicas de análises e o uso da inseminação artificial causam mudanças nas DEP de um ano para outro. Estes fatores aumentam a confiança da predição, assim, cada novo sumário de reprodutores é mais acurado que o anterior.

A acurácia expressa a confiabilidade das DEP e pode variar de 0 a 1. Quanto mais próxima de um, mais confiável é a DEP e pode-se esperar menor mudança futura, à medida que aumentam os dados de progênie acumulada.

A acurácia pode ser categorizada como baixa (0 a 0,59), média (0,6 a 0,79) e alta (0,8 a 1). As DEP devem ser usadas para decidir quais animais serão selecionados, enquanto a acurácia sugere extensivamente o quanto dos animais deve ser utilizado. Reprodutores com DEP favoráveis e alta acurácia podem ser usados com confiança porque contribuem favoravelmente para o melhoramento genético do rebanho.

A acurácia é um método abreviado de expressar a confiabilidade de uma DEP. Outro indicador específico é o erro padrão da predição, ou mudança possível. À medida que a acurácia aumenta, a possibilidade de mudança diminui.

Para visualizar melhor a utilização das DEP observe o exemplo na Tabela 23.4.

Em média, espera-se que a progênie do reprodutor A pese 3 kg mais ao nascer e 5 kg mais ao desmame comparada à progênie do reprodutor B. As filhas do reprodutor A irão parir cerca de 3 dias mais cedo que as filhas do reprodutor B. Entretanto, as filhas de B terão, em média, 3,5 a menos em intervalo de partos. Espera-se que a progênie do reprodutor B nasça 1,5 dia mais cedo, em média, que a progênie do reprodutor A.

Provas de desempenho

As provas ou testes de desempenho consistem em medição e registro sistemático de características vinculadas à produção animal, estruturadas com o propósito de comparar indivíduos. Os principais objetivos para sua realização são a identificação e seleção de indivíduos, manejo, pesquisa e publicidade. Geralmente, para animais de corte, são realizadas as provas de ganho ponderal, em estações centrais ou fazendas.

Em uma prova de ganho de peso, os animais são mantidos em condições ambientais similares e comparados sob diversos aspectos. Os participantes, em geral machos, devem ser animais jovens recém-desmamados e apresentarem idade semelhante. Deve haver um período de adaptação, em torno de 14 dias, seguido da fase de coleta das informações, de cerca de 84 dias. Esse período depende muito dos custos da prova. Os animais devem receber todos os tratos sanitários antes e durante a prova, principalmente a vermifugação anterior à realização da prova. A alimentação deve ser balanceada, permitindo o máximo de desempenho do animal.

Os animais são pesados ao chegarem à prova, após o período de adaptação e, periodicamente, a cada 14 dias. As principais características avaliadas são: ganho de peso médio diário, peso por dia de idade, eficiência alimentar, perímetro escrotal, área de olho do lombo e espessura de gordura, além das avaliações visuais, como conformação, precocidade, musculatura e tipo racial.

As medidas são submetidas a análises estatísticas. Após a prova, os participantes são classificados por cada característica individualmente e por um mérito genético total que engloba aquelas de maior importância econômica.

Um exemplo de prova de desempenho pode ser visualizado em Facó *et al.* (2009).

Métodos de acasalamento

Cruzamentos

Cruzamento é o método de acasalamento de indivíduos de raças ou grupamentos genéticos diferentes. Os produtos dos cruzamentos são conhecidos como mestiços. Realiza-se o cruzamento quando se deseja obter vigor híbrido ou heterose, que é a superioridade da progênie em relação à média dos pais, e/ou reunir em

Tabela 23.4 Comparação de diferenças esperadas na progênie para peso ao nascimento, peso ao desmame, idade ao primeiro parto, intervalo de partos e período de gestação de dois reprodutores.

	DEP_{PN} (kg)	DEP_{PD} (kg)	DEP_{IPP} (dia)	DEP_{IEP} (dia)	DEP_{PG} (dia)
Reprodutor A	4	7	-1	1	0,5
Reprodutor B	1	2	2	-2,5	-1,0
Diferença entre DEP	3	5	3	3,5	1,5

DEP = diferenças esperadas na progênie; IEP = intervalo de partos; IPP = idade ao primeiro parto; PD = peso ao desmame; PG = período de gestação; PN = peso ao nascimento.

um animal as características de duas ou mais raças, utilizando a complementariedade e os efeitos da diversidade genética.

Heterose é definida como sendo a diferença entre a média da característica avaliada, ou seja, fenótipo, nos indivíduos oriundos do cruzamento, os mestiços, e a média dessa mesma característica medida nos pais, e é calculada segundo a seguinte fórmula:

$$Ht = (\text{média dos mestiços} - \text{média dos pais}) / (\text{média dos pais}) \times 100$$

Ver o exemplo na Figura 23.1.

Ressalte-se que haverá heterose somente quando houver diferença em frequência gênica entre as raças ou grupos envolvidos no cruzamento e o efeito de dominância entre alelos não for zero. Se qualquer dessas situações deixar de existir, a heterose será nula. Isto pode ser mais bem entendido caso se considere que as raças, durante seu processo de formação, permaneceram geneticamente isoladas e foram submetidas a pressões de seleção variáveis, tanto artificial, quanto natural. Esse processo resultou em alguma consanguinidade, que, juntamente com a flutuação aleatória na frequência gênica, contribuiu para a fixação de alguns homozigotos. Esses homozigotos produzidos tanto podem ser de genes com efeitos indesejáveis, quanto de genes cuja combinação heterozigótica produza resultados favoráveis.

É pouco provável que as diferentes raças tenham tido os mesmos alelos indesejáveis fixados na forma homozigótica, principalmente quanto mais distantes na origem e mais separadas espacialmente forem as raças. Desta forma, ao se cruzar raças diferentes, as progênies terão os efeitos deletérios dos genes recessivos encobertos pelos genes dominantes e maior taxa de heterozigose.

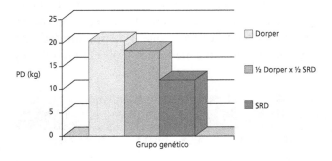

Figura 23.1 Pesos médios ao desmame (kg) em animais da raça Dorper e do tipo SRD e seus mestiços (½ Dorper x ½ SRD). Média dos progenitores – (20,40 +12,00)/2 = 16,20 kg. Mestiços = 18,30 kg. Heterose = 12,96%. PD = peso ao desmame; SRD = sem raça definida.

Em relação à complementariedade entre as raças, deve ser destacada a importância da exploração dos potenciais entre as raças exóticas e as nativas. Em clima tropical, e nas condições de criação brasileira, em geral, as raças exóticas não produzem de forma econômica. Entretanto, apesar de os animais naturalizados não sofrerem os rigores do clima, não apresentam índices produtivos satisfatórios. O cruzamento entre essas raças origina uma população cuja média geral de produção-rusticidade supera a média dos pais. Por outro lado, deve-se lembrar que geralmente esses mestiços se tornam mais exigentes quanto às condições ambientais, isto é, por apresentarem maior potencial genético produtivo requerem condições necessárias para manifestarem esse potencial. Esta é uma causa dos insucessos verificados na prática com alguns cruzamentos, nos quais os produtores tendem a criar os mestiços nas mesmas condições da raça mais rústica, de maneira que esses animais tendem, muitas vezes, a apresentar índices mais baixos que o esperado.

É importante comentar a expressão "grau de sangue", tão empregada em cruzamentos. Essa expressão dá a ideia de "mistura de sangue" entre as raças utilizadas, o que não é verdadeiro tecnicamente. Entretanto, é um termo já consagrado em Zootecnia e indica, no indivíduo mestiço, as frações de genes provenientes das diferentes raças ou grupos genéticos que integram sua constituição genética. O indivíduo recebe 50% do patrimônio genético de cada um de seus pais. Assim, para determinar o grau de sangue dos mestiços, basta multiplicar os fenótipos parentais por ½ e somar os resultados dessa operação, dentro da raça. Por exemplo, acasalando-se animais da raça Dorper com animais sem raça definida (SRD), o produto apresentará o seguinte grau de sangue: ½ Dorper + ½ SRD (ver Figura 23.1). Se este produto for acasalado novamente com animais da raça Dorper, o novo mestiço será assim constituído:

½ Dorper + ½ (½ Dorper + ½ SRD)
½ Dorper + ¼ Dorper + ¼ SRD
¾ Dorper + ¼ SRD

Existem vários tipos de cruzamento, dependendo do produto que se quer alcançar. Quando se deseja substituir uma raça ou grupo de animais por outra (o), faz-se o *cruzamento contínuo ou absorvente*. Neste tipo de cruzamento, duas raças diferentes são acasaladas e os mestiços provenientes são acasalados, nas gerações sucessivas, com indivíduos de uma das raças iniciais. Com a repetição do acasalamento dos mestiços com a raça pura escolhida, estes vão "absorvendo" o patrimônio genético da raça inicial.

Quando se deseja explorar apenas os animais da primeira geração, realiza-se o *cruzamento industrial ou simples*, ou seja, acasalam-se duas raças, reunindo as características das duas no mestiço, produto chamado de meio-sangue, que é comercializado.

Quando se deseja reunir características de várias raças em um animal, realiza-se o *cruzamento rotativo ou alternado*, que consiste em ir alternando, para acasalamento, uma raça e outra, sucessivamente.

Não existe um tipo de cruzamento absolutamente mais indicado; isso dependerá da situação e do objetivo que se quer alcançar.

É muito importante selecionar as raças paternas, que fornecerão os reprodutores, e as raças maternas, que fornecerão as matrizes e servirão de bases para o cruzamento, uma vez que existem raças com maiores velocidades de crescimento, mais indicadas para serem paternas, e outras que apresentam melhor fertilidade, boa habilidade materna e menor peso adulto (tamanho), mais indicadas para serem maternas.

No Nordeste, especialmente no Semiárido, onde as condições de alimentação são desfavoráveis durante boa parte do ano, é conveniente que a linhagem materna seja constituída de animais de elevada rusticidade. Nessas condições, para ovinos, o tipo racial SRD e as raças Morada Nova, Cariri e Dâmara devem ser utilizadas como linhagem materna e reprodutores das raças Santa Inês, Somalis Brasileira ou Dorper, como linhagem paterna. Isto dependerá da combinação; por exemplo, quando se tem animais Santa Inês e Somalis Brasileira, a primeira poderia ser paterna e a segunda, materna.

A utilização de raças ovinas lanadas dependeria de cada caso. Para regiões de clima mais ameno, elas até podem ser uma boa opção, mas, para o Nordeste, região de clima quente, o desempenho animal seria prejudicado. Assim, o uso das raças lanadas para o cruzamento dependeria do ambiente de exploração, da raça considerada e do objetivo do produtor. Entretanto, destaca-se a baixa qualidade da pele dos ovinos lanados. Ressalte-se que esse produto possui grande valor agregado, podendo alcançar, dependendo da situação, até 30% do valor do animal comercializado para abate, sendo estratégico para os mercados nacional e internacional.

Assim, antes de decidir qual cruzamento utilizar, é preciso pensar nos objetivos de mercado e exercitar muito bem os custos de produção, o que ainda não tem sido muito explorado pelas pesquisas no Brasil.

Por outro lado, o máximo de vigor híbrido é alcançado com o cruzamento industrial. Além disso, este tipo de cruzamento é mais fácil de ser executado. O desempenho do produto do cruzamento rotativo entre duas raças geralmente é um terço inferior à produção do mestiço oriundo do cruzamento industrial ou simples. Entretanto, com a utilização de três raças, no triplo mestiço, a redução do desempenho, em relação ao cruzamento industrial, é menor que este um terço. É importante lembrar que a endogamia aumenta a intensidade de perda da heterose. A seleção por indivíduos que expressem maior vigor híbrido reduzem a perda da heterose. Observe, na Tabela 23.5, a retenção da heterose em alguns exemplos de cruzamentos com caprinos.

Ressalte-se que o animal é que deve ser adaptado ao ambiente e não o ambiente ser adaptado ao animal. Ao se escolher uma raça para explorar, deve-se observar a adaptação desta ao ambiente em questão. Tentar modificar o ambiente para explorar determinada raça aumenta significativamente os custos da exploração, prejudica o meio ambiente e não é totalmente eficiente, o que acaba promovendo desconforto ao animal, sendo praticamente inviável. Para regiões de clima mais ameno, isto pode até ser boa opção, mas, para regiões de clima quente, como a região Nordeste, o desempenho animal é prejudicado.

Resultados de cruzamentos

O conhecimento inicial sobre as raças a serem utilizadas nos cruzamentos é extremamente importante para a elaboração de delineamentos adequados com previsão de resultados. Por outro lado, deve-se atentar ao uso de animais representativos da raça em questão para o cruzamento, evitando resultados não esperados.

Portanto, na avaliação dos cruzamentos, todos os aspectos devem ser observados, de maneira a atender os requisitos de mercado e assim obter maiores rendimentos. Por exemplo, foram demonstradas semelhanças em desempenho para crescimento e sobrevivência de crias meio sangue Suffolk, Hampshire Down, Texel, Ile de France e Santa Inês, quando cruzadas com fêmeas SRD; no entanto, apenas o ½ Santa Inês apresentou qualidade de pele excelente e o ½ Suffolk, qualidade de pele aceitável (Tabela 23.6). Assim, se por um lado o cruzamento com raças europeias de corte pode levar a um pequeno aumento da precocidade no acabamento e na qualidade de carcaça de ovinos, por outro se perde muito em qualidade de pele. Se este

Tabela 23.5 Grau máximo de heterose retida (%) de acordo com o tipo de cruzamento, raça e produto final.

Heterose retida (%)	Tipo de cruzamento	Raças e/ou tipos caprinos	Produto final
100	Produção de F1	BO × SRD	½ BO + ½ SRD
		SA × SRD	½ SA + ½ SRD
		AN × SRD	½ AN + ½ SRD
		MO × SRD	½ MO + ½ SRD
50	Retrocruzamento	BO × ½ BO + ½ SRD	¾ BO + ¼ SRD
		SA × ½ SA + ½ SRD	¾ SA + ¼ SRD
85,7	Terminal com três raças	BO × ½ MO + ½ SRD	½ BO + ¼ MO + ¼ SRD
		AN × ½ MO + ½ SRD	½ AN + ¼ MO + ¼ SRD
		SA × ½ MO + ½ SRD	½ SA + ¼ MO + ¼ SRD
		BO × ½ AN + ½ SRD	½ BO + ¼ AN + ¼ SRD
		BO × ½ BO + ¼ AN + ¼ SRD	¾ BO + ⅛ AN + ⅛ SRD
		BO × ½ BO + ¼ MO + ¼ SRD	¾ BO + ⅛ MO + ⅛ SRD
		SA × ½ SA + ¼ AN + ¼ SRD	¾ SA + ⅛ AN + ⅛ SRD
		SA × ½ SA + ¼ MO + ¼ SRD	¾ SA + ⅛ MO + ⅛ SRD

AN = Anglonubiana; BO = Boer; MO = Moxotó; SA = Savanna; SRD = sem raça definida.
Adaptada de Sousa, 2002.

Tabela 23.6 Desempenho de cordeiros ½ Santa Inês × ½ sem raça definida, ½ Suffolk × ½ SRD, ½ Hampshire Down × ½ SRD, ½ Texel × ½ SRD e ½ Ile-de-France × ½ SRD.

Genótipo	PN[1] (kg)	PD[2] (kg)	Sob[3] (%)	GPD[4] (g/dia)	PA[5] (kg)	IA[6] (dia)	CA[7]	Pele[8]
½ SI × ½ SRD	3,22[c]	11,4[a]	89,0[a]	165,0[a]	29,1	187	6,1[a]	Excelente
½ SU × ½ SRD	3,95[a]	12,7[a]	84,8[a]	190,0[a]	32,0	176	5,5[a]	Boa
½ HD × ½ SRD	3,73[b]	12,5[a]	71,4[b]	174,0[a]	30,0	188	6,0[a]	Regular
½ TX × ½ SRD	3,82[a,b]	14,1[a]	90,2[a]	168,0[a]	30,1	177	6,3[a]	Regular
½ IF × ½ SRD	3,79[a,b]	13,1[a]	80,7[a,b]	197,0[a]	32,1	186	5,4[a]	Ruim
Fontes	1	1	1	2	2	2	2	3

[1] Peso ao nascimento; [2] peso ao desmame; [3] sobrevivência; [4] ganho de peso médio diário; [5] peso ao abate; [6] idade ao abate; [7] conversão alimentar; [8] qualidade da pele. [a,b,c] valores com pelo menos uma letra igual na mesma coluna não diferem estatisticamente (P > 0,05). HD = Hampshire Down; IF = Ile-de-France; SI = Santa Inês; SRD = sem raça definida; SU = Suffolk; Tx = Texel.
Fontes: 1 = Machado et al., 1999; 2 = Fernandes et al., 1996; 3 = Barros et al., 1990.

produto for valorizado e agregar valor no sistema de produção da região, a escolha do melhor cruzamento deverá considerá-lo.

Este resultado foi confirmado por Selaive-Villarroel et al. (2004), que ao comparar cordeiros ½ Texel × ½ SRD e ½ Santa Inês × ½ SRD criados em pastagem nativa com suplementação e abatidos com cerca de 240 dias de idade, verificaram maiores resistências à tração e ao rasgamento progressivo nas peles dos mestiços Santa Inês. Os autores destacaram que o uso de reprodutores lanados em cruzamentos com ovelhas deslanadas, para melhorar a produção de carne dos ovinos no Nordeste, influencia negativamente a qualidade dos couros, fato que deve ser considerado na avaliação da utilização de reprodutores lanados. Outra consideração é o regime de manejo, visto que os cruzamentos podem ser variados dependendo do sistema de manejo/alimentação adotado. No entanto, as raças exóticas possuem também papel destacável na produção de carne quando usadas em cruzamentos, desde que respeitados os limites ambientais para sua criação e os objetivos de seleção.

Em pastagem nativa com suplementação, os cordeiros ½ Texel × ½ SRD e Santa Inês × SRD tiveram peso ao desmame similar, sendo os mestiços de Texel superiores para peso ao nascimento e ganho em peso na fase pós-desmame, e peso no final do experimento (Villarroel *et al.*, 2006). Interessantemente, estes cordeiros não se diferenciaram em peso e rendimento de carcaça quente.

Em sistema de confinamento iniciado aos 120 dias de idade, cordeiros mestiços de Texel × Hamshire Down (TH), Texel × Ile de France (TI) e Texel × Suffolk (TS) não apresentaram diferenças nas características de desempenho e peso e escore corporal (Ribeiro *et al.*, 2009). Os mestiços Suffolk foram os que mais consumiram em termos de matéria seca (MS), mas em termos de conversão alimentar, peso do corpo vazio, peso e rendimento de carcaça quente e rendimento verdadeiro, os mestiços são similares. Assim, qualquer um dos grupos genéticos pode ser utilizado em sistema de manejo similar ao avaliado neste estudo.

Em outro sistema de confinamento pós-desmame foi analisado o desempenho de mestiços de Suffolk × Ideal e Suffolk × Corriedale, Ile de France × Ideal e Ile de France × Corriedale, em relação aos cordeiros puros das raças Ideal e Corriedale (Cunha *et al.*, 2000). O cruzamento com a raça Ideal promoveu aumento do peso final dos cordeiros, bem como o cruzamento de maneira geral promoveu aumento nos pesos e nos rendimentos de carcaças nos animais mestiços em relação aos puros, sendo os mestiços Suffolk × Ideal superiores aos demais. A raça Suffolk promoveu aumento no comprimento da carcaça, enquanto o Ile de France aumentou a compacidade.

Cordeiros mestiços de Ile de France × Corriedale e puros Corriedale em sistema de confinamento não tiveram diferença quanto às características: comprimento da perna, larguras da garupa e costela, profundidade do tórax, perímetro da garupa, índices de compacidade da perna e carcaça e área de olho de lombo (Siqueira e Fernandes, 2000). Maiores comprimentos interno e externo da carcaça foram observados nos animais puros. Estes mesmos genótipos foram avaliados por Siqueira e Fernandes (1999), não sendo observadas diferenças em peso vivo ao abate, perdas no transporte, pesos de carcaça quente e fria, perda por resfriamento e nos rendimentos comercial e verdadeiro.

Animais Corriedale, Bergamácia × Corriedale e Hampshire Down × Corriedale foram avaliados sob dois sistema de terminação (pastagem e confinamento) e estes grupos genéticos tiveram desempenho similar quanto ao peso ao nascimento e ao ganho de peso do nascimento ao desmame (Macedo *et al.*, 1999). Menores ganhos de peso do nascimento ao abate e do desmame ao abate foram observados no Corriedale, que apresentou também maior idade ao abate.

Na avaliação do desempenho de animais deslanados utilizando-se matrizes SRD com reprodutores das raças Somalis Brasileira (SO) e Santa Inês (SI) oriundos de cruzamento industrial sob diferentes sistemas de alimentação não foi observada superioridade de desempenho entre os grupos genéticos, o que demonstra similaridade de potencial destes genótipos sob as condições de produção submetidas (Tabelas 23.7 e 23.8). Apesar de os animais Morada Nova apresentarem menor porte em relação aos animais Santa Inês, eles possuem excelente rusticidade, o que provavelmente tenha contribuído para a similaridade de desempenho. Neste estudo, Barros e Vasconcelos (2003) observaram maior compacidade do pernil e maior porcentagem de gordura na carcaça dos animais $\frac{1}{2}$ Somalis Brasileira, entretanto, os ½ Santa Inês apresentaram maior porcentual de músculo. Quanto às características da carne, como teores de proteína, gordura, cinza e colesterol, capacidade de retenção de água, pH, perdas por cocção, força de cisalhamento e cor, os genótipos foram semelhantes. Relatou-se que a carne de ambos os grupos é de ótima aceitação, independentemente do sistema de alimentação utilizado. Resultados semelhantes foram encontrados por Selaive-Villarroel e Souza Júnior (2005) para estes mesmos genótipos terminados em pastagem nativa com suplementação e abatidos com 180 dias. Maiores peso final, ganho de peso diário e ganho de peso total foram observados nos animais Santa Inês × SRD. Entretanto, não houve diferenças no rendimento de carcaças quente e fria.

Em outra comparação de desempenho de animais mestiços das raças Dorper, Somalis Brasileira e Santa Inês provenientes de cruzamento industrial (Tabela 23.8), constatou-se semelhança entre os mestiços para a característica peso ao desmame. Por outro lado, foi observada maior velocidade de ganho em peso nos animais ½ Dorper × ½ SRD. De fato, a raça Dorper possui grande capacidade de crescimento e boa habilidade materna. Dados produtivos no Brasil ainda são escassos. Entretanto, devido à sua especificidade para corte e às origens de sua formação, pode ser uma raça de grande importância em cruzamentos, principalmente pela possibilidade de manter a boa qualidade das peles dos ovinos deslanados do Nordeste, ao contrário das raças lanadas especializadas para corte. Alguns dados da África do Sul, sob condições de pastagem,

Tabela 23.7 Desempenho de cordeiros ½ Somalis x ½ Sem Raça Definida e ½ Santa Inês x ½ SRD.

Genótipo	PI (kg)	PF (kg)	PN (Kg)	P15 (kg)	PD (kg)	GPD (g/dia)	PA (kg)	GPPD (g/dia)
Época seca – criados em baias coletivas[1]								
½ SO + ½ SRD			3,37[a]	5,71[a]	13,49[a]	122,70[a]	23,07[a]	135,35[b]
½ SI + ½ SRD			3,18[a]	5,09[a]	12,02[a]	106,95[b]	22,84[a]	152,96[a]
Época seca – criados em creep feeding[1]								
½ SO + ½ SRD				7,26[a]	13,74[a]	115,68[a]		
½ SI + ½ SRD				6,81[a]	12,54[a]	102,40[a]		
Época seca – criados em confinamento[1]								
½ SO + ½ SRD	14,07[a]	20,07[a]				134,79[a]		
½ SI + ½ SRD	12,17[a]	18,81[a]				113,19[a]		
Época chuvosa – criados em caatinga[1]								
½ SO + ½ SRD			2,9[b]		17,6[a]	195,8[a]	23,6[a]	82,8[a]
½ SI + ½ SRD			3,6[a]		16,4[a]	181,4[b]	22,1[a]	73,2[b]
Época chuvosa – criados em caatinga[1]								
½ SO + ½ SRD					17,59[a]			184,91[b]
½ SI + ½ SRD					17,24[a]			190,00[b]
½ DO + ½ SRD					18,01[a]			218,34[a]
Semiconfinamento[2]								
½ SI + ½ SRD							21,12 ± 0,93	112,00*
½ SO + ½ SRD							18,23 ± 0,85	87,00*
½ DO + ½ SRD							20,80 ± 0,90	72,00*

GPD = ganho em peso na fase de aleitamento; GPPD = ganho em peso na fase pós-desmama; P15 = peso no início do experimento, ou seja, animais com 15 dias; PA = peso ao abate – 140 a 151 dias; PD = peso ao desmame – 70 a 77 dias; PF = peso ao final do confinamento; PI = peso no início do confinamento, ou seja, animais com cerca de 70 a 84 dias; PN = peso ao nascer; SI = Santa Inês; SO = Somalis; SRD = sem raça definida.
[a,b] Valores com pelo menos uma letra igual na mesma coluna não diferem estatisticamente (P > 0,05). * Abate com 6 meses de idade.
Adaptada de Barros e Vasconcelos, 2003[1]; Souza Júnior et al., 2000 [2].

Tabela 23.8 Desempenho de cordeiros ½ Somalis (SO) × ½ SRD e ½ Santa Inês (SI) × ½ SRD na época seca criados em confinamento.

Genótipo	PI (kg)	PA (kg)	GPD (g/dia)	CMS (g/kg 0,75/dia)	CMO (g/kg 0,75/dia)	CA
½ SO + ½ SRD	15,20[a]	24,81[a]	171,61[a]	80,16[a]	73,41[a]	4,46[a]
½ SI + ½ SRD	14,09[a]	21,67[b]	134,71[b]	74,63[a]	68,29[a]	4,93[a]

CA = conversão alimentar; CMO = consumo de matéria orgânica; CMS = consumo de matéria seca; GPD = ganho em peso durante experimento (56 dias); PI = peso no início do confinamento, ou seja, animais com cerca de 90 dias; PA = peso ao abate – 146 dias; SI = Santa Inês; SO = Somalis; SRD = sem raça definida.
[a,b] Valores com pelo menos uma letra igual na mesma coluna não diferem estatisticamente (P > 0,05).
Adaptada de Barros e Vasconcelos, 2003.

indicam que esta raça apresenta primeiro parto em torno de 346 dias de idade, fertilidade ao parto de cerca de 87%, prolificidade de 1,33, pesos ao nascimento e ao desmame (em média aos 94 dias) em torno de 3,9 kg e 24 kg, respectivamente. Sob as mesmas condições, a média de ganho em peso diário foi de 217 g/dia no período de cria, podendo alcançar 250 g/dia. O peso adulto desta raça é de 80 a 120 kg em machos e 60 a 90 kg em fêmeas (Cloete *et al.*, 2000; Milne, 2000; Wall e Combrinck, 2000).

A comparação de animais mestiços de Dorper (½ DO × ½ Morada Nova) com animais puros Santa Inês (SI), Somalis Brasileira (SO) e Morada Nova (MN) foi realizada em pastagem cultivada em uma estação experimental da Embrapa Caprinos e Ovinos (Fernandes Junior, 2010). Neste estudo foram observados maiores ganho em peso na fase pós-desmame (GPPD) e conformação da carcaça nos animais ½ DO × ½ MN e SI. Os animais da raça SO tiveram os melhores rendimentos de carcaças quente e fria e o melhor grau de acabamento em relação aos demais grupos genéticos. Os grupos genéticos ½ DO × ½ MN, SI e SO apresentaram maior especificidade para produção de carne, quando comparados ao MN. Observou-se tendência de maior resiliência da raça MN, com melhor capacidade de adaptação à infecção por verminoses. O termo resiliência a parasitoses é definido como a capacidade do animal de manter níveis aceitáveis de produtividade, apesar da sua infestação parasitária. Ficou demonstrado não haver uma superioridade total de um grupo em relação ao outro, e que todos apresentam qualidades que podem ser utilizadas para a produção de carne. Outro aspecto importante foi que a terminação em pastagem irrigada promoveu adequada espessura de gordura nas carcaças, evitando consideráveis perdas por resfriamento.

A avaliação do desempenho de animais SRD em relação aos mestiços da raça Santa Inês (½ e ¾) demonstrou maiores taxas de acasalamento, fertilidade, e desmame nos SRD, com similaridade aos mestiços Santa Inês para as características prolificidade e outras relacionadas ao crescimento (Silva e Araújo, 2000). Seria esperado que os animais com participação da raça Santa Inês tivessem melhores desempenhos, o que justificaria o cruzamento.

Em outra análise de desempenho de animais Santa Inês (SI), Morada Nova (MN) e mestiços Texel × Morada Nova foram observados maiores pesos corporais nos animais SI e nos mestiços em relação aos MN, com tendência a maiores pesos nos mestiços a partir do desmame aos 120 dias de idade. Entretanto, os animais da raça MN apresentaram menores idades ao primeiro parto e intervalo de partos, e maior número de cordeiros por parto (Quesada et al., 2002).

Se forem assumidos, desconsiderando os diversos sistemas de criação, para as raças Dorper, Somalis Brasileira, Santa Inês e SRD, respectivamente, os pesos ao desmame e os ganhos em peso na fase de recria de 24 kg e 250 g/dia, 16 kg e 150 g/dia, 17 kg e 150 g/dia, e 12 e 100 g/dia, de acordo com valores médios observados na literatura e com dados dos rebanhos da Embrapa Caprinos e Ovinos, e os valores médios observados no estudo de Barros e Vasconcelos (2003), para as mesmas características, de 15,6 kg e 154 g/dia, 14,55 kg e 145 g/dia, e 18 kg e 218 g/dia, para ½ Somalis × ½ SRD, ½ Santa Inês × ½ SRD e ½ Dorper × ½ SRD, respectivamente, é possível obter bons resultados com o cruzamento industrial utilizando essas raças. Para ½ Somalis Brasileira, a heterose seria de cerca de 11% para peso ao desmame e de 20% para ganho em peso, enquanto para o ½ Santa Inês esses valores seriam de cerca de 1 e 16%, respectivamente. Para o ½ Dorper não seria observada heterose para peso ao desmame, entretanto esta seria de 24,5% para ganho em peso no período pré-desmame.

Na comparação de desempenho de animais puros da raça Santa Inês (SI) em relação aos seus mestiços (½ Texel × ½ Santa Inês e ½ Dorper × ½ Santa Inês) em sistema extensivo, semiextensivo e intensivo não foram observadas diferenças entre os animais quanto às características: ganho de peso diário, pesos pré-abate e de abate, perda de peso no jejum, pesos de carcaça quente e fria, peso dos cortes comerciais, perda por resfriamento, rendimento biológico, comprimento da carcaça, largura da garupa, profundidade de tórax e gordura subcutânea (Furushuo-Garcia et al., 2010). Esses autores também verificaram que os animais SI tiveram o maior peso de conteúdo digestivo, menor rendimento de carcaça quente e fria (semelhante ao ½ Dorper), mas maior circunferência de garupa. No sistema intensivo, todos os grupos genéticos se assemelharam. Os animais ½ Dorper tiveram o menor comprimento de perna de modo semelhante ao Texel, tendo este último o menor comprimento interno de carcaça.

Em outro estudo, verificou-se que os animais ½ Dorper × ½ Santa Inês tiveram maior velocidade de crescimento após 30 dias de idade e foram superiores quanto às características morfológicas e de carcaça do que os animais ½ Dorper × Morada Nova e ½ Dorper × ½ Rabo Largo (Carneiro et al., 2007).

A análise dos resultados dos cruzamentos deve ser realizada criteriosamente, evitando qualquer possibilidade de viés. Costa et al. (2010) avaliaram animais das raças Morada Nova (MN), Santa Inês (SI) e ½ Dorper × ½ Santa Inês (F1), terminados em confinamento. Os animais iniciaram o confinamento com idades e pesos distintos: MN = 150 dias e 14,98 kg, respectivamente, SI = 100 dias e 17,63 kg, respectivamente, e F1 = 100 dias e 17,80 kg, respectivamente, e foram abatidos quando completaram cerca de 30 kg de peso vivo, em média. O peso de abate foi utilizado como covariável nas análises. Assim, estes resultados podem apresentar vícios, por conta do uso dessa covariável. Neste caso, as diferenças de peso de abate são devidas às diferenças genéticas entre os grupos, ou seja, os tratamentos; desta forma não há independência entre a covariável e os tratamentos, o que impede o uso da covariável (Sampaio, 2007). No entanto, Costa et al. (2010) verificaram que os animais F1 apresentaram maiores escores de conformação e acabamento de carcaça, com igualdade entre MN e SI. Não houve diferenças nos escores para quantidade, distribuição e textura de marmoreio entre os grupos, bem como no escore da textura da carne. Por outro lado, o escore de coloração da carne foi menor no MN, indicando um vermelho menos intenso. A razão músculo/osso foi menor no SI, com igualdade entre MN e F1. Por outro lado, não houve diferenças na razão músculo/gordura. O índice de musculosidade no pernil foi maior no F1. A área de olho de lombo seguiu a seguinte sequência: F1>MN>SI, não havendo diferença do MN em relação aos outros dois grupos. Não houve diferenças no índice de compacidade da carcaça, na espessura de gordura subcutânea e na máxima espessura de gordura em nível da 12ª costela. Utilizando o mesmo material experimental, Araújo Filho et al. (2010) não observaram diferenças no peso de corpo vazio e eficiência alimentar no confinamento entre os genótipos. Por outro lado, o MN apresentou menor ganho de peso diário e, consequentemente, maior número de dias em confinamento para atingir 30 kg de PV, enquanto o F1 apresentou maior consumo de MS. Obviamente, como o MN iniciou o confinamento com menor PV, apesar de maior idade, seria esperado que necessitasse mais tempo para atingir 30 kg. Ressalte-se também que a velocidade de ganho de peso tende a se reduzir com a idade dos animais, o que pode ter colaborado para o menor ganho de peso desse grupo. Menor escore corporal foi observado nos animais SI. Não houve diferenças no rendimento biológico entre os grupos, entretanto, o MN foi superior no que se refere aos rendimentos de carcaças quente e fria. Em relação aos cortes, não houve diferença na porcentagem de pescoço entre os grupos. O MN apresentou menor porcentagem de paleta e perna, e maior porcentagem de costela. Maior porcentagem de lombo foi verificada no F1, não diferindo, entretanto, do MN.

Os aspectos teóricos relacionados aos cruzamentos muitas vezes são subestimados. Ressalte-se que essa ação envolve a herança genética não aditiva, fruto da combinação entre genes, o que impede que os resultados sejam altamente presumíveis. Por outro lado, é importante avaliar quais as melhores estratégia e combinações de raças a serem utilizadas. Mediante análise dos efeitos genéticos dos cruzamentos dos grupos genéticos Santa Inês (SI), Somalis Brasileira (SO), Dorper (DO) e Poll Dorset (PO), Barbosa Neto et al. (2010) concluíram que os genes das raças PO e DO têm papel importante no desempenho ponderal dos mestiços, podendo ser utilizadas como raças paternas para cruzamentos terminais. Observaram que o efeito dos genes da raça SI promoveu maior peso ao nascimento, o que poderia contribuir para diminuir a mortalidade das crias, e que os genes da raça SO contribuíram para melhor desempenho reprodutivo. Desta forma, sugeriram a utilização de matrizes F1 (Santa Inês × Somalis Brasileira) em cruzamento terminal com reprodutores Poll Dorset ou Dorper para melhorar a eficiência produtiva e reprodutiva em ambientes tropicais. Os autores ressaltaram que a redução do desempenho ponderal por meio das perdas por recombinação torna complexa a formação de populações compostas, o que deve ser levado em conta no delineamento dos cruzamentos. Esse aspecto é importante, pois existe tendência, no Brasil, à utilização de populações compostas que, segundo esse estudo, não seriam as mais indicadas.

Além das análises genéticas, há necessidade de avaliação dos custos de produção sob os diferentes sistemas de manejo/alimentação para que as conclusões oriundas das análises dos cruzamentos possam ser postas em prática. Poucos estudos apresentam análises econômicas que subsidiem a tomada de decisões. A análise da eficiência bioeconômica da produção de carne com animais mestiços ½ Dorper × ½ Santa Inês demonstrou margens brutas de peso vivo, por kg de cordeiro produzido, de R$ 0,26/kg, R$ 0,30/kg e R$ 0,36/kg para sistemas utilizando concentrados a 1,5%, 2,5% e 3,5% do PV, respectivamente (Barros et al., 2005). Os melhores resultados econômicos foram obtidos quando o nível de concentrado foi de 3,5% do PV, entretanto, esses níveis de concentrado foram insuficientes para que os cordeiros ½ Dorper × Santa Inês expressassem seu potencial máximo de ganho em peso.

Em outra análise dos custos de produção e desempenho de cordeiros Santa Inês e ½ Dorper × ½ Santa Inês terminados em confinamento e abatidos sob duas condições (escore corporal intermediário e escore gordo) em que os animais não tiveram diferenças no desempenho e conversão alimentar, as margens brutas foram de U$ 18,62/cordeiro ½ Dorper e U$ 14,20/cordeiro Santa Inês (Cartaxo *et al.*, 2010). Cordeiros abatidos com condição corporal intermediária apresentam menor consumo de matéria seca, melhor conversão alimentar, menor número de dias em confinamento e maior margem bruta.

Em uma avaliação econômica simplificada, considerando o ganho de peso, os preços inicial e final dos cordeiros, os custos com alimentação, vacinas e medicamentos em um sistema de terminação em confinamento com animais das raças MN, SI e ½ Dorper × ½ Santa Inês, não foram observadas diferenças na margem bruta por cordeiro: R$ 8,41/cordeiro MN, R$ 10,78/cordeiro SI e R$ 9,68/cordeiro ½ Dorper × ½ Santa Inês (Araújo Filho *et al.*, 2010). Outro fator extremamente importante e que deve ser considerado quando se trata de cruzamento é a adaptabilidade dos mestiços oriundos de cruzamentos com raças exóticas. A partir das respostas adaptativas/fisiológicas podem-se identificar as raças mais apropriadas e determinar os tipos de cruzamentos que proverão maior produtividade. Nas condições do Semiárido Nordestino, os grupos genéticos Santa Inês (SI), Morada Nova, ½ Santa Inês × ½ Dorper, ½ Morada Nova × ½ Dorper, ½ Santa Inês × ½ Morada Nova apresentam alta capacidade fisiológica para manter a homeotermia em ambiente quente, ou seja, possuem alto grau de adaptabilidade às condições semiáridas (Santos *et al.*, 2006). Em outro estudo, os animais Dorper e os mestiços, bem como os SI mantiveram a temperatura retal dentro dos limites basais, porém com maiores frequências respiratória e cardíaca nos ovinos Dorper e nos mestiços, demonstrando menor grau de adaptabilidade em relação aos SI (Cezar *et al.*, 2004). A sugestão dos autores é que a raça Dorper pode ser utilizada em programas de cruzamentos com a raça Santa Inês, desde que sejam adotadas medidas de manejo para minimizar o estresse calórico no período da tarde.

Por fim, considerando a tendência mundial ao aumento das exigências do mercado consumidor por qualidade de produto e não somente produção quantitativa, o delineamento de cruzamentos deve prever essa demanda, uma vez que as características de qualidade da carne diferem entre as raças e, portanto, essas diferenças podem ser usadas em benefício de melhor combinação entre elas. Quanto aos parâmetros físico-químicos, a carne de animais Santa Inês apresentou queda mais acentuada do pH e maior teor de vermelho e menor teor de luminosidade, quando comparada à de animais mestiços Texel × SI (Bonagurio *et al.*, 2003).

Quanto aos aspectos sensoriais, a carne de cordeiros SI, Hampshire Down, e Bergamácia × Corriedale apresenta semelhança em aroma, aroma estranho, sabor, sabor estranho, maciez, mastigabilidade, suculência, cor e aparência (Siqueira *et al.*, 2002). Em relação à composição química, a carne de cordeiros SI, comparada à dos mestiços Dorper × SI, apresentou similar composição centesimal e teor de gordura em sistema de confinamento (Madruga *et al.*, 2006). No entanto, a carne de cordeiros ½ Dorper × SI apresentou melhor valor nutricional com menor percentual de ácidos graxos monoinsaturados e maior percentual de ácidos graxos poli-insaturados, além de melhor relação de ácidos ômega 3 (w6:w3), quando comparada à carne de machos Santa Inês. A carne de mestiços de Dorper (½ Dorper × ½ Santa Inês) foi comparada à de cordeiros puros SI em sistema de confinamento e estas são similares quanto à força de cisalhamento (maciez), aos aspectos sensoriais: sabor, firmeza e suculência (Batista *et al.*, 2010) e aos teores de gordura, colesterol e fosfolipídios (Costa *et al.*, 2009). De maneira geral, a carne dos animais mestiços teve o melhor perfil nutricional.

Em pastagem cultivada, a carne oriunda de animais Morada Nova (MN) e os mestiços (½ Dorper × ½ MN) tiveram maiores proporções de ácidos graxos essenciais do que os animais puros Santa Inês e Somalis Brasileira, enquanto o MN apresentou maiores teores de ácidos linoleico conjugado (CLA) e poli-insaturados e melhor relação entre os ácidos graxos poli-insaturados:saturados (Lôbo, 2010).

Endogamia

Endogamia ou consanguinidade é o método de acasalamento que consiste na união entre indivíduos parentes, que são geneticamente semelhantes. Quando os pais de um animal possuem um ou mais ancestrais comuns, isto é, são parentes, diz-se que o animal é consanguíneo. O resultado desse acasalamento é o aumento da homozigose.

Os indivíduos são homozigóticos para um determinado lócus gênico sob duas condições:

- Os alelos podem ser idênticos em estado, ou seja, provenientes de genes diferentes, portanto não derivando do genótipo do mesmo ancestral. Quando a homozigose é consequência de genes idênticos em estado, diz-se que o indivíduo é alozigótico
- Os genes homólogos podem ser idênticos por descendência, isto é, ambos possuem origem comum e derivam de um mesmo gene presente

no genótipo do ancestral comum aos pais do indivíduo consanguíneo. Quando a homozigose é consequência de genes idênticos por descendência, diz-se que o indivíduo é autozigótico.

Os acasalamentos consanguíneos aumentam a fração da homozigose decorrente da autozigose e diminuem a heterozigose da população. Portanto, dois parentes possuem maior probabilidade de apresentar entre si maior porcentagem de genes idênticos por descendência. Consequentemente, o acasalamento de indivíduos geneticamente semelhantes aumenta a probabilidade de que diferentes lócus alcancem o estado homozigótico.

Coeficiente de consanguinidade ou de endogamia

O efeito fundamental da consanguinidade é aumentar a homozigose e, consequentemente, provocar o decréscimo da heterozigose da população. Essa alteração é quantificada pelo coeficiente de consanguinidade ou de endogamia (F), definido como a probabilidade de que o indivíduo seja autozigótico para os lócus considerados.

Vantagens e desvantagens da consanguinidade

Devido ao aumento da homozigose, a consanguinidade permite "apurar" geneticamente os animais, sendo importante para fixação e refinamento do tipo desejado.

O aumento da homozigose ocorre tanto para genes dominantes quanto para genes recessivos. Quando a homozigose ocorre para genes dominantes, os indivíduos assim obtidos, quando acasalados com outros não consanguíneos, tendem a imprimir, com maior intensidade, suas características e isto é chamado de prepotência.

A endogamia permite que a seleção para separação da população em famílias diferentes, facilitando a eliminação das piores, seja mais eficiente. Isto pode contribuir para a formação de linhagens consanguíneas distintas que, quando acasaladas, contribuem para aumentar a heterose em características econômicas. Esta técnica é muito utilizada para formação e linhagens comerciais compostas.

Por outro lado, a endogamia ou consanguinidade apura tanto as qualidades quanto os defeitos. Os efeitos desfavoráveis da consanguinidade são caracterizados pela redução geral de fertilidade, sobrevivência e vigor dos animais.

Genética molecular na ovinocultura

O genoma ovino (*Ovis aries*) doméstico compreende 54 cromossomos, sendo 26 pares autossômicos e dois cromossomos sexuais. O desenvolvimento de mapas físicos e de ligação (baseado nos eventos de recombinação) para ovinos foi crucial para geração do mapa genômico e, consequentemente, para realização de estudos genômicos nessa espécie. O mapa de ligação de ovinos possui uma cobertura completa do genoma (3.630 cM), contendo 1.374 marcadores que representam 1.333 lócus (Maddox e Cockett, 2007).

O desenvolvimento dos mapas genéticos de ovinos contendo marcadores e genes promoveu o rápido acúmulo de sequências genômicas que conduziu ao conhecimento da organização estrutural e função de genes que causam impacto nas características de produção. Hoje, pelo menos 13.746 sequências nucleotídicas e 152.860 etiquetas de sequências expressas ou EST (obtidas de bibliotecas de cDNA, – DNA complementar) têm sido depositadas no GenBank (http://www.ncbi.nlm.nih.gov/sites/gquery?term=ovine).

As coleções de EST são muito importantes para os estudos de genômica funcional e têm sido largamente utilizadas para identificação de novos genes, mapeamento e anotação de transcritos (Smith *et al.*, 2001), assim como para a construção de mapas comparativos, utilizando informações geradas em projetos conduzidos em outras espécies. As bibliotecas de cDNA são o substrato para a confecção das lâminas de microarranjos utilizadas em ensaios de expressão gênica. Lâminas de hibridização, tanto com sondas de cDNA como de oligonucleotídeos longos, foram desenvolvidas para ovinos, a exemplo do *Sheep Gene Expression Microarray* produzido pela Agilent Technologies, que foi construído a partir de 15.744 sequências de banco de dados públicos. Essa ferramenta foi utilizada por Lôbo (2010) para identificar genes expressos no músculo de ovinos (Morada Nova, ½ Dorper × ½ Morada Nova, Somalis Brasileira e Santa Inês), que identificou importantes sequências expressas de genes envolvidos no desenvolvimento muscular, adipogênese e biossíntese de ácidos graxos.

O primeiro microarranjo reportado para ovinos foi usado para examinar a expressão diferencial de cordeiros geneticamente suscetíveis e resistentes a infecções por nematódeos gastrintestinais. Foram identificados 41 genes com padrão de expressão diferenciado entre as duas linhagens, e os animais suscetíveis apresentaram maior número de genes relacionados ao estresse. Com base nessas evidências, os autores sugeriram que a suscetibilidade inata desses indivíduos pode estar associada ao comprometimento do trato gastrintestinal (Keane et al., 2006). Mas tarde Keane et al. (2007) identificaram 300 genes diferencialmente expressos entre animais resistentes e suscetíveis a parasitas gastrintestinais, porém, alguns destes não foram considerados, em vista do confundimento da idade do animal com o ambiente. O microarranjo gerado a partir de EST depositadas no GenBank para a espécie ovina, cobrindo 50% do transcriptoma, foi desenvolvido para estudar a influência na composição do leite durante a lactação de duas raças de ovinos com diferentes desempenhos leiteiros (Bongiorni et al., 2009).

Lâminas para genotipagem de polimorfismos de base individual (SNP) também têm sido desenvolvidas para ovinos, a OvineSNP50 BeadChip, gerada graças aos esforços de diversos países, instituições de pesquisas e universidades, por meio do Consórcio Internacional do Genoma Ovino (*Internacional Sheep Genomics* – ISGC) que validaram um painel de marcadores SNP. Este chip de SNP foi lançado no mercado em 2009, em parceria com a empresa Illumina®. Além das sequências de ovinos, incluindo raças brasileiras, o painel contém sequências provenientes da espécie caprina.

Genes candidatos para características de crescimento em ovinos

A busca por variantes alélicas ou SNP em diversos genes candidatos, associados a características de crescimento ou reprodutivas em ovinos, tem sido alvo de numerosos estudos. Trinta e sete SNP em 27 genes relevantes em ovinos de diversas raças na Europa foram identificados por Pariset et al. (2006; Tabela 23.9). Nove distintos *loci* que influenciam a composição da carcaça de ovinos já foram descritos (Tabela 23.10) e três destes *loci* são bem conhecidos (*callipyge*, Carwell e musculatura dupla ou *double muscling*) e são caracterizados por hipertrofia das miofibras (Cockett et al., 2005) ou aumento no diâmetro da miofibra.

O gene *callipyge* tem sido alvo de intensos estudos, uma vez que evidências empíricas demonstraram a existência de um gene responsável pela condição de musculatura extrema. Jackson e Green (1993) e Jackson et al. (1993 a,b) relataram que um simples gene autossômico seria responsável pela condição de hi-

pertrofia muscular. O nome *callipyge* (do grego *calli*, bonito; *pyge*, nádegas) e o símbolo *CLPG* foram propostos para esse gene, e a existência de dois alelos, *CLPG* e *clpg*, foi sugerida. Os autores demonstraram que cordeiros com hipertrofia muscular tinham 32,2% mais massa muscular que cordeiros normais. Esse aumento da massa muscular foi limitado quase exclusivamente aos membros pélvicos e os animais *callipyge* apresentavam carcaças notavelmente magras, com 7,8% menos gordura que as carcaças de animais normais.

Cockett et al. (1994) investigaram marcadores ligados ao lócus *CLPG*, usando marcadores de DNA de bovinos, com o objetivo de desenvolver estudos de ligação no cromossomo 18 de ovinos. Estudos independentes posicionaram o lócus *callipyge (CLPG)* na região terminal do cromossomo 18 e demonstraram evidências de que o modo de ação do gene seria sobredominância polar paterna (Cockett et al., 1994; 1996; Freking et al., 1998). Normalmente, o *callipyge* tem sido confundido com o gene da musculatura dupla em bovinos. No entanto, Koohmarie et al. (1995) relataram as distintas diferenças entre o *callipyge* em ovinos e a musculatura dupla em bovinos.

O microarranjo Bovine Affymetrix GeneChip (≅19.000 genes) foi usado para comparar a expressão gênica em amostras de músculo provenientes de ovinos portadores e não portadores do genótipo *callipyge* (Vuocolo et al., 2007). Com base nos resultados desse estudo, foi proposto um modelo descrevendo a rede regulatória principal e as modificações epigenéticas que, provavelmente, explicam as mudanças nos tipos de fibra e a hipertrofia que caracteriza esse fenótipo.

O lócus chamado de *rib-eye muscling (REM)*, que afeta o músculo *longissimus* em ovinos, foi localizado no final distal do marcador OAR18, próximo ao *CLPG*, por Nicoll et al. (1998). Embora ele tenha sido provisoriamente designado *rib-eye muscling*, é mais conhecido como Carwell (Cockett et al., 2005). Este lócus é responsável pelo fenótipo de hipermusculosidade. McEwan et al. (1998) reportaram que, diferentemente do *CLPG*, o efeito do lócus Carwell é limitado ao músculo *longissimus*. Jopson et al. (2001) verificaram que o Carwell não tem efeito sobre a maciez da carne e não altera o depósito de gordura intramuscular.

A condição de hiperdesenvolvimento muscular generalizado observado em ovinos da raça Texel (Wolf et al., 2001), que é remanescente do fenótipo *double*

Tabela 23.9 Polimorfismos de base individual (SNP) genotipados em genes candidatos em ovinos.

Lócus	Nome	SNP
MC1R_1	Receptor 1 de melanocortina	Y13965:g.361G >A
MC1R_2	Receptor 1 de melanocortina	Y13965:g.218T>A
SFN	Estratifina	AF071008:g.408G>A
KRT1	Queratina-1	M23912:g.5279G>C
KRTAP6	Proteína 6 associada à queratina	M95719:g.1305A>G
TNF_1	Fator α de necrose de tumor	X5675:g.836delACA
TNF_1	Fator α de necrose de tumor	AY513771:g.244T>C
SERPINA3	Alfa-1 anti-quimotripsina	DQ383805:g.134A>G
ACVR2B_1	Receptor IIB de activina	U57707:g.826+13C>T
ACVR2B_2	Receptor IIB de activina	U57707:g.826+124G>A
BMPR_1	Booroola	AF357007:g.1797A>C
BMPR_2	Booroola	AF357007:g.2256A>G
CAST_1	Calpastatina	U66320:g.1022+200G>A
CAST_2	Calpastatina	U66320:g.1022+288C/T
MEG3	*Callipyge*	AY017222:g.379G>T
CSN1S1_1	α S1-Caseína	AY534901:g.881A>G
CSN1S1_2	α S1-Caseína	AY444506:g.137C>T
CSN3	k-Caseína	X51822:c.168T>C
CTSB	Catepsina B	AY787747:g.275A>G
DES_1	Desmina	AB011673:g.707+8A>G
DES_2	Desmina	AB011673:g.994+211G>T
FABP4	*Fatty acid binding protein* 4	X89244:g.409+165C>T
GHR	Receptor do hormônio de crescimento	AY292283:g.122A>G
GHRHR	Receptor do hormônio que libera o hormônio do crescimento	AY292289:g.339G>T
IGF1	*Insulin-like-growth factor* 1	AY737509:g.211C>T
IL2-1	Interleucina-2	AF287479:g.318A>G
IL2-2	Interleucina-2	AF287479:g.3605C>T
IL-4	Interleucina-4	DQ384928:g.160C>T
ITGB1	Integrina B1	AY787745:g.203C>T
LEP-1	Leptina	U43943:g.314A>G
LEP-2	Leptina	U43943:g.476A>G
GDF8	Miostatina	AY032689:g.2156C>T
MYH1	Miosina 1	AY737517:g.295A>G
PRNP_1	Proteína prion	U67922:g.22684C>T
PRNP_2	Proteína prion	U67922:g.22226C>T
TYRP1	Proteína 1 relacionada à tirosinase	AY737511:g.216C>T
ZP2	Glicoproteína 2 da zona pelúcida	DQ383806:g.105C>T

Adaptada por Lôbo (2008) de Pariset *et al.*, 2006.

Tabela 23.10 Genes e lócus de caracteres quantitativos (QTL) afetando a composição da carcaça em ovinos.

Nome do fenótipo	Raça	Cromossomo	Descrição
Callipyge	American Dorset	18	≅ 30% de aumento na massa muscular
			≅ 8% de decréscimo no conteúdo de gordura localizado na garupa
Carwell	Australian Poll Dorset	18	≅ 10% de aumento de área de olho de lombo
	British Texel	18	≅10% de aumento de área de olho de lombo
Musculatura dupla	Australian Texel	n.t.	Hipertrofia muscular generalizada
	Belgian Texel	2	Hipertrofia muscular generalizada
	New Zealand Texel	2	Hipertrofia muscular generalizada
Outros QTL	British Suffolk	1	Profundidade muscular e peso
		3	Peso da gordura
		18	Peso a 8 semanas de idade
	British Texel	3	Profundidade e peso
		4	Peso da gordura
		20	Profundidade da gordura

n.t. = não testado.
Adaptada de Cockett *et al.*, 2005.

muscling em bovinos, é conhecido como *Texel double muscling* (Cockett *et al.*, 2005). A miostatina ou fator 8 de crescimento e diferenciação (*myostatin* ou *growth and differentiation factor 8* – GDF8) tem sido identificado como o responsável pelo fenótipo conhecido como musculatura dupla em bovinos (Bellinge *et al.*, 2005). Walling *et al.* (2001) confirmaram ligação de lócus de caracteres quantitativos (QTL) nos cromossomos 2 e 18, afetando a musculosidade e a engorda de ovinos. As ligações no cromossomo 2 foram localizadas entre duas regiões. O QTL afetando características musculares foi localizado próximo ao OarFCB128, aproximadamente a 90 cM do lócus da *miostatina*. Evidências de múltiplos alelos no lócus do GDF8 foram demonstradas por Kijas *et al.* (2007).

Recentemente, alguns estudos verificaram variantes no gene da calpastatina (*CAST*), entre eles citam-se: Shahroudi *et al.* (2006) que verificaram variantes em ovinos Karakul; Roberts *et al.* (1996) e Palmer *et al.* (2000) que reportaram variações na região do *intron* no gene CAST em ovinos. A enzima calpastatina é uma inibidora específica, cálcio-dependente, das calpaínas e possui papel regulatório sobre o crescimento muscular e a maciez da carne pós-morte. A análise do éxon 6 no gene CAST identificou substituição não sinônima, resultando em polimorfismo Gln/Leu no domínio L, cuja função atualmente é desconhecida (Zhou *et al.*, 2006). Em bovinos, Barendse *et al.* (2007) investigaram epistasia entre SNP no gene da *calpaína 1* (CAPN1) e o gene CAST. Trabalhos têm sugerido que o gene CAST estaria localizado no cromossomo 5 em ovinos (Hediger *et al.*, 1991; Crawford *et al.*, 1995). Palmer *et al.* (1998) identificaram dois alelos para o CAST, *M* e *N*, que diferem por haver um número de sítios de restrição em um alelo, mas não no outro. Koohmaraie *et al.* (2002) apresentaram relação entre mudanças nas taxas de atividade da calpastatina e alterações musculares em ovinos com fenótipo *callipyge*, sugerindo associação da calpastatina com maior eficiência de crescimento muscular em ovinos *callipyge*.

Mapeamento de QTL para características de crescimento foram realizados por Walling *et al.* (2004), McRae *et al.* (2005), Moghaddar *et al.* (2006) e Matika *et al.* (2006).

Genes candidatos para características reprodutivas em ovinos

Genes que influenciam a prolificidade e a taxa de ovulação em ovinos também têm sido bastante estudados. Estas características são complexas, sendo influenciadas por fatores genéticos e ambientais. A primeira evidência de um gene principal (*single major gene*) afetando a taxa de ovulação em ovinos foi sugerida por Piper e Bindon (1982). Eles sugeriram que a excepcional fecundidade de ovinos Booroola Merino talvez fosse resultante da ação de gene principal.

Nesse período, houve muitas dúvidas de que uma característica complexa pudesse ser fortemente influenciada por um único gene (Davis, 2005). Na Tabela 23.11 são apresentados os genes de efeito principal ou *major genes* e os supostos genes principais que afetariam a prolificidade em ovinos, já descritos desde a observação inicial de Piper e Bindon em 1982 (Davis, 2005).

Piper e Bindon (1982) e Davis *et al.* (1982), em seus registros de prolificidade e taxa de ovulação de Merinos *Booroola* e suas cruzas, demonstraram evidências da segregação de um único lócus autossômico que foi denominado *Fecundity Booroola (FecB)*, com efeito aditivo sobre a taxa de ovulação e parcialmente dominante sobre a prolificidade. Montgomery *et al.* (1993) demonstraram que o gene *Booroola* está situado no cromossomo 6 dos ovinos. Em 2001, trabalhos simultâneos demonstraram que a herança da prolificidade observada em Merinos Booroola era resultante de uma mutação no receptor 1B da proteína morfogenética do osso (*bone morphogenetic protein 1B receptor-BMPR1B*; Mulsant *et al.*, 2001; Souza *et al.*, 2001; Wilson *et al.*, 2001).

Evidências de um gene denominado Inverdale (*FecX*), localizado no cromossomo X, influenciando a taxa de ovulação em fêmeas Romney, foi apresentado por Davis *et al.* (1991). Quase uma década após, Galloway *et al.* (2000) descobriram que o fenótipo de alta prolificidade destes animais era resultante de mutação no gene da proteína 15 morfogenética do osso (*bone morphogenetic protein 15 – BMP15*), também conhecido por fator 9B de diferenciação do crescimento (*growth differentiation factor 9B – GDF9B*). Outras mutações nos BMP15 e GDF9 são apresentadas na Tabela 23.11.

Hanrahan *et al.* (2004) identificaram mutação nos genes GDF9 (*High Fertility*) e BMP15. Esses autores observaram que a mutação pontual no gene GDF9, denominada *High Fertility*, estava associada ao aumento da taxa de ovulação quando em heterozigose ($FecG^H$) e à infertilidade, quando em homozigose, em ovelhas europeias. O gene GDF9 foi posicionado no cromossomo 5 em ovinos (Sadighi *et al.* 2002) e o mesmo codifica uma cadeia polipeptídica de 453 aminoácidos, que depois de processada dá origem a um peptídeo maduro com 135 aminoácidos. O GDF9 tem efeito mitogênico sobre as células da granulosa e *cumulus* adjacentes, sendo fundamental para a foliculogênese e o desenvolvimento folicular. Os SNP no gene GDF9 foram investigados por Castro *et al.* (2006). Esses autores identificaram novas mutações que podem estar associadas ao fenótipo de prolificidade de ovelhas Santa Inês.

Outro gene de igual importância na reprodução de ovinos é conhecido por *CYP19* ou gene da aromatase. A enzima aromatase citocromo P450 ($P450_{arom}$) é responsável pela biossíntese de estrógeno por meio da conversão ou aromatização de andrógenos em estrógenos. O estrogênio é um hormônio de importante atividade endócrina, parácrina e autócrina, envolvido não somente na regulação da reprodução de machos e de fêmeas, mas também em outras características, como deposição de gordura (Heine *et al.*, 2000; Jones *et al.*, 2000 *apud* Zsolnai *et al.*, 2002) e crescimento

Tabela 23.11 Principais e supostos genes de grande efeito (*major genes*) para a prolificidade em ovinos.

Gene	Nome	Símbolo alelo	Cromossomo	Raça
BMPR-IB	Booroola	$FecB^B$	6	Merino, Garole e Javanese
BMP15	Inverdale	$FecX^I$	X	Romney
BMP15	Hanna	$FecX^H$	X	Romney
BMP15	Belclare	$FecX^B$	X	Belclare
BMP15	Galway	$FecX^G$	X	Belclare e Cambridge
BMP15	–	–	X	Lacaune
GDF9	High Fertility	$FecG^H$	5	Belclare e Cambridge
–	Woodlands	$FecX2^W$	X	Coopworth
–	Lacaune	$FecL^L$	11	Lacaune
–	Thoka	$FecL^I$	–	Icelandic
–	–	–	–	Olkuska
–	–	–	–	Belle-Ile

Adaptada de Davis, 2005.

(Simpson *et al.*, 2000 apud Zsolnai *et al.*, 2002). Estudos em humanos revelaram que uma mutação no gene (CYP19), que codifica a enzima aromatase P450, estaria associada à maturação óssea e, consequentemente, ao crescimento linear (Morishima *et al.*, 1995; Carani *et al.*, 1997). Esses trabalhos estabeleceram que o estrógeno, e não o andrógeno, é o responsável pelo avanço da maturação óssea.

O gene CYP19 que codifica a enzima aromatase em ovinos tem sido mapeado nas bandas q24-q31 do cromossomo 7 (Payen *et al.*, 1995; Goldammer *et al.*, 1999 apud Vanselow *et al.*, 1999a). No códon 69, no qual está localizado o éxon 3, foi verificada uma transição silenciosa C/T em diversos animais (Vanselow *et al.*, 1999a). Em ovinos, o CYP19 é transcrito por quatro diferentes regiões promotoras (P1.1, P1.4, P1.5 e P2) que apresentam atividades órgão-específicas. P2 é ativo principalmente nas células da granulosa, P1.5 e P1.1 na placenta e P1.4 é ativo no cérebro (Vanselow *et al.*, 1999b; 2001). Trabalhos associando esse gene a características de importância econômica em ovinos são escassos na literatura mundial. Lôbo *et al.* (2009a) determinaram o polimorfismo C242T do gene da aromatase (*Cyp19*) e a sua frequência alélica, bem como o efeito dessas variações nas características produtivas e reprodutivas de ovinos. Na amostra estudada, não foram observados indivíduos AA, e as frequências para os genótipos AB e BB foram 0,64 e 0,36, respectivamente. Todos os animais da raça Somalis Brasileira eram do genótipo BB. Os animais ½ Dorper, que apresentaram o genótipo BB, tinham menos idade ao primeiro parto, enquanto as ovelhas Santa Inês do genótipo BB apresentaram menor intervalo de parto. Nesses mesmos grupos genéticos, as ovelhas AB apresentaram maior peso total das crias ao desmame. Os autores destacaram a evidência de que as ovelhas BB têm melhor desempenho do fenótipo reprodutivo, enquanto as ovelhas AB apresentam melhor habilidade materna. No entanto, em geral, os animais com genótipo AB apresentaram melhores valores genéticos médios do que aqueles com genótipo BB.

Embora diversos avanços tenham sido feitos na genética molecular no mundo, no Brasil, quando se trata de ovinos, os poucos trabalhos são limitados à prospecção de genes e/ou polimorfismos e genes expressos (Lôbo, 2008; Lôbo *et al.*, 2009a; Lôbo, 2010; Silva *et al.*, 2010) e a prospecção de genes relacionados à resistência a nematódeos gastrintestinais. Os demais trabalhos referem à caracterização de raças, à conservação de recursos genéticos e à análise de paternidade. Um gene que participa da regulação da taxa de ovulação, o fator 9 de diferenciação e crescimento (GDF9), tem sido alvo de estudo no Brasil e no mundo, e as pesquisas buscam encontrar mutações que influenciem o fenótipo prolificidade. No entanto, os estudos que analisam o padrão de herança da taxa de ovulação e prolificidade indicam que essas características podem ser reguladas geneticamente por um conjunto de genes de pequeno efeito ou por gene de efeito maior. No entanto, no Brasil, os trabalhos são limitados à identificação de um único polimorfismo/mutação, cálculo de frequência alélica e em algumas condições associado a um fenótipo em condição experimental (indução), sem considerar informações de famílias e segregação e sem o fenótipo em condições de campo. Além de não considerar a regulação endócrina hipotálamo-pituitária-ovário, os trabalhos não consideram os níveis de estresse e a saúde dos animais, o manejo sob o qual esses animais estão submetidos (o que influencia diretamente a prolificidade), o peso e, principalmente, a idade das fêmeas. Efeitos aditivos e desvios de dominância, bem como o efeito de substituição alélica são, em sua maioria, ignorados.

Por fim, as pesquisas moleculares sejam elas genômicas ou funcionais objetivam entender ou elucidar a arquitetura genética das características de importância econômica. A compreensão de fato ainda não foi alcançada, mas a prospecção de genes envolvidos em diversos processos biológicos já está sendo possível. Até então, a genômica tem fornecido base para a identificação de muitos genes por meio da análise de marcadores. Porém, com esse tipo de abordagem, geralmente se chega a uma região que contém, potencialmente, vários genes que poderiam afetar determinadas características. Mesmo quando se utiliza a estratégia de gene candidato, dificilmente é possível afirmar com segurança que o efeito observado está relacionado a variações do gene candidato em estudo e não resultante de ligação de outro gene próximo a ele.

Além disso, a identificação de genes responsáveis por caracteres produtivos não requer apenas a identificação de marcadores, mas informações (dados) fenotípicas e genotípicas, assim como uma metodologia estatística que permita identificar os possíveis genes, ou ao menos segmentos cromossômicos de interesse. Desta maneira, em termos práticos, ainda não estão em uso as descobertas da engenharia genética. Na prática, espera-se que tais descobertas sejam usadas em programas de seleção pela implementação de seleção genômica, por meio dos valores genéticos genômicos e que desta seleção resulte um ganho genético superior àquele proveniente da seleção baseada nos valores genéticos obtidos da maneira tradicional. E isto, no Brasil, não existe. Por outro lado, a disponibilidade comercial de *chips* de SNP para a espécie ovina traz a perspectiva de implementação da seleção genômica em programas de melhoramento no Brasil.

Apesar de toda a revolução ocorrida nos últimos anos nas pesquisas em nível molecular, as descobertas de Mendel sobre a base genética das características quantitativas e complexas permanecem como regra geral. Contudo, questões básicas permanecem sem resposta, incluindo o número de lócus relacionados à variação fenotípica herdável, à distribuição e ao tamanho de seus efeitos, sua natureza molecular e mecanismos de ação e interação, bem como sua dependência de variáveis ambientais.

Importância da associação de elementos do melhoramento genético quantitativo e da genética molecular para a ovinocultura de corte

Programas de melhoramento de ovinos de corte, em todo o mundo, têm como principal instrumento informações fenotípicas e de registro de *pedigree* que são indispensáveis para a seleção dos animais. Características de interesse mundial em ovinos incluem fertilidade e outras características reprodutivas, além de eficiência e taxa de crescimento, produção de leite, composição e qualidade da carcaça, características de lã e resistência a doenças (Cockett *et al.*, 2001).

O objetivo do melhorista animal é selecionar os animais que possuem maior valor genético para as características fenotípicas de interesse. Segundo Lôbo (2005), o meio mais eficiente para realizar a seleção dos animais são as avaliações genéticas dos possíveis candidatos. Os valores genéticos preditos referem-se à avaliação do somatório dos efeitos médios dos alelos que o animal possui (Falconer e MacKay, 1996). Com a avaliação genética, os valores genéticos dos animais são expressos na forma de diferença esperada na progênie (DEP) para cada característica a ser considerada. Atualmente, as avaliações genéticas utilizam metodologias estatísticas baseadas, principalmente, em modelos lineares mistos, sob modelo animal, com os procedimentos de melhor predição linear não viesada (*best linear unbiased prediction* – BLUP). O procedimento de predição de valores genéticos denominado BLUP foi desenvolvido por Henderson, em 1949 e apresentado formalmente em 1973 (Henderson, 1973; 1984). Esta técnica permite a separação de efeitos genéticos de efeitos ambientais e a efetiva utilização de informações de *pedigree*.

Recentemente, avanços na genética molecular têm prometido revolucionar as práticas agropecuárias, bem como resolver algumas problemáticas do melhoramento genético dos animais. Vale destacar que, de forma isolada, os métodos moleculares dificilmente poderão promover melhoramento de um setor. De acordo com Lande e Thompson (1990), a genética molecular nunca poderá substituir os métodos tradicionais de melhoramento, mas, em vez disto, ser integrada a esses métodos tradicionais de seleção para maximizar o melhoramento de característica de importância econômica. As razões relatadas por esses autores são as seguintes:

- Consideráveis taxas de melhoramento de diversas características de importância econômica têm sido alcançadas por várias décadas, entretanto, mais da metade do ganho se devem muito mais às melhorias das práticas de manejo do que às mudanças genéticas
- Muitas das características de importância são quantitativas, isto é, são influenciadas por numerosos lócus ao longo do genoma e, frequentemente, tem pequeno efeito individual
- Efeitos maiores de genes simples, que são importantes para a engenharia genética, normalmente possuem efeitos pleitrópicos deletérios
- A alta mutabilidade de caracteres poligênicos favorece o aumento da variação genética dentro das populações sob seleção.

Grattapaglia (2004), em discussão sobre teste de DNA para maciez da carne, destacou o mito e a visão realista sobre o uso dessa ferramenta. O mito é que tem sido dito que esse teste permitirá avaliar a superioridade genética de um animal diretamente, sem necessidade de *pedigrees*, testes de progênie, fenotipagem etc. A visão realista é que, no cenário da seleção e melhoramento genético, os fenótipos e os resultados de testes de DNA de indivíduos e parentes são combinados por meio de avaliações nacionais para produzir estimativas mais acuradas, sobre as quais são tomadas as decisões de seleção.

Os métodos de genética molecular podem ser importantes aliados, fornecendo informações adicionais para o gerenciamento genético. Segundo Grattapaglia (2004), os marcadores de DNA são ferramentas poderosas para resolver questões de identificação individual e de parentesco, sendo suporte aos programas de melhoramento e conduzindo a estimativas precisas de valor genético de animais de elite. Além de serem, também, notavelmente importantes para o diagnóstico de anomalias hereditárias. A identificação de genes de efeito principal pode levar a aplicações úteis em várias áreas, tal como a identificação de genes relacionados ao aumento da eficiência de seleção no melhoramento animal, especialmente em características de baixa herdabilidade ou naquelas que só podem ser medidas após o abate dos indivíduos ou em apenas um sexo (Lôbo e Lôbo, 2007).

Um paradigma quantitativo-molecular para o melhoramento dos rebanhos é necessário e está emergindo gradualmente. Esse paradigma objetiva prover uma estrutura para combinar as estabilizadas estratégias de predição de valores genéticos de desempenho individuais e de seus correlacionados, com as modernas técnicas de determinação de parentesco, identificação de alelos em genes individuais ou marcadores associados a fenótipos desejáveis (Notter et al., 2007).

De acordo com Lande e Tompson (1990), o método que integra a genética molecular com a seleção artificial é chamado de seleção assistida por marcador (do inglês *marker assisted selection – MAS*) ou ainda seleção genômica. Assim, informações de marcadores moleculares ligados a lócus para característica quantitativa (QTL) podem ser usadas como informação adicional em avaliações genéticas, para aumentar a eficiência de seleção via MAS. Desta forma, segundo os autores, poderiam ser criados índices de seleção que maximizassem o ganho em características quantitativas em esquemas de seleção assistida, combinando as informações de polimorfismos em lócus marcador com dados de variação fenotípica entre indivíduos e seus parentes. Para tanto, o desenvolvimento de metodologias estatísticas para avaliação genética assistida por marcadores é essencial para a prática de MAS em um programa de melhoramento animal (Liu e Zeng, 2005).

Fernando e Grossman (1989) desenvolveram um procedimento estatístico para a MAS, a partir da metodologia das equações dos modelos mistos desenvolvida por Henderson (Henderson, 1973) e apresentaram como a informação proveniente de um simples marcador ligado a um QTL pode ser usada em modelo animal para predizer, simultaneamente, os efeitos devidos ao QTL marcado e os valores genéticos residuais. Alguns trabalhos têm sido publicados com dados simulados, com o intuito de verificar ou comparar os meios de integração de informações moleculares às estimativas genéticas do valor genético do animal. Calus e Veerkamp (2007) investigaram o efeito da inclusão e da exclusão de um efeito poligênico na estimativa de valores genéticos genômicos. Dekkers (2007) analisou a resposta da seleção assistida por marcador e por genótipo usando índices de seleção teóricos. Muir (2007) comparou a acurácia de predição de valores genéticos genômicos (*genomic estimated breeding value* – GEBV) e a seleção com base nestas estimativas ao tradicional procedimento de predição de valores genéticos (BLUP).

A GEBV pode exceder a acurácia das estimativas de valores genéticos pelo BLUP, desde que um suficiente número de gerações com dados de genótipos e fenótipos coletados seja incluído nas análises (Muir, 2007). Este autor verificou também que a seleção rapidamente reduziu a acurácia da GEBV. Em todos os casos examinados, a seleção clássica por BLUP superou o que era possível para a seleção por GEBV. Mesmo assim, GEBV poderia ter uma vantagem sobre BLUP em casos como características limitadas ao sexo, de mensurações onerosas ou somente mensuradas em parentes do indivíduo. Assim, sugeriu que uma aproximação combinada, utilizando modelos mistos com um segundo efeito aleatório para o QTL em equilíbrio de ligação (efeito poligênico), poderia capitalizar ambas as metodologias.

Programas de melhoramento animal

Estruturação dos programas de melhoramento

A partir de um trabalho árduo, a FAO (FAO, 2010) apresentou um guia para o estabelecimento de estratégias de manejo sustentável dos recursos genéticos animais. Esse guia teve o objetivo de auxiliar os países no desenvolvimento de programas de melhoramento genético e na maximização de chances de tais programas serem sustentáveis. O processo não é tão simples e superficial como muita gente pensa, como a simples distribuição de animais, muitas vezes exóticos, e a utilização de biotécnicas reprodutivas, como a inseminação artificial. Em suas seções interligadas é apresentada uma série de tarefas necessárias para o pleno desenvolvimento.

Na primeira seção, são indicadas as ações necessárias para a formação do grupo de trabalho que irá preparar as estratégias de melhoramento. Na segunda seção, discutem-se as ações necessárias para a identificação dos objetivos de desenvolvimento dos recursos genéticos em questão e as estratégias para o alcance desses objetivos. A terceira seção aprofunda o relacionamento dos recursos genéticos com os sistemas de produção. Uma vez definidos objetivos e estratégias, de acordo com o sistema de produção em questão, decide-se o desenvolvimento de programas de seleção com o uso de raças puras (quarta seção) ou de estratégias de cruzamento (quinta seção). Uma sexta seção apresenta as ações referentes aos investimentos necessários para a avaliação dos programas.

A leitura desse documento conduz à reflexão sobre diversos aspectos ignorados em nosso país para a busca da eficiência de manejo dos nossos recursos genéticos animais. É factível que primeiro se devem identificar os sistemas de produção e todos os aspectos sociais, antropológicos, culturais, ecológicos e mercadológicos, entre outros, que compõem essa trama, para estabelecer adequadamente as estratégias de uso dos recursos. Em nosso caso, primeiramente se define o recurso genético, na maioria dos casos exóticos, com pouca ou nenhuma avaliação de sua capacidade adaptativa, entre outros aspectos, e busca-se estabelecer um sistema de produção que possa encaixar esse recurso. Por outro lado, ignora-se completamente o conhecimento, os anseios, a formação sociocultural, entre outros aspectos, dos mantenedores desses recursos genéticos e da sociedade que utilizará seus produtos.

De acordo com Köhler-Rollefson (2000), as comunidades tradicionais pastorais e de agricultura, utilizando seus conhecimentos indígenas, na criação de seus animais, em sintonia com as restrições ecológicas locais, são responsáveis por parte da diversidade genética dos animais domésticos nos países em desenvolvimento. As raças locais são fundamentais para a sustentabilidade das populações rurais, especialmente em ambientes marginais, por produzirem uma grande variedade de produtos, ao mesmo tempo em que requerem pequena quantidade de insumos externos, manejo e cuidados sanitários. No Brasil, técnicos, agentes de decisão política, criadores, entre outros atores relacionados à produção de ovinos, necessitam reconhecer esse aspecto no estabelecimento de estratégias de manejo e melhoramento dessa espécie animal. Não há como ignorar a importância dos grupos genéticos locais, bem como a capacidade técnica e operacional para o estabelecimento do programa, a necessidade de políticas públicas específicas, o envolvimento de criadores e produtores, o planejamento estratégico e a visão a longo prazo.

Considerando essas questões, destaca-se o papel das estratégias participativas, no alcance dos objetivos estabelecidos para programas de melhoramento dos recursos genéticos em países em desenvolvimento, como é o caso do Brasil. Entretanto, não se pode ignorar a diferença no ambiente brasileiro em relação a outras regiões do mundo, como África e Ásia, onde muitos dos programas participativos são utilizados. Em muitos casos, nessas regiões, apresentam-se comunidades tribais ou étnicas com características culturais, religiosas, míticas, sociais e socioeconômicas próprias. Essas características tornam específicos o relacionamento e o papel desses recursos genéticos para com essas comunidades. Em muitos casos, o uso da terra e das pastagens é compartilhado nessas comunidades. Adicionalmente, essas populações humanas apresentam ligações históricas com o processo de domesticação desses animais.

No Brasil, a relação entre homem e ovinos é mais recente, não indo a tempos mais remotos do período de domesticação da espécie. Assim, não são tão fortes as relações históricas entre comunidades tradicionais e/ou indígenas com a exploração de ovinos, mesmo para com os grupos genéticos naturalizados. Nos dias atuais, temos as "cercas" e o uso dos "fundos de pasto" é quase inexistente. Mesmo em comunidades de agricultura familiar, os objetivos e anseios das famílias não são compartilhados da mesma forma que em outras regiões do planeta. Este aspecto torna particular o desenvolvimento de estratégias participativas para o melhoramento de ovinos no Brasil. O que se pode dizer é que as estratégias de melhoramento clássico moderno não são adequadas para o estágio atual de desenvolvimento e que as estratégias participativas conhecidas devem ser moldadas ao ambiente nacional.

As raças locais são fundamentais para a sustentabilidade das populações rurais, especialmente em ambientes marginais, por produzirem uma grande variedade de produtos, ao mesmo tempo em que requerem pequena quantidade de insumos externos, manejo e cuidados sanitários. No Brasil, técnicos, agentes de decisão política, criadores, entre outros atores relacionados à produção de ovinos, necessitam reconhecer esse aspecto no estabelecimento de estratégias de manejo e melhoramento da espécie. Não há como ignorar a importância dos grupos genéticos locais, bem como a capacidade técnica e operacional para o estabelecimento do programa, a necessidade de políticas públicas específicas, o envolvimento de criadores e produtores, o planejamento estratégico e a visão a longo prazo.

Conceitos de um programa participativo

Os princípios para uma abordagem participativa englobam participação ampla das partes interessadas, flexibilidade (técnicas utilizadas devem ser apropriadas ao contexto de análise, por exemplo, os níveis de alfabetização), trabalho em equipe, ignorância ideal (pressupostos e preconceitos contribuirão para resultados e conclusões que não refletem verdadeiramente as opiniões dos participantes) e sistemática (Knox-Peebles, 2009).

De acordo com Tibbo (2008), ações participativas iniciaram-se em 1967, na Austrália e Nova Zelândia, por meio dos "Esquemas de Melhoramento em Grupo", em função de insatisfação com os esquemas tradicionais de melhoramento. Nos anos 1970, esse método foi expandido para África do Sul, Reino Unido e outros países. Com a incorporação da metodologia BLUP, nos anos 1980, esses programas evoluíram para os esquemas de reprodutores-referência. Nos anos 1990, o conceito de melhoramento em grupo foi reformulado para "Melhoramento Participativo".

Tibbo (2008) descreveu, a partir de informações não publicadas de Joaquin Mueller, as principais diferenças entre os programas modernos clássicos de melhoramento e os esquemas participativos. Os primeiros geralmente são gerenciados por melhoristas (geneticistas), normalmente fechados quanto ao fluxo de genes das camadas inferiores da população para os extratos superiores (núcleos), consideram raças internacionais transfronteiriças, apresentam objetivos de seleção definidos pelos melhoristas, têm ênfase demasiada em aspectos produtivos e utilizam critérios de seleção com base nos registros de *pedigree* e desempenho. Por outro lado, os esquemas participativos são gerenciados pelos usuários demandantes (criadores), normalmente de fluxo gênico aberto, consideram as raças locais, têm objetivos de seleção definidos por todos os participantes, consideram características relacionadas à adaptação e não somente produtivas, e utilizam critérios visuais, além dos registros de desempenho.

É importante considerar que essas diferenças são genéricas e ilustrativas, não representando totalidade exclusiva. Por exemplo, não quer dizer que não se possa ter um programa participativo com raças exóticas. Quem define o recurso a ser utilizado é o sistema de produção e o ambiente geral a ser considerado. A principal característica do esquema participativo está na participação mútua de criadores, técnicos e demais atores, respeitando todos os níveis de conhecimento e todos os aspectos relacionados à busca do desenvolvimento do setor.

Estruturas de esquemas de melhoramento

De acordo com o sistema de produção e as demais características do ambiente regional considerado para desenvolvimento, diversas estruturas (Figura 23.2) podem ser consideradas para o programa de melhoramento (Mueller, 2010; Haile *et al.*, 2011). Essas estruturas definem o fluxo gênico entre as camadas da população, entre os núcleos e os rebanhos comerciais, bem como onde e como serão tomados os registros de desempenho, dentre outros aspectos.

Em populações que não estão sob esquemas organizados (Figura 23.2 *A*), o fluxo de gene de reprodutores e matrizes ocorre entre os rebanhos, sem nenhum tipo de controle, com exceção daquele estabelecido entre as preferências e avaliações visuais dos criadores. Em um esquema organizado tradicional, geralmente com raças especializadas, apresenta-se um núcleo fechado, sem fluxo de genes dos extratos inferiores de rebanhos multiplicadores e comerciais (Figura 23.2 *B*). Neste tipo de estrutura, os registros de *pedigree* e desempenho são tomados nesses núcleos, e os genes de reprodutores avaliados são difundidos para os extratos inferiores. O objetivo de seleção é estabelecido pelos melhoristas e o progresso genético depende do trabalho destes. O objetivo de seleção praticado busca atender aos objetivos dos rebanhos comerciais. Este aspecto consiste em um dos principais problemas com o fluxo de genes de rebanhos-elite no Brasil (Morais, 2000).

Em muitos casos, principalmente no Brasil, com de ovinos, o sistema convencional não se aplica e não se apresenta como estratégia mais eficiente. Nestes casos, os sistemas de núcleos de seleção podem ser mais eficientes. Para núcleos abertos centralizados (Figura 23.2 *C*), um rebanho ou instituição mantém os animais sob registros de desempenho, para avaliação dos animais que serão repassados para os rebanhos participantes. Para núcleos dispersos (Figura 23.2 *D*), dentro de cada rebanho participante, é avaliada uma proporção de animais. Nos núcleos abertos há troca

300 Seção 11 | Melhoramento Genético de Ovinos

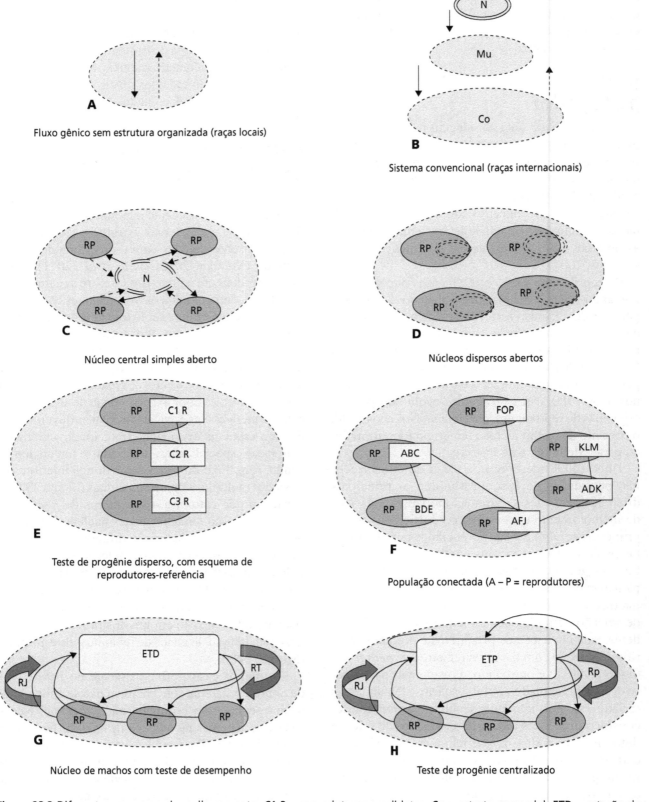

Figura 23.2 Diferentes esquemas de melhoramento. C1-3 = reprodutores candidatos; Co = estrato comercial; ETD = estação de teste de desempenho; ETP = estação de teste de progênie; Mu = estrato multiplicador; N = núcleo; R = reprodutores-referência; RJ = reprodutores jovens; RP = rebanho participante; Rp = reprodutores adultos provados; RT = reprodutores jovens testados. Setas = fluxo gênico de machos; setas pontilhadas = fluxo gênico de fêmeas; círculo duplo aberto ou fechado = núcleo.

de genes paternos e maternos entre eles e a população-base. Esta base é que define o objetivo de seleção e supre o esquema de fêmeas adaptadas, para produzir seus reprodutores. O esquema ideal de núcleos prevê que 10% da população serão retidos no núcleo e os 90% na base. Este esquema de núcleo aberto permite considerar diversas estratégias, como teste de progênie disperso com reprodutores-referência (Figura 23.2 *E*), conexão da população para avaliações genéticas por BLUP (Figura 23.2 *F*), uso de estação central para teste de desempenho (Figura 23.2 *G*) e uso de estação central para teste de progênie (Figura 23.2 *H*).

No teste de progênie disperso, utilizam-se reprodutores adultos já provados, para servirem de referência, e permitir a avaliação de reprodutores jovens candidatos nos rebanhos participantes. Os melhores candidatos passarão a ser reprodutores-referência.

As estações centrais para avaliação do desempenho permitem avaliar reprodutores jovens candidatos advindos dos rebanhos participantes, que uma vez avaliados retornam para uso nesses rebanhos. Essas centrais podem ser instituições públicas ou privadas, com normas e critérios estabelecidos adequadamente para avaliar o desempenho dos animais para características de interesse. Essas estações também podem conduzir testes de progênie centralizados. Neste caso, requer-se uma estrutura mais complexa, com rebanho de matrizes necessário para avaliar a progênie dos reprodutores jovens candidatos, que serão utilizados já adultos, após serem provados.

Programas de melhoramento de ovinos no Brasil

Segundo Morais (2000), para entender o melhoramento genético de ovinos e visualizar perspectivas futuras, é preciso conhecer sua trajetória no país. O Rio Grande do Sul concentrava o maior contingente ovino do Brasil, formado pelas raças laneiras Merino e Ideal e pela raça Corriedale, de produção mista, isto é, carne e lã. Já a região Nordeste possuía o segundo maior contingente de ovinos do país, mas com outro interesse: uma pecuária de corte voltada para a subsistência, utilizando raças nacionais e animais mestiços.

Em 1942, foi fundada a Associação Riograndense de Criadores de Ovinos, posteriormente denominada Associação Brasileira de Criadores de Ovinos (ARCO), que no final da década de 1980 realizava as primeiras avaliações objetivas para seleção de ovinos, visando à melhoria da produtividade e da qualidade da lã (Ojeda, 1999).

O primeiro programa nacional de melhoramento de ovinos, "Programa de Melhoramento Genético dos Ovinos" (PROMOVI), teve alcance regional, ao avaliar, apenas em propriedades do Rio Grande do Sul, mais de trinta mil reprodutores para a produção de lã e carne entre os anos de 1977 e 1995.

O início dos anos 1990 foi marcado por uma profunda crise mundial no mercado da lã. Os ovinocultores gaúchos tentaram se prevenir mantendo os rebanhos da raça Corriedale como um meio caminho entre a volta à produção de lã e a mudança para a produção de carne. Em seguida, houve uma ligeira recuperação desse mercado e novamente um profundo agravamento da crise, culminando com o fechamento de grandes e tradicionais cooperativas de produtores de lã (Morais, 2000).

Foi durante essas crises que a ovinocultura de corte brasileira iniciou sua ascensão. Muitos criadores de Corriedale começaram a importar reprodutores das raças Hampshire Down, Suffolk, Ile de France e Texel, especializadas em produção de carne, e a produzir cordeiros "meio-sangue" para o abate. Outros iniciaram cruzamentos absorventes com essas raças, na intenção de atender ao mercado já ávido por animais para corte (Ojeda e Oliveira, 1998). Esta tendência fez com que a ARCO alterasse o PROMOVI em 1991, passando a incluir o teste de velocidade de crescimento (TVC), específico para essas raças e começasse a atender propriedades não somente no estado do Rio Grande do Sul, mas também em Santa Catarina, Paraná e São Paulo. Essa alteração ocorreu também pelo fato de o efetivo ovino estar diminuindo no Rio Grande do Sul e crescendo nesses outros estados.

Apesar de ter sido deixada fora do TVC, a raça deslanada nacional Santa Inês, no início dos anos 1990, já apresentava grande crescimento populacional no Nordeste e começava a despertar o interesse dos criadores dos estados do Sudeste e do Centro-Oeste (Morais, 2000). Diante deste cenário, era de se esperar que houvesse grande interesse no melhoramento genético da raça Santa Inês. Entretanto, isso não ocorreu. Sousa (1998) alertou que a seleção dentro da raça Santa Inês vem sendo feita principalmente visando a características de importância estética, em detrimento de outras de importância para a produção. Essa seleção visual também foi identificada em outras raças (Ojeda e Oliveira, 1998).

O primeiro trabalho efetivo de melhoramento da raça Santa Inês teve início em 1990 e foi coordenado pela Embrapa Caprinos e Ovinos. O projeto intitulado "Seleção de ovinos deslanados para o melhoramento genético dos rebanhos experimentais e privados no Nordeste do Brasil" precisou ser encerrado cinco anos após ter se iniciado por falta de adesão de criadores e associações (Morais, 2000).

A maior parte das associações estaduais e dos produtores de ovinos tem a ARCO como única responsável pelas avaliações genéticas dos animais e quase não participa de programas de melhoramento genético junto às universidades e órgãos de pesquisas. Muitos criadores nem sabem o que é melhoramento genético animal e, talvez, este fato justifique a falta de interesse em participar desses programas. Entretanto, é preciso ressaltar a responsabilidade dos técnicos e agentes públicos na manutenção dessa realidade. Devem-se também destacar os diferentes níveis de criadores e produtores no país, que em muitos casos criam grupos marginais ao processo.

Apesar de todas as dificuldades, alguns trabalhos que visam ao melhoramento dos ovinos no Brasil têm sido conduzidos: em 2001, a ARCO e a Embrapa Pecuária Sul encerraram, em Bagé, o quinto Teste Centralizado de Ovinos Tipo Carne. Foram avaliados, dentro de raças, animais Texel, Suffolk, Hampshire Down e Ile de France (Morais, 2000). Em 1999 iniciou-se um projeto de avaliações genéticas comparativas, envolvendo Brasil e Estados Unidos. O projeto de conexão internacional de carneiros envolve criatórios da raça Suffolk do Rio Grande do Sul, Paraná e Santa Catarina, numa iniciativa da ARCO, United States Sheep Seedstock Aliance (USSSA), United States Suffolk Association (USSA) e Associação Brasileira de Criadores de Ovinos Suffolk (ABCOS). O objetivo do projeto era avaliar comparativamente carneiros norte-americanos no Brasil e nos Estados Unidos pelo desempenho de suas progênies.

A Empresa Estadual de Pesquisa Agropecuária da Paraíba (EMEPA) realizou, nos últimos anos, provas de ganho de peso de ovinos da raça Santa Inês. A entidade firmou parceria com a Associação Paraibana de Criadores de Caprinos e Ovinos (APACCO), criando o Programa de Avaliação de Desempenho de Ovinos Santa Inês. Entretanto, atualmente, essas provas praticamente se extinguiram.

Uma iniciativa destacável é o Programa de Melhoramento Genético da Raça Santa Inês desenvolvido em parceria entre a Associação Sergipana de Criadores de Caprinos e Ovinos e o Grupo de Melhoramento Animal da Faculdade de Zootecnia e Engenharia de Alimentos da Universidade de São Paulo (USP), que tem como objetivo fazer avaliações genéticas e estimativa de DEP de animais da referida raça.

O Programa de Melhoramento Genético de Caprinos e Ovinos de Corte (GENECOC®; Lôbo et al., 2010) apresenta um esquema de núcleos abertos dispersos dentro das raças participantes. GENECOC® é um serviço de assessoria genética prestado pela Embrapa Caprinos e Ovinos e seus parceiros aos produtores e criadores de caprinos e ovinos de corte. A base do programa é estimular e assessorar os participantes na escrituração zootécnica de seus rebanhos, gerando informações seguras e confiáveis que possam ser utilizadas na seleção de seus animais. Para isto, o programa emprega um sistema de gerenciamento de rebanhos *online*, por meio de um *software* em rede, via internet, escrito em linguagens PHP/HTML/Javascript e acesso a um banco de dados PostgreSQL. Este sistema permite aos criadores acesso aos dados de seu rebanho em qualquer computador com acesso à internet, por meio de *log in* e senha. Após as avaliações genéticas anuais, com as estimativas de DEP, os rebanhos participantes podem usar as ferramentas de seleção de animais por mérito genético total, com a construção de um índice genético de seleção, e para a seleção dos acasalamentos que maximizam o ganho genético do rebanho, com controle da endogamia. Essas ferramentas disponibilizadas no sistema de gerenciamento são seus maiores diferenciais, sendo inovadoras, e permitindo ao criador a seleção de seus animais de acordo com os indicativos econômicos de sua região. O sistema também apresenta outras ferramentas, como a estimativa da endogamia média do rebanho e a listagem dos animais endogâmicos. No GENECOC®, os objetivos de seleção são definidos para cada rebanho em uma estreita relação entre os técnicos e o criador do núcleo. As percepções do criador, o sistema de produção e o ambiente em que ele está inserido são levados na definição dos índices de seleção. Estes aspectos caracterizam a natureza participativa do programa.

Inserido no GENECOC®, e iniciado em 2007, está o Núcleo de Melhoramento Genético Participativo de Ovinos da Raça Morada Nova. Trata-se de um esquema misto envolvendo ações de núcleo de machos com testes de desempenho para seleção de reprodutores a serem utilizados em esquema de reprodutores de referência em núcleo disperso (Facó et al., 2010). Anualmente são realizados testes de desempenho centralizados com cordeiros vindos dos rebanhos participantes. Os reprodutores são classificados por índice de seleção constituído pelas características ganho de peso, perímetro escrotal, área de olho de lombo, espessura de gordura e avaliações visuais. Os reprodutores são classificados nas categorias elite (desempenho superior a um desvio-padrão acima da média), superior (desempenho superior à média até um desvio-padrão), regular (desempenho abaixo da média até um desvio-padrão) e inferior (desempenho inferior a um desvio-padrão abaixo da média). Os criadores são estimulados a utilizar os animais elite e superior em seus rebanhos, e é promovido o rodízio de reprodutores entre os rebanhos. Neste esquema, promovem-se reuniões mensais, com a participação de todos os criadores, para discussão das atividades, definição de objetivos de seleção, estratégias de *marketing*, acesso a mercado etc. Esse envolvimento tem gerado um processo contínuo de mobilização e organização dos criadores/produtores de ovinos da raça Morada Nova, que merece destaque como um dos principais resultados colhidos até o momento. Em particular, deve-se enaltecer a revitalização da Associação Brasileira dos Criadores de Ovinos da Raça Morada Nova – ABMOVA. Criada em 1977, ela ficou sem atividade entre 1997 e 2007, quando foi reativada.

Considerações finais

O melhoramento animal é fator primordial para a produção ovina. Assim, o conhecimento aprofundado dessa área é fundamental para o profissional que deseje executar ações no setor. Os recursos genéticos animais são fundamentais para a segurança alimentar, redução das desigualdades sociais, erradicação da fome e geração de emprego e renda em diversas partes do mundo. A espécie ovina, dentro desse contexto, apresenta sua importância, principalmente em áreas marginais, como as regiões áridas e semiáridas como o Nordeste brasileiro. No Brasil, mesmo em outras regiões, esta espécie não apresenta uma estrutura populacional e um ambiente socioeconômico-político compatível com esquemas convencionais de melhoramento genético. As abordagens alternativas de seleção, como os núcleos abertos, adicionadas às metodologias participativas, são estratégias mais adequadas para essa condição.

Modelos autocráticos com tomadas de decisões que ignoram percepções e anseios de produtores continuam a proliferar no Brasil e estão fadados ao insucesso, mesmo já havendo experiência suficiente para perceber isso. Como exemplo, temos os casos de distribuição de animais, muitas vezes de raças exóticas, para comunidades que não possuem nenhuma relação com a criação de ovinos, no intuito de promover a produção de carne em determinada região. Não se cria esta relação homem-recurso genético da noite para o dia. O papel da humanidade na domesticação e na manutenção dos recursos genéticos é copartícipe do estado atual da estrutura genética dessas populações. Os esforços devem se concentrar em comunidades/regiões que já possuem a vocação natural para exploração desta espécie, respeitando seus antecedentes históricos, conhecimentos tradicionais e ambiente geral (ecológico, político, social, econômico, cultural).

A metodologia adequada já existe e os documentos estão disponíveis, como o Guia para Estratégias de Melhoramento para Manejo Sustentável dos Recursos Genéticos Animais (FAO, 2010). Entretanto, essas metodologias ainda são muito ignoradas no nosso país. É ainda preciso parar, refletir e somente tomar iniciativas seguras e com todas as consequências avaliadas. De qualquer forma, já existem no Brasil iniciativas que começam a considerar esses aspectos. Ainda não são as ideais e necessitam de ajustes, mas a semente foi lançada e é preciso regar, cultivar e aguardar com esperança.

Referências bibliográficas

ARAÚJO FILHO, J.T. et al. Desempenho e composição da carcaça de cordeiros deslanados terminados em confinamento com diferentes dietas. **Revista Brasileira de Zootecnia**, Viçosa, v. 39, n. 2, p. 363-371, 2010.

BARBOSA NETO, A. C. et al. Efeitos genéticos aditivos e não-aditivos em características de crescimento, reprodutivas e habilidade materna em ovinos das raças Santa Inês, Somalis Brasileira, Dorper e Poll Dorset. **Revista Brasileira de Zootecnia, Viçosa**. v. 39, n. 9, p. 1943-1951, 2010.

BARENDSE, W. et al. Epistasis between calpain 1 and inhibitor calpastatin within breeds of cattle. **Genetics**. v. 176, p. 2601-2610, 2007.

BARROS, N.N. et al. Efeito da raça do carneiro no desempenho de cordeiros de corte no Estado do Ceará. In: Reunião Anual da Sociedade Brasileira de Zootecnia, v. 27, 1990, Campinas. **Anais...**, Piracicaba: FEALQ, 1990. p. 523

BARROS, N.N.; VASCONCELOS, V.R. Produção de ovinos deslanados no Nordeste Brasileiro: Relatório final de projeto de pesquisa. Sobral: Embrapa Caprinos, 2003. Não paginado. Programa Embrapa/Banco do Nordeste. Convênio 20300.98/007-3. Projeto concluído.

BARROS, N.N. et al. Eficiência bioeconômica de cordeiros F_1 Dorper × Santa Inês para produção de carne. **Pesquisa Agropecuária Brasileira**, Brasília, v. 40, n. 8, p. 825-831, 2005.

BATISTA, A.S. et al. Effect of energy concentration in the diets on sensorial and chemical parameters of Morada Nova, Santa Inez and Santa Inez × Dorper lamb meat. **Revista Brasileira de Zootecnia**. Viçosa, v. 39, n. 9, p. 2017-2023, 2010.

BELLINGE, R.H. et al. Myostatin and its implications on animal breeding: a review. **Animal Genetics**. v. 36, n. 1, p. 1-6, 2005.

BONGIORNI, S. et al. A tool for sheep product quality: custom microarrays from public databases. **Nutrients**. v. 1, p. 235-250, 2009.

BONAGURIO, S. et al. Qualidade da carne de cordeiros Santa Inês puros e mestiços com Texel abatidos com diferentes pesos. **Revista Brasileira de Zootecnia**. Viçosa, v. 32, n. 6, p. 1981-1991, 2003.

BOWMAN, J.C. **Introdução ao melhoramento genético animal**. São Paulo: EPU-USP, 1981.

CALUS, M.P.L.; VEERKAMP, R.F. Accuracy of breeding values when using and ignoring the polygenic effect in genomic breeding value estimation with a marker density of one SNP per cM. **Journal of Animal Breeding and Genetics**. v. 124, p. 362-368, 2007.

CARANI, C. et al. Effect of testosterone and estradiol in a man with aromatase deficiency. **The New England Journal of Medicine.** v. 337, p. 91-95, 1997.

CARNEIRO, P.L.S. et al. Desenvolvimento ponderal e diversidade fenotípica entre cruzamentos de ovinos Dorper com raças locais. **Pesquisa Agropecuária Brasileira.** Brasília, v. 42, n. 7, p. 991-998, 2007.

CARTAXO, F.Q. et al. Efeitos do genótipo e da condição corporal sobre o desempenho de cordeiros terminados em confinamento. **Revista Brasileira de Zootecnia.** Viçosa, v. 37, n. 8, p. 1483-1489, 2010.

CASTRO, E.A. et al. Characterization of a new SNP in the growth and differentiation factor 9 (GDF-9) gene, specific for the Brazilian Santa Inês Sheep. In: 8HT World Congress on Genetics Applied to Livestock Production. Agosto, 2006. Belo Horizonte, MG. **Anais...**, Belo Horizonte, 2006. CD-ROM.

CEZAR, M.F. et al. Avaliação de parâmetros fisiológicos de ovinos Dorper, Santa Inês e seus mestiços perante condições climáticas do trópico semi-árido nordestino. **Ciência e Agrotecnologia.** Lavras, v. 28, n. 3, p. 614-620, 2004.

CLOETE, S.W.P.; SNYMAN, N.A.; HERSELMAN, N.J. Productive performance of Dorper sheep. **Small Ruminant Research.** v. 36, p. 103-117, 2000.

COCKETT, N.E. et al. Chromosomal localization of the callipyge gene in sheep (*Ovis aries*) using bovine DNA markers. **Genetics.** v. 91, p. 3019-3023, 1994.

COCKETT, N.E. et al. Polar overdominance at the ovine *callipyge* locus. **Science.** v. 273, p. 236-238, 1996.

COCKETT, N.E.; SHAY, T.L.; SMIT, M. Analysis of the sheep genome. **Physiological Genomics.** v. 7, p. 69-78, 2001.

COCKETT, N.E. et al. The *callipyge* mutation and other genes that affect muscle hypertrophy in sheep. **Genetics Selection Evolution.** v. 37, supl. 1, p. 65-81, 2005.

COSTA, R.G. et al. Effect of diet and genotype on carcass characteristics of feedlot hair sheep. **Revista Brasileira de Zootecnia.** Viçosa, v. 39, n. 12, p. 2763-2768, 2010.

COSTA, R.G. et al. Lipid profile of Lamb meat from different genotypes submitted to diets with different energy levels. **Revista Brasileira de Zootecnia.** Viçosa, v. 38, n. 3, p. 532-538, 2009.

CRAWFORD, A.M. et al. An autosomal genetic linkage map of the sheep genome. **Genetics.** v. 140, p. 703-724, 1995.

CUNHA, E. A. et al. Utilização de carneiros de raças de corte para obtenção de cordeiros precoces para abate em plantéis produtores de lã. **Revista Brasileira de Zootecnia.** Viçosa, v. 29, n. 1, p. 243-252, 2000.

DAVIS, G.H. Major genes affecting ovulation rate in sheep. **Genetics Selection Evolution.** v. 37, supl. 1, p. 11-23, 2005.

DAVIS, G.H. et al. Evidence for the presence of a major gene influencing ovulation rate on the x-chromosome of sheep. **Biology of Reproduction.** v. 44, p. 620-624, 1991.

DAVIS, G.H.; MONTGOMERY, G.W.; KELLY, R.W. Estimates of the repeatability of ovulation rate in Booroola cross ewes. In: **Proc.** 2nd World Cong. Genet. Appl. Livest. Prod., Madri, v. 8, p. 674-679, 1982.

DEKKERS, M. C. J. Prediction of response to marker-assisted and genomic selection using selection index theory. **Journal of Animal Breeding and Genetics.** v. 124, p. 331-341, 2007.

FACÓ, O. et al. Núcleo de conservação e melhoramento genético da raça Morada Nova: resultados preliminares. In: XIMENES, L.J.F. (org.) **Ciência e tecnologia na pecuária de caprinos e ovinos.** Fortaleza: Banco do Nordeste do Brasil, 2010, p. 311-337.

FACÓ, O. et al. **Teste de desempenho individual de reprodutores da raça Morada Nova: Resultados da Prova em Morada Nova – CE – 18/02 a 04/06/2008.** Sobral, CE: Embrapa Caprinos, 2009. 30p. (Embrapa Caprinos. Documento 91).

FALCONER, D. S.; MacKAY, T. F. C. **Introduction to quantitative genetics.** Essex: Longman, 1996. 464p.

FAO. **Breeding strategies for sustainable management of animal genetic resources.** FAO Animal Production and Health Guidelines. n. 3. Rome, 2010.

FERNANDES, F.D. et al. Efeito do genótipo e de níveis nutricionais sobre o desempenho de cordeiros F1 produzidos por cinco raças de carneiros. In: Relatório Técnico do Centro Nacional de Pesquisa de Caprinos 1987--1995. Sobral: Embrapa-CNPC, p. 73-78, 1996.

FERNANDES JUNIOR, G.A. **Desempenho produtivo e qualidade da carne de ovinos terminados em pastagem irrigada no semiárido nordestino.** Dissertação de mestrado apresentada ao Programa de Pós-graduação em Zootecnia da Universidade Federal do Ceará. Fortaleza-CE, 2010. 88p.

FERNANDO, R.L.; GROSSMAN, M. Marker-assisted selection using best linear unbiased prediction. **Genetics Selection Evolution.** v. 21, p. 467-477, 1989.

FREKING, B.A. et al. Evaluation of the ovine callipyge locus: I. Relative chromosomal position and gene action. **Journal of Animal Science.** v. 76, p. 2062-2071, 1998.

FURUSHUO-GARCIA, I. F. et al. Performance and carcass characteristics of Santa Inês purê lambs and crosses with Dorper e Texel at different management systems. **Revista Brasileira de Zootecnia.** Viçosa, v. 39, n. 6, p.1 313-1321, 2010.

GALLOWAY, S.M. et al. Mutations in an oocyte-derived growth factor gene (BMP15) cause increased ovulation rate and infertility in a dosage-sensitive manner. **Nature Genetics.** v. 25, p. 279-283, 2000.

GIANOLA, D. Theory and analysis of threshold characters. **Journal of Animal Sciences.** v. 54, p.1079-1080, 1982.

GIANOLA, D.; FOULLEY, J.L. Sire evaluation for ordered categorical data with a threshold model. **Génetique, sélection, évolution.** v. 15, p. 201-224, 1983.

GIANOLA, D.; FOULLEY, J.L. Variance estimation from integrated likelihood (VEIL). **Génetique, sélection, évolution.** v. 22, p. 403-417, 1990.

GOLDAMMER, T.; BRUNNER, R. M.; VANSELOW, J.; ZSOLNAI, A.; FURBASS, R.; SCHWERIN, M. Assignment of the bovine aromatase encoding gene CYP19 to 10q26 in goat and 7q24-q31 in sheep. **Cytogenetic cell genetic.** v. 85, p. 258-259, 1999.

GOONEWARDENE, L.A.; BERG, R.T.; HARDIN, R.T. A growth study of beef cattle. **Canadian Journal of Animal Science.** Ottawa, v. 61, p. 1041--1048, 1981.

GRATTAPAGLIA, D. Testes de DNA para maciez da carne. Palestra, In: IV Simpósio Nacional das Raças Simental e Simbrasil, Junho 2004, São Paulo, SP.

HAILE, A. et al. 2011. Guidelines for Setting up Community-based Sheep Breeding Programs in Ethiopia. ICARDA – tools and guidelines n. 1, Aleppo, Syria, ICARDA.

HANRAHAN, J.P. et al. Mutations in the genes for oocyte-derived growth factors GDF9 and BMP15 are associated with both increased ovulation rate and sterility in Cambridge and Belclare sheep (Ovis aries). **Biology of Reproduction.** v. 70, p. 900-909, 2004.

HARTLEY, H.O.; RAO, J.N.K. Maximum-likelihood estimation for the mixed analysis of variance model. **Biometrika.** v. 54, n. 1, p. 93-108, 1967.

HARVILLE, D.A. Maximum likelihood approaches to variance component estimation and to related problems. **Journal of the American Statistical Association.** Chicago, v. 72, n. 358, p. 320-339, 1977.

HEDIGER, R.; ANSARI, R.H.; STRANZIGER, G.F. Chromosome banding and gene localizations support extensive conservation of chromosome structure between cattle and sheep. **Citogenetics and Cell Genetics.** v. 57, p. 127, 1991.

HEINE, P.A. et al. Increased adipose tissue in male and female estrogen receptor-alpha knockout mice. **Proceedings of the National Academy of Sciences.** v. 97, p. 12729-12734, 2000.

HENDERSON, C.R. Estimation of variance and covariance components. **Biometrics.** v. 9, p. 226-252, 1953.

HENDERSON, C.R. Sire evaluation and genetic trends. In: Animal Breeding and Genetics Symposium in Honor of J. Lush. **American Society of Animal Science.** Champaign, III, p. 10-41, 1973.

HENDERSON, C. R. **Applications of linear models in animal breeding.** Guelph: University of Guelph, 1984. 462p.

HENDERSON, C.R. Recent developments in variance and covariance estimation. **Journal of Animal Sciences.** v. 63, p. 208-216, 1986.

JACKSON, S.P.; GREEN, R.D. Muscle trait inheritance, growth performance and feed efficiency of sheep exhibiting a muscle hypertrophy phenotype. **Journal of Animal Science.** v. 71, suppl. 1, p. 241, 1993.

JACKSON, S.P.; MILLER, M.F.; GREEN, R.D. The effect of a muscle hypertrophy gene on muscle weights of ram lambs. **Journal of Animal Science.** v. 71, suppl. 1, p.146, 1993a.

JACKSON, S.P. et al. Carcass characteristics of Rambouillet ram lambs with genetic muscle hypertrophy. **Journal of Animal Science.** v. 71, supl. 1, p. 147. 1993b.

JAFFRÉZIC, F.; PLETCHER, S.D. Statistical models for estimating the genetic the genetic basis of repeated measures and other function-valued traits. **Genetics.** v. 156, p. 913-922, 2000.

JONES, M.E. et al. Aromatase-deficient (ArKO) mice have a phenotype of increased adiposity. **Proceedings of the National Academy of Sciences.** v. 97, p. 12735-12740, 2000.

JOPSON, N.B. et al. Mode of inheritance and effects on meat quality of the rib-eye muscling (REM) QTL in sheep. **Proceedings of the Association for Advancement in Animal Breeding and Genetics.** v. 14, p. 111-114, 2001.

KEANE, O.M. et al. Gene expression profiling of Naïve sheep genetically resistant and susceptible to gastrointestinal nematodes. **BMC Genomics.** v. 7, n. 42, p. 1-12, 2006.

KEANE, O.M. et al. Transcriptional profiling of Ovis aries identifies Ovar-DQA1 allele frequency differences between nematode-resistant and susceptible selection lines. **Physiol Genomics.** v. 30, p. 253-261, 2007.

KIJAS, J.W. et al. Evidence for multiple alleles affecting muscling and fatness at the ovine gdf8 locus. **BMC Genetics.** v. 8:80, p. 1-11, 2007.

KIRKPATRICK, M.; HECKMAN, N. A quantitative genetic model for growth, shape, reaction norms, and other infinite-dimensional characters. **Journal of Mathematical Biology.** v. 27, p. 429-450, 1989.

KIRKPATRICK, M.; LOFSVOLD, D., BULMER, M. Analysis of the inheritance, selection and evolution of growth trajectories. **Genetics.** v. 124, p. 979-993, 1990.

KNOX-PEEBLES, C. Assessment Methodologies: participatory rural appraisal. In: **Rough Guides to Emergency Food Security & Livelihoods Programmes.** p.4, Oxford. 2009. Disponível: <http://www.oxfam.org.uk/resources/learning/humanitarian/dowloads/guides/efsl_pra.pdf>. Acesso em: 19 abr. 2012.

KÖHLER-ROLLEFSON, I. **Management of animal genetic diversity at community level.** GTZ, Eschborn, 2000. 17p.

KOOHMARAIE, M. et al. Meat tenderness and muscle growth: is there any relationship? **Meat Science.** v. 62, n. 3, p. 345-352, 2002.

KOOHMARIE, M. A muscle hypertrophy condition in lamb (Callipyge): Characterization of effects on muscle growth and meat quality traits. **Journal of Animal Science.** v. 73, p. 3596-3607, 1995.

KOSGEY, I.S. et al. Successes and failures of small ruminant breeding programmes in the tropics: a review. **Small Ruminant Research**, v. 61, n. 1, p. 13-28, 2006.

KOSGEY, I.S.; VAN ARENDONK, J.A.M.; BAKER, R.L. Economic values for traits in breeding objectives for sheep in the tropics: impact of tangible and intangible benefits. **Livestock Production Science.** 2004, v. 88, p. 143-160, 2004.

KOSGEY, I.S.; VAN ARENDONK, J.A.M.; BAKER, R.L. Economic values for traits of meat sheep in medium to high production potential areas of the tropics. **Small Ruminant Research.** v. 50, p. 187-202, 2003.

LANDE, R.; THOMPSON, R. Efficiency of marker-assisted selection in the improvement of quantitative traits. **Genetics.** v. 124, p. 743-756, 1990.

LIU, Y.; ZENG, Z.B. Mixture model equations for marker-assisted genetic evaluation. **Journal of Animal Breeding and Genetics.** v. 122, p. 229-239, 2005.

LÔBO, A.M.B.O. **Estudo genético de características, de importância econômica em uma população multirracial de ovinos de corte: uma abordagem quantitativa e molecular.** Dissertação apresentada ao Programa de Pós-graduação em Zootecnia da Universidade Federal do Ceará, Fortaleza, CE, 2008, 96p.

LÔBO, A.M.B.O.; LÔBO, R.N.B.; PAIVA, S.R. Aromatase gene and its effects on growth, reproductive and maternal ability traits in a multibreed sheep population from Brazil. **Genetics and Molecular Biology.** v. 32, n. 3, p.484-490, 2009a.

LÔBO, A.M.B.O. Genetic parameters for growth, reproductive and maternal traits in a multibreed meat sheep population. **Genetics and Molecular Biology.** v. 32, n. 4, p. 761-770. 2009b.

LÔBO, A.M.B.O. **Fatty acid and global gene expression profiles in Brazilian hair sheep.** Tese apresentada ao Programa de Pós-graduação em Genética e Melhoramento da Universidade Federal de Viçosa. Viçosa-MG, 2010. 92p.

LÔBO, R.N.B. **Melhoramento genético de caprinos e ovinos: desafios para o mercado.** Sobral, CE: Embrapa Caprinos, 2002. 36p. (Embrapa Caprinos. Documento 39).

LÔBO, R.N.B. **As avaliações genéticas e o melhoramento de caprinos e ovinos.** Boletim pecuário. www.boletimpecuario.com.br. 2005. Belo Horizonte.

LÔBO, R.N.B.; LÔBO, A.M.B.O. Melhoramento genético como ferramenta para o crescimento e o desenvolvimento da ovinocultura de corte. **Revista Brasileira de Reprodução Animal.** v. 31, p. 247-253, 2007.

LÔBO, R.N.B. et al. Genetic (co)variance components for ratio of lamb weight to ewe metabolic weight as an indicator of ewe efficiency. **Livestock Science.** v. 143, p. 214-219, 2012.

LÔBO, R.N.B. et al. Economic values for production traits of Morada Nova meat sheep in a pasture based production system in semi-arid Brazil. **Small Ruminant Research.** v. 96, p. 93-100, 2011.

LÔBO, R.N.B. et al. Genetic parameters for faecal egg count, packed-cell volume and body-weight in Santa Inês. Lambs. **Genetics and Molecular Biology.** v. 32, n. 2, p. 288-294, 2009c.

LÔBO, R.N.B. et al. Brazilian goat breeding programs. **Small Ruminant Research.** v. 89, p. 149-154, 2010.

MACEDO, F.A.F.; SIQUEIRA, E.R.; MARTINS, E.N. Desempenho de cordeiros Corriedale, puros e mestiços, terminados em pastagem e em confinamento. **Arquivo Brasileiro de Medicina Veterinária e Zootecnia.** v. 51, n. 6, p. 583-587, 1999.

MACHADO, R.; SIMPLÍCIO, A.A.; BARBIERI, M.E. Acasalamento entre ovelhas deslanadas e reprodutores especializados para corte: desempenho produtivo ate a desmama. **Revista Brasileira de Zootecnia.** v. 28, n. 4, p.706-712, 1999.

MADDOX, J.F.; COCKETT, N.E. An update on sheep and goat linkage maps and other genomic resources. **Small Ruminant Research.** v. 70, p. 4-20, 2007.

MADRUGA, M.S. et al. Efeito do genótipo e do sexo sobre a composição química e o perfil de ácidos graxos da carne de cordeiros. **Revista Brasileira de Zootecnia.** v. 35, n. 4, p. 1838-1844, 2006.

MATIKA, O. et al. Verifying quantitative trait loci for muscle depth in commercial terminal sire sheep. In: 8th World Congress on Genetics Applied to Livestock Production. Agosto, 2006. Belo Horizonte, MG. **Anais...,** Belo Horizonte, 2006. CD-ROM.

McEWAN, J.C. et al. Location of a QTL for rib-eye muscling on OAR18. **Animal. Genetics.** v. 29, suppl. 1, p. 66, 1998.

McMANUS, C.; MIRANDA, R. M. de. Estimativas de parâmetros genéticos em ovinos Bergamácia. **Revista Brasileira de Zootecnia.** v. 27, n. 5, p. 916--921, 1998.

McRAE, A.F. Mapping of multiple quantitative trait loci for growth and carcass traits in a complex commercial sheep pedigree. **Animal Science.** v. 80, p. 135-141, 2005.

MEYER, K. Maximum likelihood procedures for estimating genetic parameters for later lactations in dairy cattle. **Journal of Dairy Science.** Champaign, v. 66, n. 9, p. 1988-1997, 1983.

MEYER, K. Restricted maximum likelihood to estimate variance components for animal models with several random effects using a derivative-free algorithm. **Génétique, sélection, évolution.** Paris, v. 21, p. 317-340, 1989.

MEYER, K. DFREML – Version 2.1.09. **User notes.** Armidale, University of New England, 1993. 97p.

MEYER, K. Random regressions to model phenotypic variation in monthly weights of Australian beef cows. **Livestock Production Science.** v. 65, p. 19-38, 2000.

MEYER, K.; HILL, W.G. Estimation of genetic and phenotypic covariance functions for longitudinal or 'repeated' records by Restricted Maximum Likelihood. **Livestock Production Science.** v. 47, p. 185-200, 1997.

MILNE, C. The history of the Dorper Sheep. **Small Ruminant Research.** v. 36, p. 99-102, 2000.

MOGHADDAR, N.; MARSHALL, K.; VAN DER WERF, J.H.J. Quantitative trait loci mapping for growth and wool traits in Australian merino sheep. In: 8th Wordl Congress on Genetics Applied to Livestock Production. Agosto, 2006. Belo Horizonte, MG. **Anais...,** Belo Horizonte, 2006. CD-ROM.

MONTGOMERY, G.W. et al. The ovine Booroola fecundity gene (FecB) is linked to markers from a region of human chromosome 4q. **Nature Genetics.** v. 4, p. 410-414, 1993.

MORAIS, O.R. 2000. Melhoramento genético dos ovinos no Brasil: situação e perspectivas. In: III Simpósio Nacional de Melhoramento Animal, 2000, Belo Horizonte. **Anais** do III Simpósio Nacional de Melhoramento Animal. Belo Horizonte: FEPMVZ, 2000. p. 266-272.

MORAIS, O.R. **Valores econômicos para características de produção de ovinos Santa Inês.** Tese apresentada ao Doutorado em Ciências Animal da Universidade Federal de Minas Gerais. Belo Horizonte-MG, 2005. 50p.

MORISHIMA, A. et al. Aromatase deficiency in male and female siblings caused by a novel mutation and the physiological role of estrogens. **Journal of Clinical Endocrinology & Metabolism.** v. 80, p. 3689-98, 1995.

MUELLER, J. 2010. Experiences with breeding structures for genetic improvement of small ruminants. In: 5th All Africa Conference on Animal Agriculture and 19th ESAP Annual Conference. Addis Ababa, Etiópia. Disponível em: http://www.slideshare.net/esapethiopia/1-muller-experience Acesso em: 30 abr. 2012.

MUIR, M.W. Comparison of genomic and traditional BLUP-estimated breeding value accuracy and selection response under alternative trait and gnomic parameters. **Journal of Animal Breeding and Genetics**. v. 124, p. 342-355, 2007.

MULSANT, P. et al. Mutation in bone morphogenetic protein receptor – IB is associated with increased ovulation rate in Booroola Merino ewes. **Proceedings of the National Academy Science**. USA, v. 98, p. 5104-5109, 2001.

NICOLL, G.B. et al. Genetic linkage of microsatellite markers to the Carwell locus for rib-eye muscling in sheep, In: **Proc**. 6th World Cong. Genet. Appl. Livest. Prod., 11-16 January 1998, v. 26, University of New England, Armidale, NSW, Australia, p. 529-532, 1998.

NOTTER, D.; BAKER, R.L.; COCKETT, N. The outlook for quantitative and molecular genetic applications in improving sheep and goats. **Small Ruminant Research**. v. 70, p.1-3, 2007.

NUNEZ-ANTON, V. Longitudinal data analysis: non-stationary error structures and antedependent models. **Appl. Stochastic Models Data Anal**. v. 13, p. 279-287, 1998.

NUNEZ-ANTON, V.; ZIMMERMAN, D.L. Modeling non-stationary logitudinal data. **Biometrics**. v. 56, n. 3, p. 699-705, 2000.

OJEDA, D.B. Participação do melhoramento genético na produção ovina. **Revista Brasileira de Reprodução Animal**. v. 23, n. 2, p.146-149, 1999.

OJEDA, D.B.; OLIVEIRA, N.M. **Serviço de Avaliação Genética de Reprodutores Ovinos. S.A.G.R.O.: Resultados de 1998**. Embrapa Pecuária Sul, Bagé, 1998. 31p.

OLIVEIRA, K.A.P.; LÔBO, R.N.B.; FACÓ, O. Genetic evaluation of partial growth trajectory of Santa Inês breed using random regression models. **Revista Brasileira de Zootecnia**. v. 39, n. 5, p. 1029-1036, 2010.

OLORI, V.E. et al. Estimating variance components for test day milk records by restricted maximum likelihood with random regression animal model. **Livestock Production Science**. v. 61, p. 53-63, 1999.

PALMER, B.R. et al. Rapid communication: PCR-RFLP for MspI and NcoI in the ovine calpastatin gene. **Journal of Animal Science**. v. 76, p. 1499--1500, 1998.

PALMER, B.R. et al. Single nucleotide polymorphisms in an intron of the ovine calpastatin gene. **Animal Biotechnology**, v. 11, p. 63-67, 2000.

PARISET, L. et al. Characterization of 37 breed-specific single-nucleotide polymorphisms in sheep. **Journal of Heredity**. v. 97, p. 531-534, 2006.

PATTERSON, H.D.; THOMPSON, R. Recovery of inter-block information when block sizes are unequal. **Biometrika**. v. 58, p. 545-554, 1971.

PAYEN, E. et al. Sheep gene mapping: assignment of ALDOB, CYP19, WT and SOX2 by somatic cell hybrid analysis. **Animal Genetics**. v. 26, n. 5, p. 331-333, 1995.

PINTO, B.F. **Objetivos e criterio de seleção em ovinos no DF**. Dissertação apresenda ao Programa de Mestrado em Ciências Agrárias da Universidade de Brasília, Brasília-DF, 2005. 60f.

PIPER, L.R.; BINDON, B.M. The Booroola Merino and the performance of medium non-peppin crosses at Armidale, In: PIPER, L.R.; BINDON, B.M. (eds.) **The Booroola Merino, Proceedings of a Workshop**, Armidale. Agosto, 1980, CSIRO, p. 9-19, 1982.

PLETCHER, S.D.; GEYER, C.J. The genetic analysis of age-taken. y and $y^\wedge$ are the means of the correlation values dependent traits: modeling a character process. **Genetics**. v. 153, p. 825-833, 1999.

PONZONI, R.W. **Genetic improvement of hair sheep in the tropics**. FAO Animal Production and Health Paper 101. Rome, Italy 1992. 162p.

QUESADA, M.; MCMANUS, C.; COUTO, F.A.A. Efeitos Genéticos e Fenotípicos sobre Características de Produção e Reprodução de Ovinos Deslanados no Distrito Federal. **Revista Brasileira de Zootecnia**. v. 31, n. 1, p. 342-349, 2002.

RAO, C.R. Estimation of variance and covariance components MINQUE theory. **Journal of Multivariate Analysis**. v. 1, p. 257-275, 1971a.

RAO, C.R. Minimum variance quadratic unbiased Estimation of Variance Components. **Journal of Multivariate Analysis**. v.1, p. 445-456. 1971b.

RIBEIRO, E.L.A. et al. Desempenho em confinamento e componentes do peso vivo de cordeiros mestiços de três grupos genéticos. **Ciência Rural**. v. 39, n. 7, p. 2162-2168, 2009.

ROBERTS, N. et al. PCR-SSCP in the ovine calpastatin gene. **Animal Genetics**. v. 27, p. 211, 1996.

SADIGHI, M. et al. Genetic mapping of ovine growth differentiation factor 9 (GDF9) to sheep chromosome 5. **Animal Genetics**. v. 33, p. 244-245, 2002.

SAMPAIO, I.B.M. **Estatística aplicada à experimentação animal**. Belo Horizonte: FEP-MVZ, 2007. 265p.

SANTOS, J.R.S. et al. Respostas fisiológicas e gradientes térmicos de ovinos das raças Santa Inês, Morada Nova e de seus cruzamentos com a raça Dorper às condições do semi-árido nordestino. **Ciência e Agrotecnologia**. v. 30, n. 5, p. 995-1001, 2006.

SARMENTO, J.L.R. et al. Estimação de parâmetros genéticos para características de crescimento de ovinos Santa Inês utilizando modelos uni e multicaracterísticas. **Arquivo Brasileiro de Medicina Veterinária e Zootecnia**. v. 58, n. 4, p. 581-589, 2006.

SARMENTO, J.L.R. et al. Modelos de regressão aleatória na avaliação genética do crescimento de ovinos da raça Santa Inês. **Revista Brasileira de Zootecnia**, Viçosa, v. 39, n. 8, p. 1723-1732, 2010.

SARMENTO, J.L.R. et al. Modeling of average growth curve in Santa Ines sheep using random regression models. **Revista Brasileira de Zootecnia**. Viçosa, v. 40, n. 2, p. 314-322, 2011.

SCHAEFFER, L.R. Estimation of variance and covariances within the allowable parameter space. **Journal of Dairy Science**. v. 69, n. 1, p. 187-194, 1986.

SCHAEFFER, L.R. **Linear models and computing strategies in animal breeding**. Ontario, University of Guelph. 1993a. 215p.

SCHAEFFER, L.R. **Variance component estimation methods**. Ontario, University of Guelph, 1993b. 113p.

SELAIVE-VILLARROEL, A.B.; COSTA, R.G.; OLIVEIRA, S.M.P. Características físico-mecânicas do couro de ovinos mestiços Santa Inês e Texel. **Revista Brasileira de Zootecnia**. v. 33, n. 6, p. 2373-2377, 2004.

SELAIVE-VILLARROEL, A.B.; SOUZA JUNIOR, F.A. Crescimento e características de carcaça de cordeiros mestiços Santa Inês e Somalis × SRD em regime semi-intensivo de criação. **Ciência e Agrotecnologia**. v. 29, n. 5, p. 948-952, 2005.

SELAIVE-VILLARROEL, A.B. et al. Ganho de peso e rendimento de carcaça de cordeiros mestiços Texel e Santa Inês × SRD em sistema de manejo semi-intensivo. **Ciência e Agrotecnologia**. v. 30, n. 5, p. 971-976, 2006.

SHAHROUDI, F.E. et al. Genetic polymorphism at *MTNR1A*, *CAST* and *CAPN* loci in Iranian Karakul sheep. **Iranian Journal of Biotechnology**. v. 4, p. 117-122, 2006.

SILVA, B.D.M. et al. A new polymorphism in the Growth and Differentiation Factor 9 (GDF9) gene is associated with increased ovulation rate and prolificacy in homozygous sheep. **Animal Genetics**. v. 42, p. 89-92, 2010.

SILVA, F.L.R.; ARAÚJO, A.M. Características de reprodução e de crescimento de ovinos mestiços Santa Inês no Ceará. **Revista Brasileira de Zootecnia**. Viçosa, v. 29, n. 6, p. 1712-1720, 2000.

SIMPSON, E. et al. The Role of Local Estrogen Biosynthesis in males and females.http://www.periodicos.capes.gov.br/pesquisa.do?palavra=trends&letra=&editor=&assunto=&tipo=All&nac=0&gratis=undefined **Trends in Endocrinology and Metabolism**. v.11, p. 184-188, 2000.

SIQUEIRA, E.R.; FERNANDES, S. Efeito do genótipo sobre as medidas objetivas e subjetivas da carcaça de cordeiros terminados em confinamento. **Revista Brasileira de Zootecnia**. Viçosa, v. 29, n. 1, p. 306-311, 2000.

SIQUEIRA, E.R.; FERNANDES, S. Pesos, rendimentos e perdas da carcaça de cordeiros Corriedale e mestiços Ile de France × Corriedale, terminados em confinamento. **Ciência Rural**. v. 29, n. 1, p. 143-148, 1999.

SIQUEIRA, E.R. et al. Características sensoriais da carne de cordeiros das raças Hampshire Down, Santa Inês e mestiços Bergamácia × Corriedale abatidos com quatro distintos pesos. **Revista Brasileira de Zootecnia**. Viçosa, v. 31, n. 3, p. 1269-1272, 2002.

SMITH, T.P.L. et al. Sequence evaluation of four pooled-tissue normalized bovine cDNA libraries and construction of a gene index for cattle. **Genome Research**. v. 11, p. 626-630, 2001.

SOUSA, W.H. Ovinos Santa Inês: potencialidades e limitações. In: Simpósio Nacional de Melhoramento Animal. Sociedade Brasileira de Melhoramento Animal, Viçosa, p. 233-237, 1998.

SOUSA, J.E.R.; OLIVEIRA, S.M.P.; SILVA, M.A. Estimativa de efeitos genéticos direto e materno dos pesos e ganhos de peso do nascimento a desmama em ovinos Santa Inês. In: V Simpósio da Sociedade Brasileira de Melhoramento Animal. **Anais...**, Pirassununga, SP, 2004.

SOUSA, J.E. et al. Efeitos genéticos e de ambiente para características de crescimento em ovinos Santa Inês no Estado do Ceará. **Revista Ciência Agronômica**. v. 37, n. 3, p. 364-368, 2006.

SOUSA, W.H. et al. Estimativas de componentes de (co)variância e herdabilidade direta e materna de pesos corporais em ovinos da raça Santa Inês. **Revista Brasileira de Zootecnia**. Viçosa, v. 28, n. 6, p. 1252-1262, 1999.

SOUSA, W.H. Programa de melhoramento dos caprinos de corte no Nordeste do Brasil e suas perspectivas. In: Simpósio Nacional de Melhoramento Animal, 4., 2002, Campo Grande. **Anais...**, Campo Grande: Embrapa Gado de Corte, 2002. 1 CD-ROM.

SOUSA, W.H. et al. Estimativas de componentes de variância e de parâmetros genéticos para características de reprodução por intermédio de modelos lineares e de limiar. **Revista Brasileira de Zootecnia**, Viçosa, v. 29, n. 6, p. 2237-2247, 2000.

SOUZA JÚNIOR, F.A.S et al. Características de crescimento e de carcaça em três genótipos de cordeiros cruzas F1 mantidos em semi-confinamento, no Estado do Ceará. In: Reuniao Anual da Sociedade Brasileira de Zootecnia, v. 37, 2000, Viçosa. **Anais...**, Viçosa: SBZ, 2000. 1 CDROM.

SOUZA, C.J. et al. The Booroola (FecB) phenotype is associated with a mutation in the bone morphogenetic receptor type I B (BMPR IB) gene. **Journal Endrocrinology**. v. 169, p. 1-6, 2001.

STRAM, D.O.; LEE, J.W. Variance components testing in the longitudinal and mixed effects model. **Biometrics**. v. 50, p. 1171-1177, 1994.

TIBBO, M. Animal Breeding in Developing Countries Context. In.: NCCR Trade Regulation Ip-9 Workshop on Animal Breeding, Innovation, Trade and Proprietary Rights. 2008. Disponível em: <http://phase1.nccrtrade.org/images/stories/The%20Animal%20Breeding%20in%20Developing%20Countries%20Context.pdf>. Acesso em 19 abr. 2012.

VANRADEN, P.M. **Computational strategies for estimation of variance components.** Ames, 1986. 112p. (PhD – Iowa Sate University).

VANSELOW, J. et al. A *Bsp*143I PCR-RFLP in exon 3 of the ovine aromatase gene (*CYP19*). **Animal Genetics**, v. 30, p. 382-405, 1999a.

VANSELOW, J. et al. Placenta-specific transcripts of the aromatase encoding gene include different untranslated first exons in sheep and cattle. **European Journal of Biochemistry**. v. 265, p. 318-324, 1999b.

VANSELOW, J. et al. Expression of the aromatase cytochrome P450 encoding gene in cattle and sheep. **Journal Steroid Biochemmistry and Molecular Biology**. v. 79, p. 279-288, 2001.

VUOCOLO, T.B. et al. Identification of a gene network contributing to hypertrophy in callipyge skeletal muscle. **Physiological Genomics**. v. 28, p. 253-272, 2007.

WALL, H.O.; COMBRINCK, W.J. The development of the Dorper, its nutrition and a perspective of the grazing ruminant on veld. **Small Ruminant Research**. v. 36, p.103-117, 2000.

WALLING, G.A. et al. Confirmed linkage for QTLs affecting muscling in Texel sheep on chromosomes 2 and 18, In: **Proceedings of** The 52nd Annual Meeting of The European Association for Animal Production, 26-29 August 2001, Budapest, Hungary, Paper G5.6, 2001.

WALLING, G.A. Mapping of quantitative trait loci for growth and carcass trait in commercial sheep populations. **Journal of Animal Science**. v. 82, p. 2234-2245, 2004.

WILSON, T. et al. Highly prolific Booroola sheep have a mutation in the intracellular kinase domain of bone morphogenetic protein IB receptor (ALK-6) that is expressed in both oocytes and granulosa cells. **Biology of Reproduction**. v. 64, p. 1225-1235, 2001.

WOLF, B.T.; JONES, D.A.; OWEN, M.G. Carcass composition, conformation and muscularity in Texel lambs of different breeding history, sex, and leg shape score. **Journal of Animal Science**. v. 72, p. 465-475, 2001.

WOLFINGER, R.D. Covariance structure in general mixed models. **Communications in Statistics**. 22B, p. 1079-1106, 1993.

ZHOU, H.; HICKFORD, J.G.H.; GONG, H. Polymorphism of the calpastatin gene. **Molecular and Cell Probes**, v. 21, p. 242-244, 2006.

ZSOLNAI, A. et al. Allele. Distributions of two novel SNPs within the sheep Cyp19 gene. **Journal of Animal Breeding and Genetics**. v. 119, p. 402-405, 2002.

Seção 12

Sanidade dos Ovinos no Brasil

Doenças parasitárias
Doenças infecciosas

Coordenador:
Luiz da Silva Vieira

Capítulo 24

Doenças Parasitárias de Ovinos

Luiz da Silva Vieira,[1] Marcel Teixeira,[2] Alessandro Pelegrine Minho,[3]
Marcos Flávio Silva Borba,[4] Ana Lourdes Camurça Fernandes Vasconcelos[5]
e Claudia Maria Leal Beviláqua[6]

Introdução

A ovinocultura é uma atividade largamente explorada, visando à produção sustentável de carne, leite, pele e esterco. O interesse pela produção de ovinos vem crescendo gradativamente em todas as regiões brasileiras. A ovinocultura de corte vem se expandindo em todo o país, especialmente na região Centro-Oeste. No estado de São Paulo, a criação de ovinos da raça Santa Inês tem se popularizado devido à sua rusticidade. Tecnologias, com vista ao aumento de produção de carne e de lã ovina, já são adotadas por um número significativo de produtores. Entretanto, apesar da utilização de novas tecnologias, as quais abordam o sequenciamento gênico (Stevenson et al., 1995) ou a clonagem do DNA de nematódeos (Yaping et al., 2005), o desenvolvimento de vacinas (Lejambre et al., 2008) ou mesmo o emprego de nanotecnologia no desenvolvimento de novos fármacos (Patri et al., 2009), as doenças parasitárias ainda representam as principais fontes de prejuízo para os produtores de ovinos em todo o mundo (Oliveira et al., 2008).

O complexo das doenças parasitárias não deve ser encarado como uma simples enumeração das espécies de parasitos patogênicos aos animais, listando sua localização e hospedeiro, mas deve ser abordada de forma dinâmica considerando os fatores que predispõem seu estabelecimento e manifestação de sintomas clínicos. Desta forma, o estudo da epidemiologia dos parasitos torna-se fundamental para o seu controle.

Entre as parasitoses que acometem os ovinos, destacam-se as helmintoses gastrintestinais, eimeriose e ectoparasitoses.

Helmintoses gastrintestinais

Embora pesquisadores, técnicos de campo e produtores tenham consciência de que a parasitose gastrintestinal constitui um sério problema para a cadeia produtiva de ovinos, as reais perdas econômicas na produção não têm sido bem quantificadas.

---
[1] Pesquisador da Embrapa Caprinos e Ovinos – Sobral – CE.
[2] Pesquisador da Embrapa Caprinos e Ovinos – Sobral – CE.
[3] Pesquisador da Embrapa, Centro de Pesquisa de Pecuária dos Campos Sul-Brasileiros – Bagé – RS.
[4] Pesquisador da Embrapa, Centro de Pesquisa de Pecuária dos Campos Sul-Brasileiros – Bagé – RS.
[5] Professora da Faculdade de Veterinária da Universidade Estadual do Ceará – Fortaleza – CE.
[6] Professora Associada da Faculdade de Veterinária da Universidade Estadual do Ceará – Fortaleza – CE.

Apesar disso, são frequentes os relatos de morbidade e mortalidade de animais, cujos sinais clínicos descritos definem um quadro característico de verminose. Torres (1945) já considerava a endoparasitose gastrintestinal a principal doença que causava redução na produtividade dos rebanhos de pequenos ruminantes no Nordeste do Brasil. Além disso, despesas financeiras adicionais são geradas com a aquisição de medicamentos antiparasitários e aumento de mão de obra.

Os animais com alta intensidade de infecção apresentam anemia, perda de peso, diminuição do potencial reprodutivo e produtivo, resultando em grandes perdas econômicas na produção (Vieira *et al.*, 2009). Animais de diferentes faixas etárias são acometidos, entretanto, os jovens são mais suscetíveis. A verminose causa atraso do desenvolvimento corporal, interfere negativamente na fertilidade e eleva as taxas de mortalidade, além de interferir na qualidade dos produtos finais (Charles *et al.*,1989). Os efeitos no rebanho se manifestam de várias formas, conforme as espécies presentes, intensidade de infecção, categoria e/ou estado fisiológico e nutricional do hospedeiro.

Principais espécies de nematódeos gastrintestinais parasitas de ovinos no Brasil

Os ovinos são parasitados pelos nematódeos *Haemonchus contortus*, *Trichostrongylus axei*, *Ostertagia circumcincta*, *Ostertagia trifurcata*, *Ostertagia ostertagi* e *Ostertagia lyrata*, que se localizam no abomaso; *Trichostrongylus colubriformis*, *Strongyloides papillosus*, *Cooperia pectinata*, *Cooperia curticei*, *Cooperia punctata*, *Nematodirus spathiger* e *Bunostomum trigonocephalum*, que parasitam o intestino delgado; *Oesophagostomum columbianum*, *O. velunosum*, *O. asperum*, *Chabertia ovina*, *Trichuris ovis*, *Tr. globulosa* e *Skrjabinema* sp., que vivem no intestino grosso e *Dictyocaulus filaria*, *Muellerius minutissimus* e *Protostongylus rufescens*, que parasitam, respectivamente, os brônquios, o parênquima pulmonar e os bronquíolos.

Haemonchus contortus, *T. colubriformis*, *S. papillosus* e *O. colubianum* são os nematódeos que apresentam maior prevalência e maior intensidade de infecção, sendo considerados os de maior importância econômica para a exploração de pequenos ruminantes (Vieira *et al.*, 1997). Levantamentos realizados mostram que mais de 80% da carga parasitária de pequenos ruminantes são compostos de *H. contortus* (Costa e Vieira; 1984; Girão *et al.*, 1992; Arosemena *et al.*, 1999). Esse parasita aparece em locais de verão chuvoso, particularmente em regiões tropicais e subtropicais. É um nematódeo de extrema importância para a criação de ovinos, já que é considerado o mais patogênico e de maior distribuição dentre os nematódeos gastrintestinais, particularmente nas áreas tropicais.

Morfologia, biologia e patogenia

Os nematódeos da superfamília Trichostrongyloidea são vermes cilíndricos, delgados, cavidade bucal reduzida ou ausente, abertura bucal pequena, sem coroa radiada, com três a seis lábios, ou lábios ausentes, e respiração aeróbica. A bolsa copuladora é bem desenvolvida, com grandes lobos laterais e pequeno lobo dorsal. Os gêneros mais importantes são: *Haemonchus, Trichostrongylus, Ostertagia, Cooperia, Nematodirus* e *Dictyocaulus*. Eles se alimentam de muco, bactérias, células intestinais ou ingerem sangue (Vieira *et al.*, 2009). O gênero *Strongyloides* pertence à superfamília Rhabditoidea. As gerações sexuadas livres de *Strongyloides papillosus* são muito pequenas, relativamente robustas, com boca provida de dois lábios laterais, vestíbulo curto, esôfago com dois bulbos separados por um istmo e circundado pelo anel nervoso. O macho tem a extremidade posterior curva; espículos simétricos, robustos, curtos e com gubernáculo. A fêmea anfidelfa possui a extremidade posterior quase reta e a vulva próxima ao meio do corpo (Freitas, 1982).

O ciclo biológico dos nematódeos gastrintestinais trichostrongilídeos é direto, com uma fase de vida livre no meio ambiente e uma fase de vida parasitária que se desenvolve no animal. A fase de vida livre inicia-se com a eliminação de ovos não blastomerizados nas fezes. No meio ambiente, os ovos tornam-se embrionados, a larva de primeiro estágio (L1) eclode, sofre muda e evolui para L3 (forma infectante), que possui cutícula dupla. O período desde a eliminação do ovo até L3 varia de 5 a 10 dias, dependendo das condições ambientais, principalmente umidade e temperatura. A L3 migra do bolo fecal para a pastagem, onde é ingerida pelos animais juntamente com a forragem, iniciando-se a fase parasitária. As larvas chegam ao abomaso ou ao intestino e evoluem para o quarto estágio larval (L4). Em seguida, atingem o estágio adulto na luz do órgão parasitado e, após a cópula, as fêmeas iniciam a ovopostura e o período pré-patente varia de 14 a 28 dias. O ciclo é bem semelhante ao de *Oesophagostomum*, entretanto as mudas deste ocorrem dentro da mucosa intestinal, formando nódulos e o período pré-patente é de aproximadamente 45 dias. No caso de *S. papillosus*, a fase parasitária é constituída apenas de fêmeas partenogenéticas, que se localizam no intestino delgado e produzem ovos larvados. Após a eclosão, as larvas podem se desenvolver em adultos (machos e fêmeas) de vida livre. Acredita-se que, em determinadas condições, especialmente de temperatura e de umidade, as L3 podem tornar-se parasitas, infectando o hospedeiro por meio da penetração cutânea ou de ingestão e migração via sistema venoso, pulmões, traqueia, desenvolvendo-se em fêmeas adultas no intestino delgado. Animais jovens podem apresentar infecção imediatamente após o nascimento, já que larvas inibidas são eliminadas pelo leite e o período pré-patente é de 8 a 14 dias. Já a infecção por *Trichuris* e *Skrjabinema* se dá pela ingestão de ovos que contêm L1 e, que, após sair do ovo, transformam-se em nematódeos adultos no intestino grosso.

As infecções por nematódeos gastrintestinais geralmente são mistas e se caracterizam por anemia das mucosas e das vísceras, degeneração gordurosa (atrofia gelatinosa), hidrotórax, hidropericárdio, ascite, caquexia e gastrenterite catarral. A mucosa do abomaso pode se apresentar espessa, edemaciada, anêmica, brilhante e com pequenas úlceras no local de fixação de *H. contortus*. Histologicamente se observa, em hemoncose, edema da mucosa, submucosa e serosa abomasal, descamação de células epiteliais, ulceração e infiltração de leucócitos, com predominância de eosinófilos (Santa Rosa, 1996).

As larvas infectantes de *T. colubriformis* formam túneis entre as glândulas epiteliais da mucosa, que ao se romperem liberam os vermes, causam hemorragia e edema com perda de proteínas plasmáticas. Ocorre enterite, principalmente no duodeno, e as vilosidades tornam-se deformadas e achatadas, reduzindo a área de absorção. Em infecções maciças, a perda de peso decorre da diarreia associada à perda de proteína. No caso de *Ostertagia*, uma diferença é que as larvas penetram nas glândulas da mucosa e não entre elas.

Nas infecções por *O. columbianum*, as serosas dos intestinos delgado e grosso apresentam formações nodulares de coloração creme, amarela, esverdeada ou acinzentada. As lesões mais recentes são de consistência pastosa e as mais antigas são calcificadas, em decorrência da penetração de larvas na mucosa durante o ciclo evolutivo. Isto provoca uma reação local, caracterizada histologicamente por pequenos grânulos parasitários, constituídos de tecido necrosado, infiltrado de leucócitos e macrófagos. Esta reação transforma-se em nódulos encapsulados, formados de fibroblastos, no interior dos quais se encontram as larvas. Posteriormente, os leucócitos se desintegram, formando uma massa pastosa em tom creme amarelado ou esverdeado (Freitas, 1982). As infecções leves por *Trichuris* são assintomáticas, mas pode ocorrer inflamação diftérica da mucosa cecal em casos raros de infecções maciças.

Os nematódeos pulmonares, à medida que as larvas de *D. filaria* migram para os brônquios, causam alveolite, seguida de bronquiolite e bronquite caracterizada por muco. A luz dos bronquíolos pode ser obstruída por infiltrados celulares de neutrófilos, eosinófilos e macrófagos, causando colapso de grupos alveolares, ocasionando os primeiros sinais clínicos. Animais maciçamente infectados podem morrer, a partir do 15º dia pós-infecção, de insuficiência respiratória, seguida de enfisema intersticial e edema pulmonar. A pneumonia parasitária, como é conhecida, é caracterizada por áreas colapsadas vermelho-escuras ao redor dos brônquios infectados, causada pela grande presença de ovos e migração de L1 nos alvéolos. Depois, os parasitas adultos são expelidos e após algumas semanas é normal o desaparecimento dos sinais clínicos. Pode ocorrer óbito, nessa fase final, de animais que sofreram infecção maciça associada a infecções secundárias. Má formação de nódulos, no caso de *Muellerius*, próximos ou sobre a superfície pulmonar contendo os nematódeos. Já com o *Protostrongylus*, o comprometimento do pulmão abrange uma área maior. A oclusão de um brônquio pelo parasita resulta no preenchimento de seus ramos por ovos, larvas e fragmentos celulares.

Os sinais clínicos, assim como as patogenias, variam de acordo com a idade do hospedeiro, imunidade desenvolvida em infecções prévias, estado nutricional, intensidade da carga parasitária e espécies de nematódeos presentes na infecção. Quando os animais estão com elevada carga parasitária, observam-se altas taxas de mortalidade, entretanto, os prejuízos mais importantes são aqueles resultantes do comprometimento do processo produtivo, causados pela elevada morbidade, que na maioria das vezes só são percebidos pelo produtor quando o animal está bastante debilitado.

Animais infectados por *H. contortus*, na fase aguda da parasitose apresentam perda de peso, desidratação, diarreia, anemia e pelos arrepiados e sem brilho (Santa Rosa, 1996). Em altas infecções, ainda na fase aguda, a anemia poderá ser intensa, quando se observam facilmente as mucosas ocular, gengival e vulvar extremamentes pálidas, podendo haver mortes já nessa fase, caracterizando uma infecção hiperaguda. Na fase crônica dessa parasitose, estes sinais intensificam-se, podendo ser observado edema nas regiões submandibular e ventral devido à hiperalbuminemia. Os animais perdem o apetite, mostram-se debilitados, fracos e apáticos. Já nas infecções em que predominam as espécies de *Trichostrongylus*, a enterite causa aumento do peristaltismo, que é responsável pela má digestão e redução da absorção dos alimentos, com consequente hipoproteinemia. A diarreia com fezes escuras causa desidratação (Freitas, 1982).

Em infecções causadas por *D. filaria*, os sinais clínicos mais comuns são tosse e perda de condição corporal. Nos casos mais graves, os animais sofrem dispneia, taquipneia, depressão e corrimento nasal persistente. Já em infecções por *Muellerius* e *Protostrongylus*, raramente se observam sinais pneumônicos e as infecções geralmente são inaparentes.

Epidemiologia e controle

Epidemiologia é o estudo dos fatores que, inter-relacionados, levam ao aparecimento de doenças numa população. No caso de nematódeos gastrintestinais, em que a presença do parasita não significa necessariamente presença da doença, a epidemiologia pode ser definida melhor como o "estudo dos fatores que determinam a intensidade de infecção adquirida no rebanho" (Costa, 1982). Os principais fatores que interferem na epidemiologia dos nematódeos gastrintestinais são os ambientais e os do hospedeiro.

Dos fatores ambientais, a precipitação é o mais importante para o aparecimento das infeções por nematódeos gastrintestinais no rebanho. Embora importante, a escassez da precipitação não chega a restringir totalmente o desenvolvimento, a sobrevivência e a dinâmica da dispersão larval na pastagem (Amarante *et al.*, 1996). Além da precipitação, outros fatores, como temperatura e umidade, também interferem na dinâmica populacional dos estágios de vida livre no meio ambiente.

Quanto ao hospedeiro, animais jovens, com menos de 6 meses idade, são mais suscetíveis que os adultos (Vieira *et al.*, 2009), entretanto, sob determinadas condições, os adultos também podem adquirir infecções graves, especialmente em situações de estresse, como manejo inadequado, prenhez, lactação, subnutrição e estresse térmico, que levam a uma queda de imunidade e, consequentemente, incapacidade de resistirem a infecções elevadas da maioria dos parasitas (Hassum e Menezes, 2005). Em fêmeas prenhes e recém-paridas, ocorre o que se denomina "relaxamento da imunidade", que se caracteriza por uma imunossupressão relacionada aos períodos de gestação e periparto, que pode ser decorrente do efeito de esteroides que inibem a atividade dos mastócitos e dos eosinófilos no abomaso (Herd *et al.*, 1983), repercutindo no aumento da contagem de ovos nas fezes. Nessa fase fisiológica, ocorrem aumento no estabelecimento das larvas infectantes ingeridas, retomada do desenvolvimento de larvas em hipobiose (larvas com desenvolvimento interrompido temporariamente no hospedeiro), incapacidade de os animais eliminarem as infecções preexistentes e aumento da ovipostura dos nematódeos adultos presentes no animal (Armour, 1980). Esta condição fisiológica é um fator de extrema importância na contaminação ambiental e na transmissão dos nematódeos gastrintestinais, uma vez que esse aumento surge exatamente em um momento em que o rebanho está mais suscetível ao parasitismo (matrizes prenhes, em lactação e animais jovens) (Costa, 1983).

Animais que recebem alimentação de baixa qualidade nutricional, especialmente de proteína bruta, são mais vulneráveis ao parasitismo por não terem condições de desenvolver uma resposta imunológica capaz de prevenir a infecção. Desta forma, ao se preconizar práticas de controle parasitário, o manejo nutricional do rebanho deve ser considerado, enfatizando a necessidade de suplementação alimentar no período de escassez de forragem de boa qualidade (Vieira *et al.*, 1997). A suscetibilidade dos animais às infecções por nematódeos gastrintestinais está também relacionada à genética dos indivíduos, existindo variações entre raças e entre indivíduos de uma mesma raça (Costa *et al.*, 2000).

Estudos epidemiológicos desenvolvidos no Nordeste do Brasil têm mostrado que animais em pastejo permanente, sem tratamento anti-helmíntico, encontram-se parasitados durante todo o ano. Entretanto, a introdução de traçadores (animais livres de infecção) mostrou que a infecção ocorre apenas de meados do período chuvoso ao início do período seco (fevereiro a junho), quando o meio ambiente se encontra altamente contaminado por larvas infectantes (Costa e Vieira, 1984).

No semiárido do Nordeste brasileiro, nas décadas de 1980 e 1990, o controle estratégico, preconizado com base em estudos epidemiológicos, foi considerado a principal alternativa recomendada para o controle de verminose gastrintestinal nas explorações de pequenos ruminantes da região (Vieira et al., 1997). O esquema estratégico consistia em concentrar a vermifugação do rebanho na época em que as condições climáticas da região não eram favoráveis ao desenvolvimento e à sobrevivência dos estágios de vida livre no ambiente, isto é, no período seco. A aplicação de anti-helmínticos era feita 4 vezes por ano, distribuída da seguinte forma: no início, no meio e no final da época seca. Uma quarta medicação era realizada em meados do período chuvoso. As dosificações do período seco tinham por objetivo controlar os parasitas em seus respectivos hospedeiros, que eram praticamente os únicos locais de sobrevivência dos nematódeos naquela época do ano. Este procedimento reduzia gradualmente a contaminação das pastagens e, consequentemente, a transmissão dos nematódeos gastrintestinais no período chuvoso. A vermifugação em meados do período chuvoso destinava-se a evitar possíveis surtos de parasitismo clínico e de mortalidades no rebanho.

O esquema estratégico preconizado para o controle de verminose no Semiárido do Nordeste Brasileiro nas décadas de 1980 e 1990, a curto prazo, proporcionou excelentes resultados, mas, como foi utilizado por muito tempo, infelizmente, toda a população de parasitos submetida à alta pressão de seleção, tornou-se resistente (Molento, 2004). Desse modo vem sendo validado e preconizado o método Famacha, como alternativa de controle de verminose em pequenos ruminantes. O método Famacha foi desenvolvido por pesquisadores sul-africanos e tem como objetivo identificar clinicamente animais que apresentam diferentes graus de anemia causada por *Haemonchus contortus*, possibilitando o tratamento de forma seletiva, sem a necessidade de recorrer a exames laboratoriais. De acordo com os pesquisadores sul-africanos existe uma correlação significativa entre a coloração das mucosas aparentes e o volume globular, permitindo identificar aqueles animais capazes de suportar uma infecção por *H. contortus*. Esse procedimento permite que haja persistência de uma população de parasitos sensíveis no meio ambiente (refugia), mantém a eficácia anti-helmíntica por um período maior e, com isso, o aparecimento de resistência parasitária tende a ser retardado, além de reduzir a presença de resíduos químicos nos alimentos de origem animal e no meio ambiente. O método Famacha vem sendo validado com boa aceitação e credibilidade por pesquisadores e produtores brasileiros. No Nordeste do Brasil, o método vem sendo utilizado e avaliado pela Embrapa Caprinos e Ovinos em Sobral, CE, desde abril de 2005, demonstrando excelentes resultados, com economia média de vermífugo da ordem de 60% já na primeira vermifugação. Os animais têm mantido níveis adequados de produção e não têm sido observadas sintomatologia clínica e mortalidades, confirmando a aplicabilidade do uso do Famacha na seleção de animais resistentes à verminose, já descrita na literatura (Benavides, 2009). O descarte de animais considerando o número de vezes que necessitam ser vermifugados com base no grau de anemia, diagnosticado pelo método Famacha, se realizado corretamente permite a seleção e a formação de um plantel que será constituído apenas de animais resistentes que, por sua vez, serão menos dependentes de compostos químicos. O método Famacha constitui uma alternativa eficaz para o controle de verminose, considerando que a sua adoção permite a redução dos custos de produção, da quantidade de substâncias químicas lançadas nos alimentos e no meio ambiente, prolonga o aparecimento de resistência parasitária, permite a seleção de animais geneticamente resistentes aos nematódeos gastrintestinais (Vieira, 2010), além de ser simples, barato e fácil de ser repassado, inclusive para pessoas com baixo nível de escolaridade.

O clima predominante na região Sul é o subtropical, exceto no Norte do estado do Paraná, onde predomina o clima tropical, e no extremo Sul há regiões características de clima temperado. Suas peculiaridades geográficas acentuam as variações de temperatura e umidade. No clima temperado brasileiro, geograficamente localizado abaixo do Trópico de Capricórnio, as temperaturas giram em torno de 18°C; no inverno podem chegar a menos de zero grau. As chuvas se distribuem de forma regular durante o ano e as estações são bem definidas: verão quente, outono com temperaturas amenas, inverno frio e primavera mais quente com o passar dos dias (Mendonça e Danni-Oliveira, 2007).

Apesar de toda a sua complexidade, variando de tropical a temperado, as condições climáticas na região Sul são favoráveis à prevalência de parasitoses gastrintestinais, facilitando a eclosão dos ovos e a viabilidade das larvas infectantes que contaminam as pastagens, durante a maior parte do ano (Echevarria, et al., 1996). Além dos nematódeos comumente prevalentes em outras regiões do Brasil, na região Sul o parasitismo por *Teladorsagia circumcincta*, *Ostertagia ostertagi* e *Nematodirus spathiger* é registrado com frequência (Santiago et al., 1975; Ramos et al., 2004).

Em toda a região, *H. contortus* é o nematódeo que acarreta as perdas mais significativas durante os meses de verão. Apesar de ser uma espécie característica de climas tropicais e subtropicais, *H. contortus* pode desencadear problemas mesmo em regiões frias. No Rio Grande do Sul, os surtos de haemoncose podem ocorrer desde a metade do verão até a metade do inverno, e o outono oferece as condições mais favoráveis, pois apresenta temperatura mínima com média acima dos 10°C, assim como equilíbrio entre os níveis de precipitação e evaporação hídrica (Echevarria e Pinheiro, 2003). O alto nível de contaminação das pastagens durante o outono acarretou a dosificação indiscriminada de cordeiros, acelerando o aparecimento e a disseminação da resistência anti-helmíntica (Echevarria e Pinheiro, 2001).

Nas áreas do Sul do Brasil onde as chuvas são uniformes, há o desenvolvimento das larvas infectantes ocorre durante o ano todo, no entanto, é baixo no inverno. A intensidade das chuvas determina a taxa de infecção, que pode variar ano a ano; portanto, o cuidado com os parasitos deve ser constante. Registram-se como variação atípica áreas em Santa Catarina e no Rio Grande do Sul, onde se relata a ausência de helmintos pulmonares (Echevarria e Pinheiro, 2001; Ramos *et al.*, 2004); os autores sugerem que o uso intensivo de anti-helmínticos de longa duração possam ter suprimido esses nematódeos.

O clima da região Sul do Rio Grande do Sul é caracterizado por precipitações pluviométricas distribuídas durante o ano (1.200 a 1.300 mm/ano), entretanto, apresenta inverno úmido e frio, com verão quente e seco (Echevarria e Pinheiro, 2001). Essa característica é importante para a epidemiologia das parasitoses, pois após um período seco, o qual, geralmente, não é suficiente para a erradicação dos estágios iniciais dos nematódeos, as pastagens rapidamente, ficam contaminadas por formas larvais com o retorno das águas no outono. Variações dessa característica epidemiológica podem surgir em infecções por *Nematodirus* spp., que desenvolve seu estágio infectante ainda dentro do ovo e permanece viável após baixas temperaturas por até 2 anos; *Bunostomum* spp., que pode infectar o animal via transcutânea, ou *Strongyloides papillosus*, uma vez que este não é um parasito obrigatório e apenas a fêmea possui fase parasitária.

No período seco, o número de helmintos adultos no trato digestório dos animais é maior do que no período chuvoso, indicando uma relação inversa entre o número de larvas infectantes nas pastagens e o número de helmintos adultos nos ovinos (Pereira *et al.*, 2008). Outra peculiaridade da região Sul é a prevalência da ostertagiose. Em áreas com predominância de clima temperado há maior frequência da doença tipo I, no verão, com acúmulo de larvas inibidas, no outono. Nas áreas de clima subtropical com chuvas de inverno ocorre o aumento da população de L3 durante o inverno, manifestando-se a doença tipo I, à medida que se aproxima o final dessa estação. Já durante a primavera, há acúmulo de larvas inibidas, o que propicia o aparecimento da doença tipo II no final do verão ou início do outono.

Climas caracterizados por invernos rigorosos propiciam o desenvolvimento larvar inibido, assim o nematódeo pode aguardar condições mais adequadas ao desenvolvimento do seu ciclo de vida no ambiente. O fenômeno da hipobiose ocorre numa pequena porção de espécies, sendo característica de alguns trichostrongilídeos, como *Ostertagia* spp., *Dictyocaulus viviparus* e *D. filaria* (Pugh, 2005). Segundo Kate (1965), o potencial biótico das helmintoses de ruminantes, quando estudado e conhecido em uma determinada região, torna possível estabelecer o seu modelo estacional. Portanto, o conhecimento da época do ano em que há larvas em maior ou menor número nas pastagens ou nos animais constitui um dado essencial para o entendimento da dinâmica populacional dos parasitos, e primordial para o estabelecimento de medidas de controle parasitário.

Embora sejam relatados em todas as regiões, os trematódeos causadores da fasciolose ovina são, historicamente, relacionados ao Sul do Brasil. O parasitismo determinado por *Fasciola hepatica* é considerado o mais importante entre as trematodioses de ruminantes, bem como um dos maiores problemas em saúde pública veterinária em vários países (Parkinson *et al.*, 2007). Temperaturas médias acima de 10°C e clima úmido são os requisitos básicos para que haja desenvolvimento do miracídio no interior do ovo, o qual irá buscar o molusco (hospedeiro intermediário) para se desenvolver até o estágio de cercária.

Apesar de todos esses subsídios, a demanda ou sonho dos produtores de solicitar uma receita única e eficaz para o controle da verminose ainda é inviável. Haja vista que, mesmo sabendo as médias históricas das características climáticas da região e da dinâmica populacional dos parasitos, em que no Sul do Brasil as pastagens se encontram menos contaminadas na transição entre o inverno rigoroso e a primavera, ou no término de um verão seco, as variações anuais de pluviometria e de temperatura sempre irão alterar o equilíbrio parasito-hospedeiro dentro de um rebanho fechado. Até mesmo as características geográficas influenciam esse quebra-cabeça, pois pastagens implantadas em regiões montanhosas, as quais apresentam inclinações acentuadas de relevo, propiciam o carreamento dos ovos e larvas infectantes pela água da chuva. Desta maneira, as recomendações básicas continuam sendo fundamentais, como a realização do teste de OPG no maior número possível de animais, evitando-se assim o tratamento desnecessário dos ovinos. Esta indicação é fundamental para a produção de ovinos no Rio Grande do Sul, onde os animais são mantidos em campo nativo do Bioma Pampa, praticamente sem suplementação de concentrado a maior parte do ano e dividindo o mesmo piquete com outras espécies animais, como bovinos e equinos.

O tratamento estratégico é indicado quando a maior parte da população de helmintos encontra-se nos animais e não há contaminação das pastagens; este fato ocorre em períodos prolongados de muita seca ou muito frio. Em regiões onde há condições predisponentes ao desenvolvimento de larvas hipobióticas essa prática torna-se ainda mais eficaz no controle dos parasitos, pois os nematódeos imaturos são eliminados antes de causar dano ao animal, ou liberar ovos no meio ambiente. Em algumas situações, ao se adotar essa estratégia, também há o risco do tratamento desnecessário de muitos animais e da diminuição da refugia na propriedade. Importante salientar que, após o tratamento estratégico, os animais devem permanecer no mesmo pasto por mais alguns dias, em vez de serem imediatamente transferidos para piquetes limpos, a fim de minimizar a seleção de isolados resistentes na propriedade. O mesmo é válido para propriedades que utilizam o tratamento anti-helmíntico das fêmeas no período do periparto.

Uma ferramenta recomendável é a utilização em conjunto do Método Famacha com a contagem de OPG, assim os animais saudáveis, mesmo com OPG acima de 500, não são tratados; deve-se ressaltar que essa abordagem visa apenas ao controle de *H. contortus*, não sendo indicado a outras infecções graves, como as acarretadas por *O. columbianum* ou *T. axei*. Acima de tudo, a utilização em conjunto desses métodos é capaz de indicar ao produtor quais animais devem ser retirados do rebanho, ou seja, os que mantêm uma alta contagem de OPG durante todo o ano, sendo as principais fontes de infecção para o restante do rebanho. Ressalte-se ainda que, apesar de ser uma das melhores e mais disseminadas ferramentas utilizadas em rebanhos ovinos, a contagem de OPG não estima com precisão a carga parasitária do animal (número de helmintos no trato digestório), sendo muito útil, mas não a única e definitiva metodologia de controle dos nematódeos gastrintestinais, uma vez que existe uma importante variação na patogenicidade e prolificidade das espécies de helmintos.

Em casos específicos, como o da ostertagiose no Rio Grande do Sul acarretada por *Teladorsagia circuncincta*, o clima é o principal fator limitante ou predisponente ao tratamento dos animais, uma vez que, em anos que apresentam verões quentes e secos, a viabilidade das formas infectantes é insignificante nesse período, diminuindo o aparecimento e o tratamento curativo da ostertagiose. Com o retorno de condições ideais e o aumento do número de larvas infectantes nas pastagens durante o outono, indica-se um tratamento estratégico, a fim de evitar a manifestação da doença tipo II.

O controle da fasciolose também demonstra singularidades na região Sul; em locais endêmicos da doença, há indicação de tratamento preventivo dos animais no outono e na primavera, entretanto, as variações climáticas entre os anos e a presença do molusco hospedeiro no meio ambiente devem ser levadas em consideração na realização e escolha do tratamento. Nessa região, é indicado rafoxanida ou closantel, sendo este último ainda indicado ao tratamento de *Haemonchus*, *Bunostomum*, *Cooperia*, *Oesophagostomum* e *Chabertia*. A maioria dos anti-helmínticos, como as avermectinas, o albendazol e o levamizol, pode ser eficaz, ou não, para o controle dos nematódeos gastrintestinais em um rebanho ovino, portanto, um teste de eficácia do produto ou teste de redução do OPG deve ser realizado periodicamente.

Um controle estratégico adequado pode eliminar e/ou reduzir a população de nematódeos no animal, contribuindo para a redução da quantidade de larvas infectantes nas pastagens (Pereira *et al.*, 2008). Por outro lado, o controle intensivo dos parasitos nos animais pode agravar a pressão de seleção sobre os nematódeos prevalentes na propriedade, propiciando o aparecimento de isolados resistentes aos princípios ativos utilizados (Minho *et al.*, 2008), principalmente, quando os animais são trocados de pastagem após receberem o tratamento anti-helmíntico. Devido a este fato, é de suma importância para o entendimento e controle da dinâmica populacional dos parasitos a manutenção da refugia nas pastagens. Portanto, um bom controle ideal dos nematódeos deve levar em consideração o clima de cada região; a lotação e o manejo da pastagem; a idade, o estado nutricional e fisiológico dos animais; além da avaliação do número de ovos de helmintos eliminados nas fezes, características de resistência e resiliência de cada rebanho.

Na região Sudeste do Brasil os nematódeos de maior importância para os pequenos ruminantes são: *Haemonchus contortus, Trichostrongylus colubriformis, Strongyloides* spp, *Cooperia curticei e Oesophagostomum columbianum* (Amarante *et al.*, 1997; Amarante *et al.*, 2004). A região Sudeste é caracterizada por climas tropical, tropical de altitude, subtropical e litorâneo úmido (Mendonça e Danni Oliveira, 2007), portanto, apesar das variações sazonais, oferece condições de umidade e temperatura ideais para a proliferação dos parasitos durante todo o ano. Desta maneira, foram detectadas larvas infectantes nas pastagens em todas as estações climáticas, haja vista, mesmo na "estação seca", serem comuns chuvas leves com umidade relativa do ar acima de 50% (Amarante e Barbosa, 1998; Amarante *et al.*, 1996; Fernandes *et al.*, 2004). Em experimento realizado no estado de São Paulo foi detectada a maior contaminação das pastagens durante o mês de julho, coincidindo com o período de menor precipitação, temperatura e umidade do ar; entretanto, esses fatores climáticos não limitaram o desenvolvimento e sobrevivência das larvas de *H. contortus* e *Trichostrongylus* spp. Pelo contrário, as chuvas leves e as temperaturas amenas propiciaram um hábitat adequado aos estágios de vida livre, aumentando sua sobrevivência no meio ambiente, fato confirmado pela maior contaminação dos cordeiros traçadores (Amarante e Barbosa, 1995). Os mesmos autores relatam menor recuperação de formas livres durante os períodos de maior precipitação pluviométrica e sugerem que o crescimento abundante das pastagens, aliado às chuvas torrenciais, diminuiu sua contaminação por formas infectantes. Com essas evidências epidemiológicas, um tratamento estratégico é recomendado no final do período das chuvas, quando há grande parte da população de helmintos nos animais.

Deve-se enfatizar que, após o tratamento anti-helmíntico, os animais devem ser mantidos no mesmo piquete durante, pelo menos, uma semana, a fim de manter a refugia (população de nematódeos suscetível que não entrou em contato com o anti-helmíntico) na pastagem. O manejo "tratar e mover", no qual animais tratados são transferidos para piquetes "limpos", propicia o rápido extermínio da refugia. Existem outras duas formas de se manter a população suscetível aos produtos comerciais na propriedade: introduzir ovelhas não tratadas em áreas previamente ocupadas por cordeiros tratados e não tratar todos os animais do lote todas as vezes que o rebanho receber anti-helmíntico. A manutenção de 10 a 20% de cordeiros não tratados pode reduzir o aparecimento de isolados resistentes no rebanho. O acompanhamento da eficácia dos medicamentos anti-helmínticos utilizando-se o teste de redução de OPG também é uma prática aconselhável.

No período "das secas", que coincide com o outono/inverno na região Sudeste, o tempo de descanso das pastagens é maior, acarretado pelo crescimento lento das plantas forrageiras. Contudo, esse maior intervalo de tempo para o retorno dos animais pouco afeta a viabilidade das larvas de nematódeos nas pastagens, uma vez que podem sobreviver por 7 a 13 semanas em condições climáticas adequadas (Ndmaukong e Ngone, 1996). Nunca esquecer que o período de descanso de um piquete visa, primordialmente, atender às necessidades da forrageira e não propiciar o controle de helmintos.

Por outro lado, a luz solar direta pode matar os ovos e as larvas de *Haemonchus* e *Trichostrongylus* em um curto período de tempo. Portanto, a contribuição do manejo rotacionado para o controle da verminose poderia ocorrer quando um mesmo piquete é utilizado por até 5 dias. Desta maneira, não há tempo hábil para o desenvolvimento do estágio de ovo até o de larva infectante. O rebaixamento das plantas até a sua base diminuiria a proteção física aos helmintos, acarretando intensa exposição à radiação solar, viabilizando a ação da radiação ultravioleta e a dessecação das larvas. Na prática, o rodízio de pastagens não se mostra eficaz, pois os animais retornam ao piquete após 30 a 40 dias, sendo este período insuficiente para matar as formas infectantes viáveis no campo. Fernandes *et al.* (2004) estudaram um manejo rotacionado no qual alternaram a espécie animal (bovinos e ovinos) que ocupava a pastagem. Cada módulo foi dividido em oito piquetes, no qual os animais permaneciam por 5 dias, totalizando um período de 40 dias. Após esse período, os ovinos eram transferidos para o módulo dos bovinos e vice-versa; no grupo-controle, os ovinos foram mantidos no esquema de rotação em módulo, mas sem a alternância com bovinos. Os resultados obtidos com essa abordagem foram promissores, com menores níveis de infecção e número de tratamentos em ovinos que utilizaram as pastagens previamente utilizadas por bovinos. Esse manejo é baseado na especificidade dos parasitos por uma determinada espécie animal, como no caso de *H. contortus* infectar, preferencialmente, ovinos.

Para diminuir a contaminação da pastagem é necessário que o piquete permaneça sem animais por vários meses, o que torna esse manejo inviável, tanto para a qualidade nutricional da forrageira, quanto para a capacidade de lotação das pastagens. Esse manejo torna-se viável quando da implantação do sistema de integração lavoura-pecuária, em que uma parte da pastagem é utilizada para plantio ou consórcio com cereais, retornando à utilização animal após um período de recuperação da pastagem. O plantio de pastagem de inverno após o cultivo da soja mostrou-se uma boa alternativa para a integração da produção de grãos e animal, com ganho adicional na recuperação das pastagens degradadas e acréscimo na proteína da dieta animal (Fontaneli et al., 2000).

Outra forma de prevenir a infecção dos animais é manter os cordeiros estabulados até o desmame, com tratamento 3 a 4 semanas após terem acesso às pastagens ou ao atingirem número de OPG 500, evitando-se assim que venham a óbito por hemoncose aguda. Em alguns sistemas de produção, para maximizar o controle de helmintos, as fêmeas no periparto também são mantidas confinadas quando economicamente viável. Animais estabulados não estão livres de infecção por *Strongyloides papillosus*, uma vez que as fêmeas desta espécie são partenogenéticas e as larvas infectantes são capazes de provocar infecção ativa por penetração transcutânea. Além disso, esses parasitos podem ser transmitidos por via transmamária, infectando os cordeiros poucos dias após o nascimento.

O conhecimento e a detecção do fenômeno do periparto, utilizando-se a contagem de OPG, são um ótimo parâmetro para se realizar a vermifugação nas matrizes, aproximadamente 2 semanas antes da data prevista para o parto. Essa estratégia de vermifugação tem o intuito de diminuir a carga parasitária dos animais e a contaminação do ambiente no qual os cordeiros serão mantidos durante os primeiros meses de vida, haja vista os animais mais jovens serem mais suscetíveis à infecção por nematódeos gastrintestinais.

Uma prática não recomendada, mas frequente no Brasil, são medicamentos destinados a bovinos usados indiscriminadamente para o tratamento de ovinos, como no caso de algumas lactonas macrocíclicas. Esses medicamentos na apresentação *pour-on* podem apresentar baixa absorção, quando aplicados em ovinos, ou mesmo quando injetáveis podem apresentar níveis subterapêuticos, durante algum tempo, quando disponibilizados em formulações de longa duração. De qualquer forma, ambas as situações irão propiciar uma condição indesejável, na qual a população de helmintos é exposta a doses medicamentosas abaixo das recomendadas pelo fabricante.

A rigor, independentemente do esquema de controle de nematódeos, quanto mais frequente a utilização do anti-helmíntico na propriedade, mais rapidamente ocorrerá desenvolvimento de isolados resistentes ao princípio ativo usado. Programas de controle parasitário supressivos preconizam o tratamento dos animais a cada 2 a 4 semanas. Essa abordagem requer menos trabalho, entretanto, é mais onerosa, não permite a seleção de animais geneticamente resistentes, além de destruir a refugia e predispor ao aparecimento precoce de resistência no rebanho. Desta maneira, a avaliação do rebanho pela contagem de OPG, pelo método Famacha ou ainda pela união dos dois métodos, evitando-se o tratamento desnecessário de animais saudáveis, torna-se uma obrigação do produtor responsável. Aliados ainda ao tratamento das fêmeas no periparto, acompanhamento rotineiro dos cordeiros, fornecimento de dieta balanceada, tratamentos alternativos (plantas bioativas, fungos nematófagos, entre outros), além de manejo adequado das pastagens e dos medicamentos anti-helmínticos preconizados. Portanto, o controle dos helmintos parasitos de pequenos ruminantes é um problema complexo, agravado pelo fenômeno da multirresistência aos fármacos antiparasitários, que deve ser abordado por diferentes estratégias adaptadas a diferentes modelos de produção, a fim de se atingir um objetivo em comum, a produção sustentável de ovinos no Brasil.

Resistência parasitária

A resistência parasitária é definida como aumento significativo na habilidade de uma população de parasitos para sobreviver a doses de um determinado composto químico, que elimina a maioria dos indivíduos de uma população suscetível da mesma espécie (Torres-Acosta e Hoste, 2008). Essa habilidade de sobreviver a futuras exposições de uma droga é transmitida aos descendentes. Os genes para resistência parasitária são de baixa frequência (em torno de 5%) dentro de uma população. Assim, o anti-helmíntico, quando usado pela primeira vez, apresenta eficácia elevada; entretanto, à medida que o agente seletivo é utilizado sem critério técnico, com alta frequência e em todo o rebanho, a proporção de indivíduos resistentes aumenta e ocorre falha do anti-helmíntico.

Geralmente, suspeita-se de resistência parasitária quando se obtém baixa resposta após um tratamento anti-helmíntico. Por outro lado, a simples ineficácia do vermífugo não significa, necessariamente, que se esteja diante de um quadro de resistência, uma vez que alguns sintomas clínicos normalmente associados ao parasitismo gastrintestinal, como diarreia, anemia e perda de condição corporal, não são específicos de verminose, mas também podem se dever a outros fatores, como presença de agentes infecciosos, nutrição deficiente, deficiência de minerais e intoxicações por plantas. Outros fatores também podem contribuir para uma aparente falha de tratamento anti-helmíntico sem que os parasitos tenham se tornem resistentes, entre eles rápida reinfecção do rebanho, devido à alta contaminação da pastagem, presença de larvas hipobióticas inibidas na mucosa, que não são atingidas pelo anti-helmíntico, defeitos na pistola dosificadora, administração de doses inexatas e escolha incorreta do vermífugo para o parasito que se quer controlar.

Pela falta de conhecimento básico de biologia e à epidemiologia dos endoparasitos gastrintestinais, associada ao elevado custo dos insumos químicos, a maioria dos produtores não realiza de maneira racional a alternância dos grupos químicos. Na maioria das vezes, as vermifugações são feitas sem critério técnico e, com isso, os nematódeos rapidamente desenvolvem resistência às drogas disponíveis no mercado. Outro fator agravante é que o método estratégico recomendado para o controle de verminose, a curto prazo, proporciona excelentes resultados, entretanto, quando utilizado por períodos prolongados, superiores a 5 anos, toda a população de parasitos, tende a se tornar resistente. Em síntese, as causas que predispõem ao rápido aparecimento da resistência parasitária são: tratamentos do rebanho a curtos intervalos, principalmente se forem inferiores ao período pré-patente; alternar diferentes grupos químicos em intervalos inferiores a 1 ano; utilizar produtos de ação prolongada com grande frequência no ano (acima de 3 vezes); aquisição de animais infectados com parasitos resistentes e tratamento de todo o rebanho, não permitindo a sobrevivência de parasitos em refugia (Molento, 2009).

Em qualquer investigação sobre possível falha de um anti-helmíntico, é preciso que se obtenham informações sobre o tipo de controle parasitário utilizado na propriedade, quais os fármacos e doses empregados no momento e nos últimos 5 anos, a frequência das medicações anti-helmínticas, histórico do manejo do rebanho, compra e empréstimo de animais, idade dos animais e condições estacionais antecedentes e na época da vermifugação.

A resistência anti-helmíntica em nematódeos gastrintestinais de pequenos ruminantes tem sido descrita para todos os grupos químicos disponíveis no mercado (Torres-Acosta e Hoste, 2008), afetando gravemente o controle dos nematódeos, no mundo inteiro, devido ao elevado custo do anti-helmíntico, bem como devido às perdas ocasionadas pela verminose subclínica e mortalidades.

Os primeiros anti-helmínticos de largo espectro foram lançados na década de 1960. Entretanto, poucos anos depois, já se registravam os primeiros casos de resistência. O primeiro relato de *H. contortus* resistente aos benzimidazóis em ovinos, no Brasil, foi publicado no Rio Grande do Sul por Santos e Gonçalves (1967). Levantamentos sobre a prevalência de resistência anti-helmíntica, realizados no mesmo estado (Echevarria *et al.*, 1996), indicaram que o problema é bastante sério, uma vez que já naquela época cerca de 90% dos rebanhos mostravam resistência aos benzimidazóis, 84% aos levamisóis, 20% ao closantel e 13% à ivermectina. Em Santa Catarina, cerca de 60% dos rebanhos não responderam à ação de anti-helmínticos pertencente ao grupo das lactonas macrociclícas e quase 90% foram resistentes aos benzimidazóis (Ramos *et al.*, 2002). Nos estados do Paraná e São Paulo, após a introdução de ovinos, têm sido observados casos de falha de medicações anti-helmínticas (Amarante *et al.*, 1992). No Ceará, Vieira *et al.* (1992) observaram de *H. contortus* resistente à ivermectina e ao netobimin em ovinos provenientes dos estados do Paraná e do Rio Grande do Sul. Posteriormente, ainda no Ceará, Melo *et al.* (1998) registraram resistência aos grupos dos benzimidazóis, imidatiazóis e lactonas macrociclícas em caprinos e ovinos. A resistência anti-helmíntica em pequenos ruminantes também foi registrada em Pernambuco e Bahia (Charles *et al.*, 1989; Barreto e Silva, 1999), sugerindo que o problema está se disseminando gradativamente.

Um novo princípio ativo, denominado monepantel, derivado da aminoacetonitrila, foi lançado pela Novartis. Esse anti-helmíntico será de grande valia para os produtores que convivem com isolados multirresistentes às drogas disponíveis em suas propriedades, entretanto deverá ser utilizado racionalmente a fim de evitar que populações de parasitos se tornem rapidamente resistentes à nova molécula. Outro fator que, a princípio, limitará seu emprego, será o elevado custo de produção e venda de um princípio ativo inédito no mercado nacional. Mesmo com a disponibilidade de uma nova droga, tratamentos alternativos e estratégias de manejo que visam à redução da contaminação das pastagens não devem ser deixadas de lado, a fim de reduzir custos, suprimir o aparecimento de parasitos resistentes e diminuir a quantidade de resíduos de fármacos nos produtos de origem animal.

Alguns trabalhos evidenciam que o uso de anti-helmínticos poderá ser reduzido por meio do controle integrado de parasitos, bem como de outras alternativas, como uso de fungos nematófagos (Larsen, 1999), de cobre (Gonçalves e Echevarria, 2004) e a seleção de animais geneticamente resistentes ao parasitismo gastrintestinal (Parker, 1991). Além disso, a suplementação proteica pode diminuir os efeitos do parasitismo, melhorar a imunidade do hospedeiro e reduzir a carga parasitária (Coop e Kyriazakis, 2001). Outra alternativa é a adoção do método Famacha (Malan *et al.*, 2001), na qual os animais são medicados seletivamente, de acordo com a intensidade da coloração da mucosa ocular.

Com o objetivo de prolongar a vida útil dos vermífugos e, consequentemente, retardar o aparecimento de resistência parasitária, atualmente recomenda-se alternar o grupo químico do vermífugo que está sendo utilizado apenas quando ele começar a apresentar ineficácia. Esta alternância deve ser observada com atenção, para evitar que haja a troca apenas do nome comercial do produto, mantendo-se o uso de anti-helmínticos do mesmo grupo e, às vezes, com o mesmo princípio ativo dos que já vinham sendo empregados. Outro fator importante é a administração do produto na dose correta, com pistola dosificadora devidamente calibrada, pois doses incorretas também levam ao aparecimento de resistência parasitária.

Métodos alternativos de controle

A disseminação da resistência parasitária vem interferindo negativamente na produção de caprinos e ovinos. Além disso, o uso indiscriminado de compostos químicos deixa resíduos na carne, no leite e no meio ambiente, que poderão interferir na saúde humana. Dessa forma, produtos cárneos e lácteos com resíduos de produtos químicos podem vir a ser foco de novas barreiras não tarifárias, que limitem o comércio internacional para os produtos brasileiros, considerando-se que desde 2006 há barreiras para produtos agrícolas com resíduos de antibióticos (Benavides *et al.*, 2005). Esse fato vem preocupando os consumidores e, de certa forma, pressionando a pesquisa para que sistemas alternativos de controle de verminose sejam desenvolvidos e avaliados.

Considerando a importância da verminose gastrintestinal na produção de caprinos e ovinos, bem como os problemas anteriormente apontados, torna-se necessário investir em pesquisas que visem à busca de outras alternativas de controle, que sejam de baixo custo e menos nocivas à saúde humana e ao meio ambiente. Entre essas alternativas, consideram-se como mais promissoras a seleção de animais geneticamente resistentes e a identificação de fitoterápicos com ação anti-helmíntica.

Resistência genética

Entre as alternativas de controle de nematódeos gastrintestinais de pequenos ruminantes, o estudo dos mecanismos imunológicos de resistência, a identificação de genes que influenciam a resistência adquirida ou inata aos endoparasitos, os estudos da resistência genética e, consequentemente, a criação de raças mais resistentes têm sido pesquisados, uma vez que a habilidade dos animais em adquirirem e expressarem imunidade contra os nematódeos gastrintestinais é controlada geneticamente (Sonstegard e Gasbarre, 2001) e varia substancialmente entre diferentes raças, bem como entre indivíduos de uma mesma raça (Stear e Murray, 1994).

Diversos estudos confirmam a variabilidade genética entre diferentes raças de ovinos e entre ovinos de mesma raça (Rocha *et al.*, 2005). Na Nova Zelândia, a variabilidade genética aos nematódeos gastrintestinais tem sido usada na produção de ovinos comerciais (Parker, 1991). As contagens de OPG executadas rotineiramente em ovinos da raça Romney Marsh são usadas para estimar o valor relativo dos reprodutores machos para a venda. Estes são ranqueados em ordem decrescente de resistência (baseada nas contagens de OPG), bem como nas contagens de suas respectivas progênies, quando expostos à infecção natural.

Ovinos da raça Gulf Coast Native, criados no Sul dos Estados Unidos, desenvolveram resistência contra *H. contortus* antes do desmame, durante sua primeira exposição à infecção (Bahirathan *et al.*, 1996). Courtney *et al.* (1985) verificaram que a diferença entre a resistência de ovinos das raças St. Croix, Florida Native e Barbados Blackbelly, em comparação com ovinos das raças Rambouillet e Rambouillet × Finn-Dorset (raças comerciais), é mais pronunciada antes da puberdade, quando são altamente suscetíveis.

Após a puberdade, os animais das raças comerciais desenvolveram certa resistência. Já nos animais das raças St. Croix, Florida Native e Barbados Blackbelly, a idade tem pouca ou nenhuma influência na sua capacidade para resistir às infecções.

No Brasil, diversos trabalhos vêm sendo realizados quanto ao estudo da variabilidade genética ao parasitismo por nematódeos gastrintestinais entre raças de ovinos. A Embrapa Pecuária Sul, em Bagé (RS), realizou os primeiros estudos em que avaliou ovinos das raças Corriedale e Crioula, por meio de contagem mensal de OPG, coprocultura e volume globular. Verificou-se que a raça Crioula apresentou melhor tolerância ao parasitismo, apresentando OPG inferior à raça Corriedale a partir da 11ª semana após a infecção (Borba et al., 1997).

Posteriormente, Bricarello et al. (2004) demonstraram que ovinos da raça Crioula apresentam menores contagens de OPG, menor número de parasitos e maiores valores de volume globular que os da raça Corriedale. Nesse mesmo estudo, também se verificou que os ovinos da raça Corriedale apresentaram maiores valores médios de peso corporal que os ovinos da raça Crioula; entretanto, esta apresentou um ganho de peso final significativamente superior ao daquela raça.

Os ovinos da raça Santa Inês vêm se mostrando mais resistentes à verminose do que os ovinos das raças Suffolk, Ile de France e Poll Dorset (Moraes et al., 2000; Bueno et al., 2002; Amarante et al., 2004; Rocha et al., 2005), consequentemente, no estado de São Paulo, a criação de ovinos da raça Santa Inês tem se popularizado devido à sua rusticidade. A Embrapa Caprinos e Ovinos em Sobral (CE), realizou um dos primeiros estudos com ovinos deslanados das raças Santa Inês, Morada Nova e Somalis (Costa et al., 1986). Cordeiros dessas raças foram acompanhados nas épocas seca e chuvosa, por meio das contagens de eritrócitos, leucócitos totais e eosinófilos, antes e 14 dias após terem sido vermifugados. Na época chuvosa, quando a contaminação ambiental por larvas infectantes é alta, a raça Santa Inês foi a que apresentou os maiores valores de eritrócitos e eosinófilos antes da medicação anti--helmíntica, enquanto a raça Somalis, nessa mesma estação do ano, teve os menores valores de eritrócitos. Após a vermifugação, a raça Santa Inês mostrou redução nas porcentagens de eosinófilos. Como nas infecções helmínticas ocorre um quadro de eosinofilia, a redução dessas células na raça Santa Inês sugere melhor resposta ao parasitismo.

Outra raça que tem sido objeto de muitos estudos, principalmente em regiões de clima semiárido, é a Dorper. Mugambi et al. (1997) estudaram a resistência de ovinos jovens das raças Dorper, Red Maasai, Somalis e Romney Marsh e verificaram que os animais Dorper foram altamente suscetíveis às infecções por H. contortus, quando comparados aos demais animais em estudo. Burke e Miller (2004) compararam a resistência de ovinos Dorper, Katahdin e St. Croix, e verificaram que os animais Dorper também foram os mais suscetíveis à infecção.

Com relação à produtividade, vários estudos demonstram que animais mais resistentes são mais produtivos. Mugambi et al. (2003) compararam a produtividade de ovinos Red Maasai e Dorper frente às infecções por H. contortus, constatando que a produtividade daqueles superou em 5 vezes a produtividade destes em região subúmida.

Diante da grande variabilidade existente inter e intrarracial, a seleção de animais para a característica de resistência às endoparasitases gastrintestinais é uma ferramenta cada vez mais utilizada, uma vez que essa característica é herdável. As estimativas dos coeficientes de herdabilidade da resistência dos ovinos aos helmintos variam de 0,3 a 0,5 (Amarante et al., 2004).

A seleção de animais resistentes pode ser feita utilizando-se marcadores fenotípicos, tais como a contagem de OPG, níveis de eosinófilos circulantes no sangue (Stear et al., 2002), volume globular (Woolaston et al., 1996) e níveis de imunoglobulina A – IgA (Strain et al., 2002). Todavia, a contagem de OPG vem sendo a mais usada em programas de melhoramento genético de ovinos na Nova Zelândia e Austrália, desde 1979 e 1975, respectivamente.

Woolaston et al. (1996) observaram as contagens de OPG entre animais artificialmente infectados por H. contortus e selecionados para resistência (baixo OPG), suscetibilidade (alto OPG) e animais sem seleção, durante quatro gerações, e concluíram que os animais selecionados para baixo OPG apresentavam contagem média significativamente inferior quando comparados às linhagens sem seleção e às selecionadas para alto OPG (2.730, 12.720 e 17.400 OPG, respectivamente). Esses mesmos animais também foram infectados por T. colubriformis, obtendo-se resultados semelhantes entre as linhagens em estudo (490, 840 e 1.340 OPG, respectivamente).

A seleção de animais resistentes também pode ser realizada por meio de marcadores genéticos, tecnologia usada para mapear trechos do genoma de animais de produção para facilitar o melhoramento das raças. Esta estratégia seleciona, com base no DNA, os animais resistentes desde o nascimento, sem a necessidade de sofrerem desafio artificial ou natural, nem de terem perdas produtivas em consequência desse desafio. Além disso, com a descoberta dos genes responsáveis pela resistência, será possível selecionar as raças mais resistentes, bem como os indivíduos mais resistentes pertencentes a uma mesma raça.

Fitoterapia

Empregar plantas no tratamento de diversas doenças é uma prática bastante usada por nossos antepassados, principalmente em épocas de inexistência de produtos farmacêuticos mais avançados. O uso de produtos naturais com propriedades terapêuticas é tão antigo quanto a civilização humana e, por um longo tempo, produtos minerais, de plantas e animais foram as principais fontes de drogas (Rates, 2001).

A Organização Mundial de Saúde (OMS) reconhece que 80% da população dos países em desenvolvimento utilizam práticas tradicionais nos cuidados básicos de saúde. Nesse sentido, a OMS recomenda a difusão mundial dos conhecimentos necessários ao uso racional das plantas medicinais e medicamentos fitoterápicos. Além disso, em sua estratégia global sobre a medicina tradicional e a medicina complementar e alternativa para os anos de 2002 a 2005, a OMS ainda reforça o compromisso de estimular o desenvolvimento de políticas públicas com o objetivo de inseri-las no sistema oficial de saúde dos seus 191 estados-membros (Ministério da Saúde, 2011).

O surgimento de um mercado consumidor de alimentos orgânicos ou naturais, as necessidades do mercado farmacêutico e o reconhecimento de que pesquisas com plantas medicinais usadas na medicina popular representam uma abordagem compatível com o desenvolvimento de novas drogas levaram a um aumento do número de publicações nesse campo, em virtude do reconhecimento da importância dessa área de estudo por parte das instituições privadas ou governamentais (Rates, 2001).

É necessário, entretanto, esclarecer que muitos termos são usados como sinônimo de fitoterápico e são, na verdade, termos diferentes. A seguir são descritos alguns termos, de acordo com a portaria nº 6/MS/SNVS, de 31 de janeiro de 1995, da legislação de fitoterápicos:

- *Produto fitoterápico:* é todo medicamento tecnicamente obtido e elaborado empregando-se exclusivamente matérias-primas ativas vegetais com finalidade profilática, curativa ou para fins de diagnósticos, com benefício para o usuário. É caracterizado pelo conhecimento da eficácia e dos riscos de seu uso, assim como pela reprodutibilidade e constância de sua qualidade é o produto final acabado, embalado e rotulado
- *Matéria-prima vegetal:* planta fresca, droga vegetal ou preparado fitoterápico intermediário empregado na fabricação de produto fitoterápico
- *Droga vegetal:* é a planta ou suas partes que, após processo de colheita, secagem, estabilização e conservação, justifica seu emprego na preparação de medicamento
- *Preparado fitoterápico intermediário:* é produto vegetal triturado, pulverizado, rasurado, extrato, tintura, óleo fixo ou volátil, cera, suco e outros, obtido de plantas frescas e de drogas vegetais, por meio de operações de fracionamento, extração, purificação ou concentração utilizado para a preparação de produto fitoterápico
- *Princípio ativo:* substância ou grupo delas, quimicamente caracterizadas, cuja ação farmacológica é conhecida e responsável, total ou parcialmente, pelos efeitos terapêuticos do produto fitoterápico
- *Marcadores:* são constituintes quimicamente definidos, presentes na matéria-prima vegetal, preferencialmente os próprios ativos, destinados ao controle de qualidade da matéria-prima vegetal, dos preparados fitoterápicos intermediários e dos produtos fitoterápicos.

Apesar da ampla utilização de plantas medicinais em todo o mundo, isso não garante que os medicamentos fitoterápicos apresentem a eficácia desejada e sem riscos para a saúde do paciente. No entanto, os medicamentos tradicionais podem ser considerados como uma potencial ferramenta terapêutica. Entretanto, a total aceitação de drogas derivadas de plantas e a utilização da fitoterapia na medicina científica só ocorrerão se esses produtos cumprirem os mesmos critérios de eficácia, segurança e controle de qualidade que os produtos sintéticos (Rates, 2001), ou seja, os produtos derivados de plantas devem ter eficácia avaliada e confirmada, assim como deve ser garantida que sua administração a organismos vivos ocorra sem riscos para a saúde. Desta forma, persiste a necessidade de avaliar os efeitos obtidos com plantas medicinais e os possíveis riscos apresentados pela realização de ensaios clínicos conduzidos em conformidade com os princípios da ciência clínica atualmente praticada (Ministério da Saúde, 2008).

Para registro de um produto fitoterápico, matéria-prima vegetal, droga vegetal, preparado fitoterápico intermediário, princípio ativo ou marcadores com indicação de uso terapêutico, a Portaria nº 6/MS/SNVS, de 31 de janeiro de 1995 da Agência Nacional de Vigilância Sanitária do Ministério da Saúde (ANVISA/MS, 1995) dispõe que é necessária a aprovação de relatório técnico que apresente informações detalhadas sobre a matéria-prima utilizada para o preparado do produto, bem como as características do produto a ser registrado, tais como concentração, fórmula completa, critérios de identificação de lote e partida, metodologias químicas usadas, componentes indicativos do uso terapêutico, processo de fabricação, prazo de validade e cuidados com armazenagem e transporte (ANVISA/MS, 1995).

Dados relativos à segurança e eficácia terapêutica do produto a ser registrado, decorrentes de estudos científicos que comprovem a segurança e a eficácia terapêutica do produto fitoterápico, de acordo com as exigências estipuladas na Resolução nº 1/88 do CNS (Conselho Nacional de Saúde), que envolve: toxicologia pré-clínica; toxicologia clínica; farmacologia pré-clínica; farmacologia clínica, estabelecendo a relação dose/atividade; definir o conjunto de indicações terapêuticas, adequadamente nominadas e apresentar as contraindicações, restrições de uso, efeitos colaterais e relações adversas, para cada forma farmacêutica.

De modo geral, para avaliação da eficácia de plantas e produtos são realizados, inicialmente, testes farmacológicos pré-clínicos *in vitro* e em animais de laboratório. Numa etapa posterior, são feitos, com a espécie-alvo da indicação terapêutica, os testes clínicos que possibilitam a determinação final de eficácia da planta ou produto a ser utilizado (Camurça-Vasconcelos, 2006).

Os protocolos para validação de plantas medicinais envolvem testes para determinar a eficácia contra os diversos agentes causadores de enfermidades e a segurança de administração para a espécie a ser tratada, e, portanto, variam de acordo com o agente causal da enfermidade estudada e a espécie-alvo da indicação clínica.

Para avaliar *in vitro* a atividade de plantas e produtos contra nematódeos gastrintestinais de pequenos ruminantes, empregam-se diversas metodologias que foram desenvolvidas para avaliar a resistência dos nematódeos parasitos gastrintestinais aos anti-helmínticos disponíveis comercialmente. Atualmente, podem ser realizados testes *in vitro* com ovos (Coles *et al.*, 1992), larvas (Hubert e Kerboeuf, 1992 ou adultos (O'Grady e Kotze, 2004) de nematódeos parasitos gastrintestinais.

Outro protocolo *in vitro* envolve pesquisas com o nematódeo de vida livre *Caenorhabditis elegans*, sendo esse protocolo utilizado em pesquisas de resistência anti-helmíntica aos produtos já conhecidos comercialmente, pois é fácil detectar os efeitos de drogas nas culturas de *C. elegans* pelo monitoramento do comportamento, sobrevivência e/ou reprodução (Geary *et al.*, 1999). Sua utilização, entretanto, é limitada porque as correlações de ações com parasitos não são universais, pois drogas que reduzem a motilidade ou sobrevivência dos parasitos, como levamisol e lactonas macrocíclicas, podem ser detectadas nessas culturas em baixas concentrações (McGraw *et al.*, 2007), no entanto, morantel e pirantel, que têm modo de ação similar ao levamisol nos receptores da acetilcolina (Martin *et al.*, 1997), são menos potentes contra *C. elegans* (Simpkin e Coles, 1981). Deste modo, esse sistema é mais indicado para monitorar anti-helmínticos conhecidos do que para caracterizar o potencial de novos compostos com mecanismos de ação desconhecidos (Geary *et al.*, 1999).

Os testes *in vivo* para determinar atividade anti-helmíntica são denominados testes pré-clínicos ou clínicos, e realizados com animais de laboratório ou animais da espécie de indicação clínica, respectivamente. Nos testes pré-clínicos, os animais de laboratório mais usados para determinar eficácia contra nematódeos parasitos gastrintestinais de pequenos ruminantes são camundongos (*Mus musculus*) ou gerbis (*Meriones unguiculatus*). Os testes com camundongos são com animais infectados por *Syphacia obvelata* e *Aspiculuris tetraptera*, nematódeos de maior ocorrência relatados em infecções de camundongos mantidos em laboratórios no Brasil (Silva *et al.*, 2005). Os gerbis podem ser infectados experimentalmente com nematódeos de pequenos ruminantes, como *Haemonchus contortus* e *Trichostrongylus colubriformis* (Conder e Johnson, 1996) e, portanto, os testes com essa espécie geram resultados mais confiáveis que os testes com camundongos.

Os testes de eficácia clínica devem ser os últimos a serem realizados numa pesquisa sobre atividade de plantas medicinais. A atividade anti-helmíntica de produtos em pequenos ruminantes pode ainda ser avaliada pelo teste de redução da contagem de ovos nas fezes (FECRT), conforme recomendado por Coles *et al.* (1992) ou pelo teste controlado como recomendado por Wood *et al.* (1995).

No Brasil, a Secretaria de Defesa Agropecuária do Ministério da Agricultura, Pecuária e Abastecimento (MAPA) pela Portaria nº 48, de 12/05/1997, dispõe sobre o "Regulamento Técnico para Licenciamento e/ou Renovação de Licença de Produtos Antiparasitários de Uso Veterinário". Nesta portaria, o teste controlado é apontado como o procedimento mais confiável para a determinação da eficácia de anti-helmínticos em ruminantes (MAPA, 1997). Como não existe norma específica para o registro de produtos fitoterápicos de uso veterinário, a Coordenação de Fiscalização de Produtos de Uso Veterinário do Ministério da Agricultura, Pecuária e Abastecimento declara que "Se o produto em questão tiver a finalidade de ação profilática ou terapêutica deve seguir todas as normas para registro de um produto de uso veterinário, conforme legislação pertinente".

Para avaliação da segurança de administração de um produto a uma espécie animal são realizados os estudos toxicológicos experimentais (pré-clínicos), com animais de laboratório, e os estudos clínicos com a espécie-alvo da indicação terapêutica. No Brasil, a resolução 1/78 (Diário Oficial – D.O. 17/10/78) do Conselho Nacional de Saúde estabelece os seguintes tipos de ensaios de toxicidade: aguda, subaguda (subcrônica), crônica, teratologia e embriotoxicidade, e estudos especiais, carcinogênicos, mutagênicos e neutotóxicos (Camurça-Vasconcelos et al., 2005).

A Resolução-RE nº 90, de 16 de março de 2004 dispõe sobre a publicação do "Guia para a realização de Estudos de Toxicidade Pré-Clínica de Fitoterápicos" e tem por objetivo indicar métodos padronizados para os estudos de toxicologia pré-clínica de fitoterápicos, de acordo com a Resolução vigente para registro e renovação de registro de fitoterápicos (Ministério da Saúde, 2004).

Entre os vários metabólitos presentes em plantas e forragens, vários resultados de pesquisa sugerem que os taninos condensados são compostos com potencial atividade anti-helmínticos. Os taninos são metabólitos secundários de plantas (MSP), portanto, não participam de processos essenciais dos vegetais, como a respiração e a fotossíntese. A descrição química dos taninos não é recente Haslam (1966) caracterizou esses compostos como sendo macromoléculas de elevado peso molecular (200 a 3.000 dáltons), as quais são capazes de formar ligações com vários tipos de proteínas e polissacarídeos. Compreendem um grupo de compostos fenólicos encontrados, principalmente, em frutos verdes, plantas da família Leguminosae, árvores e arbustos (Barry e McNabb, 1999). Esses compostos são classificados, conforme sua estrutura molecular, em taninos hidrolisáveis (TH) ou taninos condensados (TC), sendo os condensados também conhecidos como proantocianidinas (Haslam, 1981). Estruturalmente, os TC são polímeros de unidades de flavonoides (flavan-3-ols) unidos por ligações carbono-carbono (Mueller-Harvey e McAllan, 1998).

Conforme Oliveira (1968), os TC podem ser utilizados para curtimento de couros e peles, tratamento de água e perfuração do solo para exploração petrolífera e, mais recentemente, para controle de parasitos de ruminantes (Minho et al., 2008). Em nutrição animal sua utilização está diretamente relacionada à concentração de TC disponibilizada na dieta. Segundo Aerts et al. (1999), ovinos que consumiram forragens com 4 a 6% de taninos apresentaram aumento da absorção intestinal de aminoácidos (metionina e cistina), da produção de lã, das taxas de ovulação, da produção de leite e das quantidades de proteína no leite. Entretanto, redução de consumo, digestibilidade e absorção do nitrogênio e de aminoácidos, assim como da digestão da fibra e da produção de lã foi observada quando os animais ingeriram dietas com teores de taninos acima desse patamar, ou seja, 8 a 10% de TC. Deve-se ressaltar ainda que o estado nutricional do indivíduo é considerado um importante fator de equilíbrio na relação parasito-hospedeiro, assim como na patogênese da infecção parasitária (Walderrábano et al., 2002).

Apesar de ainda não ter uma utilização comercial, os TC foram avaliados para serem potencialmente usados no controle alternativo de helmintos de pequenos ruminantes, com a finalidade de reduzir a eliminação de ovos nas fezes dos animais e, consequentemente, a contaminação das pastagens (Minho et al., 2010a). Essa abordagem visa à redução de produtos químicos no rebanho, aumentando o intervalo entre as dosificações e, primordialmente, a redução da pressão de seleção dos princípios ativos sobre os isolados de nematódeos gastrintestinais.

A suplementação dos ovinos com (TC), oriundos de plantas forrageiras ou de extratos de quebracho (EQ) e acácia, foi avaliada para o controle de nematódeos gastrintestinais de ovinos, entre eles *T. colubriformis* (Minho et al., 2010b) e *H. contortus* (Minho et al., 2005 e 2008). Não há relatos de toxicidade do EQ, administrado por via intrarruminal aos ovinos, nas doses de 0,5 e 1,5 g de EQ/kg de peso vivo (PV), sendo potencialmente indicado para uso na suplementação animal (Hervás et al., 2003). No Brasil não há desenvolvimento de novos experimentos com quebracho como fonte de TC, já que as árvores das quais é extraído o EQ estão em processo de extinção.

Muitas espécies vegetais ricas em TC encontradas no continente americano, como *Acacia pennatula, Acacia gaumeri, Havardia albicans, Piscidia piscipula, Lysiloma latisiliquum* e *Leucaena leucocephala* tiveram sua eficácia comprovada em testes *in vitro* (Hernández-Orduño *et al.*, 2008), nos quais se constatou a ação do EA sobre a sobrevivência e viabilidade das larvas de primeiro estágio de *H. contortus, T. vitrinus* e *Teladorsagia circumcincta* (Minho *et al.*, 2008). Entretanto, resultados *in vitro* e *in vivo* não são totalmente correlatos, sendo os resultados *in vivo* publicados em menor número. Uma exceção são os resultados *in vivo* utilizando fontes de TC provenientes de diferentes espécies de acácia (Kahiya *et al.*, 2003; Cenci *et al.*, 2007; Akkari *et al.*, 2008; Max *et al.*, 2009; Minho *et al.*, 2010a, 2010b). Algumas forrageiras taniníferas, como *Cichorium intybus, Lotus corniculatus, Onobrychis viciifolia* apresentaram-se eficazes na redução da contagem de OPG de ovinos naturalmente infectados com *H. contortus* e *Cooperia curticei* (Heckendorn *et al.*, 2007).

Uma fonte de TC encontrada no Brasil é a acácia--negra (*Acacia mearnsii*), sendo uma das principais espécies florestais plantadas no estado do Rio Grande do Sul, tendo uma grande importância econômica no país (Kalil Filho *et al.*, 1980). Ao utilizar o extrato de acácia (EA) como fonte de TC, administrado por via oral na dose de 1,6g de EA/kg de PV, Minho *et al.* (2005, 2008, 2010a) obtiveram resultados conclusivos sobre a ação direta desses compostos sobre a carga parasitária e eclosão dos ovos de *H. contortus* e *T. colubriformis* em ovinos natural e experimentalmente infectados.

Os TC, dependendo de sua biodisponibilidade no trato digestório dos animais e de sua eliminação juntamente com as fezes dos animais, podem agir tanto na fase de vida parasitária, com na fase de vida livre dos nematódeos reduzindo a carga parasitária do animal, diminuindo a fecundidade das fêmeas e, com isso, a eliminação de ovos pelo hospedeiro (fase 1); ou diminuindo a porcentagem de eclosão dos ovos e ainda podendo diminuir a viabilidade das L1, gerando menor número de L3 nas pastagens (fase 2). São, portanto, mais um aliado no controle estratégico das helmintoses gastrintestinais.

A utilização de fontes de TC para controle parasitário traz novas perspectivas para a redução na incidência de isolados de nematódeos resistentes, além de ser uma aliada no sistema de produção orgânica. Os efeitos anti-helmínticos diretos ou indiretos relacionados à utilização, principalmente, do EA sustentam o potencial estudo e utilização dos TC no controle de nematódeos gastrintestinais em ovinos no Brasil e no mundo. O aumento da incidência de nematódeos multirresistentes associado à ecotoxicidade e aos resíduos na carne, provenientes do uso de drogas anti-helmínticas, justifica e alerta para a necessidade de serem desenvolvidos programas integrados de controle parasitário por meio de tratamentos estratégicos baseados em epidemiologia, diminuição do uso de produtos químicos, pastoreio alternado e descontaminação das pastagens.

A indicação clínica de produtos fitoterápicos para tratamento de enfermidades parece promissora, mas exige o registro desse produto na Agência Nacional de Vigilância Sanitária (ANVISA) e requer relatório técnico que especifique a eficácia sugerida e a segurança de administração. Além disto, o Ministério da Agricultura, Pecuária e Abastecimento/Secretaria de Defesa Agropecuária dispõe, no "Regulamento técnico para licenciamento e/ou renovação de licença de produtos antiparasitários de uso veterinário", alguns testes para registro de produtos veterinários e que podem ser usados para registro de fitoterápicos. Portanto, a correta indicação terapêutica de fitoterápicos exige a validação científica que, por sua vez, deve envolver a escolha do teste a ser usado e o conhecimento da legislação pertinente ao registro deste produto.

Eimeriose ovina

Introdução

A eimeriose ou coccidiose ovina é uma doença causada por protozoários coccídicos do gênero *Eimeria*, que se caracteriza por alterações intestinais, diminuição do apetite e redução do desenvolvimento corporal (Lima, 1991a; Vieira, 2000). É uma doença importante e frequente em ovinos jovens mantidos em confinamento. Geralmente, a eimeriose causa menos prejuízos em animais criados em sistemas extensivos (Vieira, 1996; Lima, 1991a). Em condições naturais, os animais adquirem a parasitose logo após o nascimento e são frequentes os casos de eimeriose em animais de 1 a 3 meses de idade.

Segundo Fitzgerald (1980), a queda na produtividade devido à coccidiose representa, às vezes, maior prejuízo econômico do que a própria mortalidade, que raramente ultrapassa 10% do rebanho infectado (Lima, 1980). Por outro lado, os animais que sobrevivem à infecção necessitam de tempo adicional para atingir peso igual ao daqueles não infectados, da mesma idade e mantidos nas mesmas condições de manejo (Foreyt, 1993). A infecção por eimerídeos é autolimitante, isto é, termina quando o parasito completa o seu ciclo evolutivo, entretanto, em virtude da alta contaminação ambiental, os animais estão constantemente sendo expostos aos oocistos esporulados, que são as formas infectivas (Lima, 1991a).

Biologia

Os eimerídeos são parasitos que completam seu ciclo evolutivo em um único hospedeiro, em três fases distintas de desenvolvimento. Uma fase, a esporogônica, se dá no meio ambiente e corresponde à esporulação dos oocistos. As outras duas, a merogônica e a gametogônica, ocorrem nos tecidos do hospedeiro; iniciam-se após a ingestão dos oocistos esporulados e terminam com a produção de novos oocistos que são eliminados para o meio ambiente junto com as fezes. Após a ingestão dos oocistos, os esporozoítos se desencistam e invadem o tecido intestinal, onde crescem e se multiplicam. Geralmente, ocorre mais de uma geração merogônica, a partir da invasão de merozoítos para novas células hospedeiras. A fase sexuada ou gametogônica inicia-se pela penetração de merozoítos de segunda geração nas células epiteliais. Alguns merozoítos evoluem para macrogametas (femininos) e outros para microgametas (masculinos). Estes penetram nas células hospedeiras e fertilizam os macrogametas, formando os oocistos que são liberados para a luz intestinal e eliminados para o meio ambiente junto com as fezes (Vieira, 2000).

Epidemiologia

Os eimerídios são cosmopolitas e, embora os animais jovens sejam mais suscetíveis, ovinos de qualquer idade podem se infectar, variando o número de espécies e a prevalência de cada uma delas, de acordo com a região (Lima, 1991b). Os animais adultos geralmente não apresentam sinais clínicos, porém eliminam oocistos nas fezes, constituindo as principais fontes de infecção para a categoria mais suscetível, que são os jovens. Sob condições de estresse, aumenta o número de oocistos eliminados nas fezes dos animais adultos, podendo estes, inclusive, apresentar sintomatologia clínica (Bomfim e Lopes, 1994). Tem-se demonstrado que reprodutores eliminam maior quantidade de oocistos na época da estação de monta, ao passo que nas matrizes isto ocorre no período de gestação e/ou lactação. Esse fato favorece a exposição dos animais recém-nascidos aos oocistos esporulados, confirmando que os animais adultos são as principais fontes de infecção para as crias (Vieira et al., 1999).

A infecção por coccídios independe das condições bioclimáticas. Menezes e Lopes (1996; 1997) observaram que a temperatura e a umidade relativa do ar não influenciaram a eliminação de oocistos, embora tenha ocorrido maior eliminação quando houve variação brusca na temperatura. Já Martins Filho e Menezes, (1999) no estado da Paraíba, verificaram que o número de oocistos eliminado nas fezes foi maior nas microrregiões que apresentavam condições ambientais favoráveis e nos animais jovens. O'Callaghan (1989) verificou prevalência elevada em áreas de maior pluviosidade.

Especificidade dos eimerídeos de pequenos ruminantes

O número de espécies de *Eimeria* consideradas parasitos de pequenos ruminantes é variável e depende da aceitação pelos diferentes autores, da validade de algumas espécies como parasitos de ovinos e caprinos (Lima, 1991b). A literatura mostra que existe uma estreita semelhança morfológica entre os oocistos de *Eimeria* que parasitam caprinos e ovinos. Consequentemente, no passado não havia a preocupação em identificar os hospedeiros e se considerava que as espécies de coccídios eram as mesmas para ambos os hospedeiros. Entretanto, não foi comprovada a infecção cruzada de várias espécies de *Eimeria* que possuem oocistos morfologicamente semelhantes entre as que parasitam caprinos e as espécies parasitas de ovinos, sendo, atualmente a infecção por eimerídeos em pequenos ruminantes considerada espécie-específica, com exceção da *Eimeria caprovina*, originalmente descrita em caprinos, mas que também infecta ovinos, tanto experimentalmente, como em condições naturais (Vieira, 1999).

Devido à semelhança morfológica dos oocistos de várias espécies de *Eimeria* parasitos de caprinos e ovinos, em artigos antigos não é raro encontrar espécies de eimerídeos de caprinos, descritas em registros anteriores como parasitos de ovinos e vice-versa. Desta forma, neste capítulo, nos artigos dessa natureza que foram consultados, foi citada a espécie como originalmente descrita pelo(s) autor(es) e logo em seguida, entre parênteses, o nome correto da espécie, conforme é aceito atualmente. Levine e Lima (1982) relacionaram as seguintes espécies com oocistos semelhantes morfologicamente entre caprinos e ovinos: *Eimeria alijevi* de caprinos e *Eimeria parva* de ovinos; *Eimeria apsheronica* de caprinos e *Eimeria faurei* de ovinos; *Eimeria arloingi* de caprinos e *Eimeria ovina* de ovinos; *Eimeria christenseni* de caprinos e *Eimeria ahsata* de ovinos; *Eimeria hirci* de caprinos e *Eimeria crandallis* de ovinos; *Eimeria jolchijevi* de caprinos e *Eimeria granulosa* de ovinos; *Eimeria kocharii* de caprinos e *Eimeria intricata* de ovinos e *Eimeria ninakohlyakimovae* de caprinos e *Eimeria ovinoidalis* de ovinos. Estes autores citaram *E. kocharli* como parasito de caprinos e *E. pallida* e *E. punctata* como espécies comuns a caprinos e ovinos.

Patogenia

Os efeitos patogênicos da eimeriose sobre a produção de ovinos apresentam maior importância em animais criados em sistemas intensivos, devido à concentração do rebanho. A patogenia causada pelos coccídios é decorrente das alterações provocadas nos tecidos dos hospedeiros (Vieira, 1996). O resultado da infecção por eimerídeos, tratando-se de espécies patogênicas, pode variar de morte súbita em animais altamente suscetíveis, a uma reação discreta em animais imunes. Quando aparece a doença, os animais infectados apresentam fezes diarreicas de coloração escura e, às vezes, com muco e sangue, desidratação, perda de apetite, debilidade orgânica generalizada e perda de peso (Howard, 1986).

Medidas de controle

De acordo com Lima (1980), nenhum fármaco é capaz de controlar a eimeriose depois de já terem aparecido os sinais clínicos da doença. Isso porque já houve destruição de tecidos e os produtos químicos não têm capacidade de regenerá-los. Além disso, geralmente, os coccidiostáticos atuam apenas nas fases precoces de multiplicação dos parasitos, não atuando nas formas sexuadas, que são as mais patogênicas. O tratamento preventivo de todo o rebanho suscetível (animais jovens), iniciado logo após a exposição dos cordeiros às formas infectivas, é mais eficaz que o tratamento curativo. Este consiste na administração de coccidiostáticos incorporados à água, ao leite ou à ração e deve ser administrado a ovinos cujo acabamento seja feito em regime de confinamento. A medicação preventiva deve ser iniciada no momento ou logo após a exposição dos animais aos oocistos esporulados. Entre as drogas recomendadas para o tratamento profilático da eimeriose, as mais utilizadas são os antibióticos ionóforos, destacando-se monensina, salinomicina e lasalocida (Patil *et al.*, 1986).

Vieira *et al.* (2004) observaram em caprinos que a salinomicina, nas doses de 1 e 2 mg/kg, administrada no leite e na ração para o controle profilático da eimeriose apresentou bons resultados, tanto em ganho de peso como na redução dos níveis de infecção parasitária (Tabela 24.1; Figura 24.1).

Medidas adicionais de controle devem ser implementadas por meio de práticas de manejo que reduzam a ingestão de oocistos esporulados junto com a água e a ração. Os animais que apresentam sintomatologia clínica, principalmente diarreia, devem ser isolados do rebanho, para diminuir a contaminação ambiental e serem medicados individualmente com quimio-terápicos. Além disso, devem receber tratamento sintomático para controlar a desidratação e, quando necessário, antibióticos específicos para tratar as infecções secundárias, principalmente as complicações respiratórias, que são frequentes (Lima, 1980). Os bebedouros e comedouros devem ser localizados fora do aprisco, de forma a evitar sua contaminação por fezes. Após a limpeza das instalações, por varredura e lavagem, de preferência com água sob pressão, elas devem ser desinfectadas com creosol a 5% e lança-chamas (vassoura de fogo). Os animais adultos são portadores de parasitos e, consequentemente, fonte de infecção para os jovens. Por isso, os animais jovens devem ser mantidos isolados dos mais velhos (Lima, 1980). Como medidas adicionais de controle, recomenda-se evitar superlotação e estresse. Os oocistos resistem à maioria dos desinfetantes comerciais (Lima, 1991a). Berne *et al.* (1988) avaliaram o efeito de desinfetantes do grupo dos fenóis a 5 e 10%, iodóforo a 1 e 2%, hipoclorito de sódio a 5 e 10%, formoaldeído P.A. (37%) a 5 e 10% e água clorada comercial a 12,5 e 25%, na esporulação de oocistos e verificaram que apenas o grupo dos fenóis, nas concentrações de 5 e 10%, foi 100% eficaz na inibição do processo de esporulação.

Considerações finais sobre a eimeriose ovina

Observa-se que a maioria dos estudos desenvolvidos sobre eimeirose de pequenos ruminantes tem sido limitada ao registro das espécies presentes e suas prevalências. Poucos trabalhos associam os fatores epidemiológicos relacionados ao clima, ao hospedeiro e ao próprio parasito, à intensidade de infecção

Tabela 24.1 Valores (± EP)[1] referentes ao ganho de peso, número de oocistos por grama de fezes (OOPG), rendimento de carcaça e peso do corpo vazio em caprinos submetidos ao tratamento preventivo com salinomicina, nas fases de cria e recria.

Variáveis	Tratamentos		
	T0	T1	T2
Ganho de peso (g/dia)			
Fase de cria	100,2 ± 5,2	105,1 ± 5,2	111,4 ± 5,2
Fase de recria	46,9 ± 10,1	103,8 ± 10,1	118 ± 10,1
OOPG nas fezes			
Fase de cria	11.433 ± 6318	344 ± 189	44 ± 19
Fase de recria	28.209 ± 6917	718 ± 112	248 ± 83
Rendimento de carcaça (%)	42,6 ± 0,7	46,6 ± 0,7	45,8 ± 0,7
Peso do corpo vazio (kg)	10,2 ± 0,6	11,6 ± 0,6	12,6 ± 0,6

[1] OOPG, dados transformados para OOPG Log (OOPG × 0,02 + 4,5). EP = erro-padrão.
Fonte: Vieira et al., 2004.

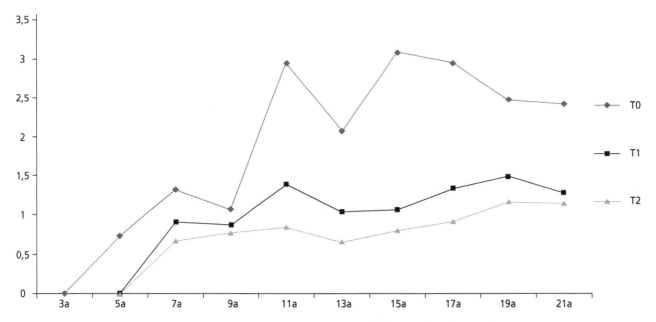

Figura 24.1 Número médio de oocistos por grama de fezes – OOPG (±EP)[1] em caprinos submetidos aos tratamentos preventivos com salinomicina, nas fases de cria e recria – da terceira à vigésima primeira semana de vida. [1]Dados transformados para Log (OOPG × 0,02 + 4,5). EP = erro-padrão; T0 = grupo não medicado (controle); T1 e T2 = medicados nas doses de 1 e 2 mg/kg, respectivamente. Fonte: Vieira et al., 2004.

adquirida pelos animais. Essas informações são de grande importância para a implementação de esquemas preventivos de controle da eimeriose, devendo ser investigadas em diferentes microclimas. Estudos alternativos visando ao controle preventivo das fases parasitárias, bem como voltados para a redução da contaminação ambiental das formas de vida livre também são escassos, portanto, merecendo receber maior atenção da pesquisa.

Ectoparasitoses de ovinos

Introdução

Embora os parasitos internos constituam os mais importantes agentes causadores de doenças, os criadores de ovinos devem estar atentos aos parasitos externos que podem causar irritação, mal-estar dos animais e prejuízos econômicos. Com o advento dos banhos com pesticidas, as ectoparasitoses permaneceram controladas na maior parte do mundo por muitos anos, chegando a ser erradicadas em países como Austrália e Estados Unidos. Porém, com o passar dos anos, a população de ovinos cresceu impulsionada pelo aumento da demanda pela carne da crescente população mundial. Consequentemente, cresceram também a movimentação e o comércio de ovinos entre regiões cada vez mais distantes. Essas mudanças coincidiram com a abolição de diversos produtos químicos e dos banhos compulsórios para tratamento em massa dos rebanhos, principalmente devido à crescente preocupação com a sustentabilidade ambiental, com a saúde ocupacional dos trabalhadores rurais e com o aparecimento da resistência dos parasitos internos aos produtos químicos antiparasitários. Como consequência do afrouxamento no controle, os problemas com ectoparasitos voltaram a crescer, tornando-se mundialmente fatores limitantes à produção de ovinos. No Brasil, conforme os relatos informais de criadores que entram em contato com o Centro Nacional de Pesquisa em Caprinos e Ovinos da Embrapa (Sobral, CE), no Nordeste ocorrem surtos isolados de ectoparasitoses nas propriedades, situação que no Sul do país parece ser mais constante (informação obtida por comunicação pessoal com M. B. Molento). Além disso, não se sabe com clareza a real importância das ectoparasitoses subclínicas nos ovinos, o que só poderia ser determinado com a realização de estudos experimentais.

Na maioria dos países, o gasto principal com ectoparasitos está no custo dos tratamentos químicos. Além disso, um rebanho infestado tem perdas significativas na produção de carne, lã, leite, além de efeitos adversos na qualidade da lã, na fertilidade dos reprodutores e nas taxas de crescimento dos cordeiros. Num levantamento feito na Austrália, estimou-se que o custo total das parasitoses externas em 1990 e 1991 foi de aproximadamente 220 milhões de dólares. Tal custo inclui as perdas diretas com mortalidade, medidas preventivas, tratamentos, bem como perdas indiretas como influências nos preços de mercado dos produtos de ovinos (Plant e Lewis, 2011).

O controle de todos os ectoparasitos só poderá ser alcançado com tratamentos estratégicos e medidas de biossegurança específicas, embora esses princípios pareçam ter sido esquecidos nas últimas décadas, substituídos pelo uso indiscriminado de pesticidas. Um bom programa de controle poderá ser adaptado a qualquer tipo de rebanho, devendo ser implementado antes dos períodos de maior incidência. Além disso, novas alternativas estão sendo estudadas trazendo perspectivas para um controle mais efetivo e sustentável dessas parasitoses. A seguir, serão apresentadas, de modo resumido, as principais ectoparasitoses que afetam os ovinos, com ênfase na sua biologia e formas de controle disponíveis.

Sarna

A sarna dos animais domésticos pode ser definida como uma dermatite parasitária causada por ácaros e caracterizada por prurido e descamação. Nos ovinos, pode atingir animais de qualquer idade ou sexo e geralmente se manifesta em determinada região, mas pode se espalhar para o corpo todo. Uma vez instalada a infestação, podem se formar populações patogênicas de parasitos num animal sem aquisições posteriores. As sarnas são causa comum de transtornos para proprietários de ovinos, acometendo um grande percentual dos rebanhos nas regiões de clima frio, onde predominam as raças lanadas. Causam extremo incômodo e irritação, além de gastos com tratamentos, prevenção e perdas na produção.

Os ácaros causadores das sarnas são artrópodes pequenos, não visíveis a olho nu e em geral possuem menos de 0,5 mm de comprimento. São parasitos obrigatórios e permanentes que, em sua maioria, passam o ciclo de vida inteiro no hospedeiro, sobrevivendo pouco tempo fora dele. Assim, permanecem em contato prolongado com a pele, de tal modo que a transmissão é direta e se dá principalmente por contato. Consequentemente, as condições de aglomeração dos animais irão favorecer a transmissão, sendo as sarnas mais comuns nos sistemas intensivos de produção.

Os ácaros possuem uma taxonomia complexa ocupando famílias diferentes, sendo mais prático separá-los, de acordo com sua localização no hospedeiro, como ácaros escavadores e não escavadores. A seguir, os diferentes tipos sarnas serão apresentados conforme esses dois grupos de ácaros.

Sarna sarcóptica

Os ácaros causadores deste tipo de sarna pertencem ao gênero *Sarcoptes* e, além dos ovinos, são parasitos de uma grande variedade de animais domésticos e selvagens. Embora alguns autores os considerem como espécies diferentes, o mais aceito é que os diferentes hospedeiros são parasitados por variedades de uma única espécie, *Sarcoptes scabiei,* que a eles foi adaptada (Arlian, 1989; Zahler *et al.,* 1999). Sendo assim a espécie dos ovinos é dita *S. scabiei* var. *ovis.* O ácaro da sarna sarcóptica tem o corpo pequeno, globoso e cheio de estriações. As patas são curtas e robustas possuindo cerdas, espinhos e ventosas com pedicelo longo e não segmentado (Serra-Freire e Mello, 2006).

Entre as sarnas causadas por ácaros escavadores, a sarcóptica é a menos profunda. Machos e fêmeas adultos fazem a cópula mais superficialmente, depois as fêmeas se aprofundam, formam galerias e fazem a postura na pele do hospedeiro. A postura é feita parceladamente, com total de três a cinco ovos por dia. Depois de 3 a 5 dias eclode uma larva hexápode que passa por dois estágios de ninfa. Os adultos emergem em torno de 5 dias e o ciclo total dura, em média, 17 dias. Os ácaros são sensíveis à dessecação e fora do hospedeiro vivem poucos dias (Soulsby, 1987).

A sarna sarcóptica é considerada rara em ovinos, sendo mais importante nos bovinos, porém, quando está associada a outros tipos de sarna pode ser grave, sendo de notificação obrigatória em alguns países. Não é frequente a infestação por *S. scabiei* (var. *ovis*) em ovinos nas áreas desprovidas de lã. Geralmente começa pelas proximidades da boca, estendendo-se para outras partes da cabeça e nas junções dos carpos e tarsos. Comparando-se a caprinos, foi observado que a sarna sarcóptica é menos severa nos ovinos que desenvolvem lesões pruriginosas principalmente na cabeça (Chanie *et al.*, 2010). Os parasitos vivem na pele e sugam a linfa, podendo também se alimentar de células epiteliais jovens. Sua atividade pode causar irritação intensa pelo prurido que levam a arranhaduras e escoriações. A inflamação cutânea resulta num exsudato que coagula e forma escamas na superfície, depois acompanhado de queratinização excessiva, proliferação do tecido conjuntivo e, como resultado, tem-se uma pele espessa, enrugada e às vezes com crostas. A perda de pelos ocorre simultaneamente e pode afetar uma área extensa. A sensibilização do hospedeiro ao ácaro e aos produtos derivados do seu metabolismo tem um papel fundamental na patogenia. Geralmente não existem sinais de prurido nas três primeiras semanas de infestação. O aparecimento da coceira está associado a uma resposta de hipersensibilidade tipo I (urticária), cuja duração é variável, mas podem surgir lesões contendo milhares de ácaros que cursam sem prurido algum (Arlian *et al.*, 1994).

Sarna demodécica

Os ácaros causadores desta ectoparasitose pertencem ao gênero *Demodex*, composto de parasitos muito especializados que acometem diversas espécies de mamíferos, produzindo a chamada sarna demodécica ou folicular. Entre as sarnas causadas por ácaros escavadores esta é a mais profunda, estando distribuída mundialmente. Considera-se rara a ocorrência dessa sarna em ovinos, mas, ao que tudo indica, faltam registros, podendo esta infestação ser mais comum do que se imagina. Já foram reportados casos de enfermidade clínica em cães, bovinos, equinos, caprinos, ovinos e outros animais, mas a demodicose canina está mais bem documentada (Nutting *et al.*, 1975; Soulsby, 1987). Alguns autores referem-se a esta sarna como sendo uma variedade da espécie canina, *D. canis* (Sinclair, 1976). Porém, estudos mais aprofundados demonstram que pelo menos duas espécies distintas acometem os ovinos, *D. ovis* e *D. aries* (Bukva, 1990; Desch, 1986). Os ácaros possuem o corpo alongado e patas curtas que lhes favorece habitar folículos pilosos e glândulas sebáceas. O corpo é dividido numa parte anterior curta e uma posterior alongada e com estriações (Serra-Freire e Mello, 2006). O ciclo de ovo a adulto se completa em 18 a 24 dias nos folículos pilosos e glândulas sebáceas (Soulsby, 1987). A infestação se dá pelo contato direto, os machos se localizam mais na superfície da pele, enquanto as fêmeas se aprofundam e fazem postura nos folículos e glândulas. As larvas e ninfas são arrastadas pelo fluxo sebáceo até a abertura do folículo onde amadurecem, repetindo-se o ciclo.

Demodex ovis habita os folículos e glândulas sebáceas dos pelos primários no corpo todo se concentrando na nuca, flancos e escápula. *Demodex aries* é também um habitante glandular, mas parece estar confinado a regiões em que as glândulas são maiores, como na região perivulvar, prepucial e ao redor das narinas (Desch, 1986). Em geral, os ovinos não sofrem problemas dermatológicos graves, sendo esses ácaros habitantes comuns da pele. Mas lesões nodulares podem ser observadas principalmente em áreas descobertas do velo, concentrando-se na cabeça, na cara e nas orelhas (Chanie *et al.*, 2010). A predisposição à doença parece estar ligada a fatores genéticos e imunes (Caswell, 1997) estando muitas vezes a sarna demodécica nos animais adultos ligada à imunossupressão, por doença autoimune ou corticoterapia.

Sarna psoróptica

Esta sarna é considerada a mais importante em ovinos, sendo o tipo mais comum em diferentes partes do mundo (O'Brien, 1999), onde a atividade é expressiva, tendo impacto no Oriente Médio, Norte da África, na Índia, no Sul e Nordeste Brasileiro. Com o advento dos tratamentos compulsórios foi erradicada da Austrália, Nova Zelândia, Escandinávia, Estados Unidos e Canadá, mas pode ser encontrada em diversos outros países sendo distribuída em todo o mundo. No Reino Unido é endêmica, sendo considerada uma das doenças mais contagiosas dos ovinos. Na Escócia, a enfermidade foi reinserida na lista de doenças de notificação obrigatória por meio da Sheep Scab (Scotland) Order 2010. Num levantamento recente feito na Argentina mais de 10% do rebanho de ovinos leiteiros estavam sendo afetados (Suárez e Busetti, 2009). No Brasil, permaneceu controlada no Rio Grande do Sul por mais de 20 anos devido à introdução dos banhos sarnicidas, e embora faltem dados epidemiológicos recentes, sabe-se que atualmente é importante nessa região, onde a produção de raças lanadas é predominante (Riet-Correa et al., 2007).

A sarna psoróptica é causada pelo ácaro do gênero *Psoroptes,* conhecido por causar diferentes patologias nos diferentes hospedeiros que acometem. *Psoroptes equi* parasita o corpo de equinos, *P. ovis* o corpo dos ovinos e *P. cuniculi* é a espécie causadora da sarna da orelha de coelhos, ovinos, caprinos e equinos (Bates, 1999, Tancredi et al., 2005). Embora haja essa diversidade na literatura e os estudiosos dividam opiniões sobre a especificidade dentro do gênero, atualmente há indícios de que todas as espécies do gênero *Psoroptes* nada mais são que variantes de uma única espécie, *P. ovis*. Tem-se observado também que essas variantes possuem preferências de local e de hospedeiro, bem como variação na habilidade de causar doença mais ou menos grave (Bates, 1999).

Psoroptes é um ácaro do tipo não escavador e permanente que habita a pele dos animais em partes protegidas do corpo por pelos, lã ou nas orelhas, onde passam todas as fases de sua vida (larvas, ninfas e adultos). Morfologicamente possuem patas desenvolvidas e mais para fora do corpo do que ácaros escavadores. O corpo é alongado, as patas 1 e 2 possuem ventosas e machos têm duas ventosas copulatórias (Serra-Freire e Mello, 2006). No seu desenvolvimento não formam galerias e as fases de ovo, larva, ninfa e adultos são todas superficiais. Depositam seus ovos na pele e borda das lesões e eclodem em 1 a 3 dias. Eles se alimentam de linfa e, por isso, ocorrem exsudação e formação de crostas que protegem os ácaros. A larva se alimenta e após 2 a 3 dias faz a muda para ninfa, que permanece em estado letárgico por 12 h; mais 3 a 4 dias se alimenta, retorna ao estado letárgico por 36 h e torna-se adulta. O período de incubação varia de poucas semanas a meses em ovinos naturalmente infestados. A cópula começa logo depois da ecdise e dura 1 dia. A fêmea ainda faz uma muda após a cópula, tornando-se uma fêmea ovígera que faz a postura após 9 dias. O ácaro é transmitido principalmente pelo contato direto entre os animais, podendo também ser carreado por fômites, como roupas, equipamentos e veículos. A estimativa de sua sobrevivência no ambiente varia de 5 dias até semanas de acordo com as condições climáticas, mas são viáveis somente por 15 a 16 dias e mais sensíveis ao calor (Soulsby, 1987).

A sarna psoróptica é bastante evidenciada nos ovinos. No entanto, entre os animais infestados nem todos necessariamente desenvolvem sintomas; ovinos assintomáticos podem espalhar a infestação para os outros animais (Center for Food Security and Public Health, 2009). Após a infestação, alguns ácaros morrem em alguns animais. Em outros casos persistem mais de 2 anos num hospedeiro aparentemente sem sinais, em locais escondidos, como a região inguinal e a fossa infraorbital, e também nas orelhas. A lesão primária se faz visível pela presença de áreas descoloridas na pelagem abaixo das quais aparece uma dermatite úmida com ácaros em abundância. Os ácaros são muito ativos e comedores vorazes, perfuram a epiderme para se alimentar de linfa, estimulando o aparecimento de áreas de inflamação local aos 2 a 4 dias, com pequenas vesículas e exsudato seroso. Colônias de ácaros amarronzados poderão ser vistas em alguns casos. À medida que o exsudato se acumula na superfície, começa a coagular e formar crostas de cor amarelo-pálida estendendo-se, conforme aumenta o número de parasitos. As lesões com crostas podem aparecer em qualquer parte do corpo coberta de pelo ou lã, mas é mais frequente ao redor dos ombros e nas laterais do corpo em ovelhas com lã, e na parte lombar, esterno e cauda das ovelhas com pelo, em raças deslanadas. Essas alterações conduzem à perda de lã espontânea intensificada pelas mordeduras e coceiras da própria ovelha sobre as lesões que são intensamente pruriginosas. As zonas deslanadas e crostosas são inadequadas para os ácaros, que logo migram pelas margens das lesões, estendendo o processo. Com a progressão, observam-se áreas onde a lã se desprendeu e, ao toque, o velo se solta facilmente. Algumas ovelhas apresentam "reflexo de coçar" sem qualquer estímulo externo, enquanto outras somente ao tocar nas áreas afetadas (Center for Food Security and Public Health, 2009). Animais não tratados reduzem o apetite e perdem peso. Podem se tornar anêmicos, emaciados e reduzir a produção de leite. Perda de peso rápida e morte podem ser vistas nos mais jovens. As gestantes afetadas usualmente dão à luz cordeiros menores ou a mortalidade pós-natal pode ser alta. Infecções bacterianas secundárias também podem ocorrer, sendo em geral responsáveis pelas mortes. A sarna psoróptica dos ovinos é mais grave nas épocas frias, ficando latente nas épocas quentes, quando os ácaros se alimentam de forma menos ativa e diminuem a postura. Nesses períodos quentes e secos e após a tosquia, a sarna subclínica é caracterizada pela presença de pequenas lesões secas que podem durar meses sobre escroto, períneo, ventre, esterno, orelhas e fossas infraorbitais. Em geral, a taxa de morbidade é alta, podendo em alguns casos o rebanho inteiro estar afetado. No entanto, a suscetibilidade varia individualmente entre os animais, sendo alguns altamente resistentes. Ocasionalmente, após o tratamento, os ácaros continuam a causar lesões em algum animal individualmente. Esta condição pode ser resultado de baixa resposta imune a esses parasitos, e populações muito ativas de ácaros serão encontradas nesse tipo de animal, devendo seu descarte ser considerado pelo proprietário. As mortes ocorrem normalmente entre os cordeiros (Center for Food Security and Public Health, 2009).

Sarna corióptica

As várias espécies do gênero *Chorioptes* vivem na pele, produzindo sarna superficial, podendo ser encontrada nos pés e bolsa escrotal de ovinos e bovinos, porém a espécie *C. bovis* é a de maior interesse veterinário, pois afeta uma grande variedade de hospedeiros, inclusive ovinos, sendo mais comum em bovinos e equinos (Soulsby, 1987). Morfologicamente, *C. ovis* se assemelha a *Psoroptes*, devendo ser diferenciada. As ventosas dos tarsos possuem pedicelos e lobações fortes nas ventosas copulatórias e com cerdas espatuladas, pedicelo curto. O macho apresenta a quarta pata curta e a fêmea possui patas do mesmo tamanho (Serra-Freire e Mello, 2006). O ciclo biológico compreende ovo, larva, dois estágios ninfais e adultos e se completa em 3 semanas, sendo semelhante ao de *Psoroptes*. Os parasitas sobrevivem até 3 semanas fora do hospedeiro, permitindo a transmissão pelo ambiente e objetos. Parasitam o corpo do hospedeiro (pernas, cauda e pescoço) e ocasionalmente as orelhas. A infestação por *Chorioptes* causa uma doença mais branda. As peças bucais não perfuram a pele, pois são adaptadas para remover debris. Em infestações mais intensas, as lesões são caracterizadas por eritema, crostas, ulcerações, alopecia e prurido (Sargison, 2002). A incidência é maior no inverno e nos ovinos aparece como um processo descamante nas patas e no escroto.

Diagnóstico, tratamento e controle das sarnas

O diagnóstico clínico é o primeiro a ser explorado. No histórico, observa-se o contato com outros animais, sistema de manejo (condição de aglomeração), idade, ocorrência de imunossupressão, estado nutricional etc.

A suspeita de sarna nos ovinos começa ao se observar sinais de prurido, alopecia, sacudir de cabeça e lesões com crostas amareladas secas ou úmidas. No início, essas lesões são como máculas eritematosas e manchas no velo localizadas geralmente nas regiões da escápula, dorso e pescoço com sarna psoróptica, que é a mais comum. O diagnóstico diferencial inclui as dermatites por fungos, piolhos e outras ectoparasitoses.

Os diferentes tipos de sarna devem ser diagnosticados com apoio laboratorial. Antes de proceder à coleta ou enviar qualquer material suspeito de contaminação, é preciso tomar alguns cuidados. Amostras devem ser enviadas em condições seguras para laboratórios de diagnóstico para evitar a disseminação da doença. Embora uma identificação preliminar possa ser feita no campo, os ácaros devem ser coletados em álcool a 70% para diagnóstico especializado. Fotografias das lesões enviadas com o material poderão ser úteis. Para sarnas cutâneas deve ser feito a partir do raspado de pele. O material deverá ser colhido de diferentes áreas, optando-se pelas lesões mais recentes e uma lente de aumento pode ajudar a identificar os lugares de ocorrência dos ácaros. O raspado é feito com lâmina de bisturi ou cureta cirúrgica, sempre na borda das lesões. Havendo suspeita de ácaros que penetram profundamente (hiperplasia epidérmica mínima), como *Sarcoptes* e *Demodex*, deve-se mergulhar a lâmina de bisturi em óleo mineral, pegar uma prega de pele e raspar, mantendo um ângulo reto até sangrar. Para ácaros superficiais (hiperplasia epidérmica evidente e esfoliação) como *Psoroptes* e *Chorioptes*, podem-se raspar detritos em uma lata de pomada, usando a própria tampa como raspador. Características básicas que auxiliam a diferenciação dos gêneros (corpo e pré-tarsos):

- Corpo arredondado, patas curtas, pedicelo longo e não segmentado: *Sarcoptes*
- Corpo oval, patas projetando-se, pedicelo longo e articulado com ventosas: *Psoroptes*
- Corpo oval, pedicelo curto e não articulado: *Chorioptes*
- Corpo fino e alongado, quatro pares de patas curtas dilatadas: *Demodex*.

Durante muitos anos, o tratamento e o controle das ectoparasitoses dos ovinos se resumiam à aplicação de pesticidas no velo dos animais e, para eliminar piolhos, sarnas e moscas, bastava molhar eficientemente o velo até a pele. Mais recentemente, inseticidas sistêmicos se tornaram disponíveis, sendo efetivos contra parasitos que se alimentam e vivem nas camadas da epiderme ou aqueles sugadores. Para a maioria dos ectoparasitos de ovinos, esse princípio foi utilizado com o objetivo final de se erradicar do rebanho, pois esses parasitos completam seu ciclo de vida no hospedeiro e sobreviverão pouco tempo no ambiente. Por isto, em muitos países onde programas de controle compulsório foram instituídos, os ectoparasitos foram erradicados em diversos rebanhos quando o tratamento efetivo foi aplicado em associação com medidas de manejo e de biossegurança que impeçam a reinfestação. No entanto, os programas de controle e erradicação da sarna psorótica devem considerar as condições epidemiológicas bem como o sistema de produção (O'Brien, 1999). Em sistemas intensivos, a prevenção e a erradicação são relativamente mais fáceis do que em sistemas extensivos, em que é maior a possibilidade de contato entre animais de diferentes propriedades. Nesses casos, o controle e a erradicação da doença são difíceis. Basicamente, dois tipos de tratamento estão disponíveis, banhos com pesticidas ou o uso de lactonas macrocíclicas. Destas, a moxidectina parece oferecer proteção residual mais prolongada que as outras (Ortega-Mora, 1998). Independentemente do tipo de lactona escolhida, deve ser utilizada corretamente como parte de um programa com vista à erradicação. Ademais, um dos maiores problemas com o uso repetitivo das drogas é a exposição dos químicos aos parasitos internos que os animais carregam (Plant e Lewis, 2011). Sendo assim, o uso extensivo contribuirá para a seleção de populações resistentes de parasitos internos e, com isso, levar ao desenvolvimento de resistência aos anti-helmínticos, o que não é trivial. Um bom programa de erradicação deverá garantir que cada animal do rebanho foi tratado corretamente, e alguns passos devem ser seguidos para evitar reinfestação. Quando existem rebanhos muito próximos, tratamentos e quarentena serão necessários para qualquer animal introduzido no rebanho. O protocolo básico de tratamento inclui: isolar os animais infestados e em tratamento; antes de aplicar o produto químico, deve-se banhar o animal para amolecer e retirar as crostas; eliminar os utensílios dos animais infestados; higienizar/esterilizar os fômites; suplementação alimentar é indicada.

Pediculose

A pediculose ou piolheira dos ovinos consiste no parasitismo causado por insetos da ordem Phthiraptera, os piolhos. De modo geral, os piolhos são importantes pela ação irritante e espoliativa direta nos animais. O animal se coça, não se alimenta bem, fica irritado e com má aparência e podem aparecer infecções secundárias, o que gera perda de peso e queda na produtividade. As infestações leves em geral são descobertas apenas acidentalmente e não são consideradas de importância patogênica, sendo em muitos casos os piolhos habitantes quase normais da derme e da pelagem, principalmente no inverno. As espécies que parasitam os animais domésticos costumam ser divididas em dois grupos, de acordo com suas peças bucais e hábitos alimentares: piolhos sugadores e mastigadores. Nos ovinos, se encontram nas áreas lanosas cobertas e as maiores infestações ocorrem no inverno, com as condições de aglomeração nos estábulos, feiras etc. No entanto, há indícios de que a pediculose subclínica possa ser importante.

Das espécies mais importantes destaca-se *Linognathus pedalis*, que habita principalmente a região inferior dos membros posteriores, das patas até abaixo do jarrete, indo até o escroto entre pernas e abdome. *Linognathus ovillus* é o piolho da face que pode estar em orelhas, bochechas e pescoço das raças bem lanosas. *Bovicola ovis* (sin. *Damalinia ovis*) é o piolho mastigador dos ovinos, muito ativo e vaga pela lã no corpo todo, sendo o mais patogênico e causador de irritação (Faccini e Santos, 2009). Os piolhos são insetos com alta especificidade e permanentes no corpo dos seus hospedeiros. Em geral, as espécies que parasitam os ovinos são cosmopolitas em países de clima quente ou frio. São insetos ápteros, têm o corpo achatado, tamanhos e cores variadas, desprovidos totalmente ou com olhos primitivos fotossensíveis e patas que terminam numa garra (Linardi, 2001). Os dois grupos podem ser separados por caracteres morfológicos, hábitos alimentares e interações com seus hospedeiros. Morfologicamente, os sugadores apresentam o tórax mais largo que a cabeça e o aparelho bucal do tipo sugador-pungitivo; os mastigadores têm cabeça mais larga que o tórax e o aparelho bucal do tipo mastigador.

Os piolhos são fontes de irritação cutânea e espoliadores. Os que têm peças bucais perfurantes se nutrem de sangue, mas os equipados para morder e mastigar possuem uma dieta mais variada (Sinclair *et al.*, 1989). Aqueles que parasitam mamíferos ingerem as camadas externas das hastes pilosas, escamas da derme e crostas sanguíneas. São altamente específicos aos seus hospedeiros, e muito dependentes do microambiente proporcionado por pele, pelos e temperatura. Muitas espécies são tão específicas que se restringem a determinadas regiões do corpo (Soulsby,

1987). Os sugadores acometem vários grupos de mamíferos, sendo 65% destes suspeitos de albergar alguma dessas espécies. A diferença entre o sangue dos mamíferos determina a distinta suscetibilidade dos piolhos e seus hospedeiros. A capacidade de proliferação, oviposição e longevidade são variáveis de acordo com cada espécie.

Os piolhos mastigadores atualmente são agrupados em diferentes subordens, sendo conhecidas mais de 3.000 espécies (Rey, 2008). A maior parte não suporta temperaturas mais elevadas que aquelas do próprio hospedeiro. No entanto, toleram temperaturas mais baixas, por isso são mais abundantes no inverno do que no verão (James, 1999). O microclima é também o principal fator que rege a especificidade. Sendo assim, mesmo que haja alimento, após a morte do hospedeiro ou poucos dias depois morrem ou o abandonam (Hopkins e Chamberlain, 1972). Os piolhos apresentam um ciclo biológico geral semelhante entre as espécies. São parasitos obrigatórios, permanentes e a maioria morre fora do corpo do hospedeiro em menos de 1 semana, embora haja registros de sobrevivência de até 29 dias (Soulsby, 1987). A fêmea adulta ovipõe cerca de 200 a 300 ovos operculados (lêndeas). Os ovos são esbranquiçados e ficam grudados no pelo ou nas penas, onde podem ser vistos a olho desarmado. Não ocorre uma metamorfose completa (hemimetábolos), pois do ovo eclode uma ninfa que passa por três mudas (ninfa 1 – ninfa 2 – ninfa 3) até chegar à fase adulta totalmente desenvolvida.

Os piolhos se movem pela superfície da lã, sendo transmitido entre os animais principalmente por contato. A taxa de transmissão dependerá de diversos fatores, como os sistemas de manejo, lotação de animais, comprimento da lã, tempo e força do estímulo para que haja movimento dos piolhos, condições climáticas e ocorrência de tratamentos químicos (James e Moon, 1999). A fonte de uma infestação é quase sempre um animal; assim, existem duas maneiras pelas quais a propriedade se torna infestada: contato de ovinos sadios com outros infestados de outras propriedades ou recém-adquiridos. Falhas em tratamentos prévios são também causa comum de infestação nos rebanhos, uma vez que os piolhos são muito difíceis de ser detectados, quando apenas uma pequena quantidade sobrevive, podendo demorar muitos meses até que uma nova infestação se torne aparente. Há possibilidade de serem transmitidos por fômites (objetos, roupas dos trabalhadores, utensílios etc.), mas o número de novas infestações começando por essas fontes provavelmente seja pequeno.

Os principais sintomas associados à infestação por piolhos incluem pelos eriçados sem brilho e quebradiços, inquietação e irritação, que faz com que os animais se cocem frequentemente contra cercas e objetos; excesso de descamação da pele e redução na ingestão de alimentos. Como resultado há perda da produção e redução do peso. A infestação por *Bovicola ovis* demonstrou redução do corte da lã em aproximadamente 1 kg/cabeça. Além disso, a piolheira faz com que o velo fique manchado, amarelado e curto, causando perdas durante o processamento. Na Nova Zelândia tem sido observado que os piolhos causam defeitos no couro do tipo "caracol", manifestado de forma múltipla, às vezes com descoloração, que são vistos no processamento (Heath, 1995). Porém, a infestação por *B. ovis* não afeta o diâmetro das fibras da lã. Dados sobre as perdas na produtividade no Brasil são inexistentes, mas uma coisa interessante seria determinar as perdas causadas pela piolheira subclínica nos ovinos por meio de experimentos.

Alguns fatores interferem na suscetibilidade dos ovinos aos piolhos. Entre eles, parece que o principal é a raça. Por exemplo, merinos são mais suscetíveis que outras raças. Mas ainda existe diferença individual dentro de uma mesma raça e algumas ovelhas não se tornam infestadas, mesmo depois de repetidos desafios (James *et al.*, 2002). Em geral, a idade também influencia e os cordeiros são mais sensíveis às infestações do que os adultos, que podem servir de fonte de infestação para os jovens (James *et al.*, 1998). Por último, a saúde e a nutrição influenciam, uma vez que as piores infestações são observadas em ovelhas com menores taxas de crescimento e em situações de estresse, doenças ou má nutrição.

Em relação à epidemiologia da pediculose, os dados são escassos no Brasil, pois embora haja registros de ocorrências isoladas em propriedades, principalmente no Sul do país, poucos registros de prevalência são reportados. Ainda assim registraram-se 14% de prevalência de *B. ovis* no estado de São Paulo (Madeira *et al.*, 2000), na Paraíba prevalência de 18,94% nos machos e 23,47% em fêmeas e no Rio Grande do Norte, 40% (Fonseca *et al.*, 2009). Diferentemente, Brito *et al.* (2005) identificaram apenas *B. caprae* em um único ovino no Maranhão, e Santos *et al.* (2004) não observaram parasitismo por piolhos em rebanhos ovinos da Baixada Maranhense.

O controle dos piolhos dos ovinos, da mesma forma que outros ectoparasitos permanentes, baseia-se no uso de compostos químicos e esbarra nos mesmos problemas observados com o aparecimento de resíduos na carne, leite e no meio ambiente. São recomendados contra a piolheira produtos como o Diazinon, propetanfós, cipermetrina, deltametrina, fenvalarato, permetrina e amitraz (Plant e Lewis, 2011). Ainda, os endectocidas podem ajudar o controle dos piolhos.

Moscas e miíases

As moscas são insetos pertencentes à ordem Diptera, que se caracterizam por ter um par de asas. Desenvolvem-se por metamorfose, passando pelos estágios de larva, pupa e adultos, podendo trazer danos à saúde animal em alguma dessas fases. Miíase é o nome dado à infestação de tecidos de animais vertebrados vivos com larvas de dípteros que, pelo menos por um determinado tempo, se alimentam do tecido vivo ou morto do hospedeiro, líquidos ou substâncias corporais ou alimento ingerido (Robbins e Khachemoun, 2010). A seguir, serão citadas as principais moscas de importância patogênica, seja pela sua atuação na fase adulta ou causadora de miíase nos animais.

Musca domestica L. (Diptera: Muscidae), popularmente conhecida como mosca doméstica, é a principal peste doméstica e de importância médica e veterinária nos meios urbano e rural. Possuem em média 9 mm de comprimento e manchas brancas nas laterais do abdome. Seu aparelho bucal é do tipo lambedor-sugador e, ao utilizar enzimas digestivas, liquefaz os alimentos sólidos para absorver os nutrientes. Faz a postura 4 dias após a cópula, depositando 75 a 150 ovos nas fezes ou matéria orgânica em decomposição. Seu ciclo é rápido e pode ser mais curto no verão. A temperatura é fator limitante para a mosca, pois o tempo de vida das adultas varia de 30 dias no verão e mais do que isso no inverno (Soulsby, 1987). A 30°C, o tempo de ovo para adulto é de 10 dias e, a 16°C, é de 46 dias. Além disso, só 10% dos ovos chegam a adultos, também devido à temperatura. A umidade também é limitante, pois as larvas devem penetrar logo nas fezes porque, se não, morrem pela ação de raios solares. É causadora constante de irritação e, pelo fato de se desenvolver em ambiente sujo e contaminado (fezes e lixo), ao entrar em contato com os alimentos e com os animais, a mosca doméstica faz transporte de vários micro-organismos (Nmorsi *et al.*, 2007; Förster *et al.*, 2009). É também veiculadora de *Dermatobia hominis* (berne).

As miíases mais importantes são causadas por dípteros de diferentes famílias, principalmente Calliphoridae, Oestridae e Cuterebridae. A patogenia varia de acordo com a espécie de mosca envolvida, o local e quantidade de larvas (Robbins e Khachemoun, 2010). As infestações graves causam irritação, desconforto, prurido, queda no consumo de alimento, redução da fertilidade, queda da produtividade etc. Casos extremos causam hemorragias, infecção bacteriana secundária, desidratação, anafilaxia, toxemia e morte (Hall e Wall, 1995). Quando as miíases são causadas por larvas de moscas que se alimentam de tecido vivo são chamadas de miíases primárias. Mas, conforme a lesão evolui e sofre ação bacteriana, o tecido entra em decomposição produzindo secreções de odor fétido, que rapidamente atraem outras moscas, cujas larvas se alimentam do tecido morto, neste caso, miíase secundária.

Os califorídeos são popularmente conhecidos como moscas varejeiras e as miíases por elas causadas como "bicheiras". Os adultos medem em média 1 cm e são dotados de um brilho metálico característico no tórax, com aparelho bucal lambedor e tamanho semelhante ao das moscas domésticas. As larvas são vermiformes e aparecem muito na primavera devido à temperatura e umidade. O ciclo biológico é completo (ovo, L1, L2, L3, pupa e adulto). As larvas são lisas, segmentadas e medem aproximadamente 10 a 14 mm. A espécie *Cochliomya hominivorax* possui uma coloração no tórax que varia de azul a verde, tendo aproximadamente 6 mm. O ciclo biológico é de 20 dias, passando 10 dias em tecidos vivos do hospedeiro. São atraídas por feridas e lesões abertas, onde fazem postura em grumos de ovos causando miíase primária. A longevidade dos machos é de 25 dias e das fêmeas, 35 dias, mas pode variar com a temperatura. A espécie *Cochliomya macellaria* possui aspecto semelhante ao da *C. hominivorax* e sua diferenciação se dá apenas por características microscópicas, tais como estigma respiratório, espinhos e troncos traqueais. O ciclo é de 10 a 12 dias e a longevidade é de 45 dias, mas pode variar com a temperatura (Wall *et al.*, 2011). No entanto, suas larvas se desenvolvem em tecidos em decomposição, causando miíases secundárias. O gênero *Crysomya* tem várias espécies que caracteristicamente apresentam tórax com brilho acobreado. Seus ovos são depositados em matéria orgânica em decomposição. Provoca miíase secundária e preferem fezes de aves, lixo e carcaça de animais. Estas precisam se alimentar de carne desde o início, enquanto *Cochliomya* só precisa depois da primeira postura. Aparecem muito na primavera devido à temperatura e umidade; entre elas, *C. megacephala* tem ciclo biológico de 10 dias e longevidade de 60 dias; *C. albiceps* tem ciclo de 11 dias e longevidade de 30 a 40 dias e *C. putoria* tem ciclo de 10 dias e longevidade de 30 a 40 dias, mas podem variar com a temperatura. O gênero *Phaenicia* é um califorídeo de menor porte, mas também tem corpo com brilho metálico verde a azul. Provoca miíase primária, prefere fezes de aves, lixo e carcaça de animais. A espécie *P. cuprina* tem ciclo biológico de 12 dias e longevidade de 40 dias, para os machos, e de 50 dias para as fêmeas, podendo variar com a temperatura (Soulsby, 1987). As moscas do gênero *Sarcophaga* são de médio a grande porte e sua coloração é escura, acinzentada (sem brilho metálico) e abdome com manchas negras. As larvas vivem em cadáveres e as fêmeas são larvíparas (até 50 larvas por vez), o que é vantagem na competição por carcaças. Provocam miíases secundárias graves, pois as larvas são grandes. A importância econômica dos califorídeos e das bicheiras por eles causadas é inegável. O custo pela convivência com esses parasitos e pelos gastos com medidas preventivas é de milhares de dólares em todo o mundo (Borja, 2003). No Brasil, as perdas provocadas por essa praga têm sido calculadas em 150 milhões de dólares por ano (Grisi *et al.*, 2002).

Oestrus ovis é uma mosca de coloração cinza-escura com pequenas manchas negras no tórax e recoberta de pelos. As fêmeas adultas ovovivíparas geram aproximadamente 500 ovos. As fêmeas adultas atraídas pela umidade das narinas depositam 50 a 60 ovos já em eclosão com larvas (L1). Tais larvas são grandes, esbranquiçadas e possuem tipicamente uma placa peritremática em forma de "D". As larvas provocam uma miíase do tipo cavitária caracterizada por inflamação dos seios frontais, seguida de infecção bacteriana secundária, devido à presença das L2 e L3 que causam intensa irritação. A velocidade de desenvolvimento das L1 é variável com o clima, saem pelo espirro ou espontaneamente, podendo ficar de 2 semanas até 10 meses no animal (Tabouret *et al.*, 2001). É chamada praga de verão porque é de difícil controle e as moscas irritam os animais, que ficam indóceis e tentam esconder o focinho. Embora seja de grande importância patogênica raramente é mortal. No Brasil, a maior parte dos estudos foi realizada no Sul do país, onde altas prevalências e piques populacionais das larvas de primeiro e segundo ínstares ocorreram nos meses de abril e julho, e do terceiro ínstar, nos meses de fevereiro, julho e outubro (Ribeiro *et al.*, 1990). Em Santa Catarina verifica-se que as larvas estão presentes na maioria dos meses do ano, semelhantemente aos resultados com maiores intensidades de infestações no período de novembro a abril, quando as temperaturas médias variam entre 12 e 20°C (Ramos *et al.*, 2006). Os criadores revelam que os casos se iniciam com um leve corrimento nasal acompanhado de espirros constantes, mais tarde evidenciados pela presença de larvas. Há registros de que podem afetar o homem (Einer e Ellegard, 2011).

Existe ainda a miíase primária furuncular conhecida popularmente como "berne". Embora seja mais importante para os bovinos, acometem diversos mamíferos, entre eles, os ovinos. As moscas adultas pertencentes à espécie *Dermatobia hominis* são 2 a 3 vezes maiores que a mosca doméstica, não se alimentam e vivem em matas, fazendas ou à beira de rios. Fazem uma reprodução constante, porque só têm 3 dias de vida. Mesmo não indo aos animais, depositam uma massa de ovos (1 ovo/segundo) em outros insetos zoofílicos que utilizam como vetor forético. Esses insetos, muitas vezes a própria *Musca domestica*, são responsáveis por levar os ovos de *Dermatobia* aos animais. No hospedeiro, após 7 dias (varia com temperatura e umidade), eclodem as larvas que, por estímulo térmico, abre o opérculo e invadem a pele íntegra. A larva é piriforme e possui espinhos e ganchos na sua parte mais larga e estigmas respiratórios na parte mais estreita. As larvas possuem espinhos para fixação, formam uma lesão furunculosa, mas não chegam a atingir os tecidos mais profundos, ficando logo abaixo da pele, de onde emergem apenas para respirar, e sua atividade é noturna. Depois de mais ou menos 40 dias de desenvolvimento (L1-L3) as larvas caem ao solo, viram pupas e ficam sem se alimentar por 32 dias até eclodirem adultas. Os animais de pelo escuro são mais afetados que os de pelo claro, mas devido à preferência do inseto vetor e não da *Dermatobia*, por causa da reflexão da onda luminosa. Infestações altas em animais de produção são responsáveis por perdas produtivas, danos ao velo e ao couro, que representam prejuízos importantes.

As moscas da espécie *Mellophagus ovinus* também parasitam ovinos e são encontradas em quase todas as partes do mundo. Diferentemente das anteriores, são insetos que vivem na lã e se alimentam de sangue. Não possuem asas, têm o corpo coberto de pelos, medem aproximadamente 4 a 6 mm. As patas são robustas e dotadas de fortes unhas. São ectoparasitos permanentes. As moscas aderem suas larvas por meio de uma sustância gelatinosa, que evoluem para larva e pupa rapidamente, ficando neste último estágio por 19 a 36 dias, dependendo do clima. As fêmeas vivem entre 4 e 5 meses e dão origem a 10 a 15 larvas cada. Normalmente passam de uma ovelha a outra por contato, sendo mais numerosas no outono e inverno, decrescendo no verão nas ovelhas de qualquer idade ou sexo. Embora desde a introdução dos inseticidas sua importância veterinária tenha diminuído, esse inseto é responsável por causar inflamação e, na tentativa de aliviar a irritação causada, os ovinos acabam por danificar a lã ou machucar a pele (Soulsby, 1987). Segundo consta, também podem causar perda de peso e transmitir diversos agentes patogênicos, entre eles, o protozoário *Trypanosoma mellophagium* (Small, 2005). A hematofagia pode levar à anemia em infestações intensas, agravadas por outros ectoparasitos. Ademais, as fezes das moscas mancham a lã e não são fáceis de remover.

Com exceção de *M. ovinus*, que deve ser controlada da mesma forma que os outros ectoparasitos permanentes, o controle das demais moscas nos animais não é eficiente, uma vez que não passam todo o seu ciclo de vida nos hospedeiros, devendo se adotado um sistema de manejo integrado (Borja, 2003). Assim, o controle das fases não parasitárias no ambiente é fundamental, eliminando o hábitat de desenvolvimento, interrompendo assim o ciclo biológico. Deve-se obter um controle higiênico, fazendo esterqueiras, compostagem, compactação de fezes, espalhar as fezes em camadas finas, porque as larvas não sobrevivem aos raios solares. As moscas não depositam ovos em fezes fermentadas, porque os gases e o ácido lático matam as larvas. Os inseticidas não são muito eficientes na matéria orgânica, e podem matar outros micro-organismos úteis. No caso das miíases, o melhor a fazer para evitá-las é manter a higiene das feridas dos animais para que as moscas varejeiras não sejam atraídas. Ao serem acometidos por miíases, os animais devem receber tratamento clínico com limpeza do local e remoção total das larvas e do tecido morto, além da aplicação de medicamentos tópicos cicatrizantes e antibióticos para a infecção secundária.

Referências bibliográficas

AERTS, R.J.; BARRY, T.N.; McNABB, W.C. Polyphenols and agriculture: beneficial effects of proanthocyanidins in forages. **Agriculture Ecosystem and Environment**. v. 75, p.1-12, 1999.

AKKARI, H.; DARGHOUTH, M.A.; BEN SALEM, H. Preliminary investigations of the anti-nematode activity of Acacia cyanophylla Lindl.: excretion of gastrointestinal nematode eggs in lambs browsing A. cyanophylla with and without PEG or grazing native grass. **Small Ruminante Research**. v. 74, p. 78-83, 2008.

AMARANTE, A.F.T. et al. Efeito da administração de oxfendazol, ivermectina e levamisol sobre os exames coproparasitológicos de ovinos. **Brazilian Journal of Veterinary Research and Animal Science**. São Paulo, v. 29, n. 1, p. 31-38, 1992.

AMARANTE, A.F.T.; BARBOSA, M.A. Seasonal variations in populations of infective larvae on pasture and nematode faecal egg output in sheep. **Veterinária e Zootecnia**. v. 7, p. 127-133, 1995.

AMARANTE, A. F. T. et al. M. Resistance of Santa Ines, Suffolk and Ile de France sheep to naturally acquired gastrointestinal nematode infections. **Veterinary Parasitology**. Amsterdam, v. 120, p. 91-106, 2004.

AMARANTE, A.F.T.; PADOVANI, C.R.; BARBOSA, M.A. Contaminação das pastagens por larvas infectantes de nematóides gastrintestinais parasitas de bovinos e ovinos em Botucatu, SP. **Revista Brasileira de Parasitologia Veterinária**. v. 5, p. 65-73, 1996.

AMARANTE, A.F.T. et al. Host specificity of sheep and cattle nematode in São Paulo state, Brazil. **Veterinary Parasitology**. v. 73, p. 89-104, 1997.

AMARANTE, A.F.T.; BARBOSA, M.A. Comparison between pasture sampling and tracer lambs to evaluate contamination of sheep pastures by nematode infective larvae. **Revista Brasileira de Parasitologia Veterinária**. v. 7, n. 2, p. 95-99, 1998.

ANVISA/MS, 1995. Portaria nº 6/MS/SNVS, de 31 de janeiro de 1995. Agência Nacional de Vigilância Sanitária do Ministério da Saúde. Acesso em 01/07/2011, disponível em http://www.anvisa.gov.br/legis/portarias/6_95.htm.

ARLIAN, L.G. Biology, host relations, and epidemiology of Sarcoptes scabiei. **Annual Review of Entomology**. v. 34, p. 139-161, 1989.

ARLIAN, L.G. et al. Sarcoptes scabiei: histopathological changes associated with acquisition and expression of host immunity to scabies. **Experimental Parasitology**. v. 78, p. 51-63, 1994.

ARMOUR, J. The epidemiology of helminth disease in farm animals. **Veterinary Parasitology**. v. 6, n. 1, p. 7-46, 1980.

AROSEMENA, N.A.E. et al. Seasonal variations of gastrointestinal nematode in sheep and goats from semi-arid areas in Brazil. **Revue Médicine Véterinaire**. v. 150, p. 873-876, 1999.

BAHIRATHAN, M.; MILLER, J.E.; BARRAS, S.R. Susceptibility of Sulfok and Golf Coast native suckling lambs to naturally acquired strongylate nematode ineffction. **Veterinary Parasitology**. Amsterdam, v. 65, p. 259-268, 1996.

BARRETO, M.A.E. SILVA, J.S. Avaliação da resistência de nematódeos gastrintestinais em rebanhos caprinos do Estado da Bahia – (Resultados Preliminares). In: Congresso Brasileiro de Parasitologia Veterinária, XI, Salvador, BA. Anais..., p. 160, 1999.

BARRY, T.N.; McNABB, W.C. The implication of condensed tannins on the nutritive value of temperate forages fed to ruminants. **British Journal of Nutrition**. v. 81, p. 263-272, 1999.

BATES, P.G. Inter- and intra-specific variation within the genus Psoroptes (Acari: Psoroptidae). **Veterinary Parasitology**. v. 83, p. 201-217, 1999.

BENAVIDES, M.V. Marcadores moleculares. In: CAVALCANTE, A C.R. et al. (ed.) **Doenças parasitárias de caprinos e ovinos: epidemiologia e controle**. Embrapa Informação Tecnológica, p. 506-546, 2009. p. 603.

BENAVIDES, M.V. et al. Genetic variability of a *Bos taurus* x *Bos indicus* cross population and validation of genomic regions influencing nematode resistance. In: V SIRGEALC – Simpósio sobre Recursos Genéticos da América Latina e do Caribe. Montevideo, Uruguay. 2005b.

BERNE, M.E.A., VIEIRA, L.S., CAVALCANTE, A.C.R. Coccidiose caprina: ação de desinfetantes sobre a esporulação de oocistos de Eimeria spp. In: Seminário Brasileiro de Pesquisa Agropecuária do Piauí, V. Teresina. Anais..., Teresina: Embrapa-UEPAE-Teresina. p. 178-181,1988.

BOMFIM, T.C.B., LOPES, C.W.G. Levantamento de parasitos gastrintestinais em caprinos da região serrana do estado do Rio de Janeiro. **Revista Brasileira de Parasitologia Veterinária**. v. 3, n. 2, p. 119-124, 1994.

BORBA, M.F.S. et al. Susceptibilidade das raças Corriedale e Crioula lanada a infecção natural por helmintos gastrintestinais. In: Seminário Brasileiro de Parasitologia Veterinária, 10, 1997, Itajaí. Anais..., Itajaí: CBPV. 1997. p. 202.

BORJA, G.E.M. Erradicação ou manejo integrado das miíases neotropicais das Américas. **Pesquisa Veterinária Brasileira**. v. 23, p. 131-138, 2003.

BRICARELLO, P.A. et al. Worm burden and immunological responses in Corriedale and Crioula Lanada sheep following natural infection with *Haemonchus contortus*. **Small Ruminant Research**. Amsterdam, v. 51, n. 1, p. 73-81, 2004.

BRITO, D.R.B.; SANTOS, A.C.G.; GUERRA, R.M.S.N.C. Ectoparasitos em rebanhos de caprinos e ovinos na microrregião do Alto Mearim e Grajaú, Estado do Maranhão. **Revista Brasileira de Parasitologia Veterinária**. v. 14, n. 2, p. 59-63, 2005.

BUENO, M.S. et al. Infección por nematodos em razas de ovejas carniças criadas intensivamente em la región del sudeste del Brasil. **Archivos de Zootecnia**. v. 51, p. 273-280, 2002.

BUKVA, V. Three species of the hair follicle mites (Acari: Demodecidae) parasitizing the sheep Ovis aries L. **Folia parasitological**. v. 37, p. 81-91, 1990.

BURKE, J.M.; MILLER, J.E. Relative resistance of Dorper crossbreed ewes to gastrointestinal nematode infection compared with St. Croix and Kathadin ewes in the southeastern of United States. **Veterinary Parasitology**. Amsterdam. v. 109, p. 265-275, 2004.

CAMURÇA-VASCONCELOS, A.L.F. **Avaliação da atividade anti-helmíntica dos óleos essenciais de Lippia sidoides e Croton zehntneri sobre nematóides gastrintestinais de ovinos**. Tese de Doutorado, Universidade Estadual do Ceará, 2006.

CAMURÇA-VASCONCELOS, A.L.F. et al. Validação de plantas medicinais com atividade anti-helmíntica. **Revista Brasileira de Plantas Medicinais**. v. 7, p. 97-106, 2005.

CASWELL, J. L. et al. A prospective study of the immunophenotype and temporal changes in the histological lesions of canine demodicosis. **Veterinary Pathology**. v. 34, p. 279-87, 1997.

CENCI, F.B. et al. Effects of condensed tannin from Acacia mearnsii on sheep infected naturally with gastrointestinal helminths. **Veterinary Parasitology**. v. 144, p. 132-137, 2007.

CENTER FOR FOOD SECURITY AND PUBLIC HEALTH. Technical Factsheet: Sheep scab (Psoroptes ovis), 2009.

CHANIE, M., NEGASH, T., SIRAK, A. Ectoparasites are the major causes of various types of skin lesions in small ruminants in Ethiopia. **Tropical Animal Health Production**. v. 42, p. 1103-1109, 2010.

CHARLES, T.P., POMPEU, J., MIRANDA, D.B. Efficacy of three broad--spectrum anthelmintics against gastrointestinal nematode infections of goats. **Veterinary Parasitalogy**. v. 34, p. 71-75, 1989.

COLES, G.C. et al. World Association for the Advancement of Veterinary Parasitology (W.A.A.V.P.) Methods for the detection of anthelmintic resistance in nematodes of veterinary importance. **Veterinary Parasitolology**. v. 44, p. 35-44, 1992.

CONDER, G. A., JOHNSON, S.S., 1996. Viability of infective larvae of Haemonchus contortus, Ostertagia ostertagi, and Trichostrongylus colubriformis following ex-sheathment by various techniques. **Journal of Parasitology**. v. 82, p. 100-102.

COOP, R.L., KYRIAZAKIS, L. Influence of host nutrition on the development and consequences of nematode parasitism in ruminants. **Trends of Parasitology**. v. 17, n. 7, p. 325-330, 2001.

COSTA, C.A.F. Epidemiologia das helmintoses caprinas. In: SEMANA BRASILEIRA DO CAPRINO, 2, 1978, Sobral, CE. Anais..., Sobral: Embrapa-CNPC, p. 85-87, 1982.

COSTA, C.A.F. Aumento nas contagens de ovos de nematóides gastrintestinais em cabras lactantes. Pesquisa Agropecuária Brasileira, v.18, p.919-929, 1983.

COSTA, C.A.F. et al. Variability of resistance in goats infected with *Haemonchus contortus* in Brazil. **Veterinary Parasitology**, v. 88, n.1-2, 153-158, 2000.

COSTA, C.A.F.; VIEIRA, L.S. Controle de nematóides gastrintestinais de caprinos e ovinos do estado do Ceará. Sobral. Embrapa-CNPC, 1984. (Embrapa – CNPC. Comunicado Técnico, 13). p. 6.

COSTA, C.A.F.; VIEIRA, L.S.; PANT, K.P. Valores de eritrócitos e eosinófilos em cordeiros deslanados, antes e depois de medicações anti-helmínticas. **Pesquisa Agropecuária Brasileira**. Brasília, DF, v. 21, p. 193-201, 1986.

COURTNEY, C.H.; PARKER, C.F.; McCLURE, K.E. Resistance of exotic and domestic lambs to experimental infection with *Haemonchus contortus*. **International Journal for Parasitalogy**. Oxford, v. 15, p. 101-109, 1985.

DESCH, C.E. Demodex aries sp. nov., a sebaceous gland inhabitant of the sheep, Ovis aries, and redescription of Demodex ovis Hirst, 1919. **New Zealand Journal of Zoology**. v. 13, p. 367-375, 1986.

ECHEVARRIA, F.A.M. et al. The Prevalence of Anthelmintic Resistance in Nematode Parasites of Sheep in Southern Latin America: Brazil. **Veterinary Parasitology**. v. 62, p. 199-206, 1996.

ECHEVARRIA, F.A.M.; PINHEIRO, A.C. Saúde: verminose ovina. In: OLIVEIRA, N.M. **Sistemas de criação de ovinos nos ambientes ecológicos do Sul do Rio Grande do Sul**. Bagé: Embrapa Pecuária Sul, p. 127-134. (Embrapa Pecuária Sul. Sistemas de Produção, 2), 2003.

ECHEVARRIA, F.A.M.; PINHEIRO, A.C. **Verminose ovina: epidemiologia e controle**. Bagé: Embrapa Pecuária Sul (Embrapa Pecuária Sul. Documentos, 40), 2001. p. 20.

EINER, H.; ELLEGARD, E. Nasal myiasis by *Oestrus ovis* second stage larva in an immunocompetent man: case report and literature review. **Journal of Laryngology & Otology**. v. 125, p. 745-746, 2011.

FACCINI, J.L.H., SANTOS, S.B.S. Pediculose. In: CAVALCANTI, A.C.R. et al. **Doenças parasitárias de caprinos e ovinos: epidemiologia e controle**. 1.ed., Embrapa Informação Tecnológica: Brasília, DF, 2009. p. 603.

FERNANDES, L.H. et al. Efeito do pastejo rotacionado e alternado com bovinos adultos no controle da verminose em ovelhas. **Arquivo Brasileiro de Medicina Veterinária e Zootecnia**. v. 56, p. 733-740, 2004.

FITZGERALD, A.M. The economic impact of coccidiosis in domestic animals. **Advances in Veterinary Science & Comparative Medicine**. v. 24, p. 121--143, 1980.

FONSECA, Z.A.A.S.; FERREIRA, C.G.T.; AHID, S.M.M. Ectoparasitas de ruminantes na região semi-árida do Rio Grande do Norte, Brasil. **Acta Veterinária Brasílica**. v. 3, p. 141-145, 2009.

FONTANELI, R.S. et al. Análise econômica de sistemas de produção de grãos com pastagens anuais de inverno, em sistema de plantio direto. **Pesquisa Agropecuária Brasileira**. Brasília, D. F., v. 35, n. 11, p. 2129- 2137, nov. 2000.

FOREYT, W.J. Coccidiosis and cryptosporidiosis in sheep and goats. In: SMITH, M.C. (Guest Editor). Advances in sheep and goat medicine. **Veterinary Clinics of North America**. v. 6, n. 3, p. 112-134, 1993.

FÖRSTER, M. et al. Comprehensive study on the occurrence and distribution of pathogenic microorganisms carried by synanthropic flies caught at different rural locations in Germany. **Journal of Medical Entomology**. v. 46, p. 1164-6, 2009.

FREITAS, M.G. **Helmintolologia veterinária**. 6.ed. Belo Horizonte, MG: Precisa, 1982. p. 396.

GEARY, T.G.; SANGSTER, N.C., THOMPSON, D.P. Frontier in anthelmintic pharmacology. **Veterinary Parasitology**. v. 84, p. 275-295, 1999.

GIRÃO, E.S.; MEDEIROS, L.P.; GIRÃO, R.N. Ocorrência e distribuição estacional de helmintos gastrintestinais de caprinos no município de Teresina, Piauí. **Ciência Rural**. v. 22, p. 197-202, 1992.

GONÇALVES, I.G.; ECHEVERRIA, F. Cobre no controle da verminose gastrintestinal em ovinos. **Ciência Rural**. v. 34, n. 1, p. 183-188, 2004.

GRISI L. et al. Impacto econômico das principais ectoparasitoses em bovinos no Brasil. **A Hora Veterinária**. v. 125, p. 8-10, 2002.

HALL, M.; WALL, R. Myiasis of humans and domestic animals. **Advances in Parasitology**, v. 35, p. 257-334, 1995.

HASLAM, E. **Chemistry of vegetable tannins**. London: Academic Press, 1966. p. 179.

HASLAM, E. Vegetable tannins. In: CONN, E.E. (ed.). **The biochemistry of plants**. London: Academic Press, 1981. p. 527-556.

HASSUM, I.C.; MENEZES, R.C.A.A. Infecção natural por espécies do gênero Eimeria em pequenos ruminantes criados em dois municípios do estado do Rio de Janeiro. **Revista Brasileira de Parasitologia Veterinária**. v. 14, n. 3, p. 95-100, 2005.

HEATH, A.C.G. Preliminary investigations into the aetiology and treatment of cockle, a sheep pelt defect. **Veterinary Parasitology**. v. 56, p. 239-254, 1995.

HECKENDORN, F. et al. Individual administration of three tanniferous forage plants to lambs artificially infected with Haemonchus contortus and Cooperia curticei. **Veterinary Parasitology**. v. 146, p. 123-34, 2007.

HERD, R.P. Control of periparturient rise in worm egg counts in lactating ewes. **Journal of American Veterinary Medical Association**. v. 182, p. 375-379, 1983.

HERNÁNDEZ-ORDUÑO, G. In vitro anthelmintic effect of Acacia gaumeri, Havardia albicans and quebracho tannin extracts on a Mexican strain of Haemonchus contortus L3 larvae. **Tropical and Subtropical Agroecosystems**. v. 8, p. 191-197, 2008.

HERVÁS, G. et al. Intoxication of sheep with quebracho tannin extract. **Journal of Comparative Pathology**. v. 129, p. 44-54, 2003.

HOPKINS, D.E.; CHAMBERLAIN, W.F. Sheep biting louse: Notes on the biology of lice reared off the host. **Annals of the Entomological Society of America**. v. 65, p. 1182-1183, 1972.

HOWARD, L.J. **Current Veterinary Therapy. Food animal practice**. 2.ed. W.B. Saunders Company, 1986. 1008p.

HUBERT, J.; KERBOEUF, D. A micro larval development assay for the detection anthelmintic resistance in sheep nematodes. **Veterinary Record**. v. 130, p. 442-446, 1992.

JAMES, P.J.; MOON, R.D.; BROWN, D.R. Seasonal dynamics and variation among sheep in densities of the sheep biting louse, Bovicola ovis. **International Journal of Parasitology**. v. 28, p. 283-292, 1998.

JAMES, P.J.; MOON, R.D. Spatial distribution and spread of sheep biting lice, Bovicola ovis, from point infestations. **Veteterinary Parasitology**. v. 81, p. 323-339, 1999.

JAMES, P.J. et al. Variation among Merino sheep in susceptibility to lice (Bovicola ovis) and association with susceptibility to trichostrongylid gastrointestinal parasites. **Veterinary Parasitology**. v. 103, p. 355-365, 2002.

JAMES, P.J. Do sheep regulate the size of their mallophagan louse populations? **International Journal of Parasitology**. v. 29, p. 869-875, 1999.

KAHIYA, C.; MUKARATIRWA, S.; THAMSBORG, S.M. Effects of Acacia nilotica and Acacia karoo diets on Haemonchus contortus infection in goats. **Veteterinary Parasitology**. v.115, p. 265-274, 2003.

KALIL FILHO, A.N. et al. Variação genética entre origens e procedências de Acacia mearnsii. **IPEF**. Piracicaba, n. 14, p. 41-49, 1980.

KATE, R.C. Ecological aspects of helminth transmission in domesticated animals. **American Zoologist**. v. 5, p. 95-130, 1965.

LARSEN, M. Biological control of helminths. **International Journal for Parasitology**. v. 29, p.139-146, 1999.

LEJAMBRE, LF.; WINDON, R.G.; SMITH, W.D. Vaccination against Haemonchus contortus: performance of native parasite gut membrane glycoproteins in Merino lambs grazing contaminated pasture. **Veterinary Parasitology**. v. 31, n. 3-4, p. 302-312, 2008.

LEVINE, N.D.; LIMA, J.D. The intestinal coccidia of the goat Capra hircus. In: **Parasites their world and ours. Proceedings of the Fifth International Congress of Parasitology, Toronto**. Amsterdam: Elsevier Biomedical Press, p. 344-345, 1982.

LIMA, J.D. Eimeriose dos ruminantes. In: Seminário Brasileiro de Parasitologia Veterinária, II Fortaleza, CE, 1980. **Anais...**, Brasília, Colégio Brasileiro de Parasitologia Veterinária, p. 79-97, 1980.

LIMA, J.D. Eimeriose de caprinos. Seminário Departamento de Medicina Veterinária Preventiva. Fac. Vet./UFMG, Belo Horizonte, 1991a. p. 16.

LIMA, J. D. Eimeriídeos de caprinos. Seminário, Departamento de Parasitologia – ICB/UFMG, Belo Horizonte, 1991b. p. 19.

LINARDI, P.M. Piolhos (sugadores e mastigadores). In: MARCONDES, C.B. (ed.). **Entomologia médica e veterinária**. Atheneu: São Paulo, p. 183-238, 2001.

MADEIRA, N.G.; AMARANTE, A.F.T.; PADOVANI, C.R. Diversity of ectoparasites in sheep flocks in São Paulo, Brazil. **Tropical Animal Health Production**. v. 4, p. 225-232, 2000.

MALAN, F.S.; VAN WYK, J.A.; WESSELS, C.D. Clinical evaluation of anaemia in sheep:Early trials. Onderstepoort. **Journal Veterinary Research**. v. 68, n. 3, p. 165-174, 2001.

MAPA. Regulamento técnico para licenciamento e/ou renovação de licença de produtos antiparasitários de uso veterinário. Portaria n° 48 de 12/05/1997. Ministério da Agricultura, Pecuária e Abastecimento/Secretaria de Defesa Agropecuária, 1997. Acesso em 18/07/2011, disponível em http://extranet.agricultura.gov.br/sislegis/action/detalhaAto.do?method=consultarLegislacaoFederal.

MARTIN, R.J.; ROBERTSON, A.P.; BJORN, H. Target sides of anthelmintics. **Parasitolology**. v. 114, p. S111-S124, 1997.

MARTINS FILHO, E.; MENEZES, R.C.A.A. Comparação dos níveis de parasitismo por Eimeria spp em caprinos de duas microrregiões homogêneas do estado da Paraíba In: Seminário Brasileiro de Parasitologia Veterinária, 9, Salvador: CBPV. **Anais...**, Salvador, p. 217, 1999.

MAX, R.A. et al. The effect of wattle tannin drenches on gastrointestinal nematodes of tropical sheep and goats during experimental and natural infections. **Journal of Agricultural Sciences**. 147, 211-218, 2009.

McGRAW, L.J.; VAN DER MERWE, D.; ELOFF, J.N. In vitro anthelmintic, antibacterial and cytotoxic effects of extracts from plants used in South African ethnoveterinary medicine. **Veterinary Journal**. v. 173, p. 366-372, 2007.

MELO, A.C.F.L., BEVILAQUA, C.M.L., VILLAROEL, A.S. Resistência a antihelmínticos em nematóides gastrintestinais de ovinos e caprinos no município de Pentencoste, Estado do Ceará. **Ciência Animal**, v. 8, p. 7-11, 1998.

MENDONÇA, F.; DANNI-OLIVEIRA, I.M. **Climatologia: noções básicas e climas do Brasil**. São Paulo: Oficina de Textos, 2007. p. 208.

MENEZES, R.C.A.A.; LOPES, C.W.G. Ocorrência e causas predisponentes da infecção por Eimeria ninakohlyakimovae Yakimoff & Rastegaieff, 1930 (Apicomplexa: Eimeriidae) em caprinos leiteiros na microrregião serrana fluminense, estado do Rio de Janeiro. **Revista Brasileira de Parasitologia Veterinária**. v. 19, n. 2, p. 62-66, 1997.

MENEZES, R.C.A.A.; LOPES, C.W.G. Aspectos morfobiológicas da Eimeria ninakohlyakimovae (Apicomplexa: Eimeriidae) em caprinos leiteiros na microregião serrana fluminense, Rio de Janeiro. **Revista Brasileira de Parasitologia Veterinária**. v. 18, n. 5, p. 212-215, 1996.

MINHO, A.P; ABDALLA, A.L.; GENNARI, S.M. The effect of condensed tannins on Haemonchus contortus in sheep experimentally infected In: British Society of Animal Science Annual Meeting, York, 2005. In vitro and analytical techniques. **Proceedings...**, York: University of York, 2005.

MINHO, A.P. et al. Effect of Acacia molissima tannin extract on the control of gastrointestinal parasites in sheep. **Animal Feed Science and Technology**. v. 147, p. 172-181, 2008.

MINHO, A.P. et al. Efficacy of condensed tannin presents in acacia extract on the control of Trichostrongylus colubriformis in sheep. **Ciência Rural**. v. 40, n. 6, p. 1360-1365, 2010a.

MINHO, A.P. et al. Anthelmintic effects of condensed tannins on Trichostrongylus colubriformis in experimentally infected sheep. **Semina: Ciências Agrárias**. v. 31, n. 4, p. 1009-1016, 2010b.

MINISTÉRIO DA SAÚDE, 2004. Resolução-RE N° 90. Acesso em 23/07/2011, disponível em http://portal.saude.gov.br/portal/arquivos/pdf/re_90_guia_tox.pdf.

MINISTÉRIO DA SAÚDE, 2008. Instruções operacionais: informações necessárias para a condução de ensaios clínicos com Fitoterápicos / Ministério da Saúde, Organização Mundial da Saúde. – Brasília: Ministério da Saúde (Série A. Normas e Manuais Técnicos), 2008. 20p.

MINISTÉRIO DA SAÚDE, 2011. Fitoterapia. Acesso em 22/07/2011, disponível em http://portal.saude.gov.br/portal/saude/profissional/area.cfm?id_area=1336

MOLENTO, M.B. Resistência parasitária. In: CAVALCANTE, A.C.R. et al. (ed.). **Doenças parasitárias de caprinos e ovinos: epidemiologia e controle**. Brasília: Embrapa Informação Tecnológica, p. 330-366, 2009. 603p.

MOLENTO, M.B. et al. Método Famacha como parâmetro clínico individual de infecção por Haemonchus contortus em pequenos ruminantes. **Ciência Rural**. v. 34, p.1139-1145, 2004.

MORAES, F.R. et al. Susceptibilidade de ovinos das raças Suffolk e Santa Inês à infecção natural pro tricostrongilídeos. **Archives of Veterinary Science**. v. 6, p. 63-69, 2000.

MUELLER-HARVEY, I.; McALLAN, A.B. **Tannins: their biochemistry and nutritional properties**. London: JAI Press, p. 151-217, 1998.

MUGAMBI, J.M.; BAIN, R.K.; WANYANGU, S.W. Resistance of four sheep breeds to natural and subsequent artificial Haemonchus contortus infection. **Veterinary Parasitalogy**. Amsterdam, v. 69, p. 265-273, 1997.

MUGAMBI, J.M.; BAKER, R.L.; UADHO, J.O. Comparative resistance to Haemonchus contortus parasites, productivity and efficiency of Red Maasai and Dorper sheep in a sub-humid and semi-arid environment in Kenya. In: International Conference of the World Asssociation for the Advancement of Veterinary Parasitalogy, 19, 2003, New Orleans. **Proceedings...**, New Orleans: WAAVP, p. 245, 2003.

NDMAUKONG, K.J.N.; NGONE, M.M. Development and survival of Haemonchus contortus and Trichostrongylus spp. on pasture in Cameroon. **Tropical Animal Health Production**. v. 28, p. 193-197, 1996.

NMORSI, O.P.G., AGBOZELE, G., UKWANDU, N.C.D. Some aspects of epidemiology of filth flies: Musca domestica, Musca domestica vicina, Drosophilia melanogaster and Associated Bacteria Pathogens in Ekpoma, Nigeria. **Vector Borne Zoonotic Disease**. v. 7, p. 107-117, 2007.

NUTTING, W. B., Kettle, P. R., Tenquist, J. D., Whitten, L. K. Hair follicle mites (Demodex spp.) in New Zealand. **New Zealand Journal of Zoology**. v. 2, p. 219-222, 1975.

O'BRIEN, D. J. Treatment of psoroptic mange with reference to epidemiology and history. **Veterinary Parasitology**. v. 83, p. 177-185, 1999.

O'CALLAGHAN, M.G. Coccidia of domestic and feral goats in South Australia. **Veterinary Parasitology**. v. 30, p. 267-272, 1989.

O'GRADY, J.; KOTZE, A.C. Haemonchus contortus: in vitro drug screening assays with the adult life stage. **Experimental Parasitolology**. v.106, p.164-172, 2004.

OLIVEIRA, H.A. **Acacia-negra e tanino no Rio Grande do Sul**. Canoas. La Salle, v. 2, 1968. p. 121.

OLIVEIRA, M.C.S. et al. Uso de tratamento seletivo contra nematódeos gastrintestinais em ovelhas criadas em São Carlos, SP. Boletim de Pesquisa e Desenvolvimento 17 – Embrapa Pecuária Sudeste, São Carlos, 2008.

ORTEGA-MORA, L.M. et al. Controlled field efficacy of injectable moxidectin against naturally acquired psoroptic mange in sheep. **Small Ruminal Research**. v. 29. p. 271-276, 1998.

PARKER, A.G.H. Selection for resistance to parasites in sheep. **Proceedings of New Zealand Society of Animal Production**. v. 51, p. 291-294, 1991.

PARKINSON, M.; O'NEILL, S.M.; DALTON, J.P. Controlling fasciolosis in the Bolivian Altiplano. **Trends In Parasitology**. v. 23, n. 6, p. 238-239, 2007.

PATIL, N.V. et al. Effect of monesin on growth rate os malpura lambs. **Livestock Adviser**. v. 21, n. 5, p. 03-10, 1986.

PATRI, A. et al. Energy dispersive X-ray analysis of titanium dioxide nanoparticle distribution after intravenous and subcutaneous injection in mice. **Journal of Applied Toxicology**. v. 29, n. 8, p. 662-672, 2009.

PEREIRA, R.H.M.A. et al. Diagnóstico da resistência dos nematóides gastrintestinais a anti-helmínticos em rebanhos caprino e ovino do RN. **Acta Veterinaria Brasílica**. v. 2, n. 1, p. 16-19, 2008.

PLANT, J.W.; LEWIS, C.J. Treatment and control of ectoparasites in sheep. **Veterinary Clinics of North America-Food Animal Practice**. v. 27, p. 203-21, 2011.

PUGH, D.G. **Clínica de Ovinos e Caprinos**. São Paulo: Roca, 2005. p. 513.

RAMOS, C.I. et al. Resistência de parasitas gastrintestinais de ovinos a alguns anti-helmínticos no Estado de Santa Catarina, Brasil. **Ciência Rural**. Santa Maria. v. 32, n. 3, p. 473-777, 2002.

RAMOS, C.I. et al. Epidemiologia das helmintoses gastrintestinais de ovinos no Planalto Catarinense. **Ciência Rural**. v. 34, n. 6, p. 1889-1895, nov-dez, 2004.

RAMOS, C.I. et al. Epidemiologia de Oestrus Ovis (Diptera: Oestridae) em ovinos no Planalto Catarinense. **Ciência Rural**. v. 36, p.173-178, 2006.

RATES, S.M.K. Plants as source of drugs. **Toxicon**. v. 39, p. 603-613, 2001.

REY, L. *Parasitologia*. 4.ed. Rio de Janeiro: Guanabara-Koogan, 2008. p. 884.

RIBEIRO, V.L.S.; OLIVEIRA, C.M.B.; BRANCO, F.P.J.A. Prevalência e variações mensais das larvas de Oestrus ovis (Linneus, 1761) em ovinos no município de Bagé, RS, Brasil. **Arquivo Brasileiro de Medicina Veterinária e Zootecnia**. v. 42, p. 211-221, 1990.

RIET-CORREA, F. et al. **Doenças de Ruminantes e Equinos**. 3.ed. Santa Maria: Palloti, 2007. p. 722.

ROBBINS, K., KHACHEMOUN, A. Cutaneous myiasis: a review of the common types of myiasis. **International Journal of Dermatology**. v. 49, p. 1092-1098, 2010.

ROCHA, R.A.; AMARANTE, A.F.T.; BRICARELLO, P.A. Resistance of Santa Inês and Ile de France suckling lambs to gastrointestinal nematode infections. **Revista Brasileira de Parasitologia Veterinária**. v. 14, p. 17-20, 2005.

SANTA ROSA, J. Enfermidades em caprinos: diagnóstico, patogenia, terapêutica e controle. Brasília: Embrapa-SPI/Sobral: Embrapa-CNPC, 1996. p. 220.

SANTIAGO, M.A.M.; COSTA, U.C.; BENEVENGA, S.F. Estudo comparativo da prevalência de helmintos em ovinos e bovinos criados na mesma pastagem. **Pesquisa Agropecuária Brasileira**, série veterinária, v.10, p. 51-56, 1975.

SANTOS, A.C.G. et al. Levantamento de ectoparasitos em ovinos (Ovis aries L.) deslanados da baixada maranhanse, Brasil. In: Congresso Brasileiro de Medicina Veterinária, 23., 2004, São Luiz. **Anais...**, São Luiz: SOMEVEMA, 2004, CDROM.

SANTOS, V.T.; GONÇALVES, P.C. Verificação de estirpes resistentes de Haemonchus contortus resistente ao thiabendazole no Rio Grande do Sul (Brasil). **Revista da Faculdade de Agronomia e Veterinária**. v. 9, 201-209 1967.

SARGISON, N.B.A. UK Vet sheep disease focus – Chorioptic mange. NADIS disease bulletins, 2002.

SERRA-FREIRE, N.M.; MELLO, R.P. **Entomologia & acarologia na medicina veterinária**. 1.ed. Rio de Janeiro: L.F. Livros, 2006. 200p.

SILVA, S.L. et al. Evaluation of the anthelmintic activity of extracts from Luxemburgia octandra St. Hill. in mice naturally with Aspiculuris tetraptera and Vampirolepis nana. **Revista Brasileira de Parasitologia Veterinária**. v. 14, p. 106-108, 2005.

SIMPKIN, K.G.; COLES, G.C. The use of Caenorhabditis elegans for anthelmintic screening. **Journal of Chemical Technology and Biotechnology**. v. 31, p. 66-69, 1981.

SINCLAIR, A.N. Some cases of infestation of sheep by arthropod parasites; behavioural and histological observations. **Australasian Journal of Dermatology**. v. 17, p. 11-12, 1976.

SINCLAIR, A.N.; BUTLER, R.W.; PICTON, J. Feeding of the chewing louse Damalinia ovis (Shrank) (Phthiraptera:Trichodectidae) on sheep. **Veterinary Parasitology**. v. 30, p. 233-251, 1989.

SMALL, R.W. A review of Melophagus ovinus (L.), the sheep ked. **Veterinary Parasitology**. v. 130, p. 141-155, 2005.

SONSTEGARD, T.S.; GASBARRE, L.C. Genomic tools to improve parasite resistance. **Veterinary Parasitology**. Amsterdam, v. 101, p. 387-403, 2001. South Africa. In: International Sheep Veterinary Congress, I., 1992, Cidade do Cabo, África do Sul. **Anais...**, Cidade do Cabo: University of Pretoria, v. 1. p. 3, 2001. 346p.

SOULSBY, E.J.L. **Parasitologia y enfermedades parasitarias en los animales domésticos**. 7.ed. México, D.F.: Nueva Editorial Interamericana, 1987. p. 823.

STEAR, M.J. et al. Eosinophilia as a marker of resistance to Teladorsagia circumcincta in Scottish Blackface lambs. **Parasitology**. London, v.124, p. 553-560, 2002.

STEAR, M.J.; MURRAY, M. Genetic resistance to parasite disease: particularly of resistance in ruminants to gastrointestinal nematodes. **Veterinary Parasitology**. Amsterdam, v. 54, p. 61-76, 1994.

STEVENSON, L.A.; CHILTON N.B.; GASSER, R.B. Differentiation of Haemonchus placei from H. contortus (Nematoda: Trichostrongylidae) by the ribosomal DNA second internal transcribed spacer. **International Journal for Parasitology**. v. 25, p. 483-488, 1995.

STRAIN, S. et al. The genetic control of IgA activity against Teladorsagia circumcincta and its association with parasite resistance in naturally infected sheep. **Parasitology**. London, v. 124, p. 545-552, 2002.

SUÁREZ, V.H.; BUSETTI, M.R. Health management practices and disease prevalence in dairy sheep systems in Argentina. **Pesquisa Veterinária Brasileira**. v. 29, p. 931-937, 2009.

TABOURET, G. et al. Oestrus ovis in sheep: relative third-instar populations, risks of infection and parasitic control. **Veterinary Research**. v. 32, p. 525--531, 2001.

TANCREDI, M.G.F. et al. Relação parasito-hospedeiro entre *Psoroptes equi* e eqüinos. **Pesquisa Veterinária Brasileira**. v. 25, p. 207-209, 2005.

TORRES, S. Doenças de caprinos e ovinos no Nordeste Brasileiro. Rio de janeiro (SIA, 154), 1945. p. 34.

TORRES-ACOSTA, J.F.L.; HOSTE, H. Alternative or improved methods to limit gastro intestinal parastism in grazing sheep and goats. **Small Ruminant Research**. v. 77, p. 159-73, 2008.

VIEIRA, L.S. **Eimeria ninakohlyakimovae Yakimoff & Rastegaieff, 1930 Emend. Levine, 1961: Biologia, ultraestrutura e aspectos clínicos da infecção em caprinos experimentalmente infectados**. Belo Horizonte-MG: UFMG, 1996. p. 135. Tese de Doutorado.

VIEIRA, L.S. Eimeriose caprina: aspectos clínicos e de controle. In: Simpósio Cearense de Ciência Animal, 2, Fortaleza, outubro, 2000. **Ciência Animal**. v.10, supl.1, p. 31-33, 2000.

VIEIRA, L.S. Método Famacha: ferramenta para identificação e seleção de caprinos/ovinos resistentes a verminoses. IEPEC, Portal do agroconhecimento, 15 dez. 2010.

VIEIRA, L.S. et al. Haemonchus contortus resistance to nematoid ectin and netobimin in Brazilian sheep. **Veterinary Parasitology**. v. 45, p. 111-116, 1992.

VIEIRA, L.S. et al. Salinomicina para o controle da eimeriose de caprinos leiteiros nas fases de cria e recria. **Ciência Rural**. v. 34, n. 3, p. 873-878, 2004.

VIEIRA, L.S.; CAVALCANTE, A.C.R., XIMENES, L.J.F. Epidemiologia e controle das principais parasitoses de caprinos nas regiões semi-áridas do Nordeste do Brasil. Circular Técnica. Embrapa/Caprinos-Merial, 1997. p. 49.

VIEIRA, L.S.; CAVALCANTE, A.C.R., XIMENES, L.J.F. Evolution of infection with *Eimeria* species in hair sheep reared in Sobral, Ceará State, Brazil. **Revue de Médecine Vétérinaire**. v. 150, n. 6, p. 547-550, 1999.

VIEIRA, L.S.; CHAGAS, A.C.S.; MOLENTO, M.B. Nematóides gastrintestinais e pulmonares de caprinos. In: CAVALCANTE, A.C.R. (ed.). **Doenças** parasitárias de caprinos e ovinos: epidemiologia e controle. Brasília: Embrapa Informação Tecnológica, p. 65-94, 2009. p. 603.

WALDERRÁBANO, J.; DELFA, R.; URIARTE, J. Effect of feed intake on the development of gastrointestinal parasitism in growing lambs. **Veterinary Parasitology**. v. 104, p. 327-338, 2002.

WALL, R. et al. 2011 – Livestock ectoparasites: Integrated management in a changing climate. **Veterinary Parasitology**. v. 180, p. 82-89, 2011.

WOOLASTON, R.R.; BAKER, R.L. Prospects of breeding small ruminants for resistance to internal parasites. **International Journal for Parasitology**. Oxford, v. 26, p. 845-855, 1996.

WOOD, I.B. et al. World Association for the Advancement of Veterinary Parasitology (W.A.A.V.P.) second edition of guidelines for evaluating the efficacy of anthelmintics in ruminants (bovine, ovine, caprine). **Veterinary Parasitology**. v. 58, p. 181-213, 1995.

ZAHLER, M. A. et al. Molecular analyses suggest monospecificity of the genus *Sarcoptes* (Acari: Sarcoptidae). **Internat. Journal of Parasitology**. v. 29, p. 759-766, 1999.

YAPING, C. et al. *Haemonchus contortus*: Molecular cloning, sequencing, and expression analysis of the gene coding for the small subunit of ribonucleotide reductase **Experimental Parasitology**. v. 111, n. 4, p. 250-254, 2005.

Capítulo 25

Principais Enfermidades Infecciosas em Rebanhos Ovinos Brasileiros

Francisco Selmo Fernandes Alves,[1] Luiz Alberto Oliveira Ribeiro[2] e Raymundo Rizaldo Pinheiro[3]

Introdução

As enfermidades nos ovinos afetam negativamente a produtividade em qualquer sistema agropecuário, pela morbidade, por abortos sem um diagnóstico preciso das causas, custos com medicamentos e mão de obra, e mortalidade.

Vários fatores estão relacionados ao aparecimento das doenças; entre estes, o ambiente incluindo instalações, falta de atenção dos criadores/produtores com relação à nutrição das diferentes categorias animais, presença de hospedeiros e vetores, aumento da flora natural do indivíduo por diminuição das defesas orgânicas, mudanças bruscas de alimentação e em demasia, falta de conhecimento por parte da maioria dos técnicos sobre enfermidades e sintomas destas e pela falta de um programa sanitário integrado de prevenção e controle das enfermidades (Alves e Pinheiro, 2003; Brown et al., 1989; Clarkson e Faull, 1985).

Uma vez a enfermidade instalada pode comprometer o rebanho como um todo, provocando prejuízos para a produção e, dependendo da doença, prejudicar o comércio e os mercados local, regional e nacional, além de levar preocupações às autoridades de saúde pública.

No presente capítulo, as enfermidades de ovinos são divididas por sistemas, e algumas destas, com ação patogênica em órgãos, são denominadas doenças multissistêmicas.

Doenças nervosas

Listeriose

É uma doença infecciosa, mas não contagiosa, caracterizada por paralisia facial, movimentos em círculos e aborto. A doença é causada por uma bactéria gram-positiva, aeróbica, *Listeria monocytogenes*, encontrada no solo em silagem, fezes de animais infectados, secreções genital e nasal.

Têm sido relatadas três formas clínicas de listeriose: (1) encefalite, (2) placentite, levando ao aborto no terço final da gestação, (3) septicemia gastrintestinal. A forma neural/encefálica é a mais frequente em ruminantes. Esta forma da doença ocorre pela penetração do micro-organismo pelas vias ocular, nasal e orofaríngea, sendo a visceral pela ingestão de silagem contaminada. O agente penetra em soluções de continuidade, tais como por mudança de dentes, traumatismos na mucosa oral ou lesões desse epitélio causadas por viroses. Os sinais principais no sistema

---
[1] Pesquisador da Embrapa Caprinos e Ovinos – Sobral – CE.
[2] Professor Associado da Universidade Federal do Rio Grande do Sul – RS.
[3] Pesquisador da Embrapa Caprinos e Ovinos – Sobral – CE.

nervoso central (SNC) incluem ataxia unilateral e meningite. Esta forma foi descrita pela primeira vez no Rio Grande do Sul (RS) em um ovino adulto (Ribeiro, 1987; Fernandes et al., 1971), em rebanhos criados no Paraná (Basile et al., 1992) e em caprinos no Rio de Janeiro (Consorte, 1994). Foi diagnosticada em ovinos Lacaune, criados na região serrana do Rio Grande do Sul (Basile et al., 1992).

A ocorrência de listeriose está associada à ingestão de silagem de má qualidade (pH ≥ 5,5), contaminada por solo e mal compactada. O micro-organismo se multiplica muito bem nesse ambiente.

O diagnóstico é feito baseado em histórico de alimentação com feno de má qualidade, sintomas clínicos de paralisia facial e andar em círculo, assim como na bacteriologia e histologia do cérebro. O isolamento e o cultivo do micro-organismo do cérebro são difíceis, provavelmente por ser intracelular e presente em pequena quantidade. Os meios de cultura específicos e de enriquecimento, bem como temperatura adequada, são estratégias para o isolamento, o que requer estrutura laboratorial especializada.

Para a prevenção da listeriose deve-se tomar cuidado na preparação da silagem, que deverá ser produzida a partir de pastagens que não foram utilizadas por ruminantes. Silagens com pH acima de 5 devem ser evitadas. Até o momento, não existem vacinas contra essa enfermidade. O organismo é um parasito intracelular, e é pouco provável que vacinas inativadas ofereçam proteção. Após o aparecimento dos sintomas nervosos, o prognóstico da doença é desfavorável, entretanto, a antibioticoterapia tem sido recomendada. A droga de eleição é a oxitetraciclina na dose de 20 mg/kg, via intramuscular (IM) ou 5 mg/kg, via intravenosa (IV).

Para lembrar, a listeriose em humanos é caso de saúde pública causando meningite e encefalite, infecção uterina e aborto, nascimento prematuro e septicemia neonatal. O leite não pasteurizado é uma possível fonte de contaminação para os humanos.

Tétano

É uma neurointoxicação aguda, caracterizada por espasmos musculares e causada por uma bactéria não invasiva do solo, gram-positiva, esporulada e anaeróbica, *Clostridium tetani*. Ferimentos profundos ou feridas que criem condições de anaerobiose são as formas comuns de entrada do organismo. Encontrando condições de anaerobiose, a germinação do esporo ao crescimento bacteriano leva à produção de toxinas, a tetanolisina, a tetanoespamina ou neurotoxina e a não espasmogênica. A tetanoespasmina é altamente tóxica e elaborada no local da infecção, que passa direto para os nervos principais, em seguida, medula óssea, sangue e linfa, e que potencializa os estímulos sensoriais, levando a um estado de contração muscular constante. A toxina age inibindo os impulsos nas terminações das sinapses. A morte sobrevém por asfixia devido à paralisia dos músculos envolvidos na respiração (Figura 25.1).

Na escala de suscetibilidade, os humanos e equídeos são os principais, seguidos de suínos, bovinos e ovinos. É raro em cães e gatos, e as aves são resistentes (Carter e Cole, 1990).

Os surtos de tétano em ovinos estão relacionados à castração (em especial quando se usam anéis de borracha), infecção umbilical, mordidas de cães e banhos pós-tosquia. O diagnóstico nos ovinos é feito com base na apresentação (pós-castração, ferimentos, descola, tosquia) de sintomas de espasmos musculares, prolapso da terceira pálpebra e histórico de ausência de vacinação.

A prevenção e o controle baseiam-se na limpeza e assepsia durante intervenções cirúrgicas a campo e no uso de vacinas e antitoxinas. Os ovinos deverão ser imunizados anualmente com vacinas contendo anatoxina tetânica. Animais primovacinados deverão receber uma segunda dose de vacina após 4 semanas. Ainda, evitar o uso de anéis de borracha para castração e descola, em propriedade onde ocorreram casos de tétano em anos anteriores. O tratamento inclui altas doses de penicilina IV e IM, associada a relaxantes musculares (clorpromazina 0,4 mg/kg, IV), devendo o animal ser mantido hidratado e em local escuro e calmo.

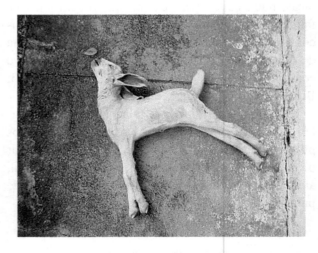

Figura 25.1 Cabrito acometido por tétano (opistótono e membros fortemente estendidos).

Scrapie

O *scrapie* faz parte do grupo de encefalopatias espongiformes transmissíveis (TSE). É uma doença degenerativa progressiva, não febril, do SNC de ovinos e caprinos que leva, invariavelmente, à morte. O agente é um *príon* (PrPsc), forma alterada de uma glicoproteína presente na maioria das células dos mamíferos (PrPcel). Sabe-se que a doença é transmissível, sendo seu agente resistente ao calor, formol, ultravioleta e a radiações ionizadas. Inúmeros trabalhos demonstram que o período de incubação da doença é determinado geneticamente. Estudos norte-americanos (Driemeier, 2007; Yuzbasivan-Gurkan *et al.*, 1999) mostraram que ovinos Suffolk homozigotos para a glutamina (QQ), no códon 171 do gene da proteína PrP, desenvolvem *scrapie* clinicamente e que ovinos homozigotos para arginina (RR) seriam resistentes.

O *scrapie* é uma doença de ovinos adultos, acima de 3 anos, cursando duas formas clínicas: a forma pruriginosa e a forma nervosa. A forma pruriginosa mostra coceira intensa (esfregar-se sobre alguma coisa), e em seguida mudança de comportamento, confusão, caminhar para locais diferentes do rebanho, hiperexcitabilidade e incoordenação motora, progredindo para caquexia e morte.

A confirmação do diagnóstico é feita com materiais coletados do SNC, baço e gânglios linfáticos, pelo exame histológico convencional e por imuno-histoquímica. À histologia, observam-se áreas de gliose, perda neuronal, vacuolização dos neurônios e ausência de resposta inflamatória, além de ocorrer degeneração de tecidos do SNC fixados em formalina. Não há teste sorológico para *scrapie*.

No Brasil, essa enfermidade foi acidentalmente introduzida pela importação de ovinos da Inglaterra, em 1977 e 1983 (Driemeier, 2007). Um embargo à importação de ovinos do Reino Unido foi imposto pelo Ministério da Agricultura, Pecuária e Abastecimento (MAPA), mas foi permitida a importação de ovinos de outros países, onde a doença era endêmica. Novos casos de *scrapie* foram então diagnosticados, principalmente em ovinos Suffolk, importados da América do Norte (Driemeier, 2007). Desde então, uma série de casos da doença vem sendo diagnosticada anualmente em ovinos nascidos no Brasil, sugerindo que a doença está presente no rebanho ovino nacional (Ribeiro, 1993; Ribeiro e Rodrigues, 2001).

Estudos recentes de genotipagem para *scrapie* (códon 136 e 171) em ovinos de rebanhos brasileiros revelaram uma alta prevalência de animais AAQQ, bastante sensíveis à doença, enquanto a prevalência de ovinos resistentes (AARR) foi inferior a 4% (Passos *et al.*, 2008).

Não existe vacina contra *scrapie*, assim como não há tratamento para ovinos infectados. A doença é de notificação obrigatória ao MAPA, que adota medidas de interdição do rebanho, eliminação de casos positivos e de todos os ascendentes e descendentes. A genotipagem em seleção de indivíduos com genótipo resistentes, especialmente carneiros, é uma ferramenta muito importante no controle dessa enfermidade.

No caso das importações de animais e insumos utilizados na pecuária, algumas normas de fiscalização sanitária rigorosa são realizadas pelo MAPA.

Doenças respiratórias

Pasteurelose

A distribuição da doença é mundial, sendo comum em ovinos e caprinos. A literatura registra duas formas clínicas de pasteurelose, uma pneumônica e outra sistêmica, sendo meningite, artrite e mastite. Ambas são causadas pela *Mannheimia (Pasteurella) haemolytica*. Este micro-organismo é comensal comum das amígdalas e nasofaringe de ovinos e caprinos. A transição da infecção ocorre por fatores estressantes, como infecções intercorrentes, ambiência, alteração de clima, manejo inadequado e de alimentação. A produção de toxinas é um fator de virulência que confere vantagens ao micro-organismo sobre a imunidade do animal e na patogenia da doença. A enfermidade é de apresentação aguda, caracterizando-se, na forma pneumônica (Figura 25.2), por dispneia, febre e depressão. Casos de pasteurelose estão relacionados a confinamento, manejo intensivo, transporte e banhos, atacando todas as idades, porém mais comum em cordeiros.

Em ovinos e caprinos com septicemia podem-se observar mudança de comportamento, isolamento do grupo de animais, incoordenação motora, anorexia, decúbito, dispneia e secreção espumosa na boca antes da morte.

No Rio Grande do Sul, um surto de pasteurelose foi descrito por Hancock *et al.*, (1991) com morte de cordeiros em um curto período de tempo. A necropsia mostrou exsudato pleural com consolidação bilateral das porções ventrais dos lóbulos apical e cardíaco dos pulmões. O exame bacteriológico mostrou *P. multocida* e o exame histopatológico evidenciou lesões típicas de pasteurelose. A ocorrência do surto foi associada ao estado nutricional deficiente e parasitismo por *Haemonchus contortus*.

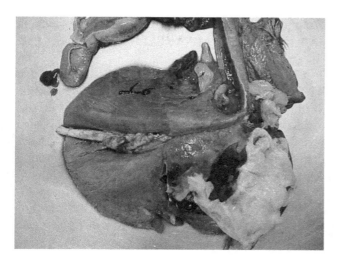

Figura 25.2 Pasteurelose em pulmão: pneumonia com presença de fibrina. (Ver Pranchas Coloridas.)

O diagnóstico baseia-se nos sinais clínicos, morte súbita, isolamento do micro-organismo, achados macroscópicos e histopatológicos. As principais lesões são: hemorragia subcutânea, necrose epitelial da língua, aumento do volume das amígdalas e linfonodos faríngeos, focos necrosantes nos pulmões e fígado.

O tratamento e controle da doença é baseado na antibioticoterapia (oxitetraciclina, 12 mg/kg), anti-inflamatórios, suporte hídrico e vacinação. No Brasil, as vacinas para pasteurelose disponíveis são formuladas com amostras de *P. multocida* não contendo antígenos de *M. haemolytica* biótipos A e T, importante para ovinos. A vacinação preventiva é benéfica.

Maedi-Visna

A doença foi identificada pela primeira vez na Islândia, onde *maedi* quer dizer dispneia e *visna*, definhamento. A *maedi-visna* (MV) é uma pneumonia viral crônica de ovinos, caracterizada por tosse, dispneia, debilidade física e morte, sendo esta manifestação mais frequente e grave em ovinos. Inicialmente, quando soltos a pasto, os ovinos afetados apresentam respiração rápida e superficial; à medida que a enfermidade evolui, a respiração torna-se difícil, com tosse, estertores à auscultação e perda da condição corporal, apesar da presença de apetite. As fêmeas prenhes dão à luz cordeiros fracos e pequenos. Pode haver infecção bacteriana secundária desenvolvendo febre, descargas nasais purulentas, tosse e recumbência.

A forma nervosa ocorre ocasionalmente em ovinos adultos, em geral como complicação da forma respiratória, com gradual anomalia de movimentos e fraqueza dos membros pélvicos, evoluindo para paraplegia e tetraplegia, perda de condição corporal, cegueira e contrações involuntárias dos músculos faciais.

A MV é endêmica em vários países da Europa, sendo particularmente prevalente em ovinos Texel da Holanda.

O diagnóstico individual é feito pelos sinais clínicos e achados de necropsia. Testes sorológicos, como imunodifusão em gel de ágar e ensaio imunoenzimático – ELISA, são ferramentas usadas para diagnóstico de rebanho.

No Brasil, anticorpos contra MV foram detectados no soro de ovinos criados em vários estados (Passos *et al.*, 2008, Hancock *et al.*, 1991, Ribeiro, 1993, Dal Pizzol *et al.*, 1987, Castro *et al.*, 2000). O vírus foi demonstrado em ovinos do Paraná (Milczvewsky *et al.*, 1997) e Rio Grande do Sul, com sintomas da doença (Callado *et al.*, 2001; Gouveia, 2003; Moojen, 1996).

O controle da MV é fundamentado na identificação e eliminação de animais sorologicamente positivos. Não existe tratamento. Como a principal via de transmissão da doença é o colostro, recomenda-se isolamento e alimentação artificial do cordeiro filho de mãe positiva.

A importação de animais apenas de áreas indenes, com a exigência de testes sorológicos negativos (ensaios imunoenzimáticos) e/ou reação em cadeia de polimerase (PCR) é a melhor forma de prevenir a introdução do agente em um país ou criatório livre da doença. Os animais devem ser testados antes e durante a quarentena, só se introduzindo no rebanho aqueles que tiverem resultados negativos em dois testes, intercalados entre 6 meses, período no qual os animais devem permanecer isolados.

Doenças do sistema digestivo

Enterotoxemia

Enterotoxemia é o termo usado para descrever as doenças causadas pelas toxinas de *Clostridium perfringens* no intestino. As clostridioses são um complexo de enfermidades (infecções e intoxicações) causadas por bactérias anaeróbias do gênero *Clostridium*. Os casos registrados de enterotoxemia, na literatura, foram associados a *C. perfringens* tipo D (Williams, 1966; Carter e Cole, 1990). A doença aparece com mais frequência em animais jovens em excelente estado nutricional, causando morte súbita em ovinos. O estresse alimentar decorrente de mudanças bruscas na alimentação, principalmente em animais confinados, como dietas com níveis elevados de carboidratos, ricas em proteína, pastagens enriquecidas, entre outras, causam distúrbio na microbiota intestinal permitindo a germinação dos esporos, com multiplicação excessiva de C. *perfringens* e produção de grande quantidade da toxina. Os animais podem apresentar convulsões, andar em círculos e movimentos de pedalagem. Os sintomas comuns são apatia, anorexia, ataxia, espasmos, opistótono, glicosúria, coma e morte, que varia entre 2 e 36 horas. As lesões características pós-morte são congestão do coagulador e intestino, pontos hemorrágicos no coração, rins aumentados de volume e friáveis, hemorragia e congestão da mucosa intestinal, assim como excesso de fluidos nas cavidades do corpo, especificamente no saco pericárdico.

A doença parece ser pouco frequente nos ovinos no Rio Grande do Sul, em decorrência da utilização de pastagens que não recebem enriquecimento com produtos agrícolas, de baixa qualidade e quantidade, o que diminui a chance de multiplicação do micro-organismo/esporos no ambiente.

O controle e a profilaxia devem se basear em medidas adequadas de manejo, que reduzam os fatores predisponentes, e em vacinação. Os ovinos adultos deverão ser vacinados e revacinados com um mês de intervalo, seguindo-se a revacinação anual. Animais em alto risco (p. ex., em pastagens artificiais, concentrados) deverão ser revacinados a cada 6 meses. Finalmente, recomenda-se administrar dose de reforço em ovelhas prenhes 2 semanas antes da parição. Os cordeiros poderão ser vacinados após 8 semanas de vida e revacinados após 30 dias. No Brasil, não existem vacinas específicas contra enterotoxemia. A proteção é obtida com vacinas contra a clostridiose, que contêm em sua formulação C. *perfringens* tipo D e, algumas, também o tipo B.

Diarreia

Uma série de micro-organismos pode causar diarreias em cordeiros e diferentes tipos de manifestações.

A *colibacilose* é uma doença causada por amostras patogênicas de *Escherichia coli*, possuidoras do antígeno K99, que favorecem sua aderência à parede intestinal. A doença acomete cordeiros de menos de 1 semana que apresentam diarreia, desidratação, fraqueza e mortalidade, afetando em torno de 75% do rebanho. O diagnóstico é feito pelo isolamento de *E. coli* enterotoxigênica – ETEC em quantidades anormais, em contagem acima de dez bactérias (unidades formadoras de colônias/g fezes) em exame laboratorial. A "boca d'água" é outra forma clínica de colibacilose que ataca cordeiros entre 12 e 72 h de vida. Eles mostram depressão, boca fria e excesso de salivação. A doença ocorre em cordeiros que receberam doses insuficientes ou tardias de colostro e ingeriram grande quantidade de *E. coli* do meio ambiente. Esta se multiplica rapidamente no intestino, e a motilidade intestinal reduzida em cordeiros recém-nascidos facilita a multiplicação desse organismo no intestino. No Rio Grande do Sul, essa forma de colibacilose, embora já tenha sido descrita (Williams, 1966), é pouco referida por veterinários de campo, talvez por desconhecimento de sua apresentação.

A *salmonelose* causa enterite esporádica em cordeiros. Os surtos são associados a aborto, febre e mortalidade alta. As espécies mais comuns são *Salmonella dublin* e *S. typhimurium*. No Brasil, embora casos de diarreia por esse agente não tenham sido até o momento registrados, *S. typhimurium* em linfonodos de ovinos ao abate foi recentemente relatado no Rio Grande do Sul (Michaelsen *et al.*, 2011). O diagnóstico baseia-se na cultura de *Salmonella* sp., de intestino, fígado e baço.

Rotavírus é um problema cosmopolita. O vírus tem sido isolado de 25% de cordeiros com diarreia. Normalmente, o rotavírus aparece após a mudança de clima e temperatura e o aparecimento das primeiras chuvas, em algumas regiões do Brasil. No organismo, o vírus destrói as células das vilosidades do intestino delgado, levando à atrofia e diarreia de má absorção. A doença ataca cordeiros na primeira semana de vida e dura somente alguns dias. O diagnóstico é feito pela detecção do rotavírus em teste de ELISA nas fezes.

No tratamento das diarreias, a antibioticoterapia tem pouco valor. Devem-se tomar cuidados, como proteger os cordeiros em local seco e ligeiramente aquecido, repor a volemia por fluidoterapia e administrar protetor de mucosa. O controle inclui vacinação contra salmonelose, colibacilose e rotavírus, boa limpeza e higiene de instalações, currais, locais (potreiros) de parição e desinfecção do umbigo dos cordeiros com iodo. Em casos de "boca d'água", o tratamento inclui administração oral de antibióticos (ampicilina, neomicina ou trivetrin) e, quando há retenção do mecônio, lavagem com óleo mineral e água morna (Ribeiro, 1992a). A prevenção é feita aumentando-se os cuidados com a higiene e a ingestão de colostro nas primeiras 6 h de vida do cordeiro.

Doenças da pele, da lã e dos olhos

Ectima contagioso (dermatite pustular ou boqueira)

É uma zoonose viral contagiosa causada por um Parapox vírus. É uma enfermidade cosmopolita. A doença ataca principalmente ovinos e caprinos jovens, cursando com lesões (crostas) ao redor da boca (Figura 25.3), coroa do casco, vulva e prepúcio. Os cordeiros com lesões nas comissuras labiais têm dificuldade para mamar, com consequente perda de peso e morte. A enfermidade tem sido referida em ovinos criados no Ceará (Arita *et al.*, 1986; Pinheiro *et al.*, 2003; Alves e Pinheiro, 2003), em caprinos no Rio de Janeiro (Manzur *et al.*, 1989) e em ovinos no Rio Grande do Sul (Salles *et al.*, 1992).

O contato direto ou indireto com utensílios ou pastagens contaminados são as principais formas de disseminação da enfermidade. Outro fator importante é o agrupamento dos animais; pode também ser transmitida ao homem quando em contato com animais infectados, manifestando-se como uma erupção cutânea crônica, circunscrita, muito irritante, com tendência à hiperplasia.

O diagnóstico é feito pela história clínica, lesões e pelo aparecimento sazonal, após a parição. É possível confundir ectima com doenças vesiculares, principalmente aftas. Para comprovação, podem ser realizados o isolamento do agente, testes sorológicos ou microscopia eletrônica.

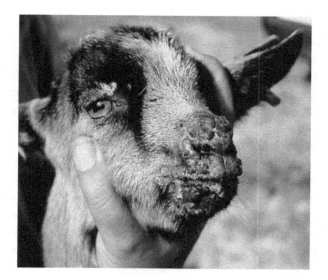

Figura 25.3 Ectima contagioso (dermatite pustular contagiosa ou boqueira). Crostas nas mucosas labial, nasal e ao redor dos olhos. (Ver Pranchas Coloridas.)

Para o tratamento das lesões nos animais contaminados utiliza-se solução de permanganato de potássio a 3% ou solução de iodo a 10% acrescido de glicerina, na proporção de uma parte da solução de iodo para uma de glicerina. Nas áreas mais sensíveis, como o úbere, as lesões devem ser tratadas com iodo/glicerina na proporção de 1:3 ou solução de ácido fênico a 3% mais glicerina. Em associação com antibióticos, o tratamento consiste na aplicação de *spray* de terramicina nas lesões, assim como pomada contendo aciclovir (Zovirax) em animais de alto valor. O controle inclui vacina viva, recomendando-se sua aplicação somente em propriedade com histórico anterior da doença. Os cordeiros podem ser vacinados nos primeiros dias de vida. Aparentemente, a imunidade conferida pela vacina não ultrapassa o período de um ano.

Dermatofilose

É uma doença infecciosa, crônica, exsudativa, da pele, caracterizada pela formação de crostas. É causada por uma bactéria filamentosa, *Dermatophylus congolensis*. No Rio Grande do Sul, a doença é conhecida pelo nome de lã de pau, devido ao aspecto aglutinado e rígido da lã, e foi descrito o isolamento do agente de casos a campo nesse estado (Brown *et al.*, 1989; Ribeiro, 1993).

O aparecimento da doença está associado aos períodos úmidos do ano. A umidade do pelo favorece o estabelecimento da bactéria que causa, inicialmente, uma dermatite exsudativa que aglutina as fibras de lã, tornando-as rígidas pela dessecação. Lesões podais, na coroa do casco, levam à manqueira.

O diagnóstico é feito pela aparência das lesões, associado à demonstração microscópica e ao isolamento do agente de crostas da pele; o controle, pela eliminação de animais cronicamente infectados e pelo banho com sulfato de zinco a 0,5%. Animais de alto valor poderão ser tratados com dose única de estreptomicina (44 mg/kg, IM), associada à penicilina G procaína (44.000 UI/kg, IM).

Linfadenite caseosa

É uma doença infecciosa e contagiosa crônica que afeta ovinos e caprinos. A enfermidade é causada pela bactéria *Corynebacterium pseudotuberculosis*, parasito intracelular facultativo, com característica morfológica cocoide e crescimento em meio de cultura em torno de 72 horas. Os fatores de virulência envolvidos na patogenia da linfadenite caseosa (LC) foram caracterizados como um lipídio tóxico associado à parede celular e uma potente exotoxina denominada fosfolipase D (Batey, 1986).

O micro-organismo possui sensibilidade a uma gama de antibióticos, entre eles penicilina G, macrolíticos, tetraciclinas, cefalosporinas, lincomicina, bem como a um coquetel de sulfonamida-trimetoprim e rifampicina, e aos aminosídeos.

Além da LC em caprinos e ovinos, algumas doenças são causadas pela *C. pseudotuberculosis* em outros animais: linfangite ulcerativa em bovinos, abscesso peitoral em equinos e mais raramente em camelos, caprinos e cervos (Brown *et al.*, 1989).

Os sintomas caracterizam-se por aumento e formação de abscessos nos linfonodos superficiais, viscerais (Figura 25.4) e em órgãos como pulmão, fígado, baço e testículo. Outros órgãos também são afetados em menor escala.

A transmissão ocorre pela contaminação de ferimentos, castração, descorna, cordão umbilical, ingestão de alimentos contaminados e água, assim como agulha contaminada. Outras vias de penetração do micro-organismo também foram mencionadas, como respiratória (12,5%), digestiva (3,5%) e reprodutiva (2%) (Alves e Pinheiro, 2003).

No Ceará, analisando 127 propriedades criadoras de caprinos e ovinos, encontraram-se relatos dessa enfermidade em 66,9% dos criatórios (Pinheiro *et al.*, 2003).

O diagnóstico clínico baseia-se essencialmente na observação dos abscessos superficiais e o definitivo é obtido a partir de isolamento e identificação da bactéria de material purulento.

Várias vacinas foram testadas, como o uso de células vivas atenuadas, células mortas (bacterina) de *C. pseudotuberculosis* e com a toxina atenuada (toxoide), com ou sem adjuvantes, a GLANVAC, a D-T (bacterina-toxoide de *C. pseudotuberculosis* mais toxoide do *Clostridium perfringens* tipo D e *Clostridium tetani*), todas demonstrando diferentes graus de imunoproteção, tanto em animais de laboratório, como em caprinos e ovinos (Alves e Pinheiro, 2003).

A integração das medidas de controle, o cuidado na abertura dos abscessos, antes que se rompam espontaneamente, a remoção adequada e incineração do material purulento pode limitar a contaminação ambiental, reduzindo a incidência nos animais. Todas as medidas de controle devem ser associadas a um programa de vacinação e monitoramento.

Oftalmia contagiosa ou ceratoconjuntivite infecciosa

É uma enfermidade infectocontagiosa que acomete as estruturas do olho, causada por vários micro-organismos. Em ovinos e caprinos, a doença está associada a *Mycoplasma conjunctivae*, *Neisseria ovis*, *Branhamella catarrhalis*, *Chlamydia* sp.) afetando animais de qualquer idade. Muitos dos casos em animais jovens são provocados por *Mycoplasma agalactiae*, *Moraxella capri* e *Mycoplasma conjunctivae* (Carter e Cole, 1990).

A doença é mais frequente no início de épocas chuvosas ou quando ocorre aumento de um tipo de mosca pequena que se alimenta das secreções nasais e oculares dos animais. Animais despigmentados nas pálpebras e/ou conjuntivas são mais propensos a de-

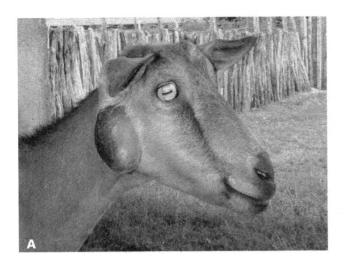
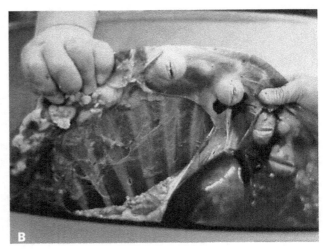

Figura 25.4 A. Abscesso externo. **B.** Abscessos internos. (Ver Pranchas Coloridas.)

senvolver o problema. As condições ambientais de estresse, presença de pólen, pastagens secas, claridade solar também tendem a predispor e exacerbar a doença. Outro fator de predisposição dos animais à doença decorre da deficiência de vitamina A.

A transmissão ocorre, principalmente, pelo contato direto entre animais doentes ou portadores e animais sadios, assim como pelo transporte do micro-organismo de um animal doente para o sadio, pelas moscas, ou por contato dos manejadores/tratadores com os animais.

A doença normalmente é aguda com tendência à disseminação rápida, ocasionando lesão em um ou ambos os olhos. Os sinais iniciais são fotofobia, lacrimejamento excessivo levando em seguida à descarga mucopurolenta, conjuntivite com ceratite e opacidade da córnea (Figura 25.5). O curso clínico varia em poucos dias, ocasionando úlcera de córnea. Os animais acometidos e sem tratamento podem perder a visão. Outros sintomas também são observados, como olhos congestos (vermelhos), diminuição do apetite e febre moderada.

O diagnóstico é baseado na sintomatologia, nas lesões observadas, na demonstração do agente no exsudato por imunofluorescência e no isolamento do agente etiológico. A amostra do exsudato deve ser semeada no laboratório em meio de cultura ágar-sangue e os micro-organismos identificados pela característica da colônia e da utilização de alguns testes bioquímicos (Carter e Cole, 1990).

O tratamento deve ser feito o quanto antes com antibióticos. Pomadas ou colírios à base de penicilina e nitrofurazona podem ser utilizados. Indicam-se também injeções de oxitetraciclina, em dias alternados, até 72 h após o desaparecimento dos sintomas. Cuidados devem ser tomados no manejo em tratamento, para que os manejadores não possam exacerbar e transmitir a doença aos outros animais.

Doenças que causam manqueira

Carbúnculo sintomático

É considerado uma infecção endógena causada por *Clostridium chauvoei e C. septicum*, que estão distribuídos no solo e trato intestinal dos herbívoros. A sobrevivência do micro-organismo no solo, sob a forma de esporos, é o fator mais significante para a transmissão aos animais, pois a ingestão de pastos contaminados por esporos constitui a principal via de transmissão. Traumas nas grandes massas musculares dos animais criam um ambiente de baixa tensão de oxigênio, propiciando a germinação dos esporos e consequente produção de toxina, que é responsável pela doença nos animais.

Os tipos de toxinas são: alfa (hemolítica, necrosante e letal), beta (DNAse), gama (hialuronidase) e delta (hemolisina), sendo a alfatoxina considerada a principal para a patogenia da enfermidade.

Em ovinos, essas enfermidades são de aparecimento brusco, associadas a práticas de manejo, como tosquia, castração, descola e parto. Os animais infectados mostram anorexia e prostração, febre, dificuldade locomotora; quando um membro é atingido, observam-se manqueira e crepitação subcutânea. A necropsia mostra

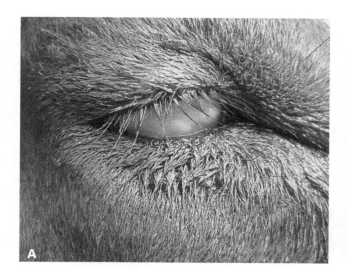 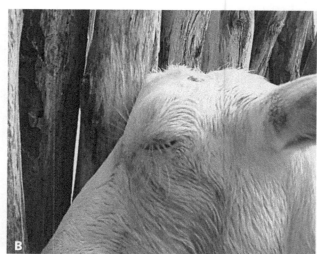

Figura 25.5 A. Opacidade ocular. **B.** Fotofobia e lacrimejamento. (Ver Pranchas Coloridas.)

edema subcutâneo e necrose fibromuscular, que exala um acentuado odor rançoso. A evolução para a morte ocorre geralmente em até 48 horas.

O diagnóstico é feito por sintomas, lesões à necropsia e isolamento de *Clostridium* sp. dos músculos ou ossos longos, associados ao exame histopatológico dos tecidos necrosados.

Gangrena gasosa

É considerada uma infecção exógena, produzida por um ou mais micro-organismos: *Clostridium septicum, C. chauvoei, C. novyi, C. perfringens* (tipo A), *C. sordellii* e *C. sporogenes*, diferindo pouco do ponto de vista do diagnóstico clínico e controle. Esses micro-organismos entram no corpo pela pele ou por feridas, nas membranas mucosas e por procedimentos, como castração, tosquias, parto, procedimentos vacinais e punções venosas.

Os sintomas incluem febre, anorexia, taquicardia e prostração, ocorrendo também toxemia que faz com que o quadro evolua para a morte em algumas horas ou dias. As lesões são similares às da manqueira, com edema crepitante nos músculos e tecidos subcutâneos, o qual inicialmente é quente e dolorido, mas com a evolução da doença se torna frio e indolor. Além disso, é comum a ocorrência de hemorragia e necrose. Uma condição em ovinos é determinada por *C. septicum*, caracterizada por lesões na parede do abomaso em decorrência de ingestão de pastagens frias e congeladas que favorecem a infecção por *C. septicum*.

A prevenção de carbúnculo sintomático e gangrena gasosa é feita pelo cuidado na desinfecção de cortes ou feridas. Deve-se dar atenção especial à limpeza e desinfecção de seringas e agulhas, pois estas têm sido incriminadas como causa de surtos a campo. A proteção contra essas duas enfermidades pode ser obtida aplicando aos ovinos vacinas polivalentes. Animais primovacinados deverão receber dose de reforço após 30 dias. Recomenda-se também vacinar anualmente ovelhas no terço final de gestação, para que passem a imunidade aos cordeiros via colostro.

Footrot

Também chamado de *mal dos cascos, podridão dos cascos*, é uma doença crônica necrosante da epiderme interdigital e matriz do casco. A doença cursa com manqueira em um ou mais membros, levando à perda de peso, diminuição da produção da lã e a dificuldades reprodutivas em carneiros, ocasionando perdas reprodutivas no rebanho (Londero *et al.*, 1975).

O agente etiológico de *footrot* (FR) é *Dichelobacter nodosus*, encontrado no ambiente úmido, nos cascos de ruminantes infectados. O organismo tem sido identificado no Rio Grande do Sul, em diversos estados da região Nordeste, mostrando uma variedade de sorogrupos, dos quais os mais prevalentes são A, B, D, E e F (Ribeiro, 1987). O diagnóstico é feito pelo aspecto progressivo e crônico das lesões e pelo aparecimento de surtos associados a épocas chuvosas do ano.

Os surtos de FR podem ser evitados por meio de exames e apara dos cascos de todos os ovinos do rebanho, seguidos da passagem em pedilúvio com 5% de formol ou 10% de sulfato de zinco com 1% de lauril sulfato de sódio. Os animais infectados deverão ser mantidos em instalações separadas ou eliminados do rebanho. Recomenda-se que a apara dos cascos seja em época seca do ano. No entanto, em algumas regiões com alta precipitação pluviométrica, a atenção e os cuidados devem ser redobrados, bem como as ações de manejo direcionadas à prevenção da doença.

A prevenção da doença pode ser feita pela vacinação do rebanho antes do período favorável à transmissão da doença. A vacina é oleosa e deverá ser aplicada por via subcutânea na prega da orelha, axila ou virilha. Todo o rebanho deverá receber uma segunda dose 30 dias após a primeira vacinação. A vacina propicia imunidade curta, não ultrapassando 4 meses (Ribeiro, 1987). Mais recentemente, verificou-se que ela acelera a cura de animais infectados, desde que o sorogrupo causador dos casos seja idêntico ao presente na vacina. Experimentos em diferentes regiões e países mostraram que o controle, e mesmo a erradicação, pode ser alcançado com vacinas autógenas (Ribeiro *et al.*, 2010; Ribeiro, 1992b).

Animais de alto valor com lesões crônicas poderão ser tratados com a aplicação intramuscular de uma série de antibióticos. Mais recentemente, testes a campo com dose única de florfenicol (40mg/kg) ou enrofloxacino (7,5 mg/kg) mostraram ser eficientes na cura de casos virulentos de FR (Dhungyel *et al.*, 2008; Ribeiro *et al.*, 2008a e 2008b; Rodrigues *et al.*, 2010).

Doenças da reprodução

Epididimite

É uma doença venérea crônica do carneiro, caracterizada por aumento de volume e consistência do epidídimo, bem como atrofia dos testículos. A enfermidade é causada por *Brucella ovis* e endêmica no Rio Grande do Sul (Ribeiro *et al.*, 2008a; Brobel, *et al.*, 1972). Em levantamento sorológico em rebanhos ovinos de algumas regiões do Brasil, vem se demonstrando resultado positivo para *B. ovis* (Alves *et al.*, 2011, dados não publicados). Os prejuízos econômicos causados pela doença estão associados à diminuição da fertilidade e da vida reprodutiva de carneiros, levando a períodos de parição prolongados e, ocasionalmente, a abortos (Azevedo *et al.*, 1999).

O diagnóstico é feito pelo exame dos testículos, que se mostram moles e atrofiados, verificando-se aumento do volume da cauda e cabeça do epidídimo. O teste sorológico mostrará anticorpos contra *B. ovis* e a cultura do sêmen mostrará o micro-organismo. Para o isolamento, utilizar meio de cultura específico.

O controle da epididimite é baseado na identificação, isolamento e eliminação de animais soropositivos. Recomendam-se a criação em separado de carneiros jovens e adultos, o exame clínico e sorológico periódico após período de monta, e evitar a entrada de carneiros sem exame.

Aborto

A ocorrência de aborto em ovinos é normalmente baixa, situando-se entre 1 e 2%. Os agentes infecciosos podem causar infertilidade, mumificação de fetos ou nascimento de cordeiros fracos (Riet-Correa *et al.*, 1983). Os problemas mais sérios ocorrem quando um rebanho sensível é infectado, seguindo-se então "períodos constantes de aborto". As causas mais comuns de aborto em ovinos no Reino Unido (Rodrigues *et al.*, 2010) são mostradas na Tabela 25.1. No Brasil, ainda é escasso o estudo do aborto nas espécies ovina e caprina, entretanto, observações e os relatos apontam para os mesmos micro-organismos citados na Tabela 25.1, além das plantas tóxicas, deficiências alimentares e nutricionais e traumatismos por manejos inadequados.

A Tabela 25.2 apresenta uma relação de problemas/enfermidades que acometem rebanhos caprinos e ovinos no Brasil.

Clamidiose

Tem sido pouco referida em ovinos no Brasil. Essa doença caracteriza-se pelo aparecimento de fetos mortos 2 a 3 semanas antes da parição. Os cordeiros não mostram sinal de autólise, observando-se, às vezes, acúmulo de líquido sanguinolento no abdome. A placenta revela crostas duras no tecido intercotiledonar. O diagnóstico é feito pelos achados de necropsia e pela demonstração de corpúsculos em impressões dos cotilédones corados por Ziehl-Neelsen. O controle é obtido pelo isolamento dos animais que abortam, tratamento com oxitetraciclina LA e vacinação antes da cobertura. As ovelhas que abortaram terão parição normal no ano seguinte.

Toxoplasmose

A toxoplasmose em ovinos depende do momento da gestação em que a ovelha foi infectada pelo *T. gondii*. Se a infecção for no início da gestação, haverá reabsorção fetal. Quando o contato com o agente acontecer entre 50 e 120 dias de gestação, observam-se parição precoce, feto mumificado ou nascimento de cordeiros fracos com crescimento tardio. Caso a infecção aconteça no final da gestação, haverá nascimento de cordeiros normais, mas infectados. As lesões típicas são fetos mumificados e placenta hemorrágica com pontos brancos nos cotilédones. O diagnóstico poderá ser feito por exame histopatológico e imuno-histoquímico da placenta e tecidos fetais ou por inoculação do material em camundongos. O exame sorológico poderá também auxiliar o diagnóstico. O controle da doença inclui a eliminação de gatos, evitando-se a exposição das ovelhas ao ambiente contaminado antes da estação de monta e vacinação.

Tabela 25.1 Causas mais comuns de aborto em ovinos no Reino Unido.		
Causas	Agente etiológico	%
Aborto enzoótico	*Chlamydia sp.*	19
Toxoplasmose	*Toxoplasma gondii*	16
Vibriose	*Campylobacter sp.*	04
Salmonelose	*S. abortus ovis*	1,6
Sem diagnóstico	–	59

Adaptada de Rodrigues *et al.*, 2010.

Tabela 25.2 Problemas/enfermidades e sinais clínicos em caprinos e ovinos no Brasil.

Enfermidades/sinais clínicos	Presença Nº	Presença %	Ausência Nº	Ausência %	Não sabe informar Nº	Não sabe informar %
Helmintose	104	81,9	19	15,0	4	3,2
Diarreia	100	78,7	24	18,9	3	2,7
Aborto	96	75,6	26	20,5	5	3,9
Pododermatite	86	67,7	35	27,6	6	4,7
Linfadenite caseosa	85	66,9	37	29,1	5	3,9
Ectoparasitoses	81	63,8	42	33,1	4	3,2
Mamite	65	51,2	56	44,1	6	4,7
Pneumonia	57	44,9	65	51,2	5	3,9
Ectima contagioso	42	33,1	80	63,0	5	3,9
Ceratoconjuntivite	37	29,1	85	67,0	5	3,9
Sintomatologia nervosa	33	26,0	89	70,1	5	3,9
Malformação fetal	19	15,0	103	81,1	5	3,9
Criptorquidismo	14	11,0	108	85,0	5	3,9
Prolapso de vagina/útero	14	11,0	108	85,0	5	3,9
Artrite	11	8,7	110	86,6	6	4,7
Febre aftosa	3	2,4	119	93,7	5	3,9
Raiva	1	0,8	121	95,3	5	3,9

Fonte: Pinheiro et al., 2003.

Considerações finais

As causas de baixa produção e rentabilidade nos rebanhos ovinos podem estar relacionadas aos aspectos sanitário e nutricional, o que impacta economicamente a cadeia produtiva. A ocorrência de diversas enfermidades em ovinos é bastante comum no Brasil, e prejuízos diretos e indiretos nos rebanhos são inevitáveis, pela queda na produção de leite e carne, diminuição do período de lactação, abortos, nascimento de animais debilitados, descarte, custo com tratamentos e morte de animais, além da existência de barreiras comerciais de matrizes e reprodutores contaminados ou oriundos de rebanhos infectados, assim como seus produtos, como carne, leite e derivados, e ainda de germoplasma, embriões e sêmen.

A aplicação harmoniosa e eficaz de um programa integrado em sanidade de ovinos em nosso país, com o objetivo de controlar e prevenir as principais doenças, passa pela importância de dispor de um serviço público eficiente e eficaz dotado de organização e de meios apropriados, como laboratórios credenciados, disponibilização de *kits* para diagnóstico, vigilância epidemiológica e técnicos veterinários capacitados.

Sob o ponto de vista da saúde animal, as medidas preventivas devem sempre prevalecer sobre as medidas curativas. Para que o controle sanitário e as medidas que lhes dão sustentação possam produzir resultados eficazes, fazem-se necessários o conhecimento das doenças, estudos epidemiológicos e mão de obra treinada.

Referências bibliográficas

ALVES, F.S.F.; PINHEIRO, R.R. Bacterioses de caprinos e ovinos. In: V Congresso Pernambucano de Medicina Veterinária e VI Seminário Nordestino de Caprino-ovinocultura, 2003, Recife, Pernambuco, Brasil, Sociedade Pernambucana de Medicina Veterinária, v. 1, p. 262-272, 2003.

ARITA, G.M.M., CAPPELARO, C., DEAK, J.G. Isolamento e identificação de Pox-virus causando doença em ovinos no Estado do Ceará. **Arquivos do Instituto Biológico**, São Paulo, v. 52, n. 1/3, p. 23-26, 1986.

AZEVEDO, S.S. et al. Prevalência de ovinos reagentes à prova de Imunodifusão em Gel para *Brucella ovis* na região Seridó do Rio Grande do Norte. In: Congresso Pernambucano de Medicina Veterinária, 4, Recife, 1999. **Anais...**, Recife: SPEMVE, 1999. p. 269-270.

BASILE, J.R., SOARES, L.R., HEIM, C. Listeriose em ovinos no Paraná. Congresso Brasileiro de Medicina Veterinária, 22, 1992, Curitiba. **Anais...**, Curitiba, 1992. p. 394. (Resumo).

BATEY, R.G. Pathogenesis of caseous lymphadenitis in sheep and goats. **Australian Veterinary Journal.** v. 63, n. 9. p. 269-272, 1986.

BROBEL, H., FERNANDES, J.T.C., MIES FILHO, A. Estudos sobre a etiologia da epididimite ovina no Rio Grande do Sul. **Pesquisa Agropecuária Brasileira**. Série veterinária, n. 7, p. 1-4, 1972.

BROWN, C.C; OLANDER, H.J.; CASTRO, A.E. Prevalence of antibodies in goats in North-eastern Brazil to selected viral and bacterial agents. **Tropical Animal Health and Production**. v. 21, p. 167-169, 1989.

CALLADO, A.K., CASTRO, R.S., TEIXEIRA, M.E.S. Lentivírus de pequenos ruminantes (CAE e Maedi-Visna): revisão e perspectivas. **Pesquisa Veterinária Brasileira**. v. 21, n. 3, p.87-97, 2001.

CARTER, G.R., COLE, J.R. **Diagnostic procedures in veterinary bacteriology and mycology**. Academic Press, University of Minnesota,1990. p. 620.

CASTRO, R.S., LEITE, R.C., AZEVEDO, E.O. Anticorpos contra lentivírus de pequenos ruminantes (CAE e Maedi-visna) em caprinos sem raça definida dos Estados do Pernambuco e Paraíba. XXVII Congresso Brasileiro de Veterinária, **Anais...**, p. 84, 2000.

CLARKSON, M.J., FAULL, W.P. **Notes for the sheep clinician**. 2.ed. Liverpool: Liverpool University Press, p. 50-59, 1985.

CONSORTE, L.B.S. **Diagnóstico sorológico de listeriose caprina no Rio de Janeiro**. 1994. Dissertação (Mestrado em Microbiologia Veterinária) – Faculdade de Veterinária, Universidade Federal do Rio de Janeiro, Soropédica, RJ. 143f.

DAL PIZZOL, M., RAVAZZOLO, A.P., GONÇALVES, I.P.D. Maedi-visna: evidência de ovinos infectados no Rio Grande do Sul, Brasil. **Arquivos da Faculdade de Veterinária – UFRGS**. Porto Alegre, v. 17, p. 65-76, 1987/1989.

DHUNGYEL, O.P., LEHMANN, D.R., WHITTINGTON, R.J. Pilot trials in Australia on eradication of footrot by flock specific vaccination. **Veterinary Microbiology**, v. 132, p. 364-371, 2008.

DRIEMEIER, D. SCRAPIE. In: RIET-CORREA, F. **Doenças de ruminantes e equídeos**, 3.ed., Santa Maria: Pallotti, vol. 1, p. 475-484, 2007.

FERNANDES, J.C., BOLLWANN, W., SIQUEIRA, C.S. Listeriose em ovinos no Rio Grande do Sul: descrição de um caso. **Revista de Medicina Veterinária**. 7(2), p. 131-137, 1971.

GOUVEIA, A.M.G. Aspectos sanitários da caprino-ovinocultura no Brasil. Simpósio Internacional de Caprinos e Ovinos de Corte, João Pessoa, Paraíba, **Anais...**, p. 115-131, 2003.

HANCOCK, R.D., FALLAVENA, C.B., RIBEIRO, L.A.O. Pneumonic pasteurellosis due to *Pasteurella multocida* in flock of lambs in Brazil. **Veterinary Record**, n. 128, p. 154-155, 1991.

LONDERO, A.T., RAMOS, C.D., LOPES, J.O. Dermatofilose, zoonose desconhecida no Rio Grande do Sul. **O Quero-Quero**, v. 3, n. 11, p. 24-26, 1975.

MANZUR, C., MACHADO, R.D. Detection of contagious pustular dermatitis virus of goats in a severe outbreak. **Veterinary Record**. v. 125, n. 16, p. 419-420, 1989.

MICHAELSEN, R., CARDOSO, F.M., SCHNEIDER, F.A. *Salmonella typhimurium* em linfonodos mesentéricos de ovinos ao abate. **Arquivos do Instituto Biológico**. São Paulo, v. 78, n. 1, p. 97-102, 2011.

MILCZVEWSKY, V. et al. Relato do primeiro isolamento do vírus *maedi-visna* no Estado do Paraná. XXV Congresso Brasileiro de Medicina Veterinária, **Anais...**, Gramado/RS, p.179, 1997.

MOOJEN, V. Caracterização de isolados de lentivírus de pequenos ruminantes naturalmente infectados do Rio Grande do Sul. Tese, Fiocruz, RJ, 1996. p. 254.

PASSOS, D.T. et al. PrP polymorphism in Brazilian sheep. **Small Ruminant Research**, v. 74, n. 1-3, p. 130-133, 2008.

PINHEIRO, R.R.; ALVES, F.S.F.; ANDRIOLI, A. Principais doenças infecciosas de caprinos e ovinos. In: International Symposium on Goat and Sheep Production, 2, João Pessoa – Paraíba – Brasil: Empresa Estadual de Pesquisa Agropecuária da Paraíba, v. 1, p. 165-178, 2003.

RIBEIRO, L.A.O. Doenças de ovinos diagnosticadas laboratorialmente na Equipe de Patologia Ovina, IPVDF. In: IPVDF, Diagnósticos executados durante o período de setembro de 1986 a agosto de 1987, p. 37-38, 1987.

RIBEIRO, L.A.O. Boca d' água. **A Hora Veterinária**. v. 69, p. 22, 1992a.

RIBEIRO, L.A.O. Avances en la prevención y control del footrot en Rio Grande del Sur. **Enfermidades podales de los ruminantes**, 1.ed. Montevideo: Editorial HemisferioSur, p.119-126, 1992b.

RIBEIRO, L.A.O. Risco da introdução de doenças exóticas pela importação de ovinos. **Boletim do Laboratório Regional de Diagnóstico** (UFEPel), n.13, p. 39-44, 1993.

RIBEIRO, L.A.O. et al. Perda reprodutiva causada pelo footrot em dois rebanhos ovinos no Rio Grande do Sul. **Veterinária em Foco**, v. 7, n. 2, p. 135-140, 2010.

RIBEIRO, L.A.O.; MARTINO, J.C.L.; LOPES, G.F. Uso de enrofloxacino 10% (Kinetomax®- Bayer) no tratamento de lesões graves de footrot em ovinos. **A Hora Veterinária**. v. 28, n. 165, p. 48-50, 2008b.

RIBEIRO, L.A.O.; REZLER, U.; LEHUGEUR, C.M. Uso do florfenicol no controle do footrot dos ovinos em período úmido do ano. **A Hora Veterinária**, v. 28, n. 163, p. 47-49, 2008a.

RIBEIRO, L.A.O.; RODRIGUES, N.C. Scrapie. **A Hora Veterinária**. v. 20, n. 120, p. 19-22, 2001.

RIET-CORREA, F. et al. **Atividades do Laboratório Regional de Diagnóstico e Doenças da Área de Influência no período 1978-1982**. Pelotas, RS: Editora Universitária, 1983. p. 98.

RODRIGUES, P.R.C.; RIBEIRO, L.A.O.; CHIMINAZZO, C. Uso de vacina autógena monovalente (sorogrupo D) no controle do footrot em um rebanho ovino no Estado do Rio Grande do Sul.**Veterinaria em Foco**, v. 8, n. 1, p. 31-45, 2010.

SALLES, M.W.S.; LEMOS, A.R.A.; BARROS, C.S.L. Ectima contagioso (dermatite pustular) dos ovinos. **Ciência Rural**, Santa Maria, v. 22, n. 3, p. 319-324, 1992.

WILLIAMS, B.M. Enterotoxemia dos ovinos no Rio Grande do Sul. **Arquivos do IPVDF**. Guaíba, v. 3, p. 30-40, 1966.

YUZBASIVAN-GURKAN, V.N.; KHEHBIEL, J.D.; CAO, Y. et al. Development and usefulness of new polymerase chainreaction-based test for detection of different allelesat codon 136 and 171 of ovine prion protein gene. **American Journal of Veterinary Research**. v. 60, p. 884-887, 1999.

Seção 13

Manejo Ovino

Coordenador:
Arturo Bernardo Selaive-Villarroel

Seção 13

Manejo Ovino

Coordenador
Arturo Bernardo Selaive Villarroel

Capítulo 26

Manejo Ovino

Arturo Bernardo Selaive-Villarroel[1]

Considerações gerais

Manejo é um termo bastante abrangente, envolvendo as numerosas e diversificadas operações que se praticam na exploração da propriedade rural e no convívio com os animais. Pode-se definir manejo como o conjunto de práticas ou normas de criação que levam em consideração os cuidados e as necessidades dos animais para atingir uma produção eficiente, estando relacionado às diversas e variadas áreas da criação e produção, como instalações da propriedade, alimentação, sanidade, reprodução e melhoramento genético dos animais, e gestão e comercialização dos produtos.

O manejo envolve aspectos de previsão, organização, controle e deve atender os animais, as pastagens e o mercado, assegurando regularidade de produção e retorno econômico. Desta forma, o manejo fornece os meios e as regras de criação, que são muitas, podendo-se citar entre elas a necessidade de uma boa nutrição (manejo nutricional), reprodução (manejo reprodutivo) e condição sanitária (manejo sanitário).

Ao considerar os aspectos de manejo, deve-se levar em conta a propriedade como um todo, dentro do qual se ajustam as necessidades do rebanho para acasalamento, parição, desmame etc. O clima, o tipo e o objetivo da criação determinam em grande medida as técnicas de criação a serem adotadas. As condições do ambiente existentes em cada propriedade determinarão as ações a serem tomadas, considerando que é quase impossível maximizar todos os aspectos do ciclo produtivo dos animais em condições de criação a campo.

A aplicação de técnicas corretas de criação, ou seja, um bom manejo animal assegura boa produção, sendo necessário um ordenamento das principais práticas de manejo que intervêm no processo produtivo para obter o máximo de produtividade e rentabilidade (Vaz et al., 2003). Portanto, a prática de conduta rotineira em submeter o rebanho a um manejo correto e racional é o primeiro passo para se obter bons índices de produtividade, tendo em vista que o aperfeiçoamento das técnicas de manejo empregadas é o principal responsável pelo aumento da rentabilidade dos sistemas de criação.

Deve-se ter em conta que a eficiência produtiva dos animais é influenciada mais pelo meio ambiente do que pela genética, de forma que aspectos como manejo alimentar, sanitário e a seleção dos animais são importantes fatores que influem na produtividade.

As normas de manejo variam segundo o tipo de produção (p. ex., carne, lã, leite), a região de criação (p. ex., Sul, Nordeste), o clima (p. ex., frio, quente, chuvoso, seco) e o sistema de produção (p. ex., extensivo, intensivo, confinado, a pasto). O manejo dos animais varia também com a categoria animal que se deseja trabalhar, pois as necessidades e cuidados dos animais diferem segundo sua categoria. Assim, o manejo dos reprodutores é diferente das fêmeas e, nestas, o manejo dos indivíduos em crescimento (animais jovens) difere daquelas gestantes e/ou lactantes (animais adultos).

Como os ruminantes são animais criados em pastagem e sua produtividade depende fundamentalmente da disponibilidade de forragens, um bom

---

[1] Professor Associado aposentado da Universidade Federal do Ceará. Ex-pesquisador da Embrapa de Bagé – RS.

manejo é aquele que procura conciliar as maiores necessidades fisiológicas dos animais com os períodos mais favoráveis de clima e produção forrageira.

Algumas normas são básicas para todas as criações e abrangem todo o rebanho em forma integrada com o manejo geral da propriedade, tendo como base a condição corporal e as condições sanitárias, nutricionais e de bem-estar em que os animais são mantidos. As anotações de controle do rebanho (p. ex., data de acasalamento, vermifugações, vacinações, tipo e quantidade de suplementação alimentar) e do animal (idade, peso corporal, data e tipo de parto, observações quando da inseminação artificial) são a base para estabelecer um bom manejo animal.

No Brasil, a produção ovina segue, de forma geral, o esquema tradicional de criação extensiva, baseado no conhecimento prático dos produtores, adquirido ao longo dos anos. Isto se traduz em um deficiente controle do rebanho e pouca aplicação de tecnologia, o que causa baixa produtividade dos rebanhos. Apesar dos notórios avanços tecnológicos alcançados com novos conhecimentos científicos e o aprimoramento das técnicas de criação animal, a gestão e/ou manejo inadequado e a falta de organização administrativa das unidades de produção pecuária, associados à baixa escolaridade e/ou preparação do trabalhador rural, têm contribuído de forma decisiva para a ineficiência operacional da ovinocultura em muitas regiões do país. Entretanto, diante da competitividade do mercado de produtos que satisfaçam ao consumidor, torna-se imprescindível a implementação de boas e modernas técnicas de manejo dos animais para melhorar a produção e produtividade dos rebanhos.

A pesquisa tem demonstrado que ações simples, como a utilização de reprodutores selecionados, visando à obtenção de animais de melhor conformação para carne e/ou leite (melhoramento genético); o melhoramento da pastagem nativa para aumentar a disponibilidade e a qualidade da forragem disponível e a taxa de lotação (alimentação do animal); a definição da melhor época de acasalamento e a determinação da melhor idade e/ou peso de desmame do cordeiro, são práticas de manejo econômicas e que influem significativamente na produção do rebanho.

Manejo reprodutivo

Compreende-se como manejo reprodutivo o conjunto de medidas e técnicas utilizadas para monitorar, controlar e melhorar a eficiência reprodutiva do rebanho, com ênfase na fertilidade dos carneiros e nos períodos de acasalamento e parição das ovelhas. Assim, o manejo reprodutivo visa maximizar a produção de cordeiros, minimizar os custos com animais improdutivos, gerar fêmeas de reposição geneticamente superiores e reduzir os riscos da disseminação de doenças sexualmente transmissíveis.

O manejo reprodutivo requer atenção especial por ser uma ferramenta-chave na determinação da eficiência de um sistema de produção (Simplício, 2007). O maior número de crias obtidas sem custo adicional de insumos e mão de obra permite ter mais animais para venda e maior possibilidade de substituir os menos produtivos.

Existem várias fases num processo reprodutivo, cada uma das quais requer um manejo diferente dos animais (Sá, 1997). Após a cobrição das matrizes, seguem-se as fases de gestação, parição e o desmame da cria. Ajustar essas fases, de acordo com os objetivos centrais da exploração, identificando os fatores que concorrem para o seu sucesso e/ou fracasso, é imprescindível para a elevação do potencial produtivo e reprodutivo do rebanho, dinamizando e viabilizando o sistema de produção.

Para que o programa reprodutivo funcione de forma eficiente e os objetivos sejam alcançados, devem ser obedecidos pré-requisitos nos manejos sanitário e nutricional. A alimentação equilibrada é um dos fatores que possuem mais peso para o aumento da eficiência reprodutiva do rebanho de cria. As doenças parasitárias e infecciosas podem afetar o processo reprodutivo de machos e fêmeas, impedindo a fecundação e/ou causando abortos, repetições de cios, e nascimento de crias pouco desenvolvidas (Gouveia, 2005).

Não existe um padrão de manejo reprodutivo aplicável a todas as propriedades; o que existe são recomendações técnicas cuja aplicabilidade varia entre uma fazenda e outra, porém há normas consideradas básicas, como:

- Animais com baixa eficiência reprodutiva não devem ser mantidos no rebanho, pois causam enorme prejuízo não realizando sua mais importante função: a de produzir e desmamar crias viáveis
- Utilizar somente carneiros testados ou com fertilidade comprovada que possam melhorar geneticamente o rebanho
- Fêmeas sem desenvolvimento e/ou condição corporal deficiente não devem ser acasaladas.

No acasalamento, o produtor deve saber *quando* e *como* efetuar a cobrição dos animais e quais são os cuidados que deve dispensar aos reprodutores. Durante a prenhez, é necessário considerar os cuidados sanitários e alimentares das matrizes gestantes. Na parição, é importante efetuar um controle permanente dos animais a fim de assegurar que as crias efetuem a sua primeira mamada logo após o nascimento, evitando a morte por inanição ou por rejeição da mãe. Por último, no desmame, deve-se saber qual é a idade mais adequada para desmamar as crias. O conhecimento desses aspectos é fundamental para efetuar as práticas de manejo adequadas (Selaive-Villarroel, 1989).

Sistemas de acasalamento

A cobrição das ovelhas pode ser efetuada de duas formas: monta natural e inseminação artificial (IA). A escolha de uma ou outra forma deve ser feita em função da meta do empreendimento produtivo e da infraestrutura disponível.

Monta natural é a forma mais comum e amplamente utilizada em rebanhos de corte e pode ser realizada em três modalidades:

- *Livre*. As ovelhas ficam expostas a diversos machos continuamente no ano ou em períodos determinados (estação de monta). Neste processo, não há controle zootécnico efetivo do rebanho, sendo mais comum em sistemas de produção extensivos ou em unidades familiares de produção
- *Controlada*. As ovelhas são agrupadas com um determinado macho, técnica bastante comum em sistemas semi-intensivos. As ovelhas podem ser acasaladas no campo, em potreiros separados ou ser recolhidas à tarde ao centro de manejo e expostas a um determinado reprodutor. O controle zootécnico é eficiente e pode ser melhorado com o uso de rufiões marcadores para detecção do cio das ovelhas. Isto permite saber o dia da cobertura e as ovelhas que repetem cio
- *Dirigida*. Nesta modalidade, as fêmeas em cio são levadas ao macho. O cio é detectado por rufiões, que são machos cirurgicamente preparados para não fecundar (vasectomizados ou com desvio peniano) ou fêmeas androgenizadas, numa relação rufião:fêmea que pode ser 1,5:100 ou superior. Este sistema de acasalamento é o mais utilizado em criações de ovinos em sistema intensivo.

Inseminação artificial. A inseminação artificial representa uma biotecnologia da reprodução pouco aplicada em rebanhos comerciais, sendo mais usada em criações de elite.

O emprego de sistemas de acasalamento mais eficientes maximiza o uso de reprodutores, o que por si só, dependendo do sistema de produção e do valor dos machos envolvidos, já justifica o emprego desta ou daquela técnica. Um carneiro em sistema de monta natural, na relação de 3% (3 machos para 100 fêmeas) tem uma perspectiva de ter 25 crias por ano (1 macho para 33 fêmeas e considerando 75% de fertilidade), enquanto com inseminação artificial, o número estimado de crias produzidas aumenta para 300, com sêmen fresco (1 macho para 500 fêmeas e 60% de fertilidade).

Manejo dos reprodutores

Por sua importância na produção das crias e seu reduzido número presente num rebanho, os reprodutores devem receber a máxima prioridade por parte do produtor. Normalmente, a eficiência reprodutiva é mensurada a partir de dados referentes às fêmeas e a não consideração do macho como cofator de determinação dessa eficiência pode sub ou superestimar os índices do referido sistema. Carneiros com problemas de infertilidade e/ou com doenças sexualmente transmissíveis são responsáveis diretos pelas deficientes porcentagens de parições dos rebanhos (Selaive-Villarroel, 1980).

Os reprodutores não devem ser ignorados até o momento do acasalamento. Especial cuidado deve ser dado antes e durante o período de cobertura, pois qualquer problema de ordem sanitária (p. ex., bicheira, manqueira, febre etc.) pode produzir infertilidade temporária ou subfertilidade por períodos de 2 meses ou mais. Alguns produtores descuidam de seus reprodutores a maior parte do ano, quando eles não estão em acasalamento, esperando que cumpram posteriormente, de maneira satisfatória, sua função no curto período de cobrição. Não faz sentido cuidar e alimentar reprodutores inférteis, ou correr o risco de disseminar uma doença infecciosa no rebanho utilizando reprodutores com problema.

Para que um reprodutor possa cumprir sua função, deve reunir os seguintes requisitos fundamentais:

- Deve ser capaz de produzir sêmen em quantidade e qualidade suficiente para fecundar um grande número de fêmeas num período reduzido de tempo (p. ex., 30 a 60 dias)

- Deve ter boa libido (atividade sexual) para procurar as fêmeas em cio
- Deve ter "habilidade" para montar e capacidade para cobrir satisfatoriamente as fêmeas em cio (monta com ejaculação)
- Deve estar em boa condição corporal (nem magro e/ou muito gordo) para "resistir" ao trabalho durante todo o período de acasalamento
- Deve estar livre de doenças infecciosas (venéreas) que possam comprometer a fertilidade dos rebanhos.

Manejo dos reprodutores antes do acasalamento

Piquete ou potreiro de manutenção

Os reprodutores devem ser mantidos perto da sede central, separados das outras categorias de animais, em baias que permitam conforto térmico e abrigo da chuva e sol, e contínuas com um piquete para realização de exercício físico diário. Isto apresenta várias vantagens, sendo algumas delas a de detectar rapidamente problemas, como manqueira, bicheira e a ausência de algum animal, e, no caso de mortalidade, prevenir possíveis perdas de outros reprodutores. A área deve ter suficiente sombra e água durante o período de calor, pois o aumento da temperatura reduz a proporção de espermatozoides normais e férteis do sêmen. Na existência de muitos reprodutores, deve-se ter um piquete de pastagem melhorada, com abrigos e boas cercas para evitar "parições não desejadas", usado frequentemente com outras atividades (p. ex., lavoura, fruticultura).

Os borregos que vão trabalhar pela primeira vez, quando possível e dependendo do número, devem ser mantidos em áreas separadas até seu primeiro período de cobrição. Esta precaução permite que recebam a melhor alimentação disponível (animais em crescimento), não briguem com reprodutores adultos, tenham menor risco de contato com enfermidades infectocontagiosas (p. ex., brucelose) e possam ser controlados melhor.

Exame de fertilidade

A função do reprodutor é "cobrir" as matrizes e fazer melhoramento genético do rebanho. A maioria dos produtores adquire reprodutores com base nas características raciais fenotípicas como tamanho, conformação e outros caracteres visuais (p. ex., cor), mas não prestam maior atenção aos aspectos de fertilidade. A inspeção por técnicos especializados, para verificar a condição reprodutiva e sanitária do reprodutor, deve ser prioritária antes da sua aquisição ou utilização.

Os reprodutores devem ser examinados 6 a 8 semanas antes do seu uso, por ser o período em que se inicia a produção de espermatozoides a serem ejaculados durante o período de cobrição e por ser o tempo necessário para dar um preparo alimentar e um controle sanitário. O exame deve abranger aspectos clínicos e andrológicos para saber sua condição de saúde e de produção espermática.

No exame físico, deve ser levada em conta a possível existência de parasitos externos, como piolhos, sarna etc. Deve-se examinar a condição morfológica e funcional dos cascos, aprumos, articulações e ligamentos, principalmente os posteriores, e verificar possíveis problemas de manqueira (pododermatite ou podridão do casco, abscessos etc.) que dificultem realizar o salto e completar a cópula. Aparar os cascos se for necessário, para evitar as manqueiras de origem mecânica.

No exame andrológico, deve-se observar o aparelho genital completo, avaliando principalmente tamanho e simetria testicular, verificando anomalias e processos inflamatórios. O exame laboratorial do sêmen é o melhor indicativo da capacidade reprodutiva do macho. Nesse momento, aqueles reprodutores que apresentam características indesejáveis (p. ex., alterações dos órgãos genitais, prognatismo, caracteres fenotípicos fora do padrão racial) devem ser eliminados.

Alimentação e controle sanitário

A condição corporal dos reprodutores no momento do acasalamento está intimamente correlacionada à sua *performance* reprodutiva. Como o reprodutor deverá procurar e cobrir repetidamente um grande número de fêmeas, deve estar em boa condição corporal, sem ficar excessivamente gordo, com escore corporal em torno de 4 (de 1 a 5), pois pode perder mais de 10% do seu peso corporal durante a estação de monta.

Nesta fase, é muito importante uma suplementação alimentar balanceada e o controle sanitário de vacinação e vermifugação, para assegurar uma boa produção espermática dos reprodutores.

Casqueamento ou aparo de cascos

Técnica que consiste em "aparar" o casco dos animais a fim de evitar problemas como pododermatite ou frieira (conhecida também como podridão do casco), que pode ocasionar baixo rendimento do animal, uma vez que animais com cascos deformados ou infetados apresentam dificuldades de locomoção que contribuem como fatores estressantes para a diminuição da sua produtividade. Os cascos devem ser aparados no mínimo uma vez por ano, com revisão a cada seis meses, principalmente no período chuvoso.

Uso de rufiões

Para estimular e sincronizar o cio das ovelhas, principalmente das borregas que estejam isoladas de machos no mínimo de 3 a 4 semanas, recomenda-se o uso de rufiões um mês antes da colocação dos reprodutores. Sabe-se que a maioria das fêmeas manifesta cio no período de 5 a 10 dias após a introdução do macho (efeito macho), mas esse cio é pouco fértil. Assim, no período de entrada dos reprodutores, as fêmeas estarão ciclando normalmente com cios mais férteis. Caso não fiquem gestantes na cobrição do primeiro cio, poderão ter um ou dois mais cios para fecundar durante o período de cobrição. A utilização de rufiões para detecção das fêmeas em cio e não dos próprios reprodutores permite melhor aproveitamento destes.

Manejo dos reprodutores durante o acasalamento

Ao início do período de acasalamento, o produtor deve ter bem definido os aspectos seguintes, independentemente do tipo da monta a utilizar.

Número de reprodutores a usar

O reprodutor é, sem dúvida, o animal mais caro do rebanho. Desta forma, dentro de seus limites fisiológicos, quanto maior o número de matrizes acasaladas com ele, menor será seu custo relativo por prenhes. Em monta natural, geralmente recomenda-se um carneiro por cada 30 ovelhas (3%) em sistemas extensivos e um carneiro por 50 ovelhas (2%) em sistemas semi e/ou intensivos, quantidade suficiente quando se trabalha com reprodutores de fertilidade conhecida. No caso de empregar somente borregos, recomenda-se usar porcentagem maior.

O uso de mais reprodutores significa aumentar o custo por cria produzida, além de diminuir a pressão de seleção do rebanho. É melhor ter um reduzido número de reprodutores de boa qualidade e boa *performance* reprodutiva do que muitos de duvidosa qualidade, incluindo aqueles de baixa fertilidade.

Rodízio de reprodutores

Em fazendas que possuem suficiente número de carneiros e realizam coberturas extensivas, uma prática recomendada é o rodízio semanal dos reprodutores para evitar que a maioria das fêmeas seja coberta somente por um reprodutor dominante, o qual nem sempre é o de melhor fertilidade e/ou padrão zootécnico. Durante o período em que estão separados das matrizes, os reprodutores recebem alimentação especial.

Outra alternativa é colocar os reprodutores com as matrizes só durante a noite, enquanto descansam e se alimentam durante o dia.

Número de matrizes a serem acasaladas por piquete em monta contínua

O número ideal de matrizes a serem acasaladas por piquete dependerá da infraestrutura da propriedade e do número de matrizes que possui cada produtor. O piquete ideal é aquele que tem topografia plana, com suficiente pasto, sombra e água. Os piquetes pequenos são melhores que os grandes, pelo fato de evitar a dispersão dos animais.

A disponibilidade de pastos é, provavelmente, o principal fator que influencia o tamanho ideal do rebanho a ser acasalado no piquete. Quando há suficiente disponibilidade de pasto, rebanhos grandes podem ser acasalados sem problema negativo na *performance* dos serviços. No caso de deficiente disponibilidade de pastos, o rebanho tende a se dispersar em maior área geográfica, sendo aconselhável, portanto, reduzir o número de matrizes por piquete e aumentar um pouco o número de reprodutores. Em geral, o uso de reprodutores em rebanhos relativamente pequenos é uma prática recomendável, considerando-se que em tais circunstâncias o manejo se torna mais fácil, havendo menor inclinação dos animais à formação de grupos isolados.

Manejo dos reprodutores após acasalamento
Exame e cuidado dos reprodutores

Ao término do período de cobertura, os reprodutores devem ser examinados para se identificar aqueles que não trabalharam satisfatoriamente ou adquiriram problemas genitais ou físicos de difícil recuperação (p. ex., inflamação crônica do prepúcio, infeção necrótica dos cascos, lesões escrotais), visando ao seu descarte junto com os reprodutores de maior idade.

Nesse momento, decide-se o número de reprodutores a ser adquirido ou incorporado para substituir os que vão ser descartados.

Embora nessa etapa cuidados especiais com os reprodutores não sejam necessários, isto não deve ser motivo de negligência. Os reprodutores precisam se recuperar do desgaste produzido pelo trabalho intensivo realizado durante o acasalamento.

Incorporação de novos reprodutores

A compra periódica de novos reprodutores constitui um fato indispensável para melhorar o nível de produção e contribuir para o progresso genético do rebanho. Os reprodutores devem ser substituídos, após terem trabalhado durante 3 ou 4 anos, evitando níveis prejudiciais de consanguinidade na cobrição das filhas.

O uso de reprodutores por muitos anos, principalmente em monta natural, tem o inconveniente de que os reprodutores velhos (acima de 6 anos de idade) apresentem, geralmente, menor fertilidade que os jovens (2 a 3 anos de idade), que costumam ser mais ativos e expostos por menos tempo a riscos que possam levar a problemas de infertilidade.

É comum observar que muitos criadores adquirem vários reprodutores de uma só vez e, posteriormente, deixam de comprá-los por alguns anos. Essa prática não é recomendável, sendo o correto a substituição anual de uma determinada porcentagem (p. ex., 20 a 25%), que dependerá de um balanço entre o custo do reprodutor e a obtenção de médias razoáveis de melhoria que produzirão no rebanho.

Manejo das matrizes

Ao programar suas atividades, o produtor deve ter claro os principais aspectos que incidem diretamente na eficiência reprodutiva das ovelhas, como a decisão de quando acasalar, quando sinalar e desmamar os cordeiros, quando tosquiar (ovelhas lanadas), quando dosificar, vacinar e banhar, assim como quando selecionar os animais.

Manejo antes do acasalamento

Esta etapa é de preparação das ovelhas para o acasalamento e devem ser considerados os aspectos a seguir.

Época de cobrição

Época de cobrição ou estação de monta é o acasalamento estratégico feito em um período de tempo definido do ano, durante o qual os animais são acasalados (Sá e Sá, 2003). A estação de monta apresenta várias vantagens, como a possibilidade de concentração de partos, homogeneidade de lotes, manejo nutricional e sanitário mais precisos e eficientes.

Na decisão de qual é a melhor época para acasalar os animais, devem-se levar em consideração, os seguintes aspectos:

- Corresponder ao período de maior atividade sexual das matrizes e de maior produção de sêmen dos reprodutores
- O nascimento das crias deve coincidir com um clima favorável para sua sobrevivência e com disponibilidade de forragem suficiente para assegurar boa lactação das matrizes
- O momento da venda dos produtos deve coincidir com preços de mercado e condições de comercialização favoráveis.

Em sistemas intensivos de produção, a possibilidade de ofertar produtos estrategicamente de acordo com a entressafra ou explosão de consumo constitui o principal atrativo para definir o início do acasalamento. O ideal é fazer a cobrição em períodos que permitam obter produções uniformes, que facilitem o manejo e a comercialização dos produtos.

A época de cobrição varia nas diversas regiões e segundo a raça dos animais, e sua orientação deve guardar estreita relação com a meta do sistema de produção. Nas regiões de clima temperado, onde a atividade sexual das ovelhas é estacional, o período reprodutivo está concentrado nos meses de dezembro a maio (verão-outono), com maior concentração em março-abril (outono), época mais adequada ao acasalamento, independentemente da raça (Borges, 2000). Nas regiões de clima tropical, com atividade sexual o ano todo, recomenda-se que o acasalamento seja num período que coincida com a parição na época de maior disponibilidade de forragens e clima com menos chuva, evitando os meses de restrição da pastagem ou de seca da região (Simplício e Santos, 2005).

No Nordeste, são recomendadas duas épocas de cobrição por ano. O primeiro período de cobrição deve ser efetuado no início do período chuvoso (janeiro-fevereiro), com nascimento das crias no final das chuvas e o desmame ser feito ainda com disponibilidade de forragens no campo. Neste caso, as crias podem ser preparadas para comercialização na época do Natal, obtendo-se melhor preço do produto pela maior demanda.

A segunda cobrição recomenda-se fazer em meados da época seca (setembro), com a parição ocorrendo no início da época das chuvas (fevereiro), período inicial do crescimento das pastagens e o desmame ser feito ainda no período abundante de pastagens. Esta segunda cobrição tem por finalidade aproveitar, no mesmo ano, aquelas matrizes que não ficaram prenhes na primeira vez, e as marrãs nascidas no ano anterior que não tiveram condição de ser cobertas com os animais adultos na primeira cobrição, por apresentarem idade ou peso inadequado. Desta forma, todas as fêmeas têm duas oportunidades de se reproduzir, obtendo-se maior número de matrizes paridas possível no ano.

Duração do acasalamento

A duração do período de cobrição se reflete na extensão da parição e deve considerar a duração do ciclo estral da ovelha (média de 17 dias) e a possibilidade de que ela tenha a oportunidade de repetição do cio, quando não for fecundada na primeira vez.

O período de 6 semanas é considerado satisfatório em épocas adequadas e com borregas, pode-se estender até 2 meses. Nesse período, as matrizes têm duas oportunidades de ser servidas e o período de parição fica suficientemente concentrado para produzir uma cordeirada uniforme, permitindo melhor controle e manejo dos animais.

A duração do acasalamento pode variar de um período mínimo de 35 dias, em sistemas intensivos até 8 semanas em extensivos, período em que as fêmeas podem manifestar dois a três cios, respectivamente. Períodos muito curtos podem ter menor taxa de gestação ao não permitir novas oportunidades de acasalamento. Coberturas prolongadas e, portanto, parições prolongadas, não são desejáveis do ponto de vista de manejo e economia.

As parições concentradas têm a vantagem de produzir uma cordeirada mais uniforme, reduzir o tempo gasto no controle, geralmente intensivo, que se faz durante a parição, e facilita o manejo das ovelhas de cria e das pastagens.

Alimentação e controle sanitário

As fêmeas a serem acasaladas necessitam apresentar uma condição corporal entre 2,5 e 3 pontos (em uma escala de 1 a 5), para permitir uma boa incidência de cio e ovulação e ter o maior número possível de concepções (Selaive-Villarroel e Fernandes, 1994). As ovelhas que nessa data estão com escore 2 ou menos devem ser separadas do rebanho e receber uma suplementação alimentar para atingir a condição corporal desejada e maximizar sua eficiência reprodutiva.

Importante também considerar, nesta fase, as normas preventivas do controle de parasitos internos (dosificações) e externos (banhos), de manqueira (aparação de cascos, pedilúvios) e a vacinação do rebanho.

Finalmente, para ovinos lanados, alguns trabalhos de pesquisa têm mostrado aumento na fertilidade das borregas (exceto as pouco ou muito desenvolvidas) quando tosquiadas aproximadamente 1 mês antes do início do período de acasalamento.

Existem técnicas de manejo recomendadas para se obter três parições em 2 anos (Pilar et al., 2002) ou, ainda, biotecnologias para se obter duas parições anuais. Entretanto, considerando que o principal ponto de estrangulamento na reprodução dos ovinos no Brasil é a alta mortalidade dos cordeiros do nascimento até o desmame, recomenda-se inicialmente orientar o manejo para reduzir a mortalidade dos animais e, em seguida, aumentar a frequência das parições, válido especialmente para os sistemas extensivos de criação.

Manejo durante o acasalamento

O acasalamento constitui a fase inicial do processo reprodutivo da fêmea. Devem ser considerados diversos fatores básicos, como a condição corporal do rebanho, principalmente a de primeira cria, o estado sanitário dos animais e a presença de animais com defeitos genéticos (p. ex., prognatismo). A alimentação é uma condição básica, pois as matrizes com boa condição corporal ao acasalamento apresentam melhor taxa de ovulação e maior número de crias nascidas. O fator mais importante a considerar é que as matrizes estejam ganhando peso no início do acasalamento, fato conhecido como "efeito dinâmico" do peso. Esse ganho adicional se traduz em dois efeitos: primeiro, alta apresentação de cios no momento da entrada dos reprodutores e, segundo, de maior importância, aumento da taxa ovulatória e maior concepção e sobrevivência embrionária, aumentando, em decorrência, as taxas de fertilidade e prolificidade.

Considerando que o efeito dinâmico determina melhoria reprodutiva nas matrizes, recomenda-se uma suplementação alimentar por 2 a 3 semanas antes do acasalamento, conhecida como *flushing* ou suplementação, por um curto período de tempo. A utilização de potreiros com pastagens melhoradas (cultivadas ou naturais diferidas) deveria ser uma prática usual no acasalamento e na parição dos animais, quando os animais devem receber melhora no nível nutricional.

Além da condição corporal, o peso ao acasalamento também é muito importante, devendo-se considerar um peso mínimo para aquelas fêmeas que serão acasaladas pela primeira vez. No Sul do Brasil, o peso mínimo requerido das borregas para serem acasaladas, independentemente da idade, é de 40 kg para raças produtoras de lã (p. ex., Merino e Ideal = 38 kg; Corriedale e Romney = 40 a 42 kg). No Nordeste do Brasil, recomenda-se um peso mínimo de acasalamento de aproximadamente 34 kg para as borregas Santa Inês, e de 30 e 28 kg para as Morada Nova e Somalis, respectivamente, médias que estão acima das observadas comumente na região.

Cuidados com as matrizes durante gestação, parição e lactação

Estima-se que 10 a 20% das ovelhas cobertas pelo reprodutor não parem por problemas de mortalidade embrionária e/ou fecundação, 2 a 3% das crias nascem mortas e 10 a 20% das crias nascidas morrem antes do desmame, principalmente por problemas de inanição e ação de predadores (Selaive-Villarroel, 1991). Uma grande parte desses problemas pode ser evitada pelo manejo correto do rebanho durante gestação, parição e lactação das ovelhas.

Gestação

A gestação da ovelha pode ser dividida em três fases: terço inicial (0 a 50 dias), terço médio (50 a 100 dias) e terço final (100 a 150 dias). Nos dois primeiros terços, o desenvolvimento da cria é equivalente a 25% do seu peso ao nascer, enquanto no terço final esse desenvolvimento é de 75%. Nos primeiros 3 meses, os requerimentos nutritivos são considerados pouco importantes e de reduzida influência no peso das crias ao nascimento, salvo nas matrizes com deficiente condição corporal. Ao final do terceiro mês, o conteúdo uterino (feto, membranas e líquidos fetais) pesa em torno de 3 a 5 kg (33% do peso final), dependendo do tamanho da matriz e do número de fetos em gestação.

No terço final da gestação, 75% do desenvolvimento do feto acontece nas últimas 6 semanas, sendo 50% nas 4 semanas finais e 25% nas últimas 2 semanas, ocorrendo também grande parte do desenvolvimento da glândula mamária e o início da produção do colostro. Isto faz aumentar consideravelmente as necessidades nutricionais das ovelhas antes da parição, principalmente nas de gestação múltipla, necessidades que são ainda maiores durante o período de lactação.

Estima-se que o peso do cordeiro ao nascimento represente aproximadamente 60% do peso total do conteúdo uterino, e numa ovelha que pare um cordeiro com 3 kg de peso corporal, o peso total do conteúdo uterino será de 5 kg. Os cordeiros de partos duplo ou triplo pesam em torno de 85 a 70%, respectivamente, em relação ao peso do cordeiro simples. Assim, nas últimas 6 semanas de gestação, as ovelhas devem aumentar cerca de 5 kg e nunca perder peso (Borges, 2000).

Pelos maiores requerimentos nutritivos e para assegurar uma cria "vigorosa", as ovelhas devem receber um tratamento alimentar especial no final da gestação e durante toda a lactação, com quantidade suficiente de suplementação mineral, em que o cálcio e o fósforo devem estar presentes em proporções adequadas. Recomenda-se dar farinha de osso com cloreto de sódio na proporção de 1:1.

Além das maiores necessidades nutricionais devem-se considerar dois aspectos que tendem a agravar a situação das matrizes ao final da gestação: primeiro, a capacidade de consumo e o apetite da matriz gestante está muito reduzido pelo menor volume do rúmen, devido ao maior espaço físico utilizado pelo útero grávido, que ocupa grande espaço na cavidade abdominal, comprimindo o rúmen e, segundo, o aproveitamento da energia dos alimentos é menor (cerca de 5 a 22%, comparado a valores de 40 a 60% para a matriz não gestante). Como o consumo alimentar, ao final da gestação, não é suficientemente elevado para satisfazer às necessidades nutricionais, as matrizes mobilizam suas reservas corporais, sendo importante que cheguem ao parto com bons níveis de reservas energéticas e recebam alimentação balanceada.

Uma alimentação deficiente das ovelhas durante a gestação se traduz, dentre outros, nos seguintes aspectos:

- Nascimento de crias pequenas e débeis, com menores possibilidades de sobrevivência
- Baixa produção de leite das ovelhas e, consequentemente, baixo nível de crescimento das crias
- Menor instinto materno das ovelhas, resultando em maiores índices de abandono das crias
- Transtornos metabólicos, principalmente nas ovelhas com gêmeos, que podem ocasionar a morte de alguns animais (p. ex., toxemia da prenhez, hipocalcemia).

Como norma geral, o manejo durante a gestação deve estar orientado para melhorar as condições de alimentação das ovelhas antes da parição.

O estado nutricional da matriz na parição determinará em grande parte o tamanho e vigor da cria ao nascer, a quantidade de leite a produzir e o instinto materno. Uma parição na época de maior produção de forragem assegura bom nível nutritivo das matrizes durante a gestação e lactação. Por outro lado, considerando que as pastagens naturais se apresentam, em geral, com teores deficientes de alguns minerais, principalmente fósforo, recomenda-se fornecer suplementação mineral pelo menos desde 4 semanas antes da parição até o desmame.

Preparação do rebanho para parição

Aproximadamente 1 mês antes da parição deve-se efetuar o exame de úbere das ovelhas e o controle sanitário, com os cuidados que requer a condição fisiológica dos animais. Nesse momento, aquelas matrizes que não apresentam sinais de estar prenhes podem ser separadas para facilitar o cuidado das gestantes.

- *Preparação do ambiente onde vão parir as matrizes:* os potreiros ou piquetes de parição devem ter pasto e água suficientes, ser bem abrigados e localizados perto da sede, para facilitar o controle diário durante a parição. Recomendam-se utilizar os potreiros de acasalamento deixados em descanso por algum tempo (sem ovinos, mas com baixa lotação de outras espécies animais; p. ex., bovinos ou equinos) para assegurar boa disponibilidade de pastagens e lotação mais alta, favorecendo o controle durante a parição

Nas parições a campo, a provisão de abrigos constitui fator de maior relevância, pelo fato de ocorrer alta mortalidade das crias por problemas climáticos durante a parição. Na região Sul do Brasil, o fator climático que incide com maior frequência na mortalidade dos cordeiros é o vento, seguindo-se as baixas temperaturas. O vento, acentuado pela chuva, provoca umidade na pele do cordeiro, e é responsável pela queda na temperatura corporal até o ponto em que a cria tem dificuldade de manter a homeotermia. Assim, um abrigo de altura superior ao do cordeiro, reduz a velocidade dos ventos (prejudiciais acima de 8 km/h) e contribui para diminuir as perdas de cordeiros, principalmente nos primeiros 3 dias de vida. Neste sentido, deve-se considerar que as ovelhas com mais de 4 meses de crescimento da lã não sentem o frio, permanecendo ao vento e expondo os cordeiros às áreas ventosas do potreiro

- No Nordeste do Brasil, o fator climático de maior incidência na mortalidade das crias é a seca prolongada sem suplementação alimentar adequada, que reduz significativamente a produção de leite da mãe e/ou a insuficiência de pasto para a cria. Por outro lado, o excesso de chuvas no inverno durante a parição também pode contribuir para uma maior mortalidade
- *Exame de úbere:* o início de desenvolvimento do úbere no último mês da gestação permite, juntamente com a aparência externa do animal, distinguir uma matriz gestante de uma falhada. Aquelas ovelhas que não apresentam sinais de estar prenhes podem ser separadas para priorizar as pastagens, mão de obra e insumos para o manejo das gestantes

Durante o exame do úbere, deve-se separar e identificar as matrizes que apresentem tetas obstruídas ou outros defeitos graves que dificultem a saída normal do leite, para uma melhor supervisão durante a parição e posterior eliminação

- *Controle sanitário:* a vermifugação pré-parição constitui uma medida estratégica que serve para combater a infestação parasitária do animal e reduzir a infestação das pastagens no momento em que as crias começam a ingerir pastos

Visando proteger a matriz e proporcionar certa imunidade à cria, devem-se vacinar as ovelhas contra as doenças infecciosas provocadas por *Clostridium* sp., principalmente a enterotoxemia, a gangrena gasosa e o carbúnculo sintomático, além de raiva nas regiões com ocorrência desta doença. Ao mesmo tempo, aproveitar a oportunidade para verificar a possível presença de parasitos externos

- *Descole nas ovelhas lanadas:* o descole é a remoção de lã da região perivulvar e entre pernas, e tem como objetivo favorecer o acesso do cordeiro para alcançar o úbere. Também permite maior higiene, reduzindo a incidência de bicheira na região vulvar após a parição. A limpeza dos olhos ("desolhe") é outra operação que pode ser feita em conjunto, lembrando que as ovelhas com cara excessivamente coberta de lã têm mais problemas para criar os cordeiros que aquelas com cara menos coberta
- *Controle de predadores:* a mortalidade de cordeiros por ação de predadores (cachorros, aves de rapina etc.) constitui um grave problema em animais paridos a campo. Uma campanha iniciada antes da parição permite reduzir, em parte, o

problema, sendo de maior efetividade as efetuadas em conjunto por vários produtores de uma mesma região.

Em sistemas intensivos, recomenda-se um diagnóstico de gestação precoce por ultrassonografia para identificar as ovelhas prenhes e verificar o tipo de gestação (simples, duplo, triplo) visando ao ajuste da dieta, conforme as necessidades dos animais.

Manejo das ovelhas durante a parição

Sendo a mortalidade dos cordeiros o principal problema na produtividade dos ovinos, principalmente nos primeiros dias de vida, a assistência das matrizes durante a parição tem importância significativa na sobrevivência do cordeiro. As ovelhas de primeira cria devem receber maior atenção pela probabilidade de que o trauma do parto provoque maior rejeição da cria.

O manejo depende do sistema de parição empregado, porém, em todas as condições, o controle da parição deve ser intensivo, com observações diárias das ovelhas e cordeiros nascidos. Em sistemas extensivos de parição, nos quais as ovelhas permanecem todo o tempo no campo, o controle das ovelhas é feito 2 vezes por dia (cedo, pela manhã, e durante a tarde), para evitar as perdas das crias por distocia e abandono, assim como para levantar as matrizes "caídas", principalmente aquelas muito débeis ou mal deitadas. Frente a um parto distócico, deve-se proceder à retirada da cria e colocá-la na frente da mãe para a "limpeza natural" e posteriormente fazê-la mamar. Não se deve soltar a mãe sem a certeza de que ela aceitou a cria, pois o parto distócico é uma das principais causas de abandono das crias, principalmente em borregas.

É importante acostumar o rebanho à presença do campeiro e observar sempre o mesmo horário de controle. Evitar o estresse das matrizes, tendo o especial cuidado de não se fazer acompanhar de cachorros. Quando é preciso, deve-se levar a ovelha e o cordeiro para serem tratados na sede, recolhendo a cria, pois a mãe, geralmente, segue o operário que leva a cria.

A construção de pequenos bretes nos cantos dos potreiros constitui uma prática interessante para colocar as ovelhas paridas que abandonam e/ou rejeitam seu cordeiro ou ovelhas que perderam recentemente a cria para forçar a aceitação ("pegar") de cordeiros abandonados (cordeiros guachos).

No Nordeste, a prática usual é manter as ovelhas durante o dia na caatinga (pastagem natural típica) e serem recolhidas à tarde em apriscos ou "chiqueiros". Durante a parição, as ovelhas paridas vão a campo pela manhã e os cordeiros nascidos permanecem no aprisco até alcançarem um desenvolvimento corporal suficiente para acompanhar as mães no campo. Para isto, os cordeiros devem ser capazes de saltar um obstáculo de 20 a 25 cm de altura, colocados de propósito nas cancelas de saída.

Em sistemas intensivos ou semi-intensivos, o rebanho é levado semanalmente para o brete no final da gestação, onde são identificadas as ovelhas que vão parir durante os próximos dias, pelo estado do úbere e edema vulvar. As ovelhas identificadas devem ser separadas cuidadosamente e levadas ao local onde vão parir, denominado Unidade de Parição, onde permanecem em torno de 3 a 5 dias, tempo que dependerá do estado da cria e do clima.

A Unidade de Parição é formada de um galpão e um ou dois pequenos piquetes (potreirinhos) adjacentes, com a finalidade de proteger a cria da ação do clima e assegurar sua alimentação. O galpão, que no caso dos ovinos lanados pode ser o mesmo da tosquia, deve ter espaço suficiente para colocar em dado momento até 5% das matrizes (no pique da parição, ao redor de 8% podem estar parindo num período de 48 h), e deve ter subdivisões individuais para as ovelhas com gêmeos e coletivas para aquelas com crias simples.

Após a parição, é desejável verificar o estado do úbere e se a cria tem mamado (às vezes, é necessário retirar o tampão mucoso que a cria não é capaz de succionar). Este sistema é eficiente para fazer "pegar" as crias enjeitadas ou aquelas provenientes de uma matriz com gêmeos que não têm condições de alimentar as duas crias.

Após a permanência nas unidades de parição, as ovelhas e cordeiros em condições satisfatórias vão para um potreiro preparado para manter os animais até o desmame. Antes da saída do galpão, pode-se efetuar a sinalação ou marcação da cria.

Manejo durante a lactação

A lactação é outra importante fase do ciclo produtivo da fêmea, especialmente nas primeiras semanas de vida dos cordeiros. Durante a lactação, as crias dependem quase exclusivamente de leite materno nas três primeiras semanas de vida, a partir do qual se inicia o consumo de pasto em pequenas quantidades e começa a diminuir significativamente a produção do leite da ovelha até chegar a quantidades inexpressivas 8 semanas após o início da amamentação.

No início da lactação, geralmente se observa perda de peso da ovelha decorrente da elevada demanda por nutrientes, a qual está diretamente relacionada ao nível de produção de leite. A fêmea deve parir com escore de 3 a 3,5 para dispor de suficientes reservas corporais (gordura) para a produção do colostro, que ocorre durante os últimos 30 dias da gestação, e produção abundante de leite nas primeiras semanas de lactação.

Nos primeiros dias do parto e início da lactação, ovelha e cordeiros desenvolvem fortes vínculos materno e afetivo, sendo prudente mantê-los juntos e evitar qualquer perturbação ou manejo estressante que possa resultar na rejeição dos recém-nascidos. Esse comportamento, quando estabelecido, determina cuidados especiais, como maior facilidade na produção e liberação de leite, proteção física contra predadores e desafios ambientais.

No final do período de lactação, ocasião do desmame ou ainda no momento da sinalação do cordeiro, devem-se identificar e descartar aquelas ovelhas que não tenham parido e/ou desmamado nenhum cordeiro nos dois últimos anos. Quando possível, dependendo da intensidade de reposição do rebanho, deve ser considerado também no descarte daquelas ovelhas que desmamam crias muito leves em relação ao peso médio das crias desmamadas (Simplício, 2005).

Manejo sanitário

O manejo sanitário é um conjunto de medidas que visam proporcionar aos animais boas condições de saúde e evitar, ao máximo, a ocorrência de doenças que causem prejuízos ao animal e, indiretamente, à saúde pública. O manejo sanitário deve ter um caráter preventivo, considerando principalmente as doenças mais prevalentes na região.

Estudos epidemiológicos realizados nos últimos 30 anos demonstraram que a carência nutricional associado às condições sanitárias precárias dos rebanhos de pequenos ruminantes no Brasil são os grandes responsáveis pelas altas taxas de mortalidade (Santiago, 2012). As condições de saúde dos animais são influenciadas fundamentalmente pelas práticas de manejo e do meio ambiente, sendo que a falta de acesso à orientação técnica adequada e à carência de informações básicas sobre manejo sanitário, são considerados os principais fatores que influem na alta frequência de doenças nos ovinos no Brasil (Oliveira e Albuquerque, 2008).

As doenças podem determinar importantes perdas econômicas tanto por mortalidade, como pela morbidade e redução na produtividade dos animais, além de influenciar a qualidade e regularidade da oferta de produtos e derivados de origem animal com a devida segurança ao consumidor. Prevenir o aparecimento ou introdução de enfermidades no rebanho, muitas das quais geralmente passam despercebidas e não é contabilizado, evita perdas econômicas irreparáveis. Assim, a utilização de medidas profiláticas e curativas para controle das principais doenças é de fundamental importância para aumentar a produtividade dos animais.

Geralmente, os animais mais jovens são os mais suscetíveis a doenças em função de sua menor imunidade.

Toda fazenda de criação deve ter um programa sanitário e preventivo do rebanho, no qual devem ser considerados aspectos relacionados às instalações (limpeza, desinfecção e higiene) e aos animais (controle de parasitos, vacinação). Devem ser observados também alguns fatores de ordem ambiental que predispõem à ocorrência de problemas sanitários, como a época do ano, ação de ventos frios e acúmulo de calor ou irradiação solar excessiva.

Os principais problemas de manejo sanitário estão relacionados, entre outros, às limpeza, desinfecção e higiene precárias das instalações, falta de elaboração de um programa sanitário e profilático que inclua medidas gerais de prevenção e controle de doenças, deficiente preparo técnico-sanitário dos produtores e/ou tratadores dos animais, além dos problemas do tratamento de resíduos e carcaças, descarte correto de lixo e presença de moscas, ratos e outros animais.

A ausência de documentação sanitária na compra de animais predispõe a sério risco de introdução de agentes infecciosos relevantes. É comum o criador comprar animais que podem trazer, inadvertidamente, uma série de doenças comuns dos criatórios.

A incidência das doenças varia significativamente nas diferentes regiões do país, influenciada pelo clima e sistema de produção, sendo mais frequente nos sistemas extensivos, principalmente naqueles de climas úmidos e quentes, como se pode observar na Tabela 26.1.

Quando se trata de sanidade, o produtor deve considerar a saúde dos animais e a higiene das instalações, tendo como meta produtos finais (carne e leite) com segurança alimentar.

Manejo sanitário das instalações

Para que os animais possam desempenhar adequadamente suas funções e expressar todo o potencial produtivo, é necessário um ambiente que assegure conforto, proteção e bem-estar.

A limpeza, desinfecção e higiene das instalações e equipamentos, quando realizados regularmente, favo-

Tabela 26.1 Efeito da região e do sistema de produção sobre algumas enfermidades e sinais clínicos observados pelos criadores em rebanhos ovinos pesquisados no Ceará (sistema extensivo) e Minas Gerais (sistema semiextensivo).

Enfermidade/sintoma clínico	Ceará (%)	Minas Gerais (%)
Verminose/diarreias frequentes/anemia/edema facial	81,9	76,8
Abscessos/linfadenite caseosa	66,9	47,9
Aborto	75,6	41,2
Pododermatite	67,7	12,4
Ectoparasitoses	63,8	30,0
Ectima contagioso/doenças vesiculares de pele	35,4	21,0
Alterações mamárias/mamite	51,2	15,8
Ceratoconjuntivite	29,1	15,8
Pneumonia	44,9	12,4
Sintomatologia nervosa	26,8	–
Alterações articulares/artrites	8,7	–

Fonte: Gouveia, 2005.

recem a redução de doenças, assim como, na hipótese do aparecimento destas, seu impacto na produção será menor. Um bom controle sanitário das instalações deve seguir as seguintes recomendações (Embrapa, 2005):

- Limpeza e desinfecção de todas as instalações pelo menos uma vez por semana e desinfeção com vassoura de fogo em instalações com rebanhos em regime de confinamento. A limpeza deve ser intensificada durante a maior ocorrência de parição e no período das chuvas.
A limpeza geral de cochos e bebedouros deverá ser realizada diariamente ou pelo menos a cada 2 dias. Os cochos devem ficar localizados do lado de fora das instalações, prevenindo a contaminação por fezes e urina, além de evitar o desperdício de alimentos e facilitar o abastecimento
- Os utensílios empregados devem ser lavados e desinfetados sempre antes e depois do uso
- Uso contínuo de banhos de patas dos animais, com pedilúvios, para desinfeção dos cascos e evitar problemas de pododermatites (podridão do casco)
- O esterco retirado e as sobras de alimentação (forrageiras) deverão ser transportados e armazenados em esterqueira, fora da área de acesso dos animais, para ser utilizado como adubo nas áreas cultivadas, desde que bem curtido
- Adequada educação técnico-sanitária dos trabalhadores que lidam diretamente com o rebanho (Alves e Pinheiro, 2005).

Manejo sanitário dos animais

Diz respeito às vacinações e vermifugações que compõem o calendário sanitário visando tratar e/ou evitar o aparecimento de doenças que possam comprometer a produção dos animais, assim como ao combate aos vermes, bernes, moscas e carrapatos. O assessoramento do médico-veterinário é importante para assegurar o diagnóstico e o tratamento das doenças.

As principais doenças que acometem os ovinos no Brasil são: verminose gastrintestinal, eimeriose e pediculose (piolhos), entre as doenças parasitárias; pododermatite, broncopneumonia, linfadenite caseosa, ceratoconjuntivites e bruceloses, entre as doenças provocadas por bactérias e o ectima contagioso entre as virais (Pinheiro et al., 2003). Existem outras doenças que devem ser consideradas e que não são causadas por vírus ou bactérias e nem por parasitas, como as doenças metabólicas (p. ex., cálculos renais, em carneiros) e intoxicações por plantas tóxicas.

Entre as doenças existentes, as parasitárias são as de maior impacto na produção dos animais, sendo as helmintoses gastrintestinais, popularmente denominadas verminoses, o principal problema sanitário de pequenos ruminantes no Brasil e no mundo, corresponsável por altas taxas de mortalidade dos animais, retardo de crescimento dos cordeiros e baixa fertilidade e produção de leite das ovelhas, com grandes perdas econômicas para o produtor e o país.

O controle da verminose baseia-se, principalmente, no tratamento dos animais com anti-helmínticos. No entanto, esta prática nem sempre se mostra eficaz devido ao surgimento, cada vez mais frequente, de populações de parasitas resistentes. Por isso, é recomendado o controle por meio de vermifugações estratégicas e medidas de manejo preventivo para diminuir a infestação parasitária dos animais, com base em estudos epidemiológicos regionais, que permita o conhecimento da dinâmica populacional dos parasitos, do hospedeiro e do meio ambiente.

As dosificações estratégicas têm como finalidade o uso racional de anti-helmínticos em determinadas condições fisiológicas dos animais (p. ex., gestação, lactação) e, principalmente, em épocas menos favoráveis à sobrevivência dos parasitos no pasto, sobretudo das larvas e ovos, a fim de diminuir a probabilidade de infecções dos animais. Na maioria das regiões do Brasil, são recomendadas dosificações nas pré-estações de acasalamento, parição, desmame e na tosquia dos animais lanados.

No Nordeste, geralmente são realizadas quatro aplicações antiparasitárias durante o ano, sendo três no período seco e uma no período chuvoso; a primeira medicação deve ser no início do período seco, a segunda 60 dias após a primeira; a terceira no final do período seco e a quarta medicação em meados do período chuvoso. As vermifugações no período seco visam controlar os nematódeos em seus respectivos hospedeiros, os quais são os seus únicos locais de sobrevivência nessa época. Já a vermifugação no período chuvoso destina-se a evitar possíveis surtos de parasitismo clínico (Embrapa, 2005).

No caso de detecção de animais infestados (diarreia, cor da mucosa ocular, condição corporal), recomenda-se dosificar somente aqueles com maior grau de infestação, com base na cor da mucosa ocular, técnica esta conhecida como método Famacha. Quando a mucosa estiver pálida deve-se proceder também à vermifugação. Tal prática tem como objetivo principal diminuir o uso de anti-helmínticos e descartar do rebanho os animais mais suscetíveis ao parasitismo (Molento et al., 2004).

Além da vermifugação estratégica, recomendam-se medidas profiláticas adicionais, que auxiliam no controle dos parasitos, como evitar superlotação nas pastagens; separar os animais por faixa etária; vermifugar todos os animais novos que são incorporados ao rebanho e manter presos os animais após a vermifugação, no mínimo 12 h, para evitar a liberação de ovos e larvas na pastagem (recomenda-se dosificar no final da tarde e liberar os animais pela manhã).

Algumas práticas de manejo associadas à aplicação de anti-helmínticos e que auxiliam no controle da verminose podem ser adotadas conforme o tipo de exploração de cada propriedade. Entre elas, a descontaminação das pastagens pelo pastejo combinado ou alternado com outras espécies animais imunologicamente resistentes (p. ex., bovinos) e o descanso da pastagem e rotação da área de pastejo com restolhos de culturas.

Outro problema sanitário bastante comum em ovinos, principalmente aqueles mantidos em áreas úmidas e/ou pastagens cultivadas são as pododermatites ou podridão do casco (*footrot*). O tratamento consiste em fazer a limpeza do casco afetado, retirando a parte necrosada com uma faca, aplicando um desinfetante e repelente e colocando os animais enfermos em um terreno duro e limpo, Conforme o caso, deve-se usar antibiótico (penicilina associada à estreptomicina) via intramuscular. Como medida profilática, aconselha-se preparar banho de pata (pedilúvio) à base de formol a 5% e sulfato de cobre a 15%, deixando os animais no banho por 1 a 2 minutos.

Outra doença comumente observada é a linfadenite caseosa, que requer tratamento cirúrgico para abrir e drenar o(s) abscesso(s), lavando-se posteriormente a ferida com tintura de iodo a 10%, seguido de aplicação de repelentes para evitar contaminação por moscas. Um abscesso deve ser drenado somente quando for considerado maduro, isto é, quando houver um ponto flácido e flutuante em sua superfície. O material retirado do abscesso (pus) deve ser queimado e os instrumentos usados, esterilizados. Como profilaxia, recomenda-se a aplicação de medidas higiênicas, o isolamento dos animais doentes e evitar, sempre que possível, que os abscessos existentes se rompam espontaneamente para não contaminar a área. Não existe ainda uma vacina reconhecidamente eficaz contra a doença. Embora reduzida, existe a possibilidade de transmissão desta doença para o homem (Alves et al., 2007).

Entre as doenças comuns nos ovinos, devem-se relacionar também a ceratoconjuntivite e o ectima contagioso. O tratamento da ceratoconjuntivite é simples e consiste na limpeza do olho e aplicação de antibiótico à base de cloranfenicol (*spray*). Já as lesões do ectima contagioso (boca, úbere) são tratadas com solução de permanganato de potássio a 3% ou solução de iodo a 10%, acrescida de glicerina (proporção de 1:1). Como se trata de uma zoonose, a utilização de luvas descartáveis é fundamental.

Algumas doenças contagiosas, provocadas por bactérias ou vírus, podem ser prevenidas por meio da vacinação (imunoprofilaxia). As vacinas atuam estimulando a produção de anticorpos específicos para determinadas doenças, o que permite o controle eficiente de muitas enfermidades. As vacinações devem considerar a ocorrência das doenças infectocontagiosas na região e aplicadas principalmente havendo casos ou surtos.

Nem sempre as vacinas aplicadas estimulam a formação de anticorpos em concentração adequada para neutralizar o micro-organismo agressor devido a vários fatores, como deficiência no manejo da vacina (p. ex., conservação inadequada, data vencida) e aplicação incorreta (dose insuficiente, falta de assepsia e limpeza no momento de aplicação), além de animais que escapam à vacinação. O organismo que recebe a vacina necessita de, pelo menos, 10 a 15 dias para iniciar a produção adequada de anticorpos.

As vacinas são aplicadas levando em consideração a idade do animal e a ocorrência e/ou frequência da doença na região. Algumas doenças são prevenidas pela transferência passiva de imunoglobulinas via colostro, uma vez que não há passagem de anticorpos pela placenta da ovelha. Desta forma, as ovelhas protegem as suas crias nas primeiras semanas de vida por anticorpos produzidos a partir da vacinação pré-parto e adquiridos pelo neonato via colostro.

As principais vacinas de uso frequente nos ovinos no Brasil são:

- Vacina polivalente para combater clostridioses (*Clostridium chauvoei*, *C. septicum*, *C. perfringens*, *C. sordelli* e *C. novyi*). Recomenda-se sua aplicação em ovelhas gestantes no último mês de prenhez e anualmente em carneiros. Animais vacinados pela primeira vez devem receber uma dose de reforço 4 semanas após. A sua aplicação também é recomendada a animais levados a feiras, leilões ou exposições
- Vacina antirrábica. Deverá ser utilizada em áreas endêmicas e quando for confirmada a presença de morcegos hematófagos. Vacinam-se os animais de 4 meses em diante e repete-se anualmente
- Vacina contra o ectima contagioso. Existe somente uma vacina comercial disponível no Brasil e, frequentemente, a prevenção e o controle da doença são efetuados com vacinas autógenas, produzidas pela maceração das crostas de ferimentos dos animais acometidos.

A vacina contra febre aftosa não é recomendada em pequenos ruminantes, conforme as normas do Ministério da Agricultura, Pecuária e Abastecimento (MAPA).

A brucelose, causada por *Brucella melitensis*, é considerada exótica no território brasileiro e os animais tampouco devem ser tratados e/ou vacinados com a vacina para *Bruscella abortus* B-19, utilizada em bovinos. Animais infectados devem ser sacrificados com base na palpação escrotal (epididimite), isolamento da bactéria *B. melitensis* ou a partir de testes sorológicos.

O controle de parasitos externos (carrapatos, piolhos) deve ser direcionado e específico para aqueles mais prevalentes em cada espécie. Como medida preventiva geral, os animais devem ser examinados cuidadosamente antes da compra e no momento de cada vermifugação. O controle se faz por meio de tratamentos com soluções ectoparasiticidas colocadas no dorso do animal ou pelo banho de todo o rebanho, o qual deve ser repetido após intervalo de 7 a 10 dias.

Como medidas básicas de controle sanitário geral do rebanho, devem ser considerados os seguintes aspectos básicos (Borges, 2000; Alcântara, 2005):

- Todo animal de fora deve ser dosificado e vacinado antes de ser incorporado ao rebanho
- Não manter na propriedade animais com doenças crônicas (problemas de úbere, cascos, respiratórios)
- Combater a presença de outros animais (roedores) e insetos (moscas) que atuem como predadores e/ou transmissores
- Conhecer os sinais básicos das doenças facilita o controle permanente e tratamento precoce dos animais. Sinais de saúde podem ser verificados, entre outros, na cor da conjuntiva ocular (quando pálida indica verminose e quando muito vermelha indica estado febril), na consistência das fezes (fezes líquidas indicam sintomas de infestação de parasitos gastrintestinais ou distúrbios digestivos) e na cor da urina (urina vermelha pode indicar presença de sangue, transtorno renal e/ou alimentar), além da condição geral do animal
- Evitar a contaminação da água e dos alimentos mantendo os bebedouros e cochos acima do solo e fora das baias
- Fazer casqueamento periodicamente, para evitar infecções podais e eventuais tratamentos
- Tratar e cuidar dos ferimentos, pois constituem uma porta de entrada para micro-organismos
- Manter um calendário sanitário rigoroso, a fim de evitar ou disseminar doenças.

O controle sanitário varia com a categoria animal, sendo diferente entre as ovelhas de cria e os reprodutores, assim como entre as crias e os adultos.

Cuidados sanitários com os reprodutores

Embora as recomendações sanitárias sejam diferentes entre as propriedades que produzem reprodutores para comercialização e aquelas que possuem reprodutores somente para utilização no acasalamento das ovelhas, existem as seguintes normas básicas a considerar:

- Na compra ou introdução de novos reprodutores na propriedade, verificar a procedência e realizar a quarentena e exames periódicos desses animais. Não fazer troca ou empréstimos de reprodutores de origem duvidosa com outros fazendeiros
- Monitorar parasitos gastrintestinais por meio de contagem de ovos por grama de fezes (OPG). Dosificar aqueles com alto grau de infestação, conforme o método Famacha
- Antes do acasalamento, vermifugar, vacinar e aparar os cascos de todos os reprodutores quando necessário e/ou recomendado
- Na suplementação alimentar, incluir cloreto de amônia a 5% na matéria seca total para evitar problemas de urolitíase
- Tratar prontamente os problemas de bicheira ou outras feridas, principalmente as da região testicular, pois a infeção pode ocasionar aumento da temperatura local e algum grau de degeneração testicular que influem negativamente, por um período de dois ou mais meses, na quantidade e qualidade dos espermatozoides produzidos.

Cuidados sanitários com as fêmeas adultas e pré-púberes

A sanidade das ovelhas reflete-se diretamente na *performance* dos cordeiros. Um bom manejo deve considerar os seguintes aspectos:

- No controle de verminose, realizar exames prévios de mucosa ocular (método Famacha) para auxiliar na decisão de fazer ou não a vermifugação preventiva e exames parasitológicos de fezes, como a contagem de ovos por grama de fezes, que indica o grau de infestação do rebanho. Quando a mucosa ocular está esbranquiçada e a região abaixo do queixo está inchada (edema submandibular), é sinal que a verminose já está em estado bem avançado, devendo-se tratar imediatamente com aplicação sistemática de vermífugo e uma boa alimentação. É aconselhável não soltar os animais no pasto e, sim, deixá-los confinados, para evitar a contaminação do pasto pelas fezes contendo ovos dos parasitas, assim como facilitar a alimentação e repetição da vermifugação para melhorar a condição corporal do animal
- No último mês da gestação (30 a 40 dias antes da parição), todas as ovelhas devem ser vermifugadas e vacinadas (vacina polivalente contra clostridioses). Ovelhas que nunca foram vacinadas devem receber a vacina 60 dias antes do parto e uma dose de reforço após 30 dias. Aproveitar a oportunidade e verificar presença de parasitos externos (piolhos)
- Verificar problemas de úberes antes da parição, isolando aquelas que apresentem problemas que possam afetar a sobrevivência do cordeiro. Em ovelhas paridas com problemas de mastites, realizar a secagem da(s) teta(s) e aplicar antibiótico (meia bisnaga). Ovelhas com problemas graves de úbere ou muito suscetíveis a mastites devem ser descartadas
- Em caso de ovelhas de raças leiteiras em produção, realizar a higienização do úbere antes da ordenha com a imersão das tetas em solução de iodo a 1% (Biocid) e enxugar com papel toalha
- Tomar medidas preventivas para pododermatite por meio de um programa de casqueamento (aparação de cascos) e pedilúvio no período seco, evitando corte próximo à estação chuvosa
- No parto, fazer a limpeza dos restos placentários.

Cuidados sanitários com o cordeiro

- Nas ovelhas com parto assistido, limpar as narinas dos recém-nascidos e fazer massagem (usar palha seca) para secar e estimular as funções respiratórias e circulatórias da cria, mesmo que a ovelha tenha o instinto de lamber a cria, o que limpa, aquece e ativa a circulação sanguínea e favorece a busca pela teta o mais cedo possível
- Assegurar as primeiras mamadas para a ingestão do colostro. Além da função nutritiva, o colostro é a primeira fonte de anticorpos para os cordeiros, uma vez que os ruminantes ao nascerem são deficientes em anticorpos, devido à placenta não permitir a sua transferência da mãe para o feto
- Realizar a assepsia do umbigo dos cordeiros durante os três primeiros dias após o nascimento com uma solução de tintura de iodo a 10% para evitar a entrada, através do cordão umbilical, de micro-organismos do meio ambiente que

causam doenças. Repetir quando necessário (p. ex., problemas de moscas, bicheiras). Nos cordeiros nascidos de partos com assistência, realizar o corte do cordão umbilical a uma distância de aproximadamente 2 a 3 cm do abdome, com tesoura ou faca esterilizada
- Vermifugar todos os cordeiros a partir dos 60 dias de idade (as primeiras infestações estimulam a imunidade natural do animal) ou no momento da sinalização, ocasião que pode ser aproveitada para vacinar aqueles cordeiros nascidos de ovelhas que não foram vacinadas antes do parto.

Manejo alimentar

O sucesso da atividade pecuária depende de um planejamento alimentar adequado, com estratégias de produção, utilização e estocagem de alimentos que atendam à exigências nutricionais dos animais ao longo do ano. Quando os animais recebem uma alimentação de boa qualidade e em quantidade apropriada, crescem mais rápido, apresentam melhores índices reprodutivos e potencializam a antecipação do peso e idade ao abate dos cordeiros e a precocidade reprodutiva das borregas tornando-se, assim, mais produtivos.

O consumo de alimentos deve atender de forma adequada às necessidades de mantença, desenvolvimento, gestação e produção dos animais. Os requerimentos nutricionais variam com a idade (adulto, jovem), a categoria animal (carneiro, ovelha, borrego [a], cordeiros) e a condição fisiológica dos animais (gestação, lactação). Por isso, existem normas gerais de manejo alimentar recomendadas para todo o rebanho e normas específicas segundo o sistema de produção e a categoria e condição fisiológica do animal.

Considerando que a maioria dos sistemas de produção de ovinos no Brasil é extensiva a pasto, um bom esquema de manejo alimentar é aquele que adequa os períodos de maior necessidade alimentar dos animais (gestação, lactação, crescimento) aos períodos de maior disponibilidade de forragem, o que depende das condições climáticas, que variam muito nas diferentes regiões do país. Nos períodos críticos de crescimento das pastagens ou nos períodos de maiores exigências nutricionais dos animais, deve-se ministrar uma suplementação alimentar adequada.

Nas regiões tropicais, os fatores ambientais impõem maior gasto de energia que em condições de clima temperado. Este fato, associado a um valor nutritivo mais baixo das forrageiras tropicais e à adaptação dos animais ao clima da região, tem influído em menor peso dos animais em relação aos do clima temperado. No Nordeste, são consideradas alternativas básicas para o fortalecimento da alimentação dos animais o melhoramento do suporte forrageiro básico, o manejo do pastejo e a suplementação alimentar nos períodos da seca (Leite, 2002).

Entre as normas gerais de manejo alimentar, podem-se mencionar as seguintes:

- *Uso de bancos de proteína*: formado por forrageiras que apresentam mais de 20% de proteína (p. ex., leucena, cunhã) constituem uma ótima alternativa para a suplementação alimentar dos animais. Os bancos de proteína têm se destacado, principalmente, por ocuparem áreas pequenas, por exigirem manejo simples e pelo substancial incremento no desempenho animal
- *Potreiros de acasalamento e parição:* reservar e/ou preparar os melhores potreiros (piquetes) para as fases de acasalamento e parição-lactação das ovelhas, com suficiente água e sombra ou abrigo, Nesta última fase, os requerimentos nutritivos das ovelhas podem chegar ao dobro
- *Fornecer água limpa em bebedouros adequados:* o ovino, em média, consome de 2 a 4 litros de água por dia, dependendo da temperatura, do tipo de alimentação, da idade e da condição fisiológica do animal
- *Suplementação mineral:* é essencial para a manutenção das funções fisiológicas do animal, sendo uma prática econômica para aumentar a produtividade do rebanho. Deve ser oferecido à vontade para todos os animais e durante todo o ano, considerando uma média de 15 g diários de mistura mineral completa por animal adulto. Além de ser colocado à disposição, pode ser adicionado também ao concentrado na proporção de 1% da ração. Deve-se considerar que o sal mineral seja específico para ovinos, pois as misturas formuladas para bovinos possuem quantidades de cobre que são tóxicas aos ovinos (Embrapa, 2012)
- *Suplementação alimentar:* cordeiros de abate e animais com deficiente condição corporal e/ou com maiores exigências nutricionais (ovelhas em gestação e lactação) devem receber suplementação alimentar especial. A terminação de cordeiros para abate é importante para melhorar a qualidade da carcaça e da carne e, nos animais fracos, é importante para a sua produção futura. Nas ovelhas em final da gestação e durante a

lactação é importante para assegurar boas taxas de parição e desmame

A suplementação pode ser feita pelo fornecimento de ração concentrada balanceada, na quantidade diária de 300 a 400 g por animal, dependendo do peso corporal, e deve estar associada à disponibilidade de volumoso de boa qualidade existente em cada região. Para animais em confinamento, deve-se prestar atenção às sobras do alimento fornecido no cocho para estimar a quantidade necessária a ser fornecida.

Manejo alimentar dos reprodutores

Os carneiros e borregos devem ser mantidos, de preferência, em um piquete de pastagem cultivada e/ou melhorada, com bastante sombra e água. Quando necessário, deve-se fornecer volumoso à vontade em cochos apropriados. Trinta dias antes e durante a estação de cobertura é necessário oferecer uma suplementação alimentar diária de 600 a 800 g por dia, em média, com 14 a 16% de proteína, além de água em abundância e exercícios, para assegurar uma boa produção de espermatozoides. Terminado o período de cobertura, pode ser dispensada a suplementação alimentar, exceto nos períodos críticos de baixa disponibilidade de forragens.

Especial atenção deve ser dada à mineralização dos reprodutores, especialmente na relação cálcio:fósforo (2:1), uma vez que estes são mais suscetíveis ao aparecimento de cálculos urinários (urolitíase), quando ocorre excesso desses minerais. Para facilitar a eliminação dos cálculos urinários pode-se aumentar a concentração de cloreto de sódio na dieta para estimular a ingestão de água, tendo o cuidado de não oferecer concentrações excessivas de sal, pois isso pode causar diminuição no apetite do animal. A administração de cloreto de amônio é outra prática satisfatória para evitar a formação de cálculos de sílica e fosfato, composto que alcaliniza a urina e previne a formação de urólitos (Embrapa, 2012).

A suplementação dos reprodutores não deve ser um problema sério em nenhuma fazenda, pelo fato de constituírem um número proporcionalmente reduzido.

Manejo alimentar das ovelhas

Matrizes bem nutridas demonstram melhor desempenho produtivo e reprodutivo, gerando cordeiros mais saudáveis, com melhores ganhos de peso e menores taxas de mortalidade. Já as ovelhas submetidas a condições de subnutrição são mais propensas a doenças, apresentam reduzida fertilidade, com maior mortalidade embrionária ou fetal e nascimento de cordeiros leves, mais propensos a morrer poucos dias após o nascimento (mortalidade neonatal).

Cuidados alimentares antes do acasalamento

O período pré-acasalamento é muito importante para que as fêmeas refaçam suas reservas orgânicas perdidas durante a gestação e lactação anterior. Ovelhas a serem acasaladas necessitam apresentar uma condição corporal que permita boa incidência de cio e ovulação e o maior número de concepções possível (Selaive-Villarroel e Fernandes, 1994). Antes do acasalamento, um escore corporal mínimo de 2,5 a 3 pontos (numa escala de 1 a 5) é o requerido e que estejam ganhando peso até a cobrição.

Manejo alimentar preferencial deve ser dado às borregas ou marrãs por terem que atingir um peso corporal mínimo no acasalamento estimado entre 60 e 70% do peso médio das fêmeas adultas. Para borregas deslanados, pelo baixo peso corporal dos animais, recomenda-se um peso mínimo de acasalamento correspondente a 70 a 75% do peso adulto.

Um mês antes da época de acasalamento, deve-se examinar o rebanho para as seguintes atividades consideradas básicas:

- Examinar a condição corporal do rebanho e estabelecer um parâmetro para se definir quais são as fêmeas que devem ser ou não submetidas à estação de monta. Separar aqueles animais que apresentam baixo escore corporal (p. ex., menos de 2), principalmente as borregas, e dar uma alimentação preferencial para ganhar peso
- Descartar as ovelhas que não tenham condições de ser acasaladas (p. ex., idade, problemas graves de úbere e/ou manqueira). As borregas que não apresentam as características raciais desejadas podem ser também descartadas nessa oportunidade.

Para aumentar a taxa de ovulação no momento do acasalamento, recomenda-se uma suplementação alimentar por 2 a 3 semanas antes, fato conhecido como *flushing* (choque alimentar por um curto período). Esta prática tem provocado aumentos de 10 a 20% na taxa de ovulação e 8 a 12% na de partos múltiplos. Esta suplementação pode ser rica em proteínas nas regiões do Sul do país e energética na região do Nordeste.

A utilização de potreiros com pastagens melhoradas (cultivares ou naturais diferidas) deveria ser uma prática usual em acasalamento e parição dos animais.

Cuidados alimentares durante o acasalamento

O peso e a condição corporal da ovelha ao acasalamento é a base para se obter boa *performance* reprodutiva, pois existe uma estreita relação entre a ingestão materna de nutrientes, o crescimento fetal e a produtividade do cordeiro após o nascimento.

É importante que as ovelhas apresentem um escore corporal de 3 pontos no início do acasalamento e que não tenham perdas de peso durante o período da cobrição, para evitar problemas de mortalidade embrionária. Sal mineral balanceado deve ser ofertado à vontade.

Cuidados alimentares durante a gestação

Ovelhas gestantes com escore corporal entre 3 e 4 parem cordeiros mais pesados e sadios e amamentam melhor. No terço final de gestação e após o parto é comum haver diminuição do escore corporal, mas o ideal é que, durante a lactação, ele não seja menor do que 2,5. Ovelhas muito magras podem ter, como consequência, problemas como toxemia da gestação, baixa produção de leite, diminuição do instinto materno, dentre outros que, certamente, contribuirão para o aumento de mortalidade neonatal e pós-natal dos cordeiros.

Primeiros 90 dias de gestação

Os requerimentos nutricionais da ovelha nos primeiros 3 meses de gestação são os mesmos para manutenção. Ao final do terceiro mês o feto pesa apenas 15% do seu peso ao nascimento. Uma boa forrageira e suplementação mineral costumam suprir todas as exigências da gestante.

Deve-se ter cuidado pois, neste período, uma restrição alimentar intensa que leve à perda de peso corporal da ovelha maior que 15% terá consequência irreparável mais tarde, mesmo que ela receba um alto plano nutricional. Essa recuperação torna-se ainda mais difícil em ovelhas jovens, que não atingiram o tamanho corporal adulto.

Terço final da gestação

Durante as últimas 4 a 6 semanas da gestação e as primeiras 8 a 10 semanas da lactação, as fêmeas necessitam dobrar o consumo de proteína e energia. Se a fêmea estiver amamentando gêmeos, necessitará de uma quantidade ainda maior para suportar a produção adicional de leite.

Na ovelha, o tamanho do feto nas oito, quatro e duas ultimas semanas de gestação corresponde a 25, 50 e 85% do peso ao nascer do cordeiro. O aumento significativo do crescimento fetal e o preparo para o início da lactação (80% do crescimento da glândula mamária) elevam significativamente as exigências nutricionais da ovelha com alta demanda de glicose, cerca de 1,5 vez a requerida para manutenção. Estes elevados requerimentos de energia, na prática, raramente são satisfeitos, pois a capacidade de ingestão das ovelhas diminui pela compressão do útero grávido sobre o rúmen, devido ao desenvolvimento do feto, o que limita o consumo de volumoso e, em geral, o que ela consegue consumir de forragem não supre as exigências nesta fase.

Pelo efeito da redução do consumo no final do período de gestação, o animal passa a mobilizar gordura corporal na tentativa de atender às altas demandas de glicose. Dependendo do nível de mobilização, pode ser acometido por toxemia da gestação, que pode conduzir à ovelha a morte, caso não ocorra aborto ou parto prematuro no início do aparecimento dos sintomas. Sendo a enfermidade causada por mobilização de gordura corporal, ela pode acometer tanto animais bem nutridos como subnutridos.

Esta situação pode ser agravada caso este período da gestação ocorra durante a época da pouca disponibilidade e da baixa qualidade do pasto, como no semiárido nordestino durante a época seca. Daí a razão de recomendar uma estação de cobrição direcionada para que as fases de maiores necessidades nutricionais da ovelha (terço final da gestação e início da lactação) coincidam com o período de abundância de alimento.

Como há menor consumo de volumoso, pela limitação física do rúmen, é recomendada uma suplementação alimentar mínima de 400 g de concentrado diário, contendo 20 a 24% de proteína bruta, junto com volumoso e mistura mineral. No terço final de gestação e após o parto é comum haver diminuição do escore corporal, mesmo em ovelhas que receberam suplementação alimentar.

O estado nutricional da ovelha na parição determinará, em grande parte, o tamanho e vigor do cordeiro ao nascer, a quantidade de leite a produzir e o instinto materno da ovelha. Uma alimentação deficiente ao final da prenhez e durante a lactação se traduz em:

- Nascimento de cordeiros pequenos e débeis, com menores possibilidades de sobrevivência. O vigor do cordeiro recém-nascido para procurar o seu

primeiro aleitamento é menor por ter pouca reservas energéticas e menor capacidade de regulação térmica para se ajustar às condições climáticas adversas
- Baixa produção de leite das ovelhas e, consequentemente, baixo ritmo de crescimento dos cordeiros com efeitos permanentes no seu desenvolvimento posterior. O início da produção de leite também é tardio
- Menor instinto materno das ovelhas resultando em maiores índices de abandono dos cordeiros
- Transtornos metabólicos, principalmente em ovelhas, que podem ocasionar a morte de alguns animais (p. ex., gestação, hipocalcemia).

Cuidados com as ovelhas antes do parto

Os cuidados com o rebanho de cria antes da parição são importantes para evitar perdas no momento do parto (morte de cordeiros e ovelhas). Manejos simples possibilitam melhor parição e cordeiros mais vigorosos.

Um mês antes da parição recomenda-se realizar os seguintes procedimentos no rebanho:

- Avaliação do estado nutricional dos animais (condição corporal) a fim de identificar e separar as ovelhas muito magras para receberem uma suplementação alimentar que assegure boa parição
- Exame de úbere para identificar aquelas com defeitos graves (malformações, infecções ou com tetas cegas) que pode afetar a mamada do cordeiro. Supervisionar estes animais durante a parição e proceder como para um possível descarte do rebanho. O exame de úbere, junto com a aparência externa, permite distinguir uma ovelha prenhe de uma falhada. As ovelhas falhadas podem ser remanejadas para potreiros com menores condições de pastagens, aliviando o potreiro de parição e facilitando o controle dos animais
- Realizar os procedimentos sanitários recomendados de vermifugação e vacinação
- Cascarreio ou descole em ovelhas lanadas para favorecer o acesso do cordeiro ao úbere, facilitando a higiene e reduzindo a incidência de bicheira na região vulvar. A remoção da lã dos olhos, denominada *desolhe*, é outra operação que pode ser feita nessa operação.

Em ovelhas lanadas, uma prática comum que aumenta o consumo alimentar (valores médios que variam entre 10 e 30%) é a tosquia das ovelhas 50 a 60 dias antes do parto, que provoca um estresse que ocasiona aumento do consumo alimentar com a mobilização de reservas corporais e maior utilização de nutrientes no útero grávido, o que se traduz em maior peso do cordeiro ao nascimento (Benavides e Oliveira, 1989).

Cuidados com as ovelhas durante a parição

Em parições extensivas a campo, um controle intensivo das ovelhas reduz consideravelmente o número de cordeiros mortos, principalmente as perdas por abandono e distocia. Realizar percorridas diárias, uma pela manhã e outra no final da tarde, de preferência pela mesma pessoa, sem cachorro, evitando o estresse dos animais.

O parto na ovelha, em geral, é rápido e não há necessidade de interferência, exceto quando o feto se apresenta em posição incorreta ou é muito grande, ou a bacia é muito estreita, situação que requer uma rápida assistência.

Cuidados com os cordeiros pós-nascimento

O peso do cordeiro ao nascer determina, em grande parte, sua capacidade de sobrevivência, principalmente quando as condições ambientais (clima) no momento do nascimento são adversas. Cordeiros nascidos como gêmeos apresentam maior percentagem de mortalidade devido, principalmente, a seu menor peso corporal quando comparado aos nascidos em parto simples. Observações de peso ao nascimento da raça Corriedale mostram que o peso ao nascer mais desejável para cordeiros da raça é aquele superior a 3 kg (Oliveira e Moraes, 2000).

A produção de leite da ovelha e a persistência da lactação é outro fator importante para a sobrevivência dos cordeiros. Uma lactação tardia após parição, a qual geralmente é acompanhada por nascimento de cordeiros de pouco peso, talvez seja, uma das maiores causas de perdas.

Ao nascimento, o corte e a cura do umbigo são uma prática importante, por ser o cordão umbilical a principal porta de entrada das doenças dos recém-nascidos. A cura do umbigo acelera a cicatrização e evita ou diminui a ocorrência de bicheira e possível morte do cordeiro. O corte do umbigo, quando possível, deve ser feito nas primeiras 4 a 6 h após o nascimento, numa distância de dois dedos da pele da barriga do animal, com tesoura ou faca estéril (usar água fervente, álcool ou chama preparada em algodão molhado com álcool).

Para a cura do umbigo, mergulhe o pedaço que ficou preso à barriga (coto) em tintura de iodo a 10%, utilizando frasco de boca larga. Repita esse procedimento no dia seguinte (Simplício *et al.*, 2000).

Importante assegurar a primeira mamada do cordeiro pós-nascimento, pois o colostro (primeiro leite produzido pela glândula mamária durante a gestação) é rico em nutrientes e imunoglobulinas (anticorpos) e permite que as crias adquiram imunidade e resistência contra diversas doenças que acometem os animais jovens. É comum observar ovelhas que tiveram dificuldade no parto, principalmente as de primeira cria, abandonarem o(s) cordeiro(s). Nesses casos, recomenda-se prender a ovelha com o cordeiro em gaiolas ou pequenas áreas cercadas no próprio potreiro, ou levá-los para o centro de manejo a fim de forçar a sua aceitação. O produtor deve estar preparado para o aleitamento artificial dos cordeiros que perderam as mães ou de ovelhas com problema de aleitamento (p. ex., mastites).

Na região Nordeste, onde as ovelhas são recolhidas à tarde para pernoitar no aprisco e receber suplementação alimentar nos períodos de carência de pasto, os cordeiros após nascimento ficam no aprisco com um obstáculo na porteira de aproximadamente 60 cm de altura do piso. Quando o cordeiro é capaz de saltar o obstáculo, já tem condições de ir para o pasto junto com a mãe, evitando o confinamento desnecessário das crias.

Durante as primeiras semanas de lactação, o cordeiro depende do leite da mãe, sem o qual não sobreviveria. Ele é capaz de alcançar rapidamente a mãe sempre que desejar mamar, o que pode ocorrer com bastante frequência, até 30 vezes por dia nas duas primeiras semanas de vida.

O consumo de alimento sólido na fase de amamentação estimula o funcionamento do rúmen e acelera o desenvolvimento corporal dos cordeiros, permitindo o desmame ou aparte das crias mais cedo. Por isso, é recomendado oferecer feno ao cordeiro a partir das duas semanas de vida, idade em que a cria começa a ter interesse por alimentos sólidos.

Referências bibliográficas

ALCÂNTARA, M.D.B. Manejo e sanidade de caprinos e ovinos em pequenas unidades de produção. In: **Caprinos e ovinos:** Processamento. Emepa, João Pessoa, PB, p. 29-58, 2005.

ALVES, F.S.F.; PINHEIRO. R.R. **Manejo sanitário de caprinos e ovinos**. Sobral: Embrapa-CNPC (Embrapa-CNPC. Comunicado Técnico, 9), 2005. 11p.

ALVES, F.S.F.; SANTIAGO, L.B.; PINHEIRO, R.R. **Linfadenite caseosa:** o estado da arte. Embrapa Caprinos, Sobral, 2007. 60p. (Documento Técnico, 74).

BENAVIDES, M.V.; OLIVEIRA, N.M de. O efeito tosquia na produção ovina: Uma revisão. Circular Técnica,3, Embrapa Bagé, RS, 1989. p. 33.

BORGES, I. Manejo da ovelha gestante e sua importância na criação do cordeiro. In: I Encontro Mineiro de Ovinocultura, 1998. Eds PERES, J.R.O. et al. **Anais...**, Lavras-MG, p. 115-143, 2000.

EMBRAPA. Sistema de Produção de Caprinos e Ovinos de Corte para o Nordeste Brasileiro. Versão eletrônica. Embrapa Caprinos, 2005.

EMBRAPA Caprinos e Ovinos. Capacitação Continuada para Técnicos – Sistema de Produção de Ovinos de Corte. Modulo III, Fase de Recria e Terminação. Apostila, Sobral, CE, 2012. p. 110.

GOUVEIA, A.M.G. Aspectos sanitários do sistema produtivo de caprinos e ovinos. In: Simpósio de Ovinos e Caprinos da Universidade Federal de Minas Gerais, 1, 2005. **Anais ...**, Escola Veterinária da UFMG, MG, 2005. CD-ROM.

LEITE, E.R. Manejo alimentar de caprinos e ovinos em pastejo no nordeste do Brasil. **Ciência Animal**. v. 12, n. 2, 119-128, 2002.

MOLENTO, M, B; TASCA, C; GALLO, A et al. Método Famacha como parâmetro clínico individual de infecção por Haemonchus contortus em pequenos ruminantes. **Ciência Rural**. Santa Maria, v. 34, n. 4, p.1139-1145, 2004.

OLIVEIRA, E.L.; ALBUQUERQUE, F.H.D.E. Manejo sanitário de pequenos ruminantes. Sobral: Embrapa Caprinos e Ovinos, Documentos, 77, 2008. p. 27.

OLIVEIRA, N.M DE; MORAES, J.C.F. Importância do peso dos cordeiros recém-nascidos. Boletim Instrução Técnica para o Produtor-Vale a pena relembrar aos criadores de ovinos, Embrapa Pecuária Sul, 2000.

PINHEIRO, R.R.; ALVES, F.S.F.; ANDRIOLI, A. Principais doenças infecciosas de caprinos e ovinos. In: Simpósio Internacional sobre Caprinos e Ovinos de Corte, 2. Simpósio Internacional sobre o Agronegócio da Caprinocultura Leiteira, 1, 2003. João Pessoa, PB. **Anais...** João Pessoa: Emepa, p.165-178, 2003.

PILAR, R.C.; PÉREZ, J.R.O.; SANTOS, C.L. Manejo reprodutivo da ovelha – recomendações para uma parição a cada 8 meses. **Boletim Agropecuário**. n. 50, 2002. p. 28.

SÁ, J.L. **Efeito do manejo na antecipação reprodutiva de fêmeas ovinas**. Curitiba, 1997. Dissertação de Mestrado-Universidade Federal do Paraná.

SÁ, C.O de; SÁ, J.L. Influência do manejo reprodutivo na oferta de cordeiros para abate. In: PERES, J.R.O., SANTOS, I.P.A. (eds.) III Simpósio Mineiro de Ovinocultura. **Anais...**, Lavras-MG. Baião, A.A.F. p. 81-105, 2003.

SANTIAGO, L.B. Sanidade Animal: recria e terminação. In: Capacitação Continuada para Técnicos - Sistema de Produção de Ovinos de Corte, Módulo III Fase de recria e terminação. Embrapa Caprinos e Ovinos, p. 34-58, 2012.

SELAIVE-VILLARROEL, A.B. fatores a considerar para uma melhor eficiência reprodutiva dos carneiros. **Circular Técnica**. Embrapa/UEPAE/Bagé, RS, 1980. p. 22.

SELAIVE-VILLARROEL, A.B. Manejo reprodutivo dos ovinos. In: Simpósio Paulista de Ovinocultura, Editado por SIQUEIRA, E.R. e GONÇALVES, H.C. Fundação Cargill, Campinas, p. 67-79, 1989.

SELAIVE-VILLARROEL, A.B. Perdas reprodutivas dos ovinos no Brasil. **Revista Brasileira de Reprodução Animal**. sup. P.252-256, 1991.

SELAIVE-VILLARROEL, A.B.; FERNANDES, A.A.O. Avaliação da condição corporal ao acasalamento e sua influência no desempenho reprodutivo de ovelhas Morada Nova no semi-árido do estado do Ceará. **Ciência Animal**. v. 4, n.1, p. 9-14, 1994.

SIMPLÍCIO, A.A. Estratégias de manejo reprodutivo como ferramenta para prolongar o período de oferta de carnes caprina e ovina no Brasil. In: III Simpósio Internacional sobre Caprinos e Ovinos de Corte. **Anais...**, João pessoa, PB, Brasil, 2007.

SIMPLÍCIO, A.A., SANTOS, D.O. Manejo reprodutivo de caprinos e ovinos em regiões tropicais. In: Reunião Anual da Sociedade Brasileira de Zootecnia – A produção animal e o foco no agronegócio, SBZ 42ª, Goiânia. **Anais...**, p. 136-148, 2005.

SIMPLÍCIO, A,A.; SALLES, H.O.; SANTOS, D.S.; AZEVEDO, H.C. Manejo de caprinos e ovinos em regiões tropicais. Embrapa Caprinos (Documento Técnico), 2000. p. 35.

VAZ, C.M.L; GONÇALVES, R.K.; SELAIVE-VILLARROEL, A.B. Manejo Produtivo. In: Sistemas de Produção-Sistemas de Criação de Ovinos nos Ambientes Ecológicos da região sul do Rio Grande do Sul. Editado por Oliveira, N.M. Bagé: Embrapa. Centro de Pesquisa de Pecuária dos Campos Sul-brasileiros, p. 111-134, 2003.

Seção 14

Comportamento e Bem-estar de Ovinos em Pastagem

Coordenador:
Edson Ramos de Siqueira

Capítulo 27

Comportamento e Bem-estar de Ovinos em Pastagem

Edson Ramos de Siqueira[1] e Simone Fernandes[2]

Introdução

No contexto da moderna produção animal, as palavras comportamento e bem-estar assumiram um grau de importância inimaginável. Outrora, pouca atenção recebiam; mas a crescente intensificação dos sistemas de produção, entre outros fatores, chamou a atenção de muitos; sobretudo de uma facção significativa da sociedade consumidora dos produtos de origem animal.

Portanto, é inconcebível que os projetistas e orientadores técnicos dos sistemas de criação da atualidade não levem em consideração os preceitos da etologia (ciência do comportamento) e do bem-estar animal.

Essas duas áreas essenciais da biologia caminham paralelamente. Para que se estabeleçam normas de bem-estar, há que se conhecer o comportamento da espécie. Concebidas as normas, delinear-se-á o ambiente de criação, bem como ajustar-se-ão às práticas de manejo; sempre tendo como balizadores os preceitos éticos.

O bem-estar pode ser conceituado sob as óticas física, mental e comportamental:

- *Estado físico:* "em suas tentativas de adaptar-se ao meio ambiente, o organismo animal lança mão de todos os seus recursos fisiológicos para que atinja a condição de bem-estar" (Fraser e Broom, 1990). "Em situação de bem-estar pobre, os sistemas fisiológicos se alteram a ponto de prejudicar a reprodução e mesmo a sobrevivência" (McGlone, 1993)

- *Estado mental:* "nem saúde, nem ausência de estresse, nem condição física são suficientes para se concluir que um animal esteja em boas condições de bem-estar. Bem-estar depende do que os animais sentem" (Duncan, 1993)
- *Estado comportamental:* "bem-estar não significa somente o controle da dor e do sofrimento; também pressupõe o perfeito atendimento dos requerimentos nutricionais e a concessão aos animais da possibilidade de desempenharem seus comportamentos essenciais" (Rollin, 1995).

Em 1965, o Comitê Brambell, criado pelo Ministério da Agricultura do Reino Unido para avaliar as condições em que os animais eram mantidos em sistemas intensivos de produção, apresentou um relatório no qual foram levantadas as bases do bem-estar. Em 1993, o Conselho Britânico de Bem-estar de Animais de Produção divulgou o conceito das "Cinco Liberdades", com o objetivo de padronizar, internacionalmente, uma referência para avaliação do grau de bem-estar nas criações. Este conceito tornou-se consenso em muitos países do mundo:

- *Livre de fome e sede*: por meio de acesso irrestrito à água potável e a uma dieta balanceada, que garanta aos animais saúde e vigor físico plenos
- *Livre de desconforto*: com a disponibilização de um ambiente apropriado, projetado segundo os preceitos técnicos que assegurem condições ideais de bem-estar

---

[1] Professor Titular da Faculdade de Medicina Veterinária e Zootecnia da Universidade Estadual Paulista "Júlio de Mesquita Filho" – Botucatu – SP.
[2] Assistente de Suporte Acadêmico do Departamento de Produção Animal da Faculdade de Medicina Veterinária e Zootecnia da Universidade Estadual Paulista "Júlio de Mesquita Filho" – Botucatu – SP.

- *Livre de lesões e de doenças*: por meio de prevenção e, em caso de alteração do comportamento que denote doença, a busca rápida do diagnóstico e do tratamento
- *Livre para expressar comportamento natural*: pela concessão de espaço suficiente, instalações apropriadas e companhia da própria espécie
- *Livre de medo e estresse*: assegurando condições e tratamento que evitem o sofrimento mental (WSPA e University of Bristol, 2004).

A observação do comportamento é essencial para se avaliar o bem-estar dos animais. As medidas usuais nesses estudos são:

- *Latência:* tempo transcorrido até que determinado comportamento tenha início
- *Frequência:* número de repetições de um comportamento por unidade de tempo
- *Duração:* tempo gasto pelo animal para determinado evento comportamental
- *Intensidade:* quantificação do comportamento por meio de sua categorização em níveis preestabelecidos.

As medidas fisiológicas também são confiáveis na avaliação do bem-estar. As frequências cardíaca e respiratória, bem como a temperatura corporal, são variáveis plausíveis. Dosagens hormonais no sangue são indicadores importantes: catecolaminas (adrenalina e noradrenalina) e cortisol. Quando houver lesões musculares, a determinação da enzima creatina fosfoquinase (CPK) é recomendada. Podem ser acrescidas, ainda, como formas de avaliação do bem-estar, análises relativas à glicose, ao lactato e ào betaendorfinas (Martin e Batenson, 2000, citados por Fuente et al., 2005).

McNatty et al. (1972), citados por Done-Currie et al. (1984), concluíram que são necessários 28 dias para que o nível de cortisol de ovinos, transferidos da pastagem para o confinamento total, volte à normalidade; ou seja, é o tempo de que precisam para se adaptar, durante o qual vivenciarão uma situação de estresse.

Quando o animal se adapta ao confinamento, tomando-se por base a estabilização da quantidade de alimento ingerido, momento em que talvez já esteja com o nível de cortisol normalizado, ele começará a reagir à realidade do ambiente e mudará seu comportamento continuamente, até que tenha aprendido a conviver com a nova condição. Este ambiente é bastante diferente do ecossistema da pastagem; logo, os resultados de pesquisas realizadas com ovinos confinados não podem ser extrapolados para a aplicação direta em sistemas de criação em pasto (Done-Currie et al., 1984).

A lenta, mas inexorável, evolução moral da sociedade humana pressupõe que, cada vez mais, aumentará a preocupação do homem com o bem-estar, tanto de seus semelhantes, como dos outros animais. A partir do momento em que a ciência estabeleceu que a senciência abrange também as demais espécies animais, tudo começou a mudar. A disseminação desse conceito para a sociedade fará com que a pressão exercida por ela, para que a ética envolva todas as ações desencadeadas nos sistemas de criação animal, se eleve consideravelmente.

Senciência é a capacidade de sofrer, de sentir dor, de ter prazer, de ter emoções; e estas questões não são restritas aos seres humanos. Em vista disto, é fundamental que reflitamos muito, constantemente; e que transmitamos sempre, a todos os profissionais ligados à criação animal, novos conceitos filosóficos e técnicas avançadas de manejo que possam eliminar qualquer forma de sofrimento. Vivemos um momento crucial de mudança drástica de paradigma; quem ousar desconhecer essa realidade estará na contramão da história.

Comportamento de ovinos em pasto

Pastejo

A produção animal, de maneira geral, está envolta numa grande complexidade, decorrente dos inúmeros fatores genéticos, ambientais e provenientes da interação genótipo *versus* ambiente. Em sistemas intensivos de produção o controle das variáveis ambientais é mais factível; mas quando se foca a criação de herbívoros em pasto, é preciso considerar as inúmeras variáveis que compõem o ecossistema da pastagem, cujas ações e interações interferem sobremaneira no comportamento e na produção dos rebanhos.

O manejo animal interfere no etograma dos animais em campo, sendo importante o estudo do seu padrão diário de variação, visando à redução das interferências no comportamento natural de pastejo (Medeiros et al., 2007). O comportamento ingestivo em pasto pode sofrer influência de fatores relacionados ao animal, ao ambiente, ao manejo e às características químicas e físicas da forragem disponível (De Paula et al., 2010).

Ilustra-se essa questão com a citação de Penning *et al.* (1995), referente ao fato de as ovelhas terem apresentado maior taxa de consumo de trevo-branco (*Trifolium repens*) do que de azevém (*Lolium perenne*), em pastagem mista. Sugeriu-se que os ovinos consomem o trevo mais rapidamente porque menos tempo é exigido para mastigar a massa do bocado dessa leguminosa. Segundo esses autores, os ruminantes apresentam maiores ingestões de forragem e, consequentemente, melhor desempenho, quando pastejam monoculturas de leguminosa ou misturas leguminosa/gramínea, em comparação a monoculturas de gramíneas. Em pesquisa por eles efetuada, demonstraram que ovelhas em lactação (categoria com alto potencial de consumo), em balanço energético negativo, consumiram mais trevo do que azevém, tiveram menor tempo de pastejo e apresentaram melhor desempenho.

O pastejo é a atividade mais importante de ruminantes criados extensivamente, sendo conveniente, sob o ponto de vista da produção, conhecer os fatores que afetam o tempo gasto para pastar (Arnold, 1982); variável relacionada às necessidades energéticas para a ingestão de forragem (Demment e Greenwood, 1988), podendo corresponder entre um quarto e metade dos requerimentos diários de energia para mantença (Osuji, 1974).

O ovino sempre busca ajustar seu comportamento ingestivo visando manter seu consumo, mesmo diante de alterações da estrutura da pastagem. Quando, por uma razão ou outra, a quantidade de forragem por bocado diminui, o animal procura compensar pela elevação do tempo de pastejo ou alteração da taxa de bocados (Carvalho *et al.,* 2001, citados por Roman *et al.*, 2007).

A ingestão voluntária de forragem por ovinos em pasto é resultado da interação de diversos comportamentos. Essa espécie animal é gregária; logo, o ambiente social pode afetar significativamente alguns dos componentes do comportamento que controlam a ingestão de alimentos. São eles: tempo de pastejo, tamanho do bocado e taxa de bocados (Penning *et al.*, 1993). Outra nuance comportamental que cabe ser salientada é que os ovinos demonstram sincronia no momento de início dos vários períodos de pastejo ao longo das 24 horas, o que se denomina, sob o ponto de vista etológico, facilitação social (Rook, 2000).

Em pesquisa realizada pelo autor (Siqueira, 1994) na Unesp, *campus* de Botucatu, SP (48°24'43"de longitude oeste, 22°48'00" de latitude sul e 623 metros de altitude), estudou-se o comportamento de ovelhas da raça Corriedale em pastagem de *Cynodon dactylon* (*coast cross*), ao longo de 1 ano.

A disponibilidade total de matéria seca na pastagem, bem como a dos estratos folha, caule e matéria inerte foram mensuradas mensalmente (Tabela 27.1). A análise bromatológica foi realizada, separadamente, nos mesmos três estratos (Tabela 27.2). A simples determinação da matéria seca total disponível, bem

Tabela 27.1 Caracterização quantitativa mensal da pastagem de *coast cross (Cynodon dactylon).*

Meses	Matéria seca Total (kg/ha)	Matéria seca Folha (kg/ha)	Matéria seca Caule (kg/ha)	Matéria inerte (kg/ha)	Relação caule + matéria inerte:folha	Altura do relvado (cm)
Abril	6.571	1.253	4.410	908	4,24	24,87
Maio	7.701	1.495	3.182	3.024	4,15	23,60
Junho	8.444	1.385	4.302	2.757	4,81	24,07
Julho	5.993	1.074	2.383	2.535	4,58	18,37
Agosto	5.076	766	2.195	2.115	6,18	17,43
Setembro	5.110	915	2.345	1.850	4,59	19,63
Outubro	3.175	304	1.416	1.455	10,44	18,10
Novembro	3.685	973	935	1.776	2,79	9,83
Fevereiro	5.744	3.115	1.677	1.776	1,11	13,72
Março	5.953	2.459	2.312	1.182	1,42	17,22
Abril	4.548	1.657	1.891	998	1,74	25,77

Tabela 27.2 Resultados (%) da análise bromatológica da folha e do caule da gramínea *coast cross* (*Cynodon dactylon*).

Meses	PB na folha	PB no caule	EE na folha	EE no caule	MM na folha	MM no caule	FDN na folha	FDN no caule	Conteúdo celular da folha	Conteúdo celular do caule
Abril	12,63	4,04	3,76	2,12	6,81	4,33	70,80	79,94	29,20	20,06
Maio	11,41	3,53	4,03	2,01	5,39	5,09	70,08	72,47	29,92	27,53
Junho	9,77	2,02	4,12	3,28	5,40	3,05	69,59	70,90	30,41	29,10
Julho	10,65	2,64	6,29	3,37	7,05	3,19	66,99	76,10	33,01	23,90
Agosto	12,75	2,83	6,30	3,08	6,52	3,51	63,64	76,17	36,36	23,83
Setembro	15,59	4,29	5,35	1,80	8,06	3,45	67,22	75,82	32,78	24,18
Outubro	19,12	3,84	4,65	1,77	8,71	4,04	66,99	78,73	33,01	21,27
Novembro	20,17	8,54	6,95	3,28	9,47	7,36	57,43	66,81	42,57	33,19
Fevereiro	15,05	6,16	6,72	3,50	8,73	5,75	62,54	70,51	37,46	29,49
Março	9,67	5,27	3,99	3,44	6,76	5,51	71,47	75,80	28,53	24,20
Abril	9,50	4,54	3,17	1,92	6,94	6,84	70,36	75,32	29,64	24,68

EE = extrato etéreo; FDN = fibra em detergente neutro; MM = matéria mineral; PB = proteína bruta.

como a análise nutricional da planta toda, é insuficiente para se chegar a uma conclusão mais precisa acerca do comportamento de ovinos em pasto, tendo em vista um detalhe comportamental marcante nessa espécie, que é a seletividade. Há uma nítida preferência pela folha em relação ao caule e pelo material jovem e verde, em vez do velho e seco.

Os fatores que afetam a seletividade ovina em pastagem são: as espécies disponíveis, a altura do relvado, o estágio de crescimento e a proporção dos componentes da planta. Acrescentam-se, ainda, a disponibilidade de matéria seca, os requerimentos nutricionais, a digestibilidade e a experiência no pastejo (Blackshaw, 2003). Duas questões extremamente importantes foram salientadas por esses autores: a qualidade do alimento afeta a motivação do animal para a ingestão e quanto maior a disponibilidade de forragem, maior a seletividade praticada pelo animal. Por outro lado, em pastagens com composição botânica heterogênea, quando a disponibilidade da espécie forrageira preferida cai, os ovinos mudam para uma de menor preferência, porém mais abundante (Dumont, 1999).

Cabe salientar que os herbívoros, de maneira geral, aprendem e memorizam os pontos da pastagem preferidos para o pastejo, determinando o local onde praticarão a seleção do alimento a ser ingerido. Esta habilidade é essencial em sistemas extensivos de produção, nos quais as pastagens apresentam áreas muito grandes (Dumont e Petit, 1998).

Na pesquisa realizada na Unesp, a disponibilidade total de matéria seca por hectare variou, ao longo de 1 ano, de 3.175 a 8.444 kg. Mesmo o menor valor poderia ser considerado satisfatório, mas apenas 304 kg, ou 9,58% do total, eram representados por folhas, uma quantidade extremamente baixa. Foi sob tal condição que se constatou o maior tempo de pastejo (12,9 horas), tendo atingido o limite máximo relatado por Lynch *et al.* (1992), típico das baixas disponibilidades forrageiras, conforme salientaram. Os resultados obtidos para as variáveis comportamentais encontram-se na Tabela 27.3.

A média geral para o tempo diário de pastejo (9,6 horas), aproximou-se da faixa de 8 a 9 horas citada por Lynch *et al.* (1992). Todavia, ao se examinar os valores médios observados em cada mês, constata-se acentuada variação; desde o mínimo de 7,2 horas em abril, até o máximo de 12,9 horas no mês de outubro do ano anterior; uma expressiva diferença de 5,7 horas.

No mês em que o tempo de pastejo foi o maior, a relação caule + matéria inerte: folha chegou a 10,44:1. Por outro lado, a referida relação caiu para 1,11:1 no chuvoso mês de fevereiro quando, dos 5.744 kg de matéria seca disponíveis/hectare (ha), 3.115 kg eram representados pela fração folha (54,23%). Verifica-se, assim, que o contraste de qualidade da forragem ao longo do ciclo anual é impressionante, reforçando a tese de que a quantidade total de matéria seca não é um bom indicador para se inferir a possibilidade do atendimento das necessidades nutricionais do rebanho em pasto.

Quando os ovinos têm à disposição forragem de elevado valor nutritivo, o tempo de pastejo diminui e a quantidade de matéria seca ingerida ultrapassa as necessidades, podendo levar os animais ao sobrepeso

Tabela 27.3 Tempos médios totais (horas) dedicados a cada atividade comportamental ao longo do dia, frequências ao bebedouro e saleiro, e relação tempo de ruminação:tempo de pastejo (R:P).

Meses	Em pastejo	Em ruminação	Em ócio	Em pé à sombra	Deitada à sombra	Em pé ao sol	Deitada ao sol	Frequência ao bebedouro	Frequência ao saleiro	R:P
Abril	8,8	7,2	8,0	5,0	10,1	0,2	0,0	1,0	2,3	0,82
Maio	8,4	8,3	7,4	5,5	9,2	0,9	0,0	1,3	2,1	0,99
Junho	9,6	7,5	6,9	4,9	9,4	0,1	0,0	1,9	1,0	0,78
Julho	10,9	7,9	5,1	3,4	9,3	0,4	0,1	2,9	3,0	0,72
Agosto	11,3	7,5	5,2	3,1	9,2	0,2	0,3	2,6	1,4	0,66
Setembro	11,3	6,7	6,0	2,0	10,3	0,1	0,5	2,6	2,4	0,59
Outubro	12,9	6,6	4,5	0,9	10,0	0,1	0,1	1,1	3,0	0,51
Novembro	10,0	6,1	7,9	2,8	11,1	0,1	0,3	1,7	2,7	0,61
Fevereiro	7,6	7,8	8,6	4,5	12,0	0,0	0,0	2,5	2,5	1,04
Março	7,9	8,0	8,1	5,8	10,3	0,0	0,0	2,9	2,2	1,01
Abril	7,2	7,4	9,5	3,5	13,3	0,0	0,0	1,8	2,1	1,03
Média	9,6	7,4	7,0	3,8	10,4	0,2	0,0	2,0	2,3	0,8

(Gill, 2004, citado por De Paula *et al.*, 2010). Sob alta oferta de massa de forragem, os ovinos efetuam vários períodos de pastejo de curta duração, com altas taxas de ingestão, que promovem o rápido enchimento do rúmen (Carvalho e Moraes, 2005, citado por De Paula *et al.*, 2010).

A Figura 27.1 ilustra as relações obtidas entre disponibilidade de matéria seca, proporção caule + matéria inerte:folha, tempo de pastejo, tempo de ruminação e peso vivo médio das ovelhas. Nota-se relativa coincidência da elevação do tempo de pastejo com o declínio da disponibilidade de matéria seca, cujo pico inferior coincidiu com o pico superior da relação caule + matéria inerte:folha. Estudo australiano, efetuado por Chacon e Stobbs (1976), revelou correlação de 62% entre tempo de pastejo e proporção caule:folha.

A gramínea *coast cross*, utilizada na pesquisa, apresenta morfologia que talvez induza a maior seletividade por parte do ovino. O animal busca mais as folhas, permitindo a permanência de boa porção de caule remanescente. Ao observar, na Tabela 27.1, os resultados mensais da altura do relvado e da disponibilidade de folha, verifica-se que o mês em que houve a menor quantidade desse estrato da pastagem (outubro), não coincidiu com a altura mínima do relvado. Por outro lado, em fevereiro, quando se registrou a mais elevada disponibilidade de folhas (3.115 kg/ha), o relvado encontrava-se 4,38 cm abaixo do valor mensurado em outubro.

Em suma, a variável altura do relvado tem que ser analisada com muito cuidado. O fato de as pastagens terem dossel mais elevado não significa, necessariamente, que apresentem melhor condição aos animais, em termos de nutrição. A estrutura física do relvado, em grande parte determinada pela morfologia da planta e pela relação caule + matéria inerte:folha, interage com o comportamento seletivo do ovino, estabelecendo-se, desta forma, a eficácia máxima possível oriunda da complexa relação animal:planta. Para ilustrar esta teoria, transcrevo um relato de Carvalho *et al.* (2002):

O aumento nas taxas de acúmulo de matéria seca é obtido às custas de altas taxas fotossintéticas, com elevadas taxas respiratórias e de senescência. Estes processos tem uma implicação importante na utilização da forragem acumulada, porque quanto maior a altura da pastagem, maior será a massa de forragem e, consequentemente, maior o índice de área foliar, promovendo maiores taxas de acúmulo de matéria seca. Contudo, estão associados a maiores perdas por senescência (Hodgson,1990), determinando uma baixa utilização da forragem produzida. De maneira contrária, uma menor taxa de acúmulo opera no sentido de reduzir a perda de material por senescência aumentando, desta forma, a utilização da forragem produzida (Parsons *et al.*, 1983).

É importante lembrar que, independentemente de qualquer questão, a teoria sobre ovelha gostar de pasto baixo não é verdadeira. Ela tem sim, capacidade maior para ingerir a forragem rasteira, condição típica de pastagens em fase de escassez de alimento. Por isso,

384 Seção 14 | Comportamento e Bem-estar de Ovinos em Pastagem

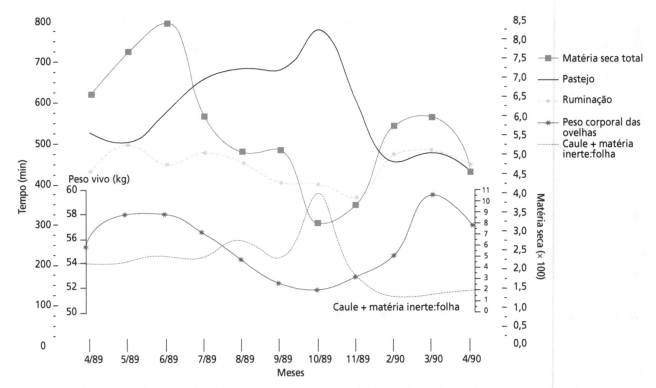

Figura 27.1 Relação entre a disponibilidade de matéria seca, proporção caule + matéria inerte:folha, tempos de pastejo, de ruminação e peso vivo médio das ovelhas.

há que se analisar cada pastagem e determinar uma altura de manejo em que o dossel apresente plena condição para a ingestão máxima de matéria seca. Por outro lado, é preciso cuidado para que as ovelhas não acessem pastagens muito altas, em situação que possam dificultar a visualização dos outros animais.

O isolamento social dos companheiros de rebanho é extremamente estressante, podendo provocar um ou mais dos seguintes comportamentos: aumento da atividade locomotora, elevação do número de defecações, micções e vocalizações (Roussel *et al.*, 2006, citado por Gómez *et al.*, 2010), fatos que diminuem o bem-estar, com consequentes prejuízos ao desempenho animal.

Analisando-se, agora, a curva do peso corporal das ovelhas (Figura 27.1), em contraste com os tempos de pastejo (ver Tabela 27.3), infere-se que, apesar de terem aumentado o tempo de busca e ingestão de forragem, em função da queda de sua quantidade e qualidade, provavelmente não tenham conseguido consumir o necessário. Acrescente-se, ainda, o prejuízo adicional da maior demanda energética que representam tempos de pastejo mais dilatados. Teria havido então, um balanço energético negativo, com consequente diminuição do peso corporal.

O menor valor para esta variável foi 51,8 kg, registrado no mês de outubro. A partir de novembro observou-se, em relação a outubro, elevação de 16,1% na disponibilidade de matéria seca e de 220% no estrato folha, iniciando-se a partir de então, a ascensão do peso corporal das ovelhas, cujo pico foi atingido em março; momento coincidente com os mais baixos tempos de pastejo.

Ressalte-se que a queda do peso corporal em abril não é real. Na verdade, as ovelhas foram tosquiadas após as observações de março, tendo produzido uma média de 3,9 kg de velo. A dinâmica do peso corporal e a espessura do velo podem ser verificadas na Tabela 27.4.

Tabela 27.4 Dinâmica do peso corporal (kg) e da espessura do velo (cm) ao longo do período de observações.

	Abr.	Maio	Jun.	Jul.	Ago.	Set.	Out.	Nov.	Fev.	Mar.	Abr.
Peso vivo	55,37	57,97	57,98	56,46	54,26	52,38	51,77	52,79	54,55	59,53	57,07
Espessura do velo	2,9	3,0	3,75	4,85	5,15	6,05	6,30	7,10	8,35	8,60	0,62

Ruminação

A ruminação é a segunda atividade em termos de absorção de tempo dos ruminantes. Ovinos e bovinos gastam de 1,5 a 10,5 horas por dia, e a maior parte das referências da literatura relata a faixa de 5 a 9 horas (Arnold e Dudzinski, 1978). Afirmaram que os ovinos apreendem porções de forragem menos fibrosas, ingerindo, consequentemente, material mais fino do que os bovinos. Esta particularidade, que se deve ao comportamento de maior seletividade dos ovinos, redunda em menos mastigação no processo de ruminação.

A ruminação ocorre entre 15 e 20 períodos ao longo das 24 horas, cada um com duração que varia de 2 minutos até mais de 1 hora (Fraser, 1983). Esse autor ressaltou que o pico da ruminação acontece no início da noite, e seu tempo total atinge, em média, 75% do tempo de pastejo. É preciso considerar que as variáveis comportamentais de ruminantes em pasto sofrem efeito da raça e idade do animal, do clima, da composição química e botânica da pastagem, da disponibilidade de forragem, do local e da época do ano.

Em nosso trabalho, o tempo médio diário de ruminação foi 7,4 horas, tendo representado 76,5% do tempo de pastejo. A relação média entre tempo de ruminação e tempo de pastejo (11 meses) foi 0,77; tendo sido 0,51, no mês em que a pastagem e o peso corporal das ovelhas apresentaram as piores condições, e 1,03 no melhor mês.

O tempo de ruminação pode aumentar em função de maior consumo de matéria seca e/ou ingestão de forragem com mais altos teores de fibra. Portanto, a análise da relação ruminação:pastejo deve ser feita com cautela. Pela análise da Tabela 27.3 percebe-se que no mês de outubro, quando se registrou o mais alto tempo de pastejo e a menor relação R:P, verificou-se tempo de ruminação (6,6 horas) inferior ao obtido no mês de abril (7,4 horas), no qual se constatou o menor tempo de pastejo. Supõe-se então que, em outubro, tenha realmente havido a mais baixa ingestão de matéria seca.

Analisando-se agora o mais baixo tempo de ruminação (6,1 horas), ocorrido no mês de novembro, nota-se que o tempo de pastejo foi inferior em 2,9 horas e o peso médio das ovelhas se elevou em 1 kg. Ao se examinar a Figura 27.2, observa-se que, nesse

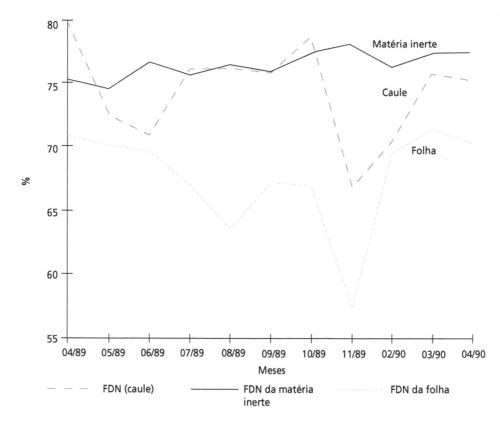

Figura 27.2 Variação dos teores de fibra em detergente neutro (FDN) na folha, caule e matéria inerte, componentes da pastagem utilizada.

mês, os teores de fibra em detergente neutro (FDN) da gramínea atingiram os picos inferiores, tanto no caule como na folha; fato atribuído à rebrota pós--uniformização do relvado. Consequentemente, a velocidade de passagem da ingesta pelo trato gastrintestinal tende a se elevar, diminuindo o tempo de ruminação.

Ócio

Uma vez que o ovino tenha completado seu período diário de pastejo e ruminação, o restante do tempo entende-se por ócio, no qual o animal, normalmente, descansa.

O comportamento do descanso é governado por um relógio biológico (Fraser, 1983). Este mecanismo explica por que os animais não ultrapassam um determinado limite de tempo de pastejo (ao redor de 13 horas, no caso dos ovinos), mesmo que o consumo de matéria seca tenha sido insuficiente.

Desta forma, a partir do momento em que as condições ambientais propiciem maior tempo de ócio, ter-se-á economia de energia, a ser revertida para crescimento e desenvolvimento corporal, bem como produção de leite e lã. Cabe ressaltar a importância de tal economia, tendo em vista que a produção de ruminantes em pasto implica em necessidades energéticas 60 a 70% maiores em relação aos sistemas intensivos (Young e Corbett, 1972).

Os resultados obtidos mostram que os maiores períodos dedicados ao ócio coincidiram com as épocas em que o peso corporal médio das ovelhas se encontrava em posições elevadas ou em ascensão. Somam-se, neste caso, taxa de ingestão superior com menor dispêndio de energia para a busca do alimento. O tempo mínimo de ócio (4,5 horas), verificado em outubro, foi 5 horas inferior ao tempo máximo (9,5 horas), registrado em abril. Por sua vez, o peso corporal médio apresentou-se 5,3 kg mais alto neste último mês, em relação a outubro. A Figura 27.3 permite visualizar a relação dos tempos de pastejo e de ócio, com a dinâmica do peso corporal ao longo do período experimental.

A Tabela 27.5 mostra a proporção do tempo diário dedicado pelas ovelhas às atividades de pastejo, ruminação e ócio.

Permanência em pé ou deitada

Ruminando ou em ócio, as ovelhas poderão optar por permanecer ao sol ou à sombra. Observa-se, na Tabela 27.3, que a média diária geral de permanência ao sol foi apenas 18,2 minutos (somatório das médias gerais dos

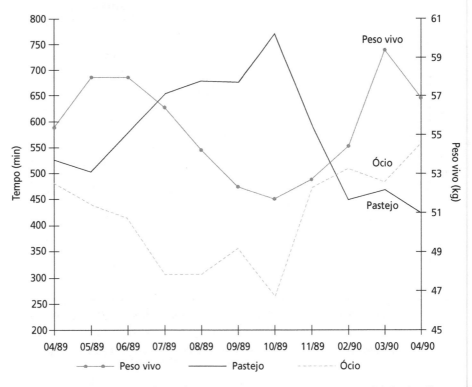

Figura 27.3 Relação dos tempos de pastejo e de ócio, com a evolução do peso vivo médio das ovelhas, ao longo da fase de observações.

Tabela 27.5 Porcentagens dos tempos diários, dedicados a pastejo, ruminação e ócio.

Mês	Pastejo (%)	Ruminação (%)	Ócio (%)
Abril	36,51	30,06	33,43
Maio	34,92	34,46	30,61
Junho	40,14	31,10	28,75
Julho	45,56	33,08	21,37
Agosto	47,26	31,23	21,49
Setembro	47,12	27,96	24,92
Outubro	53,83	27,65	18,53
Novembro	41,68	25,37	32,98
Fevereiro	31,47	32,67	35,85
Março	32,94	33,24	33,86
Abril	29,81	30,83	39,36
Média	40,11	30,69	29,19

tempos de permanência em pé e deitada ao sol). Em contrapartida, os animais permaneceram afastados da radiação solar direta (considerando-se os períodos, diurno e noturno) por 14,1 horas. Estes resultados exaltam a importância da existência de sombras na pastagem, necessidade já salientada por diversos autores (Swatland, 1984; Silannikove, 1992; Siqueira *et al.*, 1993).

Em estudo realizado no estado da Paraíba, com ovinos da raça Santa Inês, concluiu-se que o sombreamento na pastagem melhorou os índices de conforto térmico dos animais (Andrade *et al.*, 2007).

No caso de ovinos lanados, o velo age como eficaz isolante térmico (McFarlane, 1986, citado por Silannikove, 1992), permitindo ao ovino, dentro de uma certa faixa de temperatura e umidade do ar, pastejar ao sol. Entretanto, o descanso à sombra promove minimização da demanda energética para a termorregulação. Saliente-se, ainda, que os lanados suportam temperaturas muito elevadas, desde que a umidade relativa do ar seja baixa (clima típico das regiões semiáridas).

Na Tabela 27.6 são apresentadas as médias dos tempos em que as ovelhas permaneceram em pé ou deitada no período extrapastejo (durante as fases de ruminação e ócio). As médias gerais dos 11 meses de observações indicam que a posição deitada representou 72,6% do todo e, a em pé, 27,4%; valores situados na amplitude de variação publicada por Arnold e Dudzinski (1978): 60 a 90% de permanência deitada no período extrapastejo.

A Figura 27.4 mostra que nos momentos em que as condições da pastagem exigiram elevação do tempo de pastejo, os animais permaneceram menos tempo em pé durante as fases de ruminação e ócio, sem que houvesse, em termos proporcionais, alterações substanciais no tempo de permanência deitada.

A média dos 11 meses, para a variável permanência deitada foi 10,5 horas. O maior tempo foi registrado em abril (13,3 horas), exatamente quando se verificou o menor tempo de pastejo, em função da exuberância da pastagem. Melhores pastos, maior eficácia de pastejo, melhor nutrição, mais tempo em descanso, menores demandas energéticas para seleção e ingestão de forragem.

Tabela 27.6 Médias diárias do tempo total (horas) de permanência em pé e deitada, com os respectivos percentuais (entre parênteses), para cada mês de observação.

Mês	Tempo de permanência em pé	Tempo de permanência deitada
Abril	5,2 (33,88)	10,1 (66,12)
Maio	6,4 (41,15)	9,2 (58,85)
Junho	5,0 (34,71)	9,4 (65,29)
Julho	3,8 (28,52)	9,4 (71,49)
Agosto	3,3 (25,75)	9,5 (74,25)
Setembro	2,1 (16,38)	10,8 (83,62)
Outubro	1,0 (9,18)	10,1 (90,82)
Novembro	2,8 (20,03)	11,3 (79,97)
Fevereiro	4,5 (27,20)	12,0 (72,80)
Março	5,8 (36,29)	10,3 (63,71)
Abril	3,5 (20,94)	13,3 (79,06)
Média	4,0 (27,36)	10,5 (72,64)

Distribuição das atividades comportamentais ao longo do dia

Pastejo

Na Tabela 27.7, podem ser verificados os tempos que as ovelhas dedicaram para cada atividade, distribuídos por 6 períodos de 4 horas ao longo do dia. Observam-se também os somatórios dos três períodos diurnos e dos três noturnos.

Considerando-se a média dos 11 meses de estudo em campo, constatou-se, em relação à variável tempo de pastejo, que o período 3 (15 às 19 horas) foi o de maior atividade (30,55% do tempo total de pastejo). O período 1 (7 às 11 horas), similar ao 5 (23 às 3 horas), vieram a seguir, tendo representado 18,72 e 17,12% do total, respectivamente. O fato dos períodos

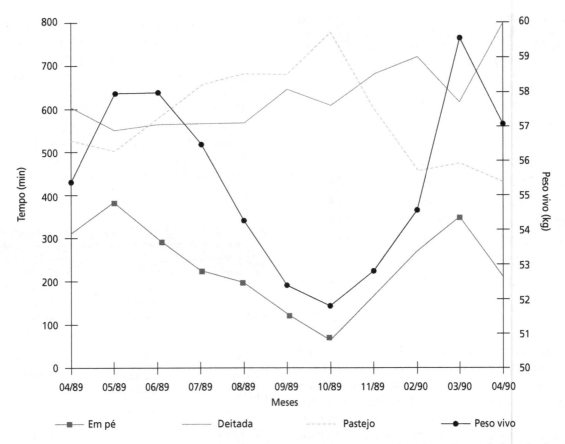

Figura 27.4 Relação entre peso vivo, tempo de pastejo, tempo de permanência em pé e deitada, ao longo da fase de observações.

1 e 3 terem se apresentado como dois importantes momentos de pastejo do rebanho, corrobora os resultados de muitos autores, sobretudo de trabalhos efetuados na Austrália, entre eles Arnold (1982), citado por Birrell (1991); sendo consagrados o amanhecer e o entardecer como os instantes preferidos pelos ovinos para desempenharem esse comportamento. Entretanto, nessa pesquisa foi observado um terceiro período importante para o pastejo (23 às 3 horas).

Já foi destacado que os tempos médios diários de pastejo oscilaram acentuadamente ao longo do ano. Perguntar-se-ia: na análise dos períodos dentro do dia, qual ou quais se mantiveram mais estáveis? A resposta encontra-se na Tabela 27.8, na qual estão dispostas as médias do tempo de pastejo por período do dia, por mês. O período 1 se mostrou o mais instável. Observa-se que nele o tempo foi se elevando ao longo dos meses, em relativa concomitância com o decréscimo da disponibilidade de matéria seca, tendo o seu pico ocorrido exatamente em outubro, mês em que a pastagem atingiu sua pior condição. A partir de então, à medida que a disponibilidade de forragem foi crescendo, tanto os tempos do período 1 como do 2 sofreram as mais bruscas quedas.

Infere-se, a partir de tais evidências que, sendo estes dois períodos os de maior ação da radiação solar, esta, interagindo com a disponibilidade e qualidade da matéria seca da pastagem, determinarão a elevação ou o decréscimo do tempo total de pastejo. Observou-se, em muitas ocasiões, que as ovelhas buscavam a sombra já por volta de 9h30, conforme a intensidade da radiação solar. Já no período 3, raramente permaneciam abrigadas depois das 15 horas, ao longo de todo o período de estudo. Johnson (1987) observou em ovinos, na Austrália, alta frequência de repouso à sombra também no período de 9h30 às 14 horas.

Os ovinos pastam a noite? Em caso positivo, o tempo de pastejo noturno é significativo? É importante para a perfeita nutrição do animal?

Obtêm-se as respostas para estas indagações ao somar os tempos de pastejo dos períodos 1, 2 e 3 (7 às 19 horas), e dos períodos 4, 5 e 6 (19 às 7 horas).

Tabela 27.7 Médias e respectivos percentuais (entre parênteses), para o tempo (horas) gasto em cada atividade comportamental, frequências ao bebedouro e saleiro, por período e na soma dos períodos 1, 2 e 3 (7 horas – 19 horas) e 4, 5 e 6 (19 horas – 7 horas).

Variáveis \ Períodos	1 7-11 horas	2 11-15 horas	3 15-19 horas	Total 7-19 horas	4 19-23 horas	5 23-3 horas	6 3-7 horas	Total 19-7 horas
Pastejo	1,8 (18,72)	1,3 (13,20)	2,9 (30,55)	6,0 (62,47)	1,2 (11,98)	1,7 (17,12)	0,8 (8,44)	3,6 (37,53)
Ruminação	1,1 (15,02)	1,1 (14,75)	0,5 (6,91)	2,7 (36,68)	1,8 (23,84)	1,3 (17,55)	1,6 (21,93)	4,7 (63,32)
Ócio	1,1 (15,56)	1,6 (23,48)	0,6 (7,87)	3,3 (46,91)	1,1 (15,44)	1,1 (15,10)	1,6 (22,49)	3,7 (53,09)
Em pé à sombra	0,6 (15,47)	0,6 (19,54)	0,4 (10,16)	1,6 (41,58)	0,9 (25,13)	0,6 (17,02)	0,6 (16,28)	2,2 (58,42)
Deitada à sombra	1,4 (13,76)	2,1 (19,98)	0,7 (6,6)	4,2 (40,28)	1,9 (18,36)	1,7 (16,54)	2,6 (24,82)	6,2 (59,72)
Em pé ao sol	0,1 (70,54)	0,0 (19,35)	0,0 (10,11)	0,2 (100,00)	–	–	–	–
Deitada ao sol	0,1 (47,72)	0,0 (16,59)	0,1 (35,68)	(100,00)	–	–	–	–
Frequência ao bebedouro	0,290 (15,10)	0,530 (27,59)	0,778 (40,50)	1,60 (78,43)	0,239 (12,44)	0,120 (6,25)	0,084 (4,37)	0,44 (21,57)
Frequência ao saleiro	0,490 (21,80)	0,509 (22,64)	0,769 (35,41)	1,8 (80,00)	0,163 (7,25)	0,218 (9,70)	0,072 (3,20)	0,45 (20,00)

Tabela 27.8 Médias da variável tempo de pastejo (horas), por período, em cada mês.

Mês \ Períodos	1 Média	2 Média	3 Média	4 Média	5 Média	6 Média
Abril	1,7	0,5	2,8	0,8	2,2	0,6
Maio	1,5	1,1	3,0	1,0	1,2	0,6
Junho	2,4	1,1	3,1	1,1	1,6	0,4
Julho	2,2	1,1	3,4	1,4	2,1	0,8
Agosto	2,5	1,9	3,1	1,5	1,5	1,0
Setembro	2,2	2,0	2,9	0,8	2,0	1,3
Outubro	3,1	2,7	3,4	0,9	1,6	1,3
Novembro	1,9	1,5	2,9	1,2	1,5	1,1
Fevereiro	1,3	0,8	2,4	1,4	1,3	0,4
Março	0,6	0,7	3,1	1,1	1,6	0,8
Abril	0,5	0,6	2,3	1,5	1,6	0,7

Período 1 = 7-11 horas; período 2 = 11-15 horas; período 3 = 15-19 horas; período 4 = 19-23 horas; período 5 = 23-3 horas; período 6 = 3-7 horas.

A Tabela 27.9 contém os resultados dos tempos de pastejo, ruminação e ócio, divididos entre o dia e a noite, para cada mês de observação.

Calculando-se a média anual para a variável pastejo, chegou-se ao seguinte resultado: 62,5% deste comportamento foi exercido durante o dia e 37,5% à noite. O resultado constatado no período noturno surpreendeu, tendo superado o valor de 21% relatado por Bueno e Ruckebusch (1979). O menor percentual de pastejo noturno foi 29,3% e o maior 52%; números situados também, além da faixa de 1 a 30% citada por Penning *et al.* (1991), em pesquisa realizada na Escócia.

Voltando à análise da Tabela 27.9, mês a mês, com o auxílio do gráfico da Figura 27.5, é possível perceber que a variação diurna do tempo de pastejo foi maior que a noturna. Parece que as ovelhas mantêm um padrão pouco mutável à noite, alterando com mais ênfase, quando necessário, apenas o tempo de pastejo diurno. A amplitude de variação para o tempo gasto em pastejo à noite foi de apenas 1,5 hora, em contraposição às 5,7 horas registradas para a fase diurna.

Em vista dos resultados expostos, conclui-se que o pastejo noturno, em condições tropicais, acontece e reveste-se de significativa importância. O padrão fixo desse comportamento reforça a hipótese de sua elevada magnitude. Sob a óptica prática, sabe-se que muitos criadores de ovinos, de médio e pequeno porte, mantêm seus rebanhos presos no período noturno, visando protegê-los contra ataques de predadores e furtos. Normalmente, esses animais não recebem suplementação durante a fase de reclusão, situação que fatalmente os leva a um estado de deficiência nutricional. Imagina-se que, durante o período de permanência diurna na pastagem, o animal compense o tempo em que seu acesso ao alimento esteve impedido. Ledo engano; o pastejo precisa ser intercalado por períodos de ócio e ruminação. Há que se considerar que o ato de caminhar à busca, seleção e ingestão do alimento leva o animal a um estado de cansaço, maior ou menor conforme a topografia do terreno, as condições do pasto e o clima. Em função desta realidade, é fundamental que ovinos que pernoitam confinados recebam suplementação alimentar durante a fase em que estejam com acesso restrito à pastagem.

Ruminação

Em termos de média geral, a atividade de ruminação se concentrou nos períodos 4 e 6 (19 às 23 horas e 3 às 7 horas), que representaram, respectivamente, 23,8 e 21,9% do tempo total. Os períodos 1, 2 e 5 foram iguais e intermediários, enquanto no 3 se observou a menor atividade de ruminação (apenas 6,9% do total). Por outro lado, foi nesse último período em que se constatou o maior tempo de pastejo. Esses resultados estão apresentados na Tabela 27.10.

Tabela 27.9 Distribuição do tempo diário (horas) e respectivos percentuais para as atividades de pastejo, ruminação e ócio, nos períodos compreendidos das 7 às 19 horas e das 19 às 7 horas, em cada mês de observação.

Meses	Pastejo 7-19 horas	%	19-7 horas	%	Ruminação 7-19 horas	%	19-7 horas	%	Ócio 7-19 horas	%	19-7 horas	%
Abril	5,0	57,49	3,7	42,51	3,1	42,25	4,2	57,75	3,9	48,80	4,1	51,2
Maio	5,5	65,88	2,9	34,12	3,0	36,14	5,3	63,87	3,5	47,48	3,9	52,52
Junho	6,6	68,15	3,1	31,85	3,1	41,59	4,4	58,41	2,3	33,50	4,6	66,5
Julho	6,6	60,44	4,3	39,56	2,8	35,34	5,1	64,67	2,6	50,44	2,5	49,56
Agosto	7,5	65,63	3,9	34,37	2,4	31,84	5,1	68,16	2,2	42,02	3,0	57,98
Setembro	7,2	63,46	4,1	36,54	2,7	39,72	4,1	60,28	2,2	36,11	3,8	63,89
Outubro	9,1	70,74	3,8	29,26	1,6	24,06	5,0	75,94	1,3	28,41	3,2	71,59
Novembro	6,3	62,78	3,7	37,22	2,3	37,23	3,8	62,77	3,5	43,65	4,5	56,35
Fevereiro	4,5	59,47	3,1	40,53	3,0	38,75	4,8	61,25	4,5	51,96	4,1	48,04
Março	4,5	56,46	3,4	43,54	3,0	37,52	5,0	62,48	4,6	55,97	4,0	44,03
Abril	3,4	47,96	3,7	52,04	2,8	37,57	4,6	62,43	5,8	61,31	3,7	38,69

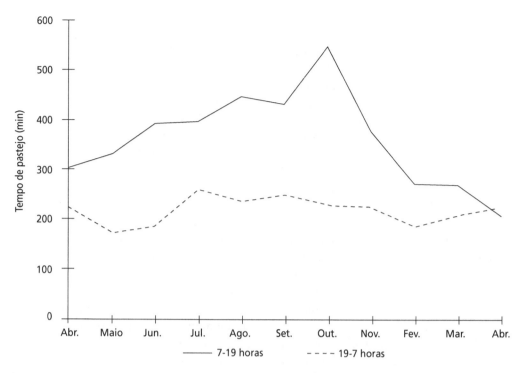

Figura 27.5 Relação entre os tempos de pastejo, nos períodos das 7 às 19 horas e das 19 às 7 horas ao longo da fase de observações.

Considerando-se a soma dos tempos de ruminação registrados entre 7 e 19 horas e das 19 às 7 horas (ver Tabela 27.7), observa-se total inversão relativamente ao pastejo, tendo 63,3% do comportamento em tela ocorrido à noite.

As proporções mensais dos tempos de ruminação, nos períodos diurno e noturno, estão apresentadas na Tabela 27.9. Verifica-se que durante o dia não houve grandes oscilações, com exceção do mês de outubro, no qual o tempo de ruminação entre 7 e 19 horas atingiu o mais baixo valor: 40,8% abaixo da média geral. Este resultado decorreu de que, nesse período, houve o maior tempo de pastejo. Esta atividade muito baixa de ruminação diurna parece que foi compensada à noite, com base na maior porcentagem verificada nesse período, comparativamente aos demais meses.

Tabela 27.10 Médias da variável tempo de ruminação (horas), por período, em cada mês.

Períodos Meses	1 Média	2 Média	3 Média	4 Média	5 Média	6 Média
Abril	0,9	1,5	0,6	1,9	1,0	1,3
Maio	1,3	1,3	0,4	2,2	1,5	1,6
Junho	1,3	1,3	0,6	2,2	0,9	1,3
Julho	0,9	1,4	0,4	1,9	1,2	2,1
Agosto	1,0	0,9	0,5	1,8	1,5	1,8
Setembro	1,1	0,9	0,7	1,3	1,2	1,6
Outubro	0,5	0,8	0,3	1,9	1,6	1,6
Novembro	1,1	0,9	0,3	1,4	1,2	1,3
Fevereiro	1,3	0,8	0,9	1,4	1,7	1,8
Março	1,4	1,2	0,4	1,9	1,2	1,9
Abril	1,3	1,0	0,5	1,7	1,4	1,5

Período 1 = 7-11 horas; período 2 = 11-15 horas; período 3 = 15-19 horas; período 4 = 19-23 horas; período 5 = 23-3 horas; período 6 = 3-7 horas.

Ócio

Nas médias gerais as ovelhas permaneceram mais tempo em ócio nos períodos 2 e 6 (Tabela 27.11). É durante o período 2 (11 às 15 horas), que a radiação solar se apresenta mais intensa, fazendo com que os animais busquem a sombra para o ócio.

Os períodos de ócio se intercalaram com o pastejo e ruminação. No período 3 foi registrado o menor tempo de ócio, tendo correspondido a somente 7.9% do total (ver Tabela 27.7). Entretanto, neste período as ovelhas apresentaram elevada intensidade de pastejo, que ocupou 73,5% do tempo total.

Na Tabela 27.11 pode-se verificar que, de abril do primeiro ano em diante, os tempos de ócio foram diminuindo, tendo atingido os níveis inferiores entre agosto e outubro; momentos em os tempos de pastejo chegaram ao ápice. De outubro até abril do ano seguinte, o tempo de ócio se elevou.

Os somatórios dos períodos compreendidos entre 7 e 19 horas e 19 e 7 horas (ver Tabela 27.9) mostram, em termos médios, um certo equilíbrio, já que no primeiro se concentrou 46,9% do tempo total de ócio, e no segundo 53,1%. A diferença absoluta entre os dois períodos foi de apenas 26 minutos.

Entretanto, ao se avaliar a distribuição mensal (ver Tabela 27.9), se verificam oscilações ao longo dos meses, quanto à proporção de ócio diurno e noturno. Entre 7 e 19 horas, a amplitude de variação foi de 4,5 horas, para uma média geral de 3,3 horas; enquanto no intervalo das 19 às 7 horas, a amplitude foi de 2,1 horas e a média de 3,7 horas, ou seja, houve maior regularidade do ócio noturno em relação ao diurno.

Os maiores tempos de ócio noturno foram registrados nos meses de fevereiro, março e abril; realidade atribuída ao bom estado da pastagem, que propiciou os menores períodos de pastejo e, consequentemente, maior disponibilidade de tempo para o descanso. O maior valor para o ócio diurno (abril do segundo ano), pode estar relacionado, ainda, à menor espessura do velo nesse mês, já que as ovelhas haviam sido tosquiadas. Essa condição implica maior suscetibilidade aos efeitos da radiação solar direta, em função da diminuição do isolamento térmico promovido pela lã.

Quando os ovinos dispõem de boa pastagem, com sombra suficiente, e ficam soltos 24 horas por dia, têm plena condição de ajustar seus comportamentos à realidade climática momentânea. Seu etograma é suficientemente elástico para tal. Normalmente, por desconhecimento das questões comportamentais, os criadores cometem equívocos que prejudicam o bem-estar e, por conseguinte, o desempenho animal.

O comportamento de acesso ao bebedouro e sua relação com as oscilações do teor de matéria seca da forragem e do índice de temperatura e umidade pode ser analisado na Figura 27.6.

O histograma da Figura 27.7 ilustra os resultados obtidos para os comportamentos: pastejo, ruminação e ócio, em pé e deitada, comparando as médias gerais dos tempos verificados nos períodos diurno e noturno.

Tabela 27.11 Médias da variável tempo de ócio (horas), por período, em cada mês.

Períodos / Meses	1 Média	2 Média	3 Média	4 Média	5 Média	6 Média
Abril	1,3	2,0	0,6	1,3	0,8	2,0
Maio	1,3	1,6	0,6	0,8	1,3	1,8
Junho	0,3	1,7	0,3	0,7	1,6	2,3
Julho	0,9	1,5	0,2	0,7	0,7	1,2
Agosto	0,5	1,2	0,5	0,8	1,0	1,2
Setembro	0,6	1,1	0,4	1,9	0,9	1,0
Outubro	0,5	0,6	0,3	1,3	0,8	1,1
Novembro	1,0	1,6	0,9	1,5	1,4	1,7
Fevereiro	1,4	2,4	0,7	1,2	1,0	1,9
Março	2,0	2,1	0,5	1,0	1,2	1,4
Abril	2,2	2,4	1,2	0,9	1,0	1,8

Período 1 = 7-11 horas; período 2 = 11-15 horas; período 3 = 15-19 horas; período 4 = 19-23 horas; período 5 = 23-3 horas; período 6 = 3-7 horas.

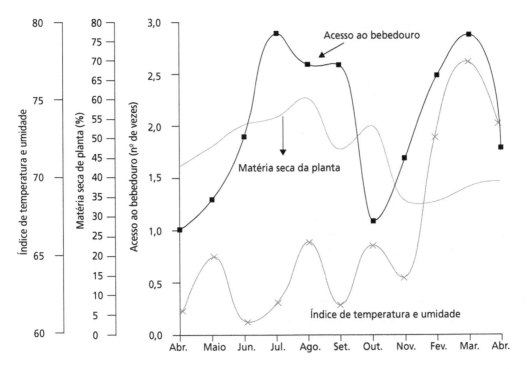

Figura 27.6 Relação entre acesso ao bebedouro, com teores de matéria seca da pastagem e índice de temperatura e umidade.

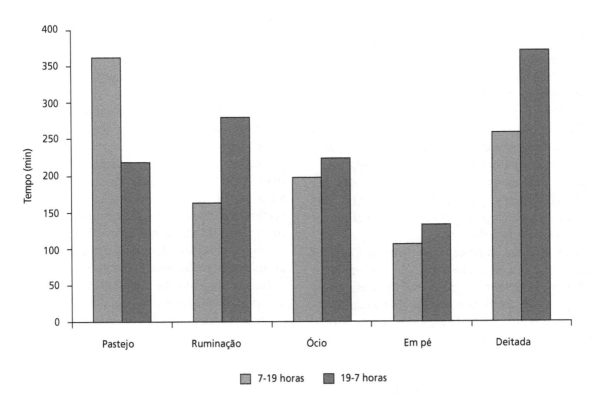

Figura 27.7 Distribuição dos tempos dedicados às atividades do comportamento de pastejo, nos períodos compreendidos das 7 às 19 horas e das 19 às 7 horas.

Recomendações práticas baseadas nos resultados desse estudo comportamental

Durante toda a fase de observações, o clima, de maneira geral, parece não ter interferido substancialmente no comportamento dos animais. Diante das necessidades básicas de tempo para cada atividade, o ambiente propiciou condições para que ocorressem os devidos ajustes, a ponto de se ter observado, pelas ações e reações comportamentais, aparente situação de bem--estar, na maior parte dos 11 meses de estudo.

A amplitude de variação verificada para o tempo de pastejo, como consequência das alterações sazonais na disponibilidade e qualidade da matéria seca do pasto, bem como de oscilações na estrutura do relvado (sobretudo da relação caule + matéria inerte:folha), chama a atenção para a necessidade do estabelecimento de estratégias para a suplementação do rebanho nos meses em que a pastagem apresente as piores condições. É importante também que se planeje a época da estação de monta, não permitindo que as fases de maiores requerimentos nutricionais coincidam com os piores momentos do pasto. Ressalte-se que, além da deficiência nutricional decorrente da escassez e do baixo valor nutritivo da forragem remanescente, o elevado tempo de pastejo redunda em aumento do gasto energético para busca, seleção e ingestão do alimento. Cabe lembrar que a diferença entre o menor e o maior tempo de pastejo (5,7 horas), resultou em valor excessivo, que por si só leva a crer que, nessa situação, é impossível pensar na existência de bem--estar. Pela dinâmica do peso corporal das ovelhas, infere-se que as afirmações anteriores são verdadeiras. Concluiu-se que as alterações do etograma das dez ovelhas experimentais decorreram, sobretudo, das significativas modificações quantitativas e qualitativas da pastagem, ao longo do ano.

Relações ruminação:pastejo próximas de 1 estiveram associadas aos meses em que os animais apresentaram as melhores condições corporais; apesar dos componentes da parede celular (FDN) da forrageira terem atingido os mais elevados teores. Estes, no entanto, não foram detrimentais, tendo possibilitado ingestão em níveis suficientes para que as ovelhas se mantivessem em bom estado.

Constataram-se três grandes períodos de pastejo. O principal foi o vespertino (15 às 19 horas), seguido com o mesmo grau de importância pelos matutino (7 às 11 horas) e noturno (23 às 3 horas). É conveniente, portanto, que o manejo cotidiano não seja efetuado durante a máxima atividade de pastejo. Sugerem-se interferências a partir das 9 horas, já que o início do pastejo no período matutino foi claramente marcado pelo nascer do sol. É contraindicado incomodar o rebanho no período da tarde, bem como prendê-lo, para manejo, com muita frequência.

Considerando-se a magnitude do tempo de pastejo registrado entre 19 e 7 horas, não se recomenda a prática usual de manter o rebanho preso à noite. Em caso de necessidade, determinada pelos riscos de furto e predação, os animais deverão ser suplementados no local de pernoite. Quando se impede o pastejo noturno, não existe possibilidade de compensação durante o dia, em função da restrição imposta pela fadiga. Cabe lembrar que 37,5% do pastejo (média anual) ocorreram à noite.

A suplementação pode ser feita com forragens conservadas, capineira, resíduos agroindustriais e mesmo com alimentos concentrados. A escolha de uma das opções dependerá muito do custo de aquisição, que varia de região para região. Pompeu *et al.* (2009) estudaram a interferência da suplementação com concentrado no comportamento sob pastejo de ovinos em pastagem irrigada de *Panicum maximum*, cv. Tanzânia, no estado do Ceará. Concluíram que o nível de suplementação de 1,2% do peso corporal propiciou o maior tempo de ócio, denotando condição de maior saciedade e, consequentemente, mais bem-estar.

O padrão de pastejo mostrou-se pouco mutável à noite, oscilando mais na fase diurna; de acordo com as peculiaridades ambientais de cada época. Os dois principais períodos de ruminação intercalaram as três mais importantes faixas horárias de pastejo. O intervalo de 11 às 15 horas caracterizou-se como o preferencial para o ócio, provavelmente em função da maior intensidade da radiação solar.

Em grande parte do tempo extrapastejo as ovelhas permaneceram deitadas e, durante o dia, abrigadas da radiação solar direta. Depreende-se dessa nuance comportamental que é fundamental as pastagens disporem de sombreamento adequado e suficiente para todo o rebanho.

Referências bibliográficas

ANDRADE, I.S. et al. Parâmetros fisiológicos e desempenho de ovinos Santa Inês submetidos a diferentes tipos de sombreamento e a suplementação em pastejo. **Ciência e Tecnologia**. v. 31, n. 2, p. 540-547, 2007.

ARNOLD, G.M.; DUDZINSKI, M.L. **Ethology of free-ranging domestic animals**. Amsterdam: Elsevier Scientific Publishing, 1978. p. 198.

ARNOLD, G.W. Some factors affecting the grazing behaviour of sheep in winter in New South Wales. **Applied Animal Ethology**. v. 8, p. 119-125, 1982.

BIRRELL, H.A. The effect of stocking rate on the grazing behavior of Corriedale sheep. **Applied Animal behavior Science**. v. 28, p. 321-331, 1991.

BLACKSHAW, J.K. Notes on some topics in Applied Animal Behaviour. Grazing animal management and behaviour. School of Veterinary Science, University of Queensland, Austrália, 2003. 100p. www.animalbehaviour.net

BUENO, L.; RUCKEBUSCH, V. Ingestive behaviour in sheep under field conditions. **Applied Animal Ethology**. v. 5, p. 179- 87, 1979.

CARVALHO, P.C.F. et al. Normas racionais de manejo de pastagens para ovinos em sistema exclusivo e integrado com bovinos. In: Simpósio Paulista de Ovinocultura, VI, **Anais...**, Botucatu/ SP, p. 21- 50, 2002.

CHACON, E.; STOBBS, T.H. Influence of progressive defoliation of a grass sward on the eating behaviour of cattle. **Australian Journal Agricultural Research**. v. 27, p. 709- 27, 1976.

DEMMENT, M.W.; GREENWOOD, G.B. Forage ingestion: effects of sward characteristics and body size. **Journal Animal Science**. v. 66, p. 2380-2392, 1988.

DE PAULA, E.F.E.; STUPACK, E.C.; ZANNATTA, C.P.; PONCHEKI, J.K.; LEAL, P.C.; MONTEIRO, A.L.G. Comportamento ingestivo de ovinos em pastagens: uma revisão. **Revista Trópica**, v. 4, p. 42- 51, 2010.

DONE-CURRIE, J.R.; HECKER, J.F.; TOMASZEWKA, M. Behaviour of sheep transferred from pasture to an animal house. **Applied Animal Behavior Science**. v. 12, p. 121-130, 1984.

DUMONT, B.; PETIT, M. Spatial memory of sheep at pasture. **Applied Animal Behaviour Science**. v. 60, p. 45- 53, 1998.

DUMONT, B.; MAILLARD, J. F.; PETIT, M. The effect of the spatial distribution of plant species within the sward on the searching success of sheep when grazing. **Grass & Forage Science**. v. 55, p. 138-145, 1999.

DUNCAN, I.J.H. The science of animal wellbeing USDA/NAL. **Department Animal Welfare Information Center Newsletter**. v. 4, p. 132- 133, 1993.

FRASER, A.F. The behaviour of maintenance and intensive husbandry of cattle, sheep and pigs. **Agriculture Ecosystems Environment**. v. 9, p. 1- 23, 1983.

FRASER, A.F.; BROOM, D.M. **Farm Animal Behaviour and Welfare**. 3.ed. London, England: Bailliere Tindall, 1990. p. 437.

FUENTE, J. et al. Comportamiento y bienestar animal. In: CAÑEQUE, V.; SAÑUDO, C. **Estandarización de las metodologías para evaluar la calidad del producto (animal vivo, canal, carne y grasa) en los ruminantes**. Madri: Monografias INIA: Serie Ganadera, n. 3, p. 47-60, 2005. p. 448.

HODGSON, J. Grazing management – science into practice. New York: John Wiley & Sons, Inc., Longman Scientific & Technical. 1990, 230p.

GOMÉZ, J.M.D. et al. Efeitos da oferta de forragem, do método de pastejo, dos dias de avaliação e da raça no comportamento e temperamento de ovinos. **Revista Brasileira de Zootecnia**. v. 39, n. 8, p. 1840-1848, 2010.

JOHNSON, K.G. Shading behaviour of sheep: preliminary studies of its relation to thermoregulation, feed and water intakes, and metabolic rates. **Australian Journal Agricultural Research**. v. 38, p. 587-596, 1987.

LYNCH, J.J.; HINCH, G.N.; ADAMS, D.B. **The behaviour of sheep**. Biological principles and implications for production. Wallingford, C.A.B. International, 1992. p. 237.

McGLONE, J.J. What is animal welfare? **Journal Agricultural Ethics**. v. 6, p. 26-36, 1993.

MEDEIROS, R. B. et al. Comportamento ingestivo de ovinos no período diurno em pastagem de azevém anual em diferentes estádios fenológicos. **Revista Brasileira de Zootecnia**. v. 36, n. 1, p. 198-204, 2007.

OSUJI, P.O. The physiology of eating and energy expenditure of the ruminant at pasture. **Journal Range Manage**. v. 27, n. 6, p. 437-43, 1974.

PARSONS, A.J et al. The physiology of grass production under grazing. II. Photosyntesis, crop growth and animal intake of continuosly-grazed swards. **Journal of Applied Ecology**. v. 20, p. 127-139, 1983.

PENNING, P.D.; ROOK, A.J.; ORR, R.J. Pattern of ingestive behaviour of sheep continuously stocked on monocultures of ryegrass or white clover. **Applied Animal Behaviour Science**. v. 31, p. 237-250, 1991.

PENNING, P.D. et al. The effects of group size on grazing time in sheep. **Applied Animal Behaviour Science**. v. 37, p. 101-109, 1993.

PENNING, P.D. et al. Intake and behaviour responses by sheep, in different physiological states, when grazing monocultures of grass or white clover. **Applied Animal Behaviour Science**. v. 45, p. 63-78, 1995.

POMPEU, R.C.F.F et al. Comportamento de ovinos em capim Tanzânia sob lotação rotativa com quatro níveis de suplementação concentrada. **Revista Brasileira de Zootecnia**, v. 38, n. 2, p. 374- 383, 2009.

ROLLIN, B.E. Farm Animal Welfare: School, Bioethics and Research Issues, 1995. p. 168.

ROMAN, J. Comportamento ingestivo e desempenho de ovinos em pastagem de azevém anual *(Lolium multiflorum Lam.)* com diferentes massas de forragem. **Revista Brasileira de Zootecnia**. v. 36, n. 4, p. 780-788, 2007.

ROOK A.J. **Principles of foraging and grazing behaviour**. In: Hopkins A. (Ed.), **Grass, its production and utilization**, 3rd ed., Blackwell Science, Oxford, 2000, p. 229-241.

SILANNIKOVE, N. Effects of water scarcity and hot environment on appetite and digestion in ruminants: a review. **Livestock Production Science**. v. 30, p. 175-194, 1992.

SIQUEIRA, E.R., Fernandes, S., Maria, G.A. Effecto de la lana y del sol sobre algunos parâmetros fisiológicos em ovejas de razas Merino australiano, Corriedale, roney Marsh e Ile de France. **Revista Investigación Técnica Economica Agrária**. v. 89, n. 2, p. 124-131, 1993.

SIQUEIRA, E.R. Etologia de ovelhas da raça Corriedale, mantidas em pastagem de *coast cross (Cynodon dactylon)*. Tese Professor Livre-docente, Faculdade de Medicina Veterinária e Zootecnia-Unesp, Botucatu, SP, 1994. p. 95.

SWATLAND, H.J. **Structure and development of meat animals**. New Jersey: Prentice Hall, 1984. p. 436.

YOUNG, B.A.; CORBETT, J.L. Maintenance energy requirement of grazing sheep in relation to herbage availability. 1. Calorimetric estimates. **Australian Journal Agricultural Research**. v. 23, p. 57-76, 1972.

WSPA (World Society for the Protection of Animals) e University of Bristol. Conceitos em Bem-estar Animal – um roteiro para auxiliar no ensino de bem-estar animal em Faculdades de Medicina Veterinária, Londres, publicação em português, 2004.

Seção 15

Produção e Qualidade de Carne Ovina

Coordenador:
José Carlos da Silveira Osório

Capítulo 28

Produção e Qualidade de Carne Ovina

José Carlos da Silveira Osório,[1] Maria Teresa Moreira Osório,[2] Alexandre Rodrigo Mendes Fernandes[3] e Fernando Miranda de Vargas Junior[4]

Introdução

O presente capítulo não tem a pretensão de abarcar todos os aspectos da produção e qualidade de carne ovina no Brasil. Temos noção do importante trabalho e de pesquisas para os distintos genótipos e sistemas de produção, que podem ficar fora do embasamento que buscamos nos estudos realizados em nosso país.

O que a seguir apresentamos sobre produção e qualidade da carcaça e da carne é um indicativo de uma ciência complexa. Todavia, ao longo de mais de 30 anos de experiências vivenciadas sobre o tema, estudos e reflexões, mesclados aos conhecimentos de colegas mais jovens, e não menos experientes, chegamos a uma ousadia cautelosa de considerações que podem inovar com base em resultados científicos e tendências observadas.

A intenção seria colocar o maior número de citações e resultados obtidos no Brasil. Entretanto, hoje há um grande número de publicações sobre a produção e qualidades da carne ovina. Assim, desculpem os colegas não citados e/ou que não tiverem aproveitados todos os resultados. Não vamos carregar em demasia o texto com bibliografia e tabelas; optamos pelos conceitos e fundamentos que muitos pesquisadores brasileiros já fizeram referência em suas publicações e que julgamos serem básicos para o entendimento da produção de carne ovina.

Destacamos e concordamos que:

"A produção de carne ovina no Brasil está em pleno avanço; porém, não é suficiente para abastecer seu mercado interno e muito precisa ser realizado. Por outro lado, é indiscutível a potencialidade no Brasil, por possuir área para expansão, poder aumentar o consumo por habitante e ter um rebanho diversificado em genética e sistemas de criação para as diferentes condições de seu território".

Logo, cabe ao Brasil assumir a ovinocultura e seu futuro está diretamente ligado à capacidade do Governo e do entendimento dos setores do agronegócio. Porém, torna-se necessário organizar e consolidar a cadeia produtiva, considerando o importante papel social da ovinocultura em fixar o homem no campo em áreas não aptas para outras atividades.

A criação de ovinos necessita de cuidado e mão de obra, podendo gerar mais de 10 milhões de empregos, em conjunto com a caprinocultura e mais mão de obra que a maioria das demais atividades pecuárias (Anuário Brasileiro de Caprinos e Ovinos, 2008).

Ao se avaliar a produção e o consumo de carne no mundo, verifica-se que o Brasil possui mais de 200 milhões de hectares ainda não explorados, para os

---

[1] Professor Visitante Nacional Sênior da Universidade Federal da Grande Dourados – MS.
[2] Professora Visitante Nacional Sênior da Universidade Federal da Grande Dourados – MS.
[3] Professor Adjunto da Universidade Federal da Grande Dourados – MS.
[4] Professor Adjunto da Universidade Federal da Grande Dourados – MS.

quais "os países famintos estão com os olhos gulosos voltados" e a solução é produzir mais alimentos em terras que ainda não fazem do alimento uma arma estratégica de dominação dos povos. Este é o papel que se espera do Brasil (Anuário Brasileiro de Caprinos e Ovinos, 2008).

A potencialidade brasileira para produzir carne ovina é incontestável e falta carne para abastecer o mercado (Silva Sobrinho e Osório, 2008); a diversidade de clima, sistemas e raças não são entraves e sim benéficos para atender às preferências de um consumidor cada vez mais exigente e com os mais variados gostos ou que busca apreciar "sabores distintos". Sabe-se que não há um sistema-padrão para a criação de ovinos que funcione de maneira eficiente em todas as regiões e que é necessário considerarem as características climáticas, a localização, a disponibilidade de alimentos e a raça (Carvalho e Siqueira, 2001). O sistema extensivo (Figura 28.1) pode ser eficiente em determinada região e o intensivo, não (Figura 28.2) e/ou podem esses sistemas se complementarem, assim como variantes desses serem mais recomendadas.

Mas é incontestável a busca do animal de qualidade para os distintos sistemas e regiões. Que ovino seria esse? O animal desejado é aquele que produza maior quantidade com a máxima qualidade possível, em menor tempo e área, com o menor custo (Osório e Osório, 2005a); é esse animal que queremos em nossos sistemas produtivos, mas muitas raças estiveram quase em extinção sem uma avaliação adequada de sua potencialidade e, simplesmente, foram sendo substituídas e/ou absorvidas por outras, nem sempre tão eficientes quanto as adaptadas. Felizmente, esse cuidado está sendo observado na atualidade.

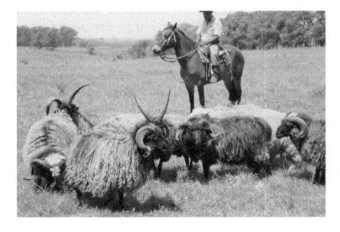

Figura 28.1 Ovinos da raça Crioulos, criados em condições extensivas no Rio Grande do Sul.

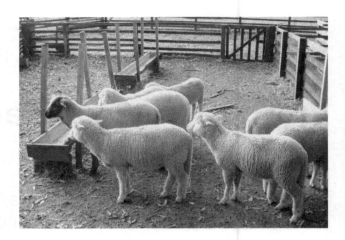

Figura 28.2 Cordeiros em criação intensiva, alimentados em cocho. (Ver Pranchas Coloridas.)

Produzir carne ovina com qualidade que provoque o mais alto grau de satisfação possível ao consumidor não é tarefa fácil e requer conhecimentos básicos necessários que vão sendo, ou foram descobertos, mas que, na maioria, levam tempo para chegar à aplicação prática. Por outro lado, as mudanças nas preferências ocorrem e, com elas, os direcionamentos e novos estudos. Tanto é assim que ontem se consumia o que se produzia e hoje devemos produzir o que se consome. Foi incorporada a qualidade do produto ao agronegócio da carne e, com isso, características relacionadas à porção comestível, que devem ser consideradas para uma comercialização justa e para atender a um consumidor cada vez mais exigente, esclarecido e que está disposto a pagar mais por um produto com qualidade diferenciada.

Inicialmente, na produção de carne, as transações comerciais estavam com o foco no produtor e no animal, passaram para a carcaça e, embora continue a maior parte sobre esta, na atualidade, adquire importância a carne, com sofisticadas maneiras de apresentações nas gôndolas de redes de supermercados ou casas de carnes, assim como de preparo e apresentação no prato e no ambiente em que será consumida. Assim, o foco do agronegócio da carne ovina passou do produtor para o consumidor (Medeiros et al., 2005) e levou consigo a necessidade de adequação e investigações para sanar os entraves dos setores da cadeia da carne no Brasil.

A partir da mudança do foco da cadeia produtiva da carne "do produtor para o consumidor", os mercados em que os preços são superiores e atrativos para colocação de carne de qualidade e o consumo são mais por satisfação do que por necessidade, as exigências de informações são cada vez maiores e muitas não podem ser generalizadas para o Brasil; em razão das peculiaridades regionais. Não podemos tratar mais a produção desvinculada da qualidade e duas conclusões prevalecem e podem ser de ampla aplicação nacional (Osório *et al.*, 2007a):

- A valorização da carcaça está diretamente relacionada à sua porção comestível, que deve ser aquela que apresente a máxima quantidade de músculo com adequada quantidade de gordura, ou seja, a relação músculo:gordura que provoque o mais alto grau de satisfação ao consumidor
- Os processos de produção e comercialização para a obtenção de um produto de qualidade serão consolidados se existirem técnicas claras e práticas para descrever as características relacionados à qualidade da carne, que possam ser medidas na carcaça e que tenham relação biológica com a avaliação *in vivo*.

Os estudos da qualidade da carne são cada vez mais elucidativos sobre os benefícios para a saúde humana e já se consideram, na carne de ovino jovem, "cordeiro", características que a colocam como alimento nutracêutico (Osório *et al.*, 2006), e é possível que o critério de abate passe a ser em função da composição química da carne que maiores benefícios propicie à funcionalidade do organismo ao ser digerida pelo homem (Osório *et al.*, 2010, 2012b).

Acreditamos que o caminho para alcançar a máxima qualidade da carne necessita de embasamento sobre:

- Produção e qualidade da carcaça e o entendimento sobre qualidade para os principais segmentos da cadeia da carne
- Produção e qualidade da carne
- Métodos de avaliação de carcaças e marcas de qualidade
- Considerações gerais e específicas, de maneira sucinta e levantando perspectivas para o bom encaminhamento do entendimento da cadeia da carne.

Prosseguiremos nossas colocações nessa sequência por acreditar e esperar que sua utilização possa ser aproveitada como base para o estudo da produção e qualidade da carne ovina no Brasil, independentemente da região, mas com os cuidados na adaptação e nas peculiaridades dos sistemas de produção (especialmente a alimentação) e nas raças ou genótipos.

Produção e qualidade da carcaça

O que entendemos por carcaça? (Figura 28.3)

Cada país dentro de sua legislação apresenta uma definição de carcaça. Em alguns, a carcaça pode incluir os testículos, os rins com gordura renal e pélvica, a cabeça, a pele etc. Essas variações dependem do uso e costume de cada região e/ou da facilidade para estimar as características que são propostas ou a utilização que se lhe dará.

No Brasil, a Portaria nº 307 de dezembro de 1990, define como carcaça de ovino o corpo inteiro do animal abatido, sangrado, esfolado, eviscerado, desprovido de cabeça, patas, glândulas mamárias, verga, exceto suas raízes e testículos. Retiram-se os rins e as gorduras perirrenal e inguinal. No rabo, permanecem não mais que seis vértebras coccígeas.

As carcaças são resultado de um processo biológico individual sobre o qual interferem fatores genéticos, ecológicos e de manejo que se oferecem ao comprador como um todo. Todavia, se diferenciam por caracteres qualitativos e quantitativos suscetíveis de ser identificados na carcaça. O estudo e descrição desses caracteres são de importância tanto para a comercialização como para a qualidade da produção. Do ponto de vista comercial, o interesse de oferecer aos compradores uma imagem clara da carcaça, por meio de descrição facilmente compreensível e mais completa possível de seus caracteres, baseia-se na necessidade de obter mútuo entendimento entre a oferta e a demanda.

Quanto à qualidade, a descrição, o mais exaustiva possível desses caracteres na carcaça, é uma necessidade, já que os compradores elegem e pagam um

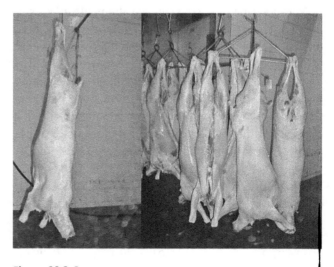

Figura 28.3 Carcaças.

preço em função da importância relativa dessas e do valor a elas atribuído. Do ponto vista do produtor, o conhecimento das características do produto final e das relações que guardam com a preferência dos compradores pode oferecer os elementos de julgamento para determinar o tipo de produção. Portanto, a comercialização, a qualidade e a produção serão consolidadas se existir uma linguagem inequívoca de descrição das características da carcaça.

Os caracteres qualitativos da carcaça que podem ser identificados são: sexo, maturidade óssea e fisiológica, conformação, distribuição dos tecidos adiposos, cor e consistência da gordura, desenvolvimento muscular, cor e consistência do músculo e infiltração de gordura no músculo.

Os caracteres quantitativos da carcaça que podem ser identificados são: peso da carcaça, idade cronológica, espessura e profundidade dos planos musculares, pH do músculo, espessura da gordura, peso da gordura renal e pélvica, medidas de comprimento, profundidade, largura e perímetros, comprimento e espessura dos rádios ósseos e a coloração do músculo e da gordura.

A princípio, e por longo tempo, o peso da carcaça foi sinônimo de sua qualidade e ainda perdura em muitos mercados e sistemas de avaliação de carcaças, muitas vezes com equívocos; certamente, deve ser usado na comercialização, mas não como indicativo de que carcaças mais pesadas são de melhor qualidade ou que, entre determinado intervalo de peso, as carcaças sejam consideradas de melhor qualidade, sem a consideração dos aspectos genótipo, alimentação, estágio de maturidade, estado de engordura e distribuição da gordura, principalmente.

Mas por estar o peso da carcaça altamente relacionado ao peso corporal do animal e à composição tecidual da carcaça, merece e deve ser estudado na busca da estimação do peso ótimo de abate dos ovinos (animais jovens, "cordeiros"), especialmente dentro de genótipo e sistema de alimentação, uma vez que pode haver diferenças importantes, sobre o peso e características da carcaça e carne, nas condições brasileiras, entre os genótipo ovinos (Oliveira et al., 1998a, b; Osório et al., 1999a, 2002b, 2009c; Roque et al., 1999; Rota et al., 2004; Martins et al., 2008; Freire et al., 2010), assim como entre os sistemas de alimentação e/ou criação de ovinos (Osório et al., 1999b, 2001, 2009b; Jardim et al., 2007a, 2008; Martins et al., 2008; Costa et al., 2009, 2011a, b; Bonacina et al., 2011a, b; Leão et al., 2011; Hashimoto et al., 2012).

Esses dois fatores, genótipo e sistema de produção (principalmente a nutrição), são responsáveis por quatro caracteres básicos que prevalecem nos sistemas de avaliação de carcaças vigentes nos distintos países implicados no comércio internacional da carne: genótipo, conformação, estado de engorduramento e sistema de produção.

O genótipo ou raça é responsável por dois caracteres da carcaça que condicionam sua qualidade: a *conformação* e o *estado de engorduramento,* e o sistema de produção é determinante de outros dois caracteres de grande importância econômica: o *peso da carcaça* e sua *idade cronológica* (Colomer, 1986).

Portanto, em um sistema determinado de produção, a igual peso de carcaça e idade cronológica, a conformação e estado de engorduramento mudam, de acordo com a raça ou cruzamento empregado (genótipo). Aspecto esse salientado por Colomer (1986) e com o qual concordamos e recomendamos a necessidade de estudar o sistema de produção mais eficiente e/ou sustentável para cada raça (agrupamento genético).

Consideramos que todas as raças podem produzir carne de qualidade e não devemos rotular uma raça como sendo ótima para esta ou aquela finalidade produtiva (Osório e Osório, 2005a) e, principalmente, desvincular a aparência e determinada morfologia (conformação) como sendo indicativo de qualidade de carne (Osório e Osório, 2005b). Como exemplo disso, podemos citar a raça Merina, considerada como produtora de lã e que hoje, no seu berço de origem, Espanha, é criada para a produção de carne de excelente qualidade.

Também são importantes as características subjetivas da carcaça; caso da conformação e estado de engorduramento, cor da carne e da gordura, textura da carne, aspectos da gordura e marmoreio, que são de fácil determinação para auxiliar na avaliação da carcaça e, não menos importante, as características objetivas da morfologia, composição regional e tecidual. Entretanto, temos que priorizar as mais importantes na busca da produção de uma carne com qualidade e, sem sombra de dúvida, é a composição tecidual da carcaça, especialmente a porção comestível, relação músculo:gordura e sua composição química.

Em primeiro lugar, devemos fazer a consideração: sendo o foco da cadeia da carne o consumidor, e deverá continuar a ser, a valorização da carcaça deve ser baseada no grau de satisfação que a carne propicie ao consumidor, já que não se consome carcaça e sim a carne procedente desta. Desse modo, o valor das carcaças se estabelece em função da adequação de suas características quantitativas e qualitativas às exigências da demanda, ou seja, da carne preferida pelo consumidor.

O consumidor busca e exige cada vez mais produtos de qualidade garantida e protegida (Sañudo, 1980; Sierra, 1986; Osório, 1992, 1996; Rubio, 1992; Osório *et al.*, 1998, 2002a, 2006; Madruga *et al.*, 2006; Osório e Osório, 2006b; Camacho, 2006; Costa *et al.*, 2008), embora ainda precise aprender a apreciar a qualidade da carne (Sañudo, 2008; Osório *et al.*, 2009a) e esse é um longo caminho a percorrer, desde o aprendizado dos seus atributos até a "melhor percepção possível pelos sentidos".

Mas não é tão simples a valorização da carcaça por sua qualidade, uma vez que o conceito de qualidade adquire significado diferente de acordo com o segmento da comercialização que se considere. Assim, para o entendimento da cadeia produtiva e fortalecimento de seus elos é de máxima importância definir e valorizar a qualidade da carcaça (Osório *et al.*, 2007a).

Segundo Colomer (1988), referindo-se à carcaça, a qualidade de um produto é determinada pelo conjunto de suas características e propriedades, e este adquire um preço em função da importância relativa e do valor que o usuário atribui a essas características e propriedades; e considera que o valor das carcaças dos animais para abate se estabelece em função da adequação de características quantitativas e qualitativas às exigências da demanda.

Logo, as características da carcaça constituem elementos de qualidade e, segundo Hammond (1952), como qualidade do ponto de vista de produção, entende-se aquilo pelo qual o consumidor está disposto a pagar de forma consistente, um preço mais elevado.

Sañudo (1991), definiu a qualidade de maneira ampla e objetiva como adequação do produto ao uso e exigências particulares que lhe sejam feitas.

Considerando que a carcaça procede de um animal e que antes de se converter em carne, no prato do consumidor, passa por uma série de segmentos que constituem a complexa cadeia de comercialização e que as exigências e preferências dos distintos níveis "do campo ao garfo" ou "do animal à digestão pelo homem" variam em função de seus interesses, o conceito de qualidade deve ser discutido e considerado para consolidação da cadeia da carne.

Deve-se levar em conta que as exigências de qualidade variam segundo as preferências dos mercados e dentro destes oscilam, sendo às vezes contraditórias nos diferentes níveis da cadeia que vai do produtor ao consumidor (Osório *et al.*, 2002a, Osório e Osório, 2006a, b).

Exemplo simples dos aspectos contraditórios da qualidade da carcaça na cadeia produtiva é a valorização comercial pelo peso de carcaça, ou seja, carcaças mais pesadas são mais valorizadas. Entretanto, com o aumento de peso há aumento da proporção de gordura, e gordura em excesso não interessa ao açougueiro, pois, além do trabalho de toalete para sua retirada, o preço pago por ela é inferior ao que foi pago pela carcaça; assim como o custo de produção da gordura é mais caro do que o do músculo. O rendimento de carcaça também apresenta importantes contradições entre os segmentos da cadeia da carne; animais com maiores rendimentos de carcaça podem apresentar excesso de gordura que ultrapassa a proporção desejável.

Portanto, ao peso de carcaça e/ou ao rendimento deve estar associado, também, o seu estado de engorduramento, para uma adequada valorização; principalmente no que diz respeito à distribuição da gordura na carcaça. Por outro lado, a deposição de gordura depende da velocidade de crescimento e desenvolvimento dos animais e sobre esta atuam dois fatores extremamente importantes – raça e alimentação, além das diferenças entre sexos (não castrados, castrados, fêmeas, criptorquidas).

Assim, fixar um peso corporal (ou de carcaça) ou uma idade para uma região ou país, com distintas raças e sistemas de alimentação, é desconsiderar os resultados das pesquisas existentes e contrariar os princípios de qualidade para obtenção da carne que provoque o mais alto grau de satisfação no consumidor.

Desse modo, ainda que exista a possibilidade de definir um tipo de carcaça, cujas características constituam compromisso aceitável frente às exigências de produtor, comerciante e consumidor, impossibilidades biológicas dificultam sua obtenção, tendo em vista o grande número de fatores que influem na valorização dos caracteres da carcaça e da carne em cada segmento da cadeia comercial (Sañudo *et al.*, 2008) e dos interesses antagônicos e não equacionados entre os níveis dessa cadeia.

Na bibliografia que trata da qualidade da carcaça encontram-se amplas referências sobre peso, estado de engorduramento, conformação e composição (regional, tecidual e química). Mas tratam o tema sem uma inter-relação com os atributos de qualidade dos demais segmentos da cadeia.

Portanto, é preciso entender o que é "qualidade" para os principais e tradicionais segmentos da cadeia da carne e que características da carcaça podem ser utilizadas na relação entre animal e carne ou entre produtor e consumidor; mas, pelo foco atual e sentido inverso que é "consumidor para produtor", ou melhor, "o que se quer no prato para se produzir no campo", é preponderante ter conhecimento sobre o animal, sua carcaça e sobre a carne procedente da carcaça oriunda do animal.

Qualidade para o produtor

Para o produtor, o conhecimento das características do produto final e das relações que guardam com a preferência dos compradores pode oferecer os elementos de julgamento para determinar o tipo de produção e a forma de comercialização.

Os caracteres qualitativos da carcaça que podem ser identificados são: sexo, maturidade óssea e fisiológica, conformação, distribuição dos tecidos adiposos, cor e consistência da gordura, desenvolvimento muscular, cor e consistência do músculo, assim como infiltração de gordura no músculo (marmorização).

Os caracteres quantitativos da carcaça que podem ser identificados são: peso, idade cronológica, espessura e profundidade dos planos musculares, pH do músculo, espessura da gordura, peso das gorduras renal e pélvica, medidas de comprimento, profundidade, largura e perímetros, comprimento e espessura dos ossos e ainda a coloração do músculo e da gordura.

Os estudos apontam os critérios de qualidade da carcaça. Mas a identificação e descrição dos seus caracteres apresentam dificuldades, que vão desde aquelas que dependem da natureza da carcaça, passando pelas que apresentam interesses comerciais, até chegar a dificuldades dos custos da criação e de uma estrutura idônea e eficiente para identificação e descrição dos caracteres.

As dificuldades imediatas dependem da natureza da carcaça e se referem às limitações em realizar as medições e estimar os caracteres. Isto ocorre porque as manipulações da carcaça podem afetar as propriedades higiênicas, alterar a integridade física e retardar ou modificar a sequência normal do trabalho em nível de abatedouro.

A descrição da carcaça requer, entre outras determinações, a do estado de engorduramento e a da quantidade de músculo. Estas duas estimativas exigem a medida da espessura de gordura e da superfície do músculo *longissimus* em pontos anatômicos precisos. Evidentemente, essas operações apresentam inconvenientes que se tornam inviáveis comercialmente. Em vista dessas dificuldades recorre-se à estimativa subjetiva desses e outros caracteres.

Com exceção do critério peso, pode-se afirmar que os demais caracteres de interesse econômico da carcaça são estimados mediante apreciação subjetiva nos matadouros.

Também ocorrem dificuldades relacionadas à contradição formal existente entre os objetivos técnicos, que tratam de oferecer, dentro do possível, uma imagem da carcaça que a defina dos pontos de vista biológico e qualitativo, e os interesses contraditórios dos segmentos comerciais.

O produtor, por exemplo, relaciona qualidade à rapidez de crescimento e desenvolvimento do animal e ao peso de carcaça produzida, que determina, consequentemente, maior rendimento comercial e, geralmente, estado de engorduramento superior.

O comprador, ao fixar rendimentos de carcaça e peso, pode levar a uma quantidade de gordura indesejada pelo consumidor.

Estas e outras contradições mostram que há necessidade de um sistema que permita a descrição dos caracteres da carcaça sem compromissos de nenhuma ordem e livres de interesses setoriais.

Logo, o interesse em oferecer uma descrição idônea dos caracteres da carcaça, que permita aos diferentes segmentos da comercialização fazer a eleição adequada do tipo mais apropriado a suas particulares exigências, justifica os distintos métodos colocados em prática.

Para Berg e Butterfield (1979), o pagamento pelo conteúdo de carne comestível, em lugar do peso corporal ou da carcaça, torna-se um modelo mais adequado de comercialização, já que a unidade de preço da carne comestível seria um verdadeiro indicador do que o mercado está disposto a pagar pelo tipo ou classificação de carne.

Sendo a porção comestível, principalmente músculo e gordura, e considerando que a gordura é que dará sabor à carne e é o tecido de maior variação na carcaça, a qualidade da carcaça estaria diretamente relacionada à relação músculo: gordura desejada pelo consumidor. Entretanto, mais importantes que a proporção de músculo e gordura e a relação entre esses tecidos são a distribuição da gordura na carcaça e a gordura de marmoreio, além da composição da gordura, o que torna o estudo da qualidade da carne e da relação entre qualidade de carcaça e carne bastante complexo.

É necessário, ainda, produzir carcaças homogêneas, respeitando os gostos dos consumidores de distintas áreas geográficas, e seguir trabalhando na busca de relações entre os parâmetros de qualidade da carcaça e os parâmetros de qualidade da carne, que é realmente o que se consome (Alcalde e Horcada, 2009).

Determinar o momento de abate do animal, para que se possa obter a carcaça que propicie uma carne com o grau máximo de satisfação do consumidor de um determinado mercado em um determinado tempo é o ponto-chave para o produtor e para o(s) intermediário(s) da cadeia.

O peso e a condição corporal são utilizados pelo produtor desde o nascimento do animal. As diferenças de peso corporal durante o crescimento e desenvolvimento permitem determinar as necessidades, uma vez que a variação no peso explica as mudanças na composição corporal. Segundo Reid *et al.* (1968), citado por Owen (1976), 63% da variação no conteúdo mineral, 95% da proteína e 88% da gordura são explicados pela variação no peso corporal.

Entretanto, as herdabilidades médias dos caracteres de produção e qualidade do produto, que garantem ganhos genéticos que justifiquem a implantação de programas de melhoramento, são apontadas por Benitez *et al.* (2008) entre as principais razões que permitem ser otimistas em relação ao que o melhoramento genético tem para contribuir para a produção e qualidade da carne no Brasil, embora possam as herdabilidades estimadas indicar, em determinados casos, que a seleção para peso corporal pode resultar em pequenos ganhos genéticos (Sarmento *et al.*, 2006).

Enquanto isso, o objetivo dos criadores de reprodutores é identificar o animal geneticamente superior, não o rebanho e muito menos a melhoria da raça ou a qualificação do produto final (Benitez *et al.*, 2008).

Mas sabem os produtores e utilizam a variação do peso corporal e os ganhos de peso em intervalos de tempo como indicadores da margem de retorno aos investimentos realizados? Sabe-se que ao aproximar da maturidade diminui o ganho de peso e que do nascimento aos 75 dias de idade, em condições de campo nativo no Rio Grande do Sul, as raças Corriedale, Ideal, Merino, Romney e Texel, apresentam um crescimento de mais ou menos 50% do crescimento até os 225 dias de idade (Tabela 28.1).

Os resultados (Tabela 28.1) são procedentes de animais com alimentação de pasto nativo, que podem apresentar diferenças nutricionais devido às oscilações da disponibilidade e qualidade do alimento oferecido associadas às necessidades do animal e à potencialidade deste em converter o alimento em produto comestível com uma adequada quantidade de gordura; estes aspectos serão responsáveis pelas práticas que propiciem otimizar o sistema de produção.

As informações de ganhos de peso, níveis de proteína e conversão alimentar obtidos, no Brasil, por Garcia e Silva Sobrinho (1998), Macedo (1998), Pérez *et al.* (1998), Pires *et al.* (1999) e Zundt *et al.* (2001), entre outros, são importantes para determinar o genótipo adequado para uma região e/ou sistema de produção. Salientamos a importância e recomendamos a escolha criteriosa e técnica daquele genótipo adaptado e/ou que esteja próximo das condições de criação de cada produtor.

Tabela 28.1 Peso corporal e ganho de peso total entre pesagens.

Peso corporal (kg)	Texel	Romney	Corriedale	Ideal	Merino
Ao nascimento (PN)	4,6	4,4	3,9	3,7	4,0
75 dias, desmame (PD)	21,8	18,3	15,6	15,0	16,7
120 dias idade (P120)	24,9	20,9	17,5	17,5	18,6
170 dias idade (P170)	30,8	25,1	21,5	20,9	21,4
225 dias idade (P225)	33,0	26,2	23,3	23,5	22,7
Ganho de peso em kg e em % (entre parênteses)					
PD – PN (75 dias)	17,2 (52,1)	13,9 (53,1)	11,7 (50,2)	11,3 (48,1)	12,7 (55,9)
P120 – PD (45 dias)	3,1 (9,4)	2,6 (9,9)	1,9 (8,2)	2,5 (10,6)	1,9 (8,4)
P170 – P120 (50 dias)	5,9 (17,9)	4,2 (16,0)	4,0 (17,2)	3,4 (14,5)	2,8 (12,3)
P225 – P170 (55 dias)	2,2 (6,7)	1,1 (4,2)	1,8 (7,7)	2,6 (11,1)	1,3 (5,7)

P = peso corporal; PN = peso ao nascimento; PD = peso ao desmame. Fonte: Oliveira *et al.*, 1996.

Além do peso corporal o produtor dispõe da condição corporal; ambos permitem uma uniformização quanti-qualitativa da carcaça, uma vez que existe alta relação entre o peso corporal e o peso de carcaça (r = 0,98, ou seja, 96,04% da variação do peso da carcaça deve-se à variação do peso corporal, Martins *et al.*, 2000) e entre a condição corporal e o estado de engorduramento da carcaça (r = 0,85, r = 0,89 e r = 0,89 obtidos por Osório *et al.*, 2004; r = 0,68, r = 0,73, r = 0,73 e r = 0,65 obtidos por Osório *et al.*, 2005a, ou seja, a variação do estado de engorduramento pode se dever à variação da condição corporal dentro da amplitude de 42,25% a 79,21%, mostrando a necessidade de treinar o avaliador), e que há alta relação entre peso e condição corporal e a composição tecidual (Silveira *et al.*, 1980, Osório *et al.*, 1981a, b, 2000a, b, 2005b, Oliveira *et al.*, 1998b, Martins *et al.*, 2000); podendo a composição tecidual ser estimada a partir de medidas *in vivo* e da carcaça sem necessidade de dissecção.

A característica mais importante e simples, para o produtor no momento de abater o animal, é o peso corporal e sua utilidade é maior quando combinado com a condição corporal, pois esta permite estimar o engorduramento da carcaça desejado pelo consumidor (Esteves *et al.*, 2010). Acima de tudo, para o produtor, o mais importante é a eficiência econômica, pois para este setor a evolução da qualidade pode ser constante, sempre que esteja diretamente relacionada ao aspecto econômico. Além disso, a busca da eficiência econômica é necessária, devido à concorrência que sofrem os produtos (tanto no mercado interno como no exterior) em relação a eles mesmos ou a similares, associado a um consumidor cada vez mais exigente.

Essa eficiência econômica pode ser obtida pelo aumento do peso do velo, da quantidade de leite, da taxa reprodutiva, da taxa de crescimento e do peso da carcaça, diminuindo os custos e aumentando a qualidade do produto quanto aos requisitos do mercado.

Portanto, não basta somente produzir mais a preços econômicos, mas também deve ser melhorada a qualidade do produto. O nível de desenvolvimento de um setor pode ser medido pelo grau de preocupação, dedicação ou interesse que demonstra pela qualidade, devendo-se passar do controle de qualidade para a melhora sistemática da qualidade.

Assim, o que se deve buscar no aperfeiçoamento dos processos de produção e comercialização, para obter um produto de qualidade, são técnicas claras e práticas para descrever os caracteres relacionados à qualidade da carne, que possam ser medidos na carcaça e tenham uma relação biológica com uma avaliação *in vivo*. Isto é indispensável para consolidar os processos de produção e comercialização visando obter carne de qualidade.

As características quantitativas da carne ovina normalmente estão relacionadas ao peso corporal e de carcaça, peso dos componentes regionais (cortes), perdas por resfriamento e cocção. Detalhes da avaliação quantitativa da carne ovina foram apresentados por Silva Sobrinho (2001). Além disso, existem características que estão relacionadas à quantidade e à qualidade da carne, entre estas, o peso e a proporção dos componentes teciduais, relação músculo:gordura, músculo:osso e proporção dos cortes da carcaça.

Igualmente, influi sobre a uniformidade uma característica amplamente estudada e conhecida pelos produtores e avaliadores de carcaça, que é a conformação e, com base na conformação, foram selecionadas as raças consideradas de aptidão para carne e, com certeza, no passado, o progresso em produção animal foi obtido quase exclusivamente com o aperfeiçoamento da morfologia e, muito especialmente, utilizando a conformação visual e uma relação desta com características produtivas. Entretanto, por sua ampla utilização e interpretação individual e subjetiva, por apreciação visual com ou sem utilização de padrões fotográficos, houve a necessidade de definir e unificar os critérios para avaliar a conformação, e somente em 1974 é que a Associação Europeia de Produção Animal definiu a conformação como sendo a espessura dos planos musculares e adiposos em relação ao tamanho do esqueleto (De Boer *et al.*, 1974).

A forma do conjunto de músculo, gordura e osso, que determina a conformação, depende: (a) da massa absoluta ou relativa de cada um dos componentes do conjunto; (b) da forma de cada um de seus componentes para uma mesma massa, e (c) da posição que cada um deles ocupa no conjunto.

Os caracteres determinam a conformação, tanto em bovinos como em ovinos, apresentam herdabilidades de magnitude média ou alta (Wolf *et al.*, 1981). Nesse estudo, verifica-se que as medidas corporais e os caracteres, cujas medições requerem a dissecação prévia da carcaça apresentam herdabilidades altas, caso da porcentagem de músculo (0,41), da relação músculo:gordura (0,46) e a porcentagem dos distintos depósitos de gordura (0,36 para gordura subcutânea, 0,37 para gordura intermuscular).

Logo, a seleção genética para mudanças na composição da carcaça a um peso corporal constante pode ser utilizada com êxito. Ressalta-se que a relação músculo:gordura é critério mais idôneo que a relação músculo:osso, com a vantagem de permitir a obtenção de animais mais magros e de representar a porção comestível, principal critério para uma justa comercialização (Osório e Osório, 2005b).

A avaliação da conformação realiza-se por apreciação visual da forma das carcaças individual ou comparativa com padrões fotográficos de referência próprios de cada país.

No que se refere aos estudos de carcaça, com o enunciado da lei da harmonia anatômica, ficou claro e comprovado por grande número de resultados de pesquisas, concretizadas por Boccard e Dumont (1960), que em outras palavras diz que, "a peso e estado de engorduramento similares, a proporção de cortes é semelhante".

Assim, considerando a relação entre as características, os produtores, a partir do peso e condição corporais, podem obter a mesma proporção de cortes na carcaça.

O critério conformação, na União Europeia, foi retirado do sistema de avaliação de carcaças ovinas com menos de 13 kg (Huidobro et al., 2005). Mas, por longos anos e até nossos dias, a conformação teve e continua tendo máxima importância, e talvez seja este um ponto que deva ser reavaliado com base não somente na pesquisa, mas sob o novo enfoque da cadeia, que é o consumidor.

A importância da conformação para o consumidor (foco da cadeia) está no fato de este avaliar a qualidade da carne por três grupos de fatores: aparência, composição e sensorial (percebidas pelo sentido) e que a aparência é determinada especialmente pela forma do pedaço de carne, pela massa ou peso do corte e pela coloração da carne.

Mas é evidente que a conformação continuará sendo utilizada, mas não com a importância que lhe foi atribuída ao longo dos anos, tanto no melhoramento como nas feiras e exposições, assim como nos sistemas de avaliação de carcaça.

Certamente, o peso e a condição corporal, assim como o peso e o estado de engorduramento são características de maior importância que a conformação.

Por outro lado, sabendo-se da importância da relação animal, carcaça e carne e das dificuldades de estudar isoladamente os parâmetros quantitativos e qualitativos da carne, obviamente, buscamos resumidamente, na abordagem produtiva, um entendimento dos aspectos carne ovina, do animal ao garfo. Como concluiu Sañudo (2002): "Para obter um produto de qualidade para um mercado específico deve ser considerado o processo inteiro (da fazenda ao garfo)".

Mas como hoje o foco é o consumidor e, consequentemente, "não se consome o que se produz e sim se deve produzir o que se consome", é importante a pesquisa de mercado para saber o tipo de carne preferida pelo consumidor de determinado mercado (onde será colocada a carne) e buscar as características da carcaça relacionadas às dessa carne, que tenham uma relação biológica com o animal.

Portanto, o caminho a percorrer é inverso e exige maior esforço e entendimento por parte do produtor, que necessita ser esclarecido e orientado sobre a importância da participação no processo e só assim ter "uma remuneração justa pela qualidade".

Qualidade para a distribuidora

Para o açougueiro, a qualidade é julgada pelo rendimento cárneo definido pelo rendimento da carcaça ao despece (separação da carcaça em peças ou cortes) e pela quantidade de carne nos cortes. Estes dois parâmetros são funções do peso da carcaça, estado de engorduramento e da conformação e a ponderação desses três critérios oferece a proporção de músculo, de osso e de gordura.

Os três critérios mencionados (peso, estado de engorduramento e conformação) são indicadores valiosos do rendimento dos principais tecidos da carcaça, ou seja, da quantidade de músculo, osso e gordura que da carcaça se pode obter.

Quando a transação comercial é realizada sobre o animal, tanto para o produtor como para o atravessador (frigorífico, intermediário, compra e venda) há o interesse em vender ou comprar um animal de qualidade. Para o intermediário, é muito importante o rendimento de carcaça e os demais componentes do peso corporal (quinto quarto).

A separação regional da carcaça em peças ou cortes comerciais é uma arte complexa que trata de adequar os máximos benefícios, dividindo a carcaça em diferentes porções às quais são atribuídas diferentes categorias e preços de acordo com o gosto do consumidor. A valorização econômica dos cortes da carcaça se dá em função da preferência e aptidão culinária destinada pelo consumidor, e também, pela composição física (osso, músculo e gordura), sua distribuição e proporção (Sañudo e Sierra, 1986).

Portanto, a composição regional e tecidual, assim como a distribuição dos tecidos são de máxima importância para o distribuidor de carne (açougueiro).

Qualidade para quem vai preparar

Para o consumidor interessa muito a apresentação (aspecto), quantidade de gordura e composição tecidual adequada, segundo a preferência e o tipo de cada mercado. O consumidor que vai preparar a carne julga a qualidade da peça ou corte da carcaça, que adquiriu no açougue ou supermercado. Os fatores considerados pelo comprador, além dos anteriormente mencionados, são:

- Aptidão para a preparação culinária
- Rendimento na preparação da carne
- Valor nutritivo intrínseco ou alimentício, aquilo que o comprador atribui
- Forma de apresentação do corte.

A eleição pelo comprador ou dona de casa está condicionada a três classes de fatores: sociais, familiares e econômicos. Estes fatores são explicados pelo nível cultural ou grau de educação da família, composição da família, qualidade de trabalho que realiza cada membro da família, estado de saúde das pessoas e pelo nível econômico da família. Assim, para esse segmento, a característica diretamente relacionada à carcaça é o peso do corte e, indiretamente, a composição tecidual do corte. Nesse nível, a qualidade depende dos caracteres quantitativos e qualitativos da carcaça.

Qualidade para o consumidor

Para o consumidor, a qualidade da carcaça depende da "qualidade da carne", grau de satisfação que da carne da carcaça se pode obter. No prato, a qualidade da carne é avaliada por três grupos de fatores: aparência, composição e aspectos sensoriais. A aparência é determinada pelo consumidor, especialmente, pela forma do pedaço de carne que vai consumir, pela massa ou peso do corte e pela coloração da carne. Assim, o peso da carcaça, que está diretamente relacionado ao peso das regiões (cortes) e dos tecidos que a compõem (Tabela 28.2), é critério de qualidade para o consumidor.

Quanto à composição, o consumidor considera a importância do músculo, gordura e osso e, de maneira geral, a importância dos resíduos que ficam no prato depois do ato de consumo.

Os fatores ou atributos sensoriais pelos quais o consumidor julga a qualidade da carne são, principalmente, sabor, maciez e suculência, características que estão relacionadas ao estado de engorduramento da carcaça assim como à condição corporal e idade do animal. Por exemplo, no caso da suculência, é sabido que carnes com mais gordura resultam em maior suculência, já que a gordura atua como barreira de proteção para evitar perdas de umidade durante o cozimento (Sañudo *et al.*, 2008), assim como carcaças com maior quantidade de gordura de cobertura podem proporcionar cortes cárneos mais macios (Sañudo *et al.*, 2000a).

Mas nem todos os consumidores apreciam os atributos de qualidade da mesma maneira. Diferenças notáveis aparecem entre as populações dos distintos países e, dentro destes, entre as regiões e classes sociais. Os determinantes dessas preferências dependem dos hábitos de consumo, das tradições culinárias e da educação do gosto dos consumidores. Entretanto, o apelo por uma carne saudável, com qualidade uniforme e garantida, está direcionado para um animal jovem, "cordeiro", que apresente uma composição química que propicie o maior aproveitamento pelo organismo humano após sua digestão, além da satisfação no ato do consumo.

A terminação de cordeiros tem sido amplamente estudada e, no que se refere à qualidade da carcaça, os resultados indicam que a alimentação tem papel importante para otimizar a busca da qualidade na produção de carne de animais jovens e propiciar uma oferta constante de carne resfriada. Neste sentido, Costa *et al.* (2009) concluíram que: (a) o sistema de alimentação influi de maneira determinante sobre peso corporal, morfologia e rendimentos de carcaça; (b) para a otimização da produção de carne ovina deve ser levado em consideração o sistema de alimentação usado na termi-

Tabela 28.2 Coeficientes de correlação entre o peso de carcaça e composição regional, e entre peso da paleta e da perna e tecidual do corte.

Peso da carcaça			
kg paleta – 0,98	kg pescoço – 0,99	kg costilhar – 0,98	kg perna – 0,92
Peso da paleta			
% osso – 0,68	% músculo – 0,47		% gordura – 0,74
Peso da perna			
% osso – 0,65	% músculo – 0,18		% gordura – 0,64

Adaptada de Martins *et al.*, 2000.

nação dos animais; (c) a terminação de ovinos em pastagem cultivada ou pastagem nativa com suplementação foi melhor que a ocorrida em pastagem nativa.

Considerando, como anteriormente salientado, que o que se consome é carne, que a porção comestível deve ter o máximo de tecido muscular com adequada quantidade e/ou proporção de gordura para conferir sabor, há necessidade de estudar não somente os fatores que influem sobre a qualidade da carcaça, mas também quais desses e/ou outros que atuam na produção e qualidade da carne.

Será que a carne produzida a pasto, campo nativo, em determinada região pode apresentar uma composição que propicie "um produto diferenciado", mesmo que sua oferta seja restrita a determinada época, compense o valor agregado? A busca de sistemas produtivos alternativos não seria para que esses fossem utilizados em distintos momentos? Por que deve haver o sistema ótimo e por que não determinar o sistema ou os sistemas para a propriedade e/ou momento que seja o mais indicado à produção e qualidade da carne?

Essas e outras perguntas ainda não estão muito bem esclarecidas e precisam ser discutidas com administrações governamentais e associação de produtores, mas com embasamento técnico, conhecimento da situação e, principalmente, boa vontade; só assim o agronegócio da carne ovina poderá ser "bom negócio para todos" e, inclusive, desempenhar o seu importante papel social de fixar o homem no campo e regiões impróprias para outros tipos de produção.

Muitas são as características relacionadas à produção e à qualidade da carcaça, mas poucas estão relacionadas ao animal e à carne. A carcaça é, talvez, o principal elo entre o animal e a carne. Prova disso é estar relacionada a peso corporal, rendimento e medidas *in vivo*; e o estado de engorduramento da carcaça pode ser bem determinado pela condição corporal do animal.

Produção e qualidade da carne

O que foi exposto para produção e qualidade da carcaça serve em grande parte para a carne, uma vez que não há carcaça sem carne; entretanto, alguns aspectos específicos da carne não foram esgotados anteriormente. É o caso do músculo (que se transforma em carne) e da gordura, das características instrumentais que utilizamos para melhor descrever a qualidade da carne procedente da carcaça produzida pelo ovino. Igualmente, vamos fazer menção às características químicas e aos atributos sensoriais.

As características qualitativas da carne, de maior importância, são: a velocidade de queda do pH e a leitura final deste, atributos químicos e físico-químicos, perfil lipídico, atributos sensoriais, como aparência, aroma, sabor (*flavor*), suculência, maciez e textura, parâmetros obtidos por meio de aferições por instrumentos, como a capacidade de retenção de água, cor e dureza. A divisão das características, apresentadas anteriormente, tem sido motivo de discussões e conclusões controvertidas, dependendo do ponto de vista que se apresente. Por exemplo, a separação regional da carcaça influi na qualidade da carne, uma vez que, ao agrupar em um corte músculos com determinadas características, se propicia maior uniformidade da carne (Osório e Osório, 2003).

Essa e outras inter-relações entre as características *in vivo*, da carcaça e da carne, precisam ser estudadas e, sobretudo, discutidas e bem entendidas para a sustentabilidade da cadeia da carne. Devem ser priorizadas as características de maior importância e/ou colocadas em seu devido lugar aquelas que estão sendo ou foram supervalorizadas, caso da conformação. Isso significa a necessidade de uma avaliação geral da aplicação desta ou daquela característica, e de verificar qual ou quais devem ser utilizadas, tendo em conta que a qualidade da carne pode ser abordada sob distintos pontos de vista, por ser complexa a definição de qualidade desse produto e por apresentar significados diferentes nos segmentos da cadeia.

Entretanto, de maneira simples e apropriada, Olleta e Sañudo (2009), para ovinos, agrupam a qualidade da carne em dois grandes blocos: análise instrumental e análise sensorial, que seriam denominadas, respectivamente, características instrumentais (quantitativas) e características sensoriais da carne (subjetivas).

Características instrumentais

A objetividade e a avaliação idônea foram e continuam sendo buscadas nos segmentos da sociedade brasileira; a carne não foge a esse intento e já estamos avaliando grande parte de seus atributos por instrumentos.

Entre as características "consideradas instrumentais" da carne destacam-se, na avaliação em ovinos: o pH, a dureza, a composição química (centesimal), a capacidade de retenção de água e os aspectos de cor.

O pH da carne é uma característica importante da qualidade e medido somente de forma instrumental; igualmente, a dureza normalmente é uma característica instrumental, mas, sendo atributo da textura, que é característica sensorial, pode ser avaliada pelos sentidos no painel de degustação.

Cor, capacidade de retenção de água e marmoreio da carne podem ser avaliados de maneira instrumental e pelos órgãos dos sentidos, e a avaliação destas características por esses dois modos adquire maior segurança e complementação na interpretação e discussão dos resultados.

No animal vivo, o pH se situa entre 7 e 7,3 e após a morte diminui até 5,5 a 5,7 nas 6 a 12 horas e, até 24 horas, diminui até 5,4 aproximadamente. Esses são valores normais de pH e, na Tabela 28.3, apresentamos os resultados encontrados no Brasil em ovinos de distintos genótipos nas mais diversas condições de criação e alimentação.

Mas, sem dúvida, o pH é das características instrumentais da carne de máxima importância e influi sobre as características sensoriais e de maneira marcante sobre a capacidade de retenção de água e, consequentemente, sobre a suculência. O pH é de fundamental importância para o processo de transformação do músculo em carne, as propriedades tecnológicas da carne; sobre as características sensoriais da carne influi não somente o pH final, mas também a velocidade de sua queda. Conforme diminui o pH aproximando-se do ponto isoelétrico das proteínas miofibrilares, as repulsões eletrostáticas entre proteínas diminuem e a quantidade de água entre elas fica menor.

Evidentemente, as variações na composição e características metabólicas dos músculos estão, igualmente, relacionadas à idade do animal e atividade dos músculos. Quanto à idade, pode-se dizer que a velocidade de queda do pH aumenta com a idade, entretanto, o pH final evoluciona pouco; mesmo havendo tendência a pHs mais baixos em idades mais avançadas (Sañudo e Sierra, 1982; Lopez, 1987; Sañudo, 1991).

Quanto à diferença entre os músculos, em ovinos, Sañudo (1980) verificou que os pH mais altos correspondem aos músculos situados nos cortes de terceira categoria (5,98 nos abdominais, 5,94 no serrátil cer-

Tabela 28.3 Valores de pH da carne ovina, no Brasil.

pH 0 h	pH 24 h	Genótipo	Fonte
6,37-6,60	5,57-5,87	Santa Inês	Pereira, 2011
6,77-7,18	5,62-5,88	Santa Inês	Bonagurio et al., 2003
	5,80-5,90	Santa Inês	Vieira et al., 2010
6,3-6,5	5,90-6,10	Morada Nova	Costa et al., 2011b
6,39-6,67	5,73-5,75	Morada Nova	Zeola et al., 2006
6,72-6,88	5,53-5,67	Corriedale (C)	Rota et al., 2006
6,72-6,73	5,71-5,85	Corriedale	Lemes et al., 2009
6,73-6,78	5,38-5,73	Corriedale	Osório et al., 2009c
6,74-6,81	5,43-5,69	Ideal (I)	Osório et al., 2009c
6,21-6,89	5,47-5,84	Crioula	Osório et al., 2002c
	5,62-5,69	Suffolk	Almeida Jr. et al., 2004
6,43-6,76	5,48-5,78	Texel (T)	Wiegand et al., 2011a
6,84-7,14	5,59-5,86	Texel × Santa Inês	Bonagurio et al., 2003
6,70	5,40	(T) × (C)	Bonacina et al., 2011a
6,60-6,71	5,24-5,46	(T) × (C)	Hashimoto et al., 2009
6,60-6,73	5,42-5,50	(T) × (C)	Hashimoto et al., 2008a
6,73	5,65	(T) × (C)	Rota et al., 2004
6,79	5,66	(T) × (I)	Rota et al., 2004
6,70	5,80	Border Leicester × (I)	Osório et al., 2002b
6,60	5,80	Border Leicester × (C)	Osório et al., 2002b
	5,65	Somalis Brasil × Crioula	Zapata et al., 2000
	5,63	Santa Inês × Crioula	Zapata et al., 2000
	5,36-5,37	¾ Ile de France × ¼ (I)	Silva Sobrinho et al., 2005

vical e no peitoral profundo 5,94) e os pH mais baixos com os músculos situados nos cortes de primeira categoria (5,64 a 5,66 no largo dorsal e 5,66 no semimembranoso). Osório *et al.* (2009b) verificaram que o sistema alimentar influi sobre o pH da carne aferido 24 horas pós-sacrifício e sobre sua queda em cordeiros das raças Corriedale e Ideal, atribuindo-se as diferenças ao fato de que o aumento do nível nutricional está associado a pH mais altos e que os animais com mais idade apresentam maior velocidade de queda do pH da carne, em ovinos.

Alcalde *et al.* (1999) verificaram efeito significativo do pH final entre grupos de carcaças de diferentes procedências (genótipo/idade/sistema de criação), e Pérez *et al.* (1997) e Monteiro *et al.* (2000) encontraram um efeito da raça sobre o pH final. Entretanto, os efeitos entre raças podem estar também confundidos, ou manifestos pela diferença de peso do animal e consequente variação do conteúdo de glicogênio do músculo (Sañudo *et al.*, 1996).

Outras duas características instrumentais da carne de grande importância são a *dureza,* altamente relacionada à maciez percebida sensorialmente pelo consumidor e a *capacidade de retenção de água,* que está relacionada à suculência ao consumo (Tabela 28.4).

A dureza-maciez é a mais importante do conjunto de sensações que caracteriza a textura, uma vez que na carne cozida a dureza-maciez explica dois terços das variações da textura. Essa característica pode ser definida como a facilidade com que a carne se deixa mastigar, que pode ser decomposta em três sensações pelo consumidor: uma inicial, ou facilidade de penetração e corte, outra mais prolongada, que seria a resistência que ofere-

Tabela 28.4 Dureza/maciez (kg/cm^2) e capacidade de retenção de água da carne ovina, no Brasil.

Dureza	CRA (%)	Genótipo	Fonte
1,30-3,03		Morada Nova	Zeola *et al.*, 2006
2,54-2,76		Santa Inês (SI)	Pereira, 2011
2,30-3,20		Santa Inês	Prado, 2000
4,74-6,89		Santa Inês	Ferrão, 2006
4,60-5,30		Santa Inês	Vieira *et al.*, 2010
1,91		Santa Inês	Marques, 2010
1,80-2,30		Santa Inês	Freire *et al.*, 2010
1,77-3,43		Corriedale	Gularte *et al.*, 2000
1,97-2,52	80,20-85,11	Corriedale (C)	Rota *et al.*, 2006
2,81-6,44	49,85-59,54	Ideal (I)	Klein Jr. *et al.*, 2006
1,98-3,66	65,30-90,00	Crioula (Cr)	Osório *et al.*, 2002c
2,68-2,96		Suffolk	Almeida Jr. *et al.*, 2004
2,13-2,67	75,06-77,40	Texel (T)	Wiegand *et al.*, 2011b
3,30		Texel × SI	Freire *et al.*, 2010
2,30		Dorper × SI	Freire *et al.*, 2010
4,74		Somalis Brasil × Cr	Zapata *et al.*, 2000
4,46		Santa Inês × Cr	Zapata *et al.*, 2000
2,45	85,46	(T) × (I)	Rota *et al.*, 2004
2,03	86,99	(T) × (C)	Rota *et al.*, 2004
2,33-2,84	77,86-80,33	(T) × (C)	Bonacina *et al.*, 2011a
2,69-2,77	82,70-85,48	(T) × (C)	Hashimoto *et al.*, 2009
6,07-6,27		¾ Ile de France × ¼(I)	Silva Sobrinho *et al.*, 2005
1,30-3,84	53,72-58,03	Ile de France × (I)	Pinheiro *et al.*, 2009
	82,32	Border Leicester × (I)	Osório *et al.*, 2002b
	80,38	Border Leicester × (C)	Osório *et al.*, 2002b

CRA = capacidade de retenção de água.

ce à ruptura ao longo da mastigação e a final, que daria sensação de resíduo mais ou menos importante.

Outras características de textura, como firmeza, sensações táteis etc., estão intimamente relacionadas à capacidade de retenção de água, pH, estado de engorduramento e as características do tecido conjuntivo e da fibra muscular.

A maciez da carne está diretamente relacionada às estruturas proteicas e aos tecidos conjuntivos e musculares, existindo maior sensibilidade-importância para o tecido conjuntivo do que para a fibra muscular. O tecido conjuntivo tem duas proteínas fibrilares – colágeno e elastina; o colágeno é o principal responsável pela "dureza de base" da carne, já que quase não é afetada pela maturação.

A quantidade, composição e o número bem como a natureza das uniões intermoleculares do colágeno influem diretamente sobre a dureza da carne, por estarem ligados a fatores relacionados ao indivíduo e ao pedaço de carne. Ao aumentar a quantidade de colágeno, que depende basicamente da atividade do próprio músculo (mais ativo, maior quantidade de conjuntivo, proporção de colágeno insolúvel), ou ao diminuir sua solubilidade pelo aumento dos enlaces cruzados, existe incremento da dureza da carne.

O tecido muscular influi sobre a dureza da carne, em função da natureza e atividade de suas proteínas (miofibrilares e citoplasmáticas). As miofibrilares são responsáveis pela instauração do *rigor mortis*, pela contração das cadeias de miosina e actina. Por outro lado, as proteínas citoplasmáticas são responsáveis pelo processo de maturação ou amaciamento pós--morte e especialmente os dois sistemas proteolíticos, catepsinas e calpaínas, assim como seus inibidores específicos, as calpastatinas; ocorrendo uma relação direta entre teor de calpastatina e maior dureza.

O tecido adiposo (Sañudo *et al.*, 2000a) influi sobre a maciez a partir da gordura intramuscular e, dependendo do tamanho do corte, também a gordura intermuscular terá importância, já que o aumento desta desenvolve aparente sensação de suculência, como se pode observar nos resultados de Bonacina *et al.* (2011b), em que as fêmeas apresentaram carne mais macia que os machos e com maior quantidade gordura intramuscular (fêmeas = 4,01% de gordura e machos = 2,93% de gordura) (Tabela 28.5).

Neste sentido, Rota *et al.* (2006) verificaram que a força de cisalhamento apresenta correlação negativa com a cobertura de gordura (r = -0,51) e com o marmoreio (r = -0,41), permitindo inferir que, com o aumento da gordura, ocorre aumento da maciez.

A relação entre gordura e maciez também foi demonstrada por meio de análise instrumental e sensorial, na qual se verifica que os machos e os animais criados em pastagem nativa ao pé da mãe apresentaram carne mais dura (instrumental) e com menor teor de gordura (intramuscular, que seria a gordura de marmoreio) do que as fêmeas e os criados somente em pastagem nativa e os suplementados (Bonacina *et al.*, 2011a). A gordura também está relacionada ao sexo, pois os machos apresentam menor quantidade de gordura na carne que as fêmeas e normalmente eles apresentam uma constituição muscular mais densa, o que resulta em uma carne menos macia (Bonagurio *et al.*, 2003).

Também a gordura subcutânea, distribuída uniformemente, isolará a carcaça protegendo contra o rápido resfriamento, exercendo influência sobre a maciez, pois reduz o efeito do encurtamento de fibras pelo frio (*cold--shortening*). Sañudo *et al.* (1986) observaram aumento da maciez, em ovinos, dos 30 até os 150 dias de idade e atribuem isto fundamentalmente ao aumento de gordura.

Em ovinos, a ordem de maciez dos músculos (de maior para menor) seria:

- Semitendinoso, reto femoral, vasto lateral e semimembranoso (Jeremiah *et al.*, 1971)
- Infraespinhoso, semitendinoso, supraespinhoso, tríceps braquial, bíceps femoral, largo dorsal e semimembranoso (McCrae *et al.*, 1971)
- Infraespinhoso, largo dorsal, vasto lateral, semimembranoso, semitendinoso, serrátil cervical e peitoral profundo (Sañudo, 1980).

O aumento do nível alimentar conduz à melhora da maciez, o que estaria relacionado à diminuição da taxa de tecido conjuntivo e ao marmoreio mais abundante;

Tabela 28.5 Avaliação sensorial da qualidade da carne.					
	PN	PN com a mãe	PN com suplemento	Fêmea	Macho
Maciez (escala de 1 a 9)	5,25 b	5,02 a	5,26 b	5,38[b]	4,98[a]
Suculência (escala de 1 a 9)	4,62 a	4,59 a	4,56 a	4,76[b]	4,42[a]

Médias seguidas de letras diferentes, na mesma linha, diferem a 5% de probabilidade para sistema de criação e sexo. PN = pasto nativo.
Adaptada de Bonacina *et al.*, 2011b.

assim como a um pH final mais elevado e a aumento das fibras musculares brancas (Monin, 1989). Igualmente, um aumento da energia aumenta o engorduramento e o peso da carcaça, reduzindo os problemas de encurtamento pelo frio e, consequentemente, beneficia maior maciez da carne. Por outro lado, a restrição alimentar parece ter pouco efeito sobre a maciez da carne.

Muitas vezes, em ovinos jovens, "cordeiros", embora sejam encontradas diferenças estatísticas, salientamos que a carne pode ser considerada macia, quando a força de cisalhamento é menor que 8 kg/cm^2, e de maciez aceitável quando a força de cisalha está entre 8 e 11 kg/cm^2, e dura se está acima de 11 kg/cm^2 (Bickerstaffe et al., 1997). Portanto, é comum encontrar estudos que discutem diferenças de maciez dentro de carnes consideradas macias ou muito macias; é uma análise sobre números e, como tal, deve ser tratada.

A capacidade de retenção de água é de grande importância econômica e sensorial, já que uma carne com menor capacidade de retenção de água: (a) indica possível existência de tratamento fraudulento; (b) ocasiona maiores perdas pelo oreio da carcaça, que passaria de 2% (normal) a 5 a 7%, e geralmente durante a conservação; (c) maiores perdas no despece e filetado, com incapacidade para ser vendida pré-embalada; (d) no cozimento haveria rápida saída de suco agravada pela pré-contração do colágeno a 65°C e desnaturação da proteína, chegando as perdas a 50%; (e) impossibilidade de fabricar embutidos cozidos de qualidade e altos preços; (f) perdas do valor nutritivo, já que no exsudato existem substâncias hidrossolúveis, vitaminas e proteínas sarcoplasmáticas, (g) na mastigação resultaria uma carne seca e, consequentemente, menos tenra, qualidade com a qual está intimamente relacionada.

Por outro lado, a excessiva capacidade de retenção de água (carnes DFD, *dark* = escuras, *firm* = firmes e *dry* = secas) cria muitos problemas tecnológicos e sensoriais. Entretanto, a espécie ovina é pouco estressável, não apresentando os problemas das carnes PSE (*pale* = pálidas, *soft* = macias e *exudative* = exsudativas) e DFD de suínos e bovinos, o que lhe dá uma vantagem adicional (Sañudo e Osório, 2004).

A capacidade de retenção de água é parâmetro bio-físico-químico que se poderia definir como o maior ou menor nível de fixação de água de composição do músculo nas cadeias de actinomiosina; que no momento da mastigação se traduz em sensação de maior ou menor suculência, sendo avaliada de maneira positiva ou negativa pelo consumidor. A suculência da carne pode apresentar-se em duas formas de sensação: inicialmente de umidade ao começar a mastigação, pela rápida liberação de suco, e a causada pela liberação do soro e pelo efeito estimulante da gordura sobre o fluxo salivar. Esta última é responsável pela sensação final de secura nas carnes de animais jovens sem ou com pouca gordura. A carne de boa qualidade é mais suculenta devido, em parte, ao conteúdo de gordura intramuscular. A quantidade de gordura intramuscular (de infiltração ou marmoreio) da carne é um dos fatores determinantes da suculência. Assim, um cordeiro jovem pode apresentar carne menos suculenta por ainda não ter feito a deposição de gordura intramuscular.

A gordura subcutânea (de cobertura) tem função protetora, evitando as perdas e melhorando a maciez da carne (Sañudo et al., 2000a). A quantidade de gordura, medida pelo escore atribuído à carcaça influi sobre a composição tecidual da carcaça, a qualidade instrumental e sensorial da carne e apresenta relação biológica com o animal, por meio da relação entre o estado de engorduramento e a condição corporal (r = 0,85; 0,89 e 0,89 entre três avaliadores da condição corporal e outro do estado de engorduramento, Osório et al., 2004).

Os músculos mostram diferenças na capacidade de retenção de água em estado cru, que não são explicadas somente pelas distintas velocidades de queda do pH ou pelo pH final; o porquê de muitas dessas diferenças ainda não é bem conhecido. A tendência é a de carnes com pH muito baixo perderem mais água e serão mais secas, enquanto aquelas com pH elevado terão boa retenção de água e serão mais suculentas.

Em ovinos, a maior capacidade de retenção de água corresponde aos músculos do terço posterior e lombo: semimembranoso, 19,7% de perdas; longo dorsal (lombar), 18,6%; longo dorsal (dorsal), 17,3%; grande lateral (quadríceps femoral), 16,7%; supraespinhoso, 13,8%; infraespinhoso, 12,0%; serrátil cervical, 9,07%; peitoral profundo, 8,99% (Forcada, 1985).

Tão ou mais importante é a *composição química* da carne e, possivelmente, no futuro os animais produtores de carne serão abatidos (sacrificados) em função da *composição química de sua carne, que ao ser digerida apresente os melhores benefícios ao organismo humano*. Essa seria a "carne de qualidade" e a única razão ou motivo para sacrificar o animal.

A carne está sendo cada vez mais valorizada em todos os seus aspectos, principalmente por sua qualidade nutritiva e funcional, em que se destaca, nas gorduras, o ácido linoleico conjugado, gordura boa com efeitos anticarcinogênico sobre estômago, mama, cólon e próstata (Ha et al., 1987), antidiabético, imunoprotetor, emagrecedor e cardioprotetor (Pariza, 1997).

A carne poderia ser definida como o produto resultante das contínuas transformações que experimenta o músculo após a morte. Esta equivalência entre carne e tecido muscular não é de todo exata, porque ao consumir carne são ingeridas, entre outros componentes, quantidades apreciáveis de gordura e de tecido conjuntivo, as quais participam de modo importante de suas características organolépticas (Olleta e Sañudo, 2009).

Assim, o músculo e a gordura são os principais componentes da porção comestível e merecem algumas considerações e maiores detalhes podem ser encontrados no livro de Lawrie (2005) e na publicação de Osório et al. (2006).

Músculo

As *proteínas* do músculo são fundamentais para as transformações ocorridas após a morte e estão envolvidas na transformação do músculo em carne, sendo esta a principal fonte de proteína de alta qualidade na dieta humana.

As proteínas do músculo podem ser classificadas em dois grupos, dependendo de sua localização. As que fazem parte do aparelho contrátil são classificadas como proteínas miofibrilares e proteínas sarcoplasmáticas, que incluem todas as enzimas metabólicas da célula muscular, o pigmento mioglobina e os componentes proteicos do núcleo e dos lisossomas. Todas as proteínas do tecido conjuntivo se encontram fora da fibra muscular e constituem a matriz extracelular, que oferece suporte e rigidez ao músculo vivo e que se relaciona, posteriormente à maciez da carne (Price e Schweigert, 1994).

A proteína miofibrilar da carne apresenta elevado valor biológico pela disponibilidade de aminoácidos essenciais e pela digestibilidade destes, e o tecido conjuntivo apresenta menor valor biológico. A digestibilidade da fração proteica da carne varia de 95 a 100% e a proteína da carne contém todos os aminoácidos essenciais ao ser humano. Existem variações no teor proteico da carne em relação aos cortes, idade, alimentação, sexo e raça e será aspecto importante para valorização dos distintos cortes da carcaça.

A solubilidade das proteínas da carne é fator determinante das propriedades de suculência e maciez, e é influenciada pelo pH, temperatura e início do *rigor mortis*. A carne se caracteriza pela natureza das proteínas que a compõem, não somente do ponto de vista quantitativo mas também do qualitativo. Além da riqueza em aminoácidos essenciais, ela contém água, gordura, vitaminas, glicídios e sais minerais.

Os resultados, Tabelas 28.6 e 28.7, no Brasil, mostram uma variação consistente da proteína para as distintas raças, amplitude das médias entre 15,89 e 26,7%; para gordura uma amplitude entre 0,62 e 8,38%, excetuando os dados das médias obtidas com a raça Santa Inês por Carvalho (2008), que foram superiores, entre 14,12 e 19,73%; importante salientar que nesse estudo foram avaliadas as distintas regiões do corpo. Igualmente, na raça Santa Inês, Cruz (2009) encontrou valores médios de lipídios totais de 10,48 e 18,58%.

Esses valores de composição química da carne merecem uma análise mais detalhada e, com certeza, podem propiciar importantes considerações para o conhecimento e muitos esclarecimentos sobre a carne ovina que se consome.

A evolução da composição química da carcaça, com a idade, apresenta uma constância notável no que se refere à proporção de proteínas e cinzas: a porcentagem de gordura evoluciona inversamente à proporção de água da carcaça.

Analisando dados da bibliografia e de suas pesquisas, Moulton (1923) verificou a composição química do corpo nos mamíferos de diferentes espécies (bovino, suíno da Guiné, homem, suíno, cão, gato, coelho, rato, camundongo) e conclui que:

- Os lipídios são os que alteram a proporção dos outros componentes químicos do corpo (proteínas, água e minerais)
- Com a idade, os mamíferos mostram rápida redução da proporção de água no corpo e um aumento da proporção de minerais e proteínas até o momento em que a proporção destes componentes no corpo, livre de gordura, se mantém relativamente constante
- O ponto no qual a proporção de água, proteínas e minerais chega a ser praticamente constante, no corpo livre de gordura, denominou-se maturidade química e é alcançada, nos mamíferos, em diferentes idades. Mas essas idades são relativamente constantes em relação à duração total da vida.

Segundo Moulton, a maturidade química em bovino e no homem é alcançada, respectivamente, aos 435 e 1.285 dias, representando, respectivamente, 4,6 e 4,4% da expectativa de vida dessas espécies, que é de 25 e 80 anos. Cálculos semelhantes para outras espécies permitiram concluir que a maturidade química é alcançada em uma idade que oscila entre 4,3 e 4,6% da duração da vida.

Reid et al. (1955) calcularam curvas que se aproximam das estimações de Moulton, confirmando que a partir dos 1.000 dias de idade o corpo dos

Tabela 28.6 Médias (%, g/100 g) de componentes da carne ovina, no Brasil.

Proteína	Gordura	Genótipo	Fonte
23,2-24,9	2,3-2,7	Morada Nova	Costa et al., 2011b
	5,6-10,8	Bergamácia	Pérez et al., 2002
20,17-20,96	6,25-6,82	Santa Inês (SI)	Pereira, 2011
	7,0-13,3	Santa Inês	Pérez et al., 2002
19,59-21,06	2,74-8,38	Santa Inês	Madruga et al., 2005
20,92-21,99	1,93-3,28	Santa Inês	Ferrão, 2006
20,39-22,12	2,86-3,24	Santa Inês	Madruga et al., 2006
15,89-22,20	14,12-19,73	Santa Inês	Carvalho, 2008
23,26-24,17	3,41-3,91	Santa Inês	Madruga et al., 2008
	10,48-18,58	Santa Inês	Cruz, 2009
17,98-22,54	0,62-2,06	Santa Inês	Santos et al., 2009
23,56-24,99	2,66	Santa Inês	Marques, 2010
21,80-26,7	2,64-3,19	Santa Inês	Freire et al., 2010
20,32-23,63	1,10-3,09	Corriedale (C)	Jardim et al., 2007a,b
21,18-22,86	1,52-2,88	Corriedale	Costa, 2007
18,63-20,75	5,34-8,17	Ideal (I)	Klein Jr. et al., 2006
19,54-19,68	3,68-4,02	Ile de France (IF)	Leão et al., 2011
21,15-21,77	1,78-2,39	Suffolk (S)	Almeida Jr. et al., 2004
20,28-22,36	2,16-2,52	Texel (T)	Wiegand et al., 2011b
22	3,54	T x SI	Freire et al., 2010
21,21		T x Hampshire	Ribeiro et al., 2010
20,93		Texel x IF	Ribeiro et al., 2010
19,76		Texel x S	Ribeiro et al., 2010
18,19-18,62	2,86-4,01	Texel x Corriedale	Bonacina et al., 2011a
16,46-17,02	3,39-3,88	Texel x Corriedale	Lehmen et al., 2009
16,21-17,14	3,39-4,17	Texel x Corriedale	Hashimoto et al., 2008b
19,77-19,91	0,58-0,70	Texel x Lacaune	Kessler et al., 2011
20,5	3,04	Dorper (D) x (SI)	Freire et al., 2010
18,44-19,84	1,27-2,50	(D) x SRD Nordeste	Costa, 2005
18,79-20,90	1,61-3,03	Santa Inês x SRD	Costa, 2005
20,50	2,0	SI x Dorper (D)	Madruga et al., 2006
19,46	2,01	SI x Crioula (Cr)	Zapata et al., 2001
21,17	2,54	Ile de France x SI	Souza et al., 2002
20,93	2,63	Bergamácia x SI	Souza et al., 2002
19,19	2,39	Somalis Brasil x Cr	Zapata et al., 2001
24,55-25,34	1,88-2,60	Sem raça definida	Mendonça Jr. et al., 2009
Colesterol	**Fosfolipídios**	**Genótipo**	**Fonte**
75,43		Bergamácia	Pérez et al., 2002
63,64		Santa Inês	Pérez et al., 2002
79,55-84,86		Santa Inês	Rebello, 2003
44,10-57,80	13,39-21,67	Santa Inês	Madruga et al., 2005
77,96-80,60	4,74-6,15	Santa Inês	Madruga et al., 2008
53,94-75,30		Santa Inês	Cruz et al., 2011
47,34-54,86		Ile de France	Leão et al., 2011
85,86-85,96		Texel x Lacaune	Kessler et al., 2011
59,46		Somalis Brasil x Cr	Zapata et al., 2001
55,99		SI x Crioula	Zapata et al., 2001
42,51-52,01		D x SRD Nordeste	Costa, 2005
40,45-55,60		Santa Inês x SRD	Costa, 2005

SRD = sem raça definida.

Tabela 28.7 Valores em % dos componentes químicos da carne ovina.			
Umidade	Cinzas	Genótipo	Fonte
75-78,5	1,0-1,1	Morada Nova	Costa et al., 2011b
73,95-76,90	4,0-5,2	Bergamácia	Pérez et al., 2002
71,65-72,80	1,11-1,15	Santa Inês (SI)	Pereira, 2011
72,9-76,0	3,8-4,5	Santa Inês	Pérez et al., 2002
70,81-76,07	1,05-1,20	Santa Inês	Madruga et al., 2005
74,37-75,98	0,74-1,04	Santa Inês	Ferrão, 2006
72,48-73,21	0,94-1,06	Santa Inês	Madruga et al., 2008
72,22	1,00	Santa Inês	Marques, 2010
70,1-73,30	1,14-1,53	Santa Inês	Freire et al., 2010
56,15-76,48		Santa Inês	Carvalho, 2008
	0,80-1,56	Santa Inês	Santos et al., 2009
74,28-74,81	1,03-1,05	Ile de France	Leão et al., 2011
74,61-74,90	1,18-1,27	Suffolk	Almeida Jr. et al., 2004
75,06-76,29	0,75-0,90	Texel (T)	Wiegand et al., 2011b
69,96-72,97	1,02-1,15	Ideal (I)	Klein Jr. et al., 2006
74,6	1,44	Texel × SI	Freire et al., 2010
75,8	1,35	Dorper (D) × SI	Freire et al., 2010
70,95-77,85	1,01-1,07	D x SRD Nordeste	Costa, 2005
75,55-77,06	1,04-1,08	(S) x SRD	Costa, 2005
74,87	1,19	Ile de France × SI	Souza et al., 2002
74,77	1,17	Bergamácia × SI	Souza et al., 2002
75,03-75,46	0,98-1,10	Santa Inês (SI)	Madruga et al., 2006
76,03	1,14	SI × Dorper	Madruga et al., 2006
76,14	1,10	Somalis Brasil × Crioula	Zapata et al., 2001
76,17	1,08	SI × Crioula (SI-C)	Zapata et al., 2001
73,33		T × Hampshire Down	Ribeiro et al., 2010
73,64		T × Ile de France	Ribeiro et al., 2010
74,15		Texel × Suffolk	Ribeiro et al., 2010
75,62-77,36	0,96-0,98	Texel × Corriedale	Bonacina et al., 2011a
77,98-78,55	1,07-1,09	Texel × Corriedale	Lehmen et al., 2009
77,72-78,60	1,05-1,12	Texel × Corriedale	Hashimoto et al., 2008b
77,07-77,78	1,22-1,28	Texel × Lacaune	Kessler et al., 2011
73,93-74,19	1,06-1,10	Sem raça definida	Mendonça Jr. et al., 2009

bovinos livre de gordura apresenta uma constância quase absoluta. Nessa mesma linha, Colomer (1988) concluiu que é a gordura que altera a proporção dos outros componentes químicos do corpo (água, proteínas e cinzas), o que confirma a constância biológica dos componentes da carcaça (músculo e osso, quando é considerada livre de gordura).

As proteínas são essenciais para a formação de músculos, enzimas, células e hormônios, além de ajudar no processo de cicatrização dos tecidos. As proteínas são macronutrientes indispensáveis ao organismo.

Os componentes das proteínas são os aminoácidos e existem no total cerca de 20 aminoácidos proteicos, estando entre eles nove que não são sintetizados naturalmente em quantidades e proporções adequadas pelo organismo humano; são considerados essenciais, devendo, portanto, estar presentes na alimentação. Mas, em qualidade, as proteínas da carne são completas por apresentarem bom equilíbrio de aminoácidos essenciais (proteínas que contêm os nove aminoácidos essenciais em proporções adequadas ao organismo). Os tecidos musculares e conjuntivos, as miofibrilas e, secundariamente, o sarcoplasma integram as proteínas da carne. O colágeno e a elastina são mais pobres em aminoácidos essenciais e de menor digestibilidade.

Os músculos mostram um modelo de desenvolvimento distoproximal, os das extremidades são mais precoces, seguidos pelos do tronco, pescoço e abdome e, por último, os espinhais. Butterfield *et al.* (1983) demonstraram que, após o nascimento, os músculos da perna crescem a uma velocidade maior que o resto da musculatura. Observaram também, esses autores, que os músculos da parede abdominal apresentavam isometria após o desmame, em cordeiros alimentados com ração composta *ad libitum*, enquanto Lohse (1973) afirmou que, nos animais criados em pastoreio, o abdome se desenvolve mais depressa.

O formato corporal também influencia no desenvolvimento da musculatura. Butterfield *et al.* (1983) afirmaram que a distribuição de peso do músculo entre animais de formato corporal grande e pequeno indica maior proporção de músculos precoces e menor proporção de músculos tardios em relação ao músculo total nos animais de formato grande. Se essas comparações forem feitas no mesmo estágio de maturidade haverá redução nas diferenças (Berg *et al.*, 1978), que podem ser atribuídas a diferenças no peso adulto.

Quando o nível nutricional é elevado, as raças de maturidade precoce começam a depositar tanto músculo como gordura ao mesmo tempo em que se dá o crescimento dos ossos e órgãos internos (Cañeque *et al.*, 1989). A velocidade de crescimento muscular depende sempre do nível de consumo de energia em qualquer fase específica do desenvolvimento; mas depende, também, do genótipo (Prescott, 1982).

Segundo Diestre (1985), os músculos das extremidades são de desenvolvimento precoce, enquanto os espinhais têm desenvolvimento médio ou tardio. O conjunto dos músculos da carcaça apresenta poucas variações, quanto a seu desenvolvimento, entre genótipos. A relação músculo:osso aumenta rapidamente até que o animal atinja 60% do peso maduro, para depois aumentar lentamente até a maturidade. Portanto, é conveniente abater os cordeiros com pouco peso, não superando 50 a 60% de seu peso adulto (Butterfield, 1988).

É sabido que cada genótipo apresenta um modelo de desenvolvimento ou velocidade de formação dos órgãos e tecidos que compõem a massa do corpo. Essa velocidade depende do formato do animal e pode ser modificada por fatores ambientais, especialmente a alimentação, conforme os resultados de Callow (1961) e Henrickson *et al.* (1965) para bovinos e os de Palsson e Verges (1952a, b) para ovinos.

Quando satisfeitas a mantença e a produção, em semelhante ambiente, as raças de grande formato e peso adulto elevado depositam seus tecidos a velocidades mais lentas que as de pequeno formato e peso adulto menor. As raças de pequeno formato alcançam seu peso adulto em espaço de tempo mais curto que as de grande formato, sendo denominadas precoces as de pequeno formato e tardias, as de grande.

Em função da diferente velocidade de deposição dos tecidos, a um mesmo peso ou idade cronológica, a composição corporal de uma raça precoce será diferente de uma tardia.

Para evitar os equívocos descritos de peso (corporal e de carcaça) e idade, utiliza-se, para abate de ovinos de diferentes genótipos, o *critério de maturidade ou idade biológica do animal* (definido como o grau de desenvolvimento ou proporção entre os tecidos corporais a um determinado peso e a composição do animal quando atinge o peso adulto).

Portanto, quando os animais são abatidos a igual porcentagem de seus pesos adultos, as diferenças de composição tecidual são atenuadas significativamente.

Quanto por cento da expectativa de vida dos ovinos representa a composição química de sua carne que propicia maiores benefícios à saúde humana ao ser ingerida? Ou em que estágio de maturidade química devem os ovinos ser abatidos para que a carne tenha a composição química ideal para as necessidades do organismo humano em suas distintas fases da vida?

Gordura

A gordura é um componente importante para a carcaça dos animais criados para produção de carne, e é o tecido com maior variação e o que mais efeito sobre a redução do preço da carcaça, quando presente em quantidades excessivas. Além disso, a gordura é o tecido mais caro de produzir (Colomer, 1988). De acordo com esse autor, em bovinos e ovinos a cor da gordura e sua consistência são caracteres que podem condicionar as preferências da demanda. Todavia, mais importância têm, dentro do contexto de qualidade da carcaça, o aspecto quantitativo do gordura e sua distribuição que os aspectos de aparência (cor e consistência).

A gordura reduz as perdas de calor por dissipação e é um isolante que contribui para manter o corpo aquecido; ela envolve e protege os órgãos que de alguma maneira estão desprotegidos na cavidade abdominal. A gordura provém de ácidos graxos essenciais ou não e de fosfolipídios que são necessários para um ótimo crescimento, para formação das estruturas celulares e produção de prostaglandinas; além disso, é um dos constituintes para o transporte de vitaminas lipossolúveis e outros lipídios.

A gordura externa, ou de cobertura, protege a carcaça das perdas de água durante os processos de resfriamento e congelamento, particularmente quando está distribuída de maneira uniforme. A gordura também é responsável pelo sabor e aroma particular da carne de cada espécie. As carnes desprovidas de gordura não apresentam diferenças organolépticas entre as diferentes espécies.

Por isso, a gordura intramuscular, que constitui o marmoreio do músculo, é um fator importante de qualidade. Essa gordura é obtida pela análise da composição química, instrumental e varia, nos estudos brasileiros, de 0,62 a 8,38%, com exceção do valor de 19,73%, obtido no estudo de Carvalho (2008), com a raça Santa Inês e que difere bastante dos demais valores médios da literatura e que indicaria uma carne com muito marmoreio.

No estudo de Carvalho, são sacrificados animais com 84, 126, 168, 210 e 252 dias, e avaliada a gordura em sete cortes/regiões da carcaça; em todas as médias de gordura ficaram entre 14,12 e 19,73, com médias para animais sacrificados aos 84 dias de idade de 16,41 e 16,68% para paleta, respectivamente, em cordeiros não castrados e castrados; 14,95 e 17,57% para braço anterior; 16,65 e 16,57% para costela; 15,56 e 14,82% para costela/fralda; 16,90 e 16,62% para lombo; 17,03 e 15,56% para perna e 16,67 e 17,39% para braço posterior, nos cordeiros de 84 dias de idade, castrados e não castrados. Concluiu Carvalho que, quanto à composição química, a castração de cordeiros da raça Santa Inês criados em sistema de produção extensivo, e abatidos em cinco diferentes idades, não apresentou efeito significativo, excetuando-se o teor de umidade em alguns cortes, podendo influenciar a qualidade da carne (capacidade de retenção de água, perda de peso ao cozimento, suculência, textura, cor e sabor) e nos processamentos que poderá sofrer (resfriamento, congelamento, salga, cura, enlatamento etc.).

Existem diferenças no desenvolvimento de cada depósito adiposo e também da gordura situada em diferentes regiões; embora a multiplicação celular ocorra em todos os depósitos, é mais pronunciada no subcutâneo. Por sua vez, o crescimento da gordura intermuscular da paleta e a da gordura cavitária do quarto anterior está mais relacionado à hipertrofia das células do que à sua multiplicação (Broad e Davies, 1980).

O volume dos adipócitos é similar em todos os depósitos, e as distintas taxas de crescimento relativo que esses compartimentos manifestam durante o crescimento do animal dependem mais de diferenças no número de células que do seu tamanho.

Em ovinos, a hipertrofia é o processo que mais contribui para o total da gordura e assim, entre 120 dias fetais e 5 anos de idade, o peso total dos triglicerídios na carcaça aumenta aproximadamente 5.000 vezes, o tamanho dos adipócitos aumenta cerca de 50 vezes em todos os depósitos e o número de células aumenta 6 vezes (Broad e Davies, 1980).

Conforme descrito por Castro Madrigal e Jimeno Vinatea (2008), o crescimento não é um processo uniforme destinado unicamente a transformar um embrião em adulto, mas tem lugar uma série de adaptações, de acordo com as necessidades fisiológicas do animal em cada etapa; portanto, suas distintas partes, definidas como componentes anatômicos (p. ex., as extremidades), os órgãos e os tecidos crescem em distintos ritmos, de maneira que suas proporções mudam à medida que se aproximam do tamanho adulto.

Hammond (1932) afirmou que o tecido adiposo nos ovinos é tardio, e a deposição externa de gordura atinge a maturidade mais tarde que a gordura intermuscular, o que explica por que a gordura subcutânea é um índice adequado para estimar o acabamento dos animais (Wood et al., 1980).

O crescimento relativo da gordura subcutânea segue um modelo distoproximal, sendo mais tardio o desenvolvimento da gordura do costilhar (Diestre, 1985).

Warren (1974) mostrou, em Merinos criados a pasto, que durante o período pós-natal a gordura subcutânea variou de 5 a 30% do total da gordura dissecável, a intermuscular variou de 40 a 49% e a interna de 30 a 46%. Benevent (1971) afirmou que, ao nascimento, o tecido adiposo representa mais ou menos 2% do peso corporal na raça Merina e seu desenvolvimento se produz entre os 50 e 100 dias de idade.

O estudo do desenvolvimento da gordura é importante, já que as proporções de cada depósito adiposo afetam o valor comercial da carcaça. Prova disto é que os principais sistemas de avaliação de carcaças utilizam medições sobre o tecido adiposo e os programas de seleção genética, usados para diminuir o excesso de gordura nas carcaças, estão baseados em medições de importância da gordura subcutânea. Embora todos os depósitos de gordura sejam classificados como de maturidade tardia, variam em seu padrão de desenvolvimento, na seguinte ordem: mesentérica, perirrenal, interna, intermuscular, subcutânea e intramuscular (Kirton et al., 1972; Wood et al., 1980).

O conteúdo corporal de gordura é a característica mais variável na composição do cordeiro e, a um mesmo peso, pode ser influenciado pelo genótipo e nutrição (Prescott, 1982), sendo a taxa de crescimento de gordura mais rápida que a do músculo e osso, ocorrendo um aumento progressivo da porcentagem de gordura na carcaça e redução da porcentagem de músculo e osso, à medida que o cordeiro fica mais pesado.

Raças de maturidade precoce atingem as fases sucessivas do crescimento com deposição de gordura a baixos pesos, enquanto as menos precoces obtêm acabamento comparável ao maior peso e idade (Fraser e Stamp, 1989).

Bueno et al. (2000), trabalhando com ovinos da raça Sufollk, abatidos aos 90, 130 e 170 dias de idade, verificaram que com o aumento da idade a proporção de músculo na carcaça permanece constante, enquanto a de osso diminui e a de gordura aumenta, concluindo os autores que, com o aumento da idade e do peso, as proporções dos componentes teciduais se alteram na carcaça.

Existe grande variação no teor de lipídios presentes nas carnes ovina e bovina (Tabela 28.8, estudo a partir dos dados da bibliografia, Schön, 1973) e essa é influenciada por sexo, raça e alimentação do animal e corte cárneo.

Quantitativamente, o conteúdo de gordura pode variar desde pequenas porcentagens até 40% do peso de carcaça, dependendo do sistema de alimentação. A quantidade e a composição das gorduras da carcaça são de grande importância, pois se verifica que as gorduras com alto teor de ácidos graxos monoinsaturados, principalmente o ácido oleico, devem ser as preferidas para o consumo, pois aumentam os níveis de HDL-colesterol e diminuem os níveis de LDL-colesterol. Os ácidos graxos em maior quantidade na carne ovinos são oleico, palmítico e esteárico, com 48,83, 26,73 e 21,47%, respectivamente (Zapata et al., 2001).

Igualmente, no caso de ovinos Deslanado Branco de Morada Nova, típicos da região Nordeste do Brasil, Beserra (1983) verificou que os principais ácidos graxos da carne também eram o oleico (40 a 47%), o palmítico (23 a 25,5%) e o esteárico (18 a 27%). Na raça Santa Inês e nos cruzas desta com Dorper foram encontrados maiores porcentagens desses ácidos graxos (oleico entre 30,66 e 35,57%; palmítico entre 19,3 e 20,6% e esteárico entre 15,16 e 18,61%) em estudo realizado por Madruga et al. (2006). Em cordeiros machos não castrados, Pereira (2011) encontrou na carne maior quantidade de ácidos graxos oleico (39,23 a 45,81%), palmítico (15,24 a 20,92%), esteárico (10,61 a 13,89%) e linoleico (3,66 a 10,17%). Na raça Ile de France, Leão et al. (2011) também verificaram que a maior proporção foi desses três ácidos graxos (oleico entre 37,91 e 37,95%, palmítico entre 25,98 e 26,83% e esteárico entre 16,71 e 17,47%). Portanto, a composição lipídica das carnes brasileiras de animais jovens não pode ser considerada prejudicial à saúde e ao consumo humano.

A evolução da composição química do corpo e da carcaça com o peso e a idade é semelhante à que ocorre com os componentes do corpo e da carcaça. À medida que o peso corporal aumenta, todos os componentes químicos do corpo aumentam em valores absolutos. Todavia, em valores relativos, não acontece o mesmo, porque a proporção de proteína e cinzas permanece relativamente constante, enquanto a de gordura aumenta e a de água diminui (Osório et al., 2002a).

Entretanto, quando a disponibilidade de alimento (em quantidade e qualidade) não é suficiente para que ocorra ganho de peso, com o aumento de idade a

Tabela 28.8 Variabilidade da composição tecidual em % do peso da carcaça.

	Músculo		Gordura		Osso	
	Mínimo	Máximo	Mínimo	Máximo	Mínimo	Máximo
Bovinos	48	82	0,5	35	11	35
Ovinos	46	76	4	37	12	26
Suínos	27	69	12	55	9	17

Adaptada a partir de dados de Schön, 1973.

composição tecidual e química da carcaça será diferente; o que mostra a importância da alimentação na composição da carcaça e da carne desta (Jardim *et al.*, 2007b, Tabela 28.9).

Os resultados apresentados na Tabela 28.9 evidenciam que, com o aumento da idade, não houve aumento do peso corporal porque os animais criados em pastagens nativas gastam suas reservas de gordura para a manutenção das funções vitais durante o período de escassez de forragem (inverno), considerando-se que, no sistema tradicional do Rio Grande do Sul, à base de pastagem nativa, os cordeiros com mais idade nem sempre são mais pesados e a composição tecidual e química da carcaça é um reflexo da alimentação.

Houve diferença significativa nos teores de matéria seca da paleta e da perna, e os ovinos abatidos aos 120 dias apresentaram valores superiores (25,88 e 25,02%). Isto decorre do maior teor de gordura apresentado por esses animais em relação aos abatidos aos 210 e 360 dias de idade. Este resultado concorda com o obtido por Mahgob *et al.* (2004), que verificaram que, com o aumento do nível nutricional em cordeiros, ocorre aumento dos teores de gordura e diminuição da umidade no músculo.

O teor de proteína foi significativamente mais alto para os cordeiros sacrificados aos 120 dias, tanto na paleta como na perna, já que em ovinos jovens, e durante a puberdade, se as condições alimentares forem adequadas, há maior deposição de proteína na

Tabela 28.9 Composição tecidual e química da paleta e da perna em ovinos Corriedale.

	Idade (dias)/mês de abate		
	120/Fevereiro	**210/Outubro**	**360/Julho**
Peso corporal (kg)	31,20	31,29	32,35
Paleta (%)	17,98	18,44	18,94
Osso (%)	24,26 b	25,65 ab	27,53 a
Músculo (%)	46,50 ab	44,31 b	48,18 a
Gordura subcutânea (%)	8,93 a	11,32 a	5,95 b
Gordura intermuscular (%)	8,84 a	4,80 b	5,64 b
Outros (%)	7,48	8,74	8,30
Perna (%)	31,72 b	32,16 b	34,92 a
Osso (%)	27,67	25,59	28,41
Músculo (%)	49,13 ab	47,34 b	52,09 a
Gordura subcutânea (%)	5,90 a	6,22 a	2,61 b
Gordura intermuscular (%)	6,26 a	3,51 c	4,65 b
Outros (%)	6,21	7,04	6,99
Tríceps braquial (paleta)			
Matéria seca (%)	25,88 a	23,70 b	23,21 b
Proteína (%)	23,63 a	20,92 b	20,32 b
Gordura (%)	3,09 a	2,43 b	1,42 b
Matéria mineral (%)	1,13	0,98	0,90
Semimembranoso (perna)			
Matéria seca (%)	25,02 a	23,02 b	23,11 b
Proteína (%)	22,50 a	20,92 ab	20,64 b
Gordura (%)	2,56 a	2,02 b	1,10 b
Matéria mineral (%)	1,19	1,01	0,94

Letras distintas na mesma linha indicam diferença a 5% de probabilidade.
Fonte: Jardim *et al.*, 2007b.

carne, pois os músculos se apresentam em fase de desenvolvimento.

O teor de gordura na paleta e na perna foi superior em ovinos abatidos aos 120 dias, enquanto os abatidos aos 360 dias apresentaram valores muito baixos para gordura, já que estes gastaram suas reservas de gordura para manutenção durante o período de inverno; assim, tiveram uma drástica redução na quantidade de gordura muscular.

Quando se considera o corpo vazio, livre de gordura, observa-se constância na proporção dos componentes químicos em função do peso. Moulton (1923) conclui que são as gorduras que alteram a proporção dos outros componentes químicos do corpo (proteína, água e cinzas). Com o aumento da idade, os mamíferos mostram rápida redução da proporção de água no corpo e maior proporção de minerais e proteínas. Isto acontece até um determinado momento em que a proporção desses componentes, no corpo livre de gordura, se mantém praticamente constante. Este ponto denomina-se maturidade química, que é alcançada, pelos mamíferos, em diferentes idades, mas relativamente constante em relação à duração total da vida.

A alimentação também pode influenciar as características da carne e da gordura. A alimentação rica em concentrados produz carne com maior teor de gordura, podendo aumentar sua suculência e maciez, sendo variável a composição em ácidos graxos.

Os ácidos graxos conjugados com dupla ligação encontrados na natureza são, na maioria, produzidos pelos ruminantes e em maior quantidade em animais alimentados a pasto (Kim et al., 2000). O termo ácido linoleico conjugado (CLA) refere-se genericamente a uma classe de isômeros posicionais e geométricos do ácido linoleico. Os dois principais isômeros do CLA, os quais possuem atividade biológica conhecida, são 9-*cis* 11-*trans* e 10-*trans* 12-*cis* (Pariza et al., 2000). Segundo Lourenço (2004), até 1987 o interesse pelo ácido linoleico conjugado era restrito aos microbiologistas que estudavam processos ruminais, nos quais o ácido linoleico conjugado era apenas um intermediário na bio-hidrogenação do ácido linoleico.

A partir do relato do efeito anticarcinogênico do ácido linoleico conjugado (Ha et al., 1987), o interesse por esse lipídio cresceu e se verificaram suas funções no organismo animal, destacando-se as de atividade anticarcinogênica, principalmente contra os cânceres de estômago, mama, cólon e próstata, assim como atividades antidiabética, imunopromotora, emagrecedora e cardioprotetora.

O ácido linoleico conjugado é produzido no rúmen pelas bactérias fermentativas *Butyrovibrio fibrisolvens*, as quais induzem a isomerização do ácido linoleico em ácido linoleico conjugado. Uma segunda via consiste na atuação de uma enzima, a *delta 9-dessaturase*, a qual atua sobre o ácido 11-*trans* octadecanoico.

O ácido linoleico conjugado pode ser encontrado, naturalmente, em leite, queijos, peixe e carne de ruminantes, principalmente de cordeiros (Chin et al., 1992) (Tabela 28.10).

A busca por alimentos funcionais que beneficiem a saúde humana tem elevado o valor de mercado de produtos alimentícios que contenham o ácido linoleico conjugado, comercializado como suplemento alimentar para humanos, sob a promessa de redução da gordura total, ganho de massa muscular e efeitos anticatabólicos (Mougios et al., 2001). Evans et al. (2002) publicaram que a adição de 0,5% de ácido linoleico conjugado na dieta humana já provoca efeitos benéficos para a saúde.

Conforme relatado por Park et al. (1997), existem evidências substanciais de que o ácido linoleico conjugado, mais especificamente o isômero 10-*trans* 12-*cis*, induz a redução de gordura corporal apenas em animais em processo anabólico. Posteriormente, Evans et al. (2002) relataram que o ácido linoleico conjugado impede a lipogênese, isto é, a formação e deposição de gordura corporal. Desta forma, a adição de CLA tem efeito antiobesidade apenas em situações em que esteja ocorrendo ganho de peso.

Houseknecht et al. (1998) correlacionaram a ingestão de ácido linoleico conjugado com a redução dos níveis plasmáticos de glicose, expandindo ainda mais a lista de efeitos benéficos do CLA. Bessa et al. (2000)

Tabela 28.10 Valores médios de ácido linoleico conjugado em alimentos.

	Média (mg/g gordura)	Erro-padrão da média
Leite	5,5	0,30
Iogurte	4,8	0,26
Carne bovina	4,3	0,13
Carne ovina	5,6	0,29
Carne suína	0,6	0,06
Carne de frango	0,9	0,02
Carne de peixe	0,3	0,05

Adaptada de Chin et al., 1992.

atribuíram ao ácido linoleico conjugado a redução de níveis plasmáticos de lipoproteínas de baixa densidade e Hayashi (2003) mostra que o CLA não afetou parâmetros lipídicos do sangue.

Entre os ruminantes, os ovinos destacam-se pela capacidade de incorporar o ácido linoleico conjugado à gordura intramuscular (marmoreio). O fato da disponibilidade dessa substância estar na gordura intramuscular tem particular importância, pois frequentemente a gordura que se deposita sobre a porção muscular é retirada no momento do consumo. Uma forma simples de promover o aumento da ingestão do ácido linoleico conjugado é por incremento do consumo da carne ovina e enriquecimento desta. A gordura intramuscular é a determinada na composição química da carne e cujas médias na bibliografia, no Brasil, variam em ovinos entre 0,62 e 8,38% e podem ser aumentadas pela dieta oferecida aos animais.

A produção de ácido linoleico conjugado é maior em animais alimentados a pasto, mas a concentração dessa substância não ultrapassa 20 mg/g de lipídio total (Kim *et al.*, 2000). Já as dietas à base de feno e grãos podem induzir valor maior nessa concentração, desde que suplementadas com componentes que contenham ácido linoleico. Isto ocorre devido à ação da bactéria *Butyrovibrio fibrisolvens* que é digestora da hemicelulose, sendo, então, encontrada em grande número no rúmen de animais que têm sua dieta à base de pastagem ou feno. Entretanto, Ledoux *et al.* (2002) relatam que o baixo teor de fibra seria mais favorável, pois reduziria o último passo da bio-hidrogenação e causaria, consequentemente, acúmulo no C18:1 11-*trans*, precursor da síntese endógena do ácido linoleico conjugado.

A quantidade do isômero 9-*cis* 11-*trans* do CLA varia, na carne de cordeiros, entre 0,2 e 1 g/100g de lipídios totais (Raes *et al.*, 2004). Para incrementar a produção desse composto, estratégias alimentares são adotadas no manejo de ovinos destinados ao abate, por exemplo, fornecimento de concentrados ricos em ácido linoleico, fontes ricas nesse ácido graxo. Embora o efeito da inclusão do ácido linolênico na dieta não possa ser prontamente observado, este ácido, assim como o ácido linoleico, provoca aumento na concentração do C18:1 11-*trans* (ácido *trans* vacênico), que é o precursor endógeno do CLA 9-*cis* 11-*trans*. A conversão do C18:1 11-*trans* a CLA ocorre pela ação da enzima delta9-dessaturase, no tecido adiposo e epitélio intestinal.

A inclusão de óleos de peixe também provoca aumento na concentração de ácido linoleico no tecido de ovinos (Enser *et al.*, 1999), bem como a inclusão de 7% de óleo de soja na matéria seca da dieta causa incremento de ácido linoleico conjugado (CLA) nos lipídios totais de cordeiros (Bessa *et al*., 2000). Estes pesquisadores recomendam a ingestão de ácido linoleico como estratégia para promover incremento de CLA.

As principais fontes de ácido linoleico são os cereais, grãos com alta quantidade de óleo ou o óleo já extraído desses grãos. A suplementação com óleo de amendoim, girassol e semente de linhaça pode ser utilizada com o objetivo de aumentar a deposição de CLA na gordura intramuscular (Kelly *et al.*, 1998). Bessa *et al.* (1998) suplementaram cordeiros com óleo de soja e demonstraram o efeito deste sobre a produção do ácido linoleico conjugado.

O óleo de peixe fornecido com a semente de linhaça induz a acréscimo muito superior de ácido linoleico conjugado na musculatura de ovinos do que naqueles alimentados apenas com a semente de linhaça (Demirel *et al.*, 2004). Estes dados corroboram os encontrados por Chin *et al.* (1992) e Enser *et al.* (1999), demonstrando que o óleo de peixe induziu uma produção 100% maior de ácido linoleico conjugado.

A substituição da torta de soja pelo grão-de-bico não prejudica o desempenho dos cordeiros (Hadjapanaioyu, 2002) e induz a incrementos de até 80% na produção de ácido linoleico conjugado (Priolo *et al.*, 2003).

As informações sobre a carne de cordeiro (Kessler *et al.*, 2011b) mostram que a gordura dessa espécie é rica em ácidos graxos monoinsaturados, sendo o ácido graxo oleico predominante (Kessler, 2009), com teores de 32% de oleico. Além disso, os ácidos graxos poli-insaturados são encontrados em grandes quantidades na carne de cordeiro, como os ácidos graxos C20:4 (araquidônico), C20:5 (ácido eicosapentanoico – EPA), C22:5 (ácido docosapentaenoico – DPA) e C22:6 (ácido docosa-hexaenoico – DHA), que são fundamentais para o desenvolvimento cerebral de crianças e adolescentes. O alfa-linolênico (C18:3) juntamente com o linoleico (C18:2) são substratos para a ação das enzimas (elongases) responsáveis pela síntese de ácidos graxos de cadeia longa e como precursor de hormônios, desta forma, são considerados ácidos graxos essenciais para o funcionamento orgânico.

Com a evolução das pesquisas, a gordura animal, que tem sido nominada como vilã para a saúde dos seres humanos, está tendo uma reavaliação nesse conceito e na atualidade vem sendo sobreposta pelos avanços dos resultados que identificaram propriedades nutracêuticas da gordura animal, principalmente dos ruminantes.

Várias linhas de pesquisas mostram os benefícios dos lipídios, identificando os ácidos graxos responsáveis por essas funções no organismo. Portanto, os paradigmas de que a gordura animal faz mal à saúde começam a ser quebrados e uma nova concepção tem tomado corpo nos estudos bioquímico e metabólico. Grande responsável pelas mudanças ocorridas sobre a carne (e sua gordura) é que atualmente se consome carne de animais jovens (cordeiros), cuja gordura tem um perfil mais mono e poli-insaturada, sendo benéfica à saúde em relação aos animais mais velhos (capões e ovelhas).

Podemos salientar também a maior capacidade dos ovinos em incorporar o ácido linoleico conjugado à gordura intramuscular que as demais espécies, principalmente se esses animais forem terminados em pastagens temperadas. As pesquisas evoluem em torno dessa temática, no sentido de elucidar a população sobre os benefícios da carne vermelha em nossa dieta.

A intolerância dos consumidores pela gordura dos ruminantes e, em especial, pela ovina deve-se em grande parte ao consumo de ovinos adultos, nos quais a gordura é sólida e consistente, por seu alto conteúdo de ácidos graxos saturados. Esse alto grau de saturação faz a gordura de animais adultos, que contém a carne, se aderir ao velo do palato quando não é servida bem quente. Por sua vez, durante o cozimento, a gordura da carne de ovinos adultos libera um cheiro característico da espécie, devido a frações de ácidos graxos voláteis. Esse cheiro é desagradável para certas pessoas e agradável para outras.

Assim, dos três grupos de fatores que o consumidor avalia, a qualidade da carne no prato, a aparência e a composição estão diretamente relacionados e têm suas implicações biológicas no peso e composição tecidual da carcaça. Entre os componentes teciduais, a gordura está relacionada à qualidade sensorial da carne e ao peso corporal e de carcaça (Tulloh, 1963; Robelin *et al.*, 1974; Nour e Thonney, 1994; Martins *et al.*, 2000).

Campo e Sañudo (2008) concluíram que, apesar da quantidade de fatores que afetam a aceitabilidade do consumidor, incluindo o *marketing*, existe um mercado de consumo apropriado para cada produto, mas é necessário conhecer as preferências do consumidor para lhe oferecer a qualidade que atenda às suas expectativas. Somente assim se pode garantir a rentabilidade das produções em um mercado cada vez mais globalizado.

Características sensoriais (odor, textura, suculência, flavor/sabor e cor)

Nem sempre os instrumentos podem substituir os órgãos do sentido humano e, principalmente, quando estes são bem desenvolvidos. Porém, não nos referimos somente aos sabores e odores, mas também a características como condição corporal do animal e estado de engorduramento da carcaça, que são da maior importância para avaliação do estado corporal e da distribuição da gordura, aspectos estes que o técnico treinado é tão ou mais eficiente na avaliação dos atributos da carne do que os instrumentos.

A utilização dos órgãos dos sentidos humanos para percepção das características que propiciam a mais alta satisfação do consumidor passou a ser definição de "qualidade", que aponta como características sensoriais importantes da carne ovina a suculência (capacidade de retenção de água), cor, textura (dureza ou maciez), odor e sabor e o *flavor* (odor + sabor). Estas características variam de acordo com espécie, raça, idade, sexo, alimentação, manejo pós-morte, assim como condições e tempo de conservação do produto. A maioria das investigações relaciona essas características direta ou indiretamente às do produto cárneo cozido. O produtor, a indústria e os segmentos da cadeia devem ter em conta que as propriedades sensoriais aceitáveis são fundamentais no momento de venda e consumo.

A carne de qualidade é a que provoca o mais alto grau de satisfação do consumidor e as características sensoriais estão relacionadas à porção comestível, principalmente a relação músculo:gordura, bem como sua composição e valor biológico. Para medir as propriedades sensoriais perceptíveis do alimento, ou seja, os atributos desse alimento passíveis de ser detectados e avaliados pelos sentidos humanos, usa-se a análise sensorial.

Para se alcançar a "mais alta satisfação possível do consumidor" não apenas se devem buscar no alimento as características desejadas, mas também é necessário que o consumidor seja educado para melhor apreciar essas características.

A análise sensorial é o conjunto de técnicas para medir, de forma objetiva e reproduzível, as características de um produto pelos sentidos e, para obter uma medida sensorial, devem-se considerar fundamentalmente os indivíduos utilizados e a metodologia sensorial para avaliar as amostras (Guerrero, 2005).

Queiroz e Treptow (2006) descreveram a história, a aplicação da análise sensorial, os órgãos do sentido (fundamentos da fisiologia sensorial, anatomofisiologia), os fatores que influem na avaliação sensorial, os atributos de qualidade e as metodologias.

Muitas são as obras que tratam das características sensoriais (Piggot, 1984; Jellinek, 1985; Anzaldúa--Morales, 1994; Meiselman e MacFie, 1996; Heymann e Lawless, 1998; Cañeque e Sañudo, 2000, 2005; Lawrie, 2005; Queiroz e Treptow, 2006); mas a ciência da carne é complexa e a diversidade dos fatores que influem sobre a cadeia "do campo ao garfo" indica a necessidade de pesquisas não somente do produto e da preferência dos mercados, mas também dos consumidores e de como estes podem melhor utilizar seus órgão dos sentidos para apreciar a carne.

Segundo Sañudo e Campo (2008), a análise sensorial pode ser realizada por meio de painel treinado (valorização objetiva) ou painel de consumidores (valorização hedônica). O painel treinado deve possuir de 8 a 12 membros para cada produto (ISO, 1993, 1994). A valorização deve ser feita com amostras codificadas sem informação, em cabinas normatizadas, com separação individual, ambiente controlado e com luz vermelha (para possíveis diferenças devido à cor da amostra, quando não se quer avaliar esse atributo). Quando o objetivo do trabalho não é avaliar diferentes músculos, a amostra costuma ser o longo dorsal, cortado em bifes de 2 cm de espessura, que se cozinha em *grill* a 200°C até alcançar a temperatura interna de 70°C, embora essa temperatura possa variar, de acordo com os gostos do painel. A análise deve ser feita por comparação entre os tratamentos. Naqueles casos em que o número de tratamentos avaliados é elevado, desenha-se um modelo equilibrado por blocos incompletos, em que ao final da análise todos os fatores tenham sido avaliados o mesmo número de vezes. Não se devem provar mais de 12 amostras em uma sessão, por esgotamento sensorial, e se deve dar um descanso entre as sessões.

O painel de consumidores pode ser realizado em laboratório, nas mesmas instalações e condições explicadas para o anterior, ou as amostras podem ser levadas para casa e cozidas em condições reais. Neste caso, é necessário maior número de amostras e a valorização de tratamentos é individual em cada cozimento, ou seja, cada consumidor deve provar todos os tratamentos, de maneira que a duração do teste leva mais tempo. De qualquer maneira, a seleção da população de consumidores é ponto crítico dessa análise, visto que deve ser representativa, ao menos em sexo e distribuição de idade da população a estudar.

Guerrero (2005) recomendou que os catadores devam limpar a boca inicialmente e entre amostras com pedaços de maçã (tipo Golden) ou pão sem sal e abundante água mineral natural, e que para reduzir o erro produzido pela variabilidade existente dentro de um mesmo bife de carne, cada catador deve provar a mesma zona do bife para todos os tratamentos e que esta zona deve ser diferente para cada catador em cada sessão. Recomendou balancear a ordem de apresentação das amostras, segundo o desenho proposto por MacFie *et al.* (1989).

As propriedades sensoriais são as características do alimento percebidas pelos sentidos, intervindo em maior ou menor medida todos os órgãos dos sentidos (Sañudo e Osório, 2004; Osório *et al.*, 2005c):

- A visão intervém fundamentalmente no momento da compra, dando a primeira sensação, de aceitação ou recusa. Ela nos dá uma ideia do aspecto do alimento, ou seja, percebe características como cor, forma, firmeza, tamanho, tipo de superfície etc.
- O olfato percebe aroma e olor, que está localizado nas fossas nasais, por meio da mucosa olfatória (bulbo olfativo), que percebe diretamente via nasal, ou pela retro-olfação, via boca, membrana palatina e bulbo olfativo, sentindo o aroma e, ainda, pela retro-olfação respiratória forçada, quando da inspiração por boca e faringe
- O gosto percebe as características do sabor e está localizado na boca. As papilas gustativas percebem os sabores básicos: doce (zona anterior, ponta, da língua), salgado (zonas laterais da língua), ácido (zonas laterais da língua) e amargo (zona posterior da língua) e alguns outros, como o sabor umami (exprime a sensação "saborosa" e representa a gama de sabores predominantes em alimentos como couve-flor, aipo, cenoura, carnes, frango, peixes e frutos do mar em geral; muitos pesquisadores são céticos de que o umami constitua um quinto gosto, tão importante quanto os gostos básicos (Queiroz e Treptow, 2006). O gosto, ou paladar, apresenta papel limitado, pois só comporta essas poucas percepções básicas e sensações térmicas, como frescor (menta) ou calor (*chile*)
- A audição percebe a textura, pelo ouvido, pelas vibrações da cadeia de ossinhos durante a mastigação, diferenciando produtos crocantes, crepitantes, como batata frita, bolacha etc. Mas na valorização da carne pouco influi

- O tato percebe textura, peso, características de superfície, temperatura etc., localizado debaixo da pele, em dedos, palma da mão, língua, gengiva, parte interior das bochechas, garganta e paladar. No caso da carne, principalmente, pelas mucosas da cavidade bucal e língua, durante a mastigação. Igualmente, a textura é percebida pela força necessária para a deformação do produto, avaliada nas terminações nervosas da articulação da mandíbula e dos músculos masseteres (cinestesia). Tudo isso, em conjunto, nos permite ter ideia da textura do alimento, determinando dureza, elasticidade, aspereza, rugosidade, suavidade, suculência, sensações mais ou menos mistas.

Em toda a sensação podem-se distinguir três aspectos (Sañudo e Osório, 2004):

- *Qualitativo*, que permite descrever a sensação de duro, macio, olor de pescado, escuro, claro etc.
- *Quantitativo*, que valoriza a intensidade dessa percepção, se é muito suculento, suculento, seco, muito seco etc.
- *Hedônico*, em função do prazer que representa essa sensação para a pessoa, gosto de tal olor, desagrada-me em extremo etc. As duas primeiras são características objetivas, que dependem da carne, enquanto esta é subjetiva, e depende do consumidor.

A análise sensorial é imprescindível para a ciência da carne ovina e as pessoas que avaliam a técnica empregada são importantes, visto que, na carne, o perfil descritivo é o tipo de prova que tem maior utilidade e a eleição dos descritores determinará o êxito da prova (Sañudo e Osório, 2004).

Portanto, para que se possa alcançar a "mais alta satisfação possível do consumidor" não somente se devem buscar no alimento as características desejadas, mas é necessário que o consumidor seja educado para melhor apreciar essas características.

As características sensoriais importantes da carne ovina são textura (dureza ou maciez), sabor, suculência (capacidade de retenção de água), cor, odor e apreciação geral (Tabela 28.11).

O sabor, o odor e o aroma são difíceis de separar no momento do consumo, sem que haja um grande esforço para isso. Para o conjunto odor mais sabor, foi

Tabela 28.11 Valores de atributos sensoriais da carne ovina, no Brasil.

Maciez	Sabor	Suculência	Genótipo	Fonte
2,46-3,69	4,06-4,60	3,58-4,19	Santa Inês (SI)	Pereira, 2011
7,17-7,85	7,05-7,65	6,57-7,65	Santa Inês	Madruga *et al.*, 2005
6,01-6,37	6,54-7,01	5,33-5,68	Santa Inês	Ferrão, 2006
6,74-6,80	6,50-6,99	6,71-6,96	Santa Inês	Freire *et al.*, 2010
5,46-6,70	5,85-6,30	6,65-6,50	Santa Inês	Marques, 2010
5,0	6,6	6,1	Santa Inês	Siqueira *et al.*, 2002
6,04	6,96	6,34	Santa Inês	Landim, 2008
5,0*	6,9	6,4	Hampshire Down	Siqueira *et al.*, 2002
3,4*	7,4	6,5	Bergamácia x Corriedale (C)	Siqueira *et al.*, 2002
6,15*	5,45	6,22	Dorper × SI	Freire *et al.*, 2010
6,74	6,02	6,74	Texel (T) × SI	Freire *et al.*, 2010
6,41	7,48	6,72	Texel × SI	Landim, 2008
6,61	7,06	6,19	Ile de France × SI	Landim, 2008
4,98-5,38	4,60-4,76	4,42-4,76	Texel × C	Bonacina *et al.*, 2011b
6,62	6,35	5,62	T × Hampshire	Ribeiro *et al.*, 2010
6,70	6,17	5,62	T × Ile de France	Ribeiro *et al.*, 2010
6,28	6,06	5,74	Texel × Suffolk	Ribeiro *et al.*, 2010

Valores variam de 1 (dura, desagradável, seca) a 9 (muito macia, saborosa, suculenta). O asterisco (*) indica a variação 1 = macio e 9 = duro.

introduzida a denominação *flavor*, pela escola francesa (*flavor*). Assim, ficou conhecido como *flavor* do alimento o conjunto de impressões olfativas e gustativas provocadas no momento do consumo. Também pelos franceses, ficou conhecido como *bouquet* o conjunto de características de textura e *flavor*.

As características sensoriais podem variar com espécie, raça, idade, sexo, alimentação e manejo pós-morte, e os estudiosos relacionam essas características às do produto cárneo cozido.

Não basta alcançar uma carne com características de máxima qualidade; é preciso informar, educar e ensinar o consumidor a apreciar ao mais alto grau possível essas características, já que nem todos os consumidores avaliam os fatores de qualidade da mesma maneira.

Diferenças notáveis aparecem entre as populações dos distintos países e, nestes, entre as regiões e classes sociais. Os determinantes dessas preferências dependem de hábitos de consumo, tradições culinárias e educação do gosto dos consumidores (Osório *et al.*, 2007b).

A seguir, é apresentado um resumo das características sensoriais da carne ovina. Salienta-se que se procurou evitar o excesso de citações, fundamentando-se em Sañudo e Osório (2004), Sañudo (1991), Osório *et al.* (1998), Cañeque e Sañudo (2000, 2005), Osório e Osório (2005b), Osório *et al.* (2005c), Sañudo *et al.* (2008b), Silva Sobrinho *et al.* (2008).

Suculência (capacidade de retenção de água)

A capacidade de retenção de água é de grande importância econômica e sensorial, já que uma carne com menor capacidade de retenção de água: (1) indica possível existência de tratamento fraudulento; (2) ocasiona maiores perdas pelo oreio da carcaça e pode passar de 2% (normal) para 5 ou 7%, e geralmente essas perdas ocorrem durante a conservação; (3) leva a maiores perdas no despece e filetado, com incapacidade para ser vendida pré-embalada; (4) no cozimento haveria rápida saída de suco, agravada pela pré-contração do colágeno a 65°C e desnaturação da proteína, chegando as perdas a 50%; (5) apresenta impossibilidade de fabricar embutidos cozidos de qualidade e altos preços; (6) ocasiona perdas do valor nutritivo, já que no exsudato existem substâncias hidrossolúveis, vitaminas e proteínas sarcoplasmáticas; (7) na mastigação resultaria uma carne seca e, consequentemente, é menos tenra, qualidade com o qual está intimamente relacionada.

Por outro lado, a excessiva capacidade de retenção de água cria muitos problemas tecnológicos e sensoriais. Entretanto, a espécie ovina é pouco estressável, não apresentando os problemas das carnes PSE (*pale* = pálidas, *soft* = macias e *exsudative* = exsudativas) e carnes DFD (DFD, *dark* = escuras, *firm* = firmes e *dry* = secas) de suínos e bovinos, o que lhe dá uma vantagem adicional (Sañudo e Osório, 2004).

A capacidade de retenção de água é parâmetro bio-físico-químico que se poderia definir como o maior ou menor nível de fixação de água de composição do músculo nas cadeias de actinomiosina, que no momento da mastigação se traduz em sensação de maior ou menor suculência, sendo avaliada de maneira positiva ou negativa pelo consumidor.

A suculência da carne pode se apresentar em duas formas de sensação: inicialmente de umidade, ao começar a mastigação, pela rápida liberação de suco, e a causada pela liberação do soro e pelo efeito estimulante da gordura sobre o fluxo salivar. Esta última é responsável pela sensação final de secura nas carnes de animais jovens sem ou com pouca gordura. A carne de boa qualidade é mais suculenta devido, em parte, ao conteúdo de gordura intramuscular. A quantidade de gordura intramuscular (de infiltração ou marmoreio) da carne é um dos fatores determinantes da suculência. Assim, um cordeiro jovem pode apresentar carne menos suculenta por ainda não ter feito a deposição de gordura intramuscular.

A gordura subcutânea tem função protetora, evitando as perdas e melhorando a maciez da carne (Tabela 28.12, Sañudo *et al.*, 2000b). A quantidade de gordura, medida pelo escore atribuído à carcaça influi sobre a composição tecidual desta, na qualidade instrumental e sensorial da carne e apresenta relação biológica com o animal, por meio da relação do estado de engorduramento com a condição corporal (r = 0,85; 0,89 e 0,89, Osório *et al.*, 2004).

Os músculos mostram diferenças na capacidade de retenção de água em estado cru, que não são explicadas somente pelas distintas velocidades de queda do pH ou pelo pH final. Inclusive, o porquê de muitas dessas diferenças ainda não é bem conhecido. A tendência é que carnes com pH muito baixo perdem mais água e serão mais secas, e as com pH elevado terão boa retenção de água e serão mais suculentas.

Outro fator que influi na umidade da carne é o sistema de alimentação (Tabela 28.13).

Tabela 28.12 Qualidade da carcaça e carne segundo escore de gordura da carcaça.

Gordura escore (1 = baixo a 4 = alto)	1 (n = 10)	2 (n = 30)	3 (n = 30)	4 (n = 20)
Músculo (%)	66,3 a	64,6 ab	61,9 bc	60,1 c
Osso (%)	21,0 a	19,6 ab	18,9 bc	17,8 c
Gordura subcutânea (%)	3,2 a	5,8 b	7,2 c	9,6 d
Gordura intermuscular (%)	9,5 a	10,1 ab	11,9 bc	12,4 c
Gordura total (%)	12,7 a	15,9 b	19,1 c	22,0 d
pH	5,54	5,52	5,56	5,55
Perdas totais (%)	20,6	19,7	16,8	17,6
Capacidade de retenção de água (%)	18,5	22,5	20,7	22,8
Dureza (kg)	7,11 a	6,17 ab	5,36 b	5,16 b
mg mioglobina/g músculo	2,15	2,45	2,51	2,37
Intensidade de odor (1-100)	45,2	49,4	47,5	49,2
Maciez (1-100)	45,9 a	50,5 ab	52,3 b	54,9 b
Suculência (1-100)	41,2	44,1	43,9	42,2
Intensidade do *flavor* (1-100)	46,8 a	52,0 ab	53,0 b	54,4 b
Aceitabilidade geral (1-100)	42,7 a	45,3 ab	47,0 b	45,2 ab

Médias com letras distintas, na linha, diferem a 5% de probabilidade.
Adaptada de Sañudo *et al.*, 2000b.

Tabela 28.13 Qualidade da carne de cordeiros.

	PN	PN ao pé da mãe	PN + suplementação
CRA (%)	77,86 a	78,95 a	80,33 a
FC (kg/cm^2)	2,33 b	2,84 a	2,55 b
L*	47,87 a	49,49 a	49,02 a
a*	18,74 a	20,52 a	18,87 a
b*	9,05 a	10,54 a	10,81 a
Cor (mg/ℓ)[1]	54,40 a	57,17 a	54,83 a
Umidade	75,62 b	77,36 a	76,12 ab
Proteína	18,19 a	18,62 a	18,48 a
Gordura	3,95 a	2,86 b	3,60 ab
Cinza	0,98 a	0,98 a	0,96 a

CRA = capacidade de retenção de água; FC = força de cisalha; PN = pastagem nativa.
[1] ferro-hemínico em leitura por transmitância.
Médias com letras distintas, na linha, diferem a 5% de probabilidade.
Fonte: Bonacina *et al.*, 2011a.

Cor

O aspecto da carne fresca determina sua utilização para o comércio, sua atração para o consumidor e sua adaptabilidade para um futuro processamento. As mudanças mais perceptíveis para o consumidor são as que podem alterar suas propriedades físicas, relacionadas ao frescor, influenciando diretamente a aquisição; a cor é a primeira característica a ser observada pelo consumidor à compra.

Mioglobina e hemoglobina são pigmentos de cor das carnes: enquanto a primeira retém o oxigênio no músculo, a segunda o transporta na corrente sanguínea. A mioglobina tem o papel de armazenar oxigênio no músculo e o transferir ao sistema citocromo-oxidase intracelular. É uma cromoproteína formada por um grupo proteico, e outro prostético, que se compõe de um átomo de ferro ao qual se fixa o oxigênio e uma protoporfirina.

Na carne fresca, em condições normais, a mioglobina pode se apresentar de três formas básicas e a cor variará segundo a proporção relativa e a distribuição desses pigmentos: (1) mioglobina reduzida ou desoximioglobina (ferro ferroso, Fe^{++}), Mb, de cor vermelho-púrpura, encontra-se no interior da carne, resiste mesmo depois da morte pela própria atividade redutora do músculo; (2) oximioglobina ou mioglobina oxigenada (ferro ferroso, Fe^{++}), MbO_2, formada quando a Mb entra em contato com o ar, com a consequente oxigenação do pigmento, tem cor vermelho-brilhante, é a coloração desejável pelo consumidor, por isto estamos sempre buscando sua preservação; (3) metamioglobina ou mioglobina oxidada (ferro férrico, Fe^{+++}), MetMb, forma-se por exposição prolongada da anterior ao oxigênio ou diretamente a partir da mioglobina reduzida quando as pressões de oxigênio são baixas (cerca de 4 mm), como pode ocorrer nas embalagens, é de cor marrom-pardo e motivo de recusa pelo consumidor.

Considera-se que a mioglobina constitua 80 a 90% do pigmento total e contenha, em sua estrutura, uma porção globular, a globina, e unida a ela, outra porção não proteica denominada anel heme. Essa porção heme é de fundamental importância para a determinação da cor pela dependência do estado de oxidação dos íons ferro dentro da heme. A cor da carne ao ser fatiada é vermelho-púrpura e o pigmento é conhecido por desoximioglobina, porque há um sistema enzimático normal presente, a cadeia transportadora de íons, que mantém o ferro em estado ferroso que prontamente reage com a água. Ao se fatiar a carne, e se as condições oferecerem pequenas quantidades de oxigênio, como no caso de embalagem semipermeável, a porção heme do ferro se oxida, tornando-se marrom, formando a metamioglobina. Essa tonalidade dá ao consumidor a impressão de carne "velha" ou estragada. Entretanto, quando essa carne fatiada é colocada em contato com o ar atmosférico, o pigmento reduzido reagirá com o oxigênio, formando um pigmento relativamente estável, a oximioglobina.

Entre esses três tipos de pigmentos se estabelece um equilíbrio mais ou menos estável. Existem outros tipos de pigmentos, como sulfametamioglobina, de cor verde pela ação de bactérias; carboximioglobina, de cor vermelho-cereja em carnes conservadas e a nitrosomioglobina, de cor vermelha curada. Igualmente, por processos tecnológicos e com a globina desnaturada se formam outros compostos, como o nitrosômio-hemocromógeno, de cor rosa curada típica do presunto cozido. Existem outros pigmentos, como catalase, citocromos e flavinas, que têm papel bem menor sobre a cor, embora sejam importantes para os tecidos vivos.

Em relação à estabilidade da cor, a lentidão no aparecimento de metamioglobina na superfície muscular é considerada uma qualidade desejável. Os mecanismos de oxidação, a atividade redutora do músculo (MRA) e a velocidade de consumo de oxigênio incidem sobre essa estabilidade.

O efeito do pH sobre a estabilidade da coloração é importante e, para isto se devem considerar o pH final alcançado no *rigor mortis* e a queda deste no pré-rigor. Os pH baixos, as débeis pressões de oxigênio e as temperaturas elevadas junto com maior presença de ácidos graxos insaturados nas membranas intracelulares favorecem a oxidação. A adição de vitamina E e outros antioxidantes também atuaria nesse nível, aumentando a estabilidade da cor.

O estado físico da carne está intimamente relacionado ao pH, tendo sido vistas carnes com pH altos com colorações mais escuras devido à maior absorção da luz, enquanto aquelas com pH baixos tinham coloração mais claras, pelo efeito contrário. Carnes com pH altos apresentam aumento da atividade da citocromo-oxidase, que reduz as possibilidades de captação de oxigênio e, portanto, há predomínio da Mb de cor vermelho-púrpura. Os pH baixos também favorecem a auto-oxidação do pigmento produzindo uma marcante desnaturação proteica (mioglobina) e, por tudo isso, também carnes mais claras.

Geralmente, embora as diferenças não sejam importantes, pode-se dizer que as fêmeas apresentam carnes mais escuras (maior conteúdo em pigmentos) que os machos.

O aumento da taxa de mioglobina está relacionado ao aumento da infiltração da gordura intramuscular, o que cria maiores dificuldades de oxigenação.

O exercício influi na cor da carne. Animais em pastoreio a campo exigem do organismo maior oxigenação e terão maior quantidade de pigmentos, consequentemente, carne mais escura em relação aos alimentados em confinamento (sem busca de alimento). Igualmente, o princípio serve para explicar o caso de maior altitude. Os animais lactantes apresentam carnes mais claras, pela anemia produzida, já que o leite não tem ferro.

As dietas forrageiras provocam carnes mais escuras, embora estudos indiquem que, nos ruminantes, a natureza do alimento (pasto, cereais) influi pouco na cor, devido às intensas transformações que sofrem os alimentos no rúmen. Ainda que as dietas mais energéticas produzam maiores crescimentos diários e os animais cheguem a pesos de sacrifício a menores idades (carnes menos pigmentadas), em ovinos há necessidade de estudos nesse sentido.

Na Espanha, carnes com coloração clara estão associadas, na mente do consumidor, a carnes de animais jovens, sendo mais apreciadas e com preços mais altos. Em outros países da Comunidade Econômica Europeia são aceitas com maior facilidade carnes mais escuras, mas aquelas com coloração mais clara também são preferidas.

Toda a problemática da cor da carne começou a ser levada em consideração nos últimos anos, com a venda em bandejas pré-embaladas, com película permeável ao oxigênio ou em atmosferas controladas.

A cor é fenômeno puramente cerebral e subjetivo, resultante da excitação de certos centros do córtex pelos influxos nervosos procedentes das células fotossensíveis da retina. A cor de um objeto opaco depende da fração de luz refletida pelo objeto, em cada comprimento de onda; da distribuição espectral da luz que o ilumina e do observador, que percebe a luz refletida. A cor é característica tridimensional dos objetos, que consta de um atributo de claridade e dois cromáticos (especificação que não inclui claridade) chamados de tom e saturação.

- *Claridade* é o atributo que faz corresponder a cada cor uma equivalência em uma escala de cores. Igualmente, seria a intensidade da cor ou quantidade de luz refletida. Estado físico da carne, especialmente de sua superfície. Ligada ao pH e outros fatores *post-mortem*, que determinam o grau de hidratação e estado das proteínas musculares
- *Tom* (matiz) é atributo que dá à cor qualidade que se define como vermelho, laranja, amarelo, verde, azul, violeta ou púrpura, ou uma combinação delas. Estado químico do pigmento. Ligado a fatores *post-mortem*, fundamentalmente (frescor do corte, transformações tecnológicas,...), mesmo que esteja ligado à própria biologia do músculo
- *Saturação* descreve a cor por sua semelhança com uma cor espectral pura, fixando o tom. Quantidade de pigmentos. Ligada a fatores *ante--mortem* (espécie, raça, sexo, idade, alimentação, eficiência da sangria, entre outros).

O mecanismo da visão integra a luz percebida e obtém um resultado, sem poder discernir que tipo de radiação produz a sensação de cor. Este feito é a base da colorimetria, pois qualquer cor pode ser igualada pela soma das três primárias (vermelho, verde, azul), podendo determinar as quantidades necessárias de cada uma delas sem a preocupação de como atuam essas cores para produzir a sensação que produzem.

Flavor (odor + sabor)

O *flavor* do alimento corresponde ao conjunto de impressões olfativas e gustativas provocadas no momento do consumo e a terminologia *flavor* engloba o olor do alimento, ligado à existência de compostos voláteis e o sabor, que tem sua origem em substâncias solúveis. Portanto, o *flavor* é percebido no momento do consumo, desenvolvendo-se antes da introdução do alimento na boca, durante a mastigação e durante e depois da deglutição; influindo mutuamente nas demais características organolépticas, especialmente na suculência e na textura-dureza, determinando, ao final, entre todos eles, a aceitabilidade sensorial pelo consumidor.

O *flavor*, como particularidade, ainda que possa ser analisado por métodos físico-químicos mais ou menos complexos, apresenta deficiente interpretação instrumental, de modo que é obrigatória a utilização da análise sensorial, visto que o *flavor* da carne, de forma considerável, é expressão do aroma, sendo usados, frequentemente, os mesmos adjetivos para descrever ambas as características. Entretanto, alguns termos se aplicam especificamente ao aroma ou ao sabor da carne, sendo sugeridos procedimentos de análises descritivas para a carne cozida.

Os músculos apresentam diferenças de *flavor* devido, entre outras coisas, às diferenças em sua composição química e tipo metabólico.

Igualmente, a fração fosfolipídica da gordura intramuscular apresenta um papel importante para o *flavor*. Nos ovinos, foi estudada a intensidade de aroma de diferentes pedaços da carne – paleta, chuletas, perna, e não foi evidenciada diferença significativa, enquanto o *flavor* da gordura, sim, mostra diferenças, apresentando a gordura da paleta e de costelas um aroma mais intenso que a da perna (Shorland *et al.*, 1970). Em ovinos, as diferenças em *flavor* não são acentuadas.

Os machos inteiros apresentam aroma mais intenso que as fêmeas, tanto na carne como na gordura. A intensidade do *flavor* é incrementada com o aumento da idade e, consequentemente, com o peso corporal.

Em ovinos, por normalmente existir menos problemas com a queda do pH final, a importância do *flavor* deve ser menor que em bovinos, mas faltam estudos. A influência da alimentação sobre o *flavor* é considerada fundamental, embora existam resultados contraditórios. Não se pode dizer que os ovinos alimentados com pasto frente aos alimentados com concentrado tenham *flavor* mais ou menos desejável, visto que os resultados são variáveis e dependem dos hábitos culinários dos consumidores. As diferenças são significativas em animais com menor peso e mais jovens, o que é curioso. Entretanto, seria interessante analisar a natureza dos alimentos em cada caso. Há estudos mostrando *flavors* mais intensos nos animais que pastam trevo-branco ou alfafa do que nos que pastam *Ray-grass*; assim como certos pastos (*Dolichos*, *Glycine*) dão à carne *flavors* anormais.

Rações mais energéticas ocasionam maior engorduramento e, consequentemente, *flavors* mais intensos. A adição de gordura protegida pode transformar a qualidade organoléptica. Adicionando-se ácido linoleico protegido à ração, aumenta a presença deste na gordura, ficando a carne ovina com aparência azeitosa e *bouquet* semelhante ao de frango ou suíno.

Duckett e Kubert (2001) verificaram que o genótipo e a nutrição apresentam impacto importante sobre o *flavor* da carne de cordeiros; recomendam pesquisas para determinar maneiras de manipular esses fatores para alterar o sabor de cordeiro e aumentar seu consumo na dieta humana.

Macedo *et al*. (2008) verificaram que a semente de girassol altera o perfil de ácidos graxos do músculo longo dorsal, ocasionando diminuição do ácido graxo saturado palmítico e aumento da insaturação da carne pelos ácidos graxo oleico e linoleico, o que melhora a qualidade da carne para consumo.

Métodos de avaliação de carcaças e marcas de qualidade

A maioria dos métodos de avaliação de carcaças tem como principal objetivo o aspecto econômico e se concentra nas características de maior influência sobre o valor da carcaça na venda a varejo, sendo razão para desenvolver um sistema de avaliação de carcaças, estabelecer melhor comunicação das exigências do consumidor para o produtor, produzindo preços diferenciados e claros, relacionados a características das carcaças de importância comercial. Sem esquecer que essa carcaça deve conter a carne que satisfaça ao consumidor. Quando não elaborados com os devidos cuidados, os métodos de avaliação de carcaças ficam somente no papel.

Métodos de avaliação de carcaças

Entre os distintos métodos de avaliação, destacam-se:

- Sistemas de notação
- Sistemas descritivos codificados
- Sistemas de tipificação
- Sistemas de classificação
- Sistemas de *grading* ou de formação de categorias comerciais das carcaças.

Sistemas de notação ou de qualificação dos caracteres da carcaça

Esses sistemas têm por objetivo qualificar a carcaça, atribuindo aos diferentes caracteres julgados determinantes de qualidade uma pontuação, de modo que aquela carcaça que reúna em grau ótimo as características de qualidade escolhidas alcance 100 como pontuação máxima.

A seleção dos caracteres e a pontuação que lhes é atribuída são estabelecidas em função do grau de adequação das exigências da demanda para um mercado e num dado momento. Portanto, considera o presente sistema os dois princípios básicos que influem sobre a qualidade: espaço e tempo.

Para cada um dos caracteres obtém-se a pontuação seguindo métodos dedutivos ou indutivos que determinam a bondade da característica. Todos esses valores ficam recolhidos em uma tabela que serve, posteriormente, para efetuar a qualificação das carcaças na prática.

Os caracteres da carcaça objeto de pontuação podem ser de natureza quantitativa ou qualitativa. A natureza dos caracteres condiciona a natureza de sua medida. Os quantitativos, como o comprimento da carcaça, largura dos quadris, espessura da gordura de cobertura, profundidade e largura dos músculos etc., são medidos objetivamente. Os caracteres qualitativos, como cor do músculo, infiltração da gordura no músculo ou marmoreio, cor da gordura etc., são apreciados, na maioria dos casos, subjetivamente.

Hirzel, em 1939, baseando-se nas relações entre certas medidas da carcaça e as proporções físicas de osso, músculo e gordura, considerando também os critérios de qualidade que prevaleceram no mercado de Smithfield, de Londres, entre os anos de 1921 e 1932 inclusive, elaborou um método de pontuação para qualificar as carcaças ovinas (Tabela 28.14). Analisando-se esse método, deduz-se que três dos seis critérios objeto de qualificação fazem referência a

Tabela 28.14 Qualificação dos caracteres da carcaça ovina.

	Pontuação máxima	Total
Caracteres medidos		
Diâmetro longitudinal do longo dorsal (medida B)	35	
Espessura da gordura de cobertura (medida C)	30	
Comprimento do osso da canela (tíbia)	10	75
Caracteres subjetivos		
Conformação da perna	10	
Cor da carne	10	
Quantidade de carne sobre a costela no ponto X	5	25
Total		100

Adaptada de Hirzel, 1939.

caracteres cujas medidas traduzem a composição tecidual da carcaça.

Ressalte-se que os resultados de Palsson (1939) mostram que a espessura do músculo longo dorsal, medido ao nível da penúltima costela, é um indicador da musculatura total da carcaça. A correlação dessa medida (medida B) com a quantidade de músculo obtida por dissecção é de 0,47 para carcaças procedentes de cordeiros castrados ou de fêmeas com menos de 12 meses de idade (*lambs*), e de 0,60 para carcaças procedentes de cordeiros castrados ou de cordeiras entre 12 e 24 meses de idade (*hoggets*), enquanto a espessura da gordura de cobertura, medida sobre essa mesma costela, no ponto de prolongação do diâmetro longitudinal do músculo longo dorsal (medida C) apresenta correlação com a gordura total de cobertura da carcaça de 0,70 e de 0,95 para *lambs* e *hoggets*, respectivamente, assim como a correlação entre o comprimento do osso da canela (tíbia) e o peso total do esqueleto da carcaça é de 0,75 para os *lambs* e de 0,81 para os *hoggets*. As pontuações atribuídas a esses três caracteres se estabelecem em função da adequação de suas medidas ao ótimo exigido pelo mercado.

Assim, por exemplo, a espessura de gordura considerada mais adequada para as carcaças de 30 a 39 libras de peso é de 5 mm (Tabela 28.15). Portanto, essas carcaças recebem a máxima pontuação de 30, de acordo com a tabela de Hirzel.

Verifica-se que para a amplitude de peso de carcaças existe uma espessura ótima de gordura. De acordo com essa espessura e o peso da carcaça é atribuída a pontuação correspondente. A Tabela 28.15 ilustra essa relação.

Tabela 28.15 Atribuição das pontuações para as carcaças em função da espessura da gordura de cobertura (medida C).

| | \multicolumn{7}{c}{Peso das carcaças (em libras)} |
Pontos	30-39	40-49	50-59	60-69	70-79	80-89	90-99
				Medida C (mm)			
1	–	1	2	3	4	4	4
10	1	2	3	4	5	5	5
18	2	3	4	5	6	6	6
24	3	4	5	6	7	7	7
28	4	5	6	7	8	8	8
30	5	6	7	8	9	9	9
29	6	7	8	9	10	10	10
27	7	8	9	10	11	11	11
24	8	9	10	11	12	12	12
20	9	10	11	12	13	13	13
15	10	11	12	13	14	14	14
9	11	12	13	14	15	15	15
1	12	13	14	15	16	16	16

Equivalência libras e quilogramas: 1 libra = 0,453 kg.
Adaptada de Hirzel, 1939.

Mesmo procedimento é feito para as pontuações das outras características medidas objetivamente, espessura do músculo largo dorsal e comprimento do osso da canela.

De acordo com o peso da carcaça e o resultado das medidas dessas duas características são atribuídas as pontuações correspondentes, estipuladas por Hirzel, as quais vêm expressas em outras tabelas similares às das Tabelas 28.14 e 28.15.

As demais características (conformação da perna, cor da carne e quantidade de carne sobre a última costela), que fazem referência à qualidade de aparência da carne e da carcaça, são estimadas subjetivamente.

Segundo a correspondência que o operador estime que exista entre sua impressão visual e os ótimos requeridos pelo mercado é atribuída uma pontuação a essas características, sem que exista outra referência que sirva para determinar a pontuação de maneira mais precisa.

O método de notação (ou qualificação) não foi elaborado para ser utilizado na prática dentro dos matadouros, como parte complementar das múltiplas operações que ali se realizam.

A prática de qualquer dos métodos de qualificação requer cortes na carcaça em pontos anatômicos precisos para obter as medidas de suas características. Isto, além das manipulações frequentes das diferentes partes da carcaça, é desaconselhável pelos princípios de higiene veterinária, além de demorados e da necessidade de pessoal treinado.

A utilidade e aplicação desse método restringem-se a concursos ou competições de carcaças e sua finalidade é mostrar os modelos de produção que se julgam mais adequados às exigências da demanda.

Para avaliar um método de notação ou qualificação, três fatores devem ser considerados: idoneidade, eficácia e perfeição.

A idoneidade do método depende da correta eleição das características da carcaça, que devem corresponder às exigências de qualidade vigentes no mercado. Este requisito requer o conhecimento dos princípios de qualidade que regem a demanda e das possibilidades biológicas da espécie animal para produzi-los.

A eficácia do método é função da correspondência que existe entre as pontuações atribuídas aos resultados das medidas de cada característica e o grau de adequação às exigências da demanda. A correta elaboração das tabelas, que servem para dar as pontuações dos resultados das medidas das características, é determinante dessa eficácia.

A perfeição do método depende da importância dos erros que se cometem na sua aplicação. A apreciação visual, como medida subjetiva das características, está sujeita às variações inerentes ao operador, que podem assimilar uma imperfeição do método ou perda de sua fiabilidade. Por esta razão, os autores dos distintos métodos tratam de reduzir, dentro do possível, o número de características avaliadas por apreciação visual ou de reduzirem as pontuações a elas atribuídas. Dessa maneira, os possíveis erros na avaliação total da carcaça se reduzem consideravelmente.

Sistemas descritivos codificados

Esses sistemas foram elaborados para oferecer, dentro dos limites inerentes à natureza da carcaça, uma imagem individual da mesma por meio de uma carta descritiva, na qual se especificam as características qualitativas e a importância das quantitativas, mediante um código cifrado, cujas equivalências foram previamente definidas.

Segundo a amplitude do código, será possível a descrição mais ou menos completa das diferentes características da carcaça procedente de qualquer espécie.

Cada característica eleita para elaborar os sistemas descritivos codificados apresenta particular importância econômica, porque constituem elementos determinantes da qualidade da carcaça. A carta descritiva, por meio das cifras do código, oferece a importância das características quantitativas e qualitativas, sem implicar em hierarquia econômica das carcaças codificadas. Entretanto, conhecendo previamente os requerimentos de determinado mercado, a análise da carta descritiva da carcaça permite estimar o grau de idoneidade para esse mercado. Atribuindo-se um valor das particularidades qualitativas e quantitativas de cada característica, é possível determinar o valor global da carcaça.

Os sistemas codificados apresentam notável interesse teórico para fins de comercialização. Porém, para pôr em prática esse sistema é necessário avaliar ou medir as diferentes características de cada carcaça para obter dados que permitam preencher a carta descritiva individual. Uma vez materializadas essas operações, é indispensável fazer chegar a informação contida na carta descritiva aos diferentes setores da comercialização (produtor, intermediário, açougueiro e comprador), sem o qual o sistema não alcançaria seu objetivo.

Apesar da lógica do sistema, a complexidade de sua aplicação não permitiu até o momento pô-lo em prática em um matadouro, nem para fins experimentais.

Tipificação das carcaças

Esse método define um tipo ou padrão de carcaça fixando, *a priori*, os atributos qualitativos e a importância dos quantitativos. A fixação dos parâmetros e a forma de sua determinação constituem a norma que define o tipo ou padrão. Toda carcaça que possua, ostente e preencha os requisitos especificados na norma preestabelecida se diz normalizada.

A definição das normas dos padrões pode surgir de um acordo expresso entre os setores da produção e comercialização, ou ser definidas por um organismo oficial que conte com pessoal técnico para essa finalidade. Em todos os casos, as normas são definidas considerando os aspectos técnicos, econômicos e os sociológicos que incidem sobre determinada produção.

Os aspectos técnicos se deduzem dos resultados de pesquisas para determinar, de maneira objetiva, os atributos qualitativos e quantitativos do produto que melhor traduz sua composição e melhor servem para identificar as características de aparência.

Os aspectos econômicos são deduzidos das experiências planejadas para determinar os custos de produção dos atributos quantitativos e qualitativos que definem esse produto.

Os aspectos sociológicos constituem o resultado das investigações no mercado para elucidar os critérios de qualidade do produto, ou seja, os princípios de eleição que regem a oferta e a demanda. Portanto, a mecânica operacional para definir uma norma não é simples e varia de acordo com a natureza do produto.

Mas a definição de um tipo de produto é realizada com base nos fatores técnicos que melhor sustentam os outros dois fatores mencionados.

Existem casos em que a proposição de uma norma, definidora de produto especial é preconizada por uma agrupação de produtores ou por empresas comerciais, para garantir as características particulares da produção oferecida ao consumidor. É o caso dos produtos com denominação específica de qualidade, também conhecida como denominação de origem (Osório, 1992, 1994).

Definida a norma, para sua aprovação legal e para sua aplicação é necessário especificar o instrumento e a forma ou o modo de medir ou estimar as características quantitativas e qualitativas do produto objeto da norma. A aplicação desta requer inspeção, identificação dos produtos pela autoridade técnica requerida. Os dois requisitos, medida ou avaliação das características e a marcação dos produtos garantem ao comprador as qualidades e características especificadas na norma. A proposição de normas que definem os diferentes tipos de uma determinada produção pode constituir um recurso para a classificação de toda essa produção, ou seja, para agrupar semelhante com semelhante. Neste caso, os tipos definidos devem compreender toda ou a maior parte dessa produção.

A definição de um tipo especial pode ser utilizada pelos produtores, por associações ou firmas comerciais para definir as características de um tipo de produto específico, obtido a partir de técnicas particulares usadas pelos interessados.

A proposição, por um organismo regulador oficial, de uma norma que defina um tipo de produto pode obedecer também a um plano de promoção nacional do que se julga de maior interesse para a economia e política comercial. Neste caso, a atribuição de subvenções econômicas aos produtos que reúnem as características especificadas na norma pode estimular um setor da produção para este tipo de produto.

A subvenção ou quantia estipulada é calculada, de um lado, estimando o valor das características exigido pela norma e dos custos de sua produção e, de outro, estimando os benefícios que pode reportar ao país o incremento de produção do tipo proposto.

O objetivo é fazer com que a inversão realizada em conceito de bonificação seja rentável a curto ou longo prazo para a economia nacional. Portanto, o recurso da tipificação serve para definir um produto, no presente caso, a carcaça.

Quando a medida das características, inspeção e marcação da carcaça se realiza de forma correta, o consumidor tem garantia das propriedades do produto adquirido.

Pela Portaria Ministerial nº 307, de 26 de dezembro de 1990, publicada no Diário Oficial de 27 de dezembro de 1990, entrou em vigor o sistema brasileiro de tipificação de carcaças ovinas, sistema este que precisa ser atualizado para as condições brasileiras para não ficar somente no papel. Hoje há conhecimento sobre sistemas de avaliação de carcaças e, também, as particularidades dos genótipos, sistemas de criação e dos fatores que influem sobre a qualidade da carcaça e carne que, quando de sua criação, não existiam ou eram insuficientes.

O sistema brasileiro atual apresenta as seguintes normas:

- Da classificação dos animais (Tabela 28.16)
- Da tipificação de carcaças. A tipificação de carcaça obedecerá aos parâmetros sexo-maturidade, conformação, acabamento e peso
    - *Sexo-maturidade:* o sexo é verificado por observação das características sexuais e a maturidade fisiológica, pelo exame dos dentes incisivos

Tabela 28.16 Classificação dos animais.

Categoria	Sigla	Característica
Cordeiro	Cd	Ovino jovem, macho, castrado ou não, e fêmea, com dentes de leite, sem queda das pinças e com peso mínimo de carcaças de 6 kg
Borrego	Bo	Ovino jovem, macho castrado e fêmea, apresentando no máximo as pinças de segunda dentição, sem queda dos primeiros médios e com peso mínimo de carcaça de 15 kg
Borregão	Bg	Ovino macho castrado e fêmea, com evoção dentária incompleta (até seis dentes incisivos definitivos), sem queda dos cantos da primeira dentição e com peso mínimo de carcaça de 17 kg
Capão	Cp	Ovino macho adulto, castrado, com mais de seis dentes incisivos da segunda dentição e com peso mínimo de carcaça de 19 kg
Ovelha	Ov	Serão enquadradas nesta categoria todas as fêmeas adultas, com mais de seis dentes incisivos da segunda dentição e com mínimo de 16 kg
Carneiro	Cr	Ovino macho não castrado, considerado como tal a partir da queda das pinças da primeira dentição. Enquadram-se também nesta categoria os chamados "rufiões"

— *Sexo:* são estabelecidas as seguintes categorias:
- Macho – M: estão englobados neste item os machos inteiros
- Macho castrado – C: estão englobados neste item os machos castrados
- Fêmea – F: estão englobadas neste item todas as fêmeas

— *Maturidade:* serão estabelecidas as seguintes categorias:
- Dente de leite – D: animais com apenas a primeira dentição sem queda das pinças
- Pinças – P: animais castrados ou fêmeas, a partir da queda das pinças da primeira dentição até o desenvolvimento total das pinças da segunda dentição, sem queda dos primeiros médios
- Seis dentes – 6: animais com até seis dentes definitivos sem queda dos cantos da primeira dentição
- Oito dentes – 8: animais possuindo mais de seis dentes definitivos

— *Conformação:* expressa o desenvolvimento das massas musculares. Este parâmetro é obtido pela verificação dos perfis musculares, os quais definem anatomicamente as regiões de uma carcaça. Tal fato elimina o aspecto puramente subjetivo do problema, passando a ser quase mensurável.

Desse modo, na medida em que a carcaça for convexa, arredondada, exprimirá maior desenvolvimento; sendo côncava, refletirá o contrário, isto é, menor desenvolvimento muscular.

As carcaças serão descritas como segue:
- Carcaças convexas – C
- Carcaças subconvexas – SC
- Carcaças retilíneas – RE
- Carcaças subcôncavas – S
- Carcaças côncavas – CO
- Carcaças destinadas à industrialização – I

— *Acabamento:* expressa a distribuição e a quantidade de gordura de cobertura da carcaça, sendo descrito pelos seguintes números:
- Magra – gordura ausente
- Gordura escassa – 1 e 2 mm de espessura
- Gordura mediana – acima de 2 e até 5 mm de espessura
- Gordura uniforme – acima de 5 e até 10 mm de espessura
- Gordura excessiva – acima de 10 mm de espessura.

A aferição da gordura será feita no conjunto da carcaça, mas especialmente em dois locais diferentes, a saber:
- Sobre a massa muscular superior e lateral superior do traseiro (músculo bíceps femoral e semitendinoso)
- Sobre as vértebras sacrais, lombares e torácicas; nestas, particularmente entre a 12 e a 13

— *Peso:* refere-se ao peso quente da carcaça obtido na sala de matança logo após o abate. Os seguintes limites são estabelecidos por tipo:
- B, Cd – 6 kg;   Bo – 15 kg
- R, Cd – 6 kg;   Bo – 15 kg
- A, Bo – 15 kg; Bg – 17 kg

- S, Cp – 19 kg; Ov – 16 kg
- I, Cp – 16 kg; Ov – 13 kg; Cr – 17 kg
- L, sem especificações.

Resumo do sistema

Resumo do sistema (Tabela 28.17) da avaliação da carcaça e enquadramento:

- A avaliação da carcaça e seu enquadramento, dentro de determinado tipo, será realizada a quente, depois da pesagem e antes de entrar na câmara de resfriamento
- O primeiro parâmetro a ser avaliado será o sexo-maturidade, que deverá ser afixado na carcaça por meio de etiqueta ou carimbo
- Sabendo o enquadramento por sexo-maturidade, o tipificador verificará se os outros parâmetros do tipo estão satisfeitos. Se algum não estiver de acordo, a carcaça automaticamente será colocada no tipo imediatamente inferior. Exemplo:
  - Se a carcaça for de um cordeiro, conformação retilínea, acabamento 2 e peso de carcaça 15 kg, será enquadrada no tipo R; porém, se ela for subcôncava, passará ao tipo A
  - Se a carcaça for de um capão subconvexo, acabamento 2, com 20 kg de carcaça, será enquadrada no tipo S; porém, se pesar 16 kg, passará ao tipo I
  - Se a carcaça for de um borrego com conformação retilínea, acabamento 3, com 18 kg de carcaça, será enquadrada no tipo R; porém, se ela apresentar acabamento 1, passará ao tipo A
- Da comercialização
- A comercialização de ovinos para abate, realizada em todo o território nacional, para fins de tipificação de carcaças obedecerá aos parâmetros no item 2 da presente portaria

- A possibilidade de que este sistema venha ser aplicado na prática são pequenas, visto que foi fruto de um trabalho sem uma reunião com:
  - Investigadores, não havendo considerado grande parte dos trabalhos que poderiam muito bem servir de base e indicativo do que estava sendo produzido
  - Associações das raças mais criadas ou produtores, para saber, principalmente, se o sistema poderia contemplar satisfatoriamente a grande maioria dos animais comercializados para abate
  - Técnicos e extensionistas ligados ao setor para verificar as condições de sua aplicação prática
  - Comerciantes e consumidores, para verificar as preferências e fixar as características que determinariam o tipo.

Esse sistema não oportuniza as diferentes raças e tipos de carcaças produzidas no Brasil. São grandes as diferenças em morfologia e maturidade das raças de expressão numérica no Brasil.

Por exemplo, pode um borrego da raça Merina, Ideal ou Corriedale, terminado, com carne de qualidade ter peso de carcaça quente inferior a 15 kg.

Portanto, naquele momento, o sistema não veio como estímulo à maioria dos ovinocultores ou não estavam os segmentos da cadeia produtiva devidamente esclarecidos sobre qualidade de carne. Este, quem sabe, tenha sido o principal equívoco para o enfraquecimento do setor e que poderia muito bem ter realizado um crescimento harmônico, gradativo e coerente no espaço e no tempo.

Um sistema de avaliação de carcaças deve ser dinâmico e considerar espaço e tempo, já que busca adequar os sistemas de criação para alcançar o produto de preferência do consumidor. Em 1990, não havia

Tabela 28.17 Resumo do sistema.

Tipo	Maturidade	Sexo	Conformação	Acabamento	Peso (mínimo)
B	D-P	M-C-F	C-SC	2-3	Cd – 6 kg Bo – 15 kg
R	D-P	M-C-F	C-SC-RE	2-3	Cd – 6 kg Bo – 15 kg
A	6	C-F	C-SC-RE-S	1-2-3	Bo – 15 kg Bg – 17 kg
S	8	C-F	C-SC-RE-S	1-2-3-4	Cp – 19 kg Ov – 16 kg
I	8	M-C-F	C-SC-RE-S-CO	1-2-3-4-5-	
L	Sem especificações				

Em maturidade: 6 = 6 dentes; 8 = 8 dentes; D = dente de leite; P = pinças. Em sexo: C = macho castrado; F = fêmea; M = macho. Em conformação: C = carcaças convexas; CO = carcaças côncavas; RE = carcaças retilíneas; S = carcaças subcôncavas; SC = carcaças subconvexas. Em peso: Bg = borregão; Bo = borrego; Cd = cordeiro; Cp = capão; Ov = ovelha.

o conhecimento e o esclarecimento para pôr em prática um sistema drástico e muito menos algo fora da realidade produtiva da maioria do rebanho. Hoje, quem sabe, seja o momento de discutir e elaborar um sistema coerente.

O próprio sistema de tipificação existente poderá ser utilizado para início de uma discussão, pois apresenta os critérios técnicos básicos a qualquer sistema de avaliação de carcaça.

O que deve ser discutido não são os critérios técnicos e características avaliadas, mas em vista da grande diferença entre as regiões produtivas (Sul e Nordeste) e seus sistemas de criação (intensivo, semi-intensivo, extensivo etc.) e raças, não seria recomendado um sistema de avaliação de carcaça em nível nacional e que não inviabiliza ou descarta a necessidade ou criação de um tipo de produto especial, por uma agrupação de produtores ou por empresas comerciais, para garantir as características particulares da produção oferecida ao consumidor, que é o caso dos produtos com denominação específica de qualidade ou denominação de origem, que não deixa de ser uma tipificação com interesses setoriais.

Classificação das carcaças

O conceito de classificação referente às carcaças pode ser definido como a ação de atribuir ou agrupar, sem prejuízo de nenhum gênero, um conjunto heterogêneo de carcaças em subconjuntos homogêneos denominados classes, de características análogas, constantes no espaço e no tempo. Estabelecidas as classes, é possível definir intraclasses, diferentes tipos de carcaças em função da analogia das características.

As classes e os tipos, definidos pelos critérios de classificação adotados, não constituem necessariamente uma hierarquia econômica, ou seja, a classificação não determina, a priori, uma escala de valores das classes ou dos tipos de carcaças estabelecidos pelo processo de classificação.

Teoricamente, para classificar as carcaças, podem ser adotados todos os critérios que, a juízo do classificador, se julguem os mais idôneos para alcançar o objetivo de agrupar semelhante com semelhante. Entretanto, um sistema de classificação será mais perfeito quando os critérios de classificação adotados mais se identificarem ou corresponderem aos critérios prevalentes nos diferentes níveis da produção e comercialização da carcaça: produtor, abastecedor, industrial transformador da carne, açougueiro, comprador e consumidor. Portanto, uma classificação de carcaças deveria ser estabelecida levando em consideração os interesses particulares de cada um dos setores mencionados.

Entretanto, visto que, por um lado, os interesses e os critérios de qualidade que prevaleçam nos diferentes setores da produção e comercialização das carcaças são, às vezes, contraditórios e, por outro, sob os aspectos biológicos, é impossível obter um tipo de carcaça que reúna todos os requisitos de qualidade exigidos pelos diferentes setores mencionados. É necessário que os critérios adotados para estabelecer uma classificação permitam a cada um dos setores da cadeia, que vai da produção ao consumo, eleger o tipo de carcaça mais adequado a seus objetivos. De modo que os critérios de classificação poderão ser utilizados em cada um dos níveis da comercialização, atribuindo um valor em função de seus interesses particulares. Por isso, os critérios de classificação não determinam uma hierarquia econômica nas carcaças classificadas.

Os requisitos que devem preencher os critérios de classificação são:

- Os critérios de classificação devem ter um significado biológico na produção animal e devem ser suscetíveis de ser controlados pelo produtor mediante técnicas de manejo e alimentação
- Os critérios de classificação devem corresponder aos critérios de eleição que regem a oferta e a demanda, e ter importância econômica. Estes critérios que variam no espaço e no tempo, visto que os usuários lhes atribuem valores distintos em função de suas preferências, constituem elementos dinâmicos da qualidade
- Os critérios de classificação, eleitos em função das duas premissas anteriores, devem ser suscetíveis de ser medidos ou estimados subjetivamente. Neste último caso, para sua aceitação se deve determinar previamente a precisão da estimação subjetiva com respeito à medida objetiva da característica
- A realização das medidas ou estimação das características eleitas não deve intervir de nenhuma forma na sequência normal da linha de matança, nem alterar as condições higiênicas da carne, nem a integridade física da carcaça definida pela legislação oficial vigente
- Os critérios de classificação devem se adequar ou corresponder às diretrizes que prevaleçam no mercado internacional das carcaças, deixando de lado interesses parciais ou tendenciosos de um mercado.

Os critérios a seguir atendem aos cinco princípios expostos e, portanto, são os caracteres que servem para classificar as carcaças:

- Peso da carcaça
- Sexo
- Idade cronológica, ou idade biológica ou grau de madurez
- Estado de engorduramento
- Conformação
- Cor da carne
- Cor da gordura e sua consistência
- Infiltração da gordura no músculo ou marmoreio.

Cabe, porém, ressaltar que os critérios mencionados não são aplicados indistintamente às carcaças procedentes das espécies produtoras de carne. A espécie animal condiciona a eleição dos critérios e determina os mais idôneos para a classificação de suas carcaças. Normalmente, e para todas as espécies, o peso da carcaça, o sexo e a idade cronológica ou a idade biológica são os critérios utilizados para definir as distintas classes de carcaças. Intraclasses, o grau de engorduramento e a conformação definem os diferentes tipos de carcaças. Os critérios cor da carne, cor da gordura, infiltração de gordura no músculo são utilizados para diferenciar os tipos de carcaças intraclasses.

As exigências da higiene veterinária, as condições de trabalho nos matadouros, as limitações dos conhecimentos das peculiares exigências dos mercados e dos métodos apropriados para medir outras características não permitem ou dificultam o estabelecimento de outros critérios mais sofisticados para classificar racional e logicamente as carcaças.

No que se refere às carcaças bovinas e ovinas, o número de critérios para sua classificação poderia ser limitado a um mínimo, se adotados o sistema de produção e o peso da carcaça para definir as classes comerciais.

O sistema de produção e o peso da carcaça são fatores que determinam no animal e em sua carcaça um número definido de características, implícitos na classificação e que não seria necessário considerar de forma adicional. Os dois critérios mencionados são utilizados para definir as classes comerciais dentro dos esquemas tradicionais de classificação, porque implicam ou determinam, por sua vez, outras características qualitativas e quantitativas das carcaças. Algumas das classificações de carcaças ovinas e bovinas existentes nos países da União Europeia estão baseadas nestes princípios; mas tendo em vista que não existe uma equivalência exata entre os sistemas de produção, não existe também uma correspondência exata entre os sistemas de classificação.

Entretanto, se a evolução dos mercados determinasse de maneira permanente e continuada a comercialização das carcaças em forma de peças (cortes), por grupo de músculos ou por músculos separados, outros critérios de qualidade mais específicos poderiam ser levados em consideração para classificar as peças das diferentes espécies.

Os sistemas de classificação são o instrumento mais adequado para oferecer ao mercado tipos de carcaças normalizadas, ou seja, definidas pela importância de suas características quantitativas e pelos principais atributos de suas características qualitativas.

O sistema de classificação permite consolidar um mercado baseado no mútuo entendimento entre o que se oferece e o que se demanda e serve para orientar a produção pelo tipo de carcaça mais solicitado no mercado e oferecer, por sua vez, ao produtor, os elementos de juízo para definir as diferentes opções de sua produção.

Permite ainda, o sistema de classificação, elaborar as estatísticas da produção cárnea baseadas em cifras confiáveis e conhecer as características da produção em função do espaço e do tempo e, avaliar a produção em termos econômicos e em função dos distintos tipos de carcaças produzidas.

As carcaças consideradas como ótimas e definidas pelas particularidades de suas características podem ser tomadas pelos geneticistas para buscar, dentro das possibilidades de cada raça, o tipo de carcaça ideal. Os técnicos em manejo e alimentação podem definir outros parâmetros e fatores que modifiquem essas características.

Quando existe uma autoridade imparcial que supervisiona as operações de classificar, garante-se continuidade nos caracteres das carcaças classificadas e, ao consumidor, garantem-se as particularidades dessas carcaças.

Se o sistema de classificação é viável, sob o ponto de vista técnico e da adaptação ao trabalho de um matadouro, a principal dificuldade para que seja adotado está nos interesses tendenciosos de determinado mercado e nos interesses contraditórios de certos setores da comercialização.

A adoção de um sistema de classificação responde a uma deliberada vontade de organização do mercado, no qual está implícito, por sua vez, um controle material *a posteriori* da produção e de suas características, o qual não sempre é conforme os interesses dos distintos setores da produção e da comercialização.

Grading *ou formação de categorias das carcaças*

Os países exportadores de carne ovina foram os primeiros a estabelecer uma amostra dos diferentes tipos de carcaças produzidas para facilitar os processos de sua comercialização. É evidente que esse condicionamento, a comercialização a distância das carcaças, exigiam esse requisito. Seu principal objetivo é estabelecer uma graduação das carcaças, de maior a menor, em função dos valores atribuídos aos diferentes tipos de carcaças definidos por suas características particulares.

O *grading* implica uma hierarquia econômica dos diferentes tipos de carcaças, de acordo com aquele pelo qual o consumidor está disposto, sistematicamente, a pagar um preço superior.

Visto que a qualidade se dá em função do espaço e do tempo e que a natural expansão do comércio da carne teve que contemplar a conquista de outros mercados, o sistema de *grading*, na Nova Zelândia, sofreu com o tempo diferentes modificações. A ordem de graduação das carcaças não correspondia sempre à ordem de exigências dos diferentes mercados mundiais.

O produtor, por sua vez, limitado pelo material e animal, e condicionado pelos sistemas de criação e de alimentação próprios de seu contorno ecológico particular não podia preencher as exigências de qualidade ótimas requeridas e assinaladas no sistema de *grading*.

Essa circunstância agravante, aliada ao fato de que a ordem de preços atribuídos aos diferentes tipos de carcaças não correspondiam em todos os países à ordem ou graduação das carcaças estabelecida pelo *grading*, acabou, após várias modificações, descartando este sistema, optando-se por um mais racional e útil que permitisse oferecer aos diferentes setores da cadeia, que vai da produção ao consumo, uma amostragem da produção sem prejuízo de nenhum gênero.

Marcas de qualidade

Muitas são as maneiras de identificar um produto. Citamos cinco figuras de proteção dos alimentos de qualidade que já são consagrados e apresentam legislações bem desenvolvidas:

- Denominações de origem protegidas
- Indicações geográficas protegidas
- Marcas de qualidade certificadas
- Produtos integrados
- Produtos ecológicos ou orgânicos.

Denominação de origem protegida

Definida pelo nome de uma região, de um lugar determinado ou um país, utilizada para determinar um produto originário dessa região geográfica, cuja qualidade ou características sejam essencial ou exclusivamente atribuíveis a um entorno geográfico determinado.

O alimento com denominação de origem não necessariamente procede de uma raça nativa definida, ainda que essa ocorrência seja comum, sempre que se atribua ao produto da raça algumas qualidades definidas com repercussão nas características do produto final.

A denominação de origem assegura ao consumidor uma diferença clara do produto, baseada em todo o processo produtivo, do campo ao garfo, e que está vinculada a uma região concreta, garantindo o sabor do produto, e definindo as condições em que este se produz.

A denominação de origem está destinada a uma população de poder aquisitivo médio-alto, disposta a pagar um preço mais elevado por um produto que garante seu sabor e qualidade em todo o processo de produção, por meio de um Conselho Regulador.

Indicação geográfica protegida

É utilizada para caracterizar um produto procedente de uma determinada região, lugar ou país, cuja qualidade está ligada ao lugar.

As diferenças básicas entre esta e a denominação de origem é que a indicação geográfica protegida incorpora aspectos culturais na definição dos produtos, ou seja, além das peculiaridades do produto da região, estão aspectos relacionados à metodologia de produção. Estes estão vinculadas ao turismo rural, desenvolvimento local e dirigidas comercialmente ao consumo local e não à distribuição maciça (caso das denominações de origem); destinada ao consumidor de poder aquisitivo médio-alto.

Marcas de qualidade certificadas

São completamente distintas das anteriores, uma vez que sua normativa se assemelha às leis de proteção intelectual e de patentes.

O interesse está voltado ao procedimento de obtenção do produto diferenciado e ao mecanismo para garantir sua diferenciação, qualidade e homogeneidade, desde procedimento, conteúdos, etiquetas, enfim, tudo o que intervém na definição deve estar contemplado na marca de qualidade certificada.

O interesse destacado nessa marca pode ser bromatológico, sanitário, organoléptico, qualquer coisa que garanta sua diferenciação. O consumidor-alvo, como nos casos anteriores, é de poder aquisitivo médio-alto, mas sem nenhum tipo de sensibilização local ou cultural.

Produtos integrados

É uma modalidade de produção sustentável que objetiva modernizar a gestão global da exploração pecuária, sobre a base das práticas de manejo que utilizem ao máximo os recursos e os mecanismos de produção naturais, potencializando os aspectos mais positivos da criação e limitando os mais desfavoráveis ou negativos, de acordo com as demandas da sociedade atual em matéria de conservação do meio ambiente, qualidade e segurança dos alimentos, assim como o bem-estar e a sanidade animal.

Esta figura está em desenvolvimento e os produtos estão destinados a uma população de poder aquisitivo de médio a alto, que apresenta alta sensibilização ao meio ambiente e clara preocupação com a saúde.

Por essa razão, a normativa faz especial referência aos aspectos zootécnicos e muito pouca aos ligados à transformação do produto, sempre que esta seja realizada dentro de condições ecológicas e de sanidade.

Produtos ecológicos ou orgânicos

É a produção de alimentos de origem animal na qual todas as atividades estão integradas e não emprega substâncias químicas artificiais, nem organismos geneticamente modificados, evitando a deterioração do meio ambiente e assegurando o bem-estar animal.

Assim como na produção integrada, o objetivo não está na transformação do produto, mas sim em toda a fase de sua obtenção como matéria-prima.

A população a que se destina esse produto, também é de poder aquisitivo médio-alto, mas com grandes convicções. Neste caso, o consumidor chega a basear toda a sua forma de vida no consumo de produtos ecológicos.

Resumidamente, na Tabela 28.18, são apresentados os objetivos de cada categoria, ou figuras de proteção dos alimentos de qualidade.

As figuras ou categorias de proteção dos alimentos de qualidade são ferramentas úteis para a cadeia da carne. São condições básicas de qualquer figura de proteção à escrituração zootécnica (identificação dos animais e do sistema de criação com rastreabilidade) e o acompanhamento técnico para a tomada de decisões nos ajustes adequados às situações mais variadas e que podem representar e ser responsáveis pelo insucesso.

Considerações finais

A condição corporal tem mostrado ser ótimo critério para escolha do momento de abate dos ovinos.

No animal, o ultrassom pode ser utilizado para estimação da área de olho, de lombo, medidas A, B e C; assim como a condição corporal, sendo amplamente usado em todo o mundo, por sua facilidade de aplicação e correto grau de estimação das reservas corporais, sobretudo em ovinos e caprinos (Delfa et al., 2005).

Na carcaça, deve ser determinada a composição tecidual e química, necessariamente e medidas que as estimem, como área de olho de lombo do músculo longo dorsal, medidas perpendicular (medida A) e horizontal (medida B) desse músculo, obtidas por meio de secção transversal entre a 11ª e a 12ª costela, que servem para estimar a quantidade de músculo da carcaça e a medida de gordura de cobertura (medida C), que serve para predizer a quantidade de gordura.

Delfa et al. (2005) deixam claro que, para estabelecer as equações de predição de todos os parâmetros relativos à composição da carcaça e repartição e distribuição dos diferentes depósitos adiposos no corpo do animal, a partir das medidas obtidas pelos diferentes métodos, foi e continuará sendo necessário o sacrifício dos animais, assim como sua posterior dissecação ou análise química (Delfa, 1992).

Tabela 28.18 Objetivos das categorias de proteção dos alimentos de qualidade.

Categoria	Objetivos
Denominação de origem	Sabor
Indicação geográfica protegida	Sabor e aspectos culturais
Marca de qualidade certificada	Segurança alimentar
Alimento integrado	Respeito ambiental
Alimento ecológico	Saúde e respeito ambiental

Detalhada monografia sobre a qualidade da carcaça ovina (Delfa, 1992 e Delfa *et al.*, 1992), expondo que a valorização da composição da carcaça, ou seja, a determinação da proporção de peças que dela se obtém, assim como a quantidade absoluta ou relativa de músculo, gordura e osso que cada uma das peças (cortes) proporciona e a repartição e distribuição do tecido adiposo na carcaça, são os critérios mais importantes que esclarecem a qualidade da carcaça. Acrescentaríamos a composição química da carne dos cortes da carcaça.

O bom critério do utilizador permitirá eleger o método de descrição dos caracteres da carcaça mais idôneo aos seus propósitos ou poderá imaginar outros sistemas complementários mais eficazes aos expostos neste trabalho.

No Brasil, há necessidade de estabelecer o peso ótimo econômico de abate e estudar os fatores que o influenciam.

Os segmentos da cadeia da carne devem se reunir em torno de uma marca adequada ao seu produto e condições por meio de um programa e, para a criação de um programa de carne ovina de qualidade, são necessários (Osório *et al.*, 2007b):

- Grupo de produtores, para saber a quantidade e características do produto ofertado e para composição da diretoria executiva e do conselho
- Parcerias, para suporte técnico e avaliação de transporte, abate e distribuição
- Reuniões, para que possa haver um entendimento claro
- Criar uma marca de qualidade com critérios para escolha dos animais e carcaças que levaram o certificado da marca de qualidade
- Criar um Conselho Regulador para a marca de qualidade, que organizará a participação dos parceiros e do fluxo do produto "do campo ao garfo"
- Treinar produtores e técnicos para seleção dos animais e certificações das carcaças
- Fixar preços diferenciados e garantir o pagamento
- Estar aberto a mudanças, na busca constante da qualidade do produto.

Para continuidade do programa, são necessárias reuniões mensais, para manutenção do fluxo do produto e fixação de preços junto às distribuidoras.

Os programas "Ternasco", "Ternasco de Aragon" e do "Cordeiro Herval Premium", com os quais tivemos a oportunidade de aprender, especialmente o último, de que participamos desde sua criação.

O Programa Cordeiro Herval Premium evolui por meio de reuniões da diretoria e conselho, colocando nas negociações os demais parceiros, divulgando a marca, fazendo ciclos de palestras e reuniões de diretoria itinerantes nos municípios participantes e visitas a outros municípios de interesse ou com potencialidade para que a crescente demanda seja atendida.

O que está muito claro é que o sistema de avaliação das carcaças deve estar aberto às modificações que permitam acompanhar o mercado, para compensar economicamente as carcaças e carnes que melhor se adaptem.

Enfim, na busca da qualidade, um sistema tem que ser dinâmico no espaço e no tempo, caso contrário estará destinado a uma utilização restrita a interesses, ou a ser aplicado por um curto espaço de tempo.

Osório *et al.* (2007a) consideram que:

- Há necessidade de determinar a relação músculo: gordura da porção comestível preferida pelo consumidor (análises sensoriais). Quando o cordeiro apresenta a relação músculo: gordura preferida pelo consumidor e com a composição química da carne que mais benefícios propicie ao ser digerida pelo homem é o momento de abate e o cordeiro está terminado; portanto, é necessário fazer a terminação dos cordeiros (Osório *et al.*, 2012a)
- A valorização da carcaça deve ser em função da porção comestível desta preferida pelo consumidor
- A velocidade de engorduramento e a quantidade de gordura depositada são determinadas pelo plano nutricional, maturidade, raça e sexo do animal
- O genótipo e a nutrição são os principais fatores que dispõem o produtor a mudar a composição da carcaça
- Deve ser determinado o momento ótimo de abate (sacrifício) dos ovinos para cada raça, dentro de sistema de produção, considerando o sexo. É muito importante estabelecer o critério para determinação dos animais a serem abatidos (Osório *et al.*, 2010; 2012b)
- A gordura de ovinos jovens (cordeiros) possui quantidade de ácido linoleico conjugado (CLA) superior ao das carnes de outras espécies (bovinos, aves e suínos)
- A qualidade da carcaça e da carne desta deve ser garantida e protegida.

Os processos de produção e comercialização para a obtenção de um produto de qualidade serão consolidados se existirem técnicas claras e práticas para descrever os caracteres relacionados à qualidade da carne, que possam ser medidos na carcaça e tenham relação biológica com a avaliação *in vivo*.

As marcas de qualidade (denominação de origem, identificação geográfica protegida, marca de qualidade certificada, produtos integrados e os produtos ecológicos ou orgânicos) são alternativas para valorizar e garantir a qualidade da carne.

Referências bibliográficas

ALCALDE, M.J. et al. Evaluación de la calidad de la canal y de la carne en canales ovinas ligeras del tipo comercial ternasco. **Información Técnica Económica Agraria**. Zaragoza, v. 95A, n. 1, p. 49-64, 1999.

ALCALDE, M.J.; HORCADA, A. **La canal ovina**. p. 301-315. In: SAÑUDO, C.; CEPERO, R. **Ovinotecnia: producción y economía en le especie ovina**. Zaragoza, España: Prenzas Universitarias de Zaragoza, 2009. p. 494.

ALMEIDA Jr., G.A. et al. Qualidade da carne de cordeiros criados em creep--feeding com silagem de grãos úmidos de milho. **Revista Brasileira de Zootecnia**. Viçosa, v. 33, n. 4, p. 1039-1047, 2004.

ANUÁRIO BRASILEIRO DE CAPRINOS E OVINOS. Uberaba, MG: Editora Agropecuária Tropical Ltda., 2008. p. 194.

ANZALDÚA-MORALES, A. **La evaluación sensorial de los alimentos en la teoria y la práctica**. 1.ed. Zaragoza, España: Editora Acribia, 1994. p. 198.

BENEVENT, M. Croissance relative ponderále postnatale, dans les deux, sexes, des principaux tissus et organes de l'agneau Mérinos d'Arles. **Annales de Biologie, Biochimie et Biophysique**. v. 11, n. 1, p. 5-39, 1971.

BENITEZ, D.; CARDELLINO, R.A.; SOUSA, W.H. Contribuição do melhoramento genético à produção e qualidade da carne ovina no Brasil. In: Simpósio Nacional de Melhoramento Animal, 7º, 2008, São Carlos. **Anais...**, Viçosa: Sociedade Brasileira de Melhoramento Animal, 2008. p. 21.

BERG, R.T.; ANDERSEN, B.; LIBORIUSSEN, T. Growth of bovine tissues. 2. Genetic influences on muscle growth and distribution in young bulls. **Animal Production**. Edinburgo, v. 27, p. 51-61, 1978.

BERG, R.T.; BUTTERFIELD, R.M. **Nuevos conceptos sobre desarrollo de ganado vacuno**. Zaragoza, España: Editora Acríbia, 1979. p. 297.

BESERRA, F.J. **Efeito de diferentes planos nutricionais sobre o rendimento e qualidade das carcaças de ovinos da raça Morada Nova – Variedade Branca**. Fortaleza, CE. Dissertação (Mestrado em Tecnologia de Alimentos) – Curso de Pós-graduação em Tecnologia de Alimentos, Universidade Federal do Ceará, 1983. p. 94.

BESSA, R.J.B. et al. Utilização de óleo de soja como suplemento de luzerna desidratada na alimentação de borregos em crescimento. 2. Efeitos na composição em ácidos gordos dos depósitos lipídicos corporais. VIII Resumos do Congresso de Zootecnia, p. 144, 1998.

BESSA, R.J.B. et al. Reticulo-rumen biohydrogenation and the enrichment of ruminant edible products with linoleic acid conjugated isomers. **Livestock Prod. Sci**. v. 63, p. 201-211, 2000.

BICKERSTAFFE, R.; LE COUTEUR, C.E.; MORTON, J.D. Consistency of tenderness in New Zealand retail meat. In: International Congress of Meat Science and Technology, 43, 1997, Auckland. **Anais...**, Auckland, Nova Zelândia, 1997. p.196-197.

BOCCARD, R.; DUMONT, B.L. Etude de la production de viande chez les ovins. II. Variation de l´importance relative des differentes regions corporelles des agneaux de boucherie. **Ann. Zootech**. v. 9, p. 355-365, 1960.

BONACINA, M. et al. Influência do sexo e do sistema de terminação de cordeiros Texel x Corriedale na qualidade da carcaça e carne. **Revista Brasileira de Zootecnia**, Viçosa, v. 40, n. 6, p. 1242-1249, 2011a.

BONACINA, M. et al. Avaliação sensorial da carne de cordeiros machos e fêmeas Texel x Corriedale terminados em sistemas de produção em pastagem. **Revista Brasileira de Zootecnia**, Viçosa, v. 40, n. 8, p. 1758-1766, 2011b.

BONAGURIO, S. et al. Qualidade da carne de cordeiros Santa Inês puros e mestiços com Texel abatidos com diferentes pesos. **Revista Brasileira de Zootecnia**, Viçosa, v. 32, n. 6, Supl.2, p.1981-1991, 2003.

BROAD, T.E.; DAVIES, A.S. Pre and postnatal study of the carcass growth of sheep. 1. Growth of dissectable fat and its chemical components. **Animal Production**, Edinburgo, v. 31, p. 63-71, 1980.

BUENO, E.S. et al. Características da carcaça de cordeiros Suffolk abatidos em diferentes idades. **Revista Brasileira de Zootecnia**. Viçosa, v. 29 n. 6, p. 1803-1810, 2000.

BUTTERFIELD, R.M. et al. Changes in body composition relative to weight and maturity in large and small strains of Australian Merino rams. 1. Muscle, bone and fat. **Animal Production**. Edinburgo, v. 36, p. 29-37, 1983.

BUTTERFIELD, R.M. **New concepts of sheep growth**. Australia: Dept. of Veterinary, University of Sidney, 1988. p. 102.

CALLOW, E.H. Comparative studies of meat. VII. A comparison between Hereford, Dairy Shorthorn and Friesian steers on four levels of nutrition. **The Journal of Agricultural Science**. Cambridge, 56, n. 2, p. 265-282, 1961.

CAMACHO, M.E. Protección de productos como instrumento para la conservación de los recursos genéticos animales. In: 43ª Reunião Anual da Sociedade Brasileira de Zootecnia, João Pessoa, Paraíba. **Anais...**, p. 737-752, 2006.

CAMPO, M.M.; SAÑUDO, C. Aceptabilidad de la carne y factores que la afectan. p. 172-179. In: SAÑUDO ASTIZ, C.; GONZÁLEZ, C. **Aspectos estratégicos para obtener carne ovina de calidad en el cono sur americano**. 1.ed. – Tandil: Universidad Nacional del Centro de la Provincia de Buenos Aires, 2008. p. 222.

CAÑEQUE, V. et al. **Producción de carne de cordero**. Colección Técnica Ministerio de Agricultura Pesca y Alimentación. España, 1989. p. 515.

CAÑEQUE, V.; SAÑUDO, C. **Metodología para el estudio de la calidad de la canal y de la carne en rumiantes**. Madrid: INIA, España, 2000. p. 255.

CAÑEQUE, V.; SAÑUDO, C. **Estandarización de las metodologías para evaluar la calidad del producto (animal vivo, canal, carne y grasa) en los Rumiantes**. Madrid, España. Monografias INIA: Serie Ganadera, n. 3, 2005. p. 448.

CARVALHO, S.R.S.T.; SIQUEIRA, E.R. Produção de cordeiros em confinamento. In: Simpósio Mineiro de Ovinocultura, I, **Anais...**, Lavras, MG, p. 125-142, 2001.

CARVALHO, C.C.B. **Características quantitativas e composição química dos cortes da carcaça de cordeiros Santa Inês castrados e não castrados**. Universidade Estadual do Sudoeste da Bahia. Dissertação de Mestrado. Curso de Engenharia de Alimentos, 2008. 50f.

CASTRO MADRIGAL, T.; JIMENO VINATEA, V. Bases fisiológicas del crecimiento en el ganado vacuno de cebo. In: SAÑUDO, C.; JIMENO, V.; CERVIÑO, M. **Producción de ganado vacuno y tipos comerciales en España**. Madrid: España Editor Schering-Plough, p. 65-74, 2008. p. 06.

CHIN, S. et al. Dietary sources of conjugated dienoic isomers of linoleic acid, a newly recognized class of anticarcinogens. **Journal of Food Composition and Analysis**. v. 5, p. 185-197, 1992.

COLOMER, F. **Producción de canales ovinas frente al mercado común europeo. Interés de la denominación de origen del ternasco aragonés**. Publicación número 1052 de la Institución Fernando el Católico. Zaragoza, España, 1986. p. 111.

COLOMER, F. **Estudio de los parametros que definen los caracteres cuantitativos y cualitativos de las canales bovinas**. In: IV Curso Internacional sobre Produción de Carne y Leche con bases en Pastos y Forrajes, La Coruña, España, 1988. p. 108.

COSTA, M.M. **Efeito do cruzamento genético (Dorper x SRD e Santa Inês x SRD) e do tratamento nutricional – idade de abate sobre a composição centesimal e lipídica dos cortes lombo e pernil**. Universidade Federal do Ceará. Pós-graduação em Tecnologia de Alimentos. Mestrado, 2005. 91f.

COSTA, R.G. et al. Carne caprina e ovina: composição lipídica e características sensoriais. **Revista Brasileira de Saúde e Produção Animal**. Salvador, v. 9, n. 3, p. 497-506, 2008.

COSTA, J.C.C. **Avaliação de ovinos da raça Corriedale terminados em diferentes sistemas de alimentação**. Tese (Doutorado) – Programa de Pós-graduação em Zootecnia. Universidade Federal de Pelotas, Pelotas, 2007. 63f.

COSTA, J.C.C. et al. Produção de carne de ovinos Corriedale terminados em três sistemas de alimentação. **Revista Brasileira de Agrociência**. Pelotas, v. 15, n. 1-4 , p. 83-89, 2009.

COSTA, R.G. et al. Características de carcaça de cordeiros Morada Nova alimentados com diferentes níveis do fruto de melão em substituição ao milho moído na dieta. **Revista Brasileira de Zootecnia**. Viçosa, v. 40, n. 4, p. 866--871, 2011a.

COSTA, R.G. et al. Qualidade de carne de cordeiros alimentados com feno de flor-de-seda (*Calotropis-procera sw*) na dieta. **Revista Brasileira de Zootecnia.** Viçosa, v. 40, n. 6, p. 1266-1266, 2011b.

CRUZ, C.A.C. da, **Caracterização lipídica da paleta de cordeiros Santa Inês.** Dissertação de Mestrado (Engenharia de Alimentos). Universidade Estadual do Sudoeste da Bahia. Itapetinga, Bahia, 2009. 82f.

CRUZ, C.A.C. et al. Lipidic characterization of Santa Inês lamb shoulder. **Ciência e Tecnologia de Alimentos.** Campinas, v. 31, n. 2, p. 508-516, 2011.

DE BOER, H. et al. Manual on E.A.A.P. reference methods for the assessment of carcass characteristics in cattle. **Livestock Production Science.** v. 1, p. 151--164, 1974.

DELFA, R. Predicción de la composición corporal y de la canal a partir del animal vivo y de la canal. In: Calidad de la canal. (III). **Ovis Monografía.** n. 23, p. 25-56, 1992.

DELFA, R.; TEIXEIRA, A.; GONZÁLEZ, C. Composición de la canal. Medidas de la composición. In: Calidad de la canal. (III). **Ovis Monografía.** n. 23, p. 9-22, 1992.

DELFA, R. et al. Predicción *in vivo* de la composición de la canal: técnica de los ultrasonidos y puntuación de la condición corporal. p. 61-87. In: CAÑEQUE, V.; SAÑUDO, C. **Estandarización de las metodologías para evaluar la calidad del producto (animal vivo, canal, carne y grasa) en los rumiantes.** Madrid, España. Monografias INIA: Serie Ganadera, n. 3, 2005. p. 448.

DEMIREL, G.; WOOD, J.D.; ENSER, M. Conjugated linoleic acid content of the lamb muscle and liver fed different supplements. **Small Ruminant Research.** v. 53, n. 12, p. 23-28, 2004.

DIESTRE, A. **Estudio de los factores biológicos determinantes del desarrollo de las canales de cordero y de sus características comerciales.** Tesis Doctoral (Producción Animal). Universidad de Zaragoza. Facultad de Veterinaria. Zaragoza, España, 1985. 224f.

DUCKETT, S.K.; KUBERT, P.S. Genetic and nutricional effects on lamb flavor. **Journal of Animal Science.** v. 79, n. p. 249-259, 2001.

ENSER, M. et al. Effect of dietary lipid on the content of conjugated linoleic acid (CLA) in beef muscle. **Animal Science.** v. 69, p. 143-146, 1999.

ESTEVES, R.M.G. et al. Avaliação *in vivo* e da carcaça e fatores determinantes para o entendimento da cadeia da carne ovina. **Revista Brasileira de Agrociência.** Pelotas, v. 16, n. 1-4, p. 101-108, 2010.

EVANS, M.E.; BROWN, J.M.; McINTOSH, M.K. Isomer-specific effects of conjugated linoleic acid (CLA) on adiposity and lipid metabolism. **Journal Nutritional Biochemistry.** v. 13, p. 508-516, 2002.

FERRÃO, S.P.B. **Características morfométricas, sensoriais e qualitativas da carne de cordeiros.** Tese de Doutorado (Ciência dos Alimentos). Universidade Federal de Lavras, Lavras, Minas Gerais, 2006. 175f.

FORCADA, F. **Estudio etnológico y productivo de la agrupación ovina Roya Bilbilitana.** Tesis Doctoral (Producción Animal). Universidad de Zaragoza. Zaragoza, España, Facultad de Veterinária,1985. 728f.

FRASER, A.; STAMP, J.T. **Ganado ovino: producción y enfermedades.** Madri. España: Ediciones Mundi-Prensa, 1989. 358p.

FREIRE, M.T.A. et al. Determinação de parâmetros físico-químicos e de aceitação sensorial da carne de cordeiros provenientes de diferentes tipos raciais. **Alimentos e Nutrição.** Araraquara, v. 21, n. 3, p. 481-486, 2010.

GARCIA, C.A.; SILVA SOBRINHO, A.G. Desempenho e características das carcaças de ovinos alimentados com resíduo e panificação "biscoito" confinamento. In: Reunião Anual da Sociedade Brasileira de Zootecnia, 35ª, Botucatu, SP. 1998. **Anais...**, p. 169-171, 1998.

GULARTE, M.A et al. Idade e sexo na maciez da carne de ovinos da raça Corriedale. **Ciência Rural**, Santa Maria, v. 30, n. 3, p. 485-488, 2000.

GUERRERO, L. Panel entrenado. In: CAÑEQUE, V.; SAÑUDO, C. **Estandarización de las metodologías para evaluar la calidad del producto (animal vivo, canal, carne y grasa) en los rumiantes.** Madrid, España. Monografias INIA: Serie Ganadera, n. 3, p. 397-408, 2005. 448p.

HA, Y.L.; GRIMM, N.K.; PARIZA, M.W. Anticarcinogens from fried ground beef heat-altered derivatives of linoleic acid. **Carcinogenesis.** v. 8, p. 1881--1887, 1987.

HADJAPANAIOYU, M. Replacement of soybean meal and barley grain by chickpeas in lamb and kid fattening diets. **Anim. Feed Sci. Technol.** v. 96, p. 103-109, 2002.

HAMMOND, J. **Growth and development of mutton quality in sheep.** Oliver and Boyd, Ed. London and Ediburgh,1932. p. 280.

HAMMOND, J. Objective test of quality in meat. **Ann. Nutr. Aliment.** v. 6, p.119-131, 1952.

HASHIMOTO, J.H. et al. Composición regional, calidad instrumental de la carne y evaluación económica de corderos cruce en tres sistemas. In: 33ª Jornadas Científicas y 12ª Internacionales de La Sociedad Española de Ovinotecnia y Caprinotecnia, Almería, España. v.1, p.119-123, 2008a.

HASHIMOTO, J.H. et al. Composição tecidual e química da paleta de cordeiras terminadas em três sistemas. In: XXXV Congresso Brasileiro de Medicina Veterinária, Gramado, CD, v.1, 2008b. 3p.

HASHIMOTO, J.H. et al. Características instrumentais da carne de cordeiros Texel x Corriedale terminados em três sistemas. In: 46ª Reunião Anual da Sociedade Brasileira de Zootecnia, Maringá, Paraná. CD, v.1, F512, 2009. p. 3.

HASHIMOTO, J.H. et al. Qualidade de carcaça, desenvolvimento regional e tecidual de cordeiros terminados em três sistemas. **Revista Brasileira de Zootecnia.** Viçosa, v. 41, n. 2, p.438-448, 2012.

HAYASHI, A.A. **Efeito da suplementação com ácido linoleico conjugado (CLA) na composição do leite, no perfil de ácidos graxos e na atividade de enzimas lipogênicas em ratas lactantes.** Tese de Doutorado (Ciência Animal e Pastagem). Universidade de São Paulo. Escola Superior de Agricultura "Luiz de Queiroz". Piracicaba, São Paulo, 2003. 68f.

HENRICKSON, R.L.; POPE, L.S.; HENDRICKSON, R.F. Effect of rate gain of fattening beef calves on carcass composition. **Journal of Animal Science**, v. 24, p. 507-517, 1965.

HEYMANN, H.; LAWLESS, H.T. **Sensory evaluation in food: principles and practices.** 1.ed. Nova York: Ed. Food Science Texts Series, 1998. p. 848.

HIRZEL, R. Factors affecting quality in mutton and beef with special reference to the proportions of muscle, fat and bone. Onderdtepoort **Journal Vet. Science.** v. 12, p. 379-463. 1939.

HOUSEKNECHT, K.L. et al. Dietary conjugated linoleic acid normalizes impaired glucose tolerance in the Zucker diabetic fatty fa/fa rat. **Biochemical and Biophysical Research Communications.** v. 224, p. 678-682, 1998.

HUIDOBRO, F.R. et al. Conformación, engrasamiento y sistemas de clasificación de la canal ovina. In: CAÑEQUE, V.; SAÑUDO, C. **Estandarización de las metodologías para evaluar la calidad del producto (animal vivo, canal, carne y grasa) en los rumiantes.** Madrid, España. Monografias INIA: Serie Ganadera, n. 3, p. 143-169, 2005. p. 448.

ISO 8586-1 – **Sensory analysis. General guidance for the selection, training and monitoring of assessors.** Part 1: selected assessors. Genebra, Suíça, 1993. p. 26.

ISO 11035 – **Sensory analysis. Identificacion and selection of descriptors for establishing a sensory profile by a multidimensional approach.** Genebra, Suíça, 1994. p. 26.

JARDIM, R.D. et al. Composição tecidual e química da paleta e da perna em ovinos da raça Corriedale. **Revista Brasileira de Agrociência.** Pelotas, v. 13, n. 2, p. 231-236, 2007a.

JARDIM, R.D. et al. Efeito da idade de abate e castração sobre a composição tecidual e química da paleta e da perna de ovinos Corriedale. **Revista Brasileira de Agrociência.** Pelotas, v. 13, n. 2, p. 237-242, 2007b.

JARDIM, R.D. et al. Composição regional e tecidual da carcaça de cordeiros Corriedale criados em três sistemas de alimentação. **Revista Brasileira de Agrociência.** Pelotas, v. 14, n. 1, p. 109-116, 2008.

JELLINEK, G. **Sensory evaluation of food. Theory and Practice.** 1.ed. England: Ed. Ellis Horwood, 1985. p. 429.

JEREMIAH, L.E.; SMITH, G.C.; CARPENTER, Z.L. Palatability of individual muscles from ovine leg steaks as related to chronnological age and marbling. **Journal of Food Science.** Chicago, v. 36, p. 45, 1971.

KELLY, M.L. et al. Dietary fatty acid sources affect conjugated linoleic acid concentrations in milk from lactating dairy cows. **Journal Nutr.** v. 128, p. 881-885, 1998.

KESSLER, J.D. **Qualidade química da carne em cordeiros machos e fêmeas cruzas Lacaune e Texel.** Dissertação de Mestrado (Zootecnia). Universidade Federal de Pelotas. Faculdade de Agronomia Eliseu Maciel. Pelotas, Rio Grande do Sul, 2009. 68f.

KESSLER, J.D. et al. **Qualidade química da carne em cordeiros machos e fêmeas cruzas Lacaune e Texel.** 2011a. Não publicado.

KESSLER, J.D. et al. Por que consumir carne vermelha faz bem? **Arco Jornal.** Bagé, artigo ano 5, n. 20, p. 19, Fevereiro/Março de 2011b.

KIM, J.Y. et al. Effect of linoleic acid concentration on conjugated linoleic acid production by Butyrivibrio fibrisolvens A 38. **Applied and Environmental Microbiology.** v. 66, p. 5226-5230, 2000.

KIRTON, A.H.; FOURIE, P.D.; JURY, K.E. Growth and development of sheep. III. Growth of the carcass and non-carcass components of the Southdown and Romney and their cross and some relationship with composition. **New**

Zeland Journal of Agricultural Research. Nova Zelândia, v. 15, p. 214--227, 1972.

KLEIN Jr., M.H.; SIQUEIRA, E.R.; ROÇA, R.O. Qualidade da carne de cordeiros castrados e não castrados confinados sob dois fotoperíodos. **Revista Brasileira de Zootecnia**. Viçosa, v. 35, n. 4, supl., p. 1872-1879, 2006.

LANDIM, A.V. **Efeito do grupo genético e peso de abate nas características da carcaça e qualidade da carne de cordeiros confinados**. Tese de Doutorado (Ciência Animal). Universidade Federal de Goiás, Escola de Veterinária, Goiânia, Goiás, 2008. 135f.

LAWRIE, R.A. **Ciência da carne**. 6.ed. Porto Alegre: Artmed, 2005. p. 384.

LEÃO, A.G. et al. Características nutricionais da carne de cordeiros terminados com dietas contendo cana-de-açúcar ou silagem de milho e dois níveis de concentrado. **Revista Brasileira de Zootecnia**. Viçosa, v. 40, n. 5, p. 1072-1079, 2011.

LEDOUX, M. et al. Occurrence of trans-C18:1 fatty acid isomers in goat milk: effect of two dietary regimens. **Journal of Dairy Science**. v. 85, p. 190-197, 2002.

LEHMEN, R.I. et al. Composição tecidual e química da paleta de cordeiros machos e fêmeas Texel x Corriedale. In: 46ª Reunião Anual da Sociedade Brasileira de Zootecnia, Maringá, Paraná. v. 1, F515, 2009. p. 3.

LEMES, J.S. et al. Qualidade da carne de cordeiros Corriedale manejados em duas Alturas de milheto (Pennisetum americanum (L.) Leeke). In: 46ª Reunião Anual da Sociedade Brasileira de Zootecnia, Maringá, Paraná. CD, v. 1, F564, 2009. p. 3.

LOHSE, C.L. The influence of sex on muscle growth in Merino sheep. **Animal Production**. Edinburgo, v. 37, p. 177-187, 1973.

LOPEZ, M. **Calidad de la canal y de la carne en los tipos lechal, ternasco y cordero de la raza Lacha y estudio de su desarrollo**. Tesis Doctoral. Facultad de Veterinaria. Universidad de Zaragoza. España, 1987. 465f.

LOURENÇO, F.J. **Utilização de ovinos na suplementação do ácido linoleíco conjugado (CLA) em dietas humanas**. Revisão Bibliográfica. Aluno de Mestrado, Universidade Estadual de Maringá, Paraná, 2004. p. 30.

MACEDO, F.A.F. **Desempenho e características de carcaças de cordeiros Corriedale e mestiços Bergamácia × Corriedale e Hampshire Down x Corriedale, terminados em pastagem e confinamento**. Tese de Doutorado (Zootecnia). Faculdade de Medicina Veterinária e Zootecnia. Universidade Estadual Paulista, Botucatu, São Paulo, 1998. 72f.

MACEDO, V.P. et al. Composição tecidual e química do lombo de cordeiros alimentados com rações contendo sementes de girassol em comedouros privativos. **Revista Brasileira de Zootecnia**. Viçosa, v. 37, n. 10, p. 1860--1868. 2008.

MACFIE, H.J.H. et al. Designs to balance the effect of order of presentation and first order carryover effects in hall test. **Journal of Sensory Studies**. Westport, v. 4, p. 129-149, 1989.

MADRUGA, M.S. et al. Qualidade da carne de cordeiros Santa Inês terminados com diferentes dietas. **Revista Brasileira de Zootecnia**. Viçosa, v. 34, n. 1, p. 309-315, 2005.

MADRUGA, M.S. et al. Efeito do genótipo e do sexo sobre a composição química e o perfil de ácidos graxos da carne de cordeiros. **Revista Brasileira de Zootecnia**. Viçosa, v. 35, n. 4, p. 1838-1844, 2006 (supl.).

MADRUGA, M.S. et al. Efeito de dietas com níveis crescentes de caroço de algodão integral sobre a composição química e perfil de ácidos graxos da carne de cordeiros Santa Inês. **Revista Brasileira de Zootecnia**. Viçosa, v. 37, n. 8, p. 1496-1502, 2008.

MAHGOB, O. et al. Effects of body weigth an sex on carcass tissue distribution. **Meat Science**. v. 67, n. 4, p. 577-585, 2004.

MARQUES, D.D. **Composição química, características físicas e avaliação sensorial da carne de cordeiros Santa Inês submetidos ao regime alimentar para ganho compensatório em confinamento**. Dissertação de Mestrado (Veterinária). Centro de Saúde e Tecnologia Rural. Universidade Federal de Campinas Grande. Patos, Paraíba, 2010. 59f.

MARTINS, R.C. et al. Peso vivo ao abate como indicador do peso e das características quantitativas e qualitativas das carcaças em ovinos jovens da raça Ideal. **Boletim de Pesquisa**. Embrapa, Bagé, n. 21, 2000. p. 29.

MARTINS, R.R.C. et al. Efeito da interação genótipo x sistema nutricional sobre a composição regional e tecidual. **Revista Científica de Produção Animal**. Goiânia, v. 9, p. 110-119, 2008.

McCRAE, S.E. et al. Studies in meat tenderness. 9. The tenderness of various lamb muscles in relation to their skeletal restraint and delay before freezing. **Journal Food Science**. Chicago, v. 36, n. 4, p. 566-570, 1971.

MEDEIROS, J.X. et al. Cenário mercadológico da ovinocultura. In: IV Simpósio Mineiro de Ovinocultura, Lavras, MG. **Anais...**, 2005. 18p.

MEISELMAN, H.L.; MACFIE, H.J.H. **Food choice acceptance and consumption**. 1.ed. London: Ed. Blackie Academic & Professional, 1996. p. 416.

MENDONÇA Jr., A.F. et al. **Composição centesimal da carne de ovinos alimentados com dietas a base de palma forrageira associada a diferentes fontes de fibra**. Zootec2009, Águas de Lindóia, SP, 2009. p. 3.

MONIN, G. Facteurs biologiques des qualités de la viande. Croissance des bovins et qualité de la viande. Colloq. Rennes. Ed. INRA-ENSA, p.177-196, 1989.

MONTEIRO, E. et al. Efeito do genótipo no pH de carcaças de cordeiros. In: Reunião Anual da Sociedade Brasileira de Zootecnia, 37, 2000. Viçosa. **Anais...**, Viçosa: SBZ, 2000. p. 216. CDROM.

MOUGIOS, V. et al. Effect of supplementation with conjugated linoleic acid in human serum lipids and body fat. **Journal Nutr. Biochem**. v.12, p. 585--594, 2001.

MOULTON, C.R. Age and chemical developement in mammals. **The Journal of Biological Chemistry**. v. 57, n. 1, p. 79-97, 1923.

NOUR, A.Y.; THONNEY, M.L. Technical note: chemical composition of Angus and Holstein carcasses predicted from rib section composition. **Journal of Animal Science**. v. 72, n. 5, p. 1239-1241, 1994.

OLIVEIRA, N.M.; OSÓRIO, J.C.S.; MONTEIRO, E.M. Produção de carne em ovinos de cinco genótipos. 1. Crescimento e desenvolvimento. **Ciência Rural**, Santa Maria, v. 26, n. 3, p.467-470, 1996.

OLIVEIRA, N.M.; OSÓRIO, J.C.S.; MONTEIRO, E.M. Produção de carne em ovinos de cinco raças. 4. Composição regional e tecidual. **Ciência Rural**. Santa Maria, v. 28, n.1, p. 125-129, 1998a.

OLIVEIRA, N.M. et al. Produção de carne em ovinos de cinco genótipos. 5. Estimativa de qualidade e peso de carcaça através do peso vivo. **Ciência Rural**. Santa Maria, v. 28, n. 4, p. 665-669, 1998b.

OLLETA, J.L.; SAÑUDO, C. La carne ovina. p. 327-336. In: SAÑUDO, C.; CEPERO, R. **Ovinotecnia: Producción y Economía en la especie ovina**. Zaragoza, España: Prenzas Universitarias de Zaragoza, 2009. p. 494.

OSÓRIO, J.C.S. et al. Correlações entre características produtivas em ovinos abatidos em frigorífico. In: 7º Congresso Estadual de Medicina Veterinária, Gramado, Rio Grande do Sul. **Anais...**, v. 1, p. 67, 1981a.

OSÓRIO, J.C.S. et al. Relação entre medidas na carcaça e in vivo com o peso do quarto, paleta e costilhar em ovelhas. In: 7º Congresso Estadual de Medicina Veterinária, Gramado, Rio Grande do Sul. **Anais...**, v. 1, p. 69-70, 1981b.

OSÓRIO, J.C.S. **Estudio de la calidad de canales comercializadas en el tipo Ternasco según la procedência: bases para la mejora de dicha calidad en Brasil**. Tesis Doctoral (Producccíon Animal y Ciência de los Alimentos). Facultad de Veterinária, Universidad de Zaragoza, España, 1992. 335f.

OSÓRIO, J.C.S. Necessidade de uma avaliação mais objetiva e interesse de uma denominação de origem. **Revista Corriedale**. Livramento, v. 11, n. 43, p. 22-24, 1994.

OSÓRIO, M.T.M. **Estúdio comparativo de la calidad de la canal y de la carne en las razas Rasa Aragonesa, Ojinegra de Teruel y Roya Bilbilitana**. Tesis Doctoral. Facultad de Veterinaria, Universidad de Zaragoza, España,1996. 299f.

OSÓRIO, J.C.S. et al. **Produção de carne ovina: alternativa para o Rio Grande do Sul**. Editora e Gráfica Universitária da UFPEL, Pelotas, 1998. 166p.

OSÓRIO, M.T.M. et al. Influência da raça, sexo e peso/idade sobre o rendimento da carcaça em cordeiros. **Ciência Rural**. Santa Maria, v. 29, n. 1, p. 139-142, 1999a.

OSÓRIO, J.C.S. et al. Estudio de tres sistemas de producción de carne en corderos Polwarth. **Revista Brasileira de Agrociência**. Pelotas, v. 5, n. 2, p.124-130, 1999b.

OSÓRIO, J.C.S. et al. Relação entre o peso vivo, condição corporal e conformação e a composição tecidual em cordeiros Corriedale. In: 37ª Reunião Anual da Sociedade Brasileira de Zootecnia, Viçosa, MG, p. 246, CD. 2000a.

OSÓRIO, J.C.S. et al. Relación entre peso vivo, condición corporal y conformación con la composición regional en corderos. In: XXV Jornadas Científicas de la Sociedad Española de Ovinotecnia y Caprinotecnia, Teruel, Espanha, p. 525-529, 2000b.

OSÓRIO, M.T.M. et al. Desenvolvimento de cordeiros da raça Corriedale criados em distintos sistemas. **Revista Brasileira de Agrociência**. Pelotas, v. 7, n. 1, p. 46-49, 2001.

OSÓRIO, J.C.S. et al. **Qualidade, morfologia e avaliação de carcaças.** Pelotas: Editora e Gráfica Universitária da UFPEL, 2002a. p. 196.

OSÓRIO, J.C.S. et al. Produção de carne em cordeiros cruza Border Leicester com ovelhas Corriedale e Ideal. **Revista Brasileira de Zootecnia.** Viçosa, v. 31, n. 3, supl., p.1469-1480, 2002b.

OSÓRIO, J.C.S. et al. Caracterização da qualidade da carne em cordeiros da raça Crioula. In: 39ª Reunião Anual da Sociedade Brasileira de Zootecnia, Recife, Pernambuco. CD, v.1, 2002c. p. 4.

OSÓRIO, J.C.S.; OSÓRIO, M.T.M. Cadeia produtiva e comercial da carne de ovinos e caprinos – Qualidade e importância dos cortes. In: II Simpósio Internacional sobre Caprinos e Ovinos de Corte, João Pessoa, PB. Editor Élson dos Santos e Wandrick de Souza. Emepa, p.403-416, 2003.

OSÓRIO, J.C.S. et al. Avaliação in vivo e da carcaça em cordeiros. In: XXXI Congresso Brasileiro de Medicina Veterinária, São Luís, Maranhão. p. 1, CD, 2004.

OSÓRIO, J.C.S.; OSÓRIO, M.T.M. **Zootecnia de ovinos: raças, lã, morfologia, avaliação de carcaça, comportamento em pastejo, Programa Cordeiro Herval Premium.** Pelotas: Universitária PREC/UFPEL, 2005a. p. 243.

OSÓRIO, J.C.S.; OSÓRIO, M.T.M. Características quantitativas e qualitativas da carne ovina. In: 42ª Reunião Anual da Sociedade Brasileira de Zootecnia, Goiânia. Goiás, v. 1, p. 149-156, 2005b.

OSÓRIO, J.C.S. et al. Relación entre la evaluación in vivo y de la canal y entre evaluadores en corderos. In: XI Jornadas sobre Producción Animal, Asociación Interprofesional para el Desarrollo Agrário, Zaragoza, Espanha. Información Técnica Económica Agrária – ITEA, v. 2, p. 670-672, 2005a.

OSÓRIO, J.C.S. et al. Relação entre avaliação in vivo e da carcaça e entre avaliadores em cordeiros. In: 42ª Reunião Anual da Sociedade Brasileira de Zootecnia, Goiânia, Goiás, 2005b. p. 3.

OSÓRIO, M.T.M.; OSÓRIO, J.C.S.; ROTA, E. Características sensoriais da carne ovina. In: XII Simpósio Paranaense de Ovinocultura, Maringá, Paraná, p.102-116. 2005c.

OSÓRIO, J.C.S. et al. Qualidade nutritiva e funcional da carne ovina. In: V Semana da Caprinocultura e da Ovinocultura Brasileiras, Campo Grande, MS, 2006. p. 32.

OSÓRIO, J.C.S.; OSÓRIO, M.T.M. Calidad y sus determinantes en la cadena productiva y comercial de la carne ovina. **Revista Brasileira de Agrociência.** Pelotas, v. 12, n. 3, p. 251-256, 2006a.

OSÓRIO, J.C.S.; OSÓRIO, M.T.M. Produção de cordeiro com denominação de origem. In: VII Simpósio Paulista de Ovinocultura, Botucatu, SP, 2006b. p. 20.

OSÓRIO, J.C.S. et al. Aspectos de valorização da carcaça ovina. In: II Simpósio de Caprinos e Ovinos da Escola de Veterinária da Universidade Federal de Minas Gerais, Belo Horizonte, MG. p. 85-122, 2007a.

OSÓRIO, J.C.S. et al. Organização da cadeia produtiva da carne ovina com enfoque no consumidor e na qualidade do produto. p.277-295. In: **A Zootecnia Frente a Novos Desafios,** ZOOTEC 2007, Londrina, 2007b.

OSÓRIO, J.C.S.; OSÓRIO, M.T.M.; SAÑUDO, C. Características sensoriais da carne ovina. **Revista Brasileira de Zootecnia.** Viçosa, v. 38, supl. especial, p. 292-300, 2009a.

OSÓRIO, J.C.S. et al. Estudo da variação do pH da carne em cordeiros Corriedale e Ideal criados em três sistemas alimentares. **Pubvet.** Londrina, v. 3, p. 1/537-13, 2009b.

OSÓRIO, J.C.S. et al. Fatores (lote/procedência e genótipo) que influem e relação entre avaliação in vivo e na carcaça em cordeiros. **Pubvet.** Londrina, v. 3, p. 1/523-12, 2009c.

OSÓRIO, J.C.S. et al. Momento do sacrifício na qualidade da carne ovina. In: Simpósio sobre avanços na produção e tecnologia de carnes, SIMPROTEC 2010, Londrina, PR. 140 slides, 2010.

OSÓRIO, J.C.S. et al. Terminação de cordeiros. **Pubvet.** Londrina, ed. 210, art. 1402, 2012a, v. 6, n. 23, 2012a.

OSÓRIO, J.C.S. et al. Critérios para abate do animal e qualidade da carne. **Revista Agrária.** Dourados, v. 5, n. 18, p. 433-443, 2012b.

OWEN, J.B. **Sheep Production.** London, Baillière Tindall, 1976. p. 436.

PALSSON, H. Meat qualities in the sheep with special reference to Scottish breeds and sample joints as indice of quality and composition. **Journal Agric. Science.** Camb., v. 29, p. 544-625, 1939.

PALSSON, H.; VERGES, J.B. Effects of plane of nutrition on growth and development of carcase quality in lambs. Part I. The effects of haigh and low planes of nutrition at different ages. **Journal Agric. Science.** Camb., v. 42, p. 1-92, 1952a.

PALSSON, H.; VERGES, J.B. Effects of plane of nutrition on growth and development of carcase quality in lambs. Part II. Effects on lambs of 30 lb. carcass weigth. **Journal Agric. Science.** Camb, v. 42, p. 93-149, 1952b.

PARIZA, M.W. Conjugated linoleic acid a newly recognised nutrient. **Chem. Ind.** v. 12, p. 464-466, 1997.

PARIZA, M.W.; PARK, Y.; COOK, M.E. Mechanisms of action of conjugated linoleic acid. Evidence and speculation. **Proc. Soc. Exptl. Biol. Med.** v. 223, p. 8-13, 2000.

PARK, Y. et al. Effect of conjugated linoleic acid on body composition in mice. **Lipids.** v. 32, p. 853-858, 1997.

PEREIRA, M.S.C. **Características quantitativas da carcaça e da carne de cordeiros Santa Inês alimentados com níveis crescentes de farelo de mamona destoxificado.** Dissertação de Mestrado (Zootecnia). Universidade Federal do Ceará, Fortaleza, CE, 2011. p. 112.

PÉREZ, J.R.O. et al. Efeito dos dejetos de suíno na qualidade da carne de ovino. In: Reunião Anual da Sociedade Brasileira de Zootecnia, 34, 1997. Juiz de Fora. **Anais...,** Juiz de Fora: SBZ, 1997. p. 391-393.

PÉREZ, J.R.O.; GARCIA, I.F.F.; SILVA, R.H. Desempenho de cordeiros Santa Inês e Bergamácia alimentados com diferentes níveis de dejetos de suínos. In: 35ª Reunião Anual da Sociedade Brasileira de Zootecnia, Botucatu, SP. **Anais...,** CD ROM-RM230, 1998.

PÉREZ, J.R.O. et al. Efeito do peso de abate de cordeiros Santa Inês e Bergamácia sobre o perfil de ácidos graxos, colesterol e propriedades químicas. **Ciência e Tecnologia de Alimentos,** Campinas, v. 22, n. 1, p.11-18, 2002.

PIGGOT, J.R. **Sensory analisis of foods.** 1.ed. London: Elsevier, 1984. p. 389.

PINHEIRO, R.S.B. et al. Qualidade de carnes provenientes de cortes da carcaça de cordeiros e de ovinos adultos. **Revista Brasileira de Zootecnia.** Viçosa, v. 38, n. 9, p. 1790-1796, 2009.

PIRES, C.C. et al. Desempenho e características da carcaça de cordeiros de três grupos genéticos abatidos ao mesmo estágio de maturidade. **Ciência Rural.** Santa Maria, v. 29, n. 1, p. 155-158, 1999.

PRADO, O.V. **Qualidade da carne de cordeiros Santa Inês e Bergamácia abatidos com diferentes pesos.** Dissertação de Mestrado, Universidade Federal de Lavras, Lavras, 2000. p. 109.

PRESCOTT, J.H.D. Crecimiento y desarrollo de los corderos. In: **Manejo y enfermedades de las ovejas.** Zaragoza: Editorial Acribia, 1982. p. 154.

PRICE, J.F.; SCHWEIGERT, B.S. **Ciência de la carne y de los productos cárnicos.** 2.ed. Zaragoza, Espanha: Editorial Acribia, 1994. p. 581.

PRIOLO, A. et al. Partially or totally replacing soybean meal and maize by chickpeas in lamb diets: intramuscular fatty acid composition. **Animal Feed Science and Technology.** v. 108, p. 215-221, 2003.

QUEIROZ, M.I.; TREPTOW, R.O. **Análise sensorial para avaliação da qualidade dos alimentos.** 1.ed. Rio Grande: Ed. Da FURG, 2006. p. 268.

RAES, K.; SMET, S.; DEMEYER, D. Effect of dietary fatty acids on incorporation of long chain polyunsaturated fatty acids and conjugated linoleic acid in lamb, beef and pork meat: a review. **Anim. Feed Sci. and Tech.** v.113, p.199-221, 2004.

REBELLO, F.F.P. **Restrição alimentar na qualidade da carne de cordeiros.** Dissertação de Mestrado (Ciência dos Alimentos). Universidade Federal de Lavras, Lavras, 2003. p. 125.

REID, J.T.; WELLINGTON, G.W.; DUNN, H.O. Some relationship among the mayor chemical components of the bovine body and their application to the nutritional investigations. **Journal Dairly Science.** v. 38, p. 1344-1359, 1955.

REID, J.T. et al. Some peculiarities in the body composition of animals. In: **Body Composition in Animals and Man.** National Academy of Science. Washington, USA. 1968.

RIBEIRO, E.L.A. et al. Características de carcaça e carne de cordeiros mestiços de três grupos genéticos. **Semina: Ciências Agrárias.** Londrina, v. 31, n. 3, p. 793-802, 2010.

ROBELIN, J.; GEAY, Y.; BERANGER, C. Croissance relative des diferentes tissus, organes et régions corporelles des taurillons frisons, durant la phase d'engraissement de 9 a 15 mois. **Animale Zootechnique.** Paris, v. 23, p. 13-323, 1974.

ROQUE, A.P. et al. Produção de carne em ovinos de cinco genotipos. 6. Desenvolvimento relativo. **Ciência Rural.** Santa Maria, v. 29, n. 3, p. 549-553, 1999.

ROTA, E.L. et al. Efeitos do cruzamento de carneiros da raça Texel com ovelhas Corriedale e Ideal sobre a qualidade da carne. **Revista Brasileira de Agrociência.** Pelotas, v.10, n. 4, p. 487-491, 2004.

ROTA, E.L. et al. Influência da castração e da idade de abate sobre as características subjetivas e instrumentais da carne de cordeiros Corriedale. **Revista Brasileira de Zootecnia.** Viçosa, v. 35, n. 6, p. 2397-2405, 2006.

RUBIO, M.S.L. Parâmetros que definen la calidad de la carne. Alternativas para su mejora. In: Feira Internacional Ganadera Quinto Centenário. Zafra, España, 1992. p. 37.

SANTOS, J.R.S. et al. Composição tecidual e química dos cortes comerciais da carcaça de cordeiros Santa Inês terminados em pastagem nativa com suplementação. **Revista Brasileira de Zootecnia**. Viçosa, v. 38, n. 12, p. 2499-2505, 2009.

SAÑUDO, C. **Calidad de la canal y de la carne en el Ternasco Aragonés**. Tese de Doutorado. Facultad de Veterinaria. Universidad de Zaragoza, España, 1980. p. 337.

SAÑUDO, C.; SIERRA, I. Estudio de la calidad de la canal y de la carne en animales cruzados Romanov x Rasa Aragonesa. I. Descripción y comparación entre los tipos de ternasco y pascual. Anales de la Facultad de Veterinaria de Zaragoza, Zaragoza, España. P. 16-17:285-295, 1982.

SAÑUDO, C.; SIERRA, I. Calidad de la canal en la especie ovina. **Ovino**, One S.A. Barcelona, Espanha. Setembro. p. 127-153, 1986.

SAÑUDO, C. et al. La qualité de la viande ovine. Etude des differents facteurs qui la conditionnent. Commission des C.E. Rapport EUR 11479, p. 67-81, 1986.

SAÑUDO, C. La calidad organoléptica de la carne con especial referencia a la especie ovina. Factores que la determinan, métodos de medida y causas de variación. In: Curso Internacional sobre Producción de Ganado Ovino, III, I.C.I., I.N.I.A., S.I.A. – D.G.A., Zaragoza, España, 1991. p. 117.

SAÑUDO, C. et al. Influence of carcass weight on instrumental and sensory lamb meat quality in intensive production systems. **Meat Science**. v. 42, n. 2, p. 195-202. 1996.

SAÑUDO, C. et al. Carcass and meat quality in light lambs from different fat classes in the EU carcass classification system. **Meat Science**. Elsevier, v. 56, n. 1, p. 89-94, 2000a.

SAÑUDO, C. et al. Fatty acid composition and sensory characteristics of lamb carcasses from Britain and Spain. **Meat Science**. Elsevier, v. 54, n. 4, p. 339--346, 2000b.

SAÑUDO, C. Factors affecting carcass and meat quality in lambs. In: 39ª Reunião Anual da Sociedade Brasileira de Zootecnia, Recife, PE. Anais ..., CD, 2002. 15p.

SAÑUDO, C.; OSÓRIO, M.T.M. **Curso de analises sensorial**. Pelotas: Universidade Federal de Pelotas – Departamento de Zootecnia, 2004. p. 150.

SAÑUDO, C. Marcas de calidad en los pequeños rumiantes. Mitos y realidades. In: 33ª Jornadas Científicas de la Sociedad Española de Ovinotecnia y Caprinotecnia, Almeria. **Anales...**, Almeria: SEOC, 2008.

SAÑUDO, C. et al. (ed.) **Producción de ganado vacuno de carne y tipos comerciales en España**. 1.ed. Madri: Schering-Ploug, 2008. p. 207-235.

SAÑUDO, C.; CAMPO ARRIBAS, M.M.; SILVA SOBRINHO, A.G. Qualidade da carcaça e da carne ovina e seus fatores determinantes. p.177-228. In: SILVA SOBRINHO, A.G et al. **Produção de carne ovina**. Jaboticabal: Funep, 2008. 228p.

SAÑUDO, C.; JIMENO, V.; CERVIÑO, M. **Producción de ganado vacuno y tipos comerciales en España**. Madri, Espanha: Editor Schering-Plough, 2008b. 306p.

SARMENTO, J.L.R. et al. Avaliação genética de características de crescimento de ovinos Santa Inês utilizando modelos de regressão aleatória. **Arquivo Brasileiro de Medicina Veterinária e Zootecnia**. Belo Horizonte, v. 58, n. 1, p. 68-77, 2006.

SCHÖN, I. Improvement of market transparency in meat trade. **World Rev. Anim. Prod**. v. 9, n. 2, p. 34-47, 1973.

SHORLAND, F.B. et al. Influence of pasture species on the flavour, odour and keeping quality of lamb and mutton. **Journal of the Science of Food and Agriculture**. v. 21, n. 1, p. 1-4. 1970.

SIERRA, I. La denominación de origen en el Ternasco de Aragón. **Información Técnica Econômica Agrária**. Zaragoza, v. 66, p.3-12, 1986.

SILVEIRA, O. et al. Correlações do peso vivo e características da carcaça em ovinos. In: XVII Reunião Anual da Sociedade Brasileira de Zootecnia, Fortaleza, Ceará. **Anais...**, p.110, 1980.

SILVA SOBRINHO, A.G. Aspectos quantitativos e qualitativos da produção de carne ovina. In: **A produção animal na visão dos brasileiros**. Sociedade Brasileira de Zootecnia, Piracicaba, SP, p. 425-446, 2001.

SILVA SOBRINHO, A.G. et al. Parâmetros qualitativos da carcaça de cordeiros submetidos a dois sistemas de formulação de ração. **Agropecuária Científica no Semi-Árido**. Campina Grande, v. 1, n. 1, p. 31-38, 2005.

SILVA SOBRINHO, A.G.; OSÓRIO, J.C.S. Aspectos quantitativos da produção de carne ovina. p. 1-68. In: SILVA SOBRINHO et al., 2008. **Produção de carne ovina**. 1.ed. Jaboticabal:Funep, 2008. p. 228.

SILVA SOBRINHO, A.G. et al. **Produção de carne ovina**. 1.ed. Jaboticabal: Funep, 2008. 228p.

SIQUEIRA, E.R. et al. Características sensoriais da carne de cordeiros das raças Hampshire Down, Santa Inês e mestiços Bergamácia x Corriedale abatidos com quatro distintos pesos. **Revista Brasileira de Zootecnia**. Viçosa, v. 31, n. 3, p. 1269-1272, 2002.

SOUZA, X.R.S. et al. Composição centesimal do músculo Bíceps femoris de cordeiros em crescimento. **Ciência Agrotécnica**. Lavras, edição especial, p.1507-1513, 2002.

TULLOH, N.M. The carcass compositions of sheep, cattle and pigs as functions of body weight. In: Symposium of Carcass Composition and Appraisal of Meat Animals. Melbourne University. Ed. D.E. Tribe, CSIRO, Melbourne, Australia, 1963.

VIEIRA, T.R.L. et al. Propriedades físicas e sensoriais da carne de cordeiros Santa Inês terminados em dietas com diferentes níveis de caroço de algodão integral (*Gossyptium hirsutum*). **Ciência e Tecnologia de Alimentos**. Campinas, v. 30, n. 2, p. 372-377, 2010.

WARREN, G.H. **A study of the growth, partition and distribution of fat in Merino sheep**. Tese de Doutorado. University of Sidney. Australia, 1974. p. 123.

WIEGAND, M.M. et al. Parâmetros instrumentais da carne de cordeiros da raça Texel em função da época de nascimento. Resultados não publicados, 2011a. Parte da tese.

WIEGAND, M.M. et al Efeito da época de nascimento e tipo de músculo na composição química da carne de cordeiros Texel. Resultados não publicados, 2011b. Parte da tese.

WOLF, B.T. et al. Genetics parameters of growth and carcass composition in cross bred lambs. **Animal Production**. v. 32, p. 1-7, 1981.

WOOD, J.D. et al. Carcass composition in four sheep breeds: The importance of type of breed and stage of maturity. **Animal Production**. Edimburgo, v. 30, n. 1, p.135-152, 1980.

ZAPATA, J.F.F. et al. Estudo da qualidade da carne ovina do Nordeste brasileiro: propriedades físicas e sensoriais. **Ciência e Tecnologia de Alimentos**. Campinas, v. 20, n. 2, p. 274-277, 2000.

ZAPATA, J.F.F. et al. Composição centesimal e lipídica da carne de ovinos do nordeste brasileiro. **Ciência Rural**. Santa Maria, v. 31, n. 4, p. 691-695, 2001.

ZEOLA, N.M.B.L. et al. Parâmetros de qualidade da carne de cordeiros submetida aos processos de maturação e injeção de cloreto de cálcio. **Ciência Rural**. Santa Maria, v. 36, n. 5, p.1558-1564, 2006.

ZUNDT, M. et al. Desempenho de cordeiros alimentados com diferentes níveis de proteína. In: 38ª Reunião Anual da Sociedade Brasileira de Zootecnia, Piracicaba, SP, **Anais...**, p. 985-987, 2001.

Seção 16

Produção e Qualidade de Lã

Coordenador:
José Carlos da Silveira Osório

Capítulo 29

Produção e Qualidade de Lã

José Carlos da Silveira Osório,[1] Maria Teresa Moreira Osório,[2]
Fernando Miranda de Vargas Junior[3] e André Gustavo Leão[4]

Introdução

O estudo da lã é bastante complexo e o que a seguir se expõe é indicativo básico de fundamentações necessárias para os que desejam saber sobre essa finalidade produtiva, tão importante no contexto da ovinocultura, e para melhorar as condições do homem mediante a utilização de um produto com qualidades insuperáveis.

As informações disponibilizadas foram retiradas, basicamente dos livros: *Ovinotecnia* (Helman, 1954), *La Lana* (Barriola, 1966), *Criação de Ovinos* (Vieira, 1967), *Praderas & Lanares*; *Producción Ovina en Alto Nivel* (Minola e Goyenechea, 1975), *Producción Ovina* (Ensminger, 1973), *Apuntes de Lanares y Lanas* (SUL, 1987), *Praderas & Lanares*; *Tecnología Ovina Sudamericana* (Minola e Elissondo, 1990), *Zootecnia de Ovinos* (Osório e Osório, 2005), *Ovinotecnia*; *Producción y Economía en la Especie Ovina* (Sañudo e Cepero, 2009) e do material didático das Disciplinas de ovinos ministradas de 1979 a 2009 para os cursos de Agronomia, Medicina Veterinária e de Pós-graduação em Zootecnia na Universidade Federal de Pelotas (UFPEL).

Desde a pré-história, os povos usavam a pele dos ovinos como abrigo e proteção. Estudos científicos indicam que a domesticação dos animais e as formas primitivas de agricultura começaram entre 10.000 e 6.000 a.C. ou um pouco antes, visto que ossos ovinos provenientes dessa época foram encontrados em distintas partes do mundo. Os primeiros tecidos de lã foram encontrados no Egito entre 4.000 e 3.500 anos a.C. e, provavelmente, o clima seco dessa região tenha permitido sua preservação (SUL, 1987).

A lã tem utilização, destacada pelo homem, das mais variadas, desde a forma de abrigo até como adornos de alto requinte. Como abrigo é importante, e o benefício para recém-nascidos e idosos se dá em função de sua eficiente propriedade termorreguladora. Já como adornos, é igualmente encontrada nas mais requintadas galerias de arte sob as mais variadas formas de beleza e preciosidade.

Também possui finalidades medicinais, como a utilização de lipídios internos da lã, que possuem um alto conteúdo de ceramidas, que são extratos naturais com uma composição similar à do estrato córneo humano, que são usadas em produtos para tratamento e cuidado da pele. Estes lipídios formulados como lipossomas reforçam o efeito protetor e melhoram a hidratação da pela sadia, acelerando a reparação da função protetora da pele lesionada (CSIC BIO022, 2008; CSIC BIO023, 2008).

---

[1] Professor Visitante Nacional Sênior da Universidade Federal da Grande Dourados – MS.
[2] Professora Visitante Nacional Sênior da Universidade Federal da Grande Dourados – MS.
[3] Professor Adjunto da Universidade Federal da Grande Dourados – MS.
[4] Professor Adjunto da Universidade Federal de Mato Grosso – MT.

Assim, por sua diversidade de utilização, a lã pode ter mais de uma definição, em função do segmento da sociedade, mas, incontestavelmente pela bibliografia, pode-se definir lã como sendo uma fibra de origem animal com a função de proteção.

Relação pele e fibra de lã

A pele é formada de três camadas principais: epiderme, mesoderma (reta mucosa) e endoderma (*cutis vera*).

No ovino, a epiderme apresenta pequena espessura, representando somente 5% da espessura total da pele. A epiderme é um tecido epitelial, poliestratificado e compreende as seguintes capas, a partir da superfície: estrato córneo, estrato lúcido, capa granulosa, estrato espinhoso e capa basal ou germinativa.

A epiderme é constituída de células achatadas que são constantemente desprendidas, pelo atrito e substituídas por novas células da camada córnea.

O mesoderma também é formado de três camadas de células diferentes: granulosas, irregulares e colunares.

O endoderma ou *cutis vera* é formado de um tecido chamado córion, na parte superior do qual se encontra a camada papilar. Essas papilas contendo corpúsculos táteis ligados a fibras nervosas estão intimamente relacionadas ao sentido do tato. Embaixo do córion existe uma camada de tecido gorduroso, na qual se veem numerosas células adiposas reunidas em forma de cachos, que são as glândulas sebáceas.

Portanto, abaixo do endoderma encontram-se diferentes estruturas e funções: glândulas sudoríparas (aspecto de novelo), sebáceas e folículos pilosos. As glândulas sebáceas estão localizadas, em número de duas, de cada lado do folículo piloso, no qual abrem o seu canal excretor.

A mistura da secreção da glândula sudorípara (suor) com a gordura das glândulas sebáceas forma a suarda, que tem a função de lubrificação e proteção da pele e da fibra de lã, e impede que a lã se emaranhe e condense, protegendo-a dos agentes externos, em especial dos raios ultravioleta que alteram sua composição e estrutura, afetando a resistência e elasticidade. Por outro lado, a falta de suarda origina lãs secas, quebradiças, enredadas e condensadas, formando uma espécie de capa difícil de abrir, conhecida como capacho.

A glândula sebácea tem dois lóbulos na secção horizontal da pele, em forma de cacho e seu conduto excretor verte seu conteúdo na parte superior do folículo, antes que a fibra faça seu aparecimento na superfície da pele. A secreção dessa glândula é formada de mistura de esteroides (álcoois de alto peso molecular) com ácidos graxos. Quimicamente essa secreção é uma cera, portanto insolúvel em água e solúvel em solventes orgânicos, sendo a "lanolina" importante componente. Sua ação é impedir o entrecruzamento das fibras de lã (feltramento) e atuar como repelente da água. A lanolina se derrete entre 36 e 41,5°C e a lã de cordeiro contém entre 15 e 20%. A "lanolina" cosmética é a forma derivada da primeira purificação e branqueamento da suarda, recuperada dos diferentes procedimentos de lavado da lã.

A secreção sebácea é contínua e não se encontra sob controle neuro-humoral, como ocorre com a sudorípara. A excreção da glândula sudorípara desemboca na pele, no pescoço do folículo piloso, verte seu conteúdo acima da glândula sebácea. A glândula sudorípara segrega sais de potássio de vários ácidos graxos que são solúveis em água. O suor protege a fibra dos raios ultravioleta da luz solar.

Folículo piloso

O folículo piloso tem por função formar as células que vão constituir a lã, cabelo ou pelo e por isso é dito que ele é o elemento básico da produção de lã. É uma invaginação ou depressão da epiderme, com um bulbo ativo em sua base, dentro do qual ocorrem as divisões celulares.

O folículo piloso apresenta a forma de uma garrafa e tem a mesma constituição celular da pele, com a única diferença de que a epiderme se acha na parte interna do bulbo, ao passo que o endoderma se encontra na parte externa; ou seja, forma-se por meio da invaginação da capa basal ou germinativa da epiderme que penetra profundamente na derme (Figura 29.1). Esta disposição pode ser comparada a um dedo de luva invertido.

Dois tipos básicos de folículos estão presentes na pele dos ovinos. Embora forma, estrutura e função sejam similares, eles diferem em suas estruturas acessórias e no momento da iniciação na pele; estes dois tipos básicos de folículos são chamados de primários e secundários. Como o nome indica, os folículos primários aparecem primeiro na pele, no período fetal, 40 dias após a fecundação e se desenvolvem, inicialmente, na linha superior do corpo, da cabeça até a cauda e na parte posterior, seguindo a direção da barriga e membros. Ao atingir 90 dias, o feto já tem o corpo todo com um tipo de folículo que se apresenta

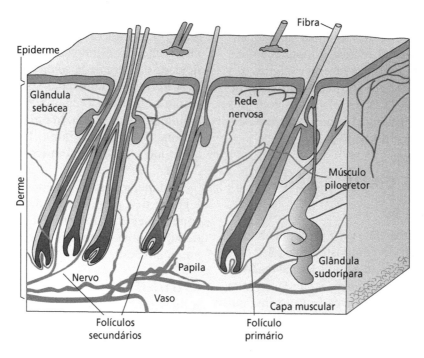

Figura 29.1 Corte da pele. Adaptada de Williams, 1976.

em grupos de três (tríades). Esses folículos, chamados de primários, dão origem aos pelos ou fibras ordinárias de crescimentos irregulares e de estruturas diferentes da lã. Os folículos primários possuem um músculo eretor da fibra, denominado *erector pili*, que tem a função mecânica de controle do calor, termorregulador, na superfície da pele.

Entre os 80 e 90 dias de vida intrauterina verifica-se o aparecimento de folículos menores, em torno das tríades de folículos primários e que são chamados de folículos secundários, dos quais se origina a lã propriamente dita.

Os folículos secundários diferenciam-se dos primários por sua formação no feto aos 80 a 90 dias, enquanto os primários surgem aos 50 a 65 dias; não possuem glândulas sudoríparas, nem o músculo eretor, e a glândula sebácea é muito menor (unilobulada), e em alguns casos não existe.

O número de folículos secundários é variável, sendo influenciado por fatores hereditários relacionados à raça, de acordo com a seleção desta, de indivíduo para indivíduo e com a nutrição recebida pelo feto através da ovelha. Em média oscila entre 5 e 30 em torno de cada tríade de folículos primários e esse número é determinado no momento do nascimento e irá determinar a quantidade de lã que o ovino produzirá, assim como sua pureza, representada pela maior ou menor porcentagem de pelos em relação à lã pura.

As grandes diferenças em densidade de fibras no corpo de um ovino (número de folículos por unidade de área) entre raças (Tabela 29.1), são bem conhecidas; foi comprovado que a densidade de folículos primários não é significativamente diferente entre as distintas raças, e que a maior parte da diferença entre raças é provocada pelas diferenças no número de folículos secundários.

Outro fator que afeta a relação entre folículos secundários e primários é a nutrição, que influi tanto no surgimento dos folículos primários (tríades) como na formação dos folículos secundários e sua consequente maturação. Está comprovado que uma deficiente nutrição antes do nascimento restringe a

Tabela 29.1 Densidade folicular e relação folículo secundário:primário (S/P) em borregas de 1 ano.

Raça	Folículos/mm²	Relação S/P
Merino fino	71,7	19,3-25,0
Merino médio	64,4	21,3-22,0
Merino grosso	57,1	17,1-20,0
Ideal	50,0	13,0
Corriedale	28,7	10,6
Romney Marsh	22,0	5,5-6,0
Lincoln	14,6	5,0-5,4

Adaptada de Carter, 1955; Minola e Goyenechea, 1975.

capacidade futura do animal para produzir lã, por afetar a formação dos folículos secundários, enquanto a má nutrição pós-natal retarda a maturação dos folículos secundários e até pode fazer que alguns não maturem, afetando a produção de lã do animal adulto em até 12% (SUL, 1987). A população de folículos secundários se expressa habitualmente com referência à população de folículos primários.

Características da fibra de lã

Aspectos químicos

Quimicamente, a fibra de lã é uma proteína chamada queratina, formada de compostos mais simples (aminoácidos), unidos entre si, em longas cadeias (polipeptídeos). Também se pode dizer que é uma fibra de origem animal, constituída de cadeias de aminoácidos ligadas por átomos de enxofre, ou seja, é uma estrutura organizada, composta de células mortas, cada uma contendo proteína fibrosa denominada queratina.

A queratina é um polímero com composição química de 51, 22, 17, 7, e 3% de carbono, oxigênio, nitrogênio, hidrogênio e enxofre, respectivamente, solúvel em água, e seus numerosos enlaces dissulfúricos lhe conferem grande estabilidade, permitindo resistir à ação das enzimas proteolíticas. A estrutura dessa proteína é responsável pela elasticidade e resistência, fazendo que a lã seja esponjosa (www.cdrtcampos.es/lanatural/info_lana.htm).

Pode-se constatar que a fibra de lã se diferencia das fibras vegetais por apresentar um composto proteico denominado queratina, enquanto os vegetais têm como princípio básico de sua composição química a celulose, que é um hidrato de carbono. Comparando a fórmula química da lã ($C_{42}H_{157}N_5SO_{15}$) à da seda ($C_{24}H_{38}O_8N_8$), verifica-se que na seda não há enxofre e, ao compará-la à dos vegetais, caso do algodão ($C_6H_{10}O_5$), observa-se que não há nem enxofre, nem nitrogênio. Os estudos atribuem a resistência e elasticidade da fibra de lã ao enxofre (Vieira, 1967).

A fibra de lã apresenta 19 aminoácidos: glicina, leucina, alanina, isoleucina, fenilalanina, triptofano, valina, prolina, serina, treonina, tirosina, metionina, cistina, cisteína, arginina, lisina, histidina, ácido aspártico e ácido glutâmico (Vílchez Maldonado, 2005).

Para melhor entendimento da fibra de lã e da biologia de suas propriedades é necessário não apenas o conhecimento do folículo produtor de lã e da estrutura da fibra, mas também da pele, já que o folículo é um órgão desta.

Estrutura

A fibra de lã, em sua estrutura, apresenta três camadas (Figura 29.2): cutícula, cortícula (córtex) e medula (que pode não aparecer). A primeira camada da fibra de lã, externa, é chamada de cutícula e é constituída de uma substância córnea denominada queratina, apresentando células em forma de escamas de peixe ou de um telhado, sobrepostas umas às outras. A sobreposição das células da cutícula é própria da lã.

O brilho da lã depende do número e tamanho das cutículas; as fibras mais grossas, com escamas maiores e em menor quantidade, refletem mais facilmente a luz, parecendo por isso mais lustrosas. O contrário ocorre com as lãs finas, que absorvem a luz, perdendo o brilho.

A suavidade ao tato se deve também ao maior número de escamas por centímetro, independentemente da maior presença de suarda. Também é a cutícula responsável pela resistência e poder feltrante. Cada célula escamosa contém três capas: epicutícula, exocutícula e endocutícula. A epicutícula é muito resistente

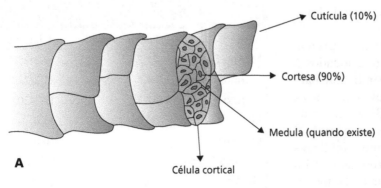
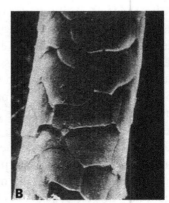

Figura 29.2 Corte transversal da fibra de lã.

aos agentes químicos e impede a entrada de corantes durante o processo de tingir. Porém, por ser sensível aos tratamentos mecânicos, desaparece durante o lavado e cardado. A exocutícula e endocutícula são suscetíveis aos ataques enzimáticos.

A capa cortical, ou córtex, constitui o corpo da fibra (90%), está protegida pela cutícula, e é formada de células fusiformes e longas, cabendo a estas dar à fibra resistência, elasticidade e extensibilidade próprias da lã. As células corticais (Figura 29.3) estão paralelas ao eixo da fibra de lã e são formadas de fibrilas orientadas longitudinalmente, conhecidas como macrofibrilas.

As macrofibrilas estão rodeadas por uma substância cimentante denominada matriz, que as mantêm unidas com as microfibrilas formando uma estrutura rígida, mas elástica, podendo se estender e contrair, quando a fibra é estirada e solta. Portanto, essa estrutura confere à fibra de lã as propriedades de elasticidade, de se estender e contrair. Cada macrofibrila é constituída de uma série de microfibrilas de 8 Ä (Ä = angstrom = milésima parte de 1 mícron = milésima parte de 1 mm) de diâmetro, que por sua vez são formadas de 11 protofibrilas de aproximadamente 2 Ä de diâmetro.

As protofibrilas estão integradas por três corpos moleculares helicoidais, denominados hélices alfa e estas são formadas da unidade básica das proteínas, os aminoácidos (Figura 29.4).

A camada mais interna da fibra de lã, terceira camada, denominada medula, pode aparecer ou não, sendo pouco frequente em lãs finas, com diâmetro inferior a 35 micra.

A medula é formada de células superpostas de tamanho e forma irregulares, muitas vezes poligonais, apresentando estrutura similar à do favo de mel, contendo ar no seu interior. O aparecimento de medula na fibra de lã é durante o processo de queratinização, quando pode ocorrer perda de líquido pelas células da camada cortical, ficando cheias de ar, conservando ou não as membranas. No caso de rompimento das membranas, a medula aparece como um canal oco no centro da fibra.

A medulação é uma característica indesejável, pois desvaloriza a lã, devido à presença de ar dentro da fibra, que faz com que ocorra refração da luz e haja dificuldades no processo de tingir, ficando as fibras meduladas mais claras. Ao serem trabalhadas na indústria não absorvem as tintas e dão certa aspereza ao tecido, o que muito o deprecia. Ao longo da fibra e/ou nas fibras, a medula pode se apresentar de quatro maneiras: contínua, ocupando quase toda a fibra, e própria do pelo morto (*kemp*); descontínua, estendendo-se sem interrupção ao longo da fibra, característica dos pelos; interrompida, sendo muito estreita e descontinuada em alguns segmentos da fibra; e fragmentada, presente só em alguns segmentos da fibra de lã (Figura 29.5).

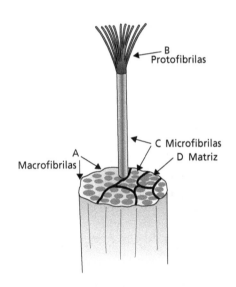

Figura 29.3 Esquema de uma célula cortical.

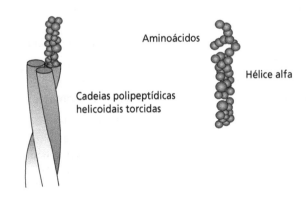

Figura 29.4 Protofibrila.

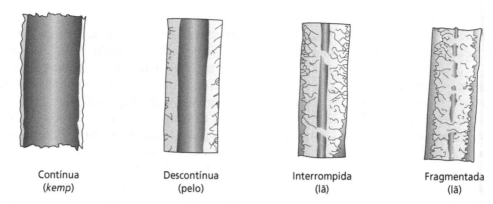

Figura 29.5 Tipos de medula. Adaptada de Yeates, 1967.

As fibras de lã que contêm medula são chamadas de fibras heterotípicas. A lã grossa, conhecida pelo nome de "lã de cachorro", que se observa na perna de muitos ovinos, é quase toda formada de pelos e fibras meduladas. Por ser um defeito transmissível por herança, deve-se evitar colocar na reprodução animais que apresentam fibras meduladas.

Na Tabela 29.2, apresentam-se os distintos tipos de fibras que podem aparecer sobre a pele do ovino e as principais características de cada uma dessas fibras e da lã não medulada.

Formação e crescimento

As fibras de lã se formam no interior do folículo piloso, onde o líquido linfático exsudado pelos vasos sanguíneos através da base do folículo contribui para a constituição das células, a princípio granuladas e posteriormente com núcleo, as quais se tornam alongadas, vindo a formar a parte cortical da fibra, enquanto as células arredondadas formam a capa medular. A capa externa da fibra, chamada de cutícula, é composta de células que sofrem modificação, perdendo sua forma e tornando-se achatadas, semelhantes a escamas.

O crescimento dessas células decorre principalmente de causas genéticas e nutricionais. As papilas e as células de Malpighi (capa papilar) crescem rapidamente e a capa superior da pele não cede ao crescente amontoamento dessas células novas, as quais são empurradas junto com a papila germinativa até o tecido subcutâneo (derme). Este amontoamento é cada vez maior e as células mais antigas não são alcançadas pelo líquido alimentício e morrem, formando uma unha córnea, queratinizada e terminada em ponta, que logo sai ao exterior, dando início à fibra de lã, que vai crescendo conforme outras novas células morrem e se acumulam.

O crescimento da fibra de lã é afetado positivamente pelos hormônios segregados pela pituitária; uma vez extirpada a glândula, o crescimento cessa ou é interrompido, visto que a administração do hormônio estimulador da tireoide (TSH) pode restabelecer o crescimento da lã em ovinos hipofisectomisados e a

Tabela 29.2 Tipos de fibra e suas principais características.

Lã	Heterotípica	Pelo	*Kemp*
Sem medulação	Medulação descontínua	Medulação contínua de espessura variável	Fortemente medulado
Superfície escamosa	Superfície escamosa	Superfície lisa	Superfície lisa
Crescimento contínuo	Crescimento contínuo	Crescimento contínuo	Crescimento descontínuo
Diâmetro < 40 micra	Diâmetro < 50 micra	Diâmetro > 50 micra	Diâmetro > 80 micra
Forma cilíndrica	Forma cilíndrica	Forma cilíndrica	Forma aguçada nos extremos (fusiforme)
	Encontrada normalmente em velos de lã mediana e grossa, raramente em lãs finas	Encontrada geralmente nos garrões de animais pouco selecionados ("Chilla")	Rígida e branca
			Encontrada em cordeiros

Fonte: Osório e Osório, 2009; adaptada de Minola e Goyenechea, 1975.

administração de hormônio tireoidiano aumenta o crescimento da lã, uma vez que se verifica incremento no consumo de alimento e/ou redução no tecido proteico acumulado e no peso corporal. Por outro lado, o hormônio do crescimento tem efeito depressivo sobre o crescimento da lã, quando este é administrado em ovinos normais, ainda que isto possa vir a provocar um crescimento maior depois de interrompido o tratamento.

De acordo com Doney (1989), outros hormônios da pituitária, como prolactina, gonadotrofinas ou ocitocina, não parecem exercer nenhum efeito regulador significativo sobre a lã.

Além dos hormônios segregados pela tireoide, somente o córtex da glândula adrenal influi sobre o crescimento da lã; neste caso, negativamente, uma vez que, com a administração do hormônio adrenocorticotrófico (ACTH) ou de cortisol, ou cortisona e seus análogos, pode-se reduzir o crescimento da lã e, em casos extremos, levar à parada completa do crescimento e consequente formação de pontas de escova (*cepillo* ou *brush ends*).

Assim, o efeito regulador do crescimento da lã é determinado por um balanceamento hormonal que realiza o armazenamento ou a utilização dos tecidos e a distribuição dos nutrientes. O balanceamento endócrino obtido em diferentes tipos raciais durante distintos momentos do ano pode explicar os ritmos estacionais do crescimento, muito sensíveis à estimulação da luz, sendo improvável que o efeito negativo dos corticosteroides seja responsável pelas depressões estacionais do crescimento da lã, embora, talvez, tenha papel importante na queda da lã e perda do velo, como resposta a um estresse agudo originado de fatores climáticos ou nutricionais durante o período de inverno.

Mas é a quantidade e a qualidade dos nutrientes que chegam aos folículos as principais responsáveis pelo crescimento da fibra de lã, embora possam influir na produção dos folículos outros fatores, como idade, sexo, condição reprodutiva da ovelha, sanidade ou raça. Por exemplo, um animal da raça Lincoln, nas mesmas condições que outro da raça Merina, produz uma fibra mais grossa e mais comprida. Isto pode ser em função da concorrência por alimento entre os folículos primários e secundários, já que a Merina possui maior número de secundários por primário.

O fotoperíodo e, principalmente, o nível alimentar, dado pelo estado de desenvolvimento das pastagens, no Rio Grande do Sul, constituem os fatores de maior influência no crescimento da lã dos ovinos (Selaive *et al.*, 1991). Essa influência da época do ano sobre o diâmetro das fibras de lã foi verificada em vinte borregas da raça Corriedale, mantidas em campo nativo por 1 ano a partir de outubro de 1982, sendo altamente significativas as diferenças entre meses devido à influência da pastagem, uma vez que a variação do diâmetro acompanhou a curva de produtividade da pastagem nativa (Anselmo *et al.*, 1984).

Características e fatores de variação

Os ovinos primitivos apresentavam uma cobertura muito diferente das que possuem as raças atuais; e tinham dois tipos de fibras diferentes, uma representada por pelos longos e grossos, e outra por uma lã muito fina, curta e ondulada (felpa) ou "lanilha", entremeada na base da anterior.

Este tipo de cobertura em duas capas ainda se encontra não só em variedades selvagens, mas também em algumas raças como Karakul, Black Face, Crioula etc., que não sofreram uma seleção nesse sentido. Neste tipo de velo, o pelo impede a penetração da água da chuva e a "lanilha" basal atua como isolante térmico.

É interessante salientar que o desenvolvimento relativo destas duas capas varia com as condições climáticas sob as quais vivem os animais, pois a função principal da lã é propiciar abrigo e conforto ao próprio animal.

Entretanto, mediante seleção contínua ao longo dos anos, o homem transformou a produção de lã dos ovinos, que servia exclusivamente de abrigo (pelo e lã), em uma produção econômica (lã) de excelente qualidade e maior quantidade.

Nas raças selecionadas para produção de lã, o crescimento contínuo das fibras excede em muito as necessidades de conservação da temperatura corporal e passa a ser uma carga insuportável para o animal, se não for retirada por meio de tosquia.

Entretanto, a melhora sistemática das características das fibras de lã é uma necessidade constante porque ainda não se conseguiu um padrão quantitativo e qualitativo nas lãs dos ovinos criados no Brasil (especialmente no Rio Grande do Sul) em relação aos níveis de outros países produtores, como Austrália, Nova Zelândia, Uruguai e Argentina. Mesmo nesses países citados, as pesquisas e os programas de melhoramento continuam para atender a um mercado consumidor cada vez mais exigente e/ou que apresenta mudanças.

Vale destacar que, com justa razão, a lã foi chamada de "rainha das fibras têxteis", porque suas propriedades oferecem um conjunto de características ideais para a industrialização e a fabricação de tecidos dos tipos mais variados (Helman, 1954).

A lã, utilizada como abrigo pelo homem, responde de maneira inigualável às exigências complexas que as outras fibras não oferecem, como por exemplo, manter normal a temperatura do corpo (propriedade termorreguladora ou termostática); permitir uma fácil absorção de elevadas proporções de água, sem perder suas qualidades (propriedade de higroscopicidade); sua função de acomodação (propriedades de resistência, elasticidade, extensibilidade, flexibilidade e resistência ao fogo) e, também, sua função ou poder feltrante (capacidade de as fibras se entremearem uma com as outras, conferida pela cutícula).

A importância relativa das características da lã varia de acordo com os requerimentos da indústria e não existe um vínculo estreito, claro e seguro entre os segmentos da cadeia, perdurando até a atualidade a expectativa dos preços a cada abertura de safra.

Ao longo dos anos, em função do preço pago, dos estudos industriais e do processamento para vestuário, a importância relativa das características da fibra de lã (Tabelas 29.3 e 29.4) foi estabelecida pela indústria, sendo as lãs finas destinadas a vestuários, bem remuneradas e as grossas a tecidos mais pesados e menos valorizados. Entretanto, o mercado das lãs finas é cada vez mais exigente no que se refere à qualidade.

O diâmetro e o comprimento das fibras são as principais características responsáveis pelo preço da lã; assim, sobre elas apresentam-se maiores comentários.

Diâmetro

O diâmetro ou espessura da fibra de lã também é conhecido como finura da fibra. Normalmente, diâmetro ou espessura para quando a determinação é objetiva (microscópio, *Air Flow*, ultrassom, escâner e similares) e finura para quando a determinação é subjetiva (visual). A relação entre o diâmetro das fibras de lã, determinado de forma objetiva e a finura subjetiva das fibras depende do treinamento do avaliador e da amostra. Prova disto são os coeficientes de correlação entre diâmetro e finura, obtidos por Guerreiro *et al.* (1979 e 1984), de 0,73 (com R^2 = 53,29%) e 0,27 (com R^2 = 7,29%), ou seja, 53,29 e 7,29% da variação do diâmetro podem ser explicados pela variação da finura, respectivamente. Isto em função de que o estudo de 1979 foi realizado com dados de 763 animais das raças Corriedale, Ideal e Romney Marsh; portanto, com uma ampla variação de diâmetro e finura de 22,14 micra (lã merina na classificação brasileira) até 35,26 micra (cruza 4 na classificação brasileira), que permitiu aos autores concluírem que a finura pode ser utilizada como predição do diâmetro quando não se tem disponibilidade laboratorial, mas com perda de acurácia. Já no estudo dos mesmos autores, em 1984, a partir dos dados de 192 ovinos da raça Ideal, verificou-se menor variação de diâmetro e finura, levando os autores a concluírem que a finura visual não é bom determinador do diâmetro das fibras.

Tabela 29.3 Importância relativa das características da lã para a indústria.

Diâmetro das fibras	Máxima importância
Comprimento da fibra	Muito importante
Cor Resistência Variação do diâmetro Matéria vegetal	Importante quando presente em grau anormal
Caracteres Toque Medulação Uniformidade do comprimento	Escassa importância

Adaptada de Cardellino, 1978.

Tabela 29.4 Importância dos caracteres da lã suja sobre o processamento para vestimenta.

	Lavado-*top*	Fiação	Tecido	Tingido e acabado	Confecção
Diâmetro da fibra	XXX	XXXXX	XXX	XXX	XXX
Contaminação: cera, suarda, sujeira	XXXX	X	–	–	–
Matéria vegetal	X	X	–	XXX	X
Resistência	XX	X	X	–	–
Ondulações	X	X	–	–	–
Cor	X	–	–	XXX	–
Variação do diâmetro	–	X	X	X	–

Adaptada de Mueller, 2000.

Os resultados observados por Osório *et al.* (1981b) ao avaliarem 320 amostras de velos classificados comercialmente e medidos objetivamente (diâmetro, comprimento, medulação, ondulações e rendimento de lã) foram que o número de ondulações é o melhor estimador da finura (r = -0,77). Já a finura subjetiva (visual) como estimador do diâmetro das fibras de lã (objetivo) apresentou um coeficiente de correlação de 0,49 e equação para estimação do diâmetro = 22,16 + 0,78 (finura) com R^2 = 0,24, demonstrando que o método de avaliação visual do diâmetro das fibras deixa a desejar, em virtude de sua importância.

Isto é reforçado por Cardellino *et al.* (1984), que ao utilizarem dados de 5 anos (1977-1981) de animais avaliados pelo Programa de Melhoramento Genético dos Ovinos, verificaram a correlação entre diâmetro e finura de 39 e 13% nas raças Corriedale e Ideal, respectivamente, indicando que a finura comercial, avaliada subjetivamente, não é um critério confiável para predizer o diâmetro médio das fibras, o que justifica o trabalho adicional no laboratório para determinar o diâmetro médio das fibras de lã.

O produtor, as cooperativas de lãs e as indústrias têxteis sempre buscaram a determinação objetiva do diâmetro das fibras, embora, como é o caso das cooperativas, o grande volume de lãs em um curto espaço de tempo entre o recebimento dos produtores e a remessa para as indústrias, tornasse inviável essa avaliação. Entretanto, as cooperativas aferiam seus avaliadores e determinavam por amostragem o diâmetro objetivo dos fardos.

No que se refere ao processo têxtil, o diâmetro da lã é a característica mais importante, uma vez que determina seu uso final, chegando a ser responsável por 80% no preço da lã, tendo em vista sua correlação com o conjunto de caracteres determinantes da qualidade da fibra têxtil fiada e tecida e sua estreita relação com o título do fio.

Considerando serem necessárias pelo menos 40 a 50 fibras na secção do fio (hilo) para que este seja considerado de boa qualidade, as lãs mais finas propiciam menor diâmetro do fio, resultando em maior flexibilidade, resistência e suavidade, sendo utilizadas para fabricar artigos de vestir suaves e de alta qualidade.

Mueller (2000) considera que uma medida útil do valor econômico relativo do diâmetro das fibras é a bonificação que recebe uma lã se fosse 1 mícron mais fina, sendo essa bonificação maior em lãs mais finas, e que foi incrementada através do tempo. Por exemplo, considerando os preços pagos por lãs de diferentes finuras nos leilões australianos, realizados entre 1991 e 1995, a bonificação por mícron para lãs finas ao passar de 20 para 19 micra foi de 21% e subiu para 39% no fechamento da safra de 1999.

O diâmetro das fibras de lã é determinado geneticamente, com herdabilidade de 0,97, segundo Cardellino *et al.* (1981 e 1987b). Ordenando as raças de lã com maior expressão no Brasil, especialmente, no Rio Grande do Sul, onde está a quase totalidade da produção de lã, teríamos as raças Merino, Ideal, Corriedale, Romney Marsh e Crioula, que apresentam lãs com diâmetros de 13 a 25; 21 a 26; 25 a 32; 28 a 37; e 20 a 60 micra, respectivamente.

Segundo a raça, o diâmetro de cada fibra oscila entre 10 e 60 micra (milésimos de milímetro) e varia de acordo com a raça/variedade (Tabela 29.5), indivíduo, idade, sexo, região do corpo (mais fina na paleta, intermediária no costilhar e mais grossa na perna), alimentação e meio ambiente, e Whiteley (1975) citado por Cardellino (1978) mostra que dentro da raça Merina, a maior variação do diâmetro das fibras de lã está dentro da própria mecha (Tabela 29.6).

Mecha é o conjunto de fibras ligadas entre si, que unidas constituem o velo (toda a lã que cobre o animal excetuando cabeça, membros e barriga, com crescimento de fibras de aproximadamente 1 ano).

No Rio Grande do Sul, na década de 1980, os criadores e melhoristas procuravam reduzir a variação entre as diferentes regiões do corpo dos ovinos selecionando por "uniformidade do velo", que deixou de ser critério de seleção quando da introdução do Programa de Melhoramento Genético dos Ovinos (PROMOVI), pelo Departamento de Zootecnia da Faculdade de Agronomia Eliseu Maciel, da Universidade Federal de Pelotas, em 1977, e implantação do referido programa pela Associação Brasileira de Criadores de Ovinos (ARCO), com apoio do Ministério da Agricultura.

Mas, para que o critério "uniformidade do velo" deixasse de ser critério de seleção, foram realizados estudos sobre a variação do diâmetro da fibra de lã com as raças Merino Australiano, Ideal, Romney Marsh, que indicaram que 80,50; 74,24 e 90,70% da variação estava entre as fibras de lã dentro de uma mesma região do corpo; que apenas 10,50; 12,25 e 2,35% da variação ocorria entre regiões corporais dentro de velo e, que entre velos, a variação era de 9,00; 13,51; e 6,95%, respectivamente (Cardellino *et al.*, 1979 e 1987; Osório *et al.*, 1988 e 1989), permitindo aos autores concluir que o critério de seleção

Tabela 29.5 Variação relativa do diâmetro da fibra de lã segundo raça ou variedade.

Diâmetro μ	Raça			
≤ 13	Merino Electoral	Merino Australiano		
14				
15, 16, 17, 18, 19, 20	Merino Argentino			
21, 22, 23, 24			Ideal ou Polwarth	
25	Corriedale			
26				
27				
28, 29, 30, 31, 32		Romney Marsh	Ryelan Dorset Horn	
33, 34, 35				
36	Leicester Border Leicester			
37				
38, 39, 40, 41			Lincoln	
42, 43, 44				
45				
46, 47, 48, 49, 50	Crioula			
>50				

Adaptada de Helman, 1954; Vieira, 1967; Minola e Goyenechea, 1975.

Tabela 29.6 Componentes da variação, em % da variação total, do diâmetro das fibras.

Variação		Lã normal (%)	Lã débil (%)
Dentro de mecha	Ao longo da fibra	16	43
	Entre fibras na mecha	64	43
Entre mechas dentro do velo		4	3
Entre velos		16	11

Adaptada de Cardellino, 1978.

por uniformidade do velo não tinha muito sentido em um programa de melhoramento de ovinos produtores de lã, como é o caso do PROMOVI.

Na prática, a variação de diâmetro das fibras de lã que mais interessa do ponto de vista do processamento têxtil é a que ocorre ao longo das fibras e não entre elas, uma vez que fibras com marcadas diferenças de diâmetro ao longo de seu comprimento rompem-se mais no cardado e penteado que as fibras uniformes, produzindo *tops* de fibras mais curtas. A variação ao longo da fibra só é importante quando em grau anormal que possa ocasionar a ruptura.

Lãs mais finas são utilizadas para fabricação de artigos de vestuário, suaves e de grande qualidade. As lãs com finuras medianas são empregadas para confecção de tecidos medianos e pesados. As lãs mais grossas se destinam a almofadas. A principal razão para explicar a grande importância do diâmetro médio das fibras de lã é sua influência sobre o limite de fio, o qual expressa a grossura mínima que deve ter o fio fabricado.

Considerando ser necessário um mínimo de 40 a 50 fibras na secção transversal do fio para fabricar um fio de boa qualidade, quanto mais finas elas forem, mais finos podem ser os fios produzidos por elas. Isto representa maior flexibilidade e a possibilidade de utilização para maior número de produtos.

Vale destacar que com fibras de lã grossas só se podem fabricar fios grossos; com lãs finas podem ser produzidos tanto fios finos como grossos. E em um fio de determinada grossura, se as fibras forem mais finas, haverá maior número destas, o que resultará em maior regularidade do fio, maior resistência e maior suavidade.

A idade dos animais é outra fonte de variação do diâmetro das fibras de lã (Medeiros *et al.*, 1990a), que em geral aumenta até os 6 anos e meio e depois diminui. Em ovelhas da raça Ideal, a diferença entre animais de 1 e 7 anos (19,82 e 22,33 micra, respectivamente), pode ser de aproximadamente 3 micra (Osório, 1979).

O sexo também influi sobre o diâmetro das fibras de lã, e as lãs das ovelhas, que são a maior parte da produção, normalmente apresentam menor diâmetro de fibras, devido ao menor peso de velo e corporal das fêmeas em relação aos machos (Tabela 29.7).

A bibliografia mostra que a máxima produção de lã está entre o segundo e o terceiro ano de vida do animal e, a partir do terceiro ano, diminui entre 2 e 4% ao ano (SUL, 1987). Assim, quando a base da finalidade produtiva é a lã ou quando esta representa um ingresso significativo na renda da propriedade, deve-se evitar a permanência de animais velhos no rebanho. Da mesma forma, quando a seleção é realizada por peso de velo, em ovelhas ou animais de diferentes idades, há necessidade de utilizar fatores de correção, para que a potencialidade genética possa ser devidamente comparada (Osório, 1979) e considerar o efeito da idade sobre o diâmetro das fibras.

Felizmente, não há antagonismo entre a produção de lã e o diâmetro das fibras, e a baixa relação entre o peso de velo e diâmetro das fibras (r = 0,19) permite que entre os animais (reprodutores) de maior peso de velo se encontrem animais com diâmetro das fibras dentro da amplitude desejada, de acordo com a raça (Osório *et al.*, 1981a).

Geralmente, os carneiros (machos adultos não castrados) produzem mais lã que os capões (machos adultos castrados) e estes mais que as ovelhas (fêmeas adultas). Os animais filhos de borregas ou nascidos como gêmeos produzem lã, ao chegar à idade adulta, entre 5 e 10% menos que os filhos de ovelhas adultas e de partos simples. Essa diferença se deve ao menor número de folículos secundários formados durante a gestação e à menor quantidade de leite que recebem os filhos de borregas e de partos múltiplos, o que influi na maturação dos folículos secundários. Portanto, ao realizar a seleção, o efeito desses fatores deve ser retirado.

A gestação e a lactação apresentam efeito negativo sobre a produção de lã em ovelhas, e normalmente, as ovelhas falhadas produzem entre 4 e 12% mais de lã que as que gestaram um cordeiro e estas, por sua vez, produzem de 4 a 12% mais de lã que as que gestaram gêmeos, dependendo do nível de alimentação no último terço de gestação. A lactação reduz o peso de velo em 5 a 8%. Estima-se que o efeito total de gestação mais lactação seja de 10 a 14% na redução da produção de lã, em condições de boa alimentação e de 20 a 25%, quando a alimentação é deficiente (SUL, 1987).

A reprodução não somente afeta a quantidade de lã, mas também sua qualidade, como mostram os trabalhos de Brown *et al.* (1966) e Osório (1979) com a raça Ideal, nas condições do Rio Grande do Sul, chegando a afetar negativamente o comprimento das fibras. O efeito da reprodução, ao diminuir a atividade folicular, pode levar ao estrangulamento das fibras, ocasionando diminuição da sua resistência.

Comprimento

Depois da finura, a característica mais importante é o comprimento da fibra em 1 ano de crescimento, pois representa 15 a 20% do preço e a partir dessa medida é que é dado destino à lã durante o processo industrial (SUL, 1987).

As lãs de maior comprimento, mínimo de 7 cm, dependendo da máquina, são destinadas ao processo de penteado e as mais curtas, ao cardado. Portanto, o comprimento é muito importante para a avaliação das lãs, e determinante da sua qualidade (ver, neste capítulo, a classificação comercial da lã) por meio do comprimento de mecha.

Um conjunto de fibra forma a mecha e, normalmente, o que se verifica é o comprimento médio da mecha, que varia de acordo com nutrição, raça, região do corpo, sanidade, de indivíduo para indivíduo, condição reprodutiva e idade da ovelha, entre outros.

Tabela 29.7 Valores médios em borregos(as) com dois dentes (primeiro velo).

Raça	Sexo	Nº de animais	Peso de velo (kg)	Peso corporal (kg)	Diâmetro (μ)
Corriedale	Macho	1.406	4,470	44,6	28,6
	Fêmea	404	3,350	33,0	26,3
Ideal	Macho	313	4,430	42,6	23,4
	Fêmea	48	2,990	33,7	20,3

Adaptada a partir de dados de Cardellino *et al.*, 1984.

Na raça Ideal, Osório *et al.* (1983), estudando o efeito da condição reprodutiva e da idade, verificaram que ovelhas vazias (não prenhes) apresentam maior comprimento de mecha do que as gestantes e as gestantes mais do que as lactantes; assim como dos 4 até os 7 anos de idade há diminuição do comprimento da mecha. Isto poderia ser utilizado para avaliação da lã nas propriedades rurais, e para seleção como fatores de correção.

Há uma relação positiva entre o comprimento e o diâmetro das fibras, mas é possível aumentar o comprimento de mecha (aumento da qualidade) sem aumentar o diâmetro das fibras (Guerreiro *et al.*, 1983; Rocha, 1990), visto que os valores dos coeficientes de correlação descritos apresentam uma variação de -0,10 (Beattie, 1961), -0,05 (Osório, 1979) a 0,56 (Guerreiro, 1977) e 0,57 (Coutinho, 1982). Existe também associação positiva entre o peso de velo e o comprimento da mecha, o que pode resultar em uma seleção indireta para comprimento; quando selecionados velos mais pesados, esses terão sua lã classificada em categoria melhor quanto à qualidade (Osório *et al.*, 1981a), uma vez que o comprimento de mecha influi na qualidade das lãs classificadas comercialmente, conforme estudo com 6.600 velos (safra de 1988/90), da Cooperativa de Lãs de Pelotas (Pedroso *et al.*, 1992). Assim, o comprimento das fibras de lã pode ser um critério de seleção em rebanhos em que a qualidade é problema, haja vista sua herdabilidade de 0,40, segundo Cardellino *et al.*, 1981 e 1987b).

Analisando a fibra de lã ao longo dos anos, o Dr. Geraldo Velloso Nunes Vieira publicou o comprimento ideal para as principais raças de ovinos criadas no país (Tabela 29.8), apresentando também a relação das resistências mínima e máxima de cada fibra das diferentes classes de lã (Tabela 29.9).

Resistência

Resistência é o esforço à tração que pode suportar uma fibra ou uma mecha, que é um conjunto de fibras. Na prática, a resistência é determinada tomando-se com os dedos as extremidades e estirando-as fortemente, e, de forma mais precisa, por meio de um aparelho, o dinamômetro. Normalmente, as lãs de maior diâmetro são mais resistentes. Sua importância está diretamente relacionada ao comprimento de mecha e influem sobre ela sanidade, alimentação etc. Por exemplo, uma fibra de lã de 30 micra de diâmetro tem uma resistência à tração de 16 g. A mesma fibra, mas debilitada, resiste a 11 g. Há um mínimo de resistência necessário para que a lã possa ser trabalhada na indústria, e esse mínimo, na década de 1980, era de 8,5 g para lãs de 30 micra, mas com o avanço tecnológico das máquinas, e dependendo do destino da lã, os valores podem ser diferentes.

Em seus estudos, Vieira (1967) apresentou a relação da resistência mínima e máxima de cada fibra das diferentes classes de lã (ver Tabela 29.9).

Tabela 29.9 Resistência (g) da fibra de lã, segundo sua classificação.

Classificação	Mínima	Máxima
Merino	3,98	11,76
Cruza fina	13,26	22,79
Cruza média	29,30	38,66
Cruza grossa	39,20	63,25

Adaptada a partir de dados de Vieira, 1967.

Elasticidade

Elasticidade é a propriedade da lã de, quando solta, depois de estirada, voltar ao comprimento natural; quanto mais fina a lã, maior é a sua elasticidade. Esta propriedade da fibra de lã se deve às suas ondulações, à estrutura da camada cortical, mais precisamente a estrutura helicoidal de suas moléculas e à sua umidade natural.

Tabela 29.8 Comprimento ideal das fibras de lã, segundo sua classificação e raça.

Classificação	Raça	Comprimento da fibra (cm)
Fina	Merino	4-8
Medianamente fina	Merino Australiano	8-10
Prima	Ideal (Polwarth)	8-12
Cruza fina	Corriedale	10-14
Cruza média	Romney Marsh	12-16
Cruza grossa	Lincoln	18-30

Adaptada a partir de dados de Vieira, 1967.

A elasticidade da lã é medida por dinamômetros, que determinam a porcentagem de alongamento de 1 cm de fibra, que em geral alcança 30%. Há aparelhos para determinar o tempo que a fibra demora a voltar ao seu estado natural depois de ter sido estirada. Esta propriedade da fibra evita que, no processo de fiação, ocorra rompimento, sendo as lãs mais finas, mais elásticas (Vieira, 1967).

Flexibilidade

Flexibilidade é a propriedade da lã de ser torcida sem prejudicar sua estrutura. A lã tem grande flexibilidade sem prejuízo de sua estrutura, o que é importante na confecção do fio pela indústria.

Higroscopicidade

Higroscopicidade é a propriedade da lã de absorver água da atmosfera. A lã é capaz de absorver até 50 (Minola e Goyenechea, 1975) ou 40% (Vieira, 1967), ou um terço (SUL, 1987) do seu próprio peso sem que se produza escorrimento. Mas em condições normais, o índice de higroscopicidade da lã é de 16 a 18%.

A quantidade de água absorvida pela lã influi enormemente sobre o diâmetro e modifica suas propriedades físicas. Portanto, é necessário definir as condições usadas, seja nas transações comerciais ou em medições de laboratório, pois a ausência de controle de umidade pode levar a graves erros. Na Europa, foi estabelecido o máximo de umidade de 16% e, nos Estados Unidos, de 12%.

Essa propriedade faz com que as mudanças no conteúdo de água da fibra de lã liberem ou absorvam calor como em nenhuma outra fibra. Quando absorve umidade, a lã libera calor e, ao perder, absorve calor. Portanto, ela absorve vapor de água do corpo ou do ar sem que a pessoa que use a roupa sinta a umidade. Isto é muito importante para as roupas interiores, principalmente as camisetas.

Cor

Para a indústria interessa que a lã seja o mais branca possível; mas a cor após o lavado é que é importante.

Resistência ao fogo

A lã apresenta resistência natural ao fogo, incendeia-se apenas a temperaturas relativamente elevadas e apresenta uma tendência limitada a produzir chama; por isso se costuma dizer que a lã não é incandescente.

Feltramento

Feltramento ou poder feltrante é a capacidade das fibras de lã em se entremear umas às outras.

Suavidade da lã

A suavidade que se observa pelo tato, também denominada "toque", é uma propriedade que varia enormemente com as condições climáticas e edáficas da zona onde foi produzida a lã. Igualmente, a variabilidade de finura das fibras e a consistência da suarda são responsáveis pela suavidade. Normalmente, em pastagens pobres e zonas com muita chuva, ou quando há incidência alta de medulação, as lãs são mais ásperas. A suavidade é maior nas lãs mais finas, mas difere na mesma classe de lã entre raças. Por exemplo, as lãs das raças inglesas Cara Negra se caracterizam pela aspereza ao tato, ainda que tenham semelhante finura às de outras raças.

Tradicionalmente, é uma característica desejável nas lãs sujas e nos produtos manufaturados, mas com escassa importância para a indústria, como consta na Tabela 29.3 (Cardellino, 1978), e de importância duvidosa em programas de melhoramento, com exceção, talvez, dos criadores de lãs superfinas (SUL, 1987).

Avaliação da lã

Como foi descrito neste capítulo, há uma variação entre as fibras de lã produzidas pelos ovinos devida a fatores intrínsecos ou extrínsecos ao animal, havendo necessidade de uma avaliação para agrupar lãs com características semelhantes para atender ao mercado e remunerar de maneira justa o produtor.

O processo de obtenção da lã para comercialização começa pelos cuidados com o animal e seu ambiente, passa pela tosquia (retirada da lã do corpo do animal), seleção e limpeza, cardação, fiação e tingimento até chegar ao produto ofertado ao consumidor.

Cada país tem um sistema de avaliação com objetivos peculiares, mas no mercado internacional prevalece, geralmente, o critério de agrupar a lã de acordo com o rendimento teórico que pode produzir em fio, em função de sua finura média (Tabela 29.10).

Algumas indústrias adquirem lã diretamente dos criadores, normalmente de rebanhos grandes e uniformes quanto à finura e qualidade.

Para dar uma noção da importância da lã no Brasil e sua repercussão na economia, foi instituído, pelo Presidente da República Getúlio Vargas, Decreto-lei

Tabela 29.10 Relação entre as escalas de avaliação da lã por sua finura, em alguns países.

Diâmetro (μ)	Escala inglesa (Bradford)	Brasileira	Argentina	Uruguaia	Norte-americana	Francesa	Alemã
15-16	100's	–	–	–	Extremely fine XL	150	Electa AAAA
16-17	90's	–	–	–	Fine XL	140	AAA/AAAA
17-18	80's	–	Extrafina	Merina	Very fine XXX	130	AAA
20	70's	Merina	Superfina	Sin finura	Fine XX	120	AA
21	64's	Merina	Fina	Prima Merina	Fine medium	110	A
23-24	60's	Amerinada Prima A	Prima	Prima Cruza	High ½ blood	Prime Merine	A/B
25-26	58's	Prima B	Cruza fina 1	Prima B	½ blood	Prime Croisée	B
27-29	56's	Cruza fina 1	Cruza fina 2	1	½ blood	Croisée 2	B/C
30-31	50's	Cruza fina 2	–	2	¼ blood	Croisée 3	C1
32-33	48's	Cruza média 3	Cruza média	3	Low ½ blood	Croisée 4	C2/D1
33-35	46's	Cruza média 3	Cruza média	4	Low ½ blood	Croisée 5	D1/D2
36-37	44's	Cruza grossa 4	Grossa 4	5	Common	Croisée 6	D2/E
38-41	40's	Cruza grossa 4/5	Grossa 5	5	Common	Croisée 6	E1
42-44	36's	Cruza grossa 5	Grossa 6	6	Braid wool	Croisée 7	E1/E2
> 45	–	Crioula	Crioula	–	Carpet wool	–	–

Adaptada a partir de dados de Vieira, 1967.

estabelecendo a classificação comercial de lã de ovinos e da disposição sobre o comércio dessa matéria-prima.

No Brasil (Decreto-lei nº 7.197 de 27 de dezembro de 1944, alterado pelo Decreto-lei nº 1.017 de 27 de dezembro de 1949), foi oficializado o método de classificação para a lã.

A lã, no Brasil, é classificada comercialmente de acordo com a sua origem, finura e qualidade, que transcrevemos em essência a seguir, de acordo com o Decreto-lei mencionado.

Normalmente, no mercado internacional há uma relação com a Classificação Inglesa ou Escala de Bradford, que corresponde ao rendimento teórico que ela pode produzir em fio, com base na sua finura média e consiste em um número que expressa a quantidades de meadas de lã, com 560 jardas de extensão de fio que se podem obter com uma libra de lã lavada. Assim, quando se diz que uma lã é 80's, significa que uma libra de lã lavada produzirá 80 × 560 = 44.800 jardas de fio, sendo 1 jarda = 0,911 metro e 1 kg = 2,2046 libras.

Quanto à origem, a lã é classificada em nove categorias: lã de velo, lã de borrego, lã de retosa, lã de pelego, lã de desborde, lã de pata e barriga, lã de capacho, lã de campo e lã preta ou moura. No livro de Vieira, consta uma décima categoria, "resíduo de lã".

Lã de velo: é aquela produzida nas diversas regiões do corpo de um ovino, com exceção das patas e barriga, durante o período de 12 meses. Quanto à finura, a lã de velo é classificada em Merina (≤ 22 micra, ou 64's a 70's); Amerinada (22,1 a 23,4 micra ou 60's a 64's); Prima A (23,5 a 24,9 micra ou 60's); Prima B (25 a 26,4 micra ou 58's); Cruza 1 (26,5 a 27,8 micra ou 56's); Cruza 2 (27,9 a 30,9 micra ou 50's); Cruza 3 (31 a 32,6 micra ou 48's); Cruza 4 (32,7 a 34,3 micra ou 46's); Cruza 5 (34,4 a 36,1 micra ou 44's) e Crioula (> 45 micra).

O artigo 4 do Decreto-lei nº 1.017 de 17/12/1949, que instituiu as dez classes, anteriormente descritas, da lã de velo, coloca no parágrafo único que, para efeito de distinção entre as classes indicadas, será levada em consideração somente a finura estabelecida pela escala de Bradford.

Dentro de cada finura, a lã de velo é dividida de acordo com a sua qualidade em cinco tipos: supra, especial, boa, corrente e mista.

A determinação da qualidade da lã, comercialmente, é subjetiva e visual, mas leva em consideração, principalmente, o comprimento médio das mechas do velo, e também considera a uniformidade do diâmetro das fibras no velo, a resistência das fibras, a cor e a limpeza do velo. Não entraremos nos detalhes das características da qualidade, mas recomendamos sua leitura no livro *Criação de Ovinos* do professor Geraldo Velloso Nunes Vieira.

Lã de borrego: é aquela produzida pela primeira tosquia de ovino que ainda não alcançou a idade de 1 ano, com mechas pouco consistentes e sem ligação entre si, evidenciando na extremidade superior as pontas retorcidas, característica que a torna inconfundível. A lã de borrego compreende três classes: Merina (finura mínima de 60's), Cruza (finura variável de 58's a 46's) e Grossa (finura abaixo de 46's).

Lã de retosa: é a que procede da tosquia dos animais antes de completo o período de 12 meses de crescimento. Normalmente é metade do comprimento, constituída de mechas soltas e apresenta semelhança com a lã de borrego, diferenciando-se apenas pela terminação da ponta, que não é retorcida. Nesta categoria existem três classes: Merina (com finura mínima de 60's), Cruzas (com finura variável de 58's a 46's) e Grossa (com a finura abaixo de 46's).

Lã de pelego: é a lã obtida pela tosquia das peles de ovinos mortos para consumo, e pode ser cortada ou extraída por processo químico. Esta categoria comporta duas classes, segundo o processo de extração: tosquia (quando obtida mecanicamente) e curtume (quando obtida pelo processo químico usado nos curtumes).

O artigo 12 do Decreto-lei apresenta parágrafo único, dividindo cada uma dessas classes em três tipos: Curta (menos de 3 meses de crescimento), Quarto de lã (3 a 6 meses de crescimento) e Meia lã (6 meses ou mais de crescimento).

Lã de aparas, ou pontas de mesa, ou desborde: é a lã que resulta do trabalho de classificação, desborde e limpeza de velos, nas mesas de classificação. Como não poderia deixar de ser, já que devido à sua origem se compõe de pedaços de quase todas as classes e tipos de lãs, é muito heterogênea, porém comercialmente de maior valor que as lãs procedentes das patas e barriga do ovino.

Lã de pata e barriga ou garreio: é a lã produzida nas pernas, barriga e cabeça dos ovinos. As lãs desta categoria comercial têm como características principais fibras geralmente crespas sem formar mechas, porém entrelaçadas, com finura, comprimento e coloração muito variáveis, e suarda misturada com impurezas que lhe emprestam aspecto desagradável. Apresenta pelos e *kemps* misturados com fibras de lã.

Lã de capacho: é a lã de velo cujas fibras sofreram feltramento intenso, tornando impossível a divisão do velo nas suas diferentes partes. Normalmente, utiliza-se máquina especial para que possa ser aproveitada pela indústria. Esta classe é dividida em dois tipos: fino e grosso.

Lã de campo: é a lã proveniente de animais encontrados mortos e cuja lã sofreu ação das intempéries. Caracteriza-se pela cor branco-escura, com tons esverdeados.

Lã preta ou moura: é a lã que provém de ovinos pretos, pardos ou mouros e compreende duas classes: fina (finura acima de 50's) e grossa (com finura abaixo de 50's).

Resíduos de lã: também denominados aparas ou ponta de mesa, formam uma lã heterogênea desprendida naturalmente dos velos, durante a operação de classificação. Em muitas cooperativas fazia parte da lã de desborde.

De acordo com o grau das propriedades intrínsecas, como uniformidade, comprimento, resistência, coloração etc., os velos de qualquer classe poderão ser classificados nas seguintes qualidades (Artigo 18 do Decreto-lei nº 1.017 de 17/12/1949): supra, especial, boa, corrente e comum ou mista.

Supra: são considerados dentro desta qualidade os velos com mechas de comprimento excelente, que apresentem todas as suas propriedades em condições excepcionais e evidenciem ser provenientes de ovinos de alta pureza racial.

Especial: são os velos, com mechas de comprimento mínimo normal e todas as demais propriedades em condições normais, carecendo, no entanto, de características idênticas às do tipo supra.

Boa: são os velos que predomina o comprimento ¾ do mínimo normal e apenas com algumas de suas demais propriedades, deixando algo a desejar.

Corrente: são os velos que se caracterizam pela grande desuniformidade das fibras; pela resistência enfraquecida; pela cor alterada por agentes externos, em consequência da falta de densidade neles. Serão incluídas neste tipo todas as lãs que se apresentam com mais de uma de suas propriedades principais em condições anormais e com o comprimento de metade do mínimo normal.

Comum ou mista: são os velos procedentes de ovinos velhos ou enfermos, quando apresentam alteradas as suas propriedades.

Em seu artigo 19, o Decreto-lei nº 1017 de 17/12/1949 diz que desde que atenda à conveniência do comprador e do vendedor, é facultado o agrupamento de dois tipos ou classes imediatas.

Comercialmente, são classificadas em separado as lãs que apresentam defeitos, como lã com sarna, lã queimada ou manchada, lã epidêmica, lã terrosa, lã arenosa, lã com semente, lã rosada, cujas descrições estão no próprio nome.

Para dar uma ideia da evolução da lã é preciso embasamento da evolução do rebanho, uma vez que a raça é limitante da qualidade e da quantidade de lã.

A partir do século XVIII já se encontram referências sobre a existência de ovinos no Rio Grande do Sul, onde se produz a quase totalidade da lã.

Conforme descrito no livro do Dr. Geraldo Velloso Nunes Vieira, em 1797 a base do rebanho ovino do Rio Grande do Sul era da raça Crioula, de lã grossa, destinada a pelego, ponchos e artigos mais grosseiros; mas, nessa época, iniciou-se a introdução da raça Merina que, cruzada com as ovelhas Crioulas, então existentes, melhorava a qualidade da lã. A produção de lã, além da melhora qualitativa, teve melhora quantitativa significante, nessa época, pois de 1797 a 1859 passou de 17.000 para 800.000 ovinos no rebanho gaúcho.

No começo do século XX, com o início da exportação de carne pelos países vizinhos do Prata, a raça Merina que vinha sendo usada como melhoradora dos rebanhos crioulos passou a ser, em parte, substituída por raças inglesas de maior porte, como Lincoln, Romney Marsh e outras como as chamadas Cara Negra, em forma de cruzamentos alternados com a Merino.

A valorização da lã, decorrente da guerra de 1914, influiu sobre o interesse pela criação de ovinos com aptidões para lã e carne. O rebanho no Rio Grande do Sul, de 2.317.000 cabeças em 1905 (Vieira, 1967) evoluiu para 12.157.357 (Instituto Brasileiro de Geografia e Estatística – IBGE) em 1970, diminuindo para 10.696.237 (IBGE) em 1980, permanecendo estável até 1985, começando leve decréscimo em 1995, acentuado decréscimo, 4.812.477 em 2000 e 3.326.585 em 2006 (IBGE). Quanto à produção de lã, em 2007 e 2008 foram tosquiados no Brasil, respectivamente, 3.795.780 e 3.938.338 ovinos, com acréscimo de 3,76% e uma produção de lã de 11.160.341 e 11.642.072 kg, correspondendo a um aumento de 4,32% (Equipe FarmPoint, com dados do IBGE, em 23/11/2009).

O efetivo de ovinos no Brasil é de 16.812 milhões de cabeças e em crescimento. A região Sul tem participação significativa na formação desse rebanho, sendo o maior estado produtor o Rio Grande do Sul com 23,5% do efetivo, composto de ovinos lanados e o segundo maior produtor de ovinos a Bahia, com 18% do efetivo, composto de animais deslanados.

A produção de lã concentra-se em poucos estados produtores, sendo o Rio Grande do Sul o maior, com 91,6% do total nacional. A seguir, vem o Paraná, com 4,6% e Santa Catarina, com 2,3%.

Certamente, tanto o rebanho como a produção de lã dos estados do Sul estão muito aquém dos tempos passados, assim como a qualidade dessa lã; mas tudo indica ser o começo de uma retomada da ovinocultura, corroborado por estudos de mercado que indicam que as raças laneiras e as raças mistas concentram grande parte do rebanho mundial, o que torna a lã um dos principais produtos derivados da ovinocultura, e que as tendências para o mercado ovino são promissoras (Viana, 2008), sendo a ovinocultura uma atividade rentável a médio prazo e a comercialização da lã apresenta parcela significativa da receita total (Viana e Silveira, 2009).

Na evolução da ovinocultura destacam-se a criação do Serviço de Peles e Lã (1938), a fundação da Associação Rio-grandense de Criadores de Ovinos (ARCO, 1942), a classificação oficial da lã (1944), as três primeira cooperativas de lã (1945). Para atender à classificação de lã, foram criadas 22 cooperativas no Rio Grande do Sul e uma em Lages (SC). Foi implantada a Laneira Brasileira S.A. (1950) e a Federação das Cooperativas de Lãs em 1952.

Em 1975 foi criado o Laboratório de Lãs no Departamento de Zootecnia da Faculdade de Agronomia Eliseu Maciel da Universidade Federal de Pelotas e, em 1977, o Programa de Melhoramento Genético dos Ovinos (PROMOVI) para seleção por peso de velo limpo e qualidade da lã, por meio de medidas objetivas (diâmetro das fibras, comprimento de mecha, medulação, peso corporal); e este programa em 1978 passou para a Associação Brasileira de Criadores de Ovinos (ARCO) com o apoio do Ministério da Agricultura e implementação de quatro laboratórios para avaliação da lã (na Universidade Federal de Pelotas e de Santa Maria, em Uruguaiana e Bagé).

O valor da lã compensava a manutenção de capões (machos adultos castrados) com a finalidade de produção de lã com mais qualidade, cujo percentual no rebanho do Rio Grande do Sul, na década de 1970, era de 21,6%, segundo levantamento do efetivo da população ovina, executado em janeiro de 1975, quando a população era de 11.908.563 ovinos distribuídos entre 39.594 criadores (Rio Grande do Sul, 1975).

A produção de lã cresceu em quantidade e qualidade até o início da década de 1990, quando começou seu decréscimo em função de modificações ocorridas nos mercados externos, com a crescente interdependência da economia e a falta de proteção ao produto lã (Nocchi, 2001). Vale destacar também, como desencadeante da crise da lã, a colocação do estoque de lã pela Austrália, a abertura da China (deixando de ser o grande importador) e a introdução das fibras sintéticas.

Mas, cabe salientar que a entrada dos fios sintéticos no mercado das fibras têxteis, com preços altamente competitivos com os produtos naturais, provocou um reestudo nas fontes de produção de lãs, em nível de setor primário ou secundário, evidenciando a necessidade de um aprimoramento do rebanho ovino com vista ao aumento da produtividade e à melhoria da qualidade das lãs. No aspecto qualidade, os fios sintéticos atuaram estimulando a produção de melhores lãs, pela utilização das lãs de melhor qualidade na mescla do fio sintético e lã para confecção de tecidos e, no mercado, o fio sintético agiu como elemento regulador do preço das lãs finas, evitando mudanças bruscas na cotação desse tipo de produto (Rio Grande do Sul, 1975).

Mas a produção de lã, longe de ser uma exploração deficitária, tem boas perspectivas na ovinocultura brasileira (especialmente do Rio Grande do Sul) como salientou o presidente do Secretariado Uruguayo de la Lana (SUL), Gerardo García Pinto, por ocasião de sua conferência e participação na mesa redonda da FENOVINOS (2009), promovida pela Associação de Veterinários da Zona Sul e Associação Rural de Pelotas, oportunidade em que revelou que todos os anos o Laboratório de lãs é ampliado em função da demanda e da importância e boa valorização que vem acontecendo com a lã.

Estudo sobre o comportamento dos preços dos produtos derivados da ovinocultura no Rio Grande do Sul, no período de 1973 a 2005 (Viana e Souza, 2007), mostra que a lã apresentou uma queda acentuada de preço em comparação com a carne ovina, e após a crise do setor, no período entre o final da década de 1980 e início da década de 1990, os preços apresentaram um comportamento mais estável, sem grandes variações; dizem os autores que, após 1995, a ovinocultura passou por uma recuperação de preços em termos reais e por uma estabilização nos mercados, o que aumenta a rentabilidade e reduz os riscos dessa atividade. Assim, com melhores remunerações e menores riscos, a produção ovina voltou a ser uma boa alternativa aos pecuaristas nos últimos anos.

Em outro estudo (Viana e Silveira, 2009), evidenciou-se que a ovinocultura é uma atividade rentável a médio prazo e essa rentabilidade é determinada pelo saldo positivo da renda operacional agrícola. Salientam os autores que a carne se tornou o principal produto de comercialização da ovinocultura nos últimos anos, mas os dados das análises mostram que a carne participa, em média, com 54% da renda bruta total e a lã com 46%. Esses dados demonstraram a importância da lã no sistema produtivo de raças mistas, gerando receitas significativas e contribuindo para os resultados econômicos positivos da exploração.

Em reportagem sobre economia, publicada pela Agência Brasil em 18/10/2012, Vitor Abdala salienta que em 2011 o Brasil produziu 11,8 toneladas de lã, sendo 1,4% mais que no ano anterior e o preço valorizado em 35,9%. Publicações recentes na revista Cabra e Ovelha (edições números 69 e 75 de 2012) mostram que a revalorização da lã enfim chegou.

Portanto, pode-se e se deve explorar carne e lã, ainda mais que não existe antagonismo entre a produção de ambas. Animais mais pesados terão maior peso de velo (lã), e velos mais pesados apresentam maior comprimento de fibras (característica relacionada à qualidade da lã). Por outro lado, pode-se manter o diâmetro das fibras dentro dos padrões das raças. Corrobora com a expectativa positiva para a criação ovina e produção de lã a tese levantada pelo Dr. Saturnino Epaminondas de Arruda, em 1908, e as perspectivas e oportunidades de um agronegócio rentável para a ovinocultura em geral e para a lã, particularmente (Osório *et al.*, 2008).

Considerações finais

O conhecimento sobre formação, maturação, estrutura da pele e da fibra de lã e de suas propriedades é básico para uma avaliação da qualidade desse produto, assim como para incrementar a produção quantiqualitativa da lã em ovinos são necessários não somente esses princípios, mas também conhecer os fatores que influem nessa finalidade produtiva.

A produção e a qualidade da lã estão diretamente relacionadas à formação e maturação dos folículos primários e secundários da fibra de lã.

É importante uma avaliação comercial das lãs produzidas para que haja uma remuneração justa.

O sistema de classificação comercial das lãs mostrou ser um método idôneo e eficiente, mas, em função das mudanças ocorridas, deverá sofrer adaptação e revisão para se adequar às condições e exigências do mercado e à realidade da cadeia produtiva. Possivelmente, uma avaliação mais detalhada na origem, criação de marca de qualidade.

A utilização de um programa de melhoramento genético para lã e carne, semelhante ao Programa de Melhoramento Genético de Ovinos, é de suma importância para se voltar aos patamares de qualidade das lãs no Brasil.

Não há antagonismo entre a produção de lã e a de carne.

Muitos são os fatores que influem sobre as características da fibra de lã e o conhecimento e o bom uso destes permite melhorar ou piorar a qualidade da fibra. Por exemplo, o uso do cruzamento, no qual os ovinos cruzas, de Ideal com Texel, apresentam uma lã comercialmente de menor valor que os puros, tanto em ovelhas (Medeiros et al., 1990b) como em cordeiros (Figueiró e Bernardes, 1992).

Referências bibliográficas

ANSELMO, L.S.; GUERREIRO, J.L.V.; OSÓRIO, J.C.S. Influência da época do ano sobre o diâmetro das fibras de lã. In: Reunião Anual da Sociedade Brasileira de Zootecnia, XXI, Belo Horizonte, **Anais...**, p. 173, 1984.

BARRIOLA, J.P. **La Lana**. Ministerio de Ganaderia y Agricultura. Comisión Honoraria de Mejoramiento de la Producción Ovina. Montevideo, Uruguai, 1966. p. 32.

BEATTIE, A.W. Relationships among productive characters of Merino sheep in North Western Queensland. 1. Estimates of phenotypic parameters. **Queensland Journal of Agricultural Science**. v. 18, n. 4, p. 437-445, 1961.

BROWN, G.H.et al. Factors affecting wool and body characteristics, including effect of age of ewe and its possible interaction with method of selection. **Australian Journal of Agricultural Research**. v. 17, p. 557-581, 1966.

CARDELLINO, R. La importância de las características de la lana. Secretariado Uruguayo de la Lana. Montevideo. **Boletin Técnico Nº 2**, p. 33-45, 1978.

CARDELLINO, R.A.; GUERREIRO, J.L.V.; OSÓRIO, J.C.S. Componentes de variação do diâmetro das fibras de lã. In: Reunião Anual da Sociedade Brasileira de Zootecnia, XVI, Curitiba, **Anais...**, v. 1, p. 131, 1979.

CARDELLINO, R.A.; OSÓRIO, J.C.S.; GUERREIRO, J.L.V. Herdabilidade das características de importância econômica na produção de lã no Rio Grande do Sul. In: VII Congresso Estadual de Medicina Veterinária, Gramado, **Anais...**, p. 71-72, 1981.

CARDELLINO, R.A. et al. Resultados de cinco anos do Programa de Melhoramento Genético dos Ovinos – PROMOVI: 1977-1981. **Comunicado Técnico**. EMBRAPA, UEPAE de Pelotas, n. 18, jun/84, 1984. p. 14.

CARDELLINO, R.A. et al. Fontes de variação do diâmetro da fibra de lã na raça Merino Australiano. In: Reunião Anual da Sociedade Brasileira de Zootecnia, XXIV, Brasília, **Anais...**, v. 1, p. 324, 1987.

CARDELLINO, R.A.; OSÓRIO, J.C.S.; GUERREIRO, J.L.V. Genetics parameters of wool production traits for Corriedale sheep in Southern Brasil. **Revista Brasileira de Genética**. Belo Horizonte, v. X, n. 3, p. 507-515, 1987b.

CARTER, H.B. The hair follicle group in sheep. **Animal Breeding Abstracts**. v. 23, n. 2, p.101-116. 1955.

CSIC BIO022, 2008. Consejo Superior de Investigaciones Científicas. Lípidos internos de la lana en la preparación de productos para el tratamiento y cuidado de la piel. http://www.ott.csic.es/.

CSIC BIO023, 2008. Consejo Superior de Investigaciones Científicas. Ceramidas de la lanolina para el tratamiento de la piel. . http://www.ott.csic.es/.

COUTINHO, G.C. **Relação entre características determinadas através de medidas objetivas em lãs classificadas comercialmente**. Dissertação de Mestrado. Universidade Federal de Pelotas, Departamento de Zootecnia, 1982. p. 63.

DONEY, J.M. Fatores que afecton la producción y la calidad de la lana. En: Haressing, W. editor. Producción Ovina. 1989. p. 551-559.

ENSMINGER, M.E. **Producción ovina**. Editora El Ateneo. Buenos Aires, Argentina, 1973. p. 545.

FENOVINOS – XXI Feira Nacional de Ovinos. Associação Rural de Pelotas. 15/05/2009, 16h – Mesa Redonda: – Situação da Ovinocultura e das Alternativas Produtivas, 2009.

FIGUEIRÓ, P.R.P.; BERNARDES, R.A.C. Características da lã produzida por cordeiros da raça Ideal e cruzas Ideal/Texel. In: 29ª Reunião Anual da Sociedade Brasileira de Zootecnia, 1992, Lavras. **Anais...**, p. 261, 1992.

GUERREIRO, J.L.V. **Correlações fenotípicas entre características da lã para as raças Ideal, Corriedale e Romney Marsh na região sudeste do Rio Grande do Sul**. Dissertação de Mestrado. Universidade Federal do Rio Grande do Sul, Departamento de Zootecnia, 1977. p. 60.

GUERREIRO, J.L.V.; CARDELLINO, R.A.; OSÓRIO, J.C.S. Relação entre diâmetro das fibras de lã e finura por apreciação visual. In: XVI Reunião Anual da Sociedade Brasileira de Zootecnia, Curitiba, **Anais...**, v. 1, p. 96, 1979.

GUERREIRO, J.L.V.; CARDELLINO, R.A.; OSÓRIO, J.C.S. Correlações fenotípicas entre características da lã nas raças Ideal, Corriedale e Romney Marsh e suas implicações na seleção ovina. **Revista Brasileira de Zootecnia**. Viçosa, v. 12, n. 1, p. 25-38, 1983.

GUERREIRO, J.L.V.; OSÓRIO, J.C.S.; CARDELLINO, R.A. Correlações entre características da lã em ovinos Corriedale. In: XXI Reunião Anual da Sociedade Brasileira De Zootecnia, Belo Horizonte, **Anais...**, p. 58, 1984.

HELMAN, M.B. **Ovinotecnia**. Tomo 1 (1951, 674 páginas), Tomo 2 (1951, 887 páginas) e 3 (1954, 380 páginas). Buenos Aires, Argentina: Editora El Ateneo, 1954.

IBGE. Instituto Brasileiro de Geografia e Estatística. Centro Agropecuário. Rio de Janeiro, p. 1-146. 2006. ISSN 0103-6157. http://www.ibge.gov.br/home/estatistica/agropecuária/censagro/brasil_2006_censoagro2006.pdf. Acesso em: 25/09/2013.

MEDEIROS, J.N. et al. Efeito da idade sobre a produção de lã em ovelhas. In: 27ª Reunião Anual da Sociedade Brasileira de Zootecnia, 1990, Campinas. **Anais...**, p. 519, 1990a.

MEDEIROS, J.N.; OSÓRIO, J.C.S.; SIEWERDT, F. Comparação da produção de lã em ovinos da raça Ideal e cruzas Ideal x Texel. In: 27ª Reunião Anual da Sociedade Brasileira de Zootecnia, 1990, Campinas. **Anais...**, p. 518, 1990b.

MINOLA, J.; GOYENECHEA, J. **Praderas & Lanares. Producción ovina en alto nivel**. Montevideo, Uruguai: Editorial Hemisferio Sur, 1975. p. 365.

MINOLA, J.; ELISSONDO, A. **Praderas & Lanares. Tecnologia ovina sudamericana**. Buenos Aires, Argentina: Editorial Hemisferio Sur, 1990. p. 64.

MUELLER, J. Mejoramiento genético de la lana. INTA. EEA, Bariloche, Argentina, Número PA 374, 7 pág. 2000. http://www.inta.gov.ar/bariloche/ssd/nqn/data/genetica/Ct-374.pdf. Conferencia apresentada no 3º Congresso Lanero Argentino, Trelew, 9 e 10/02/2000.

NOCCHI, E.D. **Os efeitos da crise da lã no mercado internacional e os impactos sócio-econômicos no município de Santana do Livramento, RS, Brasil**. 2001. 71f. Dissertação (Mestrado em Integração e Cooperação Internacional) – Universidade Nacional de Rosario, Rosario, Argentina, 2001.

OSÓRIO, J.C.S. **Efeitos ambientais e correlação entre componentes do peso de velo em ovelhas da raça Ideal**. Dissertação de Mestrado. Universidade Federal do Rio Grande do Sul. Departamento de Zootecnia, 1979. p. 83.

OSÓRIO, J.C.S. et al. Relação entre características produtivas em ovelhas da raça Ideal (Polwarth). **Revista Brasileira de Zootecnia**. Viçosa, v. 10, n. 1, p. 39-49, 1981a.

OSÓRIO, J.C.S.; GUERREIRO, J.L.V.; OSÓRIO, M.T.M. Características objetivas da lã relacionadas à classificação comercial. In: 18ª Reunião Anual da Sociedade Brasileira de Zootecnia, 1981, Goiânia. **Anais...**, p. 307, 1981b.

OSÓRIO, J.C.S. et al. Efeito da idade e da condição reprodutiva sobre a produção de lã em ovelhas da raça Ideal. **Revista Brasileira de Zootecnia**. Viçosa, v. 12, n. 3, p. 389-398, 1983.

OSÓRIO, J.C.S. et al. Variação do diâmetro da fibra de lã na raça Romney Marsh. In: 25ª Reunião Anual da Sociedade Brasileira de Zootecnia, 1988, Viçosa. **Anais...**, v. 1, p. 304, 1988.

OSÓRIO, J.C.S. et al. Diâmetro da lã do Merino Australiano. **Ovinocultura**. Bagé, v. XV, p. 34-36, 1989.

OSÓRIO, J.C.S.; OSÓRIO, M.T.M. **Zootecnia de Ovinos: Raças, lã, morfologia, avaliação de carcaças, comportamento em pastejo, Programa Cordeiro Herval Premium**. Pelotas: Editora da Universidade PREC/UFPEL, Volume 1, 2005. p. 243.

OSÓRIO, J.C.S. et al. 16ª Thesis. Gado ovino: Escolha das raças. Será possível no Rio Grande desenvolver-se em grande escala a criação ovina? Comentários, 2008. In: **Actas: a Classe Rural Resgatando as Raízes da sua História**. Trilho Otero, D. & Hadler, E.C.. Pelotas: Textos, p. 252-259, 2008. p. 355.

OSÓRIO, J.C.S.; OSÓRIO, M.T.M. Calidad de la lana. In: SAÑUDO, C.; CEPERO, R. **Ovinocultura. Producción y Economía en la especie ovina**. Zaragoza: Prensas Universitarias de Zaragoza, p. 369-381. 2009. p. 494.

PEDROSO, A.M. et al. Importância do peso de velo sujo, comprimento de mecha e número de ondulações por centímetro na classificação comercial de lã. In: 29ª Reunião Anual da Sociedade Brasileira de Zootecnia, 1992, Lavras. **Anais...**, p. 262, 1992.

RIO GRANDE DO SUL. **Ovinocultura no Rio Grande do Sul**. Secretaria da Agricultura. Supervisão de Produção Animal, Publicação nº 1, 48 páginas, agosto, 1975.

ROCHA, H.C. **Correlações fenotípicas entre caracteres produtivos em ovinos da raça Corriedale**. Dissertação de Mestrado. Universidade Federal de Pelotas. Departamento de Zootecnia, 1990. p. 43.

SAÑUDO, C.; CEPERO, R. **Ovinocultura. Producción y Economía en la especie ovina**. Zaragoza: Prensas Universitarias de Zaragoza, 2009. p. 494.

SELAIVE, A.B.; OLIVEIRA, N.M.; SILVA, J.G.C. Fatores que influem no ritmo do crescimento de lã em ovinos Corriedale no Rio Grande do Sul. **Pesquisa Agropecuária Brasileira**. Brasília, v. 26, n. 8, p. 1219-1225, 1991.

SUL. Secretariado Uruguayo de la Lana. **Apuntes de lanares y lanas.** La Lana. Sección Extensión, 1987. p. 54.

VIANA, J.G.A.; SOUZA, R.S. Comportamento dos preços dos produtos derivados da ovinocultura no Rio Grande do Sul no período de 1973 a 2005. **Ciência Agrotécnica**. Lavras, v. 31, n. 1, p. 191-199, 2007.

VIANA, J.G.A. Panorama geral da ovinocultura. **Revista Ovinos**. Ano 4, nº 12, Porto Alegre, março de 2008. p. 9.

VIANA, J.G.A.; SILVEIRA, V.C.P. Análise econômica da ovinocultura: estudo de caso na metade sul do Rio Grande do Sul, Brasil. **Ciência Rural**. Santa Maria, v. 39, n. 4, p. 1187-1192, 2009.

VIEIRA, G.V.N. **Criação de ovinos**. São Paulo: Ed. Melhoramentos. 3.ed. 1967. p. 480.

VÍLCHEZ MALDONADO, S. **Nuevos tratamientos de lana con enzimas**. Universitat de Barcelona. Facultat de Química. 2005. p. 44.

WILLIAMS, A.J. **Wool production**. In: Sheep Production Guide, New South Wales, Australia. 1976.

YEATES, N.T.M. **Avances en zootecnia**. Editora Zaragoza, Espanha: Acribia, 1967. p. 403.

Seção 17

Produção e Qualidade da Pele e Couro dos Ovinos

Coordenador:
Manuel Antonio Chagas Jacinto

Capítulo 30

Produção e Qualidade da Pele e Couro dos Ovinos

Manuel Antonio Chagas Jacinto,[1] Sergio Novita Esteves[2] e Roberto Germano Costa[3]

Aspectos estruturais da pele ovina

A pele nos mamíferos representa uma barreira natural entre o organismo e o meio externo, protegendo o animal dos agentes físicos, químicos e microbiológicos. É formada de duas camadas sobrepostas. A camada externa denominada epiderme, de origem ectodérmica, é um tecido epitelial de revestimento, pavimentoso, estratificado e queratinizado, e a interna, mais espessa, denominada derme ou cório, um tecido conjuntivo de origem mesodérmica (Bacha Junior e Bacha, 2011). A epiderme é formada das camadas basal, germinativa, granulosa, lúcida e córnea, não apresentando capilares; sua alimentação se dá pela difusão de substâncias nutritivas conduzidas pelos capilares localizados na derme (Figura 30.1).

A derme é formada da camada termostática, que abriga os pelos e os folículos pilosos, as glândulas sebáceas e sudoríparas e o músculo eretor do pelo (Figura 30.2). A camada reticular, subjacente à termostática, tem a forma de rede e é constituída de feixes de fibras de colágeno entrelaçados por fibras elásticas numa organização tridimensional, não apresentando limites definidos de transição com a camada sobrejacente. Em ovinos lanados da raça Ideal, devido à grande densidade de folículos pilosos (177/mm^2), a camada termostática é mais evidente (Jacinto et al., 2004).

Na camada termostática da pele de mamíferos são encontradas glândulas sebáceas, glândulas sudoríparas, músculo eretor do pelo e folículo piloso agrupados em unidades convencionalmente denominadas *unidade do folículo piloso* (Goldsberry e Calhoun, 1959; Jenkinson e Nay, 1975). Neste arranjo, o ducto da glândula sudorípara localiza-se entre o folículo piloso, as glândulas sebáceas e o músculo eretor do pelo (Figura 30.3).

Na pele de ovinos, são encontrados folículos primários, secundários e estruturas acessórias, como glândulas sudoríparas, glândulas sebáceas e músculo eretor do pelo, associadas aos folículos primários. Estruturas acessórias, exceto glândula sebácea, não são observadas próximas aos folículos secundários. A densidade folicular, a disposição e a relação de folículos secundários em relação aos primários são determinadas pela composição genética do ovino ou caprino (Tabela 30.1).

Em caprinos da raça Blanca Serrana Andaluza, criados nos sistemas de produção extensivo e intensivo, Costa et al. (2008) não encontraram diferença na relação folículos secundários: primários (S/P). Com-

---

[1] Pesquisador da Embrapa Pecuária Sudeste – São Carlos – SP.
[2] Pesquisador da Embrapa Pecuária Sudeste – São Carlos – SP.
[3] Professor Associado do Departamento de Zootecnia da Universidade Federal da Paraíba – PB.

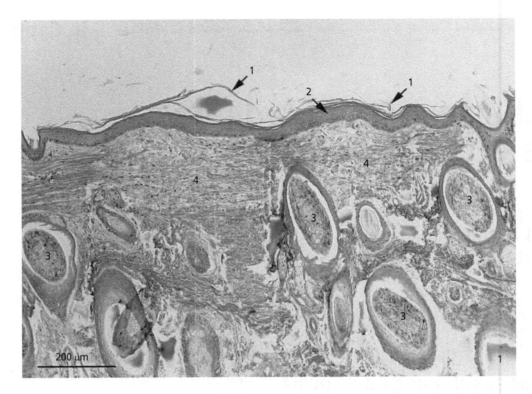

Figura 30.1 Imagem da pele de ovino Ideal de 12 meses em corte perpendicular à superfície, evidenciando a camada córnea da epiderme (1), a epiderme (2), o pelo no interior do folículo piloso (3) e os feixes de fibras de colágeno (4). (Ver Pranchas Coloridas.) Coloração: hematoxilina e eosina. Foto: Manuel Antonio Chagas Jacinto.

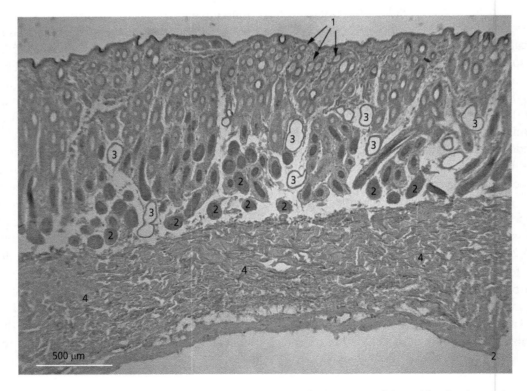

Figura 30.2 Imagem da pele de ovino Ideal de 4 anos em corte perpendicular à superfície, evidenciando o pelo no interior do folículo piloso (1), os bulbos pilosos (2), a porção secretora das glândulas sudoríparas (3) e os feixes de fibras de colágeno (4). (Ver Pranchas Coloridas.) Coloração: hematoxilina e eosina. Foto: Manuel Antonio Chagas Jacinto.

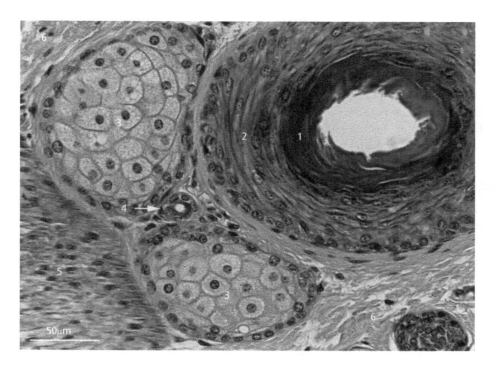

Figura 30.3 Corte da pele de ovino Santa Inês paralelo à superfície, evidenciando o pelo (1) no interior do folículo piloso (2), a glândula sebácea (3), o ducto da glândula sudorípara (4), o músculo eretor do pelo (5) e os feixes de fibras de colágeno (6). Unidade do folículo piloso (2+3+4+5). (Ver Pranchas Coloridas.) Coloração: tricrômico de Masson. Foto: Manuel Antonio Chagas Jacinto.

Tabela 30.1 Densidade folicular e relação folículo secundário (S) e primário (P).

Grupo genético	Densidade folicular (folículos/mm²)	S/P
Santa Inês	31 ± 2,1	1,7 ± 0,3
Morada Nova	48 ± 4,9	1,8 ± 0,4
Somalis	61 ± 12,8	2,1± 0,5
Dorper × Morada Nova	63 ± 11,7	2,6 ± 1,0
Polwarth ou Ideal[1]	177	13
Blanca Serrana Andaluza[2] – sistema extensivo	27,62	3,77
Blanca Serrana Andaluza[2] – sistema intensivo	28,72	3,68
Blanca Serrana Andaluza[2] – dorsal	32,03	3,87
Blanca Serrana Andaluza[2] – ventral	24,71	3,59

[1] Adaptada de Carter, 1955. Elaboração: Manuel Antonio Chagas Jacinto.
[2] Adaptada de Costa et al., 2008.

parados aos ovinos, a densidade folicular da pele desses caprinos é semelhante à dos Santa Inês, mas a relação S/P é maior. Para os mesmos autores, a densidade folicular e a relação S/P é menor na região ventral do que na dorsal.

Na produção de lã, o conhecimento da densidade folicular é importante para a determinação da estrutura do velo, influenciando sobre tipo e quantidade da lã produzida pelas diferentes raças. Elevados valores na relação S/P indicam fibras de lã muito finas, portanto de boa qualidade, como as encontradas nos ovinos da raça Merina. Reduzidos valores nessa relação demonstram o contrário, fibras grossas e de baixa qualidade, como as da raça Lincoln (Carter, 1955).

Decorrente da menor densidade folicular, o número e o diâmetro dos feixes de fibras de colágeno da pele dos ovinos de pelo são maiores, comparada à pele dos ovinos lanados. Nos fragmentos de pele dos ovinos da raça Morada Nova, Somalis e Santa Inês, cortados perpendicularmente à superfície, pode ser observada maior densidade de feixes de fibras de colágeno, tanto na camada termostática quanto na reticular da derme (Figura 30.4), comparado com o fragmento de pele de ovino Ideal (ver Figura 30.2).

Os mesmos fragmentos de pele da Figura 30.4 quando observados em cortes paralelos à superfície evidenciam os feixes de fibras de colágeno em azul e os pelos em vermelho (Figura 30.5).

Conservação de pele ovina

As peles são utilizadas principalmente para a produção de colágeno, por meio da hidrólise, para diversos segmentos industriais, ou são estabilizadas pelo curtimento para produção do couro. As peles, até serem processadas, devem ser preservadas da ação de micro-organismos e da autólise promovida pelas suas próprias enzimas.

O sistema de conservação de curta duração com a utilização de bactericidas e bacteriostáticos, e a salga, precedida ou não de salmouragem, são os mais empregados pela indústria. Na conservação pela salga, o cloreto de sódio transporta grande parte do conteúdo de água da pele fresca (*in natura*), aproximadamente 40 a 50% da massa total (Tabela 30.2), do interior para a superfície, ao mesmo tempo em que se dissocia na água remanescente do interior da pele.

Os micro-organismos são inibidos tanto pela osmose quanto pela perda de umidade devido à evaporação da água retirada da pele pela ação higroscópica do sal. Mas em condições de elevada umidade ambiente pode ocorrer reidratação, com a incorporação parcial da quantidade de água perdida durante a evaporação na conservação. Em condições propícias de umidade pode haver desenvolvimento de bactérias halófilas, tolerantes ao sal, cujos esporos são frequentemente transportados das salinas juntamente com o sal.

Produção de couro ovino

Durante o processo de curtimento, as peles ovinas são movimentadas no interior de cilindros (fulão) ou semicilindros (molineta) de curtimento, nos quais são desenvolvidas as etapas químicas de caleiro, descalagem, purga, desengraxe, piquelagem, curtimento, neutralização, recurtimento, tingimento, engraxe (Hoinacki, 1989).

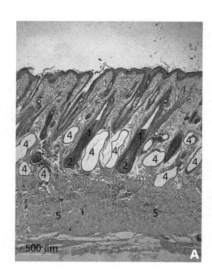 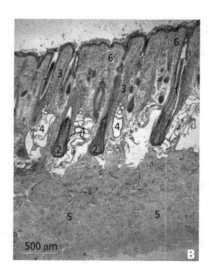 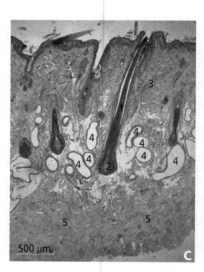

Figura 30.4 Cortes de pele de ovinos Morada Nova (A), Somalis (B) e Santa Inês (C) perpendiculares à superfície, evidenciando o pelo no interior do folículo piloso (1), o bulbo piloso (2), o músculo eretor do pelo (3), a porção secretora das glândulas sudoríparas (4) e os feixes de fibras de colágeno (5). (Ver Pranchas Coloridas.) Coloração: tricrômico de Masson. Fotos: Manuel Antonio Chagas Jacinto.

Tabela 30.2 Composição (%) da pele ovina de diferentes grupos genéticos.

Grupo genético	Água	Proteína bruta	Extrato etéreo	Matéria mineral
Dorper × Santa Inês	69,62	24,11	4,97	1,3
Suffolk × Santa Inês	73,44	19,01	6,03	1,52
Santa Inês	68,65	25,48	4,30	1,57

Fonte: Jacinto, 2010.

Entre algumas etapas químicas as peles são retiradas do fulão ou molineta e desidratadas parcialmente para receberem os tratamentos mecânicos (Figuras 30.6 a 30.12).

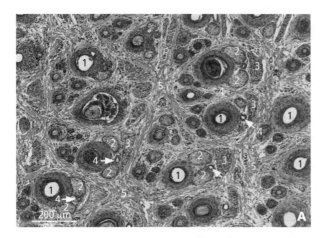

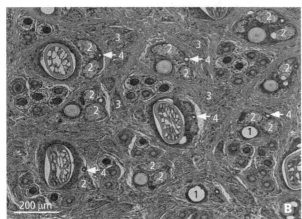

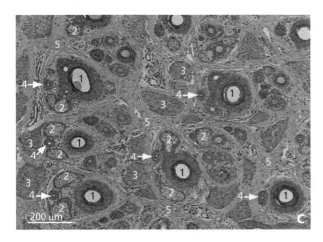

Figura 30.5 Cortes de pele de ovinos Morada Nova (**A**), Somalis (**B**) e Santa Inês (**C**) paralelo à superfície, evidenciando o folículo piloso (1), as glândulas sebáceas (2), o músculo eretor do pelo (3), o ducto da glândula sudorípara (4) e os feixes de fibras de colágeno (5). Unidade do folículo piloso (1+2+3+4). (Ver Pranchas Coloridas.) Coloração: tricrômico de Masson. Fotos: Manuel Antonio Chagas Jacinto.

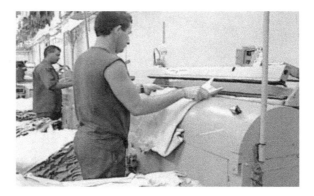

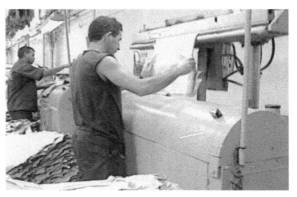

Figura 30.6 Estiramento dos couros semiacabados secos antes do tingimento.

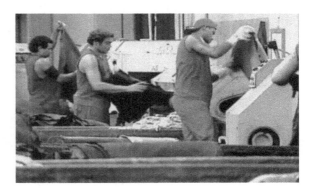

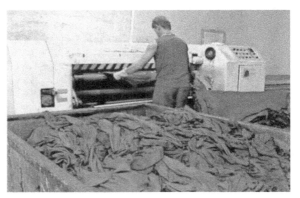

Figura 30.7 Estiramento dos couros semiacabados após tingimento.

476 Seção 17 | Produção e Qualidade da Pele e Couro dos Ovinos

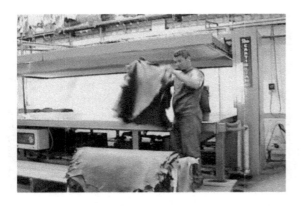

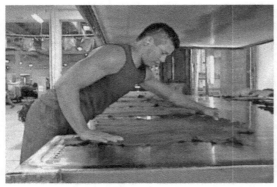

Figura 30.8 Pré-secagem no equipamento "vácuo".

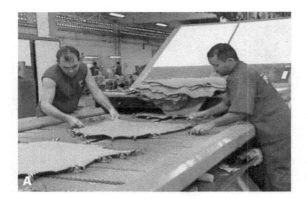

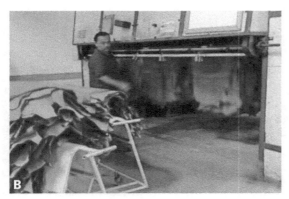

Figura 30.9 Estiramento no *toggling* (**A**) e secagem em túnel (**B**).

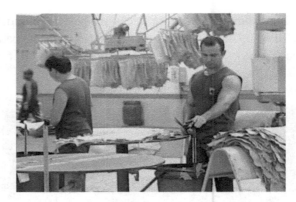

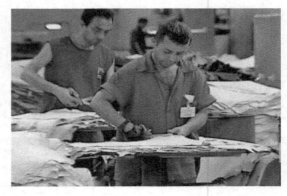

Figura 30.10 Aparação.

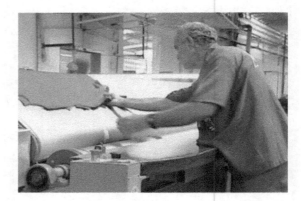

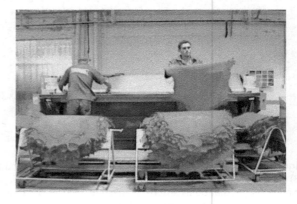

Figura 30.11 Amaciamento no equipamento "molissa". Após serem amaciados, os couros são lixados.

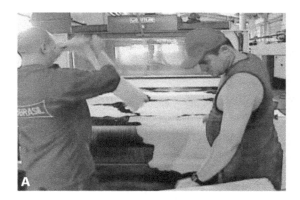

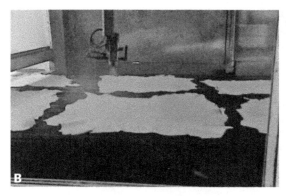

Figura 30.12 Aplicação de produtos de acabamento na superfície do couro (**A**) e transporte na esteira de secagem (**B**).

No final do processo, antes da medição e do enfardamento, os couros são prensados a quente com o objetivo de polimerizar os produtos de acabamento que conferirão o aspecto final ao produto.

Aspectos estruturais do couro

Nas etapas iniciais do processo de curtimento (caleiro e purga) são eliminados componentes não integrantes da rede de feixes de fibras de colágeno, por ação de produtos alcalinos e enzimas. Tais produtos removem da camada termostática os pelos ou as fibras de lã do interior do folículo e as substâncias gordurosas das glândulas sebáceas, originando espaços vazios. Esses espaços, associados aos das porções secretoras das glândulas sudoríparas, tornam essa camada menos compacta do que a camada reticular.

Em decorrência da grande quantidade de folículos primários na pele do ovino lanado, e das estruturas associadas a eles, o número de feixes de fibras formadores da rede de colágeno é reduzido, comparado aos ovinos de pelo. Em ovinos lanados da raça Ideal observa-se a tendência de separação entre as camadas termostática e reticular (Figura 30.13), devido ao acúmulo de glândulas sebáceas e sudoríparas, associadas às fibras de lã (Jacinto, 2010).

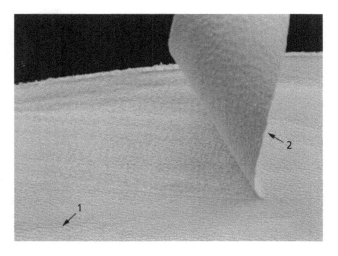

Figura 30.13 Aspecto da divisão do couro de ovino lanado da raça Ideal. Superfície do couro na qual pode se observar o aspecto dos folículos pilosos (1) e, após a separação, o aspecto da camada desprendida (2). Foto: Manuel Antonio Chagas Jacinto.

O padrão determinado pelo diâmetro e densidade dos folículos pilosos primários (*grão*) é importante na comercialização das peles caprinas. As peles mais valorizadas apresentam alta densidade de folículos primários, produtores de pelos finos e medulados (Holst, 1990). O padrão ou "grão" estabelecido pelo diâmetro, a densidade folicular e a relação folículos S/P na pele de ovinos também é uma característica da raça (Figura 30.14). O aspecto da superfície do couro pode ser modificada pelo tipo de curtimento, recurtimento e tratamento mecânico aplicado às peles durante o processo de curtimento. Na Figura 30.14, são apresentados dois fragmentos de couro do mesmo animal, um curtido com taninos naturais e sintéticos (Figura 30.14 *A*), outro com sulfato de cromo (Figura 30.14 *B*), mostrando a influência do tipo de curtente na aparência do "grão". Portanto, os estudos de avaliação da densidade (folículos/unidade de área) e da relação folicular (S/P) devem ser realizados utilizando-se a pele e não o couro, uma vez que este pode apresentar modificação após o tratamento industrial.

O aspecto do "grão" pode ser observado na superfície do couro da eletromicrografia (Figura 30.15 *A*). Os folículos pilosos primários são indicados pelo nº 1 e os secundários pelo nº 2. A Figura 30.15 *B* evidencia o folículo piloso sem o pelo (1), a rede de fibras de colágeno com feixes de fibras perpendiculares (2) e paralelas (3) à imagem, caracterizando o entrelaçamento.

Os folículos pilosos primários do fragmento de pele de ovino Somalis apresentados na Figura 30.16 *A* abrigam pelos com elevado diâmetro comparado com

478 Seção 17 | Produção e Qualidade da Pele e Couro dos Ovinos

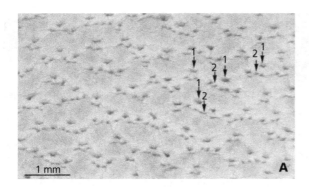 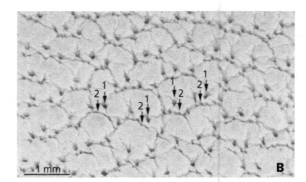

Figura 30.14 Aspecto da superfície do couro de ovino Morada Nova curtido com taninos (*metal free*) (**A**) e com cromo (**B**). Os folículos primários (1) têm o diâmetro maior do que os secundários (2). Foto: Manuel Antonio Chagas Jacinto.

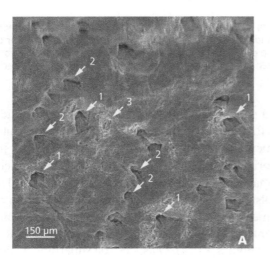 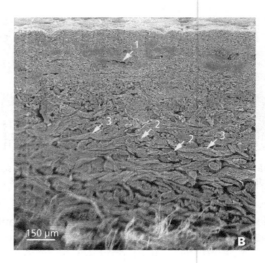

Figura 30.15 Superfície do couro de ovino Morada Nova (**A**), evidenciando os folículos pilosos primários (1), secundários (2) e locais de ataque bacteriano moderado durante a conservação (3). Corte do mesmo couro perpendicular à superfície (**B**), evidenciando o folículo piloso (1), os feixes de fibras de colágeno perpendiculares à imagem (2) e os paralelos (3). Foto: Manuel Antonio Chagas Jacinto – MEV Carl Zeiss DSM 960.

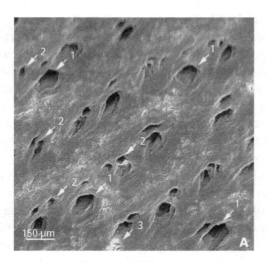 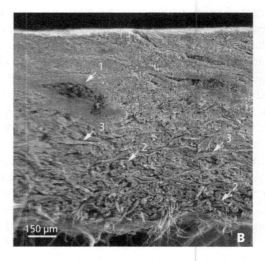

Figura 30.16 Superfície do couro de ovino Somalis (**A**), evidenciando os folículos pilosos primários (1), secundários (2) e locais de ataque bacteriano moderado durante a conservação (3). Corte do mesmo couro perpendicular à superfície (**B**), evidenciando o folículo piloso (1), os feixes de fibras de colágeno perpendiculares à imagem (2) e os paralelos (3). Foto: Manuel Antonio Chagas Jacinto – MEV Carl Zeiss DSM 960.

o diâmetro dos pelos das peles dos ovinos Morada Nova e Santa Inês (Figura 30.17 A). Após o curtimento fica evidente o aspecto dos folículos na superfície do couro (Figura 30.16).

A densidade de folículos no couro do ovino Santa Inês é pequena (ver Tabela 30.1), consequentemente a de fibras colágenas é grande, fato que justifica a maior resistência desses couros à tração e ao rasgamento (Figura 30.17).

Qualidade extrínseca das peles

A qualidade extrínseca da pele é determinada durante o período em que o animal permanece na propriedade rural e durante o período que se estende do abate à conservação. No primeiro período, as peles estão sujeitas às ocorrências que definirão sua qualidade e preço no mercado, portanto, o empresário rural tem grande influência na qualidade das peles e, consequentemente, na qualidade dos couros, após o curtimento. No segundo período, já sob a atuação do empresário industrial (frigoríficos, entrepostos de peles e curtumes), também são observadas falhas no manejo e tratamento das peles, contribuindo negativamente para sua a qualidade (Jacinto et al., 2005).

Na pele ovina, são registradas todas as lesões sofridas pelo animal durante sua vida no campo, durante o manejo, durante o transporte (embarque e desembarque) entre propriedades ou para o frigorífico. Também ocorrem perdas na qualidade extrínseca durante o abate (contenção, linhas de corte e esfola), e durante a conservação e o armazenamento. Os defeitos que determinam a qualidade extrínseca podem ser classificados em três categorias: defeitos adquiridos antes do abate; defeitos adquiridos durante o abate (furos e cortes) e defeitos de preservação (Haines, 1978; ISO 4683-1, 1998).

Estudos sobre o genoma funcional de bovinos (Marques, 2004) mostram que será possível a identificação do sequenciamento de genes relacionados à resistência a parasitos e, consequentemente, à qualidade das peles. Contudo, os animais continuarão sob a influência dos sistemas de manejo, e as peles, dos processos industriais, nos quais poderão adquirir defeitos. Portanto, mesmo que as peles tenham um ganho intrínseco de qualidade por meio de aperfeiçoamento genético animal, as ações de conscientização dos atores da cadeia produtiva continuarão sendo necessárias. Nesse contexto, a adoção das boas práticas de produção, além de garantir a produção segura de carne de boa qualidade (rastreabilidade), pode auxiliar na obtenção de peles com menor quantidade de defeitos.

Um couro de boa qualidade intrínseca pode ter baixo valor no mercado, se o número e os tipos de defeitos (qualidade extrínseca), adquiridos durante a criação do animal, forem suficientes para comprometer o aspecto do produto final. Portanto, é fundamental que a qualidade seja tratada de forma sistêmica, com procedimentos que garantam ganhos progressivos na cadeia produtiva, do empresário rural ao empresário industrial (Jacinto et al., 2005).

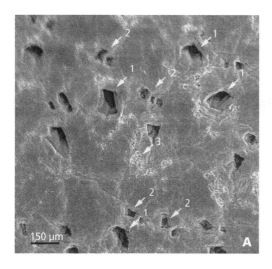 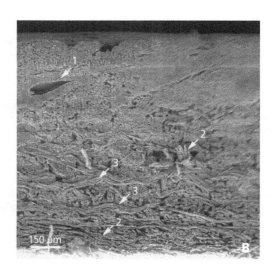

Figura 30.17 Superfície do couro de ovino Santa Inês (**A**), evidenciando os folículos pilosos primários (1), secundários (2) e locais de ataque bacteriano moderado durante a conservação (3). Corte do mesmo couro perpendicular à superfície (**B**), evidenciando o folículo piloso (1), os feixes de fibras de colágeno perpendiculares à imagem (2) e os paralelos (3). Foto: Manuel Antonio Chagas Jacinto – MEV Carl Zeiss DSM 960.

Os couros ovinos são classificados no estágio *wet blue*, após o curtimento das peles. Neste estágio os defeitos estão aparentes devido à remoção dos pelos nas etapas iniciais do processo de curtimento (Tabela 30.3).

Qualidade intrínseca das peles

A qualidade intrínseca é determinada por meio de testes mecânicos, que indica a resistência aos diversos esforços: à tração, ao rasgamento e à distensão da superfície do couro, entre outros. Ela é influenciada pela raça, idade, localização e direção de retirada das amostras de couro para os testes de resistência (Ferrandiz-Gomez *et al.* 1993, ISO 3376:2002; ISO 2418:2002; Selaive-Villarroel *et al.*, 2004a; Selaive-Villarroel *et al.*, 2004b; Dal Monte *et al.*, 2005; Oliveira *et al.*, 2007a, 2007b, 2008).

Jacinto *et al.* (2004) estudaram a influência dessas variáveis na resistência dos couros de ovinos Morada Nova (pelo) e Ideal (lã). No trabalho, a resistência à tração dos couros ovinos de Morada Nova se mostrou superior (P < 0,05) aos dos couros dos ovinos lanados Ideal (Tabela 30.4). Para a mesma variável, a resistência os couros dos animais de quatro anos de idade foram superiores aos dos couros dos animais de 1 ano.

A raça exerce grande influência sobre a qualidade das peles e consequentemente dos couros, após o curtimento. Um aspecto importante ligado à raça é a relação entre a densidade de fibras colágenas e a densidade folicular da pele, já discutido em: "Aspectos estruturais da pele ovinas". Essas densidades são inversamente proporcionais, ou seja, quanto maior a densidade de folículos primários portadores de fibras (lã ou pelo), menor a densidade de fibras de colágeno (Jacinto *et al.*, 2004).

Associadas aos folículos primários produtores de lã ou pelo, existem estruturas acessórias, como glândulas sebáceas e sudoríparas, que, juntamente com o músculo eretor do pelo, são denominadas "unidade do folículo piloso". Portanto, quanto maior o número de folículos pilosos primários, maior será o espaço necessário para abrigar as glândulas, diminuindo dessa forma o espaço para conter feixes de fibras de colágeno e, consequentemente, a resistência da pele e do couro.

Jacinto *et al.* (2004) demonstraram que os couros também sofrem influência da região de retirada da amostra para os testes de resistência (Tabela 30.5). Pelo fato de o local influenciar nos resultados dos testes de resistência, a norma internacional de procedimento, ISO 2418 (2002), determina o local adequado para a retirada das amostras dos couros.

A norma ISO 3376 (2002), que especifica as condições para a realização do teste de resistência à tração, determina que devam ser retiradas três amostras dos couros na direção paralela ao dorso e três amostras na perpendicular (Ferrandiz-Gomez *et al.*, 1993), devido à influência que a direção exerce nos resultados.

Considerações finais

Os ovinos possuem a pele revestida por folículos pilosos, produtores de fibras de lã ou pelo, na qual são registradas todas as lesões sofridas pelo animal durante sua vida no campo, durante o seu manejo ou mesmo o seu transporte para o frigorífico, ocorrendo ainda perdas na qualidade durante o abate e na sua conservação e armazenamento, que podem desvalorizar o produto.

No Brasil, as raças de ovinos caracterizados pela presença de pelos curtos na superfície corporal são denominadas deslanadas, representadas pela Santa Inês, pela Morada Nova, cujo nome está relacionado

Tabela 30.3 Preço (R$) por m² dos couros *wet blue*.

Estratos	1ª	2ª	3ª	4ª	5ª	6ª	7ª
Wet blue	70,00	51,00	30,00	27,00	15,00	4,00	2,50

Tabela 30.4 Média dos valores do teste de tração em função da raça e da idade do ovino e suas interações.[1]

| Variável | Raça | | Idade | |
			1 ano	4 anos
Resistência à tração (N/mm²)	Morada Nova	20,27 [a]	19,22 [Aa]	22,03 [Ba]
	Ideal	9,00 [b]	8,16 [Ab]	9,85 [Bb]

[1] Médias seguidas da mesma letra, maiúsculas na horizontal e minúsculas na vertical, não diferem significativamente entre si (P > 0,05), pelo teste de Tukey.

Tabela 30.5 Média dos valores do teste de rasgamento em função da região de retirada das amostras.

Variável	Raça	Região[1]					CV (%)[2]
		Dorso	Lateral	Ventre	Anca	Paleta	
Resistência ao rasgamento (N/mm)	Morada Nova Ideal	66,25 [A]	62,25 [AB]	57,62 [BC]	50,76 [C]	59,51 [AB]	17,76

[1] Médias seguidas da mesma letra na horizontal não diferem significativamente entre si (P > 0,05), pelo teste Tukey.
[2] Coeficiente de variação de parcela.

à sua região de origem no estado do Ceará, e o Somalis. Os ovinos Morada Nova, submetidos durante séculos a condições ambientais e nutricionais adversas, em processo de adaptação ao meio, por seleção natural, tiveram a cobertura de lã gradualmente substituída por pelos curtos, caminho inverso seguido pelos ovinos lanados, durante a domesticação.

Diversos autores estudaram a morfologia da pele dos ovinos lanados e deslanados, bem como as características físico-mecânicas dos couros. Entretanto, poucos estudos analisam simultaneamente a estrutura das peles e, após o curtimento, o comportamento dos couros, com o objetivo de estabelecer as diferenças intrínsecas, extrínsecas, intra e interespecíficas.

As informações discutidas neste trabalho apresentam a estreita relação existente entre as características estruturais da pele e a qualidade do couro, determinada por sua resistência mecânica, em diferentes idades, local e posição de amostragem na pele e no couro, demonstrando, claramente, que a menor densidade folicular, o número e o diâmetro dos feixes de fibras de colágeno da pele dos ovinos deslanados são maiores, quando comparadas à pele de ovinos produtores de lã. Além desse fato, nos fragmentos de pele dos ovinos das raças Morada Nova, Somalis e Santa Inês, cortados perpendicularmente à superfície, pode-se constatar maior densidade de feixes de fibras de colágeno, tanto na camada termostática quanto na reticular da derme, diante das peles de ovinos lanados, reforçando a importância econômica e social das raças deslanadas, na produção de carne e de peles de qualidade incomparável, no Brasil.

Referências bibliográficas

BACHA JUNIOR, W.J.; BACHA, L.M. **Veterinary histology**. 3.ed. Hoboken, NJ: Wiley Blackwell, 2011. p. 342.

CARTER, H.B. The hair follicle group in sheep. **Animal breeding abstract**. Farnham Royal, v. 23, n. 2, p. 101-16, 1955.

COSTA, R.G. et al. Histología de la piel de la raza caprina Blanca Serrana en diferentes sistemas de producción. **Archivos de Zootecnia**. v. 57, n. 219, p. 353-356, 2008.

DAL MONTE, M.A.B. et al. Influência do tipo de recurtimento na qualidade da pele de caprinos: Avaliação subjetiva vs. instrumental. **Revista do Couro**. v. 17, n. jun/jul, p. 62-66, 2005.

FERRANDIZ-GOMEZ, T.P. et al. Effect of skin type and direction of applied force on peel estrength of skin layers. **Journal of the Society of Leather Technologists and Chemists**. London, v. 77, n. 4, p. 115-122, 1993.

GOLDSBERRY, S., CALHOUN, M.L. The comparative histology of the skin of Hereford and Aberdeen Angus cattle. **Am. J. Vet. Res**. Schaumburg, v. 20, p. 61-8, 1959.

HAINES, B.M. Leather defects originating at the farm and at the abatoir. **Journal Society Leather Trades Chemists**. v. 62, p. 25-47, 1978.

HOINACKI, E. **Peles e couros**. 2.ed. Porto Alegre: CFP de Artes Gráficas, 1989. p. 320.

HOLST, P. J. et al. Goat liveweight and its effect on skin area, primary follicle density and leather grain appearance. **J. Soc. Leath. Trades Chem**. London, vol.73, p.13-16, 1990.

INTERNATIONAL ORGANIZATION FOR STANDARDIZATION. 2002. Leather – Chemical, physical and mechanical and fastness tests – Sampling location, ISO 2418. Genebra. p. 3.

INTERNATIONAL ORGANIZATION FOR STANDARDIZATION. Leather – Raw sheep skins. Part 1 – descriptions of defects, ISO 4683-1. Genebra, 1998. p. 10.

INTERNATIONAL ORGANIZATION FOR STANDARDIZATION. Leather – Physical and mechanical tests – determination of tensile strength and percentage extension, ISO 3376. Genebra, 2002. p. 3.

JACINTO, M.A.C. Quinto Cuarto – Pieles vacunas y ovinas. In: Gianni Bianchi; Oscar D. Feed. (Org.). **Introducción a la ciencia de la carne**. 1.ed. Buenos Aires: Editorial Hemisferio Sur, p. 495-520, 2010.

JACINTO, M.A.C.; SILVA SOBRINHO, A.G.; COSTA, R.G. Características anátomo-estruturais da pele de ovinos (*Ovis aries* L.) lanados e deslanados, relacionadas com o aspecto físico-mecânico do couro após o curtimento. **Revista Brasileira de Zootecnia**. v. 33, n. 4, p. 1001-1008, 2004.

JACINTO, M.A.C.; COSTA, R.G.; LEITE, E.R. Produção de peles e couros caprinos e ovinos. In: Reunião Anual da Sociedade Brasileira de Zootecnia, 42, 2005, Goiânia. **Anais...**, Goiânia: Sociedade Brasileira de Zootecnia, 2005. (CD-ROM).

JENKINSON, D.M.E., NAY, T. The sweat glands and hair follicles differents species of Bovidae. **Australian Journal of Biological Science**. North Ryde, v. 28, p. 55-68, 1975.

MARQUES, F. Terra produtiva. **Ciência e Tecnologia no Brasil** – Pesquisa FAPESP, São Paulo, n. 98, p. 62-67, 2004.

OLIVEIRA, R.J.F. et al. Características físico-mecânicas de couros caprinos e ovinos no Cariri Paraibano. **Revista da Sociedade Brasileira de Zootecnia**. v. 37, p. 129-133, 2007a.

OLIVEIRA, R.J.F. et al. Influence of genotype on physico-mechanical characteristics of goat and sheep leather. **Small Ruminant Research**. v. 73, p. 181-185, 2007b.

OLIVEIRA, R.J.F. et al. Goat and Seep Leather Physical-Mechanical Characteristics in the Cariri Paraibano. Revista da Sociedade Brasileira de Zootecnia. Viçosa, v. 37, p. 129-133, 2008.

SELAIVE-VILLARROEL, A.B.; COSTA, R.G.; OLIVEIRA, S.M.P. Características físico-mecânicas do couro de ovinos mestiços Santa Inês e Texel. **Revista Brasileira de Zootecnia**. Viçosa, v. 33, n. 6, p. 2373-2377, 2004a.

SELAIVE-VILLARROEL, A.B.; COSTA, R.G.; OLIVEIRA, S.M.P. Características físico-mecânicas do couro de caprinos mestiços Boer e Anglo Nubiano. **Revista Brasileira de Zootecnia**. Viçosa, v. 33, n. 6, p. 2369-2372, 2004b.

Seção 18

Produção e Qualidade do Leite Ovino

Coordenadora:
Gladis Ferreira Corrêa

Capítulo 31

Produção e Qualidade do Leite Ovino

Gladis Ferreira Corrêa,[1] Júlio Eduardo Rohenkohl[2]
e Maria Teresa Moreira Osório[3]

Introdução

O leite de ovelha apresenta características que o diferenciam do leite de outras espécies; considerado um produto nobre e, com exceção de algumas situações de economias de subsistência em que é consumido *in natura*, praticamente em todo o mundo ele é transformado em queijo.

A exploração do leite ovino tem sido vista como alternativa sustentável de baixo investimento inicial e fácil adoção pela mão de obra familiar, melhorando, desta forma, a qualidade de vida do pequeno e do médio produtor rural.

Entretanto, para um sistema de produção de leite ovino ser considerado rentável, alguns fatores importantes devem ser considerados. Entre estes estão a raça escolhida, a nutrição dos animais, a sanidade dos úberes, a qualidade de ordenha sem desconsiderar os sistemas de produção utilizados.

Neste capítulo, serão estudadas as características do leite ovino, os fatores que influenciam diretamente a produção, avaliação da produção e controles leiteiros, instalações para um rebanho ovino leiteiro e a sanidade de úbere, entre outros fatores que devem ser considerados e conhecidos, quando se trata de produção de leite ovino.

Leite ovino
Glândula mamária

Entre os animais domésticos vaca, ovelha e cabra, não há diferenças na estrutura interna da glândula. A glândula mamária na espécie ovina é formada de alvéolos (unidades secretoras), lóbulos, lobos, ductos que transportam o leite até a cisterna da glândula, cisterna do teto e canal do teto (Figura 31.1).

Na estrutura externa, o úbere tem posicionamento inguinal, é formado de duas glândulas independentes, chamadas de meios mamários.

Geralmente, cada glândula apresenta tetos de 4 a 5 cm de comprimento, posicionados lateralmente e voltados à porção cranial do animal. Entretanto, podem apresentar tetos supranumerários que, ocasionalmente, produzem pequenas quantidades de leite.

A principal função do úbere é produzir leite. Esse processo é realizado nos alvéolos, onde se encontram as células secretoras, que captam os nutrientes do sangue para formar o leite. Em seguida, este é conduzido através dos ductos mamários até a cisterna da glândula, para armazenamento. À medida que o leite se acumula há aumento de pressão na luz do alvéolo, o que leva à redução da produção pela célula secretora. Isto é, quando a glândula está repleta há redução na produção de leite. Para que

---
[1] Professora Adjunta da Universidade Federal do Pampa – Dom Pedrito – RS.
[2] Professor Adjunto do Departamento de Ciências Econômicas da Universidade Federal de Santa Maria – RS.
[3] Professora Visitante Nacional Sênior da Universidade Federal da Grande Dourados – MS.

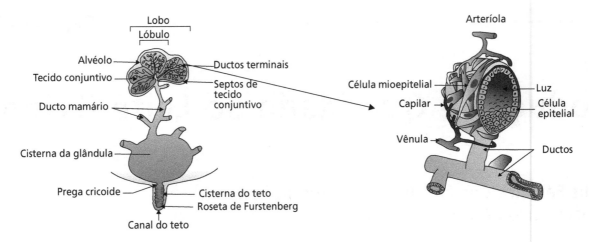

Figura 31.1 Esquema da glândula mamária da ovelha. Adaptada de Blood e Rodostits, 1991.

ela volte a produzir é necessário que ocorra o esvaziamento, seja pelo cordeiro, seja pelo processo de ordenha.

O leite e seus componentes

O leite pode ser descrito como "a secreção láctea das glândulas mamárias dos mamíferos, sendo um líquido de composição complexa, de cor esbranquiçada e opaco, com um pH próximo do neutro e sabor adocicado. Seu propósito natural é a alimentação da cria durante os primeiros meses de vida" (Magariños, 2000).

Segundo Luquet (1985), o leite de ovelha evidencia uma cor branco-nacarada, ou de porcelana, apresentando uma opacidade branca, mais acentuada que a dos leites de vaca e cabra. A viscosidade do leite de ovelha é mais elevada que a do leite de vaca, sendo particularmente rico em componentes queijeiros. Para quantidades idênticas, prepara-se, em média, duas vezes mais queijo com leite de ovelha do que com leite de vaca.

O leite de ovelha apresenta um odor *sui generis*, característico dos ovinos. Entretanto, esse cheiro, chamado de "suarda", é muito fraco no leite processado em condições de higiene. Além disso, evidencia resistência elevada à proliferação bacteriana nas primeiras horas após a ordenha, devido à sua atividade imunológica própria e de ser duas vezes mais mineralizado que o leite de vaca, o que ele lhe proporciona um poder de tampão nitidamente mais elevado. Esta característica apresenta, portanto, certa vantagem em sua conservação, mas quando é processado em estado fresco o leite pode mostrar dificuldade para fermentações lácteas (Luquet, 1985).

Em relação à pasta desses queijos, nota-se uma relativa ausência de gostos amargos, devido a taxas mais baixas de caseínas alfas em relação às proteínas totais. O gosto mais saboroso está ligado à composição da matéria gorda, pois os triglicerídios diferem em proporção. A composição do leite tem uma grande importância para o beneficiamento (Bencini e Pulina, 1997), sendo a maior parte do leite obtido transformada em queijo e, em menor escala, em iogurte.

Alguns componentes do leite, como as proteínas e os ácidos graxos, originam-se em pequena parte do plasma sanguíneo em condição pré-formada e em maior proporção sintetizados na glândula mamária, a partir de precursores oriundos do sangue. Vitaminas e minerais são obtidos pré-formados do plasma sanguíneo, enquanto a lactose é sintetizada exclusivamente na glândula mamária (Fernandes, 2004).

O leite de ovelha apresenta uma composição química mais rica, em todos os seus componentes, que o leite de vaca. Exceto no conteúdo de lactose (Tabela 31.1).

Mais concentrado que o leite de vaca de cabra, o leite de ovelha é indicado à fabricação de queijos com aromas e sabores especiais. Há uma correlação negativa entre a produção e a composição do leite. Assim, quando há maior produção, as concentrações de gordura e proteína diminuem. Esta correlação pode ser vista entre raças de alta e baixa produção, entre animais de maior ou menor produção de leite em um determinado rebanho e em um mesmo animal durante os diferentes estágios da lactação, devido à curva de lactação (Peeters *et al.*, 1992).

Há grande variação nos componentes do leite ovino que depende de vários fatores, como raça, período de lactação, alimentação, condições climáticas, manejo do rebanho e, ainda, se deve considerar a individua-

Tabela 31.1 Comparação de valores médios (em %) dos componentes básicos do leite de ovelha, vaca, cabra e búfala.

Composição	Ovelha	Vaca	Cabra	Búfala
Água	81,5	87,5	87,5	82
Gordura	8,5	3,5	4,2	8
Lactose	4,5	4,7	4,3	5,2
Caseína	5,5	4,3	4	4,8
Extrato seco	17-20	12,5-13	12-13	17-19

lidade que não é observada somente entre animais de rebanhos diferentes, mas também encontrada entre animais de um mesmo rebanho.

No que se refere à proteína do leite de ovelha, este contém, fundamentalmente, três classes que são: caseína, lactoalbumina e lactoglobulina. A relação taxa de proteína: taxa de proteína bruta é elevada, igual a 95%, portanto contém pouco nitrogênio não proteico, no que se assemelha ao leite de vaca. A relação caseínas: proteína é um valor constante, mantendo-se sempre entre 82 e 83% da proteína bruta (Luquet, 1985).

A proteína total do leite compõe-se de várias proteínas específicas, sendo a mais importante a caseína (com seus diversos tipos: α, β, κ e γ) que perfaz, aproximadamente, 85% da proteína bruta do leite. A caseína encontra-se em forma de grânulos insolúveis, denominados micelas; o restante da proteína divide-se entre lactoalbumina, lactoglobulina e imunoglobulinas. Noventa por cento das proteínas do leite originam-se de aminoácidos livres do sangue e o restante, das proteínas séricas (Tronco, 1997; Fernandes, 2004).

As proteínas solúveis representam 17,6% das proteínas totais, no leite de ovelha. No que se refere ao teor por litro de leite, o de ovelha contém quase 2 vezes mais proteínas solúveis que o de vaca. O lactossoro de ovelha é basicamente rico nesses componentes, por isso, no momento da fabricação de queijos como a ricota, o lactossoro é tratado por termocoagulação, para desnaturar suas proteínas, isto é, provocar floculação pelo desenvolvimento de um novelo proteico (Luquet, 1985).

Durante o período de ordenha, há uma progressão lenta das proteínas solúveis, estabilizando-se nos dois últimos meses de lactação. A relação proteínas solúveis: proteínas totais cujo valor médio é de 16,3 %, progride sensivelmente de 15,8 para 17% e, ainda segundo esse autor, entre as proteínas solúveis a -lactoglobulina é a proteína dominante (51,4%) e o grupo das albuminas (-lactoglobulinas, -lactoalbuminas e soros-albuminas) representa 76,5% das proteínas solúveis totais.

A composição da proteína no leite de ovelha é considerada de alto valor biológico, ou seja, possui aminoácidos essenciais e deve ser fornecida pela alimentação. As formas proteicas encontradas no soro de leite são facilmente digestíveis, e o leite de ovelha é rico nessas proteínas, tornando-o de fácil digestão (Luquet, 1985).

Aproximadamente 94 a 95% do nitrogênio total do leite é composto de nitrogênio proteico; o restante é formado de nitrogênio não proteico (NNP). Do NNP, 30 a 50% são compostos de ureia e o restante de creatinina, ácido úrico, aminoácidos e amônia. O teor de nitrogênio ureico no leite é influenciado pela ingestão de proteína bruta da dieta, pela fração da proteína degradável no rúmen (PDR) e de proteína não degradável no rúmen (PNDR), além da relação destas com a ingestão de energia (Gonzaléz, 2001).

O leite de ovelha contém quantidades maiores de gordura em relação ao leite de vaca. No entanto, seus glóbulos de gordura são menores (3,30 micra) quando comparados aos do leite de vaca (4,55), proporcionando maior digestibilidade, que também é favorecida pela composição dos ácidos graxos desse leite (Luquet, 1985).

As gorduras são responsáveis pelo fornecimento de energia, e nelas estão presentes as vitaminas lipossolúveis (A, D, E, K). Além disso, o leite de ovelha contém maior proporção de ácidos graxos saturados de cadeias curta e média, o que melhora a absorção da lactose e diminui os efeitos maléficos de sua intolerância. Outro fato importante é que o leite de ovelha não contém tantos ácidos graxos saturados quanto os outros leites; quase a metade dos ácidos graxos é de mono e poli-insaturados, sabidamente com um efeito favorável sobre a saúde humana.

A gordura do leite de ruminantes é formada, em sua maior parte, de triglicerídios (97 a 98%), que são compostos de três ácidos graxos ligados covalentemente a uma molécula de glicerol por pontes de éster, e pequenas quantidades de esteróis, ácidos graxos livres e fosfolipídios (Fernandes, 2004).

Ainda segundo esse autor, os triglicerídios são sintetizados nas células epiteliais mamárias e os ácidos graxos usados para sua síntese são obtidos pré-formados da dieta ou da mobilização das reservas corporais. As reservas do animal fornecem os ácidos graxos de cadeia longa e cerca de 40% do ácido palmítico. A partir do acetato e -hidroxibutirato, originam-se os ácidos graxos de cadeia média (C12:0–C16:0) e curta (C4:00–C10:0), que são sintetizados pela própria glândula mamária. Os ácidos graxos de cadeia ímpar e ramificada originam-se da população microbiana do rúmen e, também, chegam pré-formados na glândula mamária.

No leite de ovelha, os glicerídios representam, em média, 98% dos lipídios totais, e caracteriza-se por um elevado teor de ácidos graxos saturados com 6 a 12 átomos de carbono. Os ácidos cáprico e caprílico representam 6 a 15% dos ácidos graxos totais (Luquet, 1985).

A variabilidade dos componentes do leite de ovelha é muito ampla, no que se refere à gordura e menor no quanto à proteína; entretanto, representa uma alternativa como fonte nutricional pela maior quantidade de gorduras, proteínas, minerais e vitaminas, em comparação ao de vaca.

A taxa de lactose do leite de ovelha é menor, se não inferior à do leite de vaca. Entretanto, este fato só tem valor alimentar e tecnológico relativo, já que na prática da fabricação de queijos a taxa de lactose disponível no leite de ovelha é suficiente para garantir as fermentações lácteas. A lactose é um dissacarídeo composto de D-glicose e D-galactose, unidas por ligações glicosídicas.

A lactose, no processo de síntese do leite, atrai água para o interior das células para equilibrar a pressão osmótica; entretanto, como as membranas celulares são semipermeáveis e somente a água se move através delas, a lactose é o componente do leite que menos sofre variação (Vargas, 1996, Fernandes, 2004).

Fatores que influem sobre a produção e composição do leite

O rendimento e a composição de leite de ovelha sofrem mudanças marcantes ao longo do ano, dependendo da disponibilidade de alimento e mudanças metabólicas e endócrinas relacionadas ao clima e ao avanço da lactação. A nutrição pode ser considerada como uma das fontes mais importantes de variação na composição do leite; entretanto, as condições climáticas também desempenham um papel importante (Sevi *et al.*, 2004).

A produção e a composição do leite ovino podem ser influenciadas por um amplo número de fatores, que exercem uma ação de forma mais ou menos acentuada, ao longo de todo o período produtivo do animal. Esses fatores se dividem em dois grupos fundamentais (Such e Marti, 1990):

- Fatores intrínsecos ou que dependem do animal, destacando-se raça, idade e número de lactações, estado corporal, estado sanitário etc.
- Fatores extrínsecos ou do meio ambiente, entre os quais o de maior importância é a alimentação.

Fatores intrínsecos

Raça

Não existe uma definição clara de ovelha de leite, nem um limite preciso entre uma ovelha considerada leiteira e aquela criada para produzir carne e lã. De fato, algumas raças de carne e lã são, ocasionalmente, ordenhadas em determinadas condições e, assim, também existem rebanhos com potenciais leiteiros que não são explorados com esse propósito (Ganzábal e Montossi, 1991).

Um ponto importante a ser considerado para denominar uma ovelha leiteira é, além da maior produção de leite, a capacidade de manter a curva de lactação por um período mais longo. Isto pode ser conseguido pela seleção e cruzamento com raças especializadas, que vêm auxiliando a manutenção do sistema de produção de leite em todo o mundo.

Entre as raças especializadas para produção de leite podem-se citar: Frisian (Milchschaf ou Frisona) originária da Alemanha e Holanda; a francesa Lacaune; as raças Churra, Laxta (Lacha) e Manchega, da Espanha e a Sarda, da região da Sardenha.

Idade da ovelha, número de lactações e de cordeiros nascidos e condição corporal da fêmea lactante

A idade da ovelha, expressa habitualmente pelo número de partos e lactações, influi de forma notável na produção e composição química do leite. Principalmente ao se considerar que o número de lactações, bem como a quantidade de leite produzida nos primeiros anos de vida do animal, apresenta uma estabilização da produção, na maioria das raças, a partir da terceira ou quarta lactação (Suchi Marti, 1990).

Da mesma forma, o número de partos pode ser um fator limitante na capacidade leiteira da fêmea ovina, uma vez que animais de primeira cria têm produção menor que as fêmeas multíparas. Para Gutiérrez (1991), a idade também influi sobre a produção e composição química do leite, já que, a partir do primeiro parto, a produção aumenta, estabilizando-se após mais ou menos a quarta lactação e, posteriormente, diminui gradativamente.

O número de cordeiros alimentados pela ovelha é um fator importante e que pode levar à variação na produção leiteira (Cañeque, 1989), e animais que amamentam cordeiros gêmeos expressam aumento de 30 a 50% na produção leiteira. Esta aumenta rapidamente, até alcançar seu pico na segunda e terceira semanas de lactação, enquanto as que criam um único cordeiro alcançam seu pico entre a terceira e a quarta semana. Este fato pode ser explicado pelo aumento da produção de hormônios placentários durante a gestação, os quais tem influência sobre o desenvolvimento do úbere e, com isso, sobre o potencial produtivo desses animais (Haresing, 1989).

Quanto à condição corporal, parâmetro utilizado para medir as reservas corporais por meio de palpação das apófises espinhosas e transversas das vértebras lombares, ovelhas de alta produção tendem a perder mais peso ao longo da lactação que ovelhas de produção mediana e baixa. Isso pode ser explicado, principalmente, pelo requerimento nutricional desses animais, que é maior que a sua capacidade de ingestão de alimento, o que resulta na utilização das reservas corporais e perda de peso nas primeiras semanas de lactação. Assim cuidado especial deve haver à alimentação das ovelhas, principalmente para que a condição corporal não fique abaixo de 2, na escala de 1 a 5.

Fatores extrínsecos

Nutrição de pequenos ruminantes leiteiros

A alimentação é um dos principais fatores condicionantes da produção animal e seus efeitos podem ser observados na quantidade e qualidade dos produtos obtidos.

A exploração do ovino de leite é realizada nas mais diversas condições geográficas, climáticas e sociais, com esquemas de alimentação e manejo próprios de cada uma. Com essas características particulares, é possível encontrar desde sistemas mais extensivos, nos quais a alimentação se baseia na utilização de pastagens naturais, até os mais sofisticados, com uso de pastagens melhoradas e oferta de concentrados.

Segundo Ganzábal e Montossi (1991), para a planificação da alimentação de um rebanho de ovinos de leite devem se levados em conta: o valor nutritivo dos alimentos; os requerimentos fisiológicos; as recomendações de alimentação; as táticas de alimentação; a forma de racionamento e, por fim, as estratégias de alimentação.

Quando se trata de animais leiteiros, as exigências são representadas pela quantidade dos nutrientes que são excretadas no leite, diariamente. Portanto, a produção de leite, em volume, o teor de gordura e o conteúdo de proteína são fatores que afetam essa exigência. Desta forma, como é difícil suprir as necessidades nutricionais nessa fase de produção, os animais são forçados a usar suas reservas corporais para a manutenção da produção, principalmente no início da lactação (Susin, 1996).

Segundo Speedy (1980), em ovelhas lactantes, assim como em vacas, o consumo de alimento aumentará gradativamente com a demanda de nutrientes no decorrer da lactação; no entanto, a demanda energética aumenta mais rapidamente que o consumo de matéria seca no início da lactação. Por isso, as reservas corporais da ovelha são importantes para a produção de leite e o acúmulo se dará no final da lactação, quando o consumo supera a demanda energética.

O pico de produção de leite pode ser diretamente influenciado pelo ganho de peso no final da gestação. Isto porque 95% do tecido secretor do úbere são formados durante as oito últimas semanas de gestação e uma desnutrição nessa fase pode reduzir a quantidade de tecido secretor formado (Treacher, 1982).

Durante a lactação, as exigências das ovelhas em ordenha não são diferentes das que amamentam os cordeiros. As necessidades energéticas e proteicas para a produção de leite apresentam a mesma curva da produção de leite, alcançando seu valor máximo entre a terceira e a quinta semana de lactação, entretanto, inversamente proporcional. Isso porque existe uma relação entre a proteína e a energia nas respostas das ovelhas em lactação. Esta relação implica que, para um determinado nível de consumo de energia e produção de leite, exista um nível ideal de proteína a ser consumido, abaixo do qual a produção de leite passa a ser comprometida (Treacher, 1982). Por outro lado, ovelhas recebendo alto teor de proteína irão aumentar a produção de leite, porém, passarão a perder peso para compensar o déficit energético. Isso explica a mobilização das reservas corporais que decorre do estímulo de dietas com alto teor de proteína (Speedy, 1980).

Apesar do aumento rápido do apetite e consumo por parte dos animais, logo depois do parto, o consumo voluntário não é suficiente para suprir o requerimento de energia para produção de leite, existindo uma relação íntima entre a produção de leite e a quantidade de aminoácidos absorvidos no intestino delgado. Desta forma, para alcançar uma resposta de produção de leite durante o início da lactação e de persistência à lactação, se faz necessária a utilização de um tipo de proteína de baixa degradabilidade no rúmen, que trará uma resposta na produção de leite que poderá ser vista até 3 dias após a introdução das proteínas dietéticas na alimentação (Silva Sobrinho, 1996).

No período final da lactação, as necessidades nutritivas passam a ser bem menores que no período inicial e pouco menores que no terço final da gestação, contudo, superiores às do período seco.

Nutrição *versus* produção

Muitos fatores que contribuem para as variações na produção e qualidade do leite de ovelhas têm sido descritos e, entre eles, destacam-se ambiente, raça, idade da ovelha, estágio da lactação, número de cordeiros ou técnicas de ordenha, estado sanitário e infecções de úbere, manejo do rebanho e nível nutricional durante gestação e lactação (Peeters *et al.*, 1992).

Um ponto importante, que pode influenciar de forma decisiva a produção do leite ovino, é a alimentação. Sabendo-se que a lactação é uma fase de alta exigência nutricional por parte do animal, é necessário, durante esse período, fornecer alimento em quantidade e qualidade suficientes que não prejudiquem a capacidade produtiva, já que a subalimentação causa perdas de qualidade e quantidade no leite produzido (Gutiérrez, 1991).

Segundo Leite (2003), nos diversos modelos de sistemas de produção de ovinos, a alimentação exerce papel fundamental sobre produção, melhoramento, saúde e rendimento econômico dos animais. Os reflexos da alimentação manifestam-se principalmente no ganho de peso, na secreção do leite, no trabalho muscular e no acúmulo de gordura. Por outro lado, as características e aptidões de cada indivíduo também são influenciadas por sua constituição genética. Entretanto, a plena exteriorização da potencialidade genética só é possível quando a alimentação é adequada, ou seja, de acordo com as exigências nutricionais individuais. Caso contrário, a má alimentação funcionará como fator limitante da produção e, embora o indivíduo possua aptidão genética para produzir, fica impossibilitado de revelá-la integralmente.

O mesmo é descrito por Cerdótes *et al.* (2003), quando avaliaram a composição do leite de vacas de quatro grupos genéticos, submetidos a dois manejos alimentares e concluíram que a quantidade e a qualidade do leite são influenciadas por fatores ambientais, destacando-se a alimentação, bem como por fatores genéticos.

Segundo Bona Filho *et al.* (1994), as fêmeas lactantes formam a categoria de maior exigência nutricional, principalmente nos dois primeiros meses de lactação, e esta exigência quase nunca é atendida, já que a necessidade nutricional é maior que a capacidade de consumo. Após as fêmeas passarem parte do inverno (período crítico), gestando, ocorre a parição, na qual elas desviam os nutrientes da sua alimentação para a produção de leite e, consequentemente, perdem peso e a resistência orgânica diminui, o que poderá prejudicar o desempenho reprodutivo no próximo ano. Além disso, a quantidade e a qualidade do leite podem ser reduzidas, se o manejo alimentar da fêmea lactante for deficiente.

O manejo alimentar do rebanho ovino leiteiro não difere muito dos rebanhos de lã e carne, mas se devem considerar os indivíduos em particular, buscando a maximização de sua produção, tendo em conta que a produtividade de um sistema pode depender da utilização da forragem produzida (Ganzábal e Montossi, 1991).

Para Bocquier *et al.* (1990), as necessidades das ovelhas variam em função do seu nível de produção e composição do leite; e a composição do leite sofre variações durante o período de lactação. Oregui *et al.* (1993) afirmam que, ao longo da lactação, as necessidades energéticas e proteicas são reduzidas lentamente, embora se observe um incremento no conteúdo de gordura e proteína no leite, à medida que a produção diminui, em torno de 64%, entre o início e o final da lactação. Entretanto, é aconselhável a formação de lotes de alimentação em função do nível produtivo das ovelhas, independentemente da época de parto, porque ovelhas mais produtivas podem estar sendo submetidas à subalimentação, e aquelas que produzem menos podem estar recebendo mais do que necessitam (Molina e Bocquier, 1994).

Independentemente do sistema de produção existem três pontos básicos a ser considerados, ao se determinar as necessidades nutritivas dos animais e a alimentação do rebanho leiteiro: as variações ao longo da lactação na produção e composição do leite, na ingestão voluntária e nas reservas corporais dos animais.

Segundo Mühlbach (2003), altas produções de leite estão relacionadas à capacidade de mobilização das reservas corporais ao início da lactação. Contudo, a mobilização intensa dessas reservas, para atender às exigências da lactação, reduz a disponibilidade de nutrientes para crescimento, fertilidade e função imunológica.

No entanto, Bocquier et al. (1990) afirmam que o déficit quase sempre produz uma redução dos rendimentos, já que a ovelha dispõe de escassas reservas proteicas, sendo indispensável satisfazer sempre as necessidades de proteína. O mesmo já não ocorre com a energia, já que os excedentes se armazenam sob forma de gordura corporal, que serão mobilizadas no período de escassez.

A produção e a composição do leite dependem, basicamente, da capacidade das células da glândula mamária em captar nutrientes do sangue, convertendo-os em constituintes do leite e liberá-los para o lúmen do alvéolo. Para tanto, existe um equilíbrio isotônico entre o sangue e o leite, entretanto, não há um equilíbrio entre os componentes individuais do sangue e do leite. As células produtoras de leite da glândula mamária utilizam até 80% dos nutrientes disponíveis no sangue, para a síntese de leite; portanto, limitações desses precursores (aminoácidos, glicose, acilgliceróis etc.) podem reduzir a produção e alterar a composição do leite (Jelínek et al., 1996).

Kremer et al. (1998) comentam que, para um correto plano de alimentação, é necessário conhecer, o melhor possível, o que o animal vai produzir ao longo do ano e a evolução do seu estado nutricional, referindo-se este último às perdas e ganhos de peso que, ao longo do ciclo reprodutivo, vão ser demonstrados pelo conjunto de animais que integram o sistema estudado, ou seja, para que os animais, especialmente as cruzas, consigam expressar todo o seu potencial genético, é necessário conhecer os requerimentos nutricionais em cada fase do ciclo produtivo e os déficits impostos pelo ambiente, como a falta de alimentação, período de balanço energético negativo etc.

Por este motivo, o monitoramento adequado das reservas corporais, é imprescindível para manter animais em produção com condições de expressarem seu potencial produtivo, contribuindo dessa forma para o sucesso econômico da atividade leiteira (Rennó et al., 2003).

Produção de leite ovino

Um sistema de produção de leite não pode ser considerado somente uma leiteria, mas, um sistema completo que beneficia outras explorações ovinas, como a carne e a lã.

A atividade leiteira necessita de um sistema de manejo mais intensivo que os rebanhos convencionais, pois existem diferenças entre produzir carne e produzir leite. Desta forma, quando se inicia uma exploração leiteira esta deve ser vista como a principal fonte de rendimento dentro da propriedade rural, somente assim retribuirá de maneira aceitável ao produtor rural.

Para uma atividade leiteira de sucesso, o leite deve ser considerado o "ouro branco" da ovelha e, assim, ele é muito precioso para ser dado ao cordeiro, uma vez que para produzir tanto, 1 kg de cordeiro como de queijo, são necessários de 4 a 5 kg de leite de ovelha e a diferença no preço de venda do produto final é bastante expressiva.

Para a exploração leiteira, há necessidade de desmame precoce, seja ele 48 h após o parto; parcial a partir das 2 semanas de idade, ou aos 30 dias e/ou aos 10 kg de peso, escolha que dependerá da disponibilidade e qualidade de alimento oferecido.

O desmame influencia o crescimento posterior do cordeiro e pode afetar em maior grau, quanto mais cedo for realizado; no entanto, depois o animal apresenta crescimento compensatório. Para que não ocorram perdas expressivas na produção de carne, há necessidade de estratégias de alimentação do cordeiro desmamado com volumoso de boa qualidade ou suplementação de concentrado. Assim, as perdas ao crescimento e terminação dos cordeiros podem ser reduzidas, ou até anuladas.

Quando se considera a produção de lã, esta dentro de um estabelecimento ovino leiteiro estaria beneficiada pela nutrição do animal, uma vez que os requerimentos para produzir lã são menores, quando comparados aos de produção de leite e carne. A alimentação da ovelha leiteira é um ponto importante e deve ser considerado durante todo o ano, principalmente, na cobertura, pois não há leite sem cordeiro; na gestação é determinado o potencial para a produção de lã pela formação dos folículos e expressão do potencial genético do cordeiro que está na dependência do nível nutricional da mãe, principalmente no terço final da gestação e, finalmente, na lactação, seja para a amamentação, seja para a ordenha.

Assim, com os cuidados necessários com alimentação e sanidade dos animais dentro do estabelecimento rural, a produção de leite tem somente a acrescentar à exploração ovina.

Considerando todos os pontos levantados anteriormente, é de extrema importância que seja realizado um manejo reprodutivo adequado, no intuito de concentrar os partos para que se tenha um número mínimo de animais ingressando em ordenha, assim como um lote homogêneo para desmame na tentativa de evitar ao máximo as perdas de animais.

Desta forma, veremos a seguir os cuidados com o cordeiro no desmame, as instalações para um sistema de exploração leiteiro e a importância de controles leiteiros para seleção dos animais.

Cuidados com o cordeiro e tipos de desmame

Para que a produção leiteira seja considerada rentável e funcional como um todo, é de extrema importância que o cordeiro seja visto como ponto importante dentro desse sistema, uma vez que sem cordeiro não há leite.

Sob esta perspectiva, um controle de parto (ou de parição) pode ajudar a evitar ao máximo as perdas ao nascimento ou nas primeiras horas de vida, seja por abandono por parte da ovelha ou por dificuldade do cordeiro em mamar. Sempre lembrando a importância dos animais ingerirem o colostro, diretamente da mãe ou de um banco de colostro da propriedade.

O colostro, primeiro leite produzido pela fêmea recém-parida, tem um valor energético de 2.000 kcal/kg e em sua composição possui o dobro de proteínas, 10 vezes mais caroteno, 6 vezes mais vitamina A e 3 vezes mais vitamina B_2 que o leite ovino normal, além de possuir globulinas a albuminas, que irão assegurar a imunidade do cordeiro frente a inúmeras infecções em sua etapa inicial de vida (Rosés, 1998).

Este cuidado de manejo pode auxiliar, também, na identificação de fêmeas, que por alta produção e por inabilidade do cordeiro em esgotar a mama, desenvolvem ingurgitamento mamário (úbere endurecido /"empedrado" e avermelhado) que, se não identificado precocemente e tratado de forma adequada, pode levar ao desenvolvimento de mastite e mesmo à perda funcional de um ou ambos meios mamários.

Outro ponto importante é a identificação das cordeiras que serão utilizadas para reposição dentro da propriedade, utilizando como base de seleção a produção leiteira da mãe.

Se o manejo da propriedade para ingresso das fêmeas em ordenha não envolver o desmame precoce, é interessante pesar os cordeiros ao nascimento e, no momento do desmame, para poder estimar a produção de leite da ovelha com o cordeiro. Esta avaliação pode ser efetuada utilizando a seguinte fórmula, descrita por Haresing, 1989:

$$PLC = (PCN - PCD)\ 4,0$$

em que:
PLC = produção de leite com o cordeiro;
PCN = peso cordeiro ao nascer;
PCD = peso cordeiro ao desmame
4,0 = quantidade média de litros de leite para produzir 1 kg de cordeiro.

Entretanto, se o sistema utilizado considerar o leite como o principal ingresso na propriedade rural, o cordeiro pode ser desmamado nas primeiras 24 a 48 horas de vida, já que o cordeiro em seu primeiro mês de vida consome aproximadamente 30 litros de leite, o que pode ser considerado uma parcela importante de produção da ovelha. A decisão de qual tipo de desmame realizar dependerá do valor comercial do produto final (carne/cordeiro ou leite/derivado), da criação artificial das crias, da infraestrutura e da mão de obra empregada (Gonzalez e Vizcaya, 1993).

Para tanto, os tipos de desmame para produção de leite mais usado são descritos por Rosés (1998): desmame brusco, parcial e precoce.

Desmame brusco: neste tipo de desmame, o cordeiro, quando o seu desenvolvimento permite, é separado bruscamente da mãe ao alcançar os 10 kg de peso vivo (PV) ou as 4 semanas de idade, quando já pode ser considerado um ruminante. A partir disso, é alimentado com pastagens ou outro alimento de ótima qualidade nutricional.

Essencial, para este tipo de desmame, que sejam preparados lotes homogêneos e que, após a separação, os animais não tenham mais contato com suas mães. Para auxiliar o desenvolvimento dos cordeiros e diminuir o impacto sobre a taxa de crescimento é importante a adaptação prévia a um alimento concentrado, porém, mesmo que a taxa de crescimento diminua, ou fique estável por 2 ou 3 semanas, os cordeiros voltam a ganhar peso e seu crescimento será similar aos de animais desmamados mais tardiamente.

Uma prática de manejo que pode ser utilizada, visando ao menor impacto à taxa de crescimento é o *creep feeding,* uma forma de suplementação para o cordeiro no cocho ainda ao pé da mãe, para estimular o desenvolvimento ruminal e melhor adaptação sem o leite materno.

Desmame parcial: o cordeiro é separado da mãe por 12 horas ao dia, momento em que pode ser alimentado com rações ou alimento volumoso de alta digestibilidade. Este manejo estimula o desenvolvimento do rúmen e, em aproximadamente 10 dias, ele pode ser desmamado de forma brusca.

Nesse método, o cordeiro é separado da mãe à tarde, sendo alocado em piquete ou brete no período da noite e devolvido à mãe pela manhã, após esta ter sido ordenhada.

Esse regime se inicia por volta dos 15 dias de vida e se estende por, aproximadamente, 20 dias ou até o cordeiro atingir 10 kg de PV. Durante esse período, as ovelhas são ordenhadas uma vez ao dia, pela manhã.

Uma forma de realizar este manejo é trazer as ovelhas com os cordeiros para as instalações da leiteria e separar os cordeiros das mães no piquete de espera, antes da sala de ordenha. As ovelhas voltam ao campo e, no outro dia pela manhã antes da ordenha, os cordeiros são liberados para o piquete de saída da sala de ordenha, onde esperam para se juntarem às ovelhas após a ordenha.

Desmame precoce: neste tipo de desmame, o cordeiro mama somente o colostro durante, aproximadamente, 48 horas e é imediatamente separado da mãe e a cria ocorre com alimentação artificial, com leite bovino ou sucedâneo.

Esse método é utilizado em vários países em que a exploração leiteira ocorre de forma intensiva e, portanto, a alimentação com sucedâneos se torna mais econômica na cria dos cordeiros.

Um ponto importante a ser considerado nesse tipo de sistema é a separação de lotes homogêneos e com, no máximo, 10 a 12 cordeiros por brete. Isso facilita o manejo dos animais e a identificação de cordeiros que venham a necessitar de maior atenção durante o aleitamento.

Este sistema apresenta a vantagem de que as ovelhas passam a ser ordenhadas com 48 horas de lactação, portanto, é aproveitada completamente sua lactação, inclusive seu pico, que pode ocorrer a partir da terceira semana pós-parto, em algumas raças, ao passo que nos métodos citados anteriormente esse pico de produção é aproveitado quase exclusivamente pelo cordeiro.

A desvantagem do método está na necessidade de instalações especiais para a cria dos cordeiros, com ambiente arejado e de fácil limpeza, no manejo sanitário que deverá ser considerado no intuito de evitar diarreias e disseminação de outras doenças que ocasionariam perdas no crescimento dos cordeiros, e na mão de obra treinada para tratamento dos animais.

Entre os alimentos para cria artificial, o mais usado, e atualmente ainda o de menor custo, é o leite de vaca integral. Entretanto, pela diferença na composição química, é necessária a ingestão de maior volume de leite pelo cordeiro para que este alcance a sensação de saciedade. Alguns autores, testando o leite de vaca em comparação ao leite de ovelha na cria de cordeiros desmamados, comprovaram que o consumo do leite de vaca é maior que o de ovelha, entretanto o ganho de peso é menor. Isto demonstra a necessidade de agregar ao leite daquela espécie algum tipo de suplementação, como amido de milho ou a própria caseína, para aumentar a porcentagem de matéria seca do leite e, com isso, fornecer ao cordeiro um alimento próximo do originalmente produzido por sua espécie.

Outro ponto a ser considerado no desmame precoce é a forma de administração do alimento aos cordeiros desmamados. É extremamente importante que os animais sejam "treinados" para o dispensador de leite (ou balde-mamadeira). Nos primeiros dias, podem ser utilizadas mamadeiras individuais (garrafas com chupetas específicas) para que os animais se adaptem à nova forma de aleitamento e, após todos do lote estarem acostumados ao alimento e à forma de administração, poderá ser usado o dispensador coletivo, que pode ser construído com cano de policloreto de vinila (PVC) e chupetas para cordeiros ou baldes-mamadeiras adquiridos em casa especializadas.

Uma desvantagem das mamadeiras coletivas é que nem todos os cordeiros mamam na mesma velocidade, sendo estabelecidas dominâncias por parte dos animais maiores. É importante observar se todos estão mamando e se o volume ingerido é semelhante. Em determinados momentos é necessário separar os maiores e mais dominantes, para que os menores possam mamar primeiro e, assim, se alimentar de forma adequada.

A administração do alimento deve ser 3 vezes nos primeiros dois dias, após a adaptação, e 2 vezes até os últimos 7 dias, nos quais será ofertado somente 1 vez ao dia. A partir dos 15 dias de vida, já pode ser ofertado no cocho um alimento volumoso (pastagem ou feno) ou um concentrado de ótima qualidade para preparar o animal para o desmame.

Instalações para a leiteria

Quando se trata de instalações para leiteria, pode-se pensar em aproveitamento de uma instalação já existente, com algumas adaptações, ou na construção de uma nova.

Entretanto, seja na construção ou na reforma de uma estrutura preexistente, é imprescindível considerar que estas instalações: *Devem ser a base para o bem-estar dos animais e dos trabalhadores, da eficiência da produção.*

A sala de ordenha ou leiteria, local onde será realizada a ordenha e o armazenamento do leite, é composta basicamente de curral de espera, sala de ordenha, sala de leite e sala de máquinas.

Segundo Rista (1998), a escolha do local de construção dessa estrutura deve levar em conta:

- Localização: preferencialmente, no centro da zona de pastoreio, para que as ovelhas não gastem energia caminhando, e sim, produzindo leite, e num lugar alto e de boa drenagem de água da chuva e da limpeza das instalações
- Orientação: deve ser orientada de maneira a estar protegida dos ventos frios predominantes de cada região, com acesso para o veículo coletor, que não coincida com a estrada de acesso dos animais, além da possibilidade de ampliar as instalações, no caso de aumentar o número de ovelhas em ordenha.

Curral de espera

É o local de pré-ordenha, onde permanecem os animais para escorrer a água da chuva, urinar e defecar. Sua função é manter a sala de ordenha o mais limpa possível, para preservar a higiene e a qualidade do leite produzido.

Deve-se considerar, em média, 0,5 m² de área por animal, cobertura em, pelo menos, 50% da área, para abrigo de chuva e sol e, pela importância da água na lactação, é essencial a instalação de bebedouros.

Quanto ao piso, visando à higiene dentro da sala de ordenha e ao pisoteio dos animais, enquanto aguardam, pode ser utilizado cimento rugoso para evitar quedas, com declive de 1,5%, com saída de água para limpeza.

Sala de ordenha

É o local de maior variação entre instalações, pois depende do número de ovelhas em ordenha, da mão de obra disponível e do grau de mecanização da leiteria. Mas, em qualquer dos tipos a serem construídos, é imprescindível que seja independente das outras instalações, para manter as normas de higiene.

Deve ser fechada para evitar trânsito de animais e contaminação externa, com 10% em aberturas com janelas que possam ser abertas para secagem do piso e circulação de ar, portas de correr para aproveitamento de espaço e comunicação com a sala de leite.

As portas de entrada e saída devem seguir a sequência da ordenha, para evitar retorno dos animais e mistura com os que não foram ordenhados. As paredes devem ser laváveis até 1,5 m de altura e o piso de cimento rugoso com declive de 1,5 a 2% para escoamento da água. A união entre o piso e a parede deve formar um ângulo sanitário e o teto deve ser de telhas, evitando-se a palha.

Ainda segundo Rista (1998), dentro da sala de ordenha pode ser útil a existência de um curral de pré-ordenha, para facilitar o manejo do ordenhador, para que este não tenha de se deslocar até o curral de espera no intervalo de cada lote ordenhado.

Para a ordenha podem ser adotados vários sistemas, entretanto, os mais utilizados são o tipo Cassé ou o tipo Carrossel.

O tipo Cassé, de origem francesa (Roquefort), é a adaptação do sistema lado a lado, em que a ordenha se faz por trás dos animais (Rista, 1998; Gonzalez e Vizcaya, 1993). Neste sistema, o ordenhador se mantém no nível do solo e as ovelhas em rampa, ou em fosso e as ovelhas no nível do solo. Nesta instalação se ordenha por grupos de acordo com o número de animais para o qual o tipo de sala foi projetado.

A sala de ordenha pode conter uma ou duas plataformas de ordenha (n), e o ordenhador transitará entre elas, e receberá por vez um determinado número de animais (a) e, para tal, necessitará de um numero adequado de unidades de ordenha (u).

$$N \quad A \quad U$$

Em que: 1 sala de ordenha para 12 animais com 3 unidades de ordenha podem ser considerado números ótimos para início de uma instalação, por ser de fácil manejo e menor investimento.

Para esse cálculo, é importante que o número de animais seja sempre múltiplo de seis e não ultrapasse 72 animais ordenhados por vez, e que uma unidade de ordenha atenda, no máximo, quatro animais (Rista, 1998).

Para as construções, é importante que a plataforma de ordenha esteja entre 80 e 90 cm de altura, seja na altura da plataforma ou na profundidade do fosso, com 70 a 90 cm de comprimento/animal (considerando do peito à garupa) e com aproximadamente 30 a 40 cm de largura por animal.

Em algumas instalações, os comedouros ainda são utilizados, mesmo que não seja recomendado o arraçoamento dentro da sala de ordenha, o fornecimento de algum "petisco" durante a ordenha pode facilitar o manejo dos animais. O comedouro deve estar na altura do peito do animal, distante da parede 70 a 100 cm, para passagem do ordenhador (Rista, 1998; Gonzalez e Vizcaya, 1993).

Para a plataforma de ordenha podem ser utilizados aço galvanizado, madeira ou cimento pintado para contenção dos animais, podendo ela ser fixa, móvel ou automática. O tipo de instalação dependerá do tipo de investimento inicial que o produtor pretenda fazer.

Na sala de ordenha tipo carrossel, a plataforma é circular móvel, com giro de forma contínua (França) ou giro por grupos (Israel). É tida como sala de alto rendimento, com possibilidade de até 300 animais por ordenhador, entretanto os custos de implantação e mais elevado (Rista, 1998).

Sala de leite

Segundo a descrição de Rista (1998), esta instalação deve ser um local reservado para armazenamento do leite, bem como para o tanque resfriador e outros utensílios utilizados para manipulação do leite.

Para manter as normas de higiene, as paredes devem ser laváveis até 1,5 m de altura, janelas com telas, piso antiderrapante e declive de 2%. Para facilitar o manejo, deve ter acesso à sala de ordenha, mas isolada por uma porta que deverá ser mantida fechada durante a ordenha, e porta para a coleta do leite com tamanho adequado, aproximadamente 2 m de largura, para acesso do caminhão coletor.

É importante lembrar a necessidade de um ponto de água tratada (ideal: fria e quente) para limpeza da instalação, utensílios e da máquina de ordenha.

Sala de máquinas

Espaço reservado ao maquinário da ordenhadeira, como bomba de vácuo, motor, ferramentas e similares. Não deve se comunicar nem com sala de ordenha, nem com a de leite, entretanto, é importante que, além da porta de acesso, possua uma janela ou outra forma de ventilação.

Controle leiteiro

Tanto na área de produção ovina, quanto em qualquer outra, é importante obter registros que avaliem de forma objetiva a produção animal, assim como é indispensável para identificar os animais visando ao planejamento do melhoramento ou agrupamento de lotes.

Segundo Barbato e Perdigón (1998), para desenvolver um programa de melhoramento é necessário realizar controles leiteiros com um grande número de animais, obter estimativas confiáveis de parâmetros genéticos e aplicar a máxima seleção sobre a produção de leite, com uma pressão mínima sobre características de pouca importância econômica e não relacionadas à lactação ou à produção total da vida do animal.

A maioria dos países pratica os controles leiteiros, seguindo as normas desenvolvidas pelo ICAR (International Committee for Animal Recording), praticando o método oficial A4. O método consiste em um registro mensal matutino e vespertino da produção individual.

Entretanto, França e Espanha simplificaram o método de avaliação. Segundo Barbato e Perdigón (1998), na França é utilizado o método AC, que consiste em um registro mensal de uma das ordenhas e a correção das diferenças entre a produção da manhã e a da tarde. É realizada a partir do volume total produzido no dia do registro, medido no tanque de resfriamento. Já na Espanha emprega-se o método AT, no qual são feitos controles mensais alternados entre a ordenha da manhã e a da tarde.

Os métodos simplificados, segundo aqueles autores, estimam de maneira correta a produção láctea, diminuindo o custo da implantação dos controles e sendo aceitos pelo ICAR. Nesses países, a obtenção dos dados de produção é pelos órgãos oficiais ou associação de criadores das raças envolvidas.

Um ponto importante a ser lembrado, e considerado pelas normas do ICAR, é que se deve levar em conta, para determinar a produção de leite durante a lactação, a produção de leite da ovelha com o cordeiro, antes do desmame, sendo este um critério de mais eficiência para avaliação genética e para as comparações entre raças. Geralmente se recomenda que o primeiro registro de produção seja logo após o início do período de ordenha, respeitando o período de adaptação dos animais à nova rotina, o que se dá aproximadamente depois de 7 dias.

Na Espanha, para as raças Lacha e Carranzana algumas condições devem ser observadas, para que a produção seja calculada. É imprescindível que o primeiro controle seja antes dos 78 dias de lactação; intervalo máximo de 66 dias entre os controles leiteiros; mínimo de três controles para as ovelhas de 2 anos ou mais, e mínimo de dois controles para ovelhas de um ano de idade. No Uruguai, os estabelecimentos que empregam registros de produção fazem pelo menos três controles leiteiros, com intervalos de 21 a 30 dias (Barbato e Perdigón, 1998).

Uma vez elaborados os registros e concluída a lactação, deve ser calculada a produção de leite, utilizando um método que estima a produção corrigida para 100 dias de lactação – o método de Fleischmann, descrito por Barbato e Perdigón (1998). A produção/correção deve ser feita aplicando-se a seguinte fórmula:

Em litros PL/1.000

$$PL = I_0 M_1 + I_1[(M_1+M_2)/2] + I_2[(M_2+M_3)/2] + \ldots + I_{n-1}[(M_{n-1}+M_n)/2] + I_n M_n$$

Em que:
$M_1, M_2, \ldots M_n$ = produção em mililitros de cada controle $C_1, C_2 \ldots C_n$.
$I_1, I_2, \ldots I_{n-1}$ = intervalo em dias entre C_1 e C_2, C_2 e C_3, C_{n-1} e C_n
I_0 = intervalo em dias entre o começo da ordenha e o primeiro controle C_1.

Se a data do final da lactação é conhecida, calcula-se o I_n:
I_n = último dia de ordenha – data do último controle leiteiro (C_n)

Se a data do fim da lactação for estimada, calcula-se:
I_n = data do último controle leiteiro (C_n) + duração estimada em dias

Este método de cálculo também pode ser usado para calcular as produções de gordura, proteína e lactose para os 100 dias de lactação, expressando seus resultados em quilos/lactação.

Sanidade e qualidade do leite

Mastite ovina

Mastite é definida como a inflamação da glândula mamária ou do úbere em uma fêmea em lactação. O termo "mastite" vem do grego: *masto* significa mama e *itis*, inflamação (Swartz, 2004). A mastite é uma reação do tecido secretor de leite contra alterações fisiológicas e metabólicas, lesões provocadas por forças físicas (traumatismos), alergias e mais frequentemente lesões químicas, introduzidas na glândula por bactérias ou suas toxinas (Albenzio *et al.*, 2002).

Blood e Radostits (1991) descrevem que se denomina, portanto, mastite a inflamação da glândula mamária, caracterizada por alterações físicas, químicas e bacteriológicas no leite e no tecido glandular, ocasionando, normalmente, a perda do úbere ou da glândula mamária afetada, podendo levar o animal à morte, nas suas manifestações mais graves.

A mastite subclínica é um dos problemas mais importantes dentro do rebanho bovino, e não é diferente no rebanho ovino leiteiro. Recentemente, o crescente interesse pela produção ovina leiteira incitou pesquisas, nos países onde o leite ovino é explorado sob diferentes métodos, para diagnóstico da mastite subclínica nessa espécie.

As mastites clínica e subclínica provocam perdas econômicas que vão desde a mortalidade de cordeiros, desmame com baixo peso até diminuição da produção e alterações na composição química do leite, com perdas irreparáveis para a produção de queijos e outros derivados, além de incrementar os gastos com os tratamentos.

A detecção da mastite por exame bacteriológico é a mais recomendada, entretanto é um tanto dispendiosa e por isso inviável para alguns produtores rurais. Por essa razão, hoje em dia, muitas investigações científicas mostram interesse pelo teste californiano para mastite (CMT) para a determinação da contagem de células somáticas (CCS) no rebanho, já que este provoca rompimento dos leucócitos presentes no leite pela ação do reagente.

A utilização de técnicas como o CMT para detecção de mastites subclínicas pode ser uma forma de facilitar a detecção e resolução do problema pelo produtor antes que ocorram maiores perdas e disseminação da enfermidade pelo rebanho. Assim, a necessidade de aperfeiçoar técnicas de detecção de mastites, principalmente a subclínica, para facilitar o trabalho dentro da propriedade, geralmente pelo produtor rural, torna indispensável o estudo desse problema.

A mastite em ovinos é uma importante causa de perdas econômicas, podendo ser responsável pela morte de cordeiros por inanição, descarte precoce de ovelhas e, ocasionalmente, sua morte. Tem incidência principalmente sobre as raças com aptidão leiteira, porém, recentemente, descreveu-se que pode ter efeitos sobre o ganho de peso e a sobrevivência dos cordeiros também em raças de carne, aumentando o interesse pelo problema (Domingues, 2003).

A mastite pode levar ainda, segundo Ribeiro *et al.* (2000), à redução da lactação, menor produção individual, a glândulas com mastite clínica ou sem função e modificação (perdas) do estado corporal do animal, apresentando como perdas mais importantes o aumento do número de células somáticas do leite, perdas na produção leiteira, alterações na composição do leite e menor peso do cordeiro ao desmame. O monitoramento e correção dos problemas que envolvem todos os fatores relacionados à coleta de leite denominam-se *qualidade de ordenha*, com importância fundamental no controle das mastites em ovinos.

Infecção da glândula mamária

Swartz (2004) relata que a glândula mamária pode ser afetada por bactérias, leveduras e fungos. A infecção se dá através do canal do teto; o micro-organismo se dissemina pelos ductos, lobos e lóbulos, instalando-se nos alvéolos, onde ocorrerá a multiplicação do agente e a consequente destruição de células secretoras, lóbulos e lobos. A amplitude da destruição da glândula mamária dependerá do agente causador da mastite e do tipo de mastite que se desenvolverá na glândula mamária.

Os agentes mais comumente isolados variam com o tipo de mastite (se clínica ou subclínica) e incluem *Staphylococcus aureus* e outras espécies de *Staphylococcus, Pasteurella* sp., *Actinomyces pyogenes* e, entre os agentes ambientais, *Escherichia coli* e *Streptococcus* sp. (Kirk *et al.*, 1996).

Testes para identificação da mastite

Em casos de mastite subclínica, o diagnóstico se baseia em métodos auxiliares, considerando-se o conteúdo de células somáticas no leite. Os métodos indiretos mais utilizados são *California Mastitis Test* (CMT) e *Whiteside* (Ladeira, 1998; Las Heras, 1999). Como método direto, recomenda-se a CCS realizada em aparelho eletrônico, como o *Somacount* (Tronco, 1997).

A qualidade do leite de ovinos sofre influência direta da saúde do animal, alimentação e higiene ambiental durante a ordenha. Nesse caso, a produção de leite de ovelha exige ordenhar maior número de animais para se obter volume proporcional ao obtido da ordenha de uma vaca leiteira, por isso aumentam os riscos de contaminação do produto (Assenat, 1991).

Alta contagem de células somáticas também pode alterar a composição do leite (Serrano *et al.*, 2003; Kirk *et al.*, 1996; Albenzio *et al.*, 2002). As células somáticas estão correlacionadas à saúde do animal, indicando uma qualidade microbiológica ruim, quando em excesso (Sarastis *et al.*, 1999; Kirk *et al.*, 1996; Albenzio *et al.*, 2001).

Conforme descrito por Ribas *et al.* (2002), a CCS é utilizada como um indicador da mastite no rebanho e da qualidade do leite. As células somáticas são as células presentes no leite, que podem ser do tipo epitelial ou de defesa. As epiteliais são oriundas da descamação normal do tecido secretor e de revestimento da glândula. As células de defesa são principalmente os leucócitos, que migram do sangue para o úbere quando este sofre uma agressão.

A avaliação dos níveis de células somáticas é importante, uma vez que esta pode predizer as condições higiênico-sanitárias da ordenha. Estudos já concluíram, ao testar técnicas de higiene antes, durante e após a ordenha, que o estabelecimento de condições higiênico-sanitárias nas fazendas produtoras de leite caprino, por exemplo, melhorou a qualidade bacteriológica e diminuiu a CCS.

O número de células somáticas aumenta consideravelmente em processos inflamatórios ou patológicos da glândula mamária e provocam redução de gordura, caseína, sólidos totais, e aumento de nitrogênio total, nitrogênio não proteico e proteínas no leite (Bencini e Pulina, 1997).

Para Santamaria *et al.* (1997), a obtenção higiênica do leite tem como objetivo principal a melhoria da qualidade da matéria-prima para agregar valor aos subprodutos e vida útil de prateleira. Sua análise de qualidade indica maior ou menor grau de contaminação, e a contagem alta de bactérias ou de células supõe diminuição na qualidade, bem como inviabilidade para o consumo humano.

Como método de detecção de mastite, o CMT é um bom indicador, em ovinos, da contagem de células somáticas do rebanho, sendo de fácil realização dentro da propriedade, necessitando somente de ajustes na interpretação de resultados (Bergonier e Berthelot, 2003).

Referências bibliográficas

ALBENZIO, M. et al. Microbiological and biochemical characteristics of Canestrato Pugliese cheese made from raw milk, pasteurized milk or by heating the curd in hot whey. **International Journal of Food Microbiology.** v. 67, issues 1-2, p. 35-48, 2001.

ALBENZIO, M. et al. Prevalence and etiology of subclinical mastitis in intensively managed flocks and related changes in the yield and quality of ewe milk. **Small Ruminants Research.** v. 43, p. 219-226, 2002.

ASSENAT, L. Leche de oveja. In: LUQUET, F.M. **Leche y productos lácteos: vaca – oveja – cabra.** Zaragoza, Espanha: Editorial Acribia, S.A., p. 277-329, 1991.

BARBATO, G.; PERDIGÓN, F. **Razas, registros e reproducción y mejora.** In: Curso a distancia en leche ovina. Módulo 1, unidad temática 2, Facultad de Veterinaria, Montevideo, Uruguay, p. 9-16, 1998.

BENCINI, R.; PULINA, G. The quality of sheep milk: a Review. **Wool Technology and Sheep Breeding.** v. 45, p. 182-220, 1997.

BERGONIER, D.; BERTHELOT, X. New advances in epizootiology and control of ewe mastitis. **Livestock Production Science.** v. 79, p. 1-16, 2003.

BLOOD, D.C.; RODOSTITS, O.M. **Clínica veterinária.** Rio de Janeiro: Editora Guanabara Koogan, 7.ed., 1991. p. 1263.

BOCQUIER, S. et al. Alimentación de ovinos. In: **Alimentación de bovinos ovinos y caprinos.** Institute de la Recherche Agronomique. Madrid, España: Ed. Mundi-Prensa, p. 225-243, 1990.

BONA FILHO, A. et al. Efeitos da utilização de diferentes níveis de sais de cálcio de ácidos graxos no desempenho de ovelhas no pós-parto. **Revista do Setor de Ciências Agrárias**. Curitiba, PR: Ed. UFPR, v. 13, n. 1-2, p. 111-117, 1994.

CAÑEQUE, V. et al. **Producción de carne de cordero**. Colección Técnica Ministerio de Agricultura, Pesca y Alimentación, p. 139-146, 1989.

CERDÓTES, L. et al. Produção e composição do leite de vacas de corte de quatro grupos genéticos submetidas a dois manejos alimentares no período de lactação. In: Reunião Anual da Sociedade Brasileira de Zootecnia, 40, 2003, Santa Maria. **Anais...**, Santa Maria, RS: Sociedade Brasileira de Zootecnia, 2003, Cd-ROM, 2003. p. 5.

DOMINGUES, P.F.; LEITE, C.A. Mastite em ovinos. 2003. Disponível em: http://www.fmvz.unesp.br/ovinos/capov.htm. Acesso em 24 de agosto de 2003.

FERNANDES, S.A.A. **Levantamento exploratório da produção, composição e perfil de ácidos graxos do leite de búfalas em cinco fazendas do estado de São Paulo**. São Paulo, 2004. 98f. Tese (Doutorado em Agronomia – Ciência Animal e Pastagem). Escola Superior de Agricultura "Luiz de Queiroz", USP, 2004.

GANZÁBAL, A.; MONTOSSI, F. **Producción de leche ovina. Situación actual de la producción mundial y perspectivas en el Uruguay**. Instituto Nacional de Investigación Agropecuaria – Las Brujas. Canelones, Uruguay, 1991. p. 15.

GONZALEZ, C; VIZCAYA, R. **Producción de leche ovina**. Argentina: Ed. Unicornio Centro Editor, 1993.

GONZALÉZ, F.H.D. Composição bioquímica do leite e hormônios da lactação. In: GONZALÉZ, F.H.D.; DURR, J.W.; FONTANELLI, R.S. **Uso do leite para monitorar a nutrição e metabolismo em vacas leiteiras**. Porto Alegre: UFRGS, p. 5-22, 2001.

GUTIÉRREZ, R.B. **Elaboración artesanal de quesos de ovejas**. MGAP – JUNAGRA – UAPAG. Montevidéo, Uruguai, 1991.

HARESING, W. **Producción ovina**. A.G.T. (ed.), México: S.A. D.F., 1989.

JELÍNEK, P.; GAJDUSEK, S.; ILLEK, J. Relationship between selected indicators of milk and blood in sheep. **Small Ruminants Research**. v. 20, p. 53-57, 1996.

KIRK, J.H.; GLENN, J.S.; MAAS, J.P. Mastitis in a flock of milking sheep. **Small Ruminants Research**. v. 22, p.187-191, 1996.

KREMER, R.; BARBATO, G.; LLAMBÍAS, A. Antecedentes productivos mundiales y nacionales. In: **Curso a distancia en leche ovina**. Modulo1, unidad temática 1. Montevideo,– Uruguay: Faculdad de Veterinaria, p. 9-11, 1998.

LADEIRA, S.R.L. Mastite ovina. In: RIET-CORRÊA, F. et al. **Doenças de ruminantes e eqüinos**. Pelotas, RS: Ed. Universitária/UFPEL, 1998. p. 651.

LAS HERAS, A.; DOMÍNGUEZ, L.; FERNÁNDEZ-GARAYZÁBAL, J.F. Prevalence and aetiology of subclinical mastits in dairy ewes of the Madrid region. **Small Ruminants Research**. v. 32, p. 21-29, 1999.

LEITE, E.R. O uso do feno na alimentação de ovinos e caprinos. Disponível em: http://www.cnpc.embrapa.Br/artigo12.htm . Acesso em 24 de agosto de 2003.

LUQUET, F.M. **O Leite, do úbere a fábrica de lacticínios**. Primeiro volume. Coleção Euroagro. Publicações Europa – América, 1985.

MAGARIÑOS, H. **Producción higiénico de La leche cruda. Una guía para la pequeña y mediana empresa**. 2001 Produção y Servicios Incorporados S.A. Guatemala, 2000. (Doutora do em Ciências Biológicas – Zoologia). Instituto de Biociências, Universidade Estadual Paulista Júlio de Mesquita Filho, 2000.

MOLINA, E.; BOCQUIER, F. Efectos del nivel de ingestión de energía sobre la producción y composición de leche en ovejas lecheras. In: Jornadas Científicas de la S.E.O.C., 19, Burgos. **Anais...**, Burgos: SEOC, p.237-242, 1994.

MÜHLBACH, P.R.F. Produção de leite com vacas de alta produtividade. In: Reunião Anual da Sociedade Brasileira de Zootecnia, 40, 2003, Santa Maria. **Palestra...**, Santa Maria, RS: Sociedade Brasileira de Zootecnia, 2003, Cd-ROM, 2003.

OREGUI, L.M. et al. Relación entre el estado de carnes en la proximidad al parto y la producción lechera en ovejas de razas Laxta y Carranzana. **Información Técnica Económica Agraria**. Zaragoza, Espanha, v. 89, n. 12, p. 69-71, 1993.

PEETERS, R. et al. Milk yield and milk composition of Flemish Milksheep, Suffolk and Texel ewes and their crossbreads. **Small Ruminant Research**. v. 7, p. 279-288, 1992.

RENNÓ, F.P. et al. Efeito da condição corporal ao parto sobre a produção de leite e gordura de vacas holandesas primíparas e multíparas. In: Reunião Anual da Sociedade Brasileira de Zootecnia, 40, 2003, Santa Maria. **Anais...**, Santa Maria, RS: Sociedade Brasileira de Zootecnia, 2003, Cd-ROM, 2003.

RIBAS, N.P.; PAULA, M.C.; ANDRADE, U.V.C. Somatic cell count and somatic cell score in bulk tank milk samples. In: Congresso Panamericano de Qualidade do Leite e Controle de Mastite, 2, 2002, Ribeirão Preto, SP. **Anais...**, São Paulo, p. 55, 2002.

RIBEIRO, M.E. et al. Manejo de ordenha e mastite. In: **Sistemas de Pecuária de Leite: uma visão na região de clima temperado**. Embrapa Clima Temperado, Pelotas, RS, p. 133-171, 2000.

RISTA, L. **Ordeñe mecánico y calidad higiénica de la leche**. In: **Curso a distancia en leche ovina**. Módulo 2, unidad temática 6, Facultad de Veterinaria, Montevideo, Uruguay, p. 5-22, 1998.

ROSÉS, L. **El cordero en el sistema lechero**. In: Curso a distancia en leche ovina. Módulo 2, unidad temática 4, Facultad de Veterinaria, Montevideo – Uruguay, p. 3-4, 1998.

SARASTIS, P. et al. The effect of experimentally induced subclinical mastitis on the milk yield of dairy ewes. **Small Ruminant Research**. v. 32, p. 205- -209, 1999.

SANTAMARIA, C. et al. **Técnicas de producción de leche de ovino de calidad y elaboración de queso de oveja**. Instituto Técnico y de Gestión del Vacunos, Navarra, 1997.

SERRANO, M. et al. Genetic analisis of somatic cell count and milk traits in Manchega ewes. Mean lactation and test-day approaches. **Livestock Production Science**. p. 10, 2003.

SEVI, A. et al. Effects of lambing season and stage of lactation on ewe milk quality. **Small Ruminant Research**. v. 51, p. 251-259, 2004.

SILVA SOBRINHO, A.G. In: SILVA SOBRINHO, A.G. **Nutrição de ovinos**. Jaboticabal: FUNEP/Unesp – FCAJ, 1996. p. 150.

SPEEDY, A.W. **Manual de criação de ovinos**. Lisboa: Proença, 1980. p. 219.

SUCHI MARTI, F.X. **Factores condicionantes de la aptitud al ordeño mecánico de ovejas de raza Manchega: Influencia de la simplificación de rutina y las características de la máquina de ordeño**. Barcelona, 1990, 272f. Tese (Doutorado em Produção Animal), Facultad de Veterinaria, Universidad Autónoma de Barcelona (U.A.B.), 1990.

SUSIN, I. Exigências nutricionais de ovinos e estratégias de alimentação. In: SILVA SOBRINHO, A.G. **Nutrição de ovinos**. Jaboticabal: FUNEP/Unesp – FCAJ, p. 119-142, 1996.

SWARTZ, H. A. **Mastitis in the ewe**. 2004. Disponível em: http://www.case-agwold.com/cAw.LUmast.html. Acesso em 20 de abril de 2013.

TREACHER, T.T. Nutrición de la oveja lactante. In: MALUENDA, P.D. **Manejo e enfermedades de las ovejas**. Zaragoza, Espanha: Ed. Acribia, p. 243-256, 1982.

TRONCO, V.M. **Manual para inspeção de qualidade de leite**. Divulgação Científica. Santa Maria, RS, Ed. da UFSM, 1997. 166p.

VARGAS, O.L. Como deve ser produzido e transportado o leite para consumo humano. In: Congresso Brasileiro de Gado de leite, 2. Piracicaba, 1996. Piracicaba: FEALQ, p. 169-244, 1996.

Bibliografia

DELGADO-PERTIÑEZ, M. et al. Effect of higiene-sanitary management on goats milk quality in semi-extensive systems in Spain. **Small Ruminants Research**. v. 47, issue 1, p. 51-61, 2003.

KREMER, R. et al. Machine Milk Yield and Composition of non-dairy Corriedale Sheep in Uruguay. **Small Ruminants Research**. v. 19, p. 9-14, 1996.

KREMER, R. et al. Producción de leche y lana en ovejas Corriedale y Milchschaf x Corriedale. **XVI Encontro da Associação Uruguaia de Produção Animal**. Montevideo, Uruguay, 2000.

KREMER, R. et al. Dairy milk yield of East Friesian and Corriedale sheep. In: World Conference on Animal Production, IX, 2003, Porto Alegre. **Anais...**, Porto Alegre, RS: World Conference on Animal Production, 2003. p. 4.

LENZI, S.M.; DE GOUVÊA, R.C.D.; LEMOS, S.M.C. **Aprenda a criar ovelhas**. São Paulo, SP: Editora Três Ltda. e Paramount, 1986. p. 96.

RIBAS, N.P. Importância da contagem de células somáticas para a saúde da glândula mamaria e qualidade do leite. In: Simpósio Internacional sobre Produção Intensiva de Leite, 4, 1999. **Anais...**, São Paulo-SP, 1999.

SANNA, S.R. et al. Comparison between native and "synthetic" sheep breeds for milk production in Sardinia. **Livestock Production Science**. v. 71, p. 11-16, 2001.

SILVA, E.C. **Produção de leite de ovelhas Corriedale puras e mestiças e sua relação com o desenvolvimento dos cordeiros até o desmame.** Maringá, 1998. 25f. Dissertação (Mestrado em Zootecnia – Produção Animal). Centro de Ciências Agrárias, Universidade Estadual de Maringá, 1998.

SILVA, J.F.C.; LEÃO, M.I. **Fundamentos da nutrição dos ruminantes.** Piracicaba, SP: Ed. Livroceres, 1979. p. 380.

SILVA SOBRINHO, A.G. **Criação de ovinos.** FUNEP/Unesp – FCAJ, 2001. p. 302.

TEIXEIRA, J.C. **Nutrição dos ruminantes.** ESAL/FAEP, Lavras-MG. 1991. p. 267.

TEIXEIRA, J.L. Minimização das perdas de nitrogênio em ovinos. In: SILVA SOBRINHO, A.G. **Nutrição de ovinos.** Jaboticabal: FENEP, p. 81-118, 1996.

THOMAS, D.L.; BERGER, Y.M.; MCKUSICK, B.C. Effects of breed, management system, and nutrition on milk yield and milk composition of dairy sheep. **Journal Animal Science.** v. 79, edição suplementar, p.16-20, 2001.

VAZ, C.S.L. et al. Efeitos da época de tosquia na produtividade de ovinos Corriedale. In: Reunião Anual da Sociedade Brasileira de Zootecnia, 33, 1996, Fortaleza. **Anais...,** Fortaleza, CE. Sociedade Brasileira de Zootecnia, p. 556-557, 1996.

VOLANIS, M.; ZOIOPOULOS, P.; TZERAKIS, K. Effects of feeding ensiled sliced oranges to lactating dairy sheep. **Small Ruminant Research.** v. 53, p. 15-21. 2004.

ZERVASA, G. et al. Soy hulls as a replacement for maize in lactating dairy ewe diets with or without dietary fat supplements. **Animal Feed Science and Technology.** v. 76. p. 65-75. 1998.

Seção 19

Agroindústria e Processamento de Carne Ovina

Coordenadora:
Cristiane Leal dos Santos-Cruz

Capítulo 32

Agroindústria e Processamento de Carne Ovina

Cristiane Leal dos Santos-Cruz[1] e Hellen Christina Guerreiro de Almeida[2]

Histórico e situação da agroindústria de carne ovina no Brasil

No Brasil, o desenvolvimento da ovinocultura de corte deu seus primeiros passos por volta de 1970, na região Sul, com a importação de raças como a Texel, criando uma alternativa econômica à atividade de produção de lã que passava por crises periódicas. Em 1992, com uma grande crise no mercado da lã, os produtores sulistas aumentaram os esforços na ovinocultura de corte, aumentando a importação de raças europeias para melhoramento, como Suffolk, Hampshire Down e Ile de France, para fomentar o crescimento dos rebanhos comerciais. Desde então, a atividade iniciou a expansão, durante a década de 1990, para outras áreas no Centro-Oeste e Sudeste (Morais, 2008).

Nesse movimento, identificou-se o potencial das raças deslanadas, abundantes na região Nordeste, como alternativa para o melhoramento dos rebanhos, conferindo maior rusticidade ao plantel e eliminando a necessidade da tosquia, a essa altura apenas um custo adicional à produção, já que o mercado da lã havia quebrado.

Esses rebanhos deslanados do Nordeste, por décadas, caracterizaram-se pelas criações de subsistência, extensivas e pouco técnicas, resultando em índices zootécnicos pouco atrativos para promover a criação de uma atividade comercial. No entanto, com o aumento da comercialização de matrizes para o melhoramento, o rebanho de elite nordestino cresceu, gerando uma expectativa de grande desenvolvimento da atividade na região, necessitando apenas que se verticalizasse na região Nordeste a cadeia completa. Iniciou-se a construção de abatedouros e indústrias de processamento de carne na região, na tentativa de impulsionar o crescimento real e definitivo da atividade.

Entre a década de 1990 e os anos 2000, diversos abatedouros foram construídos no Nordeste, sem, no entanto, rebanhos comerciais com contingente suficiente para suprir a expectativa de demanda gerada pelas unidades instaladas. Alguns abatedouros nunca chegaram a funcionar com sua capacidade total, devido à falta de planejamento e estudo da cadeia que daria suporte à agroindústria nascente.

De forma semelhante ao que ocorreu na região Nordeste, a fragilidade da cadeia mostrou-se um grande gargalo ao pleno desenvolvimento da atividade em todo o país. Mesmo com a demanda crescente e um ávido mercado que absorve a produção a preços satisfatórios, a falta de organização produtiva e a informalidade ainda são extremamente prejudiciais.

Acredita-se que cerca de 80 a 90% da produção nacional sejam abatidos em estabelecimentos sem inspeção oficial ou mesmo nas fazendas, enquanto

---

[1] Professora Titular do Departamento de Tecnologia Rural e Animal da Universidade Estadual do Sudoeste da Bahia – BA.
[2] Pesquisadora da Embrapa Pesca e Aquicultura – Palmas – TO.

abatedouros em operação não possuem fornecimento de animais com regularidade e volume suficientes para manter sua capacidade máxima.

O produto nacional chega ao mercado de maneira não uniforme, sem exigências quanto à classificação e padronização das carcaças e em fornecimentos descontínuos, devido à escassez de animais. Esta escassez favorece também a oferta de animais não apropriados, muitas vezes de descarte, influenciando negativamente o consumo, restringindo seu crescimento e gerando tabus alimentares.

Mesmo com este cenário, persiste a demanda reprimida por carne ovina no mercado brasileiro, bem representada por nossa balança comercial negativa no setor, com uma significativa importação de carne congelada e cortes, principalmente do Uruguai. Souza, Souza e Campeão (2012) caracterizam as importações de carne ovina no país ressaltando que ele figura como um relevante importador de carne ovina, mesmo tendo um volume de transações pequeno perante o mercado internacional; os autores estimam que o país importou, em 2011, cerca de 7% do volume total de carne ovina consumido.

A percepção dessa demanda, aliada às condições brasileiras de grandes extensões de terras dedicadas às atividades agrárias, e melhores características de manejo e alternativas de alimento, faz com que a carne ovina brasileira seja uma atividade atrativa, já que esta pode ser produzida com melhor qualidade a menor custo, quando comparada, por exemplo, à carne uruguaia, garantindo, assim, um amplo mercado.

A atividade volta a chamar a atenção, despertando o interesse de grandes frigoríficos no setor. Algumas das maiores empresas de carne bovina do Brasil vêm investindo no segmento da ovinocultura de corte, instalando unidades industriais, principalmente no interior do estado de São Paulo. Associações de produtores já bem consolidadas na região Sul fornecem produtos com certificação de qualidade para a indústria, enriquecendo o portfólio de produtos ligados à espécie.

O Nordeste, devido à boa adaptação dos pequenos ruminantes às características climáticas da região e à tendência cultural da população à criação, ainda possui o maior contingente de ovinos de corte nacional, com 57% do efetivo (IBGE, 2011) e um grande potencial para a atividade. Na região, empreendimentos de grande e médio portes vêm se estabelecendo com sucesso, por exemplo, em algumas regiões do sertão baiano e Zona da Mata paraibana. Pequenas plantas de abate e processamento de carne ovina começam a se espalhar por todo o país.

Assim, a tecnologia da carne ovina e seus produtos ganha espaço no cenário nacional, já que a tendência da atividade caminha para um mercado consumidor que busca produtos com qualidade superior, pagando por satisfação de consumo e não somente por necessidade.

Nos supermercados já é possível encontrar cortes padronizados, principalmente pernil, paleta e costela, embalados a vácuo, e alguns produtos processados, como linguiça ovina em diversas formulações. A indústria da carne ovina possui um futuro cada vez mais promissor, se o seu crescimento for associado ao desenvolvimento de novos produtos para atender à expectativa de pessoas que buscam alimentos inovadores e saudáveis.

A carne ovina torna-se uma alternativa de alimentação diferenciada, com os requisitos exigidos pelos consumidores (sensoriais e nutricionais) e com preços condizentes com a realidade de mercado brasileiro, necessitando ainda de esforços na implantação de tecnologia e melhoria do plantel, para que ocorra a disseminação dos produtos cárneos ovinos de forma consistente.

Processamento tecnológico da carne ovina

Abate

A qualidade da carne é afetada por diversos fatores durante a vida no animal, no entanto, o abate é um fator determinante, podendo colocar a perder o trabalho de manejo feito durante a vida do animal (Renner, 2006), devido a falhas de processo e/ou contaminações, além de perdas ocasionadas pelo estresse.

Por isso, cada vez mais o método e as condições de abate vêm sendo tema onde crescem as demandas relacionadas ao caráter humanitário e não apenas tecnológico do abate. Atender à legislação sanitária já não é o suficiente, já que tópicos relacionados cuidar do bem-estar animal torna-se exigência para a comercialização em diversos mercados (Bahamonde, 2005).

Isso porque, além do caráter humanitário, a falta de cuidados no procedimento que antecedem o abate e durante este pode causar efeitos indesejáveis na carne, prejudicar o bem-estar animal, alterar padrões de comportamento e respostas imunológicas que influenciarão nas características do músculo como um todo (Miranda de La Lama et al., 2008). Daí a importância do domínio sobre cada uma das etapas do abate (Figura 32.1) e suas implicações para a se atingir a excelência no beneficiamento da carne e seus produtos.

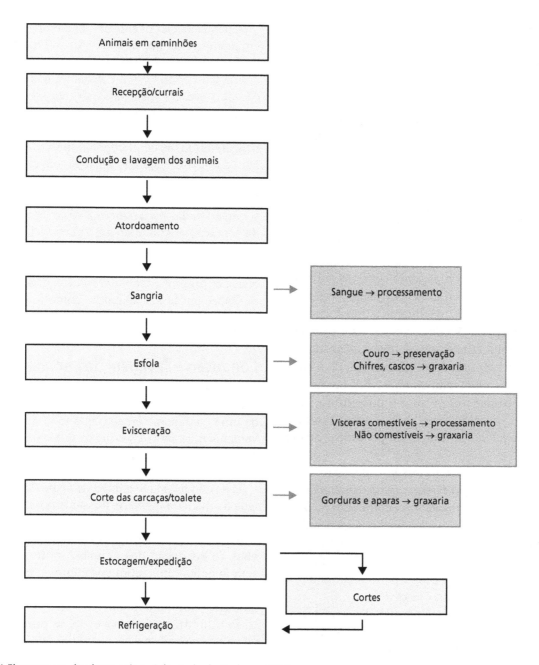

Figura 32.1 Fluxograma de abate ovino. Adaptada de Pacheco, 2006.

Recepção/currais

O transporte inadequado desencadeia reações fisiológicas indesejáveis para o processo tecnológico de abate, como hipertermia e aumento das frequências respiratória e cardíaca. Devido ao estímulo do estresse sobre a hipófise e a glândula adrenal, ocorrem elevações nos níveis de cortisol, glicose e ácidos graxos livres no plasma; tais respostas podem levar a prejuízos na sangria e na transformação do músculo em carne (Grandin, 1997; Gregory, 1998; Knowles, 1999).

Assim, o transporte rodoviário em condições desfavoráveis, é um importante fator de estresse nos animais, causando efeitos deletérios no peso, na qualidade posterior da carne e no bem-estar do animal (Tarrant, 1990).

Para diminuir esses efeitos deletérios, diversos cuidados são recomendados para o transporte: minimizar o tempo gasto para apartar e embarcar os animais, piso do veículo apropriado, não viajar mais que 8 horas sem fornecer alimento e água aos animais e preferir viajar nas horas frescas do dia ou à noite (Villarroel *et al.*, 2001).

É importante que haja espaço suficiente para que todos os animais consigam manter sua postura confortavelmente, em estação, evitando fadiga e lesões musculares (Knowles, 1998). O Regulamento 01/2005, do Conselho da União Europeia, estabeleceu as seguintes densidades de transporte recomendadas para ovinos deslanados: 0,2 a 0,3 m²/animal menor que 55 kg, devendo esta superfície ser aumentada, caso o animal ultrapasse esse peso. Para os lanados, o valor é de 0,30 a 0,40 m² por animal. No caso de fêmeas ovinas em gestação avançada, 0,40 a 0,50 m²/animal (DOUE, 2005).

Caso essas densidades não sejam respeitadas, os efeitos deletérios são intensificados, principalmente pela ação negativa da temperatura sobre os animais. Em condições tropicais, Kadim *et al.* (2007) reportam a alteração de valores de pH durante a transformação do músculo, modificações de cor, capacidade de retenção de água e textura na carne de animais transportados, mesmo que em viagens curtas, decorrentes do estresse causado pelas altas temperaturas. Em bovinos, é descrita a dificuldade de manter a homeostase, que pode culminar em acidose metabólica como desencadeadora da inapetência em altas temperaturas (Beatty *et al.*, 2006).

Na chegada ao estabelecimento de abate, outro ponto importante de observação é a descarga do caminhão. Os ovinos devem ser descarregados nos currais de recepção por meio de rampas adequadas, preferencialmente na mesma altura dos caminhões. É importante observar o ajuste entre as rampas e tampas traseiras do veículo para evitar quedas, e se as passagens e portões permitirão a movimentação tranquila dos ovinos.

Para estas rampas, a legislação brasileira recomenda um declive máximo de 25° em relação à horizontal para a rampa de desembarque. No entanto, entidades internacionais de bem-estar animal recomendam que, para ovinos, esse declive seja de 15 a 20° e que, se possível, estas rampas possuam estruturas de travessas para que os animais possam transitar com segurança (Brasil, 1968; RSPCA, 2001). Após o descarregamento, os caminhões devem ser completamente limpos e sanitizados.

Ao desembarcar, os animais devem ser inspecionados e separados por lotes. De acordo com a procedência, é recomendável não misturar animais de diferentes origens, evitando o estresse causado por confrontos resultantes de comportamentos sociais dos rebanhos (Knowles, 1999).

A permanência dos animais nos currais de observação, em repouso e jejum, varia de 16 a 24 horas, em função da distância e duração da viagem até o abatedouro.

Knowles *et al.* (1993) constataram que a recuperação de variáveis associadas ao estresse ocorria após 24 horas de descanso, após uma viagem de 14 horas, sendo este repouso necessário para que haja a normalização das taxas de glicogênio muscular, importante para a transformação do músculo em carne.

Durante o descanso, a dieta e a restrição hídrica são fundamentais para o processo tecnológico do abate, sendo adotadas para reduzir o risco de contaminação da carcaça por conteúdo gastrintestinal, facilitando a evisceração.

Nesse período, devem-se observar e separar animais que, por alguma razão, apresentarem alterações que os impeçam de ser abatidos, como lesões causadas pelo transporte, para que sejam processados à parte, conforme a legislação sanitária, ou sacrificados.

Condução e lavagem dos animais

Após o período de repouso, os animais devem ser conduzidos à sala de abate de forma tranquila através de uma passagem cercada, que se afunile progressivamente formando a "seringa", nome dado à divisória que permite a entrada de apenas um animal por vez na estrutura onde será realizada a insensibilização.

Essa condução até a linha de abate deve ser executada da maneira menos estressante possível. Para este fim, Grandin (2000) recomenda algumas diretrizes construtivas para seringas e bretes: construção de linhas de condução dos animais em formato circular sem ângulos retos, com corredores fechados, facilitando a locomoção dos animais, sem visualização do ambiente externo à linha.

Tais diretrizes ajudam a evitar as principais causas de parada e reações de estresse nos animais: barulhos estranhos, reflexos luminosos ou diferenças de luminosidade entre trechos do deslocamento, rajadas de vento ou distrações produzidas pelos condutores (Grandin, 1996). Cercas, bretes ou mesmo a estrutura da gaiola do caminhão de transporte que permitem diferenças no padrão de ventilação, luminosidade e movimento são prejudiciais para o bem-estar dos animais na fase pré-abate (Leme *et al.*, 2012).

É importante lembrar que, para ovinos, as estruturas dos corredores no abatedouro/frigorífico terão sucesso em promover o bem-estar dos animais, se bem adaptadas para permitir o fluxo dos animais um após o outro, em uma fila indiana, o que é um comportamento natural para ruminantes.

Durante o percurso, os animais são lavados com jatos e/ou *sprays* de água clorada em uma concentração de 15 ppm de cloro disponível em uma pressão de 3,03 kgf/cm² (3 atm) (Brasil, 1968). Este banho tem o objetivo de reduzir sujidades no couro, minimizando contaminações da carcaça no momento da esfola.

Atordoamento e sangria

A insensibilização ou atordoamento é uma das operações mais importantes no abate dos animais, afetando diretamente os diversos aspectos relacionados à qualidade de carne. A Instrução Normativa nº 03 (Brasil, 2000) ressalta que o atordoamento é o processo que leva o animal à perda da consciência, por um curto espaço de tempo, garantindo a integridade das funções vitais, até que o abate propriamente dito seja realizado por sangria.

Essa instrução normativa também estabelece as três modalidades de atordoamento permitidas para o abate humanitário no país:

- *Métodos mecânicos*: percussivo penetrativo, no qual um dardo penetra o córtex cerebral na região frontal do crânio, impulsionado por ar comprimido ou cartucho de explosão; e percussivo não penetrativo, no qual dardos de percussão realizam a insensibilização do animal por modificação na pressão na caixa craniana, levando a disfunções da transmissão sináptica (Gregory, 1998)
- *Método elétrico*: também chamado de eletronarcose, consiste em permitir que uma corrente elétrica atravesse o cérebro do animal. Para isso, usam-se eletrodos especiais de contato firmes com a pele, podendo-se, para este fim, molhar o pelo do animal ou, ainda, realizar depilação. A corrente (alta voltagem, baixa amperagem) despolariza os neurônios do animal, levando-o à inconsciência (Rodriguez *et al.*, 2006), o que, em ovinos pode ser obtido utilizando uma descarga elétrica de 220 V por 8 a 12 segundos, variando de acordo com o tamanho e a classe de animais abatidos. É necessário que o equipamento conte com sinais sonoros ou visuais que indiquem e facilitem o controle da intensidade e duração da exposição
- *Método da exposição à atmosfera controlada*: com esse método, faz-se uso de gases para insensibilizar os animais por anóxia, sendo extremamente recomendado para ovinos a utilização de atmosferas saturadas de dióxido de carbono (CO_2). No entanto, o método ainda possui pouca aplicação em salas de abate devido a seu alto custo de instalação, manutenção e extenso tempo necessário para realizar a insensibilização (Gregory, 1998; 2008).

Pesquisas sugerem que o uso dos túneis de CO_2 seja o método de melhores resultados sobre a qualidade final da carne (mais macia e suculenta) e sua vida de prateleira (oxidação lipídica) (Vergara *et al.*, 2005; Linares *et al.*, 2007). Bórnez *et al.* (2009) ao trabalharem com ovelhas Manchega, indicaram o uso de túneis com concentração de 90% de CO_2 como o melhor método de atordoamento sobre os caracteres de qualidade da carne, sendo necessários ainda estudos sobre os efeitos da concentração utilizada sobre o bem-estar animal.

Seja qual for o método escolhido, logo em seguida à insensibilização a etapa de sangria deve ser imediatamente realizada, pois a eficácia da sangria, estimada em volume de sangue expulso, é inversamente proporcional ao intervalo entre as duas etapas. Na legislação brasileira (Brasil, 2000), o intervalo máximo recomendado é de 1 minuto.

Para tal, o animal caído deve ser içado com correntes presas a uma das patas traseiras, sendo pendurado em um trilhamento aéreo, denominado nória. Neste trilho, os animais são conduzidos até a calha de sangria, onde é realizada a venossecção dos grandes vasos do pescoço (artéria carótida e veia jugular); outras mutilações que visem ao aumento da eficiência da sangria não são permitidas, tolerando-se o emprego de métodos de estimulação elétrica da carcaça.

Para a legislação brasileira, apenas neste momento é que deverá ocorrer a morte do animal (Brasil, 2000), por deficiência na oxigenação cerebral (anóxia), pela expulsão do maior volume possível do sangue total do animal.

A expulsão deve ser a máxima possível, pois a quantidade residual de sangue está inversamente ligada à extensão da vida comercial da carne. Isto porque o sangue é um líquido altamente proteico e com um pH acima da neutralidade, o que acelera os processos de putrefação da carne, além de resultar em um produto de mau aspecto para o consumidor final (Roça *et al.*, 2001).

Devem-se tomar precauções na coleta do sangue, caso este se destine ao uso comestível ou aproveitamento industrial, ou ainda garantir a destinação adequada quando não houver aproveitamento, evitando a contaminação do ambiente.

Há casos em que a sangria não precedida de insensibilização é permitida pela legislação. Isto é possível em abates para fins religiosos islâmicos (*halal*) ou judaicos (*kosher*), nos quais a porção ventral da região cervical é seccionada, interrompendo instantaneamente a circulação cerebral, sendo ainda motivo de discussão os aspectos relacionados ao bem-estar e perda da consciência pelo animal (Grandin e Regenstein, 1994).

Esfola e remoção da cabeça

Por esfola entende-se a retirada da pele e seus anexos dos animais abatidos, o que é feito com estes ainda pendurados no trilhamento aéreo, pela separação do couro dos animais da tela subcutânea (panículo adiposo), o que pode ser realizado manualmente, com auxílio de facas de esfola ou pneumáticas, ou ainda mecanicamente, por meio de carretilhas.

Fazem-se os seguintes cortes para uma adequada retirada da pele: um corte ao redor da extremidade das patas, em seguida um corte circular ao redor do ânus, tendo-se o cuidado de isolar o ânus e parte do intestino para evitar perfuração da tripa e contaminação da carcaça. Procede-se, então, ao corte da pele na linha mediana, iniciando pelo ânus, passando pela barriga, indo até o centro do lábio inferior do animal.

Nos machos, deve-se contornar o aparelho genital para evitar cortes indesejáveis; nas fêmeas, contorna-se o úbere. Por último, são feitos os cortes laterais no sentido do comprimento, no lado interno dos membros, procedendo-se à retirada da pele.

A esfola deve ser cuidadosa para que não haja contaminação da carcaça por sujidades ainda presentes no couro, bem como cortes indesejados depreciando o valor dessas peles. É importante a atenção a essa etapa, já que problemas na retirada da pele, ou ainda em sua conservação imediata após o abate, são um fator significativo de perdas para a indústria do couro, a exemplo do que ocorre na região Nordeste, relatado por Barros (1994).

Após a esfola, útero ou testículos são manualmente cortados com facas, a cabeça é removida, identificada e lavada para ser inspecionada em linha apropriada, seguindo para aproveitamento das partes comestíveis ou graxaria, se condenada.

Evisceração

Evisceração corresponde à retirada dos órgãos ou vísceras internas, abdominais ou torácicas, e é complementar à retirada de cauda, cabeça, pênis e úberes, na esfola.

Para a abertura da cavidade abdominal procede-se a um corte longitudinal do ânus até o início das costelas. Retiram-se estômago, intestinos, baço, pâncreas e fígado. Os rins devem ser apenas desalojados e permanecer aderidos à carcaça.

A abertura da caixa torácica é feita cortando o osso do peito com o auxílio de uma serra manual ou machadinha. Após a abertura do diafragma, faz-se a evisceração torácica com a retirada de pulmões, coração e traqueia, completando-a. Só então se retiram as patas.

Todas as vísceras devem ser depositadas em compartimentos apropriados para a inspeção. São identificadas, com numeração correspondente à sua carcaça, e inspecionadas para serem direcionadas ao processamento devido ou à graxaria, se condenadas.

O processamento das vísceras é peculiar ao seu uso na alimentação humana. Coração, pulmão, fígado, rins são limpos e seguem para refrigeração, ou são usados na formulação de produtos como dobradinha e sarapatel ovino. Os estômagos são esvaziados e limpos, sendo cozidos (com ou sem branqueamento) na chamada buchada. Os intestinos são limpos e salgados para emprego na fabricação de embutidos (tripas).

Corte e limpeza da carcaça

Após a evisceração, a carcaça é serrada ao longo da coluna vertebral, para separação das meias carcaças, o que em pequenos ruminantes é opcional. Em ambos os casos, as peças são identificadas numericamente, em correspondência com a cabeça e vísceras retiradas.

As carcaças (ou meias-carcaças) passam por um processo de limpeza, no qual pequenas aparas de gordura e de tecidos conjuntivos são removidas. Nesta fase, denominada toalete, ainda é realizada mais uma inspeção, os rins são retirados e a carcaça é lavada com água pressurizada, para remoção de pequenos fragmentos ósseos, seguindo para a câmara frigorífica.

Diversas tecnologias vêm sendo desenvolvidas para a melhora da qualidade de carne, como o uso de estimulação elétrica anterior ao resfriamento das carcaças. Este processo consiste em fazer com que correntes elétricas atravessem a carcaça, provocando contrações musculares que aceleram a glicólise anaeróbica e queda do pH, sendo então, reduzido o período para estabelecimento do rigor.

Esse processo ajuda na prevenção do encurtamento dos sarcômeros, ativa enzimas proteolíticas pela acidificação do meio e provoca a ruptura física das miofibrilas pela intensa contração muscular, melhorando aspectos sensoriais da carne (Hwang *et al.*, 2003). Estudos mostram que a estimulação elétrica *post-mortem* é capaz de melhorar diversas características de qualidade na carne caprina (King *et al.*, 2004; Biswas *et al.*, 2007).

Channon *et al.* (2005) ressaltam a importância da estimulação elétrica em carcaças para melhoria de parâmetros relacionados à cor, já que este é o principal parâmetro indicador de frescor para os consumidores participantes do estudo.

Pesquisas foram realizadas para estabelecer voltagens e exposições ideais à estimulação elétrica sobre as características sensoriais da carne caprina, com resultados promissores para o desenvolvimento de aparelhos de baixas e médias voltagens (Gadiyaram *et al.*, 2008).

Refrigeração

As carcaças (ou meias-carcaças) são resfriadas para conservação, ou seja, manutenção da cor, redução de perdas e peso, atividade enzimática e proliferação de micro-organismos.

A aplicação de temperaturas inadequadas de refrigeração, na fase de pré-rigor, ocasiona problemas tecnológicos que comprometem a qualidade do produto final: o *cold shortening* (encurtamento pelo frio) e o *thaw rigor* (rigor do descongelamento).

O encurtamento pelo frio ocorre quando o músculo alcança temperatura abaixo de 15°C antes do estabelecimento do rigor; as baixas temperaturas nessa fase estimulam forte contração muscular, que é mantida até o produto final, resultando em carne mais firme (Marsh, 1977). O rigor do descongelamento também é ocasionado pelas baixas temperaturas, interrompendo as reações bioquímicas para o estabelecimento do rigor. Neste caso, ao descongelamento há uma intensa liberação de íons cálcio causando forte contração, com redução do comprimento original da peça e intensa perda de suco.

Osório (1992) ressalta que carcaças terminadas com adequada cobertura de gordura colaboram para a redução dos efeitos de desidratação (causada por falhas na regulagem de umidade e velocidade de circulação do ar na câmara) e do encurtamento.

Cortes e desossa

Havendo operação de cortes e desossa, as carcaças congeladas devem ser divididas em porções menores, para comercialização, em salas refrigeradas para manutenção da cadeia de frio. Este processo é realizado, com o auxílio de facas e machadinhas, por profissionais treinados.

As aparas da desossa podem ser aproveitas na formulação de produtos para consumo humano ou animal, incrementando o retorno econômico por animal abatido. Os resíduos do abate (ossos, excesso de gordura, cartilagens, vísceras/carcaças condenadas) vão para a graxaria.

A obtenção de cortes comerciais a partir da carcaça ovina vai ao encontro dos anseios do mercado, agregando valor aos produtos da cadeia, destacando melhor os conjuntos de carne e osso, ampliando as opções para o uso gastronômico dessa carne, tanto para a rede varejista quanto para o consumidor final.

A apresentação da carne ovina em cortes e a divulgação de seu uso constituem alternativa viável capaz de estabelecer e incrementar o hábito do consumo, estimulando o crescimento de toda a cadeia. Para a agroindústria, a produção de cortes destaca os diferentes valores econômicos das peças, possibilitando melhor retorno financeiro a partir do produto final.

A Embrapa vem desenvolvendo pesquisas para melhorar o aproveitamento de cortes comerciais de caprinos e ovinos; o corte primário recomendado (Figura 32.2) divide a carcaça em seis porções: pescoço, paleta, serrote, costela, lombo e pernil.

Estocagem/expedição

Os produtos do abate (carcaças ou meia-carcaças, vísceras destinadas ao consumo humano, cortes padronizados ou produtos) deverão ser conservados a frio até o momento de seu consumo. Para isso, permanecem estocados em câmara fria no abatedouro até a expedição em caminhões também refrigerados. A manutenção da cadeia do frio até o consumidor final é essencial para a preservação da segurança e qualidade da carne e seus produtos.

Conservação da carne in natura e cortes comerciais

Segundo Osório e Osório (2006), qualidade, do ponto de vista do consumidor, engloba muito mais do que características sensoriais e nutricionais. As compras passaram a se basear muito mais em satisfação do que necessidade, com o consumidor pagando preços mais elevados por características antes não observadas, como a praticidade no preparo das porções de carne.

Além de ofertar ao mercado produtos como os cortes padronizados, é necessário garantir a qualidade sensorial e a segurança alimentar para esse consumidor cada vez mais exigente. Nessa linha de pesquisa, estudos estão sendo feitos para oferecer ao consumidor

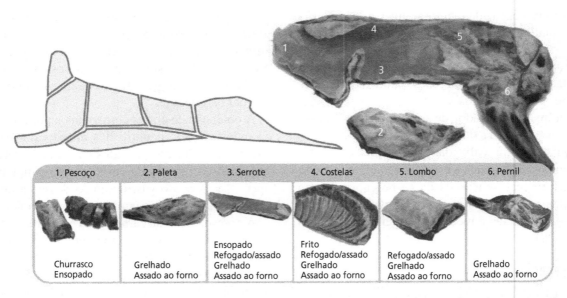

Figura 32.2 Cortes primários da carcaça ovina e seus usos gastronômicos. Fonte: Almeida, 2011; créditos da arte: Ana Elisa Sidrim.

um produto com características de frescor excelentes e com uma vida de prateleira que possibilite ampliação dos canais de distribuição e melhor retorno econômico.

Em ovinos, no Brasil, os estudos ainda são esparsos. No entanto, mundialmente, já é possível verificar resultados com o uso de tecnologias como embalagens inteligentes e atmosfera modificada para conservação e agregação de valor à carne ovina.

Em relação à modificação de atmosfera para conservação de cortes ovinos, as primeiras utilizações comerciais foram registradas na Noruega, em 1985. Naquela ocasião, o sistema utilizava mistura gasosa de 0,3 a 0,5% de CO, 60 a 70% de CO_2 e 30 a 40% de N_2, em embalagens primárias de carne (Sorheim et al., 1997).

Desde então, desenvolveram-se pesquisas testando uma gama de gases para a extensão da vida de prateleira da carne ovina, o que se mostra uma tarefa complicada, já que altas concentrações de oxigênio, usadas para manter a estabilidade da cor, aceleram processos oxidativos que degradam facilmente os ácidos graxos presentes na carne ovina, resultando em rancidez (Jeremiah, 2001; Vergara e Gallego, 2001).

Camo et al. (2008) testaram a adição de óleos de orégano e alecrim com função antioxidante no polímero poliestireno para melhorar a conservação de steaks de carne ovina por meio de embalagens ativas.

Irradiação já foi utilizada sem modificação na composição de ácidos graxos quando aplicada em frequência de 0 a 5 kGy, no entanto, a extensão da vida de prateleira é prejudicada pela oxidação lipídica (Kanatt et al., 2006). Sendo assim, novos métodos para a conservação da carne ovina devem atentar para a extensão da vida de prateleira baseada na prevenção do ranço oxidativo, o que pode ser obtido com métodos combinados de atmosfera modificada, embalagens e irradiação aliada à aplicação de antioxidantes na dieta dos animais ou durante o processamento da carne (Kanatt et al., 2005; Camo et al., 2008).

Processamento de produtos cárneos ovinos

A carne ovina exerce um papel socioeconômico importante, pois representa quase metade da proteína animal consumida pela população rural, além de resultar em fonte de renda para pequenos produtores. É consumida in natura, preferencialmente, quando animais jovens ou na forma de produtos processados de carnes de animais mais velhos ou de descarte. Esse aproveitamento, por meio do processamento, permite que a carne ovina alcance valor comercial maior, visto que, in natura, pode ser desprezada pelas características sensoriais não muito aceitas pela maioria dos consumidores brasileiros.

Apesar de ser evidente o potencial para aumento do consumo de carne ovina, estatísticas apontam para um baixo nível de consumo per capita por ano no Nordeste e, mais ainda, em todo o Brasil. Assim, com a difusão da qualidade de produtos cárneos dessa espécie, com o retorno econômico identificado, poder-se-á estimular o hábito de consumo sem deixar de considerar que a cadeia produtiva deva apresentar uma evolução tecnológica cada vez mais intensa, para atender aos interesses do consumidor final que compra o produto e, portanto, sustenta todas as atividades.

O desenvolvimento de novos produtos cárneos ovinos torna-se necessário para que as inovações sejam observadas pelo mercado e absorbidas rapidamente pelos produtores e industriais do setor.

Carne de sol

A carne de sol (Figura 32.3) é um produto tradicionalmente consumido pela população nordestina, sendo considerada um alimento de grande teor calórico-proteico (Nóbrega e Schneider, 1983). Esse produto surgiu como uma alternativa à utilização do excedente de produção de carne bovina, ante as dificuldades encontradas para a sua conservação por refrigeração, associadas ao baixo nível econômico da população (Carvalho Júnior, 2002).

A carne de sol é elaborada de maneira artesanal (Figura 32.4), em que a matéria-prima utilizada é procedente da desossa integral dos cortes pernas ou pernil, costela/fralda ou costelas e paleta, ou seja, desde que uma manta seja obtida. Diante da falta de padronização existente, quantidades diversificadas de cloreto de sódio são utilizadas para o preparo da carne do sol, variando entre 5 e 10% de NaCl do peso da manta e, quanto menor o cristal do cloreto de sódio, melhor será a sua difusão no tecido.

Ressalte-se que a carne de sol não possui uma regulamentação técnica que lhe confira definições de critérios e padrões físico-químicos ou microbiológicos, ou que lhe atribua um memorial descritivo para elaboração.

A carne desossada, sob forma de manta, deve ser colocada em bandejas plásticas brancas, devidamente higienizadas. O cloreto de sódio deve ser distribuído de maneira equitativa em todos os lados da manta, com uma fricção manual para facilitar a penetração do sal e até a aparente adsorção pela carne. As mantas já salgadas são mantidas em bacias plásticas e protegidas contra as ações de contaminantes físicos por um período de descanso de 4 horas, sendo cobertas com filme de policloreto de vinila (PVC). Durante esse período, as mantas devem ser reviradas dentro de um intervalo de 1 hora, com vistas a manter todas as partes da manta em contato com o cloreto de sódio, assim como uniformizar a adsorção do sal em todas as partes da manta.

As mantas devem ser penduradas em gancho de aço inoxidável ou em prateleiras próprias, para o processo de dessecação e extravasamento do exsudato, por um período de 44 horas, totalizando, portanto, 48 horas

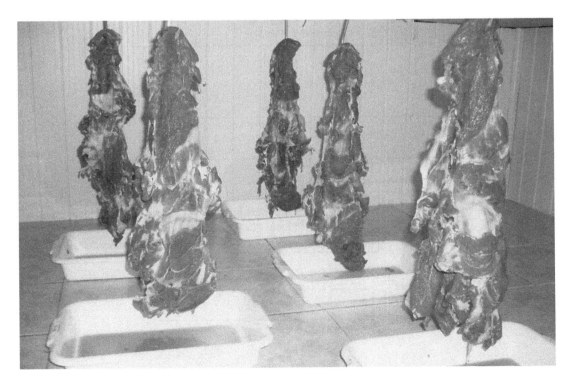

Figura 32.3 Carne de sol ovina.

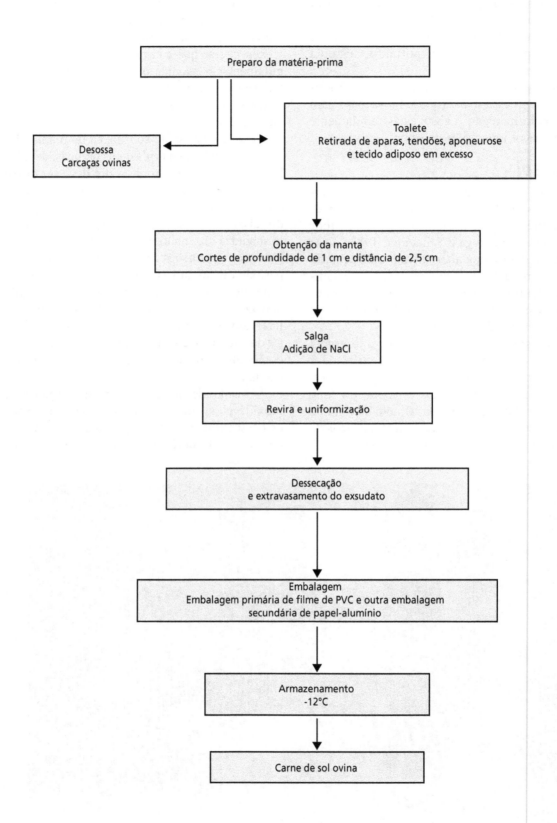

Figura 32.4 Fluxograma de preparo de carne de sol ovina.

de processamento completo. Após o período de 22 horas, a contar do momento em que foram penduradas, as mantas serão giradas com o propósito de se obter as mesmas condições de salga em toda a manta da carne de sol. Esse período será determinado por observação visual da coloração (vermelho-escura), assim como a finalização do gotejamento do líquido exsudado.

A carne de sol deve receberá uma embalagem primária de filme de PVC e outra embalagem secundária de papel alumínio para posterior armazenamento à temperatura de -12°C, por meio do congelamento lento.

Características físico-químicas, centesimais e sensoriais da carne de sol (Tabela 32.1)

As carnes com maior adição de cloreto de sódio apresentaram menores perdas de peso por cozimento e capacidade de retenção de água, justificadas pela desidratação osmótica que o sal provoca. Mas a adição de 7% de cloreto de sódio (NaCl) pode ser melhor, pois a capacidade de retenção de água foi maior, ou seja, esse resultado reflete que foram utilizadas carnes mais firmes, mais estruturadas e com textura mais homogênea para o processamento da carne de sol, além de indicar que os cuidados necessários no pós-abate foram considerados (Ramos, 2005). Isso se reflete, também positivamente, nos aspectos sensoriais, nutricionais e econômicos, visto que serão produtos, provavelmente, com melhor suculência, maior conteúdo de proteína e menores perdas de peso com o armazenamento. Pardi *et al.* (2001) consideram o efeito desidratante na carne, utilizando concentrações de NaCl de 5 ou 8%.

Salame

O processamento de carne pode agregar valor à carne de ovinos, com utilização de cortes não aproveitados para o consumo *in natura*, gerando maiores alternativas para sua comercialização. Isso possibilita o desenvolvimento da industrialização de produtos transformados, contribuindo para a geração de empregos, aumento da receita e oferta de produtos disponíveis comercialmente (Madruga e Fioreze, 2003).

Os embutidos fermentados são exemplos de produtos cárneos obtidos pela fermentação lática de carne picada, misturada à gordura, sal, agentes de cura (nitrito e nitrato), açúcar e especiarias, a exemplo dos salames que são caracterizados por suas propriedades sensoriais, químicas e microbiológicas, diferenciadas. O baixo teor de umidade e a presença de ácido lático, que confere sabor agradável e peculiar ao produto, são os dois fatores que os tornam diferentes dos demais embutidos.

Nas últimas décadas, o consumo de produtos fermentados teve grande aumento, havendo destaque para aqueles derivados do leite, da carne, como o salame, bebidas alcoólicas, vegetais, molhos, bem como produtos étnicos, como o *kefir*. Uma das razões para o incremento no consumo de alimentos fermentados é o fato de os consumidores considerarem esses produtos saudáveis e naturais (Giraffa, 2004).

O salame é um derivado cárneo produzido por processo de cura e fermentação lática e bem aceito pela população, portanto, uma excelente alternativa para introduzir a carne ovina na lista de compras do consumidor (Figura 32.5).

Tabela 32.1 Caracterização físico-química, centesimal e sensorial da carne de sol ovina processada com 7 e 10% de NaCl.

Caracterização[1]	NaCl (%) 7	NaCl (%) 10
pH	5,8	5,9
Capacidade de retenção de água (CRA)	57,5[1]	55,00
Atividade da água (aW)	0,94	0,93
Perda de peso por cocção (PPC) (g/100 g)	25,9[1]	22,1
Força de cisalhamento (FC) (kgf)	4,6[1]	4,0
Luminosidade (L) que varia de 0 (preto) a 100 (branco)	40,5	40,0
Coordenada cromática do vermelho ao verde (a)	3,4	3,4
Coordenada cromática do amarelo ao azul (b)	4,6	5,5[1]
Chroma (c)	8,2	9,6[1]
Grau de tonalidade (h)	54,5	60,9[1]
Umidade (g/100 g)	74,0[1]	72,0
Proteína (g/100 g)	22,0[1]	20,0
Lipídios (g/100 g)	4,3	4,7
Minerais (g/100 g)	6,6	7,3
Energia (kcal/100 g)	38,7	42,7
Impressão global (1 a 7)	6,0	5,0
Intenção de compra (compraria)	77	56
Intenção de compra (não compraria)	23	44

[1] Dados de pesquisa ainda não publicados.

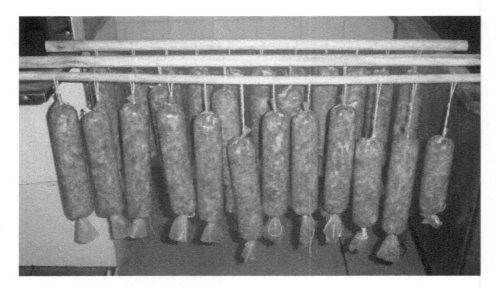

Figura 32.5 Salame artesanal de carne ovina.

Formulação básica para preparo do salame tipo italiano de carne ovina

A carne ovina e o toucinho devem ser descongelados até a temperatura de 0°C e moídos em moedor de carne semi-industrial, em disco de 8 mm de diâmetro. A massa cárnea obtida será acondicionada em bacias de plástico brancas, identificadas e higienizadas, em seguida resfriadas na câmara fria à temperatura de 0 a 2°C, até adição dos ingredientes (Tabela 32.2).

A massa cárnea deve ser novamente triturada em discos de 8 mm e misturada manualmente ou com *cutter* (a depender da quantidade) aos ingredientes, que devem ser acrescentados em uma ordem estabelecida, sendo primeiro o Acordini (polifosfato), em seguida uma mistura contendo nitrito de sódio, nitrato de sódio, realçador de sabor, sal, alho e condimento salame (Figura 32.6). Logo após, acrescenta-se a cultura *starter* e o açúcar já diluídos em água. As culturas são de *Staphylococcus xylosus* e *Lactobacillus pentosus* diluídas em 10% de água em relação à massa total junto com açúcar. Depois se acrescentam o vinho e o eritorbato e, mais uma vez, procede-se à mistura.

A massa deve ser embutida em tripa colágeno reconstituído, calibre 45 mm e cortada formando bisnagas de aproximadamente 25 cm de comprimento, amarradas com cordão branco. Os salames serão defumados em um defumador artesanal (tambor, alvenaria ou câmara de defumação), durante um período de 4 horas, com temperatura média de 38°C no interior do defumador. A umidade relativa também deve ser controlada de hora em hora para permanecer em torno de 46%, em média. Para a defumação, preferencialmente, utilizar maravalha fina e grossa de madeira branca.

Os salames serão maturados numa sala à temperatura ambiente, em média de 23°C e umidade relativa em torno de 73%, até atingirem 0,90 de atividade da água (Aw), ou seja, por um período de 20 a 22 dias. Durante esse período haverá estabelecimento da cor,

Tabela 32.2 Formulação do salame ovino.		
Massa do salame	**%**	**Exemplo**
Carne ovina	80	10.000
Toucinho	20	2.500
Total	*100*	*12.500*
Cultura *starter*	0,0124	1,55
Açúcar	0,800	100
Nitrito de sódio	0,020	2,5
Nitrato de sódio	0,012	1,5
Realçador de sabor (glutamato)	0,300	37,5
Sal	1,360	170
Condimento para salame	1,000	125
Alho	0,004	50
Acordini (polifosfato)	0,360	45
Vinho	1,000	125
Eritorbato	0,100	12,5

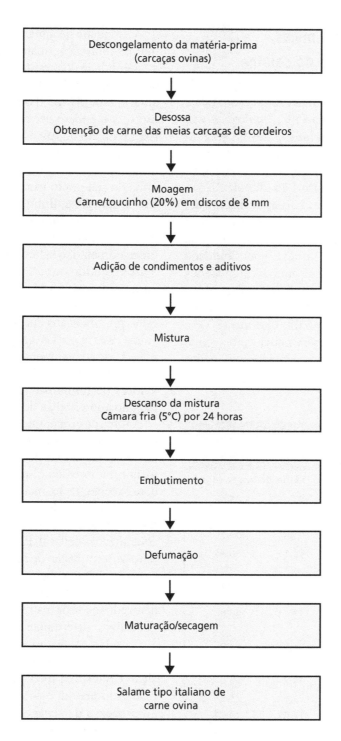

Figura 32.6 Fluxograma de preparo de salame de carne ovina.

do sabor e da acidez. A umidade relativa do ambiente deve ser controlada, diariamente, pois pode ocorrer o desenvolvimento de mofos de diferentes cores, como verde, azul, amarelo e preto. Os mofos amarelos e pretos são totalmente indesejáveis, inclusive o último determina o aparecimento de orifícios na tripa. O mofo amarelo forma uma verdadeira película coriácea ao redor do embutido impedindo a desidratação e, com isso, retardando a fabricação do produto fermentado.

Os salames devem ser embalados a vácuo e armazenados em câmara de resfriamento a 5°C, após o processo de maturação/secagem.

Características físico-químicas, centesimais e sensoriais do salame

Para determinação das propriedades físico-químicas, centesimais e sensoriais, as análises microbiológicas, como contagens de coliformes a 45°C, *Staphylococcus* coagulase-positivos e *Salmonella* sp., devem ser realizadas na massa cárnea antes do embutimento, para garantir a integridade do produto e demonstrar a aplicação das boas práticas de fabricação (Tabela 32.3).

Os valores de pH final, após os 22 dias de maturação, foram de 5,26 e 5,12, para salames de cordeiros com 84 e 252 dias de idade, respectivamente, indicando que semelhança entre os produtos, ou seja, a possibilidade de produção de salame a partir de animais com idades avançadas. Estes valores estão de acordo com Ambrosiadis *et al.* (2004), que afirmam que o pH do salame tradicional varia entre 4,67 e 6,09. Cirolini (2008), trabalhando com culturas *starters* nativas em salame italiano em comparação a culturas comerciais, encontraram valores finais de pH entre 4,87 e 5,48.

Tabela 32.3 Caracterização físico-química, centesimal e sensorial do salame de cordeiro, tipo italiano, de cordeiros abatidos com 84 e 252 dias de idade.

Caracterização[1]	Idade de abate (dias) 84	252
pH	5,26	5,12
aW	0,95	0,97
Luminosidade que varia do 0 (preto ao 100 (branco) (L)	52,11	56,84
Coordenada cromática do vermelho ao verde (a)	8,7	6,11
Coordenada cromática do amarelo ao azul (b)	13,11	9,58
Força de cisalhamento (kgf)	5,39	3,56
Minerais totais (g/100 g)	0,60	0,65
Umidade (g/100 g)	44,2	59,0
Proteína bruta (g/100 g)	21,81	24,78
Lipídios totais (g/100 g)	13,62	13,51
Colesterol (mg/100 g)	65,0	109,00
C 18:2 C9 T11 (ácido linoleico conjugado)	7,39	8,13
Saturados (%)	47,2	45,04
Monoinsaturados (%)	41,86	43,54
Poli-insaturados (%)	7,89	8,78
Insaturados (%)	49,75	52,32
Impressão global (1 a 7)	4,8	5,3

[1] Resultados adaptados de Lima, 2009 e Lima *et al.*, 2011. Aw = atividade da água.

A atividade de água foi se reduzindo durante os 22 dias de fabricação/maturação, o que é desejável para a estabilidade do produto à temperatura ambiente pois, de acordo com Leister (1995), produtos cárneos que apresentam pH < 5,0 ou Aw < 0,91 são considerados estáveis e podem ser conservados sem refrigeração. Essa redução de Aw está diretamente relacionada ao pH, uma vez que a capacidade de retenção de água das proteínas da carne se reduz quando o pH se aproxima do seu ponto isoelétrico (pH = 5,1), acelerando a desidratação e diminuindo a Aw.

A cor dos produtos cárneos depende do teor de mioglobina presente na matéria-prima e, após 22 dias de processamento, o salame elaborado com carne de cordeiros abatidos aos 252 dias de idade apresentou luminosidade de 56,84, proporcionando peças com mais brilho superficial e palidez. Os valores de L encontrados estão próximos aos encontrados por Cavenaghi e Oliveira (1999) e por Cavenaghi (1999), que foram de 48,4 e 51,3, respectivamente, e diferentes do encontrado por Garcia, Gagleazzi e Sobral (2000), que obtiveram valores de luminosidade (L de 36) em salame tipo italiano após 20 dias de processamento.

A força de cisalhamento teve um valor médio de 3,56 kgf/s, o que pode implicar boa textura objetiva do salame de carne de cordeiros castrados, ou seja, quanto menor é a força de cisalhamento, maior é a textura e, consequentemente, mais macio é o produto. A fatiabilidade e firmeza do salame ocorrem pela combinação da formação do gel, devido à coagulação das proteínas solubilizadas pelo sal. Essa coagulação por acidificação envolve a formação de agregados mais estáveis e intensos, associados à liberação de água. O gel é estabilizado pela liberação de água, que ocupa espaços entre os agregados e forma matriz que envolve gorduras e tecidos conectivos, determinando a textura dos embutidos.

Os salames de carne de cordeiro de 84 e 252 dias de idade, respectivamente, apresentaram uma composição centesimal média de 0,060 e 0,065 g/100 g de material mineral, e 44,2 e 59,0% de umidade, devido ao processo de secagem que remove, normalmente, cerca de 40 a 60% da umidade inicial. A redução do conteúdo de umidade do salame está relacionada ao controle de umidade relativa, temperatura e movimento do ar durante todo o processamento, porém, nesses produtos, esses parâmetros não foram controlados por aparelhos, pois o processamento foi artesanal.

De acordo com a legislação brasileira, o salame tem que ter no mínimo 25% de proteína; sendo assim, valores médios de 21,81 e 24,78 g/100g de proteína mostram produtos de qualidade nutricional proteica indicada, demonstrando que o salame de carne de cordeiro, principalmente de animais de idade avançada, são uma ótima fonte proteica, extremamente nutritiva e de alto valor biológico, pois a acidificação do produto auxiliará sua digestão. De acordo com Terra (1998), uma alta concentração de proteína confere ao salame textura e fatiabilidade.

O valor de gordura total dos salames elaborados com carne de cordeiro de 84 e 252 dias de idade foi de 13,62 e 13,51%, respectivamente, dentro dos valores estabelecidos pela legislação brasileira, que é de no máximo 32%, enquanto o valor médio de colesterol foi de 65 e 109 mg/100 g, considerado alto, quando comparado aos resultados de Baggio (2004), que encontrou teores de colesterol que variaram de 52,4 a 65,5 mg/100g. No perfil de ácidos graxos do salame tipo italiano de cordeiro houve destaque para as quantidades percentuais de ácidos insaturados, porém não foi detectada diferença entre os percentuais de saturados, mono e poli-insaturados, ou seja, carne de cordeiros de idade avançada, quando processada, aproveitando melhor o que poderia ser descartado e se tornando um produto de elevado valor econômico e nutricional, contribuindo para a dieta humana.

A avaliação da qualidade, baseada na satisfação e preferência do consumidor, deriva do consumo de salame e depende de um conjunto de respostas psicológicas e sensoriais únicas de cada indivíduo. Fatores como aparência, aroma e sabor governam esse conjunto de reações de um indivíduo frente à qualidade sensorial de um produto. Entre esses fatores, a aparência é importantíssima, pois é decisiva na compra e aceitabilidade do salame pelo consumidor, sendo a característica cor a responsável direta pela apresentação do produto.

A impressão global ou aparência do salame de carne de cordeiros com 84 e 252 dias de idade, obtiveram nota média de 4,8 e 5,3, respectivamente, indicando que os provadores não treinados que avaliaram o salame de carne de cordeiro gostaram do produto, respeitando um escala de pontos de 1 a 7, em que 7 indicava "gostei muitíssimo" e 1 "desgostei muitíssimo".

Patê de fígado

O patê, um produto curado e de massa fina, é considerado um embutido cozido. Segundo Terra (1998), os embutidos cozidos são elaborados com matéria-prima cozida e, uma vez embalados, são submetidos a um tratamento térmico.

Durante o cozimento, o produto deve obrigatoriamente atingir a temperatura interna de, no mínimo, 72°C para que ocorra a coagulação das proteínas miofibrilares. A temperatura mínima exigida pela legislação para esse tipo de produto, para evitar a proliferação de esporos e de micro-organismos e para destruição das células viáveis destes e de *Clostridium botulinum*, é de 68°C, mas se utiliza 72°C como margem de segurança (Brasil, 1998).

O Regulamento Técnico de Identidade e Qualidade de Patê estabelecido pelo Ministério da Agricultura (Brasil, 2000a) fixa a identidade e as características mínimas de qualidade que deverá apresentar este produto cárneo (Tabela 32.4).

São considerados ingredientes obrigatórios a carne e/ou miúdos específicos das diferentes espécies de animais comercializados, sal, nitrito e/ou nitrato de sódio e/ou potássio. Os patês, seguidos de sua designação, deverão conter no mínimo 30% da matéria-prima que o designe, exceto o de fígado, cujo limite mínimo poderá ser de 20% (Giordani, 2005) (Figura 32.7).

A matéria-prima consistiu em fígados de cordeiro que, após o abate, podem ser embalados em papel alumínio e armazenados em *freezer* a –18°C ± 2°C pelo período de uma semana até o processamento em patê.

Os fígados devem ser descongelados e imersos em água gelada, que será trocada de hora em hora até que eles fiquem esbranquiçados e todo o sangue retido tenha sido retirado. Após cerca de oito lavagens, as nervuras e a pele são retiradas, manualmente. Na Figura 32.8 pode ser visualizada a matéria-prima utilizada para elaboração do patê de fígado ovino, sendo apresentada, na Tabela 32.5, a formulação básica recomendada.

Os fígados crus devem ser pesados e moídos duas vezes, utilizando-se disco de 4 mm. Em seguida, adiciona-se à massa o *bacon*, que deve ser previamente lavado em água quente à temperatura de 90°C em fogo brando até a gordura ficar ligeiramente rosa-esbranquiçado. Procede-se a mais duas moagens com disco de 4 mm. A massa deve se apresentar fina; assim, se houver necessidade, realiza-se outra moagem. Misturam-se à massa os demais ingredientes: gelo, sal, cura, Ibracor, Adiforte, Krakoline, vinho temperado e

Tabela 32.4 Características físico-químicas exigidas pelo Ministério da Agricultura para patês.

Constituintes	%
Amido (máximo)	10
Carboidratos totais (máximo)	10
Umidade (máxima)	70
Gordura (máxima)	32
Proteína (mínima)	8

Fonte: Brasil, 2000.

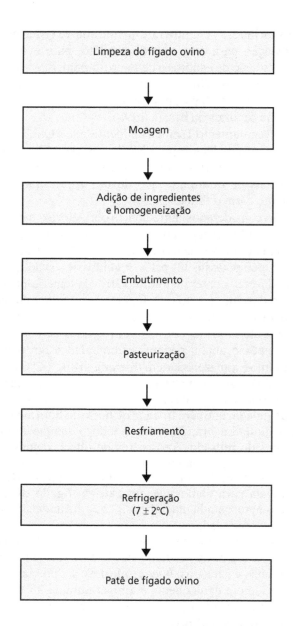

Figura 32.7 Fluxograma de preparo de patê de fígado ovino.

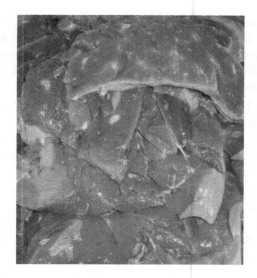

Figura 32.8 Fígado ovino.

Tabela 32.5 Formulação utilizada para elaboração do patê de fígado ovino.

Ingredientes	Quantidade
Fígado ovino (g)	3.200
Bacon (g)	2.500
Sal (%)	1
Cura (%)	0,2
Ibracor (%)	0,2
Adeforte (%)	0,2
Krakoline (%)	0,6
Vinho temperado (mℓ)	50
Gelo (%)	17
Ervas finas (%)	1

Fonte: Silva, 2010.

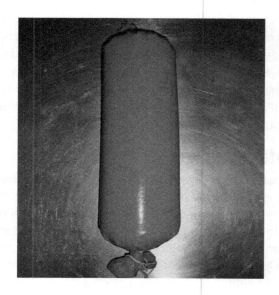

Figura 32.9 Patê de fígado ovino.

ervas finas, observando as quantidades propostas na formulação (Tabela 32.5). Para se obter uma massa homogênea, todos os ingredientes precisam ser batidos em um liquidificador industrial.

Logo após a homogeneização, a massa será embutida utilizando-se uma embalagem de polietileno (termoencolhível) e amarrada com barbante. O embutido deve ser imediatamente pasteurizado a 72°C por 1 hora e 20 minutos, monitorado por termômetro a cada 10 minutos. Posteriormente, o embutido deve ser resfriado em um banho de água e gelo, e mantido sob condições de refrigeração 7 ± 2°C por 5 dias, quando será obtido o patê de fígado ovino (Figura 32.9).

Características físico-químicas, centesimais e sensoriais do patê de fígado

O conhecimento quantitativo da composição físico-química é de grande interesse comercial e importante para o desenvolvimento experimental de um novo produto em nível de segurança alimentar e nutricional. A importância desses parâmetros garante a caracterização do produto (Tabela 32.6).

O regulamento técnico de identidade e qualidade de patê estabelecido pelo Ministério da Agricultura fixa a identidade e as características mínimas de qualidade que esse produto cárneo deverá apresentar, em que umidade, gordura e carboidratos totais máximos são respectivamente, 70, 32, 10%, e para protídeos o mínimo estabelecido é de 8% (Brasil, 2000a).

O patê de fígado ovino apresentou 26,17% de lipídios. Franke *et al.* (2007) encontraram valores de 14,9% em patê feito de vísceras de capivara. A diferença pode ser devida à proporção de vísceras empregada na formulação, assim como aos diferentes conteúdos de gordura das espécies. Vários são os fatores que influenciam o nível de gordura nas carnes, como a espécie animal (bovino, suíno, ovino, aves etc.), raça, sexo e dieta (Baggio, 2004).

Os constituintes da não carcaça de ovinos possuem teores de proteína muito próximos. Foi observada na amostra de patê de fígado ovino uma quantidade de proteína de 10,29%, acima do mínimo estabelecido de 8% (Brasil, 2000a), ou seja, a proteína é proveniente do tipo de fígado utilizado na formulação que foi, em média, 9%. Já os minerais totais ficaram em torno de 2,65 %, podendo-se afirmar que o patê de fígado ovino poderá ser uma boa fonte de minerais, como sódio, cálcio, magnésio e zinco.

A Aw do patê de fígado ovino atingiu o valor de 0,99 na formulação desenvolvida. Sabatakou *et al.* (2001) apresentaram uma classificação que relacionou o valor de atividade de água à temperatura de armazenamento. Utilizando esse mesmo critério, a formulação de patê de fígado de ovino proposta classifica o patê como facilmente perecível, devendo ser mantido a uma temperatura ≤ 5°C para melhor conservação.

Os resultados de mastigabilidade, dureza e deformação determinados na análise de textura indicam um patê de boa consistência, sendo $5,68 \times 10^{-2}$ J para mastigabilidade, 376 g para dureza e 17,3% de deformação. Sendo a *dureza* a força requerida para a compressão de uma substância entre os dentes (para os sólidos) ou entre a língua e o palato (para semissólidos), e *mastigabilidade* o tempo (segundos) requerido para mastigar uma amostra, a uma velocidade constante de aplicação de força para reduzi-la a uma consistência adequada para a deglutição (Meilgaard *et al.*, 1999), pode-se observar que essas características foram satisfatórias quando avaliadas no teste de aceitação.

O valor do pH do produto tem grande importância, uma vez que influencia a microbiota do produto, ou seja, quanto mais elevado o pH, maior a probabilidade de desenvolver micro-organismos. O patê de fígado ovino obteve um pH médio de 5,5, ou seja, valor considerado para produtos cárneos elaborados, que oscila entre 5,2 e 6,8.

Com o intuito de verificar a aceitabilidade do patê de fígado ovino foram avaliados atributos sensoriais, como aroma, sabor, textura e cor, por 110 degustadores não treinados, mediante uma escala de notas de 1 a 7 pontos, em que o ponto 1 correspondia a "desgostei muito" e o ponto 7 a "gostei muito" (Figura 32.10).

O atributo textura apresentou maior nota em detrimento do sabor, o que é preocupante para a aceitação do patê de fígado ovino pelos consumidores, visto que o sabor é uma característica organoléptica de grande influência na aceitação e escolha de um produto para consumo. A menor nota dada ao sabor pode ter sido atribuída por pessoas que não têm o costume de ingerir fígado em sua alimentação, ou seja, o sabor do fígado ficou evidente no patê. Pode-se recomendar o uso de condimentos que possam mascarar o sabor acentuado de fígado ou a adição de ingredientes que proporcionem menor percentual da matéria-prima sem perder as características exigidas pela legislação, desde que não se descaracterize o produto a ser elaborado.

Tabela 32.6 Caracterização centesimal e físico-química do patê de fígado ovino.

Caracterização	Composição
Umidade (%)	67,93
Cinzas (%)	2,65
Lipídios (%)	26,17
Proteína (%)	10,29
Atividade da água (Aw)	0,99
pH	5,5
Mastigabilidade (J)	$5,68 \times 10^{-2}$
Dureza (g)	376
Deformação (%)	17,30

Fonte: Silva, 2010.

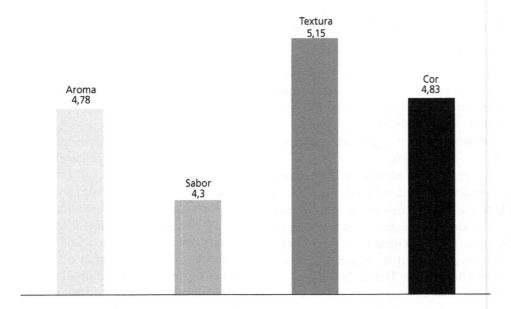

Figura 32.10 Média dos atributos avaliados no teste de aceitação de patê de fígado ovino.

A quantidade de gordura presente no patê de fígado ovino justifica as maiores notas atribuídas à textura. Segundo Mittal e Barbut (1994), apesar do conteúdo calórico, a gordura contribui para o sabor, o aroma, a suculência e a textura em muitos produtos.

A avaliação sensorial intervém nas diferentes etapas do ciclo de desenvolvimento de produtos, bem como na seleção e caracterização de matérias-primas, na seleção do processo de elaboração, no estabelecimento das especificações das variáveis das diferentes etapas do processo, na otimização da formulação, na seleção dos sistemas de envase e das condições de armazenamento, e no estudo de vida útil do produto final.

Processamento de outros produtos cárneos

Linguiça toscana

Como matérias-primas são utilizados retalhos e dianteiro de carne ovina acrescidos de toucinho suíno sem pele e sem sal, água gelada a 0°C, condimento para toscana, especiarias e pimenta preta. A carne e o toucinho devem estar bem resfriados, sendo moídos nos discos de 8 a 12 mm. Posteriormente, a carne é colocada numa misturadeira juntamente com o toucinho e, com mistura em movimento, adicionam-se a água gelada, o condimento para linguiça toscana e os demais ingredientes.

O tempo de mistura é de aproximadamente 5 minutos, tomando-se cuidado para que a temperatura da massa não ultrapasse os 14°C. A massa descansa em câmara fria por um período de 12 horas, obtendo-se assim a cor característica e melhor absorção da umidade. Caso a massa descanse em temperatura ambiente, poderá permanecer por um período de 2 horas a, no máximo, 4 horas. Após a cura, a massa é embutida em tripas selecionadas e bem higienizadas, e mantidas sob refrigeração.

Hambúrguer

Como matéria-prima para o hambúrguer ovino, podem-se utilizar as aparas do processamento de carne ovina acrescidas de toucinho suíno sem pele e sem sal, gelo triturado, proteína de soja granulada, água para hidratar a proteína, condimento para hambúrguer e emulsificante.

A proteína de soja deve ser hidratada com 2 horas de antecedência, utilizando uma parte de proteína para duas partes de água, ou seja, 1,5 kg de proteína para 3 litros de água. Em seguida, são adicionados a carne cortada e o toucinho em pedaços (congelados). Posteriormente, a mistura é moída, em moinho em disco de 5 mm ou 6 mm. O ideal é proceder, pelo menos, a duas moagens para melhor homogeneização.

Misturam-se carne, toucinho suíno, proteína de soja hidratada, condimento, emulsificante e gelo. Os hambúrgueres são modelados em máquinas de formatar, sobre papel parafinado, congelando-os em bandejas até o consumo. Todo o processo deverá ser executado o mais rápido possível para que a temperatura da massa permaneça menor ou próximo a 0°C. Utilizam-se termômetros de ponta e digital para monitorar a temperatura.

Charque (carne caprina)

Como matérias-primas são utilizadas as partes traseiras e dianteiras da carcaça ovina acrescidas de água gelada, Acordini, cura e sal, com uma taxa de injeção em torno de 20%. Os cortes são desossados e manteados (utilizar paleta ou perna/pernil). A injeção é feita nas carnes magras e depois seguirá para a salga seca. Utiliza-se sal de granulação porque atende às condições ideais para a salga seca. A granulometria ideal do sal estará na faixa de diâmetro entre 2 e 5 mm.

A carne deverá ser empilhada da seguinte forma: uma camada de sal grosso; primeira camada de carne com a porção gordurosa voltada para cima. Outra camada de sal grosso, segunda camada de carne com a porção gordurosa voltada para baixo e as demais também. As camadas de carne deverão ser intercaladas por uma camada de sal grosso e a última pilha deverá ser recoberta com uma camada de sal grosso. Ressalga-se de novo com a parte da gordura para cima, usando a mesma quantidade de sal do primeiro dia.

A pilha deve ser invertida, para que as peças dispostas na parte superior passem a ocupar a posição inferior, uniformizando-se, assim, a pressão sobre as mantas. A umidade relativa e a temperatura do ambiente onde a carne fica empilhada devem ser monitoradas, para permitir uma exsudação de até 10%. O charque tem durabilidade de 180 dias e apresenta-se com cor mais amarronzada que a carne de sol e, para armazenamento, deve ser prensado, formando pequenos pacotes envoltos em pano de algodão ou, com maior frequência, embalado em fatias de 500 g a 1 kg em envoltório plástico, a vácuo.

Apresuntado

Como matéria-prima são utilizados o traseiro (perna) bem limpo e pré-cortado, retalho magro, água gelada, aditivos e ingredientes (cura, Acordini, condimento para presunto, emulsificante, sal, corante natural, proteína de soja e carragena).

A carne deverá ser bem limpa e resfriada, em temperatura abaixo de 5°C, moída no disco pré-cortador, e o músculo em disco de 5 mm e posteriormente transferida para o misturador, colocando o Acordini a seco, dissolvendo na água cura, sal, condimento presunto e corante. Adicionar sobre a carne o emulsificante, a proteína de soja isolada e a carragena. Continuar misturando até completar 20 minutos e acrescentar o restante dos ingredientes e deixar por mais 5 minutos na misturadeira.

Retira-se a massa da misturadeira e guarda-se em câmara fria em temperatura entre 0 e 5°C, devendo permanecer por um período médio de 12 horas para o desenvolvimento da cura. No dia seguinte, fazer o embutimento em embalagem tipo Cook-in grampeada na ponta, e colocar em formas metálicas (oval ou quadrada) fechadas com tampa sob pressão. O cozimento deverá ser em tacho de água quente, na sequência de temperatura: 1 hora a 60°C; 30 minutos a 65°C; 30 minutos a 75°C, até que a temperatura interna do produto atinja 72°C.

Retirar as formas do tacho de água quente e resfriar as peças em outro local com água à temperatura ambiente ou fria, transferir as formas para a câmara de resfriamento e só desenformar quando a temperatura interna do produto atingir 15°C ou menos, ou no dia seguinte. Continuar resfriando o produto (mesmo fora da forma) até uma temperatura interna média de 5°C ou menos. A temperatura de estocagem deve ser de 5°C.

Referências bibliográficas

ALMEIDA, H.C.G. Cortes comerciais e uso gastronômico de carne ovina. Embrapa Caprinos e Ovinos – Folderes/Folhetos/Cartilhas. Sobral: Embrapa Caprinos e Ovinos, 2011. Disponível em: http://www.infoteca.cnptia.embrapa.br/handle/doc/906586.

AMBROSIADIS, J. et al. Physicochemical, microbiological and sensory attributes for the characterization of Greek traditional sausages. **Meat Science**. v. 66, p. 279-287, 2004.

BAGGIO, S.R. **Óxidos de colesterol, colesterol, lipídios totais e ácidos graxos em produtos cárneos processados**. Tese (doutorado) – Universidade Estadual de Campinas, 2004.

BAHAMONDE, F. La institucionalización del bienestar animal, un requisito para su desarrollo normativo, científico y productivo. In: Seminario la institucionalización del bienestar animal, un requisito para su desarrollo normativo, científico y productivo, 2005, Santiago, Chile. **Actas...**, Santiago: Salvat Impresores, 2005.

BARROS, N.N. **Métodos de conservação de peles de caprinos e ovinos**. Sobral: Embrapa Caprinos (Embrapa Caprinos. Documentos, 19), 1994. p. 23.

BEATTY, D.T. et al. Physiological responses of Bos taurus and Bos indicus cattle to prolonged, continuous heat and humidity. **Journal of Animal Science**. v. 84, p. 972-985, 2006.

BISWAS, A.K.; DAS, R.; SHARMA, N. Effect of electrical stimulation on quality of tenderstretched chevon sides. **Meat Science**. v. 75, p. 332-336, 2007.

BÓRNEZ, R.; LINARES, M.B.; VERGARA, H. Systems stunning with CO2 gas on Manchego light lambs: Physiologic responses and stunning effectiveness. **Meat Science**. v. 82, 133-138, 2009.

BRASIL. Ministério da Agricultura. Departamento de Defesa e Inspeção Agropecuária. Regulamento de Inspeção Industrial e Sanitária de Produtos de Origem Animal. São Paulo: Inspetoria do SIPAMA, 1968.

BRASIL. Portaria nº 1002 e 1004 de 11.12.1998. Listar os produtos, comercializados no país, enquadrando-os nas subcategorias que fazem parte da categoria 8 – Carnes e produtos cárneos. Secretaria de Vigilância Sanitária/Ministério da Saúde, 1998.

BRASIL. Ministério da Agricultura. Instrução Normativa nº 3, de 07 de janeiro de 2000. Regulamento técnico de métodos de insensibilização para o abate humanitário de animais de açougue. S.D.A./M.A.A. **Diário Oficial da União**. Brasília, p. 14-16, 24 de janeiro de 2000.

BRASIL. Ministério da Agricultura e do Abastecimento. Regulamentos Técnicos de Identidade e Qualidade de Copa, de Jerked Beef, de Presunto tipo Parma, de Presunto Cru, de Salame, de Salaminho, de Salame tipo Alemão, de Salame tipo Calabrês, de Salame tipo Friolano, de Salame tipo Napolitano, de Salame tipo Hamburguês, de Salame tipo Italiano, de Salame tipo Milano, de Lingüiça Colonial e Pepperoni. Instrução Normativa nº 22, de 31/07/2000. Brasília: Ministério da Agricultura e do Abastecimento, 2000a.

CAMO, J.; BELTRÁN, J. A.; RONCALÉS, P. Extension of the display life of lamb with an antioxidant active packaging. **Meat Science**. n. 80, p. 1086-1091, 2008.

CARVALHO JÚNIOR, B.C. Estudo da evolução das carnes bovinas salgadas no Brasil e desenvolvimento de um produto semelhante à carne de sol. In: I Congresso Brasileiro de Ciência e Tecnologia de Carnes, 2002, Campinas, São Paulo. **Anais...**, p. 251-268, 2002.

CAVENAGHI, A.D. **Uso da associação de culturas *starter* na fabricação do salame tipo Italiano**. São Paulo. Dissertação (Mestre em Tecnologia de Alimentos) – Faculdade de Ciências Farmacêuticas, Universidade de São Paulo, 1999. p. 151.

CAVENAGHI, A.D.; OLIVEIRA, M.N. Influência de algumas características físico-químicas e sensoriais na qualidade do salame tipo italiano fabricado no Brasil. **Revista Nacional da Carne**. n. 263, p. 44-47, 1999.

CHANNON, H.A.; BAUD, S.R.; WALKER, P.J. Modified atmosphere packaging improves retail display life of lamb cuts with variation between loin and Knuckle. **Australian Journal of Experimental Agriculture**. v. 45, p. 585--592, 2005.

CIROLINI, A. *Staphylococcus xylosus* e *lactococcus lactis* ssp lactis nativos utilizados na elaboração de salame tipo italiano. Santa Maria. Dissertação (Mestrado em Ciência e Tecnologia dos Alimentos), Universidade Federal de Santa Maria, 2008.

DOUE – DIARIO OFICIAL DE LA UNIÓN EUROPEA, Reglamento (CE) No 1/2005 del consejo de 22 de diciembre de 2004 relativo a la protección de los animales durante el transporte. Publicado em 5 jan, 2005.

FRANKE, M.P. **Características e potencial tecnológico da carne da capivara**. Ciência Rural, Santa Maria, v. 37, n. 3, p. 868-873, mai-jun, 2007.

GADIYARAM, K.M. et al. Effects of postmortem carcass electrical stimulation on goat meat quality characteristics. **Small Ruminants Research**. v. 78, p. 106-114, 2008.

GARCIA, F.T.; GAGLEAZZI, U.A.; SOBRAL, P.J.A. Variação das propriedades físicas e químicas do salame tipo italiano durante secagem e fermentação. **Brazilian Journal of Food Technology**. v. 3, p. 151-158, 2000.

GIORDANI, M.M. **Elaboração de patê cremoso a partir de filé de tilápia do Nilo (Oreochromis *niloticus*) e sua caracterização físico-química, microbiológica e sensorial**. Dissertação (Mestrado em Tecnologia de Alimentos). Universidade Federal do Paraná, Curitiba, 2005. p. 102.

GIRAFFA, G. Studying the dynamics of microbial population during food fermentation. **FEMS Microbiology Reviews**. v. 28, p. 251-260, 2004.

GRANDIN, T. Factors that impede animal movement at slaughter plants. **Journal of American Veterinary Medical Association**. Schaumburg, v. 209, n. 4, p. 757-759, 1996.

GRANDIN, T. Assessment of stress during handling and transport. **Journal of Animal Science**. Champaing, v. 75, p. 249-257, 1997.

GRANDIN, T. Handling and welfare of livestock in slaughter plants. In: **Livestock Handling & Transport**. 2.ed. Wallingford: CABI Publishing, p. 409-439, 2000.

GRANDIN, T; REGENSTEIN J. Religious slaughter and animal welfare. A discussion for meat scientists. **Meat Focus**. International, Published by CAB International – p. 115-123, March 1994.

GREGORY, N.G. **Animal welfare and meat science**. Wallingford: CABI Publishing, 1998. p. 298.

GREGORY, N.G. Animal welfare at markets and during transport and slaughter. **Meat Science**. 2008. v. 80, p. 2-11.

HWANG, I.H.; DEVINE, C.E.; HOPKINS, D.L. The biochemical and physical effects of electrical stimulation on beef and sheep meat tenderness. **Meat Science**. v. 65, n. 2, p. 677-691, 2003.

IBGE – INSTITUTO BRASILEIRO DE GEOGRAFIA E ESTATÍSTICA. **Produção da Pecuária Municipal**. Rio de Janeiro: IBGE, v. 39, p. 1-63, 2011.

JEREMIAH, L.E. Packaging alternatives to deliver fresh meats using short- or long-term distribution. **Food Research International**. v. 34, p. 749-772, 2001.

KADIM, I.T. et al. Effect of transportation at high ambient temperatures on physiological responses, carcass and meat quality characteristics in two age groups of Omani sheep. **Asian-Australian Journal of Animal Science**. v. 20, n. 3, p. 424-431, 2007.

KANATT, S.R. et al. Potato peel extract – a natural antioxidant for retarding lipid peroxidation in radiation processed lamb meat. **Journal of Agricultural Food Chemistry**. v. 53, p. 1499-1504, 2005.

KANATT, S.R.; CHANDER, R.; SHARMA, A. Effect of radiation processing of lamb meat on its lipids. **Food Chemistry**. v. 97, p. 80-88, 2006.

KING, D.A. et al. High voltage electrical stimulation enhances muscle tenderness, increases aging response, and improves muscle color from cabrito carcasses. **Meat Science**. v. 68, p. 529-535, 2004.

KNOWLES, T.G. A review of the road transport of slaughter sheep. **Veterinary Record**. London, v. 143, p. 212-219, 1998.

KNOWLES, T.G. A review of the road transport of cattle. **Veterinary Record**. London, v. 144, n. 8, 1999.

KNOWLES, T.G. et al. Long distance transport of lambs and the time needed for subsequent recovery. **Veterinary Record**. n. 133, p. 287-293, 1993.

LEISTER, L. Stable and safe fermented sausages world-wide. In: CAMPLELL--PLATT, G.; COOK, P. E. **Fermented meats**. 5.ed. Glasgow: Blackie, p. 161-175, 1995.

LEME, T.M.C. et al. Small Influence of transportation methods and pre-slaughter rest periods on cortisol level in lambs. **Ruminant Research**. v. 107, p. 8-11, 2012.

LIMA, I.A. **Elaboração e caracterização de salame de cordeiro Santa Inês**. Itapetinga. Dissertação (Mestrado em Engenharia de Alimentos), Universidade Estadual do Sudoeste da Bahia, Bahia, 2009.

LIMA, I.A. et al. Elaboração de salame de cordeiro. **Revista Nacional da Carne**. n. 418. p. 54-63, 2011.

LINARES, M.B.; BORNEZ, R.; VERGARA, H. Effect of different stunning systems on meat quality of light lamb. **Meat Science**. v.76, p. 675-681, 2007.

MADRUGA, M.S.; FIOREZE, R. **Aspectos da ciência e tecnologia de alimentos**. João Pessoa, PB. cap. 3, p. 159-178. 2003.

MARSH, B.B. The basis of tenderness in muscle. **Journal of Food Science**. v. 42, 1977.

MEILGAARD, M.; CIVILLE, G.V.; CARR, B.T. Descriptive analysis technique. In: **Sensory evaluation techniques**. Boca Raton, Florida: CRC Press, 3.ed., p.187-200, 1999.

MIRANDA DE LA LAMA, G.C.; MARÍA, G.A.; VILLARROEL, M. Behavioural effects of social mixing in feed-lot light lambs. In: 42nd Congress of The International Society for Applied Ethology, 2008, Dublin, Ireland. **Proceedings...**, Dublin: ISAE, 2008.

MITTAL, G.S.; BARBUT, S. Effects of fat reduction on frankfurters' physical and sensory characteristics. **Food Research International**. Oxford, v. 27, n. 5, p. 425-431, Sept./Oct. 1994.

MORAIS, O.R. Melhoramento Genético de Ovinos no Brasil. In: PEREIRA, J.C.C. **Melhoramento genético aplicado à produção animal**. Belo Horizonte: FEPMVZ Editora, 5.ed., p. 409-427, 2008.

NÓBREGA, D.M.; SCHNEIDER, I.S. A Carne de sol na alimentação. **Revista Nacional da Carne**. São Paulo, n. 11, p. 2S-29, 1983.

OSÓRIO, J. C. S. **Estudio de la calidad de canales comercializadas em el tipo ternasco segun la procedencia**:bases para la mejora de dicha calidad em Brazil. Zaragoza: Facultad de Veterinaria Universidad de Zaragoza, 1992. 335p. Tese (Doutorado em Veterinária) – Facultad de Veterinaria, Universidad de Zaragoza, 1992.

OSÓRIO, J.C.S.; OSÓRIO, M.T.M. Calidad y sus determinantes en la cadena productiva y comercial de la carne ovina. **Revista Brasileira de Agrociência**. Pelotas, v. 12, n. 3, p. 251-256, jul-set, 2006.

PACHECO, J.W. Guia técnico ambiental de abates (bovino e suíno)/José Wagner Pacheco [e] Hélio Tadashi Yamanaka. São Paulo: CETESB, 2006. p. 98. (CD): il; 2 cm – (Série P+L).

PARDI, M.C.; SANTOS, I.F.; SOUZA, E.R.; PARDI, H.S. **Ciência, higiene e tecnologia da carne: Tecnologia da sua obtenção e transformação**. v. 1 – 2.ed. revista e ampliada. Goiânia: Editora UFG, 2001. p. 623.

RAMOS, E.M. **Tecnologia do processamento de carnes & derivados**. Texto didático. Série Fundamentos Teóricos. Itapetinga: UESB. 2005.

RENNER, R.M. O manejo pré-abate e seus reflexos na qualidade da carcaça e da carne para a indústria frigorífica. **Revista Nacional da Carne**. 16º catálogo brasileiro de produtos & serviços, São Paulo, SP: Dipermar, v. 30, n. 353, p. 186-198, jul. 2006.

ROÇA, R.O.; PADOVANI, C.R.; FILIPI, M. C. de; SCHWACH, E.; UEMI, A.; SHINKAI, R.T.; BIONDI, G.F. Efeitos dos métodos de abate de bovinos na eficiência da sangria. Ciência e Tecnologia dos Alimentos v. 21, n. 2, Campinas, 2001.

RODRIGUEZ, P. et al. Efecto del aturdimiento sobre la calidad de la canal y de la carne en corderos. **Eurocarne**. n. 148, p. 73-79, 2006.

RSPCA – ROYAL SOCIETY FOR THE PREVENTION OF CRUELTY TO ANIMALS. Animal Care Standards for Sheep. In: RSPCA WEST, 2001, Sussex, Reino Unido. **Proceedings...**, Sussex: RSPCA, 2001.

SABATAKOU, O. et al. Classification of Greek meat products on the basis of pH and Aw values. **Fleischwirtschaft International**. n. 2, p. 92-96, May, 2001.

SILVA, L.B. **Análise sensorial e físico-química de patê elaborado com fígado de ovino**. Itapetinga-BA, 2010. Trabalho de Conclusão de Curso (Engenharia de Alimentos). Universidade Estadual do Sudoeste da Bahia. p. 30.

SORHEIM, O.; AUNE, T.; NESBAKKEN, T. Technologycal higienic and toxicological aspects of carbon monoxide used in modified-atmosphere packaging of meat. **Trends Food Science Technology**. v. 8, n. 9, p. 107-112, 1997.

SOUZA, J.D.F. de; SOUZA, O.R.G.; CAMPEÃO, P. Mercado e comercialização na ovinocultura de corte no Brasil. Em: 50ª Reunião da Sociedade Brasileira de Economia, Administração e Sociologia Rural, Vitória. **Anais...**, Vitória: SOBER, 2012.

TARRANT, P.V. Transportation of cattle by road. **Applied Animal Behavior Science**. 28, 153-170, 1990.

TERRA, N.N. **Apontamentos de tecnologia de carnes**. São Leopoldo: Unisinos, 1998. p. 216.

VERGARA, H.; GALLEGO, L. Effects of gas composition in modified atmosphere packaging on the meat quality of Spanish Manchega lamb. **Journal of the Science of Food and Agriculture**. v. 81, n. 14, p. 1353-1357, 2001.

VERGARA, H. et al. Meat quality in suckling lambs: effect of pre-slaughter handling. **Meat Science**. v. 69, p. 473-478, 2005.

VILLARROEL, M. et al. Critical points in the transport of cattle to slaughter in Spain that may compromise the animal's welfare. **Veterinarian Rec**. n. 149, 173-176, 2001.

Seção 20

Técnicas de Avaliação *In Vivo*, na Carcaça e na Carne

Coordenador:
José Carlos da Silveira Osório

Capítulo 33

Técnicas de Avaliação *In Vivo*, na Carcaça e na Carne

José Carlos da Silveira Osório,[1] Maria Teresa Moreira Osório,[2]
Alexandre Rodrigo Mendes Fernandes,[3] Fernando Miranda de Vargas Junior[4]
e Leonardo de Oliveira Seno[5]

Introdução

Neste capítulo são apresentadas algumas das principais técnicas para avaliação dos ovinos, principalmente, cordeiros sacrificados para produção de carne. Muitas das técnicas são utilizadas desde 1977 pelo Grupo de Pesquisa em Carcaças e Carnes (Conselho Nacional de Pesquisa – CNPq) e pelos grupos que trabalham com produção de carne ovina: nas Universidades Federais de: Pelotas (Grupo Ovino – GOVI), Grande Dourados (Ovinotecnia), Lavras (Grupo de Apoio à Ovinocultura – GAO), Minas Gerais (UFMG), Pampa – Dom Pedrito, Santa Maria (UFSM), Rio Grande do Sul (UFRGS), Paraná (UFPR – LAPOC), Ceará (UFC), Paraíba (UFPB), Campina Grande; nas Universidades de: Maringá (UEM), Passo Fundo (UFPF), Jaboticabal (Universidade Estadual Paulista "Júlio de Mesquita Filho" – Unesp), Botucatu (Unesp), Estadual do Sudoeste da Bahia (EPOC), nas Unidades da Embrapa – Pecuária Sul e Sobral, Caprinos e Ovinos e na Empresa Estadual de Pesquisa Agropecuária da Paraíba.

As publicações de Cañeque e Sañudo (2000 e 2005), na Espanha, de maneira bastante completa com, respectivamente, 255 e 448 páginas, mostram que há necessidade de iniciar uma normatização das técnicas para avaliação dos ovinos, no Brasil, com a finalidade de facilitar e padronizar os trabalhos de pesquisas, o que não é nossa pretensão fazer neste capítulo.

A importância do tema, abordado na prática e posteriormente na pesquisa, foi e/ou continua sendo uma necessidade para o homem que, por observação, medidas ou estimação, desde o início da civilização elegia os animais para consumo. Nesse processo, o homem buscou informações que se relacionassem à carne que mais lhe agradava. Posteriormente, começou a determinar técnicas de composição corporal dos animais e de valorização de suas carcaças (Lawes e Gilbert, 1860).

Assim, ao longo dos anos foram aprimorados os métodos de avaliação do animal e da carcaça; no princípio, daqueles relacionados aos aspectos quantitativos e, logo, dos que julgava serem preferidos pelo

---

[1] Professor Visitante Nacional Sênior da Universidade Federal da Grande Dourados – MS.
[2] Professora Visitante Nacional Sênior da Universidade Federal da Grande Dourados – MS.
[3] Professor Adjunto da Universidade Federal da Grande Dourados – MS.
[4] Professor Adjunto da Universidade Federal da Grande Dourados – MS.
[5] Professor Adjunto da Universidade Federal da Grande Dourados – MS.

consumidor, quando surgiram os atributos de qualidade e a necessidade de avaliar a carne procedente dessas carcaças.

A evolução de técnicas claras e práticas para descrever os caracteres relacionados à qualidade da carne, que possam ser medidos na carcaça e tenham implicação biológica com uma avaliação *in vivo*, é que permite o aperfeiçoamento dos processos de produção e de comercialização para obtenção de um produto de qualidade e melhor organização da cadeia.

Ao longo do texto, procurou-se evitar a repetição de citações bibliográficas, mas a base, com algumas modificações e/ou adaptações para este capítulo, está descrita em: Sierra (1974), Colomer (1979), Müller (1987), Osório *et al.* (1998), Osório e Osório (2005), Cañeque e Sañudo (2000, 2005), Cezar e Sousa (2007), Osório *et al.* (2012a, b, c).

Muitas são as características disponíveis para avaliar o animal, sua carcaça e carne. Utiliza umas ou outras depende dos objetivos propostos e circunstâncias de produção e mercado. Graças às novas pesquisas e à tecnologia, a ciência da carne passou a ser cada vez mais necessária para o entendimento dos segmentos na busca da qualidade máxima dos atributos da carne que possam ser percebidos pelos sentidos humanos e assim alcançar a máxima satisfação e benefícios após sua digestão para melhor manutenção e funcionalidade do organismo do consumidor, ou seja, alimento nutracêutico.

Entretanto, são poucos os consumidores que estão educados para avaliar os atributos da carne pelos sentidos. Há estudos mostrando a grande variabilidade, entre os consumidores, não somente na percepção dos atributos da carne, como no limiar de seus sentidos pelo desconhecimento e/ou não aplicação correta de técnicas para degustá-los e consumir, de modo que seja atingido o mais alto grau de satisfação. Igualmente, sobre as propriedades da carne para manutenção e funcionalidade do organismo humano, ainda é longo o caminho a percorrer.

Dentro desse contexto, mesmo fazendo referência às técnicas mais sofisticadas e onerosas, será dada ênfase às mais práticas e que podem ser aplicadas sem altos custos para avaliação *in vivo*, da carcaça e da carne. Não são abordados os aspectos sanitários, que possuem legislações e normas oficiais e, tampouco, o bem-estar, que será tratado em outro capítulo.

Avaliação do animal (*in vivo*)

Para o produtor, animal de qualidade zootécnica é aquele que produz maior quantidade com a máxima qualidade, na menor superfície e tempo e com o menor custo, entendendo-se como qualidade "aquilo" que deve receber sistematicamente um preço mais elevado. Preço este que deveria e deverá corresponder à carne que satisfaça plenamente, tanto em atributos sensórios como nos benefícios, ao corpo humano após a digestão.

A primeira tecnologia utilizada pelo homem foi, sem dúvida, a apreciação visual do animal e, com base na morfologia, foi criada a maioria das raças ovinas, especialmente as destinadas à produção de carne, pressupondo-se que determinadas características morfológicas estejam relacionadas à produção, à qualidade da carcaça e da carne.

No início o homem buscou as características por seu gosto, dando ênfase à morfologia; logo, com a comercialização, passou a observar as que tinham maior remuneração e diminuíam o custo de produção, dando especial atenção ao crescimento.

Segundo Goyache (2005), a produção de carne está conformada por círculos biológicos nos quais a avaliação do crescimento é essencial, especialmente do ponto de vista econômico. As velocidades de crescimento e a eficiência no ganho condicionarão os custos de produção e, mediante sua relação com a quantidade de produto que se coloca no mercado, os ingressos da exploração.

Nesse sentido, na produção ovina, há dois tipos de animais. Os que crescem destinados a reprodutores e são criados até alcançar o peso corporal adulto, sendo fundamentalmente as fêmeas e os carneiros; e os destinados à produção de carne, normalmente abatidos (sacrificados) em idades e pesos corporais variados, segundo o sistema de produção (López, 2009).

Os animais destinados ao abate, normalmente cordeiros jovens, já estão sendo selecionados por condição corporal, buscando-se a relação da porção comestível, relação músculo:gordura, que satisfaça ao consumidor, e no futuro deverão ter seu momento de abate determinado em função da composição química da porção comestível que maiores benefícios propicie ao organismo humano após sua digestão (Osório *et al.*, 2012a).

Nos animais destinados à reprodução, que chegam ao peso adulto, interessa o crescimento com a finalidade de conseguir a máxima eficiência na sua função, pela aquisição do equilíbrio adequado entre o peso ou o tamanho do animal e o início de sua vida reprodutiva. Por isso, o interesse dos estudos de crescimento está relacionado ao momento de entrada na puberdade e ao grau de desenvolvimento alcançado até então.

As ovelhas chegam à puberdade quando alcançam 40 a 45% de seu peso corporal adulto e podem iniciar a reprodução quando conseguem 60 a 65% do peso adulto (Sierra, 2000, citado por López, 2009). O acompanhamento do crescimento e do desenvolvimento dos animais faz-se necessário durante o período de recria, e é imprescindível para um adequado começo e continuidade da vida reprodutiva.

Nos animais destinados à produção de carne, o controle do crescimento e desenvolvimento permite determinar o momento adequado para o abate (sacrifício), que será aquele em que se obtém uma carne de máxima qualidade (que o consumidor deseja) em condições de máxima eficiência.

Mas, que vem a ser crescimento? O crescimento pode ser definido como a evolução de uma variável corporal, normalmente o peso corporal, em relação ao tempo, e pode ser descrito de forma simples tomando-se diferentes medidas de uma variável em distintos momentos da vida do animal. Na maior parte dos casos, não é necessário aplicar sistemas sofisticados de ajuste para descrever o crescimento. Na prática, basta mostrar a evolução das variáveis registradas ao longo do tempo, como ganho ou velocidade de crescimento, e assumir que esta velocidade de crescimento tem comportamento linear.

Entretanto, outros parâmetros podem ser úteis para a descrição do crescimento, como o crescimento relativo, o valor adulto, a taxa de maturidade. Além disso, o crescimento pode ser representado por modelos lineares e não lineares.

O uso de modelos matemáticos permite descrever, de forma regular, os processos biológicos, realizar análises quantitativas detalhadas, predizer o comportamento dos indivíduos em diversas condições, desenvolver técnicas que permitam estabelecer estratégias de trabalho e obter produções ótimas. Entre os modelos para descrever a evolução do crescimento estão o de Brody, a função logística, o modelo de Gompertz, a função de Bertalanffy e o modelo de Richards (Goyache, 2005).

A representação gráfica da evolução do *peso corporal* do animal no tempo que vai da concepção à maturidade se ajusta à curva sigmoide, na qual se diferenciam várias etapas (Figura 33.1).

O interesse da curva de *crescimento* na produção de carne em geral, e do cordeiro em particular, está na fase de crescimento ponderal acelerado (quando aumenta o peso corporal, máximo crescimento, ao redor da puberdade), quando se alcança o peso corporal de abate na maioria dos sistemas de produção de ovinos. Por isso, quando nos referimos à taxa de crescimento, consideramos os animais que estão em pleno crescimento acelerado. A ele nos referimos quando rotineiramente falamos de taxa de crescimento, ou coeficiente médio de crescimento, velocidade de crescimento ou ganho médio, termo com o qual se expressa "o incremento de peso corporal por unidade de tempo", que em cordeiros é medido em gramas (g) por dia, geralmente.

Além do crescimento, na produção de carne de cordeiros, é importante saber o *desenvolvimento* dos componentes corporais, regionais e teciduais; isso ajuda na decisão de abater os animais quando estejam com a máxima eficiência econômica e com a relação músculo:gordura adequada às condições do mercado.

Enquanto o crescimento é o aumento de peso, o que também é chamado de crescimento quantitativo ou ponderal, o desenvolvimento é denominado crescimento diferencial ou crescimento proporcional.

Existem aspectos importantes que acompanham o crescimento e que são tanto causa como consequência dele. Devemos ter presente que o crescimento do indivíduo resulta do aumento de peso de cada um dos elementos que o constituem, ou seja, o indivíduo é uma unidade constituída de subunidades que crescem (pele, cabeça, coração, baço, fígado, pulmões, traqueia, rins etc.) e que, em mamíferos, o incremento de peso de cada componente corporal não é homogêneo, mas apresenta uma taxa de crescimento própria e diferente.

Simultaneamente ao aumento de peso corporal ocorre uma série de mudanças morfológicas, histológicas, bioquímicas e fisiológicas que configuram o

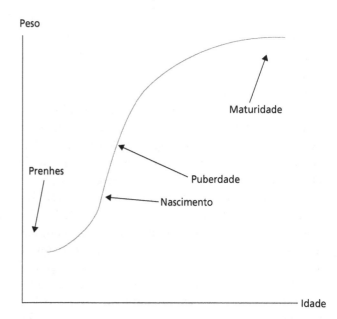

Figura 33.1 Curva de crescimento dos sistemas biológicos.

fenômeno denominado desenvolvimento. Portanto, a composição corporal se modifica segundo o "crescimento diferencial" de cada um dos elementos anatômicos (músculo, osso, gordura, órgão etc.) ou químico (água, proteína, lipídios etc.), de modo que a referida composição varia e evoluciona com o aumento de peso total (López, 2009).

As modificações que acompanham o aumento de peso corporal são obtidas mediante o abate seriado de cordeiros da mesma raça e determinadas condições, por meio do controle de peso dos seus componentes (carcaça, pele, coração, rins etc.) e a expressão deste peso em porcentagem do peso total (peso corporal de abate).

Pelo custo e tempo necessário, nem sempre é viável o abate seriado de cordeiros e a dissecção da carcaça; por isso, recorre-se a características de fácil obtenção para estimar a quantidade de carne da carcaça, mantendo sua integridade.

A alometria é uma das maneiras de verificar as variações médias das proporções, tanto morfológicas como químicas, com o aumento de tamanho do animal.

O conhecimento do caminho que segue um animal, durante o seu desenvolvimento até adquirir a maturidade, é importante, uma vez que o valor dos animais de carne depende das mudanças que se produzem nesse período. Existem muitos métodos para medir o desenvolvimento, mas a equação alométrica, proposta por Huxley (1932), é a mais utilizada.

$$Y = a X^b$$

sendo:

Y = o tamanho da parte (carcaça, pele, cabeça, coração etc.)

X = o tamanho do todo (peso corporal)

"a" e "b" são constantes, "a" é denominado coeficiente fracional e representa o valor de "Y" quando "X" é igual a 1, não tendo significado biológico; "b" é o coeficiente alométrico e representa a velocidade relativa de crescimento de uma parte em relação ao todo, sendo utilizada para medir o momento relativo de desenvolvimento de um órgão, parte do todo.

Se "b" difere de 1, diz-se que é heterogônico, que pode ser positivo; se for maior que 1, diz-se que o desenvolvimento da parte é tardio e, pode ser negativo; quando "b" é menor que 1, se diz que o desenvolvimento da parte é precoce; quando "b" é igual a 1, o desenvolvimento é isogônico, ou seja, a parte se desenvolve na mesma velocidade do todo.

Mas, além do crescimento e desenvolvimento do animal, é importante estimar o consumo.

No entanto, a equação da eficiência dos animais não está muito desenvolvida em produção animal pela dificuldade de se obter dados confiáveis individuais do consumo de alimento, embora existam dispositivos eletrônicos que a permitam.

Também são utilizadas medidas do animal vivo, como altura, comprimento, perímetro, compacidade corporal (peso corporal/comprimento corporal), entre outras, assim como ultimamente apareceram sistemas de zoometria sobre imagens digitais (Goyache, 2005).

Como se viu, o *peso corporal* é imprescindível à determinação do crescimento e desenvolvimento, normalmente denominado "peso vivo"; é uma característica de fácil obtenção e grande valia para a determinação de produtos homogêneos a serem comercializados.

O peso corporal obtido após jejum elimina importante fator de variação que é o conteúdo gastrintestinal. O jejum em geral é feito com oferta de água por, aproximadamente, 18 horas. Na prática, os animais são encerrados ao anoitecer e abatidos na manhã do dia seguinte.

Ressalte-se a importância de descrever as condições em que foram aferidos o peso corporal e a unidade de medida (kg), uma vez que se podem ter: peso corporal cheio, que é aquele sem jejum; peso corporal com jejum – dizer de quantas horas e se os animais receberam dieta hídrica ou não; peso corporal vazio, quando se diminui do peso corporal o conteúdo gastrintestinal. Certamente, em função do peso corporal utilizado, ter-se-á um valor para rendimento de carcaça.

O peso corporal é a medida de crescimento mais simples, cuja utilização aumenta em importância quando combinado com medidas de comprimento, espessura e altura, permitindo descrever melhor o crescimento diferenciado. Saliente-se que o peso corporal é um bom estimador do peso da carcaça, assim como a condição corporal do animal o é do estado de engorduramento da carcaça (Osório et al., 2009).

Uma característica muito utilizada e discutida foi e é a *conformação do animal*, avaliada visualmente, subjetivamente e muito importante para a uniformidade da apresentação do produto.

O progresso na produção animal deve muito à utilização da conformação, principalmente no passado, quando as informações eram escassas. Concretizando essa importância, em 1974 a Associação Europeia de Produção Animal (De Boer et al., 1974) definiu conformação como sendo a espessura da carne e da gordura subcutânea em relação às dimensões do esqueleto.

Maiores detalhes e informações sobre morfologia e conformação podem ser encontrados em Cañeque e Sañudo (2000, 2005), Osório *et al.* (1998, 2002a, 2005b, 2008), entre outros, já que a bibliografia sobre o tema é vasta.

O grau de conformação de um animal é medido por um índice de 1 a 5, com subdivisões de 0,5 em 0,5 (Tabela 33.1).

O genótipo é fonte de variação importante da conformação; há raças de grande e de pequeno formato, raças mais tardias e mais precoces. Também a idade influi sobre a conformação: com o seu avanço há aumento de peso corporal e, com o aumento de peso, o grau de conformação é incrementado. Isto ocorre porque os planos musculares e adiposos crescem relativamente mais em espessura do que os rádios ósseos em comprimento.

Assim, à medida que o corpo ou carcaça incrementa seu peso, este (corpo) ou esta (carcaça) se tornam relativamente mais curtos, largos e compactos. Há necessidade de fazer padrões fotográficos de conformação para animais de raças distintas.

Outra avaliação importante é a *condição corporal*, por palpação de pontos anatômicos definidos (Cañeque *et al.*,1989).

Condição corporal foi definida por Murray (1919) como a quantidade de gordura e demais tecidos no organismo do animal vivo. A metodologia de sua determinação pode ser encontrada em muitas bibliografias, entre elas, Cañeque *et al.* (1989), Osório e Osório (2005b), Osório *et al.* (2012c).

A condição corporal evoluiu ao longo dos anos e, embora existam aparelhos para estimar as reservas de gordura, a estimação por palpação continua a ser a mais utilizada (Delfa *et al.*, 2005), inclusive como indicadora do momento de abate dos cordeiros (Osório *et al.*, 2012a).

Na estimação da condição corporal é atribuído um índice de 1 a 5, com subdivisões de 0,5 em 0,5 (Tabela 33.2), similar à escala dos índices do estado de engorduramento da carcaça. Mas o índice ideal será aquele que corresponda à preferência do mercado consumidor.

Para apreciação da condição corporal, usa-se a palpação de determinadas regiões corporais do animal que refletem o estado dos diferentes depósitos de gordura. A Comissão Britânica de Produção de Carne (Meat and Livestock Commission – MLC, 1983) elaborou uma metodologia científica subjetiva para estimar o estado de engorduramento no cordeiro *in vivo*.

Os pontos de palpação são: *A* – tronco da cola ou cauda, por ser a última parte a depositar gordura; reflete o estado de engorduramento corporal. Quando se palpa essa região, busca-se detectar os ossos; quando há maior dificuldade em senti-los, isso significa maior engorduramento. *B* – ao longo das apófises espinhosas lombares e sobre o músculo *longissimus dorsi* (longo dorsal) e nas pontas das apófises transversas lombares. Colocando-se a mão sobre elas, procura-se sentir sua proeminência: quanto menos proeminentes, maior é o engorduramento. *C* – ao longo das apófises espinhosas dorsais. *D* – ao longo do esterno (Figura 33.2). Muito importantes são *o treinamento* e a familiaridade com as raças a serem avaliadas.

A seguir, são apresentadas as características para a descrição do animal vivo.

Comprimento corporal é a medida, em centímetros (cm), entre as cruzes e o tronco da cola. Normalmente, utiliza-se fita métrica metálica, que permite maior

Tabela 33.1 Índices para avaliar conformação.

Índice	Descrição
1,0	Muito pobre
1,5	Pobre
2,0	Aceitável
2,5	Média
3,0	Boa
3,5	Muito boa
4,0	Superior
4,5	Muito superior
5,0	Excelente

Tabela 33.2 Índices para avaliar condição corporal.

Índice	Descrição
1,0	Excessivamente magra
1,5	Muito magra
2,0	Magra
2,5	Ligeiramente magra
3,0	Normal
3,5	Ligeiramente engordurada
4,0	Gorda
4,5	Muito gorda
5,0	Excessivamente gorda

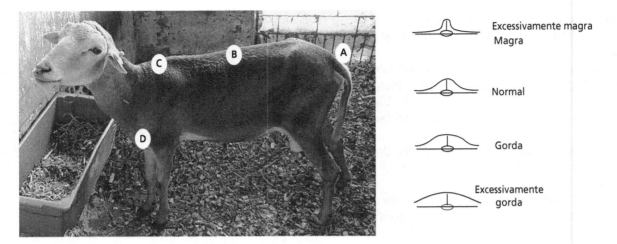

Figura 33.2 Pontos de palpação (A, B, C, D) e representação da condição corporal.

rapidez na execução da tarefa. A correta contenção do animal é importante para evitar erro; não medir quando a coluna vertebral estiver arqueada. A fita métrica deve ficar reta entre os dois pontos, sem acompanhar a queda no quarto posterior. Isoladamente, essa medida apresenta aplicação restrita, mas combinada com o peso corporal permite informação importante sobre a morfologia.

Altura do animal ou altura do posterior, medida no quarto posterior, é a distância entre a cabeça do fêmur e o solo, obtida com fita métrica graduada em centímetros (Figura 33.3 A).

Altura do anterior é a distância entre uma reta mensurada ao nível das cruzes e o solo, com fita métrica graduada em centímetros (Figura 33.3 B). Assim como para a altura do posterior, deve-se ter o cuidado de não deixar o animal dobrar as articulações das patas. A utilização do dedo "mínimo" da mão esquerda é referência na indicação do valor da fita metálica.

Perímetro torácico é a medida da circunferência do tórax do animal, passando-se a fita métrica logo após as cruzes e por trás da omoplata, em centímetros (Figura 33.3 C).

Compacidade corporal é a relação entre o peso e o comprimento corporal, permitindo a avaliação da morfologia do animal.

Compacidade corporal = peso corporal/comprimento corporal.

A técnica da *ultrassonografia* é um recurso importante para avaliação *in vivo* da área de músculo *longissimus dorsi* e da espessura da gordura de cobertura.

O desenvolvimento dessa técnica se tornou importante para a produção animal, para avaliação da composição e da qualidade da carcaça em animais vivos.

A melhoria dos equipamentos de ultrassonografia intensificou a avaliação de carcaças de animais destinados ao abate, principalmente bovinos e ovinos. O ultrassom estima com elevada precisão as espessuras de

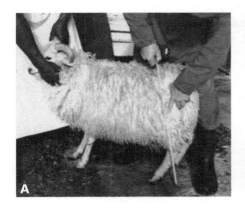 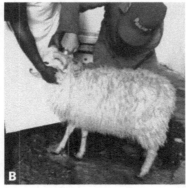 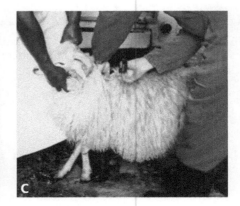

Figura 33.3 Altura do (A) posterior, (B) anterior e (C) perímetro torácico.

gordura subcutânea da carcaça (r = 0,72 a 0,97); já em relação à profundidade e à área do *longissimus dorsi*, os trabalhos são mais contraditórios, apresentando coeficientes de correlação mais baixos (Delfa *et al.*, 2005). Enfim, o ultrassom é uma técnica eficiente para medir a espessura subcutânea da carcaça e serve para estimá-la a partir da medida no animal (Teixeira *et al.*, 2006).

Em ovinos, Fortin e Shrestha (1986), Delfa *et al.* (1991) e Silva *et al.* (1994) indicaram que a variação do peso corporal, espessura de gordura subcutânea ao nível da 13ª costela ou lombar, e espessura do *longissimus dorsi* ao nível da 13ª costela, em equação de regressão múltipla, explicam entre 76 e 90% da variação total do músculo da carcaça, enquanto entre 44 e 52% da variação na porcentagem de músculo da carcaça seriam explicados pela variação do peso corporal, espessura de gordura subcutânea e área do *longissimus dorsi* (Hopkins, 1989). Quanto à predição do tecido adiposo, verifica-se que entre 59 e 86% da variação do peso total de gordura da carcaça podem ser explicados pela variação do peso corporal e espessura de gordura subcutânea na 13ª costela ou ao nível lombar em equações de regressão múltiplas (Delfa *et al.*, 1991; 1992; 1995; 1996; Silva *et al.*, 1994).

O ultrassom se tornou valioso para o melhoramento genético animal, pela facilidade de seu manuseio, fornecimento rápido da informação requerida e obtenção das medidas diretamente do animal vivo; portanto, sem a necessidade de abate para determinação das características em estudo (Suguisawa, 2002).

Nesse sentido, Delfa *et al.* (2005) e Teixeira e Delfa (2006) indicam que a experiência do técnico é o ponto crítico de todo o processo, uma vez que depende dele adotar as correções e decisões oportunas que permitam, em cada caso, obter medições exatas ou diagnósticos (Delfa, 2004; Teixeira e Delfa, 2006).

A história da tecnologia do ultrassom iniciou-se na Segunda Guerra Mundial, entretanto este tem sido usado para obter imagens diagnósticas de tecidos moles, na indústria da produção animal, desde meados dos anos 1950. Segundo Delfa *et al.* (2005), os primeiros trabalhos em ovinos são dos anos 1950, sendo pouco utilizados nas décadas de 1960 e 1970, e 41,3% dos trabalhos encontrados na bibliografia universal foram publicados de 1980 a 1994, e 39,7% de 1995 a 1999, coincidindo com o desenvolvimento e adequação do ultrassom em tempo real.

O ultrassom é baseado na emissão de ondas com frequências situadas acima do limite audível pelo ser humano, ou seja, acima de 16 kHz. Para a obtenção de imagens, são utilizadas frequências entre 1 e 10 MHz (Biscegli, 2006). Como a frequência apresenta relação direta com a atenuação, as ondas de alta frequência têm menos capacidade de penetração nos tecidos que as de baixa frequência, e é por isso que, para o estudo dos tecidos superficiais (espessura de gordura subcutânea) empregam-se sondas de 7,5 e 5 MHz, enquanto as de 3 MHz são mais indicadas para o exame de zonas profundas do corpo (Delfa *et al.*, 2005).

A propagação de ondas ocorre em meios líquidos, sólidos e em tecidos biológicos. A velocidade de propagação depende basicamente da interação das ondas mecânicas ultrassônicas com o meio. A Tabela 33.3 apresenta a velocidade de propagação de ondas em função dos meios.

A qualidade da imagem gerada pelo ultrassom e sua correta interpretação dependem do conhecimento das interações entre as ondas e os tecidos ou órgãos que se deseja avaliar (Augusto e Pachaly, 2000).

O ultrassom sofre reflexão e refração nas interfaces onde ocorre mudança na densidade, ao se propagar em um meio e ao passar de um meio para outro. As ondas sofrem atenuação da intensidade do sinal, devido aos efeitos de absorção, reflexão e refração. Reflexão é a propriedade que uma onda sonora tem de refletir quando encontra uma superfície de separação entre dois meios elásticos diferentes. Já a refração é a mudança de velocidade e de direção que sofre a onda sonora ao passar de um meio elástico a outro. A representação desses dois efeitos sofridos pela onda ultrassônica é apresentada na Figura 33.4.

A onda ultrassônica é introduzida no meio de propagação por um elemento emissor que vibra com frequência determinada, a partir do transdutor do aparelho de ultrassom. O elemento emissor é composto de material piezoelétrico (cristais de quartzo), que apresenta a capacidade de variar suas dimensões

Tabela 33.3 Propagação de ondas ultrassônicas em diferentes meios.

Meio	Velocidade de propagação (m/s)
Ar	330
Água	1.500
Gordura	1.430
Músculo	1.620
Tecidos moles	1.540
Ossos	3.500

Adaptada de Biscegli, 2006.

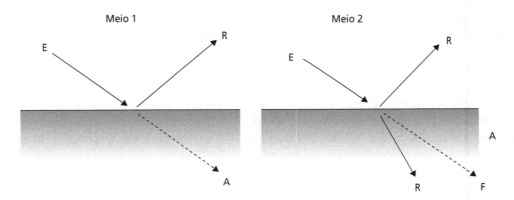

Figura 33.4 Propagação de ondas ultrassônicas em função de diferentes meios. A = onda absorvida; E = onda emitida; R = onda refletida; RF = onda desviada (refração).
Adaptada de Biscegli, 2006.

físicas e produzir pressões, gerando ondas sonoras de alta frequência. Quando a aplicação de uma força mecânica (onda sonora) na superfície do material resulta no aparecimento de uma voltagem nos eletrodos, temos o efeito piezoelétrico inverso. Esses efeitos permitem a captação das imagens no monitor do aparelho (Biscegli, 2006).

O aparelho de ultrassom basicamente mede a reflexão das ondas de alta frequência que ocorrem quando estas passam através dos tecidos. Após o transdutor ter sido colocado em contato com o animal, o aparelho converte pulsos elétricos em ondas de alta frequência que, ao encontrar diferentes tecidos corporais dentro do animal, promovem uma reflexão parcial (eco) em tecidos menos densos, ou total em tecidos de alta densidade, como os ossos. Mesmo após a ocorrência do eco, as ondas de alta frequência continuam a se propagar pelo corpo do animal e o conjunto de informações enviadas pelas reflexões transmitidas ao transdutor é projetado em uma tela como imagem, na qual se fazem as mensurações.

A técnica pode ser utilizada para o diagnóstico de certas patologias, detecção de gestação ou de desordens reprodutivas, transferência de embriões e como alternativa inovadora para mensuração das características de carcaça de animais vivos (Houghton e Turlington, 1992). Inicialmente, utilizava-se o ultrassom de modo A, isto é, apropriado somente para mensurações lineares como a espessura da camada de gordura subcutânea e profundidade do músculo, envolvendo apenas um transdutor. Posteriormente foi desenvolvido o ultrassom de modo B, abrangendo um arranjo linear de vários transdutores. O aparelho de ultrassom em tempo real é a versão do modo B que disponibiliza a imagem instantaneamente.

A técnica, empregada para outros fins desde a década de 1930, pode ser usada também para estimar o crescimento de determinados músculos, para predizer a composição da carcaça e o rendimento de cortes comerciais antes do abate, e também para estabelecer o escore de condição corporal e definir um estado nutricional (Bruckmaier *et al.*, 1998).

Atualmente existe grande interesse no desenvolvimento de sistemas de avaliação de carcaças bovinas e ovinas. Instrumentos de alta tecnologia podem proporcionar medições acuradas de componentes da carcaça impossíveis de ser obtidas por avaliações visuais ou palpação do animal vivo (caso de animais grandes, bovinos).

Em bovinos e ovinos, as principais medidas são a área de olho de lombo e a espessura de gordura de cobertura na secção do músculo *longissimus dorsi*, a partir de imagens obtidas entre a 12ª e a 13ª costela. Essas estimativas, quando obtidas por técnicos experientes, têm apresentado boa repetibilidade, assim como as correlações destas com as medidas correspondentes efetuadas na carcaça após o abate dos animais.

Pinheiro *et al.* (2010) verificaram que as medidas de área de olho de lombo, espessura de gordura subcutânea e profundidade máxima do músculo *longissimus dorsi* da carcaça podem ser preditas por ultrassom com razoável precisão.

Os principais pontos anatômicos de eleição para as medidas com ultrassom estão na região das costelas, zona lombar do animal e externo, e devido à estrutura óssea que apresentam essas regiões, os pontos anatômicos de eleição são facilmente identificados à palpação e, o que é mais importante, as imagens obtidas são de fácil interpretação (Delfa *et al.*, 2005).

A Figura 33.5 apresenta o local anatômico de avaliação (secção transversal entre a 12ª e a 13ª costela e imagem ultrassonográfica). Mas continuam os estudos em busca da melhor posição anatômica para prever a composição da carcaça (Ripoll et al., 2010).

Os valores de repetibilidade estimados para as mensurações de área de olho de lombo e espessura da gordura de cobertura, obtidos pela técnica de ultrassom entre várias tomadas de um mesmo técnico em um animal e também entre medidas de técnicos diferentes no mesmo animal, têm sido altos, demonstrando que, em geral, as medidas são relativamente fáceis de se obter e podem ser bastante confiáveis (Bergen et al., 1997). Todavia, McLaren et al. (1991) em seus trabalhos observaram que os maiores componentes de erros estão ligados a operadores mal treinados ou vários técnicos fazendo a leitura e interpretação da imagem.

Entre os vários fatores apontados como causas das diferenças entre as medidas por ultrassom e aquelas obtidas na carcaça, podem-se citar o método de remoção do couro, que retira quantidade variável da camada de gordura da carcaça; o método de suspensão da carcaça, que provoca mudanças na sua conformação; o desenvolvimento de *rigor mortis*; a mensuração inadequada da área de olho de lombo; corte incorreto na secção da 12ª à 13ª costela e o revestimento da camada de gordura da carcaça. Outro fator evidente é as medições feitas no animal vivo por ultrassom e na carcaça são obtidas em posições muito diferentes, o que compromete as correlações entre elas (Brethour, 1992; Bergen et al., 1997).

Delfa et al. (2005) explanam com detalhes e consideram de especial atenção: os pontos anatômicos de eleição para as medições, a escolha do aparelho de ultrassom e da sonda, a contenção e manejo dos animais, o corte do pelo e tosquia, a localização dos pontos anatômicos de referência, o acoplamento e a pressão aplicada à sonda, a experiência do técnico e a esfola, a posição da carcaça e a obtenção das medidas reais.

Existem técnicas de avaliação que utilizam medidas no animal e na carcaça, caso do rendimento de carcaça e proporções e alometrias dos componentes corporais.

Rendimento de carcaça é a relação entre o peso corporal e o de carcaça, que deve ser especificada e depende do peso corporal aferido (sem jejum, com jejum ou peso corporal vazio normalmente são denominados peso vivo sem jejum, peso vivo com jejum e peso vivo vazio) e do peso de carcaça (peso de carcaça quente e peso de carcaça fria).

Das combinações da relação entre esses pesos (corporal e carcaça) vai depender o rendimento, cujo valor varia significativamente:

- Da relação entre o peso de carcaça quente (PCQ) e o peso vivo vazio (PVV) se obtém o *rendimento verdadeiro ou rendimento biológico* (PCQ/PVV . 100)

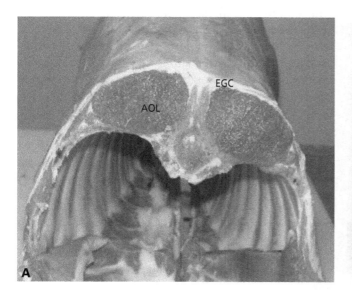 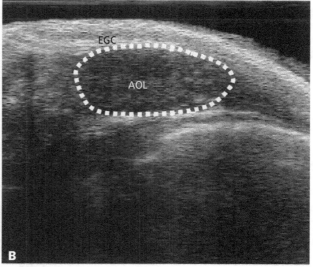

Figura 33.5 Localização anatômica de avaliação demonstrando a área de olho de lombo (AOL) e a espessura de gordura de cobertura (EGC). **A.** Secção transversal entre a décima segunda e a décima terceira costela. **B.** Imagem ultrassonográfica tomada *in vivo* na mesma região.

- Da relação entre o peso de carcaça quente e o peso vivo com jejum (PVCJ) é obtido o *rendimento no frigorífico* (PCQ/PVCJ . 100)
- Da relação entre peso de carcaça quente e o peso vivo sem jejum (PVSJ) é obtido o *rendimento de carcaça* propriamente dito
- Da relação entre o peso de carcaça fria (PCF) e o peso vivo vazio, obtém-se o *rendimento comercial verdadeiro* (PCF/PVV . 100)
- Da relação entre peso de carcaça fria e o peso vivo com jejum é obtido o *rendimento comercial*
- Da relação entre o peso de carcaça fria e o peso vivo sem jejum obtém-se o *rendimento na fazenda*.

Outros rendimentos de carcaça podem ser obtidos, caso de se considerar o peso de carcaça resfriada ou congelada e a temperatura e tempo na câmara fria (com ou sem ar forçado).

Enfim, Sañudo e Sierra (1993) fazem uma consideração a respeito e exemplificam que a variação entre os rendimentos obtidos com os mesmos animais pode variar de 58,3 a 45,3%, e essa variação pode ser afetada pelo sistema alimentar (pasto nativo, cultivado ou concentrado) e pode chegar a 6%, devido ao conteúdo gastrintestinal (Osório *et al.*, 1999; Jardim *et al.*, 2000).

Após o abate (sacrifício) do animal, é realizada a separação dos *componentes corporais* em: carcaça, vísceras (trato digestivo), pele, cabeça, patas, pulmões com traqueia, fígado, coração, rins, baço, pênis, bexiga, gordura interna dos intestinos e gorduras renal e pélvica. Os componentes corporais são pesados e sua proporção calculada em relação ao peso corporal do animal. Para esse cálculo, normalmente é aferido o peso corporal após jejum (que deve ser especificado se é com ou sem dieta hídrica e o tempo).

Para exatidão das análises, recomenda-se determinar o peso corporal corrigido, que seria o somatório do peso dos componentes corporais.

Avaliação da carcaça

Imediatamente após sacrificar o animal, antes de pesar a carcaça, é tomado o pH, seccionando-se o músculo *longissimus dorsi* na região lombar (Figura 33.6). Deve-se esperar a fixação do valor no *pHmetro*, ou seja, quando parar a oscilação, o que ocorre em 1 minuto. O pH também deve ser mensurado 24 e 48 horas após o abate, para que se possa determinar sua queda.

Há dois tipos de peso aferidos na carcaça: o *peso de carcaça quente* e o *de carcaça fria*. O primeiro, logo após o abate e o outro após o resfriamento da carcaça na câmara fria.

O peso de carcaça quente é obtido após evisceração e a carcaça ficar livre de pele, cabeça e patas. Os rins e as gorduras renal e pélvica permanecem na carcaça, para serem retirados após resfriamento em câmara de refrigeração com ar forçado a 1°C por um período de 18 horas, e a pesagem de carcaça fria (imediatamente depois de retirada da câmara fria).

As condições de resfriamento devem ser especificadas: tempo, temperatura, câmara com ar forçado ou não, principalmente, já que esses fatores vão influir nas perdas que sofrem a carcaça, ou seja, as *perdas por resfriamento*, que são a diferença entre o peso de carcaça quente (PCQ) e o de carcaça fria (PCF), diferença esta normalmente expressa em kg e porcentagem:

% Perdas ao resfriamento = [(PCQ − PCF) 100]/PCQ

A *conformação* visual pode ser tomada na carcaça quente ou fria, normalmente nesta última e, por ser uma avaliação subjetiva, o melhor é fazer uma ordenação comparativa ou utilizar padrões fotográficos.

Na conformação visual da carcaça avalia-se a forma como um todo e levando em consideração, nas distintas regiões anatômicas, a espessura de seus planos musculares e adiposos em relação ao tamanho do esqueleto que os suportam.

Uma carcaça bem conformada é aquela que apresenta, em cada região anatômica, uma dominância dos perfis convexos e dos diâmetros transversais frente aos perfis côncavos e dos diâmetros longitudinais, ou seja, com forma curta, larga, redonda e compacta. Portanto, há uma relação entre desenvolvimento, forma dos músculos e composição física da carcaça com a conformação. Recomenda-se que a conformação seja avaliada por duas pessoas com experiência.

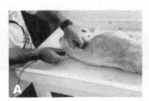 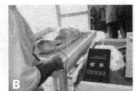 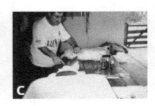 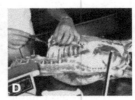

Figura 33.6 A a D. Aferição do pH, no momento do sacrifício e 24 horas após, na meia-carcaça. (Ver Pranchas Coloridas.)

Os índices para avaliação da conformação da carcaça são os mesmos para avaliar a conformação do animal (ver Tabela 33.1).

O *estado de engorduramento da carcaça* é avaliado por apreciação visual: gordura de cobertura em quantidade e distribuição; também são levadas em consideração as gorduras renal e pélvica. Ajuda muito se for feita uma avaliação do estado de engorduramento das carcaças de maneira comparativa e, de preferência, uma ordenação sequencial das carcaças e avaliação das gorduras de cobertura e interna.

Os índices para avaliação do estado de engorduramento da carcaça são os mesmos para avaliar a condição corporal do animal, já descritos na Tabela 33.2.

Após avaliação da conformação e do estado de engorduramento da carcaça, esta é separada em duas metades longitudinais, o mais simétricas possível, mediante corte sagital da coluna vertebral, com o auxílio de serra elétrica, de preferência, podendo ser feito com serra mecânica, deixando a cola na metade esquerda. Cada uma das meias-carcaças contém um rim e a metade correspondente das gorduras renal e pélvica.

A metade esquerda da carcaça é destinada à separação regional em cortes e na metade direita são feita as demais medidas e avaliações (que serão descritas a seguir).

Comprimento externo da carcaça ou medida K e *comprimento interno da carcaça* ou medida L (Figura 33.7 A e B).

O comprimento interno é a distância entre a borda anterior da sínfise isquiopubiana e a borda anterior da primeira costela em seu ponto médio; a medida é obtida com uma fita métrica. O comprimento externo é a distância entre o nascimento da cola e a base do pescoço; igualmente, a medida é efetuada com fita métrica (Palsson, 1939).

O *comprimento da perna* ou medida F é a distância mais curta entre a borda anterior da sínfise isquiopubiana e a porção média dos ossos do tarso (Figura 33.7 C).

A *largura da perna* é a distância entre as bordas interna e externa da parte superior, em sua parte mais larga (Figura 33.7 D). Esta medida é realizada com um compasso de madeira com pontas metálicas e a sua distância aferida em uma régua graduada em centímetros. Não é possível obtê-la com fita métrica ou trena.

A *profundidade da perna* é a maior distância entre a borda proximal e a distal da perna (Figura 33.7 D). obtida com um compasso de madeira com pontas metálicas e a distância é aferida em centímetros.

A *profundidade do peito* ou medida Th é a distância máxima entre o dorso e o osso esterno, ou seja, entre a região das cruzes e a crista esternal em sua distância máxima (Figura 33.7 F). É efetuada com fita métrica; pode ser obtida com um compasso de madeira. Esta medida foi descrita por Palsson (1939).

Depois de separar a carcaça em duas metades, faz-se, na meia-carcaça, um corte transversal entre a 12ª e a 13ª costela (Palsson, 1939; Timon e Bichard, 1965; Cañeque *et al.*, 1989), materializando-se a secção transversal do músculo *longissimus dorsi* (Figura 33.8). A partir dessa secção são realizadas as seguintes avaliações: *área do músculo* longissimus dorsi, *espessura da gordura de cobertura, textura, marmoreio, cor do músculo e pH.*

Com papel vegetal (acetato) sobre o músculo longo dorsal, traça-se o seu contorno a lápis (Figura 33.8), e determina-se a área do músculo, também denominada área de olho de lombo. A área do músculo longo dorsal pode ser determinada usando o planímetro

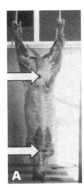 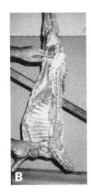 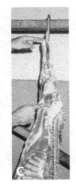 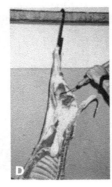 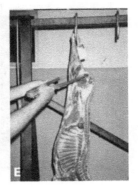 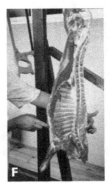

Figura 33.7 Comprimento externo (**A**) e interno (**B**) da carcaça, comprimento (**C**), profundidade (**D**) e largura (**E**) da perna e profundidade do peito (**F**). (Ver Pranchas Coloridas.)

sobre o desenho no papel vegetal, papel milimetrado sobre o desenho no papel vegetal e pela fórmula

$$\frac{A}{2} \cdot \frac{A}{2} \cdot \pi$$

em que:

"*A*" (medida A) é a distância maior do longo dorsal no sentido mediolateral

"*B*" (medida B) é a distância máxima no sentido dorsoventral, perpendicular a medida A (Figura 33.8) e . π é igual a 3,1416.

A "*medida A*" é a distância máxima no corte transversal do músculo *longissimus dorsi*, no sentido centrolateral da coluna vertebral; é tomada sobre o papel vegetal em que foi desenhada a área do músculo *longissimus dorsi* (Figura 33.8).

A "*medida B*" é a distância da profundidade do músculo *longissimus dorsi* (Figura 33.8), no sentido dorsoventral do animal, perpendicular à medida A, e corresponde à porção média do terço distal do referido músculo (Hammond, 1932).

A *espessura da gordura de cobertura*, também denominada "*medida C*" (Figura 33.8), é a espessura de gordura sobre a secção do *longissimus dorsi*, tomada à continuação da "medida B" (Thwaites *et al.*, 1964).

A *textura* do músculo *longissimus dorsi*, avaliada visualmente, na secção entre a 12ª e a 13ª costela, atribui um índice, em função da espessura dos feixes de fibras que se encontram transversalmente, dividindo o músculo por septos perimísicos do tecido conjuntivo, ou seja, pela observação da granulometria das fibras musculares (Müller, 1987) (Tabela 33.4).

O *marmoreio*, avaliado visualmente na secção entre a 12ª e a 13ª costela, é uma apreciação subjetiva da quantidade de gordura intramuscular apresentada pelo músculo (Müller,1987), atribuindo-se um índice de 1 a 5, com escala de 0,5 (Tabela 33.5). É importante salientar que o índice de marmoreio ideal é aquele preferido pelo mercado consumidor ou necessário para a elaboração de um produto (embutido, por exemplo).

A avaliação visual da *coloração da carne* é realizada no músculo *longissimus dorsi* após secção transversal entre a 12ª e a 13ª costela e, também, no músculo reto abdominal (representativo de um músculo esquelético com conteúdo médio em hemoglobina). O avaliador deve buscar sempre os mesmos local e ângulo de claridade de incidência de luminosidade. Nesta avaliação, atribui-se um índice de 1 a 5, com escala de 0,5 (Tabela 33.6).

A CIE (Commission International de l'Eclairage) define a coloração percebida como o atributo visual composto de uma combinação qualquer de conteúdos cromáticos e acromáticos. Esta coloração não depende somente da coloração física do estímulo, mas também de seu tamanho, forma, estrutura e dos estímulos que o rodeiam, além do estado do sistema visual do observador e de sua experiência em situações de observação semelhantes ou relacionadas.

A coloração da carne é dos principais fatores que determinam o valor do produto no momento da comercialização, já que o consumidor a relaciona às qualidades sensoriais (Alberti *et al.*, 2005).

A *composição regional* é definida como a separação da carcaça em peças, *composição regional* ou anatômica (cortes) varia de uma região para outra, inclusive dentro de uma região, de um abatedouro para outro ou em açougues. Apesar das tentativas de normativa, em nível comercial, da separação da carcaça em cortes (Sierra, 1970 e Colomer *et al.*, 1972), nunca se conseguiu pôr em prática e, em cada açougue

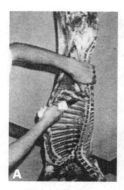
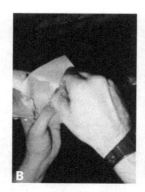
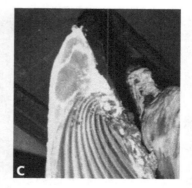
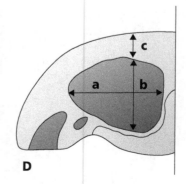

Figura 33.8 Secção transversal do músculo *longissimus dorsi* (**A**), área de olho de lombo (**C**) em papel vegetal (**B**) e medidas *a* (sentido central lateral da coluna vertebral), *b* (sentido dorso ventral) e *c* (espessura da gordura de cobertura) realizadas sobre a secção transversal do músculo dorsal (**D**).

(casas de carne), são realizadas separações, cortes distintos em função do mercado e da época do ano (Saez e Sañudo, 1978).

As carcaças ovinas normalmente são divididas longitudinalmente e separadas em quartos traseiro e dianteiro, sendo esta a maneira mais simples e usual de comércio mundial (Silva Sobrinho e Silva, 2000; Silva Sobrinho e Osório, 2008).

Simultaneamente, as medidas são realizadas na metade direita da carcaça; a metade esquerda é pesada e separada regionalmente em pescoço, paleta, costilhar e perna, cortes básicos.

Entretanto, para melhor aproveitamento comercial e maior uniformização da qualidade da carne, de acordo com o mercado, podem ser utilizadas outras separações regionais da carcaça.

Para maior uniformização e comercialização, na Espanha, a exemplo da França, existe uma separação regional da carcaça bastante interessante, descrita por Colomer *et al.* (1972), posteriormente normalizada (Colomer *et al.*, 1988) e que foi proposta por Vergara e Gallego (2000) para que fosse utilizada para padronizar a metodologia espanhola.

Sob o ponto de vista comercial esses cortes são classificados em:

- 1ª categoria: perna, (*costillar* e *badal*)
- 2ª categoria: espalda (*paletilla*)
- 3ª categoria: *bajos* (*falda* ou *pech*o) e pescoço (*cuello*).

Em nossos experimentos, estamos utilizando a separação da carcaça (Figura 33.9) em patela (1), perna (2), lombo (3), costelas flutuantes (4), costelas fixas (5), pescoço (6) e baixo ou peito (7), com base em pontos anatômicos.

Essa separação anatômica, denominada *despece*, é sustentada em pontos anatômicos, fáceis de identificar na carcaça, e cada corte ou peça contém músculos de regiões anatômicas com funções semelhantes.

Para facilitar a separação dos cortes, deve-se retirar primeiro a paleta e, a seguir, o baixo e, posteriormente a perna e os demais cortes.

A *separação da paleta* segue o método descrito por Colomer *et al.* (1988), Figura 33.10, definido por quatro linhas de corte: linha DE, limite posterior, perpendicular ao dorso da carcaça e passa pelo ponto C, que é determinado por uma incisão com a ponta da faca pela face interna do costilhar entre a quinta e a sexta costela. O ponto E situa-se entre a quinta e a sexta articulação costocondral. A linha EP é o limite inferior, segue paralela ao dorso, partindo do ponto E já definido e termina na ponta do peito (ponto P). O limite superior, linha DV, corresponde ao dorso, respeitando a cartilagem de prolongação da escápula. Finalmente, o limite anterior, linha VU, começa no

Tabela 33.4 Índices para avaliar textura da carne.

Índice	Descrição
1,0	Muito grosseira
1,5	
2,0	Grosseira
2,5	
3,0	Média
3,5	
4,0	Fina
4,5	
5,0	Muito fina

Tabela 33.5 Índices para avaliar marmoreio da carne.

Índice	Descrição
1,0	Inexistente
1,5	
2,0	Pouco
2,5	
3,0	Bom
3,5	
4,0	Muito
4,5	
5,0	Excessivo

Tabela 33.6 Índices para avaliar cor da carne.

Índice	Descrição
1,0	Rosa-claro
1,5	
2,0	Rosa
2,5	
3,0	Vermelho-clara
3,5	
4,0	Vermelha
4,5	
5,0	Vermelho-escura

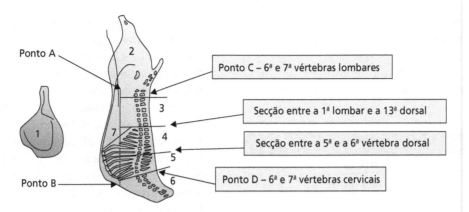

Figura 33.9 Separação dos cortes (Cañeque et al., 1989; Silva Sobrinho e Osório, 2008); com base em pontos anatômicos descritos no texto.

ponto V, no nível da borda anterior da apófise espinhosa da quarta vértebra cervical, e passa pelo ponto U, no nível da borda posterior do corpo da quarta vértebra cervical.

Delimitados os pontos descritos, inicia-se a separação da paleta, fazendo com a faca um corte que segue a linha DE, que afeta os músculos cutâneo (*m. cutaneus trunci*) e o largo dorsal (*m. latissimus dorsi*) e um corte ao longo da linha EP, afetando os músculos peitorais (*m. pectoralis descendens, m. pectoralis transversus, m. pectoralis ascendens*) e, levantando a paleta, separa-se esta do corpo das costelas e do externo, chegando à cartilagem de prolongação da escápula, separando-a do músculo serrátil ventral torácico (*m. serratus ventralis thoracis*). Desta maneira, a cartilagem de prolongação da escápula fica na paleta. O corte VU secciona os músculos da região cervical braquiocefálica (*m. brachiocephalicus*) e o omotransverso (*m. omotransversarius*) e, ao levantar a paleta, a gordura que envolve o gânglio pré-escapular deve ficar na paleta. Finalmente, se desprende a paleta, separando o músculo cutâneo ao longo da linha VD.

Para *separar o corte baixo ou peito* deve-se determinar dois pontos de referência: o A e o B. O ponto A (ver Figura 33.9) corresponde à intersecção da parte dorsal do *m. rectus abdominis* e o limite ventral da porção carnosa do *m. obliquus internus abdominis*, no plano da articulação da sexta e da sétima vértebra lombar. O ponto B (ver Figura 33.9) corresponde à

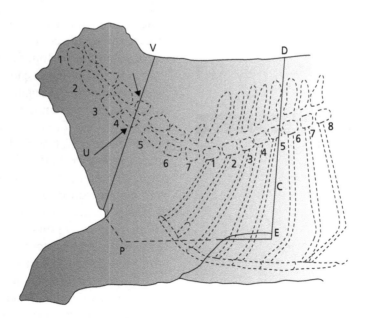

Figura 33.10 Esquema para retirada da paleta (descrição dos pontos anatômicos no texto).

extremidade cranial do esterno. A secção entre os pontos AB deve ser paralela à coluna vertebral, começando no ligamento inguinal. Portanto, o cordão testicular e o testículo, bem como a gordura inguinal nos machos e a gordura do úbere nas fêmeas ficam incluídas no baixo ou peito.

Para a *separação da perna ou pernil*, os pontos anatômicos são o C e A. O ponto A foi referido anteriormente e o ponto C corresponde à articulação entre a sexta e a sétima vértebra lombar. A secção entre os pontos AC deve ser perpendicular ao plano sagital da carcaça (ver Figura 33.9).

Na *separação do pescoço* têm-se como referência os pontos D e B. O ponto B já foi indicado e o ponto D corresponde à articulação entre a sexta e a sétima vértebra cervical (ver Figura 33.9).

Com a separação da paleta, baixo, perna e pescoço, sobra o que se denomina *costilhar*. Portanto, os pontos anatômicos de referência do costilhar são os pontos A, B, C e D.

O costilhar, normalmente, divide-se em três cortes: costelas fixas, costelas flutuantes e lombo (ver Figura 33.9). O corte *costelas fixas*, que corresponde ao badal na Espanha, é obtido pela secção perpendicular ao dorso da carcaça passando pelas quinta e sexta vértebras dorsais. O corte *costelas flutuantes* é obtido com a secção entre a primeira lombar e a décima terceira dorsal. O corte denominado *lombo* ou costelas de lombo é o restante, entre os pontos de separação da perna.

A cola é separada da carcaça antes de se proceder ao despece (separação dos cortes anatômicos) e, na espécie ovina, é muito importante reter a cola como parte integrante do despece, uma vez que, em certas raças, acúmulos importantes de gordura se depositam ao redor da cola, em seu implante. Isto sucede em muitas raças de cola gorda próprias de zonas áridas.

No Brasil, assim como em outros países, há uma variação regional da separação anatômica da carcaça em cortes e, dentro de região, conforme utilização, destino ou preparo da carne ovina, empregam-se os mais variados cortes, inclusive com uma separação detalhada, visando ao melhor aproveitamento e uniformidade na qualidade da carne.

Os componentes regionais são pesados e sua porcentagem calculada em relação ao peso da carcaça fria. A paleta, principalmente, e a perna são cortes utilizados, em trabalhos experimentais, para dissecção, separação em osso, músculo e gordura.

A *composição tecidual* dos cortes da carcaça é de fundamental importância para a determinação da qualidade da carcaça e do corte.

O ideal seria realizar a separação tecidual de toda a carcaça. Mas, por motivo de custo e tempo, sobretudo, a composição tecidual é feita na paleta e/ou perna, dissecadas principalmente em osso, músculo, gordura e outros (onde estão as aponeuroses, vasos etc.), podendo a gordura ser separada ainda em subcutânea e intermuscular. Saliente-se que a paleta é mais precoce que a perna; assim, em animais jovens, podem ser detectadas diferenças na composição tecidual da paleta e não serem encontradas na perna (Osório *et al.*, 2002b; Jardim *et al.*, 2007).

Os componentes teciduais são pesados e calculada a porcentagem em relação ao peso da respectiva porção regional (paleta ou perna). Para fins de exatidão, pode-se fazer o somatório dos componentes (osso + músculo + gordura + outros), obtendo o peso do corte corrigido. Isto, é necessário quando se utiliza balança diferente para a pesagem do corte e dos seus componentes. Esse procedimento pode ser utilizado para cálculo das porcentagens dos componentes corporais e dos cortes da carcaça.

Recomenda-se que a sala de dissecção (avaliação da composição regional e tecidual) seja climatizada a 10 a 12°C (Colomer *et al.*, 1988), para evitar maiores perdas, normalmente inferiores a 2% do peso inicial do corte.

Também se recomenda que o peso da carcaça seja o somatório dos componentes regionais, e o peso de cada corte seja obtido pelo somatório de seus componentes teciduais; muitas vezes se usa o termo corrigido, por exemplo: peso da carcaça corrigido, peso da paleta corrigido.

Além disso, é feita a relação *músculo:gordura*, *músculo:osso* e *gordura:osso*.

Compacidade da carcaça é a relação entre o peso (PC) e o comprimento da carcaça (Comprimento), conforme Thwaites *et al.* (1964), permitindo a avaliação da morfologia da carcaça, kg/cm. Quando as medidas forem feitas na carcaça quente, será empregado o peso da carcaça quente.

$$\text{Compacidade da carcaça} = \frac{\text{Peso da carcaça}}{\text{Comprimento da carcaça}}$$

Avaliação da carne

A avaliação da carne normalmente é realizada em amostras dos músculos *longissimus*, podendo, também, ser nos músculos *triceps brachii*, *infraspinatus* (paleta), *gluteus medius* e *tensor fasciae latae* (perna), ou outros, acondicionados em embalagens de polietileno e armazenados a 18°C, com posterior descongelamento sob refrigeração à temperatura média de 4°C, para obtenção das medidas das variáveis instrumentais: capacidade de retenção de água, cor e força de cisalhamento.

Em nossos experimentos, as análises instrumentais, já citadas, são realizadas 48 horas após o abate, e a composição química e sensorial posteriormente, nas amostras acondicionadas.

Conforme anteriormente visto, feito o abate (sacrifício) dos animais, 18 a 24 horas depois é feita a avaliação da carcaça, quando são retiradas as amostras; estas são armazenadas sob refrigeração, à temperatura de 4°C, até o dia seguinte, quando são realizadas as variáveis instrumentais citadas (CRA, cor e força de cisalha) e também medido o pH.

Sañudo et al., (2000) propõem três grandes zonas no músculo *longissimus*: a porção lombar para análise sensorial; últimas vértebras dorsais para análises de textura; da sexta à décima vértebra dorsal; para análise química e capacidade de retenção de água. As medidas A, B e C, pH e cor são obtidas sobre o limite entre as vértebras dorsais e lombares (T10 e T11), na parte lombar. O pH é medido na superfície do corte da vértebra L1 que, posteriormente, se utiliza para análise sensorial (Figura 33.11).

A *capacidade de retenção de água* é calculada em amostra de 5 g do músculo *longissimus*, em 48 horas *post-mortem*: pesada, picada finamente e colocada entre dois papéis-filtro Albet 238, com 12,5 cm de diâmetro, separada a parte inferior da superior com placas de Petri, e mantidas sob pressão de 2,250 kg por 5 minutos. Em seguida, a amostra é novamente pesada, e a diferença de pesos é traduzida como a quantidade de "água" não retida no músculo, sendo o resultado expresso em porcentagem de água expelida (técnica de Grau e Hamm, 1953 modificada por Sierra, 1973).

A avaliação da *cor* é feita com amostra de 5 g do *longissimus*, 48 horas *post-mortem*: picada, adicionado 1 mℓ de água destilada, 20 mℓ de acetona (que permite extrair a mioglobina) e 0,5 mℓ de ácido clorídrico. O ácido clorídrico hidrolisa o grupo heme e a globina, formando cloridrato de hematina, ficando dissolvido na acetona. A mistura é fortemente agitada, e após 24 horas de repouso e ausência de luz, é filtrada, e no líquido obtido é feita a leitura no espectrofotômetro, medindo-se a densidade óptica com longitude de onda de 512 nm, sendo o resultado expresso em mg/ℓ de ferro-hemínico em leitura por transmitância (Hornsey, 1956).

A *cor* (Alberti et al., 2005) também é avaliada pelo sistema colorimétrico CIELAB (Comissão Internacional da Iluminação), utilizando instrumentos de medida em contato com a amostra, como: Minolta Chroma Meter CR-300, Minolta série CR 200 (geometria 45°/0°), espectrocolorímetro Minolta CM 2002, espectrocolorímetro Minolta CM 2600d (geometria d/8°) ou instrumentos de medida a distância, como espectrorradiômetro Instrument Systems CAS 140B (geometria 0°/45°) ou similares.

A medição da cor deve ser efetuada a partir de 24 horas do abate, no *longissimus*, entre a sexta e a décima costela. A grossura mínima do músculo deve ser de 2,5 cm. Após o corte, deixar 1 hora para oxigenação, tornando-se três medidas em diferentes pontos do músculo, em zonas homogêneas e representativas, livres de manchas de sangue e gordura intramuscular. As amostras de carne são colocadas em bandejas cobertas com película permeável ao oxigênio (polie-

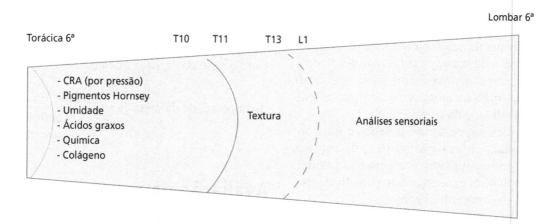

Figura 33.11 Proposta de amostra no músculo *longissimus* para ovinos. CRA = capacidade de retenção de água; T10 = 10ª vértebra torácica; T11 = 11ª vértebra torácica; T13 = 13ª vértebra torácica e L1 = 1ª vértebra lombar. Adaptada de Sañudo et al., 2000.

tileno de baixa densidade), mantidas em frigorífico à temperatura não superior a 4°C. Repete-se a medição após 24 horas do corte, com três outras leituras nas mesmas condições descritas.

A cor do músculo depois do corte varia ao entrar em contato com o oxigênio e alcança os valores máximos de L^*, a^* e b^*, entre 24 e 48 horas, devido à evolução da oximioglobina.

Os aparelhos de medida da cor utilizam as coordenadas L^*, a^*, b^* do espaço CIELAB, sendo L^* o valor da claridade já definido (0 = negro e 100 = branco), responsável pela luminosidade. A coordenada a^* é a representação da posição visual vermelho/verde (a^* > zero vermelho e a^* < zero verde), enquanto a coordenada b^* é a representação visual amarelo/azul (b^* > zero amarelo e b^* < zero azul).

A passagem das coordenadas cartesianas a^* e b^* para coordenadas polares tono (h_{ab}) e croma (C^*) é realizada pelos cálculos:

tono: $h_{ab} = \arctan(b^*/a^*)$ (de 0 a 360°)

Se a folha de cálculo der o resultado em radianos, multiplica-se por 57,29 para passar de radianos para graus:

$$C^* = \sqrt{(a^*)^2 + (b^*)^2} \text{ (de 0 a 200)}$$

Para estabelecer escalas uniformes de representação da cor é necessário usar os valores de L^*, C^* e h_{ab} que ajustam a resposta visual do observador. A utilização exclusiva das coordenadas a^* ou b^* é uma simplificação que pode induzir a erros de interpretação.

Força de cisalhamento é calculada no músculo *longissimus* pesando aproximadamente 80 g, em 72 horas *post-mortem*, assado em forno convencional pré-aquecido a ± 165°C até atingir internamente ± 70°C, monitorado por termômetro digital. Após esfriar, é cortado paralelamente às fibras musculares com o auxílio de vazador com 1,3 cm de diâmetro. Para avaliação da maciez, a cisalha de Warner-Bratzler, aplica-se a força do corte em sentido perpendicular ao das fibras musculares, medindo a força máxima de cisalhamento, sendo o resultado expresso em kgf (kg/cm²), indicando que a maior grandeza da força corresponde à maior resistência da carne.

A *composição química*, normalmente, é obtida em outro momento, a partir do descongelamento sob refrigeração da amostra acondicionada do músculo *longissimus* (porção entre a sexta e a décima vértebra torácica, ver Figura 33.11), embalada, identificada e armazenada a -18°C. Após o descongelamento, a amostra é desprovida de gordura externa, cortada manualmente em pequenos pedaços, com o auxílio de bisturi, sendo pré-secas em estufa de ventilação forçada a 55°C, por 72 horas. Posteriormente, finamente moída para determinação do *teor de umidade, proteína bruta, lipídios e matéria mineral*, conforme Silva e Queiroz (2002).

Para determinação da *matéria seca* utilizam-se 2 g de amostra pré-seca, colocados em cadinhos de porcelana (previamente pesados), levados à estufa a 105°C para secagem definitiva, durante 24 horas. Depois de retirados da estufa, são colocados em dessecador e pesados novamente. A diferença de peso antes e após a secagem representa o *teor de água* da amostra (*umidade*). O *teor de matéria seca* é obtido pela fórmula: (peso do cadinho com amostra − peso do cadinho vazio)/peso da amostra × 100, sendo o resultado expresso em percentagem.

Para determinação da *matéria mineral* utilizam-se 2 g de amostra pré-seca, colocada em cadinho de porcelana. Os cadinhos são previamente secos na mufla à temperatura de 500°C, esfriados em dessecador e pesados. Os cadinhos com a amostra são colocados na mufla à temperatura de 500 a 600°C por aproximadamente 6 horas, até a obtenção de uma cinza clara. Novamente, os cadinhos contendo a amostra são esfriados em dessecador e pesados. Anotadas as informações de peso do cadinho vazio, peso do cadinho com cinzas, para utilizar a fórmula: matéria mineral = (peso do cadinho com cinzas − peso do cadinho vazio)/ peso da amostra × 100, resultado em porcentagem.

Na determinação dos *lipídios totais* utilizam-se 2 g de amostra pré-seca e colocada em cadinho de porcelana, pesada e levada à estufa a 105°C por 24 horas. Em seguida, envolver em papel-filtro Qualy com 12,5 cm de diâmetro e colocada no extrator de gordura Sebelin TE 188, mergulhada em éter de petróleo e após 8 horas de extração, os balões volumétricos previamente pesados são recolhidos à estufa a 105°C, para remover os resíduos de éter de petróleo. No dia seguinte, após esfriar em dessecador, são novamente pesados. Anotadas as informações de peso do balão vazio, peso do balão com gordura, bem como o peso inicial da amostra para utilizar a fórmula:

lipídios totais = (peso do balão com gordura − peso do balão vazio) / peso da amostra × 100, resultado em porcentagem.

Na determinação de *proteína bruta*, de cada amostra pré-seca retiram-se 200 mg, que são colocados em tubos de ensaio identificados, adicionando-se 1,5 g de mistura catalisadora e 5 mℓ de ácido sulfúrico concentrado. As amostras são colocadas no bloco digestor à temperatura de 350°C, até o clareamento da solução, podendo esta apresentar coloração azul, esverdeado-clara ou cristalina. Em seguida, retiram-se os tubos do bloco, que são resfriados e adiciona-se água destilada; são transferidos então para o conjunto de destilação onde são adicionados 8 a 10 mℓ de NaOH. Num Erlenmeyer de 250 mℓ, adiciona-se solução de H_3BO_3 + indicador, sendo adaptados ao conjunto de destilação para receber o NH_3 (amônia). O conteúdo é destilado até que algumas gotas não apresentem reação ao reativo de Nessler (K_2HgI_4), indicando o fim da destilação. O volume do destilado é de aproximadamente 100 mℓ. O H_3BO_3 + indicador que inicialmente era rosa, adquire cor verde, à medida que vai se formando o $NH_4H_2BO_3$. Para o cálculo final da proteína bruta = % de N × 6,25 (em que N = volume real gasto na titulação × normalidade do HCl) × f (fator de correção da normalidade do HCl) × 0,014 × 100/peso da amostra, e o resultado é expresso em porcentagem.

A partir do momento em que há necessidade de produzir pensando no consumidor, a ciência da carne em geral e a produção de ovinos em particular buscam o mais alto grau de satisfação dos consumidores por meio dos atributos da carne percebidos pelos sentidos humanos. Assim, a utilização dos órgãos dos sentidos na percepção das características que propiciam a satisfação do consumidor passou a ser definição de "qualidade", que aponta como *características sensoriais* importantes da carne ovina suculência, cor, textura, odor, sabor e *flavor*.

Para medir os atributos do alimento emprega-se a *análise sensorial*, que pode ser realizada por painel treinado (objetiva) ou painel de consumidores (hedônica), conforme Sañudo e Campo (2008).

O *painel treinado* deve possuir de 8 a 12 membros para cada produto (ISO 1993, 1994). A valorização deve ser com amostras codificadas sem informação, em cabinas normatizadas, com separação individual, ambiente controlado e com luz vermelha (para possíveis diferenças devidas à cor da amostra, quando não se quer avaliar esse atributo).

Quando o objetivo não é avaliar diferentes músculos, a amostra costuma ser o músculo *longissimus*, retirada na avaliação de carcaças (24 horas pós-abate).

Essa amostra é acondicionada a -18°C e posteriormente descongelada sob refrigeração a 4°C, durante 24 horas.

As amostras devem corresponder à parte do *longissimus* entre a primeira e a sexta vértebra lombar (ver Figura 3.11), cortadas em bifes de 2 cm de espessura, enroladas em papel alumínio e assadas em *grill* a 200°C até alcançar a temperatura interna de 70°C, embora esta temperatura possa variar de acordo com os gostos do painel.

As amostras da carne assada são cortadas paralelamente às fibras musculares em cubos de 1,5 cm e servidas à temperatura de aproximadamente 60°C.

A análise deve ser feita por comparação entre os tratamentos. Naqueles casos em que o número de tratamentos avaliados é elevado, desenha-se um modelo equilibrado por blocos incompletos, no qual, ao final da análise, todos os fatores tenham sido avaliados o mesmo número de vezes.

Não se devem provar mais de 12 amostras em uma sessão, por esgotamento sensorial, e deve haver um descanso entre sessões.

O perfil sensorial de cada amostra de carne é determinado pela análise descritiva quantitativa (Stone e Sidel, 1998), com julgadores treinados, devendo-se realizar o teste de aceitação com os consumidores do produto, conforme recomendado por Meilgaard *et al.* (1987).

Para a Análise Descritiva Quantitativa devem-se recrutar cerca de 25 julgadores, realizar testes de reconhecimento de odor e gostos básicos, bem como testes de ordenação, utilizando escalas não estruturadas, para familiarizar os candidatos com a técnica de análise sensorial.

Em seguida, para a seleção dos julgadores com maior acuidade sensorial, aplicam-se testes triangulares com amostras de carne ovina.

A análise dos resultados do teste triangular é feita aplicando-se a análise sequencial de Wald, mediante sistema de decisão, obtido de acordo com as retas de aceitação (NA = H_0 + Sn) e rejeição (RN = -H_1 + Sn), calculadas a partir dos parâmetros estatísticos: P_0 = 0,45 (máxima habilidade aceitável), P_1 = 0,70 (mínima habilidade aceitável), α = 0,05 (probabilidade de acertar sem acuidade), β = 0,05 (probabilidade de rejeitar com acuidade).

As equações 1, 2 e 3 fornecem os valores da inclinação da reta (S) e as variáveis independentes da reta de aceitação (H_0) e rejeição (H_1).

Equação 1

$$S = \frac{\log\left(\frac{1-P_0}{1-P_1}\right)}{\log\frac{P_1}{P_0}\left(\frac{1-P_0}{1-P_1}\right)}$$

Equação 2

$$H_0 = \frac{\log\left(\frac{1-\alpha}{\beta}\right)}{\log\frac{P_1}{P_0}\left(\frac{1-P_0}{1-P_1}\right)}$$

Equação 3

$$H_1 = \frac{\log\left(\frac{1-\beta}{\alpha}\right)}{\log\frac{P_1}{P_0}\left(\frac{1-P_0}{1-P_1}\right)}$$

Traçam-se as retas definidas por essas equações em eixo de coordenadas, plotando-se na ordenada o número de respostas acumuladas, e nas abscissas o número de provas (Figura 33.12).

O desenvolvimento da terminologia descritiva das amostras de carne é elaborado utilizando-se o método de rede (Kelly citado por Moskowitz, 1983).

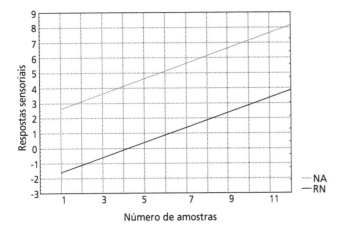

Figura 33.12 Representação gráfica da análise sequencial de Wald. NA = reta de aceitação; RN = reta de rejeição.

Em cabines individuais de avaliação sensorial, as amostras de carne são apresentadas aos pares, envolvendo todas as combinações possíveis, aos julgadores (12) previamente selecionados. Solicita-se aos indivíduos descreverem as similaridades e diferenças entre as amostras de cada par, em relação aos atributos odor, aparência, textura, gostos básicos, sabor, aroma e sabor residual.

Após cada julgador ter gerado seus próprios termos, procede-se discussão em grupo, sob à supervisão de moderador, com o objetivo de agrupar termos semelhantes e eliminar aqueles não percebidos pela maioria dos julgadores. Em seguida, elabora-se ficha de avaliação contendo os termos escolhidos em consenso e a escala não estruturada de 9 cm, ancorada nos extremos, à esquerda, pelo termo "pouco", e à direita, "muito", para cada atributo listado.

Nessa etapa, é elaborada lista de definições dos termos descritivos com as respectivas referências, para melhor uniformizar a avaliação dos julgadores (Tabela 33.7).

O treinamento dos julgadores quanto à terminologia e sua quantificação é realizado, utilizando testes de ordenação e escala não estruturada (Szczesniak, 1979 e Muñoz, 1999). Na fase de treinamento, os julgadores são solicitados a avaliar, nas amostras de carne, a intensidade de cada atributo sensorial, sendo permitido consultar, a qualquer momento, a lista de definições e as referências. O treinamento é encerrado após se verificar habilidades de cada julgador, selecionando-se aqueles com maior poder discriminatório e reprodutibilidade de resultado.

A caracterização sensorial das amostras de carne deve ser avaliada pelos julgadores treinados e a intensidade de cada descritor medida nas amostras, utilizando a escala não estruturada de 9 cm. A ordem de apresentação das amostras deve ser balanceada para evitar vícios nos resultados. Os julgadores recebem amostras de carne a 60°C, aproximadamente, servidas em copinhos descartáveis codificados com números de três dígitos. O teste é em laboratório, sob condições controladas, as amostras de carne são conservadas em salmoura a 10%, na proporção de 1:1 de peso, à temperatura de 5°C, por 1 hora (Siqueira *et al.*, 2002). Posteriormente, a carne é enrolada em papel-alumínio e assada até atingir a temperatura interna de 70°C. A carne assada é cortada paralelamente às fibras musculares em cubos de 1,5 cm e servidas a 60°C.

Os julgadores recebem as amostras de forma monádica, codificadas com número de três dígitos aleatórios, sendo a ordem de apresentação de forma

Tabela 33.7 Lista de atributos, definição dos termos e respectivas referências da carne ovina.

Odor		
Carne ovina	Odor associado à espécie animal (característico de carne ovina)	Fraco: carne bovina assada Forte: carne assada de ovino castrado adulto
Gordura	Odor de matéria gordurosa	Fraco: carne de frango assada Forte: gordura ovina aquecida
Sangue	Odor de sangue (carne crua)	Fraco: carne ovina assada até 90°C internos Forte: carne ovina assada até 50°C internos
Fígado	Odor de fígado (metálico)	Fraco: carne bovina Forte: fígado bovino
Aparência		
Textura visual (suculência)	Percepção visual da quantidade de líquido presente na carne	Fraco: carne ovina assada até 60°C internos Forte: carne ovina assada até 80°C internos
Brilho	Qualidade de apresentar reflexão à luz	Fraco: carne ovina assada até 80°C internos Forte: carne ovina assada até 60°C internos
Textura		
Maciez	Força necessária para deformar a amostra com os dentes molares	Pouco: cenoura crua sem casca Muito: requeijão
Suculência	Quantidade de líquido percebida durante a mastigação da carne	Pouco: bolacha *cream craker* Muito: tomate
Fibrosidade	Presença de fibras durante a mastigação	Pouco: azeitona Muito: peito de frango assado
Mastigabilidade	Tempo para mastigar a amostra até consistência adequada para deglutição	Pouco: pão Muito: bala *toffee*
Gosto		
Salgado	Sensação levemente percebida associada a cloreto de sódio	Pouco: solução de cloreto de sódio a 0,1% Muito: solução de cloreto de sódio a 0,5%
Doce	Sensação levemente percebida associada à presença de sacarose	Pouco: solução de sacarose a 0,5% Muito: solução de sacarose a 2%
Ácido	Sensação levemente percebida associada à presença de ácidos	Pouco: solução de ácido cítrico a 0,007% Muito: solução de ácido cítrico a 0,03%
Sabor		
Carne ovina	Sabor associado à espécie animal (característico de carne ovina)	Fraco: carne bovina assada Forte: carne assada de ovino castrado adulto
Gordura	Sabor de matéria gordurosa	Fraco: embutido de carne bovina Forte: embutido 70% de carne ovina + 20% de gordura ovina
Sangue	Sabor de sangue (carne malpassada)	Fraco: carne ovina assada a 90°C Forte: carne ovina assada a 50°C
Aroma		
Carne ovina	Aroma associado à espécie animal (característico de carne ovina)	Fraco: carne bovina assada Forte: carne assada de ovino castrado adulto
Gordura	Aroma de matéria gordurosa (untuosos)	Fraco: embutido de carne bovina Forte: embutido 70% de carne ovina + 20% de gordura ovina
Sangue	Aroma de sangue (carne malpassada)	Fraco: carne ovina assada a 90°C Forte: carne ovina assada a 50°C
Residual		
Carne ovina	Sabor, associado à espécie, que permanece na boca após a deglutição	Fraco: carne bovina assada Forte: carne assada de ovino castrado adulto
Gordura	Sensação de recobrimento na cavidade oral	Fraco: embutido de carne bovina Forte: embutido 70% de carne ovina + 20% de gordura ovina
Sangue	Residual de sangue que permanece na boca após deglutição (metálico)	Fraco: carne ovina assada a 90°C Forte: carne ovina assada a 50°C

balanceada. Para avaliar a aceitação das amostras, os julgadores utilizam uma escala hedônica hibrida de 9 cm, ancorada na região central e nos extremos com anotações verbais, sendo "desgostei muitíssimo", à esquerda, "gostei muitíssimo" à direita, e "nem gostei/nem desgostei" no centro.

O *painel de consumidores* pode ser realizado em laboratório, nas mesmas instalações e condições do anterior, ou as amostras podem ser levadas para casa e cozidas em condições reais. Neste caso, pode ser necessário maior número de amostras e a valorização de tratamentos é individual em cada cozimento, ou seja, cada consumidor deve provar todos os tratamentos, de maneira que a duração total do teste leva mais tempo.

A seleção da população de consumidores é ponto crítico dessa análise, visto que deve ser representativa, ao menos em sexo e distribuição de idade, da população a estudar. Guerrero (2005) recomenda que os catadores devam limpar a boca inicialmente e entre amostras com pedaços de maçã (tipo Golden) ou pão sem sal e abundante água mineral natural, e para reduzir o erro produzido pela variabilidade existente dentro do mesmo bife de carne. Cada catador deve provar a mesma zona do bife para todos os tratamentos e esta zona deve ser diferente para cada catador em cada sessão, devendo-se balancear a ordem de apresentação das amostras segundo o desenho proposto por MacFie *et al.* (1989).

Cabe salientar que as propriedades sensoriais são as características do alimento percebidas pelos sentidos, intervindo em maior ou menor medida todos os órgãos dos sentidos (Sañudo e Osório, 2004; Osório *et al.*, 2005):

- O olfato percebe *aroma olor* e está localizado nas fossas nasais, através da mucosa olfativa
- O paladar ou gosto percebe o *sabor* e está localizado na boca. As papilas gustativas percebem os sabores básicos: doce (zona anterior, ponta, da língua), salgado (zonas laterais da língua), ácido (zonas laterais da língua) e o amargo (zona posterior da língua), e alguns outros, como o Umami, que constitui um quinto gosto, tão importantes como os quatro paladares básicos (Queiroz e Treptow, 2006). O paladar apresenta papel limitado, pois só comporta essas poucas percepções básicas e sensações térmicas como frescor (menta) ou calor (chile)
- A audição percebe *textura*, por meio do ouvido, pelas vibrações da cadeia de ossinhos durante a mastigação, diferenciando produtos "crujientes", crepitantes, como batata frita, bolacha etc. Mas, na valorização da carne, influi pouco

- O tato percebe textura, peso, características de superfície, temperatura etc.; localiza-se debaixo da pele, nos dedos, palma da mão, língua, gengiva, parte interior das bochechas, garganta e paladar. No caso da carne, principalmente, pelas mucosas da cavidade bucal e língua, durante a mastigação. Igualmente, a textura é percebida pela força necessária para a deformação do produto, avaliada nas terminações nervosas da articulação da mandíbula e dos músculos masseteres (cinestesia). Tudo isso, em conjunto, nos permite ter ideia da *textura* do alimento, determinando *dureza, elasticidade, aspereza, rugosidade, suavidade, suculência, sensações mais ou menos mistas, gordurosa.*

Em toda sensação podem-se distinguir três aspectos (Sañudo e Osório, 2004):

- Qualitativo, que permite descrever a sensação de duro, macio, olor a pescado, escuro, claro etc.
- Quantitativo, que valoriza a intensidade desta percepção, se muito suculento, suculento, seco, muito seco etc.
- Hedônico, em função do prazer que representa a sensação para a pessoa, gosto de tal olor, "desagrada-me em extremo" etc.

Os dois primeiros são características objetivas, que dependem da carne, e o terceiro é subjetivo, depende do consumidor.

A análise sensorial é imprescindível à ciência da carne ovina e as pessoas que avaliam a técnica empregada são importantes, visto que, para a carne, o perfil descritivo é o tipo de prova com maior utilidade e a eleição dos descritores determinará o êxito da prova (Sañudo e Osório, 2004).

Portanto, para se alcançar a "mais alta satisfação possível do consumidor" não apenas devemos buscar no alimento as características desejadas, mas também é necessário que o consumidor seja educado para melhor apreciar essas características.

As características sensoriais importantes da carne ovina são: *suculência* (relacionada à capacidade de retenção de água), *cor, textura* (dureza ou maciez), *odor* e *sabor*. O sabor, o odor e o aroma são difíceis de separar no momento do consumo sem que haja um esforço grande para isso. Ao conjunto odor mais sabor foi introduzida a denominação *flavor*, pela escola francesa. Assim, ficou conhecido por *flavor* do alimento o conjunto de impressões olfativas e gustativas provocadas no momento do consumo.

Também, pelos franceses, ficou conhecido como *bouquet* o conjunto de características de textura e *flavor*.

Outras técnicas podem ser encontradas nos livros organizados por Cañeque e Sañudo (2000 e 2005), onde estão descritas, com revisão, a determinação dos pigmentos da carne por espectrofotometria (Fuente *et al.*, 2005), da textura (Beltrán e Roncalés, 2005), capacidade de retenção de água (Pla Torres, 2005), grau de marmoreio da carne mediante análises de imagem (Mendizabal *et al.*, 2005), composição química da carne (Oliván *et al.*, 2005), conteúdo energético (Díaz *et al.*, 2005a), composição dos ácidos graxos (Beriain *et al.*, 2005a), frações lipídicas da graxa intramuscular (Díaz *et al.*, 2005b), oxidação lipídica (Garcia Regueiro e Maraschiello, 2005), vitamina E (Álvarez *et al.*, 2005), são metodologias bem dominadas; assim como o controle da qualidade da carne por espectroscopia em infravermelho (NIRS), para o controle da qualidade da carne (Oliván, 2005) e a determinação da vida útil da carne (Blanco e Reyes, 2005).

Igualmente evoluíram, e já são estudados, as fibras musculares e o comprimento de sarcômero (Gil *et al.*, 2005), as principais enzimas que intervêm na maturação da carne (Sárraga e Gil, 2005), a determinação da proteólise miofibrilar por eletroforese em gel de poliacrilamida, SDS-PAGE (Molinero *et al.*, 2005), a medida do tamanho e o número de adipócitos e a atividade enzimática lipogênica (Arana *et al.*, 2005), compostos voláteis (Beriain *et al.*, 2005b).

Considerações finais

O desenvolvimento tecnológico para avaliação da carne foi significativo, nos últimos anos, buscando a qualidade e padronização.

Certamente, o estudo das características do animal, carcaça e carne são importantes para o setor ovino e que equipe não gostaria de abordar todos e poder compará-lo a estudos de outros centros de pesquisa? Portanto, é necessário normatizar as metodologias.

Além disso, é preciso diferenciar o que é qualidade da carcaça e o que é qualidade da carne, priorizando esta última, já que serve para satisfazer às exigências do consumidor.

A análise sensorial é uma metodologia analítica imprescindível à ciência da carne.

Há necessidade de um entendimento claro e prático dos atributos sensoriais da carne preferida pelo consumidor, relacionados às características da carcaça que tiverem relação biológica com o animal *in vivo*, só assim poderá haver entendimento na cadeia da carne.

A condição corporal do animal é bom estimador do estado de engorduramento da carcaça, e este influi nas características sensoriais percebidas pelos consumidores.

O peso corporal do animal é bom estimador do peso da carcaça e, este, da composição tecidual.

O estabelecimento do critério para determinar o momento de sacrifício dos animais para consumo da carne deve ser muito bem discutido.

Pelos estudos e experiência nesses mais de 30 anos, acreditamos, de momento, que a condição corporal do animal é a característica mais isenta e prática, principalmente quando são sacrificados animais de diferentes genótipos e/ou sistemas de terminação.

Referências bibliográficas

ALBERTI, P. et al. Medición del color. In: CAÑEQUE; SAÑUDO. **Estandarización de las metodologías para evaluar la calidad del producto (animal vivo, canal, carne y grasa) en los rumiantes**. Ministerio de Educación y Ciencia. Madrid, España. Monografías INIA: Serie Ganadera n. 3, p. 216-225, 2005. p. 448.

ÁLVAREZ, I. et al. Metodología para el análisis de vitamina E en carne. In: CAÑEQUE, V.; SAÑUDO, C. **Estandarización de las metodologías para evaluar la calidad del producto (animal vivo, canal, carne y grasa) en los rumiantes**. Madrid, España. Monografias INIA: Serie Ganadera, n. 3, p. 313-321, 2005. p. 448.

ARANA, A. et al. Medida del tamaño y número de adipócitos y de la actividad enzimática lipogénica. In: CAÑEQUE, V.; SAÑUDO, C. **Estandarización de las metodologías para evaluar la calidad del producto (animal vivo, canal, carne y grasa) en los rumiantes**. Madrid, España. Monografias INIA: Serie Ganadera, n. 3, 2005. p. 448.

AUGUSTO, A.Q.; PACHALY, J.R. Princípios físicos da ultra-sonografia – Revisão bibliográfica. **Arquivos de Ciências Veterinárias e Zoologia**. v. 3, n. 1, p. 61-65, 2000.

BELTRÁN, J.A.; RONCALÉS, P. Determinación de la textura.. In: CAÑEQUE, V.; SAÑUDO, C. **Estandarización de las metodologías para evaluar la calidad del producto (animal vivo, canal, carne y grasa) en los rumiantes**. Ministerio de Educación y Ciencia. Madrid, España. Monografías INIA: Serie Ganadera n. 3, p. 237-242, 2005. p. 448.

BERGEN, R.D. et al. Use of the real-time ultrasound to evaluate live animal carcass traits in young performance-tested beef bulls. **Journal of Animal Science**. v.73, n. 3, p. 2300-2307, 1997.

BERIAIN, M.J. et al. Análisis de la composición en ácidos grasos de la grasa animal. In: CAÑEQUE, V.; SAÑUDO, C. **Estandarización de las metodologías para evaluar la calidad del producto (animal vivo, canal, carne y grasa) en los rumiantes**. Ministerio de Educación y Ciencia. Madrid, España. Monografias INIA: Serie Ganadera, n. 3, p. 282-290, 2005a. p. 448.

BERIAIN, M.J.; INSAUSTI, K.; INDURAIN, G.; SARRIES, M.V. **Análisis de los compuestos volátiles de la carne**. In: CAÑEQUE, V.; SAÑUDO, C. Estandarización de las metodologías para evaluar la calidad del producto (animal vivo, canal, carne y grasa) en los rumiantes. Ministerio de Educación y Cultura. Madrid, España. Monografias INIA: Serie Ganadera, n. 3, p. 423-428, 2005b. p. 448.

BISCEGLI, C.I. **Conceitos da física do ultra-som**. In: Workshop de ultrassonografia para avaliação de carcaças bovinas, Uberaba, 2006. p. 16.

BLANCO, D.; REYES, J.E. Analítica microbiológica básica para determinar la vida útil de la carne de rumiantes. In: CAÑEQUE, V.; SAÑUDO, C. **Estandarización de las metodologías para evaluar la calidad del producto (animal vivo, canal, carne y grasa) en los rumiantes**. Ministerio de Educación y Ciencia. Madrid, España. Monografias INIA: Serie Ganadera, n. 3, 2005. p. 448.

BRETHOUR, J.R. The repeatability and accuracy of ultrasound in measuring backfat of cattle. **Journal of Animal Science**. v. 70, n. 5, p.1039-1044, 1992.

BRUCKMAIER, R.M.; LEHMANN, E.; HUGI, W. Ultrasonic measurement of longissimus dorsi muscle and backfat associated with metabolic and endocrine traits, during fattening of intact and castrate male cattle. **Livestock Production Science**. v. 53, p.123-134, 1998.

CAÑEQUE, V. et al. **Producción de carne de cordero**. Ministerio de Agricultura, Pesca y Alimentación. Colección Técnica, 1989. p. 520.

CAÑEQUE, V.; SAÑUDO, C. **Metodología para el estudio de la calidad de la canal y de la carne en rumiantes**. Ministerio de Ciencia y Tecnología. Instituto Nacional de Investigación y Tecnología Agraria y Alimentaria. Madrid, España. Monografías INIA: Ganadera, n. 1, 2000. p. 255.

CAÑEQUE, V.; SAÑUDO, C. **Estandarización de las metodologías para evaluar la calidad del producto (animal vivo, canal, carne y grasa) en los rumiantes**. Ministerio de Educación y Ciencia. Madrid, España. Monografias INIA: Serie Ganadera, n. 3, 2005. p. 448.

CEZAR, M.F.; SOUSA, W.H. **Carcaças ovinas e caprinas: obtenção, avaliação e classificação**. Uberaba: Editora Agropecuária Tropical, 2007. p. 147.

COLOMER, F.; DUMONT, B.L.; MURILLO, N.L. Descripción del despiece ovino Aragonés y definición de un despiece de referencia normalizado. **Anales** del Instituto Nacional de Investigación Agraria, Serie: Producción Animal, n. 3, p. 79-108, 1972.

COLOMER, F. **La clasificación de las canales ovinas y bovinas**. Ministerio de Agricultura. Instituto Nacional de Investigaciones Agraria. Madrid, España. Serie: Producción Animal, n. 5, 1979. p. 320.

COLOMER, F.; DELFA, R.; SIERRA, I. Métodos normalizado para el estudio de los caracteres cuantitativos y cualitativos de las canales ovinas producidas en el área mediterránea, según los sistemas de producción. Ministerio de Agricultura, Pesca y Alimentación. Instituto Nacional de Investigaciones Agrarias. Madrid, España. **Cuadernos** n. 17, p. 20-41, 1988.

DE BOER, H. et al. Manual on E.A.A.P. reference methods for the assessment of carcass characteristics in cattle. **Livestock Production Science**. v. 1, p. 151-164, 1974.

DELFA, R. et al. Ultrasonic estimates of fat thickness, C measurement and Longissimus dorsi depht in Rasa Aragonesa ewes with same body condition score. Options Mediterranéennes, Serie A: Seminaries Mediterraneens. Etat corporel des brevis et chevres, n. 13, p. 25-30, 1991.

DELFA, R. et al. Ultrasound estimates of the carcass composition of live Aragón lambs. 43th Annual Meeting of the EAAP, Abstracts, sv. 6, v. 2, p. 364, 1992.

DELFA, R. et al. Ultrasonic estimates of fat thickness and *longissimus dorsi* muscle depth for predicting carcass composition of live Aragón lamb. **Small Ruminant Research**. v. 16, p. 159-164, 1995.

DELFA, R. et al. Ultrasonic measurements for predicting carcass quality and body fat depots in Ternasco of Aragon-Spain. 47th Annual Meeting of EAAP, Abstracts, S.5. 11, v. 2, p. 272, 1996.

DELFA, R. **Los ultrasonidos como predictors del reparto del tejido adipose y de la composición tisular de la canal de cabras adultas**. Tesis Doctoral. Facultad de Veterinária. Universidad de Zaragoza. Zaragoza, España, 2004. p. 230.

DELFA, R. et al. Predicción in vivo de la composición de la canal: técnica de los ultrasonidos y puntuación de la condición corporal. In: CAÑEQUE, V.; SAÑUDO, C. **Estandarización de las metodologías para evaluar la calidad del producto (animal vivo, canal, carne y grasa) en los rumiantes**. Ministerio de Educación y Ciencia. Madrid, España. Monografias INIA: Serie Ganadera, n. 3, p. 61-87, 2005. p. 448.

DÍAZ, M.T. et al. Valor nutritivo de la carne. Determinación del contenido energético. In: CAÑEQUE, V.; SAÑUDO, C. **Estandarización de las metodologías para evaluar la calidad del producto (animal vivo, canal, carne y grasa) en los rumiantes**. Ministerio de Educación y Ciencia. Madrid. España. Monografias INIA: Serie Ganadera, n. 3, p. 274-281, 2005a. p. 448.

DÍAZ, M.T. et al. Fracciones lipídicas de la grasa intramuscular. In: CAÑEQUE, V.; SAÑUDO, C. **Estandarización de las metodologías para evaluar la calidad del producto (animal vivo, canal, carne y grasa) en los rumiantes**. Ministerio de Educación y Ciencia. Madrid, España. Monografías INIA: Serie Ganadera, n. 3, p. 291-299, 2005b. p. 448.

FORTIN, A.; SHRESTHA, J.N.B. In vivo estimation of carcass meat by ultrasound in ram lambs slaughtered at a live weight of 37 k. **Animal Production**. n. 43, p. 469-475, 1986.

FUENTE, J. et al. Determinación de los pigmentos de la carne por espectrofotometría. In: CAÑEQUE, V.; SAÑUDO, C. (ed.) **Estandarización de las metodologías para evaluar la calidad del producto (animal vivo, canal, carne y grasa) en los rumiantes**. Ministerio de Educación y Ciencia. Madrid, España: Monografías INIA: Serie Ganadera, n. 3, p. 226-236, 2005. p. 448.

GARCIA REGUEIRO, J.A.; MARASCHIELLO, C. Oxidación lipídica de la carne. In: CAÑEQUE, V.; SAÑUDO, C. **Estandarización de las metodologías para evaluar la calidad del producto (animal vivo, canal, carne y grasa) en los rumiantes**. Ministerio de Educación y Ciencia. Madrid, España. Monografias INIA: Serie Ganadera, n. 3, p. 300-312, 2005. p. 448.

GIL, M.; OLIVER, M.A.; PANEA, B. Fibras musculares y longitud del sarcómero: métodos de análisis. In: CAÑEQUE, V.; SAÑUDO, C. **Estandarización de las metodologías para evaluar la calidad del producto (animal vivo, canal, carne y grasa) en los rumiantes**. Ministerio de Educación y Ciencia. Madrid, España. Monografías INIA: Serie Ganadera, n. 3 p. 353-365, 2005. p. 448.

GOYACHE, F. Crecimientos, consumes y medidas corporales. In: CAÑEQUE, V.; SAÑUDO, C. (eds.) **Estandarización de las metodologías para evaluar la calidad del producto (animal vivo, canal, carne y grasa) en los rumiantes**. Ministerio de Educación y Ciencia. Madrid, España. Monografías INIA: Serie Ganadera, n. 3, p. 11-23, 2005. p. 448.

GRAU, R.; HAMM, R. Eine einfache methode zur bestimmung der wasserbindung in muskel. **Naturwissenchaften**. v. 40, p. 29-30, 1953.

GUERRERO, L. Panel entrenado. In: CAÑEQUE, V.; SAÑUDO, C. (eds.) **Estandarización de las metodologías para evaluar la calidad del producto (animal vivo, canal, carne y grasa) en los rumiantes**. Ministerio de Educación y Ciencia. Madrid, España. Monografías INIA: Serie Ganadera, n. 3, p. 397-408, 2005. p. 448.

HAMMOND, J. **Growth and development of mutton quality in sheep**. London and Edimburg: Oliver and Boyd, Ed., 1932. p. 280.

HOPKINS, D.L. The usefulness of muscle area as a predictor of lamb composition. Proceedings Australian Society Animal Production, v. 18, p. 493 (Abstract), 1989.

HORNSEY, H.C. The colour of cooked curted pork estimation of the nitric-oxide heam pigments. **J. Science Food Agric**. v. 7, p. 534-540, 1956.

HOUGHTON, P.L.; TURLINGTON, L.M. Application of ultrasound for feeding and finishing animals. **Journal of Animal Science**. v. 70, n. 4, p. 930-941, 1992.

HUXLEY, J.S. **Problems of relative growth**. London: Methuen, 1932. p. 276.

ISO 8586-1- Sensory analysis. General guidance for the selection, training and monitoring of assessors. Part 1: selected assessors. Genebra, 1993. p. 26.

ISO 11035- Sensory analysis. Identification and selection of descriptors for establishing a sensory profile by a multidimensional approach. Genebra, 1994. p. 26.

JARDIM, R.D. et al. Características produtivas e comerciais de cordeiros da raça Corriedale criados em distintos sistemas nutricionais. **Revista Brasileira de Agrociência**. Pelotas, v. 6, n. 3, p. 239-242, 2000.

JARDIM, R.D. et al. Composição tecidual e química da paleta e da perna em ovinos da raça Corriedale. **Revista Brasileira de Agrociência**. Pelotas, v. 13, n. 2, p. 231-236, 2007.

LAWES, J.B.; GILBERT, J.H. On the composition of oxen, sheep and pigs and their increase while fattening. **Journal Roy Agr. Soc. Eng**. v. 21, p. 433--473, 1860.

LÓPEZ, M. Crecimiento y desarrollo en la especie ovina. In: SAÑUDO, C.; CEPERO, R. (eds.) **Ovinotecnia: Producción y economia en la espécie ovina**. Zaragoza, España: Prensas Universitarias de Zaragoza, p. 277-299, 2009. p. 494.

MACFIE, H.J.H. et al. Designes to balance the effect of order of presentation and first order carryover effects in hall test. **Journal of Sensory Studies**. v. 4, n. 2, p. 129-148, 1989.

MCLAREN, D.G.; NOVAKOFSKI, D.F.; PARRETT, L.L. A study of operator effects on ultrasound measures of fat depht and longissimus muscle area in cattle, sheep and pigs. **Journal of Animal Science**. v. 69, n. 1, p. 54-62, 1991.

MEAT AND LIVESTOCK COMMISSION. Lamb Carcase Production. Sheep Carcase Classification, 1983.

MEILGAARD, M.; CIVILLE, G.V.; CARR, B.T. **Sensory evaluation techniques**. Boca Raton: CRC Press, v. 2, 1987. p. 387.

MENDIZABAL, J.A. et al. Medida del grado de veteado de la carne mediante análisis de imagen. In: CAÑEQUE, V.; SAÑUDO, C. (Ed.) **Estandarización de las metodologías para evaluar la calidad del producto (animal vivo, canal, carne y grasa) en los rumiantes**. Ministerio de Educación y Ciencia. Madrid, España. Monografías INIA: Serie Ganadera, n. 3, p. 251-256, 2005. p. 448.

MOLINERO, C. et al. Determinación de la proteolisis miofibrilar por electroforesis en gel poliacrilamida (SDS-PAGE). In: CAÑEQUE, V.; SAÑUDO, C. **Estandarización de las metodologías para evaluar la calidad del producto (animal vivo, canal, carne y grasa) en los rumiantes**. Ministerio de Educación y Ciencia. Madrid, España. Monografias INIA: Serie Ganadera, n. 3, p. 372-380, 2005. p. 448.

MOSKOWITZ, H.R. **Product testing and sensory evaluation of foods**: Marketing and R&D approaches. Westport: Food and Nutrition Press, 1983. p. 605.

MÜLLER, L. **Normas para avaliação de carcaças e concurso de carcaças de novilhos**. Universidade Federal de Santa Maria, Departamento. de Zootecnia. Santa Maria, 1987. p. 13.

MUÑOZ, A.M. **Analise Descriptivo – Desarrollo de descriptores**. In: ALMEIDA, T.C.A. Avanços em análise sensorial. São Paulo: Livraria Varela, p. 23-34, 1999.

MURRAY, J.A. Meat production. **Journal of Agricultural Science**. Cambridge, v. 9, p. 174-181, 1919.

OLIVÁN, M. Espectroscopía en el infrarrojo cercano (NIRS) para el control de calidad de la carne. In: CAÑEQUE, V.; SAÑUDO, C. **Estandarización de las metodologías para evaluar la calidad del producto (animal vivo, canal, carne y grasa) en los rumiantes**. Ministerio de Educación y Ciencia. Madrid, España. Monografias INIA: Serie Ganadera, n. 3, p. 322-329, 2005. p. 448.

OLIVÁN, M. et al. Determinación de la composición química de la carne: humedad, cenizas, grasa, proteína y colágeno. In: CAÑEQUE, V.; SAÑUDO, C. (ed.) **Estandarización de las metodologías para evaluar la calidad del producto (animal vivo, canal, carne y grasa) en los rumiantes**. Ministerio de Educación y Ciencia. Madrid, España. Monografías INIA: Serie Ganadera, n. 3, p. 259-273, 2005. p. 448.

OSÓRIO, J.C.S. et al. **Métodos para avaliação da produção de carne ovina: in vivo, na carcaça e na carne**. Pelotas: Editora e Gráfica Universitária – UFPEL, 1998. p. 107.

OSÓRIO, J.C.S. et al. Estudio de tres sistemas de producción de carne en corderos Polwarth. **Revista Brasileira de Agrociência**. Pelotas, v. 5, n. 2, p.124-130, 1999.

OSÓRIO, J.C.S. et al. **Qualidade, morfologia e avaliação de carcaças**. Pelotas, RS: Editora e Gráfica Universitária – UFPEL, 2002a. p. 195.

OSÓRIO, J.C.S. et al. Produção de carne em cordeiros cruza Border Leicester com ovelhas Corriedale e Ideal. **Revista Brasileira de Zootecnia**. Viçosa, v. 31, n. 3, supl., p.1469-1480, 2002b.

OSÓRIO, J.C.S.; OSÓRIO, M.T.M. **Produção de carne ovina: Técnicas de avaliação "in vivo" e na carcaça**. 2. ed. Pelotas: Editora Universitária PREC/UFPEL, 2005b. p. 82.

OSÓRIO, M.T.M.; OSÓRIO, J.C.S.; ROTA, E. Características sensoriais da carne ovina. In: Simpósio Paranaense de Ovinocultura, 12, Maringá. Anais..., Maringá, p. 102-116, 2005.

OSÓRIO, J.C.S.; OSÓRIO, M.T.M.; SILVA SOBRINHO, A.G. Morfologia e avaliação de carcaça ovina. In: SILVA SOBRINHO, A.G. et al. (eds.) **Produção de carne ovina**. 1.ed. Jaboticabal: Funep, p. 69-127, 2008. p. 228.

OSÓRIO, J.C.S. et al. Fatores (lote/procedência e genótipo) que influem e relação entre avaliação in vivo e na carcaça em cordeiros. **Pubvet**. Londrina, v. 3, n. 8, Ed. 69, Art. 523, 2009.

OSÓRIO, J.C.S. et al. Critérios para abate do animal e qualidade da carne. **Revista Agrarian**. Dourados, v. 5, n. 18, p. 433-443, 2012a.

OSÓRIO, J.C.S. et al. Avaliação da carcaça de caprinos e ovinos. **Pubvet**. Londrina, v. 6, n. 23, Ed. 209, Art. 1403, 2012b.

OSÓRIO, J.C.S. et al. Terminação de cordeiros. **Pubvet**. Londrina, v. 6, n. 23, Ed. 210, Art. 1402, 2012c.

PALSSON, H. Meat qualities in the sheep with special reference to Scottish breeds and crosses. I. Carcass measurements and "sample joints" as indices of quality and composition. **Journal of Agricultural Science**. Cambridge, v. 29, p. 544-626, 1939.

PINHEIRO, R.S.B.; JORGE, A.M.; YOKOO, M.J. Correlações entre medidas determinadas in vivo por ultrassom e na carcaça de ovelhas de descarte. **Revista Brasileira de Zootecnia**. Viçosa, v. 39, n. 5, p. 1161-1167, 2010.

PLA TORRES, M. Capacidad de retención de agua. In: CAÑEQUE, V.; SAÑUDO, C. **Estandarización de las metodologías para evaluar la calidad del producto (animal vivo, canal, carne y grasa) en los rumiantes**. Ministerio de Esducación y Ciencia. Madrid, España. Monografías INIA: Serie Ganadera, n. 3, p. 243-250, 2005. p. 448.

QUEIROZ, M.I.; TREPTOW, R.O. **Análise sensorial para avaliação da qualidade dos alimentos**. 1.ed. Rio Grande: Editora FURG, 2006. p. 268.

RIPOLL, G.; JOY, M.; SANZ, A. Estimation of carcass composition by ultrasound measurements in 4 anatomical locations of 3 commercial categories of lamb. **Journal of Animal Science**. v. 88, n.10, p. 3409-3418, 2010.

SAEZ, E.; SAÑUDO, C. **Variaciones de los escandallos de ternasco**. Incidencias en los resultados económicos. Instituto de Economia y Producciones Ganaderas del Ebro, C.S.I.C., Universidad de Zaragoza, Zaragoza, España, n. 45, 1978. p. 17.

SAÑUDO, C.; SIERRA, I. **Calidad de la canal y de la carne en la especie ovina**. Monografias del Consejo General de Colegios Veterinarios. Ovinos y Caprinos. Madrid, España, p. 207-254, 1993.

SAÑUDO, C. et al. **Propuesta de muestreo**. In: CAÑEQUE, V; SAÑUDO, C. Metodología para el estudio de la calidad de la canal y de la carne en rumiantes. Ministerio de Ciencia y Tecnología. Monografías INIA: Ganadera n. 1, p. 139-144, 2000. p. 255.

SAÑUDO, C.; OSÓRIO, M.T.M. **Curso de análisis sensorial**. Pelotas: Universidade Federal de Pelotas, 2004. p. 150.

SAÑUDO, C.; CAMPO, M.M. Calidad de la carne de vacuno. In: SAÑUDO, C.; JIMENO, V.; CERVIÑO, M. (ed.) **Producción de ganado vacuno de carne y tipos comerciales en España**. 1.ed. Madrid, España: Schering-Ploug, p. 207-235, 2008.

SÁRRAGA, C.; GIL, M. Principales enzimas que intervienen en la maduración de la carne. In: CAÑEQUE, V.; SAÑUDO, C. **Estandarización de las metodologías para evaluar la calidad del producto (animal vivo, canal, carne y grasa) en los rumiantes**. Ministerio de Educación y Ciencia. Madrid, España. Monografias INIA: Serie Ganadera, n. 3, p. 366-371, 2005. p. 448.

SIERRA, I. **La conformación en el ganado ovino: Su influencia en el rendimiento canal y en el despiece**. Instituto de Economía y Producciones Ganaderas del Ebro (I.E.P.G.E.), Universidad de Zaragoza, Zaragoza, España, n. 5, 1970. p. 14.

SIERRA, I. **Producción de cordero joven y pesado en la raza Rasa Aragonesa**. I.E.P.G.E. n.18, 1973. p. 28.

SIERRA, I. **El ternasco aragonés: descripción y características fundamentales**. Instituto de Economía y Producciones Ganaderas del Ebro (I.E.P.G.E.), Universidad de Zaragoza, España, n. 19, 1974. p. 65.

SILVA, S.; AZEVEDO, J.; MONTEIRO, A. Estimativas da composição da carcaça de borregos a partir de medidas por ultrassons ao nível da 13ª vértebra dorsal e entre as 3ª e 4ª vértebras lombares. **Revista Portuguesa de Zootecnia**. Vila Real, n. 1, p. 77-82, 1994.

SILVA, D.J.; QUEIROZ, A.C. **Análise de alimentos: métodos químicos e biológicos**. 3.ed. Viçosa: Editora Universidade Federal de Viçosa, 2002. p. 235.

SILVA SOBRINHO, A.G.; SILVA, A.M.A. Produção de carne ovina. **Revista Nacional da Carne**. n. 285, p. 32-44, 2000.

SILVA SOBRINHO, A.G.; OSÓRIO, J.C.S. Aspectos quantitativos da produção de carne ovina. In: SILVA SOBRINHO, A.G. et al. (ed.) **Produção de carne ovina**. 1.ed. Jaboticabal: Funep, p. 1-68, 2008. p. 228.

SIQUEIRA, E.R.; ROÇA, R.O.; FERNANDES, S. Características sensoriais da carne de cordeiros das raças Hampshire Dow, Santa Inês e mestiços Bergamacia X Corriedale abatidos com quatro distintos pesos. **Revista Brasileira de Zootecnia**. Viçosa, v. 31, n. 3, p. 1269-1272, 2002.

STONE, H.; SIDEL, J.L. Quantitative descriptive analysis: developments, applications, and the future. **Food Techology**. v. n, 8, p. 48-52, 1998.

SUGUISAWA, L. **Ultrassonografia para predição das características e composição da carcaça de bovinos**. Dissertação (Mestrado) Piracicaba, SP, 2002. p. 70.

SZCZESNIAK, A. Recent devolopements in solving consumer-oriented texture problems. **Food Tecnology**. Chicago, v. 33, n. 10, p. 61-66, 1979.

TEIXEIRA, A.; DELFA, R. Utilização de ultra-sons na predição da composição de carcaças de caprinos e ovinos. **Anais** da 43ª Reunião Anual da Sociedade Brasileira de Zootecnia, João Pessoa, PB, p. 576-586, 2006.

TEIXEIRA, A. et al. In vivo estimation of lamb carcass composition by real-time ultrasonography. **Meat Science**. v. 74, n. 2, p. 289-295, 2006.

TIMON, V.M.; BICHARD, M. Quantitative estimates of lamb carcass composition. 1. Sample joints. **Animal Production**. v. 7, p.173-181, 1965.

THWAITES, C.J.; YEATES, N.T.M.; POGUE, R.F. Objective appraisal of intact lamb and mutton carcasses. **Journal of Agricultural Science**. Cambridge, v. 63, p. 415-420, 1964.

VERGARA, H.; GALLEGO, L. Composición de la canal ovina. In: CAÑEQUE, V.; SAÑUDO, C. **Metodología para el estudio de la calidad de la canal y de la carne en rumiantes**. Ministerio de Ciencia y Tecnología. España. Monografías INIA: Ganadera n. 1, p. 125-136, 2000. p. 255.

Seção 21

O *Flavor* e o Aroma da Carne Ovina

Coordenadora:
Marta Suely Madruga

Capítulo 34

O *Flavor* e o Aroma da Carne Ovina

Marta Suely Madruga[1]

Formação do aroma cárneo

O aroma é um dos atributos mais importantes da carne cozida. Entre as carnes brancas e vermelhas de maior expressão comercial, a carne bovina tem sido a mais pesquisada, do ponto de vista aromático, enquanto a ovina e a caprina têm recebido pouca atenção.

Segundo Mottram (1991), no período de 1960 a 1990 mais de 70 publicações reportaram os voláteis da carne bovina, enquanto 11 publicações se referiram aos voláteis de carne ovina e apenas três aos voláteis da carne caprina. Posteriormente, Elmore e Mottram (2009), Elmore (2009) enfatizaram que mais de 1.000 compostos voláteis foram identificados em carne cozida, e um número muito maior foi identificado em carne bovina, comparado ao da carne suína, ovina e de frango.

Detalhando-se os resultados dessas pesquisas, observa-se que nos anos 1970 a 1990 os trabalhos eram voltados para identificação e quantificação dos compostos voláteis (chaves) responsáveis pelo *flavor* característico da carne caprina ou ovina. Recentemente, as pesquisas sobre voláteis em carne caprina e ovina, que ainda são escassos, têm sido direcionadas para melhor compreensão da ação de fatores pré e pós-abate na qualidade aromática dessas duas espécies (Elmore *et al.*, 2000; 2005; Madruga *et al.*, 2000; Rousset-Akrim *et al.*, 1997; Sutherland e Ames, 1995).

Em geral, a carne crua tem pouco aroma e apenas *flavor* de sangue, fazendo-se necessário o processo de cozimento para que o aroma cárneo e o *flavor* característico de diferentes espécies sejam formados (Mottram, 1991). Durante o cozimento, uma série complexa de reações induzidas termicamente ocorre entre os componentes não voláteis, denominados precursores, dos tecidos magros/músculos e gordurosos para originar compostos voláteis que contribuem para a sensação do aroma que é percebido (Mottram, 1998; Madruga 1994).

O processo de cozimento é essencial para a formação do aroma cárneo. A grande diversidade das condições de cozimento da carne resulta nas enormes diferenças frequentemente observadas nos perfis aromáticos das carnes cozidas. Quando uma carne crua é submetida ao processo de cozimento, o *flavor* é formado a partir de duas reações principais: a reação de Maillard, entre os aminoácidos e açúcares redutores, a qual é responsável pelo aroma cárneo, aroma de carne assada, de carne cozida (Elmore e Mottram, 2009); a degradação dos lipídios gera compostos responsáveis pelos diferentes aromas das espécies (Wasserman e Talley, 1968; Pearson *et al.*, 1973; Elmore e Mottram, 2009).

Pesquisadores têm relacionado os produtos da oxidação lipídica como os principais contribuintes do *flavor* e odor específico para as diferentes espécies de carne vermelhas, observando que o *flavor* e odor característico das espécies são representados por uma mistura de compostos, cada um tendo seu próprio limiar de detecção e estando presente em diferentes concentrações.

O aroma e o *flavor* da carne ovina

Ovelhas são animais produtores de carne distribuídas em todo o mundo, e que provavelmente sejam consumidas em todos os países. Não existe tabu religioso

---

[1] Professora Associada do Departamento de Engenharia de Alimentos da Universidade Federal da Paraíba – João Pessoa – PB.

ou cultural relacionado ao consumo da carne ovina, o que contrasta com os tabus existentes ao consumo da carne bovina, pelos hindus e da carne suína, pelos muçulmanos e judeus. No entanto, muitos consumidores evitam a carne ovina, alegando seu cheiro (especialmente durante o cozimento) e/ou seu *flavor*. Segundo Wong *et al.* (1975a, b) os chineses utilizam uma expressão idiomática "soo", que significa "suado, azedo" para designar o "desagradável" *flavor* da carne ovina cozida.

Mesmo antes do cozimento, a carne ovina apresenta seu aroma característico; a origem do odor característico da espécie ovina, seja na gordura, no músculo ou em ambos, tem sido objeto de estudos ao longo dos anos.

Em seu artigo clássico, Hornstein e Crowe (1963) propuseram que o músculo é responsável pelo aroma cárneo comum da carne cozida de ovinos, bovinos e suínos, enquanto a gordura seria a responsável pelas diferenças de *flavor* verificadas entre as espécies. Esta observação foi evidenciada no trabalho de Wasserman e Talley (1968) na afirmação de que a gordura ovina apresentava característica própria da espécie, a tal ponto que a adição de gordura ovina à carne de veado resultou na identificação errada dessa carne como ovina.

Posteriormente, Pearson *et al.* (1973) reportaram que avaliadores sensoriais não distinguiram extratos aquosos aquecidos de carnes bovina e ovina, mas ao se adicionar gordura das espécies aos respectivos extratos eles notaram as diferenças entre ambos, embora não pudessem identificar cada espécie. Ao avaliarem amostras de gordura ovina cozida, estas foram claramente diferenciadas das amostras de gordura bovina cozida.

As pesquisas envolvendo análises instrumentais, voltadas ao entendimento e identificação do aroma característico da carne ovina vêm ajudando a desvendar os mistérios do *flavor* ovino. São centradas na captura e identificação dos compostos voláteis liberados durante o processo de cozimento, utilizando-se técnicas de CG-EM – cromatografia gasosa e espectrometria de massa. A aplicação desta técnica levou à identificação de inúmeros compostos voláteis envolvidos no aroma da carne ovina (Elmore *et al.*, 2000, 2005; Young e Braggins, 1999); no entanto, é consenso geral que o aroma da carne cozida não é o resultado de um único constituinte químico, mas a interação sensorial de vários compostos voláteis, cada um tendo o seu próprio limiar de detecção e cada um presente em diferentes concentrações.

Os trabalhos pioneiros de caracterização do aroma ovino foram desenvolvidos pelo grupo de pesquisadores da Nova Zelândia, liderado por Wong *et al.* (1975a, b), os quais defenderam a hipótese de que certos ácidos graxos com cadeias ramificadas com grupo metil, presentes na gordura subcutânea dos cordeiros, seriam os componentes diretamente responsáveis pelo odor "ovino" característico (Figura 34.1). Esta tese foi reforçada por análise sensorial, na qual o odor "ovino" foi relacionado à presença de ácido 4-metil octanoico e 4-metil nonanoico. Seguindo a mesma linha de raciocínio, Breannand *et al.* (1989), estudando as propriedades aromáticas e os valores de *threshold* (limiar) dos ácidos graxos de cadeias ramificadas, reportaram que o ácido graxo 4-etil octanoico apresentou o menor valor de *threshold* entre os 23 ácidos analisados, observando ainda que ácidos graxos contendo ramificações na posição "4" apresentaram odores característicos de "ovino e caprino", assim como ácidos graxos contendo cadeias com oito átomos de carbono.

Ha e Lindsay (1990) relataram que, embora o músculo ovino apresentasse baixas concentrações dos ácidos 4-metil octanoico e 4-metil nonanoico, na gordura subcutânea estes eram encontrados em elevados percentuais. A seguir, Kim e Lindsay (1993) reportaram que, na carne caprina das raças Korean Black e American White, os ácidos graxos 4-metil octanoico e 4-etil octanoico foram os principais voláteis do aroma "caprino", enquanto o *flavor* da carne caprina e ovina estava associado, respectivamente, à presença dos ácidos graxos 4-etil-octanoico e 4-metil-octanoico.

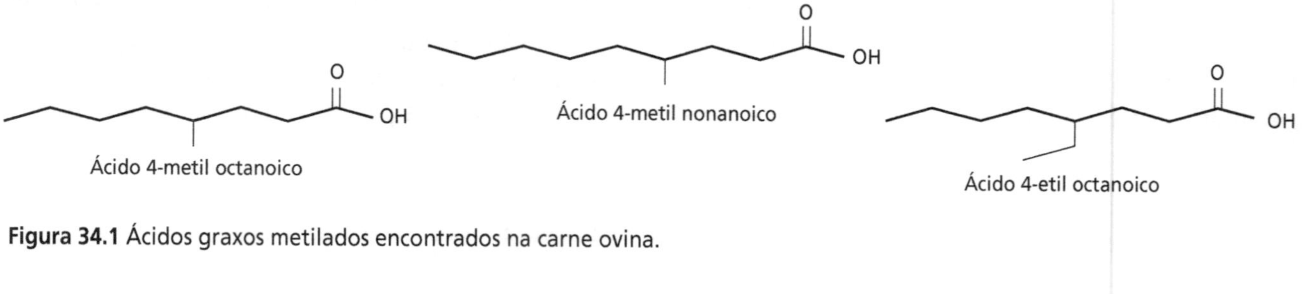

Figura 34.1 Ácidos graxos metilados encontrados na carne ovina.

Sutherland e Ames (1995), Young *et al.* (1997) também indicaram os ácidos graxos 4-metil octanoico e 4-metil nonanoico como sendo os responsáveis pelo *flavor* característicos de ovinos. Young *et al.* (1997) afirmaram que ácidos graxos ramificados de cadeia média, como o 4-metil nonanoico, eram importantes contribuintes do aroma e *flavor* característicos da carne ovina.

Embora os ácidos graxos metilados sejam tidos como participantes do aroma característico das espécies caprinas e ovinas, Crouse *et al.* (1983) não encontraram nenhuma correlação entre eles e a intensidade do aroma ovino. Madruga *et al.* (2000) verificaram ausência dos ácidos 4-metil octanoico e 4-metil nonanoico em carne de cabritos castrados e inteiros. Madruga *et al.* (2009) não detectaram ácidos metilados em carne caprina ao comparar o perfil de voláteis extraídos por diferentes técnicas, justificando o fato de que ácidos metilados ocorrem em maiores concentrações na gordura subcutânea, quando comparada ao músculo.

Afora a participação dos ácidos graxos de cadeias ramificadas na formação do *flavor* característico da espécie ovina, outras pesquisas defendem que compostos voláteis como alquil-fenóis (Ha e Lindsay, 1991); fenóis (Nixon *et al.*, 1979; Lorenz *et al.*, 1983); pirazinas, piridinas (Buttery *et al.*, 1977), tiofenóis (Ha e Lindsay, 1991) também contribuem para esse aroma. Ha e Lindsay (1991) propuseram que os compostos fenólicos presentes na gordura ovina contribuíram mais intensamente para a formação do aroma característico de ovino e caprino em comparação com outras espécies.

Vale citar que, considerando-se a grande contribuição da gordura no *flavor* característico da carne cozida, vários pesquisadores defendem que os produtos da oxidação das gorduras também são importantes contribuintes para *flavor* ovino (Young e Braggins, 1999). Compostos carbonílicos, alcanos, aldeídos, cetonas, álcoois e lactonas têm sido referenciados como os principais produtos da oxidação das gorduras.

Outros compostos que contribuem para o aroma cárneo comum da carne cozida são citados como contribuintes do *flavor* da carne ovina: pirazinas, piridinas, sulfeto de hidrogênio e outros compostos sulfurados (tiofenos, tiazoles). Rota e Schieberle (2006) mostraram que furaneol foi o composto-chave do *flavor* da carne ovina cozida; no entanto, não contribuiu para o aroma da carne ovina crua. O ácido 4-etil octanoico e o *trans*-4,5,epoxy-(*Eo*)-2-*decenal* apresentaram-se como compostos que contribuem para o aroma da carne ovina, crua ou cozida.

Fatores que afetam o *flavor* e o aroma da carne ovina
Dieta

Em sua extensa revisão sobre "Efeito dos ácidos graxos na qualidade da carne", Wood *et al.* (2003) apresentaram farto material sobre o conhecimento e os estudos de manipulação do perfil de ácidos graxos na carne de ovinos, bovinos e suínos. Estes estudos vêm sendo direcionados para a melhoria dos índices de qualidade dessas carnes, por meio de mudanças no perfil de ácidos graxos do tecido gorduroso obtidas pela alimentação do animal, utilizando-se fontes vegetais (sementes oleaginosas, algas) e animais (óleos de peixe) ricas em ácidos graxos poli-insaturados (PUFA). Esses autores defendem que a composição de ácidos graxos pode ser manipulada pela dieta, quando se objetiva alterar a vida de prateleira e o *flavor* da carne de animais ruminantes, mesmo se sabendo que para esses animais o rúmen hidrogeniza parte dos ácidos graxos poli-insaturados presentes na dieta. Considerando que modificações da composição dos ácidos graxos na carne ovina podem ser alcançadas por meio de mudanças na dieta, vários autores têm revisado esse tópico (Melton, 1990; Wood *et al.*, 2003; Raes *et al.*, 2004; Vasta e Priolo, 2006).

De acordo com Elmore e Mottram (2009), muitos trabalhos almejam modificar a composição dos ácidos graxos, seja pelo aumento da concentração total de ácidos graxos poli-insaturados, seja pelo aumento das quantidades dos ácidos graxos poli-insaturados *n-3*, em particular os poli-insaturados de cadeia longa C20:5 *n-3* (ácido eicosapentanoico) e C22:6 *n-3* (ácido docosa-hexanoico). No entanto, a modificação na composição lipídica da dieta dos ruminantes resultará em mudanças do perfil lipídico de suas carnes, o que provavelmente afetará seu *flavor* ou aroma.

Fisher *et al.* (2000) reportaram que consumidores britânicos preferem carne assada de ovelhas Suffolk alimentadas a pasto, quando comparada à de ovelhas alimentadas com concentrados, justificando que maior intensidade de *flavor* "ovino" foi detectado em ovelhas alimentadas a pasto. No entanto, consumidores espanhóis tiveram preferência pela carne de ovinos alimentados com concentrados, mesmo tendo descrito a carne ovina com as mesmas características utilizadas pelos britânicos (Sãnudo *et al.*, 1998).

Elmore *et al.* (2000) relataram que a adição de óleo de peixe em ração de ovinos resultou em aumento dos níveis de voláteis derivados dos ácidos *n-3*, em particular do aldeído (Z)-4-heptenal, o qual tem sido associado ao aroma desagradável de pastagem em carne ovina cozida (Young et al., 1999). No entanto, os voláteis formados a partir da reação de Maillard não foram afetados pela dieta.

Para Ponnampalam et al. (2002), suplementos de óleo de peixe na dieta mista de forragem e concentrado para ovinos resultaram em duplicação da concentração de ácidos graxos n-3 presentes nos fosfolipídios do músculo, mas houve decréscimo da palatabilidade da carne ovina.

Em outro estudo, Elmore et al. (2005) reportaram que a carne assada de ovinos suplementada com algas resultou em aumento considerável dos voláteis derivados dos lipídios, principalmente quando à suplementação com algas foi adicionado óleo de peixe – níveis de 1-penten-3-ol foram 20 vezes maiores em carne ovina suplementada com alga e óleo de peixe, quando comparada à suplementação com linhaça.

Raça e castração

O efeito da raça no *flavor* sobre a carne ovina tem sido reportado como de menor ação quando comparado à alimentação. Martinez-Cerezo et al. (2005), ao comparar o *flavor* da carne cozida de três raças de ovinos, observaram que as diferenças foram mínimas e nenhum efeito houve na aceitação da carne ovina.

Outros trabalhos também apresentaram pequeno efeito da raça sobre o *flavor* da carne ovina (Young et al., 2003). No entanto, Elmore et al. (2000), ao comparar o perfil de voláteis da carne de ovelhas Suffolk àquele de ovelhas Soay, uma raça nativa da Escócia, notaram que mais de 50 compostos foram detectados em maior concentração na carne de ovelhas Soay. Muitos desses compostos eram derivados da reação de Maillard (alkil-pirazinas, dimetilsulfeto, dimetiltrissulfeto). Quando as propriedades sensoriais da carne destas duas raças foram avaliadas, os provadores verificaram que a carne de ovelhas Soay era menos suculenta e adocicada, com *flavor* "ovino" normal, no entanto tinha mais dureza e rancidez (Fisher et al., 2000).

A utilização de animais machos inteiros para a produção de carne tem sido limitada, principalmente pela natureza agressiva do animal não castrado, o que poderá resultar em uma carne com baixa qualidade, considerando a redução de glicogênio durante o abate. Ames e Sutherland (1999) reportaram que a castração não alterou o perfil de voláteis da carne de ovinos abatidos com 12 e 30 semanas. No entanto, três voláteis tiofenóis foram identificados no tecido adiposo de ovelhas não castradas, estando estes ausentes na gordura de ovelhas castradas.

Idade e peso ao abate

Trabalhos referenciam o efeito da idade e do peso de abate; em geral se acredita que a carne ovina apresenta maior intensidade de aroma/*flavor* à medida que o animal é abatido com mais idade. Dados científicos fazem referência a essa observação popular. Young e Braggins (1999) reportaram o aroma de carne assada de ovelhas abatidas com três diferentes idades e três diferentes pesos de abate, observando que ovelhas abatidas com mais de 6 meses e 45 kg tiveram a preferência do painel sensorial, pois obtiveram maior pontuação para os atributos de aroma característico de carne ovina.

Sutherland e Ames (1996) encontraram maiores concentrações de vários ácidos graxos, incluindo os ácidos graxos metilados, no tecido adiposo de ovelhas abatidas com 30 semanas, em comparação àquelas abatidas com 12 semanas. O ácido 4-metil octanoico, em particular, estava presente em concentração suficiente para impactar o *flavor* da carne ovina. Ames e Sutherland (1999) encontraram maiores concentrações de alquil-fenóis no tecido adiposo das ovelhas abatidas com 30 semanas. Esses compostos podem contribuir para o *flavor* "pastoral" da carne de ruminantes (Young et al., 1999).

Técnicas laboratoriais utilizadas para extração de voláteis em carne ovina

Os compostos voláteis da carne, que são responsáveis por seu aroma, estão presentes em quantidades extremamente pequenas, em comparação a outros constituintes, entre os quais a água é o mais abundante (Madruga et al., (2009). Várias técnicas são utilizadas para *isolar* os componentes voláteis presentes na carne, tendo como base a utilização das propriedades físicas dos compostos, da matriz alimentar e da água.

Três técnicas de extração têm sido correntemente usadas para extração dos componentes voláteis da carne: destilação-extração simultânea (*simultaneous distillation/extraction* – SDE"), *Headspace* dinâmica de arrastamento em Tenax (*headspace adsorption on Tenax*) e microextração em fase sólida (SPME). Vale citar que, embora existam diferentes técnicas para extrair os compostos voláteis de sistemas cárneos, no que se refere à separação e identificação dos componentes aromáticos em extratos cárneos, a técnica mais comumente utilizada é a de CG/EM – *cromatografia gasosa acoplada à espectrometria de massa* (Madruga *et al.*, 2009).

A destilação-extração simultânea – SDE constitui uma das técnicas mais empregadas na análise dos aromas da carne cozida, pois combina destilação por vapor com extração por solventes em um equipamento de vidro denominado Likens-Nickerson (1964). É considerada uma técnica simples, que envolve pequeno volume de solvente, eficiente captura de voláteis e recuperação quantitativa de diferentes compostos; no entanto, uma vez que a destilação da amostra constitui uma etapa imprescindível do processo de extração, podem ocorrer degradação térmica e interação de diferentes componentes químicos levando à formação de contaminantes, ou ainda a perdas de compostos voláteis de baixo ponto de ebulição durante a etapa de concentração (Reineccius, 2007). Nesta metodologia, a amostra é dispersa na água aquecida à ebulição, os voláteis são carregados, em uma seção do aparelho, pelo vapor gerado, o qual se condensa posteriormente ao entrar em contato com o agente refrigerante do condensador (Figura 34.2). Esta técnica é empregada menos hoje do que no passado, mas ainda tem um grande valor (Reineccius, 2007).

A técnica *Headspace* dinâmica de arrastamento em Tenax tem sido aplicada ao estudo do aroma de carne cozida desde os anos 1980, provavelmente a mais utilizada na análise do aroma de carne. Essa técnica envolve o arraste dos compostos voláteis, que estão presentes na camada de *Headspace* do alimento, por um gás inerte, como nitrogênio ou hélio, seguido da captura dos voláteis em uma "armadilha" contendo um absorvente adequado, que irá reter os analitos voláteis (Figura 34.3). O agente adsorvente mais utilizado, o Tenax (2,6-diphenylene óxido de polímero), consiste em um polímero poroso com baixa afinidade por água e metanol, e de alta afinidade por compostos voláteis e semivoláteis (Reineccius, 2007). Após a captura, os voláteis coletados nessa "armadilha" são termicamente eluídos em um sistema de cromatografia gasosa (CG/DIC) ou espectrometria de massa (CG/EM), contendo uma versão modificada de seu sistema de injeção. Este sistema apresenta vantagens, como extração de uma ampla variedade de compostos com diferentes pontos de ebulição, formação mínima de contaminantes durante a extração; no entanto, tem

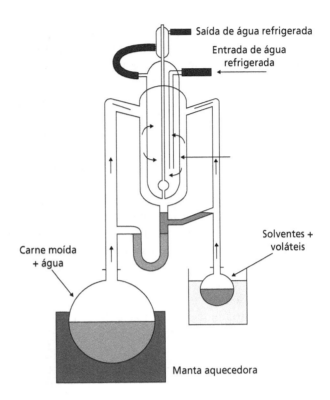

Figura 34.2 Representação do aparelho de Likens-Nickerson utilizado para extração de voláteis em amostras de carne. Adaptada de Elmore, 2009.

como desvantagem a necessidade de um sistema de injeção delicado e modificado, o qual costuma ser muito caro (Elmore, 2009).

A técnica de microextração em fase sólida (SPME) foi desenvolvida e introduzida como uma alternativa para a técnica de *Headspace* dinâmica de arrastamento em Tenax. É uma técnica prática que integra as etapas de amostragem, concentração, extração e in-

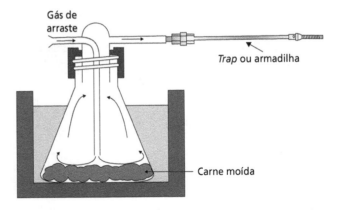

Figura 34.3 Representação da técnica de coleta de voláteis em amostras de carne por *Headspace* dinâmica de arrastamento em Tenax. Adaptada de Elmore, 2009.

jeção da amostra no sistema cromatográfico gasoso. A SPME consiste em um sistema coletor/injetor que possui uma agulha inerte, revestida de um material absorvente ou material adsorvente, posicionada acima do produto alimentar, antes da coleta dos compostos que deverão migrar a partir da matriz alimentar para o revestimento da agulha, sendo assim absorvidos ou adsorvidos (Figura 34.4). Os voláteis capturados serão dessorvidos termicamente do revestimento da agulha, posicionando-se a agulha no sistema de injeção do cromatógrafo. SPME é uma técnica de extração de aromas simples, que extrai uma ampla gama de compostos voláteis com diferentes pontos de ebulição sem que sejam formados agentes contaminantes. Sua limitação de uso está na capacidade de coleta de compostos aromáticos, que poderá ser rapidamente saturada tendo em vista a concentração da fase estacionária depositada na agulha coletora ser muito pequena (Reineccius, 2007).

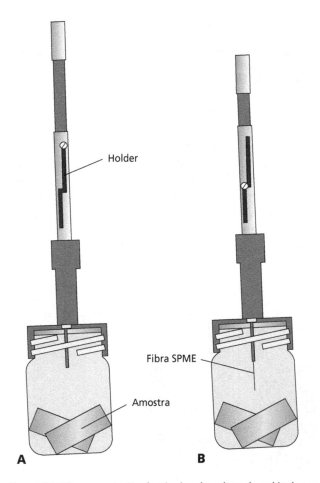

Figura 34.4 Representação da técnica de coleta de voláteis em amostras de carne por microextração em fase sólida (SPME). **A.** Fibra dentro da seringa. **B.** Fibra exposta. Adaptada de Madruga, 1994.

Separação e identificação dos compostos aromáticos da carne ovina

Os diferentes compostos presentes no extrato de aroma precisam ser separados e identificados, quando se deseja avaliar o perfil de voláteis da carne ovina. Em geral, a quantidade de material isolado é pequena, a qual contém muitos componentes com estruturas químicas diversas, em concentrações muito variáveis, observando-se que os compostos mais importantes estão frequentemente presentes em quantidades muito reduzidas. O sucesso de qualquer análise de voláteis depende principalmente da eficiência da separação e da sensibilidade do detector (Elmore, 2009; Elmore e Mottram, 2009).

Cromatógrafos gasosos acoplados a colunas capilares de sílica fundida são utilizados universalmente para análise de voláteis, para separar misturas complexas. A elucidação das estruturas químicas dos componentes separados cromatograficamente é o próximo passo na análise de um componente aromático isolado. A utilização de técnicas de CG-EM – cromatografia gasosa acoplada à espectrometria de massa – possibilita a análise direta dos componentes separados e fornece o meio mais eficiente para identificação dos componentes previamente separados.

Referências bibliográficas

AMES, J.; SUTHERLAND, M.M. Effect of castration and slaughter age on flavor of sheep meat. In: XIONG, Y.L.; HO C.-T., SHAHIDI, F. (ed.) **Quality attributes of muscle foods** (New York: Kluwer Academic, p. 147-156, 1999.

BREANNAND, C.P.; HA, J.K.; LINDSAY, R.C. Aroma properties and thresholds of some branched-chain and other minor volatile fatty acids occurring in milkfat and meat lipids. **Journal of Sensory Studies**, v. 4, p. 105-120, 1989.

BUTTERY, R.G. et al. Roasted lamb fat: basic volatile components. Journal **of Agricultural and Food Chemistry**. v. 25, p. 1227-1229, 1977.

CROUSE, J.D.; FERRELL, C.L.; CROSS, H.L. The effects of dietary ingredient, sex and slaughter weight on cooked meat flavour profile of market lamb. **Journal of Animal Sciences**. v. 57, p. 1146-1153, 1983.

ELMORE, J.S. Aroma. In: NOLLET, L.M. L.; TOLDRÁ, F. (eds.) **Handbook of Muscle Foods Analysis**. New York: CRC Press, p. 241-262, 2009.

ELMORE, J.S.; MOTTRAM, D.S. Flavour development in meat. In Kerry, J.P.; d Ledward, D. A. (eds.) **Improving the sensory and nutritional quality of fresh meat**: new technologies, Cambridge: Woodhead Publishing Limited, p. 111-146, 2009.

ELMORE, J.S. et al. The effects of diet and breed on the volatile compounds of cooked lamb. **Meat Science**. v. 55, p. 149-159, 2000.

ELMORE, J.S. et al. Dietary manipulation of fatty acid composition in lamb meat and its effect on the volatile aroma compounds of grilled lamb. **Meat Science**. v. 69, p. 233-242, 2005.

FISHER, A.V. et al. Fatty acid composition and eating quality of lamb types derived from four diverse breed x production systems. **Meat Science**. v. 55, p. 141-147, 2000.

HA, J.K.; LINDSAY, R.C. Distribution of volatile branched-chain fatty acids in perinephric fat of various red meat species. **Lebensmittel-Wissenschaft and-Technology**. v. 23, p. 433-440, 1990.

HA, J.K.; LINDSAY, R.C. Volatiles alkylphenols and thiophenol in species-related characterising flavors of red meats. **Journal of Food Science**. v. 56, p. 1197-1202, 1991.

HORNSTEIN, I.; CROWE, P.F. Meat flavor: lamb. **Journal of Agricultural and Food Chemistry**. v. 11, p. 147-149, 1963.

KIM, J.; LINDSAY, R.C. Volatile alkylphenols and thiophenol in species-related characterising flavors of red meats. **Journal of Food Science**. v. 56, n. 5, p. 1197-1202, 1993.

LIKENS, S.T.; NICKERSON, G.B. Detection of certain hop oil constituents in brewing products. **Proceedings of the American Brewing Chemists**. v. 5, p. 5-13, 1964.

LORENZ, G. et al. Identification of sheep liver volatiles. **Journal of Agricultural and Food Chemistry**. v. 31, p. 1052-1057, 1983.

MADRUGA, M.S. **Studies on some factors affecting meat flavour formation**. PhD Thesis. Department of Food Science and Technology. Reading Univ., Reading, p. 208, 1994.

MADRUGA, M.S. et al. Castration and slaughter age effects on panel assessment and aroma compounds of the "mestico" goat meat. **Meat Science**. v. 56, p.117-125, 2000.

MADRUGA, M.S. et al. Volatile flavour profile of goat meat extracted by three widely used techniques. **Food Chemistry**. v. 115, p. 1081-1087, 2009.

MARTINEZ-CEREZO, S. et al. Breed, slaughter weight and ageing time effects on sensory characteristics of lamb. **Meat Science**. v. 69, p. 571-578, 2005.

MELTON, S.L. Effects of feeds on flavor of red meat: a review. **Journal of Animal Sciences**. v. 68, p. 4421-4435, 1990.

MOTTRAM, D.S. Meat. In: MAARSE, H. (ed.) **Volatiles compounds in food and beverages.** New York: Marcel Dekker, p. 107-177, 1991.

MOTTRAM, D.S. Flavour formation in meat and meat products: a review. **Food Chemistry**. v. 62, p. 415-424, 1998.

NIXON, L.N. et al. Nonacidic constituents of volatiles from cooked mutton. Journal **of Agricultural and Food Chemistry**. v. 27, p. 355-359, 1979.

PEARSON, A.M. et al. Observations on the contribution of fat and lean to the aroma of cooked beef and lamb. **Journal of Animal Sciences**. v. 3, p. 511-515, 1973.

PONNAMPALAM, E.N. et al. Dietary manipulation of muscle long-chain omega-3 and omega-6 fatty acids and sensory properties of lamb meat. **Meat Science**. v. 60, p. 125-132, 2002.

RAES, K.; DE SMET, S.; DEMEYER, D. Effect of dietary fatty acids on incorporation of long chain polyunsaturated fatty acids and conjugated linoleic acid in lamb, beef and pork meat: a review. **Animal Feed Science and Technology**. v. 113, p. 199-221, 2004.

REINECCIUS, G. Flavour-isolation techniques. In: BERGER, R.G. (ed.) **Flavours and fragrances**: chemistry, bioprocessing and sustainability, p. 409-426, Berlin: Springer. 2007.

ROTA, V.; SCHIEBERLE, P. Changes in key odorants of sheep meat induced by cooking. In: SHAHIDI F.; WEENEN, H. (ed). **Food lipids: chemistry, flavor, and texture** (ACS Symposium Series 920), p. 73-83, Washington, D.C.: American Chemical Society. 2006.

ROUSSET-AKRIM, S.; YOUNG, O.A.; BERDAGUÉ, J.L. Diet and growth effects in panel assessment of sheep meat odour and flavour. **Meat Science**. v. 45, p. 169-181, 1997.

SÃNUDO, C. et al. Assessment of commercial lamb meat quality by British and Spanish taste panels. **Meat Science**. v. 48, p. 91-100, 1998.

SUTHERLAND, M.M.; AMES, J.M. The effect of castration on the headspace aroma components of cooked lamb. **Journal of the Science of Food and Agriculture**. v. 69, p. 140-143, 1995.

SUTHERLAND, M.M.; AMES, J.M. Free fatty acid composition of the adipose tissue of intact and castrated lambs slaughtered at 12 and 30 weeks of age. Journal **of Agricultural and Food Chemistry**. v. 44, p. 3113-3116, 1996.

VASTA, V.; PRIOLO, A. Ruminant fat volatiles as affected by diet. A review. **Meat Science**. v. 73, p. 218-228, 2006.

WASSERMAN, A.E.; TALLEY, F. Organoleptic identification of roasted beef, veal. lam and pork as affected by fat. **Journal of Food Science**. v. 33, p. 219-223, 1968.

WONG, E.; JOHNSON, C.B.; NIXON, L.N. The contribution of 4-methyloctanoic (hircinoic) acid to mutton and goat meat flavor. **New Zealand Journal of Agricultural**. Research, v. 18, p. 261-266, 1975a.

WONG, E.; NIXON, L.N.; JOHNSON, C.B. Volatile medium chain fatty acids and mutton flavor. **Journal of Agricultural and Food Chemistry**, v. 23, p. 495-498, 1975b.

WOOD, J.D. et al. Effects of fatty acids on meat quality; a review. **Meat Science**. v. 66, p. 21-32, 2003.

YOUNG, O.A.; BRAGGINS, T.J. Sheepmeat odour and flavor. In F. SHAHIDI (Ed). **Flavor of Meat, meat Products and Seafoods**. London: Black Academic & Professional, p. 101-130, 1999.

YOUNG, O.A. et al. Fat-borne volatiles and sheepmeat odour. **Meat Science**. v. 45, p. 169-181, 1997.

YOUNG, O.A. et al. Animal production origins of some meat color and flavor attributes. In: XIONG, Y.L.; HO, C-T., SHAHIDI, F. (ed.) **Quality attributes of muscle foods**. New York: Kluwer Academic, p. 11-28, 1999.

YOUNG, O.A. et al. Pastoral and species flavour in lambs raised on pasture, lucerne or maize. **Journal of the Science of Food and Agriculture**. v. 83, p. 93-104, 2003.

Seção 22

Agronegócio da Ovinocultura no Brasil

Carne e pele – Ovinocultura deslanada
Lã
Leite

Coordenador:
Eneas Reis Leite

Capítulo 35

Agronegócio da Ovinocultura Deslanada no Brasil

Eneas Reis Leite[1] e Josemar Xavier de Medeiros[2]

Introdução

O Brasil possui grande potencial para a exploração econômica de pequenos ruminantes domésticos, mercê das condições favoráveis para a produção de carne, leite e de seus derivados, além de calçados e vestuário oriundos das peles e da lã. Todos esses produtos podem ser disponibilizados para suprir as demandas internas e gerar excedentes exportáveis. As condições ambientais propícias, aliadas à ampla disponibilidade de terras, principalmente nas fronteiras em expansão nas regiões Norte e Centro-Oeste, possibilitam custos de produção relativamente baixos. Entretanto, os sistemas de produção vigentes, quase na sua totalidade, representam um retrato dos baixos níveis de organização das cadeias produtivas, com reflexos nos índices de produtividade, na qualidade dos produtos e na falta de regularidade na oferta. Consequentemente, o agronegócio ainda apresenta baixas competitividade e economicidade.

A partir da década de 1980, a ovinocultura passou a ganhar importância no processo de desenvolvimento da pecuária brasileira, especialmente nos estados do Nordeste e do Sudeste. No Rio Grande do Sul, a ovinocultura lanada já era uma atividade sedimentada. Mais recentemente, a ovinocultura de corte expandiu-se de forma expressiva para o Centro-Oeste. Assim, foi possibilitado o provimento de novas fontes de alimentos para a crescente população urbana, além de ter sido incrementada a oferta de matéria-prima às indústrias couro-calçadista e de vestuário.

Apesar das melhorias observadas, o alcance do pleno potencial produtivo dos ovinos tem-se limitado pela ausência ou inadequação de políticas para que o setor possa enfrentar os desafios e aproveitar as oportunidades favoráveis ao desenvolvimento sustentável da atividade. O país ainda tem pouca competitividade no mercado internacional, além de apresentar dificuldades para suprir as atuais demandas internas sem recorrer a contínuas importações de matéria-prima, especialmente de peles, para manter o pleno funcionamento do seu parque industrial. Esta situação é decorrente de uma série de fatores, entre os quais se incluem a expressiva parcela de unidades produtivas com a completa ausência de organização e gestão em moldes empresariais, a assistência técnica deficiente e a precária infraestrutura de transporte, de insumos e de produtos.

Como reflexo de alguns programas governamentais e do crescente interesse dos produtores, a ovinocultura no Brasil já apresenta melhoras nos seus índices produtivos. Graças à adoção de novas tecnologias e à expansão em todas as regiões, tem sido possível a exploração mais racional do potencial genético dos rebanhos e, com isso, o aumento da oferta de produtos derivados. Comprova-se, assim, o elevado potencial

---
[1] Professor Adjunto da Universidade Estadual Vale do Acaraú – Sobral – CE.
[2] Professor Associado da Universidade de Brasília – DF.

para o crescimento do agronegócio da ovinocultura no país, embora suas atuais demandas indiquem a necessidade de apoio mais intenso, para tornar essa atividade mais representativa no âmbito da pecuária nacional.

Apesar do quadro atual, questões relevantes já estão sendo equacionadas pelas instituições públicas e privadas que atuam no setor. A empresa rural, de grande porte ou explorada sob óptica da agricultura familiar, tende a sair do modelo tradicional, e em geral extrativista, para modelos que permitam a plena inserção no mercado. Se até recentemente as vantagens comparativas apoiavam-se na grande disponibilidade de recursos naturais e de mão de obra barata, presentemente a aplicação de novos conhecimentos científicos e tecnológicos propiciou o surgimento de modernos conceitos mercadológicos que já começam a ser incorporados pelas unidades produtivas de pequenos ruminantes.

Governança no agronegócio

A elevada ociosidade das plantas frigoríficas especializadas no abate de ovinos e caprinos, atualmente instaladas na região Nordeste do Brasil, corroboram com a inadequação do modo de governança predominante nessa cadeia produtiva. A desejada profissionalização da atividade, a consolidação de um mercado formal para os produtos da ovinocultura, com o consequente fortalecimento da cadeia produtiva, somente ocorrerão à medida que alguns vetores de indução de modos de governança, de maior eficácia que a *via mercado*, comecem a se estabelecer. Entre esses vetores, já é possível antecipar: o aumento de escala (tamanho médio dos rebanhos) em nível dos produtores; aumento do nível de especificidade dos ativos e redução da tolerância tecnológica.

A necessidade de estabelecimento de uma visão sistêmica do agronegócio da carne e produtos derivados da ovinocultura, por parte de todos os seus segmentos, exige a compreensão de cada um desses segmentos como parte de uma cadeia produtiva mais ampla. Desaparece a ideia de unidades autônomas de produção. Estabelece-se a ideia de que existe uma missão a ser cumprida pela cadeia produtiva: colocar carne e pele ovina no mercado, obedecendo aos padrões de exigência, seja de qualidade, de segurança alimentar ou de regularidade na oferta. Essa missão não será atingida com ações concentradas especificamente na produção ou na agroindústria, e será cumprida somente se as ações que se desenvolvem nessa cadeia produtiva tiverem um mínimo de coordenação.

Neste texto será utilizada a conceituação geral de cadeia produtiva agroindustrial sob o enfoque sistêmico proposto por Batalha (1997) e empregado por Medeiros (1999). De igual forma, será revisto o referencial teórico da Nova Economia Institucional e da Economia dos Custos de Transação (NEI/ECT), conforme proposto por Zylbersztajn (1995), para evidenciar a necessidade de estabelecimento de mecanismos de governança e coordenação capazes de melhorar o desempenho desse setor ou dessa cadeia. Tais mecanismos de coordenação, como se verá adiante, serão fundamentais para estabelecer não só as bases comerciais e de mercado do agronegócio da ovinocultura de corte, mas também para estabelecer o padrão tecnológico capaz de atender às exigências e preferências determinadas pelos consumidores.

Governança e coordenação em sistemas agroindustriais

Governança e coordenação em cadeias produtivas já contam com considerável acúmulo de conhecimentos teóricos. A Nova Economia Institucional, em seu contexto sobre a Economia dos Custos de Transação, estabelece um quadro de análise capaz de explicar as formas de governança resultantes das transações que envolvem segmentos no âmbito de uma cadeia produtiva. O elemento central dessa análise está constituído da natureza da transação e os seus atributos ou características. O aspecto mais relevante desse novo enfoque trazido pela NEI/ECT é o reconhecimento de que o sistema econômico não funciona a custo zero, ou seja, existem custos relacionados à forma como ocorrem as transações. Segundo Williamson (1979), custos de transação podem ser definidos como os custos *ex-ante* de preparar, negociar e salvaguardar um acordo, bem como os custos *ex-post* dos ajustamentos e adaptações resultantes quando a execução de um contrato é afetada por falhas, erros, omissões e alterações inesperadas. Em suma, são os custos de conduzir o sistema econômico.

Para fins práticos, os custos de transação podem ser entendidos como intrinsecamente associados ao modo de governança escolhido para a realização da transação. Poderão ser maiores ou menores em função do modo alternativo de governança adotado. A escolha do modo de governança estará, portanto, associada ao esforço minimizador dos custos de transação. Nesse contexto, o estudo das transações, bem como de seus atributos e características, passam a ser de fundamental importância para os estudos do agronegócio. Williamson (1979) identifica como atributos centrais da transação:

- *Especificidade dos ativos:* atributo que se relaciona à dificuldade de se encontrar um uso alternativo para um determinado bem
- *Frequência:* atributo que se relaciona à frequência ou periodicidade com que a transação deve ocorrer
- *Incerteza:* atributo que se relaciona à incerteza referente à realização da transação, envolvendo a informação sobre preços, bem como outras informações características do mercado.

A forma de governança resultante será sempre uma resposta minimizadora dos custos de produção e de transação. Em tal quadro analítico, emergem as formas básicas de governança: via *mercado*, via *contratual* ou via *hierárquica*.

Em transações como as que ocorrem entre o produtor de ovinos e a agroindústria, tais atributos manifestam-se sob a forma de peculiaridades, tais como:

- *Relacionadas à especificidade dos ativos*: exigência de instalações e equipamentos especializados, raças especializadas, padronização de carcaças, qualidade etc.
- *Relacionadas à frequência*: regularidade e garantia de suprimento de animais ou produtos para a agroindústria, entre outras
- *Relacionadas à incerteza*: possibilidade de ações oportunistas por parte dos agentes envolvidos, incerteza quanto a preços etc.

Tais peculiaridades evidenciam a existência de duas dimensões fundamentais na estruturação do modo de governança entre produtores rurais e agroindústria: uma *dimensão econômica*, que determina os aspectos relacionados à relação comercial entre o produtor e a agroindústria; e uma *dimensão técnica*, que determina os aspectos tecnológicos a serem observados na produção como forma de atendimento às especificidades dos produtos a serem entregues à agroindústria. Neste último caso, estabelece-se uma *coordenação técnica* da produção, evidenciada pela padronização tecnológica que se traduz na adoção, pelo conjunto dos produtores, de sistemas de manejo relativamente padronizados, envolvendo escolha de raças, manejo reprodutivo, manejo alimentar e manejo sanitário, padronização de instalações etc.

Desafios para a governança da cadeia produtiva de produtos da ovinocultura

Do ponto de vista dos segmentos situados a jusante do produtor de ovinos (principalmente os frigoríficos e a grande distribuição), há necessidade de que a coordenação técnica se estabeleça de modo uniforme sobre todos os seus fornecedores, de modo a lhes permitir o atendimento às exigências de padronização, qualidade e preferência do mercado consumidor. Nesse caso, a grande questão a ser respondida passa a ser: "Como adotar um modo de governança entre produtores e frigoríficos capaz de propiciar os estímulos necessários para que essa coordenação técnica se estabeleça e, ao mesmo tempo, garantir a minimização de custos de produção e de transação?".

Evidência ainda não assumida ou reconhecida pelos atores dessa transação é o fato da impossibilidade de que a governança típica de mercado, conforme prática predominante na cadeia produtiva, seja capaz de estabelecer efetiva coordenação em suas dimensões técnica e econômica.

O mercado de carne ovina no Brasil, e particularmente na região Nordeste, ainda é caracterizado por um grau elevado de informalidade, fazendo com que, na óptica do produtor rural, devido à elevada liquidez do animal vivo no mercado, este possa ser considerado um ativo de baixa especificidade. Some-se a isto o fato de que não sendo esta a atividade principal da maioria dos produtores, os ativos fixos utilizados na produção também apresentam baixo grau de especificidade. Como a especificidade dos ativos representa o mais importante indutor de modo de governança, pode parecer coerente do ponto de vista dos produtores a opção pela governança via mercado.

Em tal realidade, para a maioria dos produtores rurais que desenvolvem a ovinocultura como atividade econômica complementar de sua renda, que utilizam ativos fixos de muito baixa especificidade e que transaciona um ativo de elevada liquidez nos mercados locais, a governança via mercado ainda continua parecendo a alternativa mais atraente. Isto, apesar de parecer óbvio a incapacidade de o mecanismo de preço da governança via mercado conseguir fazer, por exemplo, com que o manejo no âmbito das propriedades venha a ocorrer dentro dos padrões tecnológicos exigidos pelo mercado consumidor.

Como já colocado, esse modo de governança apresenta-se incapaz de assegurar os padrões técnicos exigidos pela classe de consumidores de rendas mais altas. Entretanto, de olho nesse promissor segmento de mercado, a melhoria dos produtos vem sendo um objetivo perseguido pelos empreendimentos agroindustriais que recentemente têm se constituído. Esse aspecto talvez represente o principal desafio a ser superado pela cadeia produtiva de produtos derivados da ovinocultura.

O maior nível de incerteza – decorrente da assimetria de informação e da possibilidade do oportunismo – nas transações governadas pelo mercado, como as que ocorrem entre produtores rurais de ovinos e as agroindústrias, tem frequentemente caracterizado transações como as do tipo *perde/ganha*. Formas mais adequadas de governança das transações deverão estar apoiadas na expectativa de processos do tipo *ganha/ganha*, principalmente na interface entre produtores rurais e agroindústrias. Para tanto, algumas mudanças de comportamento entre esses atores econômicos terão que se estabelecer com o tempo.

Outro aspecto muito importante a ser destacado na análise de governança dessa cadeia produtiva diz respeito à influência dos *ambientes institucional e organizacional*.

Na conformação do *ambiente institucional* – representado pelas leis, regulamentos, políticas e programas – que impactam o funcionamento dos diversos segmentos, o Estado ainda tem um importante papel a desempenhar. Dependendo de como o Estado influi na determinação do ambiente institucional, um certo modo de governança pode ser mais ou menos favorecido. Ações como as enumeradas a seguir fazem parte desse papel:

- Adequação da política tributária, incentivando um maior nível de formalização no comércio dos produtos da ovinocultura
- Implementação de regimes tributários que incentivem as micro e pequenas empresas regionais
- Implementação de políticas de crédito e financiamento em condições mais favoráveis para o desenvolvimento da atividade
- Valorização de atributos ligados aos costumes e tradições regionais
- Mobilização/utilização do poder de compra do Estado, como por exemplo, incluindo produtos da ovinocultura na merenda escolar.

Na conformação do *ambiente organizacional* – representado pelas organizações públicas e privadas – cujas atuações possam favorecer o funcionamento da cadeia produtiva dos produtos da ovinocultura, o Estado também pode propiciar condições que induzam modos de governança considerados mais adequados. Neste caso, as demandas mais urgentes referem-se a:

- Necessidade de desenvolvimento de formas organizacionais inovadoras de cooperação público-privada para a promoção da gestão tecnológica na cadeia produtiva, em especial na promoção da coordenação técnica entre agroindústrias e produtores rurais
- Melhor estruturação dos órgãos responsáveis pela vigilância sanitária visando maior eficiência na fiscalização do abate clandestino e do abastecimento dos grandes centros consumidores
- Fortalecimento das organizações de pesquisa e desenvolvimento responsáveis pela geração e adaptação dos conhecimentos necessários ao progresso e fortalecimento da cadeia produtiva
- Estímulo ao desenvolvimento de formas organizacionais voltadas ao associativismo e ao empreendedorismo locais.

O segmento da agroindústria na cadeia produtiva de produtos da ovinocultura deverá incorporar como elemento central de sua estratégia corporativa, o equacionamento do modo de governança e da coordenação técnica na transação com os seus fornecedores, sob pena de não assegurar suprimento de matéria-prima (animais para o abate) e nem atingir a qualidade exigida pelo mercado consumidor.

No caso do segmento do produtor de ovinos, este terá que compreender e assumir o seu papel dentro da cadeia produtiva e perceber as mudanças que a *coordenação técnica*, representada pela padronização e homogeneização tecnológica, significa para o seu negócio. Ele terá de renunciar a expectativas de elevadas taxas de retorno, à medida que essa coordenação técnica lhe propiciar menor grau de incerteza e menor taxa de risco. Ele terá que aprender a ganhar menos sobre mais. Essa nova mentalidade, de fato, representa uma grande mudança, como vem ocorrendo nas cadeias produtivas agroindustriais mais desenvolvidas, como a de aves e a de suínos, nas quais novos modos de governança e coordenação já estão estabelecidos (Figura 35.1).

Em que pese o mercado consumidor de produtos alimentícios em geral, e de carnes em particular, orientar-se também por atributos não preço, tais como qualidade, conveniência, segurança alimentar etc. (Wilkinson, 1999); o preço continua sendo um atributo decisivo, mormente nas classes de renda mais baixa. Diante dessa realidade, o grande desafio do

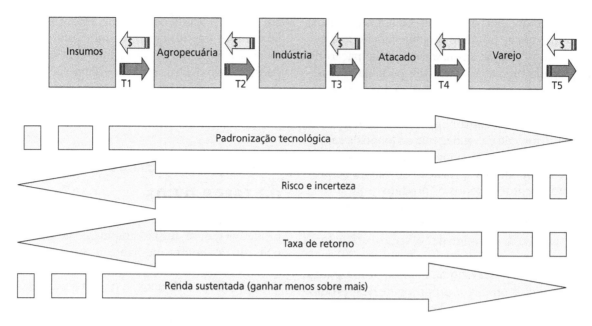

Figura 35.1 Efeitos da coordenação técnica em cadeias produtivas agroindustriais. Fonte: Medeiros, 2002.

setor passa a ser: *conciliar estratégias de incorporação de tecnologias e de estruturação do sistema de produção capazes de propiciar reduções significativas de custos, com formas mais eficientes de coordenação entre os principais segmentos dessa cadeia produtiva, ou seja, o produtor rural, o frigorífico e a distribuição/varejo* (Medeiros, 2002).

Considerações finais sobre a governança

Conseguir que a carne e os produtos derivados da ovinocultura possam circular pelos canais de distribuição utilizados pelos demais tipos de carnes, principalmente os supermercados, com as mesmas funções de produção que as demais carnes, em relação à frequência de entrega, padronização, qualidade etc., vão exigir esforços integrados desde a forma de produção até o *marketing* ao consumidor (Barreto Neto, 2007). Para tanto, deve ser realçado ao mais alto nível de prioridade a análise de quais estruturas de governança/coordenação nas relações/transações entre os principais segmentos dessa cadeia produtiva devem ser adotadas.

À medida que a coordenação técnica evolui no âmbito de uma cadeia produtiva e a padronização tecnológica vai se estabelecendo, a tolerância tecnológica vai se reduzindo, ou seja, as diferenças de manejo e de uso da tecnologia em geral tendem a ser mínimas. Em cadeias estruturadas, como a de produtos da avicultura de corte, a homogeneidade tecnológica é uma realidade, constituindo-se numa verdadeira barreira à entrada de novos produtores. Em cadeias menos estruturadas, como a de produtos da bovinocultura e, principalmente, na de produtos da ovinocultura, a tolerância tecnológica ainda é extremamente elevada, ou seja, as diferenças de manejo e as diferenças na forma de produzir são extremamente elevadas.

As implicações mais importantes decorrentes da governança e da coordenação técnica estão no fato de que essas estruturas caminham inexoravelmente na direção da homogeneização de manejo, empurradas pela necessidade de redução do risco e da incerteza.

A construção do modo de governança, pelo menos do ponto de vista daquele teoricamente ideal, deveria proporcionar maior eficiência econômica para a cadeia produtiva – entendida por menores custos de produção e transação e maior equidade social – traduzida em uma distribuição mais equitativa da renda entre os diversos segmentos.

Na prática, o problema real que emerge da lógica de funcionamento do agronegócio é o conflito distributivo que se estabelece ao longo da cadeia. Pode-se falar mesmo da tendência de uma apropriação maior da renda bruta pelos segmentos localizados mais a jusante do produtor rural. Ou seja, à medida que a agropecuária evolui para o agronegócio – em que a tecnologia começa a reduzir incertezas na produção – então a produção agropecuária passa a ser um negócio como outro qualquer, do ponto de vista da economia. Nesse sentido, o produtor rural passaria a ter que aceitar trabalhar menores taxas de retorno e, da mesma forma, entender que em se tratando de uma cadeia de agregação de valor, pensar em taxas de participação no valor agregado final abaixo de 10% pode não ser necessariamente um mau negócio. Aliás, essa é a realidade do segmento da produção rural para a maioria dos produtos do agronegócio. A Tabela 35.1 mostra a distribuição da renda bruta ao longo da cadeia produtiva de produtos da ovinocultura para o Distrito Federal, considerando a agregação de valor e o aproveitamento integral de todos os produtos.

A busca por modos de coordenação mais eficientes ao longo da cadeia produtiva também remete à necessidade de análise da estrutura de "divisão do trabalho" dentro da fazenda. Será que o modo de coordenação mais eficiente é o observado na maioria das fazendas em que o criador produz a própria genética, produz parte importante dos insumos de alimentação, produz e cria as matrizes e realiza a terminação de cordeiros? Nessa situação, poderíamos entender o criador como um gestor, um gerente de vários negócios internos dentro de uma propriedade. Na gestão de uma propriedade rural também se incorre em custos de transações internas, e não apenas em custos de transações externas. Na administração desses custos de transações internas, o produtor de ovinos tem que decidir sobre administrar a produção de sua própria genética, administrar um rebanho de ventres para crias, administrar um rebanho de cordeiros desmamados, administrar um rebanho de fêmeas para reposição etc. Isto envolve investimentos em ativos específicos diferenciados, disponibilidade de tempo e implica custos de monitoramento que são identificados como custos de transações internas. Essa questão da divisão de rebanhos dentro de uma propriedade, analisada sob a óptica da economia dos custos de transação, ainda revelará a necessidade de transformações na estrutura dessa atividade.

Produção e mercado da carne ovina

Apesar da desorganização ainda reinante, a cadeia produtiva tem se ajustado rapidamente às transformações da economia mediante a utilização de novas tecnologias e a expansão dos mercados. Como resultado, nos últimos 10 anos verificou-se um incremento sem precedentes na atividade, com a modernização de parcela considerável das propriedades rurais e a implantação de agroindústrias, notadamente abatedouros, frigoríficos e curtumes (Barreto Neto, 2007). Não obstante, o alcance do pleno potencial produtivo dos ovinos deslanados tem sido limitado pela ausência ou inadequação de políticas, para que o setor possa enfrentar os desafios e aproveitar as oportunidades favoráveis ao desenvolvimento sustentável da atividade.

O Brasil ainda tem pouca competitividade no mercado internacional para os produtos derivados da ovinocultura, além de apresentar dificuldades para suprir as crescentes demandas internas sem recorrer a contínuas importações de carne. Essa situação é decorrente de uma série de fatores, entre os quais se incluem a expressiva parcela de unidades produtivas com a completa ausência de organização e gestão em moldes empresariais, a assistência técnica deficiente e uma precária infraestrutura de transporte de produtos e insumos (Simplício et al., 2003; Viana, 2008).

Apesar desse quadro, já existe a tendência generalizada à exploração da atividade de forma racional, especialmente porque os mercados estão cada vez mais exigentes quanto à qualidade dos produtos e à regularidade na oferta. As rápidas mudanças ditadas pelo mercado levam as instituições a se adaptarem a essas novas ordens, sob pena de não o fazendo, correrem o risco de desaparecer. Palavras de ordem, como qualidade total, eficiência, produtividade e mercado, entre outras, passam a fazer parte do cotidiano das pessoas. Diante disso, a cadeia produtiva envolvendo o agronegócio da ovinocultura de corte deve se adaptar às emergentes e dinâmicas transformações do mundo moderno, para que possa se inserir de forma definitiva no fervilhante processo de globalização da economia.

Tabela 35.1 Percentual da renda bruta apropriada por cada segmento em relação ao valor agregado total para os produtos da ovinocultura no Distrito Federal.

Segmentos	Percentual da renda bruta em relação ao valor agregado total (%)
Insumos	8
Produtor rural	7
Frigorífico	9
Comércio varejista de carnes	24
Restaurantes	12
Curtume (wet blue)	8
Curtume (couro acabado)	16
Indústria de vestuário e calçados	6
Comércio de vestuário e calçados	10
Total	100

Adaptada de Couto, 2001.

Aspectos gerais da cadeia produtiva

Nas últimas décadas, as várias instituições com interesse na ovinocultura de corte no Brasil voltaram-se para o enfoque das cadeias produtivas em relação ao agronegócio. Esse enfoque sistêmico, resumidamente apresentado na Figura 35.1, coloca como condição necessária para todos os segmentos participantes do agronegócio a ideia de que cada um deles representa um elo dentro do processo, entendendo que o seu negócio não existe de forma autônoma ou isolada (Medeiros, 2005).

Em geral, cada segmento tende a enfatizar os problemas que lhes são mais afetos, e que estão mais próximos do seu cotidiano. Entretanto, se o objetivo é colocar produtos ovinos no mercado, obedecendo aos padrões de qualidade, de segurança alimentar e de regularidade na oferta, certamente esse objetivo será atingido com ações concentradas especificamente na produção e na tecnologia industrial. É necessário, portanto, que as ações desenvolvidas na cadeia tenham um mínimo de coordenação.

O enfoque da cadeia produtiva, do ponto de vista da economia, não tem nada de novo. Mas, de modo geral, em todas as regiões do país ainda persiste a crença de que, no caso da carne ovina, a cadeia produtiva pode funcionar apenas via mercado, por um mecanismo de preços, ou seja, se o preço é atraente o produtor pode estar interessado em produzir. Da mesma forma, se o supermercado enxergar um produto que lhe permita obter um bom retorno, então estará disposto a se estruturar para vender carne de ovinos. É claro que o preço certamente é um mecanismo fundamental para estimular todos esses agentes. Entretanto, na prática, nenhuma cadeia produtiva, nenhum negócio se estrutura coordenado apenas pelo mecanismo de preço. Por conseguinte, mecanismos de coordenação precisam ser estabelecidos com vistas a melhorar o desempenho desse setor ou dessa cadeia, de forma que os objetivos possam ser atingidos e os produtos com qualidade, segurança e preços competitivos cheguem até a porta da cadeia, ou seja, o consumidor final (Montandon et al., 1998).

A região Nordeste é detentora do maior rebanho ovino do país, com quase 9,6 milhões de cabeças, o que equivale a aproximadamente 56% do efetivo nacional (Tabela 35.2). Largamente explorados de forma extensiva, esses animais têm aumentado seu contingente populacional na região graças à rusticidade e à adaptação ao meio ambiente em que predomina a vegetação da caatinga. Introduzidos pelos colonizadores, os ovinos adaptaram-se às condições adversas do hábitat, o que possibilitou o surgimento de algumas raças locais, as quais, em seu processo de formação, adquiriram características de rusticidade, embora tenham perdido bastante em produtividade (Figueiredo et al., 1990; Leite, 2005).

Ao considerar as dimensões territoriais do país, a capacidade de adaptação dos ovinos nos diferentes ecossistemas, bem como as condições favoráveis para a exploração, nossos rebanhos não apresentam quantitativos expressivos, notadamente quando comparados ao rebanho bovino. A ovinocultura na região Sul,

Tabela 35.2 Estimativa do efetivo ovino no Brasil em 2010.

Regiões	Efetivo (cabeças)
Norte	583.317
Rondônia	130.183
Acre	80.623
Amazonas	42.620
Roraima	28.500
Pará	210.325
Amapá	2.106
Tocantins	88.960
Nordeste	9.604.138
Maranhão	235.150
Piauí	1.460.373
Ceará	2.101.085
Rio Grande do Norte	538.846
Paraíba	424.569
Pernambuco	1.426.940
Alagoas	184.480
Sergipe	152.350
Bahia	3.080.345
Sudeste	802.837
Minas Gerais	240.540
Espírito Santo	36.050
Rio de Janeiro	55.267
São Paulo	470.980
Sul	4.917.066
Paraná	600.350
Santa Catarina	265.956
Rio Grande do Sul	4.050.760
Centro-Oeste	1.161.335
Mato Grosso	459.450
Mato Grosso do Sul	490.430
Goiás	192.435
Distrito Federal	19.020
Brasil	17.068.693

Fonte: Anuário da Pecuária Brasileira, 2011.

antes voltada prioritariamente para a produção de lã, sofreu uma queda considerável em seu efetivo nas duas últimas décadas, ajustando-se à produção de carne (Viana, 2008).

Também em anos recentes, a ovinocultura de corte está experimentando a denominada "marcha para o Oeste". Mercê das crescentes demandas emanadas dos mercados interno e externo, produtores de bovinos do Centro-Oeste estão incorporando a exploração de ovinos aos seus sistemas de produção. As perspectivas são por demais alentadoras, pois o rebanho nacional não atende sequer às necessidades do país, que para se tornar autossuficiente, no momento, necessita de pelo menos 30 milhões de cabeças (FAO, 2011).

O crescimento da demanda pela carne de ovinos deslanados decorre, em parte, de a mesma possuir teores de proteína similares aos de outros tipos de carne consumidos no Brasil e, principalmente, por conter menos gordura saturada que as carnes oriundas de ovinos lanados, de bovinos e de suínos (Tabela 35.3). Em consequência, a demanda encontra-se reprimida, razão pela qual uma fatia considerável do mercado interno vem sendo suprida pelo produto importado do Uruguai, da Argentina e Nova Zelândia (Simplício et al., 2003; Viana, 2008; Desouzart, 2009). Esta informação permite inferir que existe um amplo mercado interno a ser conquistado pelos produtores do país, o que dependerá fundamentalmente da organização e gestão da cadeia produtiva tendo como foco o consumidor final. Isto contribuirá para o desenvolvimento e o crescimento ordenado do setor.

Na Tabela 35.4 são apresentados os quantitativos relativos à produção interna e à importação de carne ovina entre 1990 e 2010. A importação refere-se tanto à entrada de carcaças como à de animais vivos destinados ao abate. Verifica-se um incremento gradativo nas importações até 2000, quando barreiras sanitárias limitaram a entrada de animais vivos no país. A quase totalidade das carcaças é proveniente de animais velhos, certamente descarte da ovinocultura lanada do Uruguai e da Argentina, representando um produto de qualidade inferior (Viana, 2008).

Portanto, a produção de animais jovens para o abate no Brasil propiciará uma vantagem competitiva, a qual será potencializada pela queda considerável nos custos com o transporte. No entanto, a curto e médio prazos existem muitos desafios a serem suplantados, tais como a organização e a gestão das unidades produtivas à luz do agronegócio, a transformação do perfil do produtor, a qualificação da mão de obra, entre outros.

A organização da comercialização e a modernização dos abates e do processamento são pontos importantes a serem trabalhados, especialmente no Nordeste, onde mais de 95% dos abates ainda ocorrem na informalidade (Simplício et al., 2003; Sório e Rassi, 2011).

Tabela 35.4 Produção interna e importação de carne ovina no período 1990-2010 (em toneladas).

Origem/ano	1990	1995	2000	2005	2010
Produção interna	77.600	86.000	71.500	76.000	78.600
Importação	8.000	8.000	10.200	4.800	5.100

Fontes: Desouzart, 2009; FAO, 2011.

Produção e mercado de peles e couros

A produção e o mercado de peles e couros é tema de extrema importância dentro do contexto do agronegócio envolvendo os ovinos no país. Isto se deve, em grande parte, à estreita relação de economicidade verificada entre a produção de carne e a produção de peles na referida espécie, já que a obtenção de ambas nas unidades produtivas praticamente obedece às mesmas orientações e recomendações técnicas.

Tabela 35.3 Principais componentes de seis tipos de carne consumidas no Brasil (em 100 g).

Espécie animal	Calorias (kcal)	Gordura (g)	Gordura saturada (g)	Proteína (g)	Ferro (g)
Ovino deslanado[1]	–	–	2,30	25	–
Ovino lanado[2]	252	17,14	7,82	24	1,50
Bovino[2]	263	17,14	7,29	25	3,11
Suíno[2]	332	25,72	9,32	24	2,90
Caprino[2]	131	2,76	0,83	25	3,54
Frango[2]	129	3,23	1,07	25	1,62

Fontes: [1]Zapata et al., 2001; [2]Addizzo, 2002.

A disponibilidade de peles ovinas no mercado nacional tem aumentado nos últimos anos devido ao crescimento dos rebanhos em níveis superiores às taxas de abate. Observa-se também um aumento na oferta de peles, mesmo com o crescimento negativo constatado entre 1990 e 2003, quando foram verificadas taxas de abate superiores ao crescimento dos rebanhos, situação que se inverteu a partir de 2003 (Jacinto et al., 2009).

No mercado, as peles frescas ou salgadas são vendidas por unidade. Em geral, o curtidor arrisca-se no momento da compra, pois não sabe se a pele que está adquirindo tem boa qualidade extrínseca. Suas dúvidas são esclarecidas somente após as primeiras etapas do processo de curtimento, quando os defeitos se tornam visíveis e as peles podem ser classificadas (Jacinto et al., 2009).

Apesar da baixa qualidade extrínseca das peles ovinas no Brasil, dependendo do peso do animal e das flutuações do mercado, a mesma pode representar até 25% do valor do animal. Para o Nordeste brasileiro, que detém pouco mais de 50% do rebanho nacional, a pele representa uma importante fonte de recursos, sobretudo no Semiárido, onde se concentra a maior parte do rebanho da região (Jacinto et al., 2005).

Apesar dos problemas verificados no manejo animal, dos quais resultam perdas expressivas na qualidade da matéria-prima, o Brasil possui um grande potencial para produtos derivados das peles e couros dos ovinos. As condições ambientais favoráveis à exploração racional desses animais, em praticamente todo o território nacional, podem propiciar custos de produção relativamente baixos, potencializando a competitividade nos mercados interno e externo (Leite, 2008).

O Brasil conta com um moderno parque industrial couro-calçadista, especialmente nas regiões de Franca, Jaú e Birigui, no estado de São Paulo; Nova Serrana, em Minas Gerais; Novo Hamburgo, no Rio Grande do Sul, além de importantes centros produtores e processadores em diversos estados do Nordeste, notadamente no Ceará e na Paraíba (Jacinto et al., 2009). As indústrias trabalham com equipamentos modernos para o processamento, insumos químicos de alta qualidade e tecnologia competitiva. Com isso, os empresários do setor conseguem exportar parte de sua produção, demonstrando o potencial do parque industrial nacional. Entretanto, a carência de matéria-prima produzida com qualidade, além da falta de regularidade na oferta, tem levado os curtumes à importação, o que representa, além da evasão de divisas, maior ônus nos custos de produção.

Aspectos da produção de peles

As produções de carne e de peles de ovinos são atividades complementares. De fato, a pele de boa qualidade pode promover uma considerável agregação de valor ao preço pago ao produtor pelo animal pronto para o abate.

As funções "produção de carne" e "produção de peles" são dependentes, dentre outros aspectos, do genótipo do animal, das condições climáticas e do sistema de manejo adotado. Há alguns anos, os genótipos dos ovinos existentes no Brasil, especialmente nas regiões Nordeste, Sudeste e Centro-Oeste, vêm passando por algum tipo de melhoramento, o que tem incrementado, de alguma forma, seus potenciais produtivos. No entanto, a alimentação e o estado sanitário dos rebanhos, que são os principais componentes ambientais, ainda constituem fatores restritivos para a intensificação das explorações, particularmente no Semiárido Nordestino. Nesse ecossistema, a fonte primária de forragem é a caatinga, onde a disponibilidade e a qualidade dos alimentos são decorrentes de dois períodos climáticos distintos, um chuvoso e outro seco. As adversidades climáticas também são verificadas em outras regiões, e quando associadas a problemas no manejo sanitário, a produção de ovinos é afetada. Verifica-se uma reduzida taxa de desmame em função da elevada taxa de mortalidade de crias no período de amamentação, além do lento desenvolvimento ponderal das crias. Esses fatores são determinantes para reduzir a disponibilidade de animais jovens destinados ao abate (Leite, 2008).

A escassez de matéria-prima induz os curtumes para peles de pequenos ruminantes instalados no país a trabalhar com altas margens de ociosidade, chegando, em alguns casos, a operar com valores inferiores a 10% da capacidade instalada. Por outro lado, o mercado consumidor está demandando carcaças e peles de animais jovens e de boa qualidade (Jacinto et al., 2009). Essas informações demonstram que existe um amplo mercado a ser conquistado pelos produtores brasileiros, constituindo uma oportunidade ímpar de negócios. Mesmo a existência de uma produção e de um mercado mais ou menos consolidado para peles de outros animais, as peles de ovinos deslanados tendem a ocupar um nicho próprio, em virtude de sua potencialidade para produtos específicos, os quais apresentam alta qualidade e aceitação no mercado.

Não obstante a adoção de processos modernos, a indústria brasileira de peles ovinas ainda se depara com problemas de ociosidade em relação à sua capacidade operacional, fato que tem como causas principais a baixa produção de peles com boa qualificação, além do superdimensionamento dessas unidades. Consequentemente, a procura por peles de ovinos é maior que a oferta, podendo-se afirmar que existe demanda reprimida para a matéria-prima em apreço (Leite, 2008).

A qualidade da pele produzida no Nordeste é afetada por problemas sanitários, com destaque para os ataques de ectoparasitos causadores de pediculose e da sarna demodécica, bem como por linfadenite caseosa. Problemas de natureza física, como os riscos, feridas e cicatrizes causados por cercas de arame farpado e espinhos da vegetação nativa, além dos problemas inerentes ao abate e à esfola, também afetam significativamente a qualidade do produto. Da mesma forma, são evidentes os efeitos negativos sobre as peles submetidas a estiramento pelo lado do carnal e a exposição das mesmas ao sol (Barros e Vasconcelos, 2002). Em geral, a matéria-prima entregue ao curtume é de baixa qualidade, já que as peles de primeira categoria não atingem 10% do total processado até o estágio de *wet blue*, ao passo que o percentual de refugo é bastante elevado (Tabela 35.5). Ressalte-se que no Nordeste estão instaladas seis curtumes de grande porte. No entanto, devido à escassez de matéria-prima, todos os empreendimentos operam com níveis elevados de ociosidade (Tabela 35.6).

Tabela 35.5 Classificação das peles ovinas no Nordeste brasileiro.

Categoria	Classificação (%)
Primeira	7,0
Segunda	14,0
Terceira	19,0
Quarta	40,0
Refugo	20,0

Fonte: Leite, 2002.

Tabela 35.6 Curtumes para processamento de peles de pequenos ruminantes no Nordeste brasileiro.

Local	Capacidade instalada (unidade/dia)	Taxa de utilização (%)
Parnaíba, PI	7.000	71
Fortaleza, CE	10.000	50
Natal, RN	3.000	50
Campina Grande, PB	25.000	15
Juazeiro, BA	10.000	50
Alagoinhas, BA	8.000	50

Adaptada de Jacinto et al., 2009.

Mercado e comercialização

As peles dos ovinos deslanados produzidos no Brasil apresentam boa cotação no mercado externo, em virtude de se caracterizarem pela grande resistência, boa flexibilidade e pela beleza da flor, podendo ser utilizadas para calçados, vestuário, bolsas e outros produtos. No entanto, o déficit anual de peles na região Nordeste, onde se concentram a produção e o processamento, é da ordem de cinco milhões de unidades (Jacinto *et al.*, 2007). Esses fatos mostram claramente a necessidade de melhorias nos processos de produção. Mesmo que ainda seja debilitada, a cadeia produtiva tem amplo espaço para suportar o desenvolvimento da ovinocultura de corte no país.

Os produtos industrializados, por seu turno, nos últimos anos têm enfrentado a competição dos similares oriundos de países africanos e asiáticos, os quais têm produzido peles a preços mais competitivos, além de terem se esmerado na padronização do tamanho da matéria-prima, fator sempre considerado pelo setor (Jacinto *et al.*, 2007).

A pesada carga tributária, componente do chamado "custo Brasil", tem influído na redução das margens de lucro dos nossos exportadores. Com a crise mundial, iniciada em 2008, constata-se uma retração acentuada dos mercados, o que é agravado pelas atuais taxas cambiais, desfavoráveis às exportações (Jacinto *et al.*, 2007).

De maneira geral, estima-se que, para se tornar de fato competitivo no mercado, o setor de peles de pequenos ruminantes deve considerar, entre outros, os seguintes aspectos:

- É necessário melhorar as condições de produção da matéria-prima, já que um percentual elevado de peles é refugado nos curtumes, ao passo que menos de 10% são classificadas como de primeira qualidade
- Urge a necessidade de manter o padrão genético do rebanho brasileiro quanto à qualidade das peles dos ovinos deslanados, evitando-se as diversidades de tamanho e espessura da matéria-prima em função dos cruzamentos com raças exóticas, as quais produzem uma descendência com peles de má qualidade
- O regime de manejo dos rebanhos deve contemplar a exploração em condições ambientais diferenciadas, particularmente nas fases de recria e acabamento, evitando-se, assim, os inúmeros defeitos das peles em virtude dos danos causados

por cercas de arame farpado e espinhos presentes na vegetação nativa, especialmente no Nordeste, onde o suporte alimentar básico é a caatinga
- O manejo sanitário dos rebanhos deve ser eminentemente profilático, com base na higiene das instalações, limpeza das pastagens, vacinações e vermifugações
- É necessária a qualificação da mão de obra para abate, esfola, tratamento e conservação adequada das peles.

Faz-se necessária a implementação de programas integrados de manejos alimentar e reprodutivo, viabilizando estações de monta e de partos que permitam a oferta constante de peles de boa qualidade ao longo do ano.

Inovações tecnológicas para o agronegócio

Até há poucas décadas, resultados de pesquisa sobre ovinos de corte eram raros no Brasil, e especialmente no Nordeste, apesar de nessa Região serem encontrados mais de 50% dos ovinos do país (Anuário da Pecuária Brasileira, 2011). De modo geral, as poucas investigações eram conduzidas de forma dispersa e fragmentada, e os pesquisadores trabalhavam em relativo isolamento uns dos outros (Oliveira e Johnson, 1989; Leite, 2008).

O estabelecimento do Centro Nacional de Pesquisa de Caprinos (Embrapa Caprinos), unidade descentralizada da Empresa Brasileira de Pesquisa Agropecuária – Embrapa, em 1975, foi importante passo para organizar a pesquisa no Brasil, congregando parcerias com universidades e institutos estaduais. Desde então, muita pesquisa tem sido desenvolvida, gerando conhecimentos que, aplicados nas unidades produtivas, têm contribuído para mudar a face da produção de ovinos deslanados (Simplício et al., 2003). Entretanto, a adoção das inovações tecnológicas em larga escala depara-se com problemas estruturais, como a precária assistência técnica, a carência de crédito compatível com a atividade, além da desorganização das cadeias produtivas (Medeiros e Costa, 2005; Leite, 2008).

Apesar dos percalços, muitas das inovações tecnológicas já são adotadas no âmbito das propriedades rurais e das agroindústrias, gerando resultados que, paulatinamente, vão incrementando a importância da ovinocultura deslanada no cenário do agronegócio pecuário no Brasil. As inovações mais expressivas ocorridas, resultantes da geração e da adaptação de tecnologias e processos desenvolvidos pelos diversos atores envolvidos nas atividades em apreço, envolvem: a manipulação e o manejo da caatinga para fins pastoris; utilização de bancos de proteína; terminação de cordeiros em confinamento; terminação de cordeiros em pastagem cultivada; uso de resíduos da agroindústria na terminação de ovinos; manejo reprodutivo; indução e sincronização do estro; biotecnologias de embriões; aspectos sanitários; programas de melhoramento genético e processamento da carne.

Manipulação e manejo da caatinga para fins pastoris

A degradação das pastagens nativas está presente em todo o Semiárido Nordestino (Araújo Filho et al., 2006). Da verificação do comportamento do ecossistema e das observações empíricas dos processos de sucessão secundária da vegetação, foram desenvolvidos trabalhos objetivando estabilizar a sucessão secundária em estágios que apresentassem, a médio e longo prazos, maior produção de forragem para as diferentes espécies de ruminantes domésticos.

A manipulação da vegetação consiste na modificação induzida pelo homem na cobertura florística de uma área, objetivando aumentar a produção e a disponibilidade de forragem, tanto no estrato arbustivo-arbóreo quanto no herbáceo (Figura 35.2). Em seu estado natural, a caatinga apresenta produção de forragem que corresponde a, aproximadamente, 7% do total de fitomassa produzida, resultando, portanto, em índices muito baixos de capacidade de suporte. Assim, são necessários de 1,3 a 1,5 hectare para a manutenção de um ovino ou um caprino durante o ano. A produção anual de peso vivo animal por hectare varia de 10 a 20 kg em anos de pluviosidade normal, já tendo se verificado decréscimos de até 70% na produção animal durante anos de seca. Esses valores mostram ser economicamente inviável a atividade pastoril na caatinga natural, sem modificações em sua cobertura florística (Araújo Filho et al., 2006).

A manipulação da vegetação consiste no controle seletivo de árvores e arbustos, visando ao aumento da disponibilidade e a melhoria da qualidade da forragem. A escolha do tipo de manipulação depende, principalmente, do potencial da área, em termos de resposta técnica e econômica e da espécie animal que se dese-

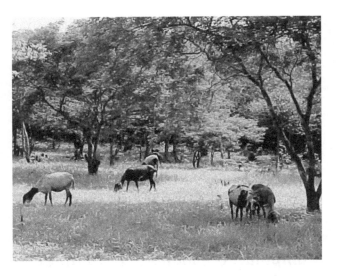

Figura 35.2 Caatinga raleada, com intensa produção de forrageiras herbáceas. (Ver Pranchas Coloridas.)

ja criar. Assim, muitos sítios ecológicos não respondem à manipulação com o aumento de forragem, seja porque já são naturalmente abertos, seja porque não possuem um banco de sementes de espécies herbáceas forrageiras. Portanto, é fundamental que exista conhecimento prévio do histórico da área, a partir de dados de pesquisa ou de observações locais, para que seja possível selecionar o método de manejo adequado. As práticas mais comuns de manipulação são o rebaixamento, o raleamento e o enriquecimento (Araújo Filho et al., 1999).

Bancos de proteína

O banco de proteína consiste em pequenas áreas cultivadas com leguminosas forrageiras, podendo ser utilizadas tanto espécies arbustivas quanto arbóreas. Tem sido adotado em diversos ecossistemas no Brasil, especialmente no Semiárido Nordestino (Sousa, 1999), nos Cerrados no Centro-Oeste (Zoby et al., 1985), no Meio-Norte (Carvalho et al., 2000) e na Amazônia (Costa et al., 2000). A leucena (*Leucaena leucocephala* L.) tem sido a espécie mais utilizada, devido à sua alta capacidade de produção, além da boa adaptabilidade a diferentes condições climáticas e edáficas (Figura 35.3).

Em geral, os bancos de proteína são implantados em áreas anexas a pastagens nativas ou cultivadas. São utilizados em períodos de pastejo de uma a duas horas diárias para a complementação das necessidades proteicas dos animais, especialmente nas épocas críticas (Leite, 2008).

Terminação de cordeiros em confinamento

O processo de terminação de cordeiros em confinamento permite a produção de animais prontos para o abate em épocas de maior carência alimentar, quando ocorre queda na qualidade e na quantidade de forragens nas pastagens. É um processo que vem sendo empregado em todas as regiões do país, especialmen-

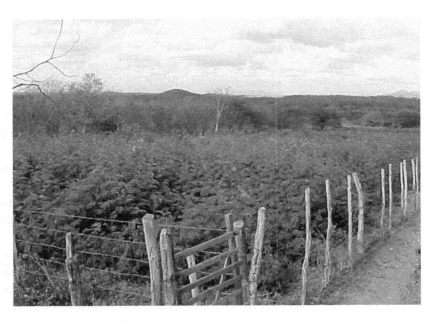

Figura 35.3 Área cultivada com leucena (*Leucaena leucocephala*), para utilização como banco de proteína no Nordeste brasileiro. (Ver Pranchas Coloridas.)

te quando se dispõe de pequenas áreas, mas com bom potencial para a produção de forragem e grãos (Tonetto et al., 2004; Cavalcante et al., 2007).

O confinamento é conduzido com um grupo de cordeiros homogêneos em peso, idade e raça ou grupo racial. Os animais são selecionados após o desmame, devendo ter peso médio de, pelo menos, 15 kg. O confinamento é conduzido por até 70 dias, quando os animais devem atingir o peso ideal para o abate, em torno de 30 kg (Barros et al., 2003).

Entre as vantagens obtidas com o confinamento, podem ser citadas as seguintes: reduz a idade de abate de 10 a 12 meses para 5 a 6 meses; disponibiliza a forragem das pastagens, que já é escassa, para as demais categorias de animais do rebanho; agiliza o retorno do capital aplicado; permite a produção de carne de boa qualidade na época seca ou na entressafra; resulta na produção de peles de primeira qualidade, auferindo receita indireta ao processo de terminação; tem garantia de mercado para os produtos carne e pele, com preços competitivos; confere aumento significativo da produtividade e da renda da propriedade (Barros et al., 2003; Rocha et al., 2007).

Terminação de cordeiros em pastagem cultivada

O uso de sistemas de produção pecuários mais eficientes tem sido objeto de estudos em todo o território nacional, tendo contribuído para a viabilidade econômica e a sustentabilidade do agronegócio da ovinocultura de corte. Utilizar pastagens cultivadas como base alimentar tem incrementado a produção de animais para o abate, reduzindo custos de produção e tornando mais atraente a produção de ovinos de corte (Sório, 2003; Cavalcante et al., 2005; Barros et al., 2006). A ideia central é a redução da idade de abate, produzindo-se carcaças de bom tamanho e com elevada qualidade da carne nos aspectos de sabor, cheiro, maciez e teor de gordura (Barros et al., 2006).

No Nordeste Semiárido, em virtude dos prolongados períodos de seca, que em anos normais podem se estender por até 7 ou 8 meses, pastagens cultivadas têm sido manejadas sob irrigação (Neiva e Cândido, 2003; Cavalcante et al., 2005). Em outras regiões, entretanto, as boas condições edafoclimáticas têm propiciado a terminação de pequenos ruminantes em pastagens cultivadas sem a adoção da irrigação (Oliveira et al., 2001; Barbosa et al., 2003). A Figura 35.4 mostra a terminação de ovinos em pastagens cultivadas na região semiárida do Ceará.

De modo geral, as pastagens têm sido manejadas sob pastejo rotacionado, objetivando-se obter melhor rendimento da vegetação e, consequentemente, melhor resposta em termos de produção animal (Cavalcante et al., 2005). Para a formação das pastagens têm sido utilizadas inúmeras variedades de gramíneas, recomendando-se sempre as mais adaptáveis a cada situação. Em geral, cultivares dos gêneros *Panicum*, *Cynodon* e *Brachiaria* têm sido adotados nas diversas regiões do país.

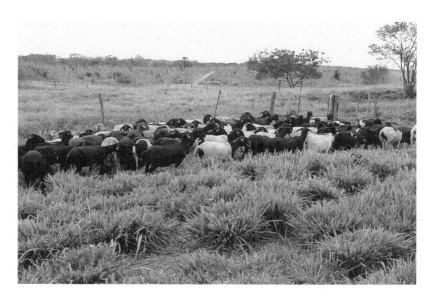

Figura 35.4 Ovinos em terminação em pastagem irrigada e cultivada com capim-tanzânia (*Panicum maximum*), em Sobral, Ceará. (Ver Pranchas Coloridas.)

Os reflexos dessa tecnologia incidem direta e positivamente em todos os segmentos da cadeia produtiva da carne e da pele de caprinos e ovinos, gerando emprego e renda, prestando melhor atendimento às demandas e, sobretudo, favorecendo o desenvolvimento do agronegócio.

Uso de resíduos da agroindústria na terminação de ovinos

Os resíduos agroindustriais representam recurso alimentar de alto potencial de aproveitamento na alimentação de ruminantes, em geral, e de ovinos, em particular. Entretanto, apesar do grande volume produzido, esses alimentos ainda são pouco explorados e, quando muito, são utilizados de forma empírica nas cercanias das indústrias de processamento. Consequentemente, grandes quantidades desses materiais são desperdiçadas, gerando problemas de eliminação e poluição, já que requerem elevadas demandas biológicas para a sua degradação (Oliveira *et al.*, 2001).

Por outro lado, a região Nordeste apresenta baixo potencial para produção de grãos para a formulação de rações concentradas, o que torna ainda mais interessante o uso de subprodutos da agroindústria para a alimentação animal. Naquela região, o cajueiro ocupa lugar de destaque entre as plantas frutíferas exploradas, especialmente nos estados do Piauí, Ceará e Rio Grande do Norte. Nesses estados, a produção anual de pedúnculo do caju é estimada em 1,4 mil toneladas, porém mais de 90% desse total é ainda desperdiçado, quando poderia ser utilizado em rações para pequenos ruminantes em confinamento, reduzindo custos e mantendo a qualidade e a oferta dos produtos finais (Gomes *et al.*, 2007).

Em trabalho desenvolvido na Embrapa Caprinos (Leite *et al.*, 2004), foram testadas algumas formulações de volumosos compostos de farelo de caju e feno de leucena, para a utilização na terminação de ovinos em confinamento. A ração contendo 50% de cada ingrediente resultou em ganhos de peso de 155 g/cabeça/dia. Assim, após um período de 70 dias de confinamento, os animais atingiram cerca de 30 kg de peso vivo aos 160 dias de idade. Isso resultou na produção de carne de alta qualidade e em pesos de carcaças de acordo com as exigências do mercado. Além disso, constatou-se que o produto pode ser obtido em bases economicamente sustentáveis, uma vez que os ingredientes da ração, além de atenderem às necessidades dos animais, podem também ser produzidos nas propriedades ou próximo delas, resultando em baixos custos de produção.

Manejo reprodutivo

O manejo reprodutivo consta de um conjunto de práticas e técnicas cujo uso resulta em maior eficiência produtiva dos rebanhos, repercutindo favoravelmente na fertilidade ao parto, na prolificidade e na sobrevivência das crias e dos animais jovens. Seu emprego envolve métodos e práticas de controle e de organização do rebanho em geral, reduzindo significativamente a promiscuidade natural dos sistemas tradicionalmente conduzidos (Simplício, 2006).

No manejo reprodutivo são considerados os seguintes aspectos: descarte orientado, separação por sexo, estabelecimento de época de acasalamento, observância de peso e idade à primeira cobertura, intervalo entre partos, relação macho/fêmea, uso do rufião e idade do desmame (Freitas *et al.*, 2005; Simplício, 2006).

Indução e sincronização do estro

A indução e a sincronização do estro é uma tecnologia de grande importância para a organização do manejo reprodutivo dos rebanhos. É especialmente recomendada quando se trata da implantação e execução de programas de inseminação artificial, do estabelecimento de estação de monta ou de outras atividades que requerem a intervenção do manejo reprodutivo mais específico (Simplício, 2006).

A técnica consiste em se promover o desencadeamento simultâneo do estro (cio) em fêmeas adultas de um rebanho ovino. Embora seja prática tradicionalmente realizada com produtos químicos, ela pode ser efetivada com um bom manejo específico de matrizes e reprodutores, provocando-se o chamado "efeito macho". A indução e a sincronização do estro são recomendadas para todo o território nacional, especialmente para regiões de clima temperado, onde as ovelhas apresentam estacionalidade do estro em algum período do ano (Freitas *et al.*, 2005).

Biotecnologias de embriões

O processo de coleta, criopreservação e transferência de embriões em ovinos já é amplamente adotado no Brasil. Tem propiciado resultados técnicos extremamente favoráveis, pela simplicidade relativa dos métodos. Constitui ferramenta muito eficaz no processo de melhoramento genético e no rápido dimensionamento dos rebanhos de elite (Gonzalez *et al.*, 2003). É particularmente recomendado para a produção de animais superiores, tanto para a exploração de carne como de pele. É um processo de custo relativamente elevado, mas de satisfatória relação custo-benefício.

O sucesso do seu emprego está condicionado a rebanhos totalmente controlados, com identificação de animais, escrituração zootécnica e de razoável nível de tecnologias, particularmente nos aspectos sanitário, alimentar e reprodutivo (Lorenzo e Carneiro, 2003).

A coleta de embriões pela via transcervical é realizada pela técnica do circuito fechado, enquanto a transferência de embriões em pequenos ruminantes pode ser feita tanto com embriões inteiros como com embriões bipartidos (Lorenzo e Carneiro, 2003).

Aspectos sanitários

Apesar da reconhecida importância da ovinocultura no Brasil, relativamente pouca ênfase é dada ao controle de doenças. Dados de trabalhos das últimas três décadas demonstram que a pesquisa institucional em sanidade contribuiu de forma muito tímida para a produção de pequenos ruminantes no país (Gouveia, 2003). Buscando contribuir para reverter essa situação, criou-se o Grupo de Extensão da Pesquisa em Ovinos e Caprinos (Gepoc), composto de professores e pesquisadores da Escola de Veterinária da Universidade Federal de Minas Gerais (UFMG) e da Embrapa Caprinos e Ovinos, com a participação de pesquisadores da Universidade Estadual do Ceará, do Instituto de Pesquisas Biológicas da UFMG, da Fundação Instituto Oswaldo Cruz, da Universidade Federal Fluminense e do Instituto Mineiro de Agropecuária.

Desde 1994, o Gepoc vem empreendendo esforços em projetos integrados na área de sanidade, objetivando o desenvolvimento e a disponibilização de técnicas de diagnóstico, epidemiologia, além da prevenção e controle de doenças. Desde então foram disponibilizadas técnicas de diagnóstico por ensaio imunoenzimático indireto (ELISA), imunodifusão em gel de ágar (IDGA), *dot blot*, reação em cadeia pela polimerase (PCR) e imuno-histoquímica (Castro et al., 1999; Costa, 2000; Pinheiro, 2001; Andrioli-Pinheiro, 2001), e a produção de imunorreagentes para diagnóstico de lentiviroses, destacando-se a inédita detecção de lentivírus da artrite encefalite caprina (CAE) via sêmen (Pinheiro et al., 2001). Destaca-se, também, a proposição do uso da biotécnica reprodutiva de transferência de embriões como ferramenta de controle da CAE (Andrioli-Pinheiro et al., 2000).

Programas de melhoramento genético

De modo geral, os trabalhos de melhoramento genético em caprinos e ovinos no Brasil têm se concentrado na avaliação e conservação de raças, nos processos de seleção e nos cruzamentos. Entretanto, muitas destas pesquisas não surtiram o efeito esperado, em função da restrita participação dos produtores e da ausência de programas mais abrangentes. Impulsionada pela grande demanda do mercado por carnes de caprinos e ovinos, pelo crescente interesse dos produtores e pelo grande número de novos empreendedores, a Embrapa Caprinos e Ovinos e diversos parceiros lançaram o Programa de Melhoramento Genético de Caprinos e Ovinos de Corte – Genecoc (Lôbo, 2004).

A base do Genecoc é o trabalho integrado entre os técnicos do programa e as empresas rurais participantes. Assim, a qualidade do processo estende-se pela escolha das características a serem trabalhadas, pela coleta dos dados e pela utilização das informações geradas. Uma das metas do programa consiste na avaliação de reprodutores, matrizes e seus produtos para características produtivas e reprodutivas, de forma a alcançar maior produção de carne por hectare, em determinado tempo e a menores custos. O Genecoc utiliza modernas metodologias para promover avaliações genéticas, na forma de diferença esperada na progênie (DEP). Sua grande vantagem está na forma de condução do programa, cujos rumos são estabelecidos entre técnicos e participantes (Lôbo, 2004).

O principal objetivo do Genecoc é dar suporte ao produtor na utilização dos recursos genéticos à sua disposição, de maneira a otimizar seu sistema de produção. É um programa não acabado, que vai sendo moldado em conjunto pelos técnicos e os produtores envolvidos. O programa disponibiliza informações para a escolha criteriosa de animais e entre os parâmetros observados estão o adequado desenvolvimento muscular, o ganho de peso, a boa capacidade de acabamento, o adequado tamanho do animal adulto, além da eficiente capacidade reprodutiva e a precocidade sexual (Lôbo, 2004).

Processamento de carnes de caprinos e ovinos

A agroindústria é um segmento de elevada importância econômica, por sua participação na cadeia produtiva e pelas ligações que mantém com os demais setores da economia. Para enfrentar a competitividade nos negócios relacionados ao processamento de produtos ou matérias-primas, é preciso encontrar soluções no âmbito da gestão e da inovação tecnológica. As instituições de pesquisa estão engajadas nessa meta, já tendo disponibilizado alguns processos para os empresários do setor (Madruga, 2003). Como consequência, o processamento da carne dos pequenos animais vem garantindo *status* ao agronegócio, revolucionando o mercado com uma variedade de inovações, tanto na diversificação dos produtos como na forma de apresentação em modernas embalagens (Figura 35.5).

A agregação de valor das carnes caprina e ovina está vinculada a práticas de processamento e transformação em produtos derivados. Quando destinada ao consumo em sua forma natural, peças de qualidade são obtidas por meio de cortes padronizados (Wessel, 2000) (Figura 35.6), os quais podem gerar pratos sofisticados. A transformação em produtos derivados, como apresuntados, linguiças, salames e hambúrgueres, tem a propriedade de agregar valor pela criação de opções de consumo sem descaracterizar as qualidades do produto, além de reduzir os desperdícios (Madruga, 2003).

Perspectivas futuras do agronegócio da ovinocultura

O Brasil conta com rebanho ovino da ordem de 17 milhões de cabeças (Anuário da Pecuária Brasileira, 2011), equivalente a 1,5% do efetivo mundial, que é superior a 1,1 bilhão de animais (FAO, 2011). Considerando a dimensão territorial brasileira, bem como as condições edafoclimáticas favoráveis ao crescimento e desenvolvimento da ovinocultura, o nosso rebanho é pouco expressivo, principalmente quando comparado ao efetivo bovino, que é da ordem de 190 milhões de cabeças (Anuário da Pecuária Brasileira, 2011).

A importância econômica do agronegócio dos pequenos ruminantes para o país advém do potencial em usá-los como fontes de proteína animal de elevado valor biológico para as populações rurais e urbanas, além da oferta de peles para a indústria (Martins e Wander, 2005). Para o fortalecimento da cadeia produtiva da carne ovina, visando à oferta de produtos de elevada qualidade e que satisfaçam as exigências do mercado consumidor, incluindo as da agroindústria, são necessárias melhorias nos sistemas produtivos e organização da oferta de matéria-prima. É necessário, também, promover a comercialização dos produtos no mercado e estimular a organização dos produtores para gerar escala, a fim de melhorar a qualidade dos produtos e as condições de negociação para tornar a atividade atrativa e competitiva (Leite, 2005).

As demandas mundiais pela carne ovina como *commodity*, bem como por especialidades, como a carne orgânica, estão passando por forte expansão, reforçando a importância desse agronegócio para a economia do país. Observa-se, igualmente, notória expansão da demanda interna por esses produtos em decorrência da abertura de novos mercados, em especial nos grandes centros urbanos (Leite, 2008).

A expectativa de expansão da ovinocultura de corte nos diversos quadrantes do Brasil, notadamente nas regiões Centro-Oeste e Sudeste e em alguns estados da região Norte, confirma o crescente interesse

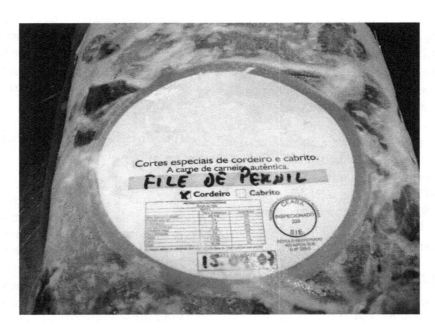

Figura 35.5 Carne de cordeiro, processada e embalada.

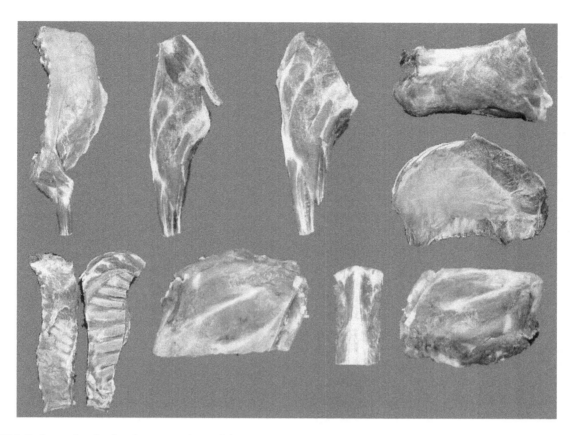

Figura 35.6 Cortes padronizados de carcaça de cordeiro.

dos produtores em atender ao aumento da demanda nacional pela carne ovina (Anuário da Pecuária Brasileira, 2011).

O crescimento da ovinocultura consolidará a importância das instituições de pesquisa em oferecer tecnologias e serviços capazes de alavancar o agronegócio. A crescente demanda por produtos orgânicos e nutracêuticos, que tenham sido produzidos sob condições ambientalmente sustentáveis e socialmente justas, demandará esforços concentrados de pesquisa no sentido de assegurar aos consumidores produtos com atributos diferenciados, como certificado de origem (Embrapa Caprinos, 2005).

A expansão da demanda mundial e, com isso, do agronegócio da ovinocultura no país, coloca a inovação tecnológica diante de nova realidade, com demandas diferenciadas e que necessitarão de respostas cada vez mais rápidas. Assim, as instituições de pesquisas terão importante papel no desenvolvimento tecnológico e na melhoria da atividade em todos os seus aspectos, englobando tanto a questão do melhoramento genético quanto os sistemas de produção, abrangendo, particularmente, a ambiência e o bem-estar animal. A necessidade de soluções cada vez mais rápidas exigirá maior interação entre instituições privadas e públicas, incluindo-se os institutos de pesquisa, órgãos de assistência técnica e extensão rural, organizações não governamentais e associações de produtores (Matos, 2004; Embrapa Caprinos, 2005).

A partir dos cenários já estudados, verifica-se que a ovinocultura tem potencial e oferece oportunidades para o aumento de sua participação no agronegócio brasileiro, desde que questões cruciais, como o custo Brasil, o protecionismo nos países concorrentes, os incrementos de escala e qualidade dos produtos e os investimentos na pesquisa, no desenvolvimento e na inovação (PD&I) sejam criteriosamente tratadas (Embrapa Caprinos, 2005; Medeiros e Costa, 2005). A política brasileira de apoio às exportações tende a ser fortalecida e o país deve buscar conquistar e manter novos mercados. Para tanto, deve atentar para a produção de matéria-prima de qualidade, além de agregar valor a alguns produtos por meio do processamento (Embrapa Caprinos, 2005).

A globalização da economia e a busca da inovação e da produtividade dos fatores implicarão em mudanças técnicas e gerenciais nos sistemas de produção, com a reconfiguração do agronegócio, envolvendo a melhoria da qualidade dos produtos e processos, a crescente reestruturação patrimonial, o ingresso de novos atores e a produção sob relações contratuais formais (Medeiros e Costa, 2005; Leite, 2008).

O produtor de ovinos tornar-se-á cada vez mais especializado. Crescerá a informatização da produção e o beneficiamento dos produtos antes de sua distribuição ao consumidor final. Isso implica que as unidades produtivas tendam a se especializar dentro da cadeia produtiva, utilizando, cada vez mais, serviços especializados de terceiros. O produtor tende a não buscar a autossuficiência no fornecimento de insumos, tais como alimentação animal e material genético de elevado valor, e tampouco a montar sua própria unidade de processamento industrial. Essas estruturas ou serviços passariam a ser estabelecidos no ambiente rural, como negócios independentes desta ou daquela unidade produtiva, como patrimônio de terceiros, e que se incluem no processo produtivo via prestação de serviços, mediante contratos formais (Embrapa Caprinos, 2005; Medeiros e Costa, 2005).

Deve ocorrer forte incremento da demanda por produtos agroecológicos, ou seja, orgânicos, ecológicos, naturais e biológicos, *in natura* e processados, os quais deverão contar com o necessário suporte da pesquisa para estabelecer as suas reais potencialidades e limitações (Leite, 2008). Existirão maiores chances de ganhos para os produtos diferenciados, assim como maior estabilidade nos preços internacionais para produtos mais elaborados (Simplício e Wander, 2003).

Será preciso ampla compreensão da necessidade de inserir os produtores familiares nas cadeias produtivas, a fim de permitir que estes passem a se beneficiar de todo o agronegócio. É fundamental ainda que sejam intensificadas as pesquisas relacionadas a metodologias e gerenciamento da produção, com qualidade comprovada e com a certificação dos produtos (Simplício e Wander, 2003).

Diante do estado de arte, é possível prever que no horizonte de 10 anos as atividades do espaço rural e do agronegócio da ovinocultura serão ainda substancialmente ampliadas. Novos produtos de alto valor agregado, tais como alimentos funcionais, biofármacos e novos derivados da carne e da pele, deverão ser disponibilizados no mercado.

Referências bibliográficas

ADDIZZO, J. R. Use of goat Milk and goat meat as therapeutic AIDS in cardiovascular diseases. In: National Symposium on Dairy Goat Production and Marketing, 2002, Oklahoma. **Proceedings.** Langston: Langston University, p. 23-30, 2002.

ANDRIOLI-PINHEIRO, A. **Vírus da artrite encefalite caprina: PCR e isolamento viral em amostras de sêmen, fluido uterino e embriões.** Tese (Doutorado) – Universidade Federal de Minas Gerais, Belo Horizonte, 2001. p. 68.

ANDRIOLI-PINHEIRO, A.; GOUVEIA, A.M.G.; ANDRADE, J.S. Isolamento do lentivírus caprino em estruturas embrionárias e solução de lavagem uterina: resultados preliminares. **Arquivo Faculdade de Veterinária UFRGS.** v. 28, p. 208-212, 2000.

ANUÁRIO DA PECUÁRIA BRASILEIRA. São Paulo: FNP Consultoria e Comércio, 2011. p. 276.

ARAÚJO FILHO, J.A.; CARVALHO, F.C.; SILVA, N.L. **Criação de ovinos a pasto no semi-árido nordestino.** Sobral: Embrapa Caprinos Circular Técnica, 19, 1999. p. 18.

ARAÚJO FILHO, J.A. et al. Sistema agrossilvipastoril Embrapa Caprinos. In: Lima, G.F.C. et al. (eds.). **Criação familiar de caprinos e ovinos no Rio Grande do Norte: orientações para viabilização do negócio rural.** Natal: EMATER-RN/EMPARN/Embrapa Caprinos, p.193-210, 2006.

BARBOSA, C.M.A. et al. Consumo voluntário e ganho de peso de borregas das raças Santa Inês, Suffolk e Ile de France em pastejo rotacionado sobre *Panicum maximum* Jacq. cvs. Aruana ou Tanzânia. In: Reunião Anual da Sociedade Brasileira de Zootecnia, 40, 2003, Santa Maria. **Anais...**, Santa Maria: Sociedade Brasileira de Zootecnia, 2003. CD ROM.

BARRETO NETO, A.D. Posicionamento estratégico do setor de carnes de caprinos e ovinos no mercado de carnes brasileiro. In: Simpósio internacional sobre caprinos e ovinos de corte, 3, 2007, João Pessoa. **Anais...**, João Pessoa: Governo do Estado da Paraíba, 2007. CDROM.

BARROS, N.N.; BOMFIM, M.A.D.; CAVALCANTE, A.R. Manejo nutricional de caprinos e ovinos para a produção de carne. In: LIMA, G.F.C et al. (ed.) **Criação familiar de caprinos e ovinos no Rio Grande do Norte: orientações para viabilização do negócio rural.** Natal: EMATER-RN / EMPARN / Embrapa Caprinos, p. 299-318, 2006.

BARROS, N.N.; SIMPLÍCIO, A.A.; FERNANDES, F.D. **Terminação de cordeiros em confinamento no Nordeste do Brasil.** Sobral: Embrapa Caprinos. Circular Técnica, 12, 2003. p. 24.

BARROS, N.N.; VASCONCELOS, V.R. **Como obter peles de boa qualidade de caprinos e ovinos.** Sobral: Embrapa Caprinos (Embrapa Caprinos. Documentos, 29), 2002. p. 22.

BATALHA, M.O. **Gestão Agroindustrial.** 1.ed. São Paulo: Atlas. 1997. p. 174.

CARVALHO, M.S.S. et al. Diâmetro de consumo de leucena e pau-ferro por ovinos e bovinos. In: Reunião Anual da Sociedade Brasileira de Zootecnia, 37, 2000, Viçosa. **Anais...**, Viçosa: Sociedade Brasileira de Zootecnia, 2000. CD ROM.

CASTRO, R.S.; LEITE, R.C.; RESENDE, M.; GOUVEIA, A.M.G. Developments a labelled avidin-biotin ELISA to detect antibodies to caprine-arthritis encephalitis in goat sera. **Veterinary Research Communication.** v.23, p.515-522, 1999.

CAVALCANTE, A.C.R. et al. **Produção de ovinos e caprinos de corte em pastagens cultivadas sob manejo rotacionado.** Sobral: Embrapa Caprinos (Embrapa Caprinos. Circular Técnica, 31), 2005. p. 16.

CAVALCANTE, A.C.R.; HOLANDA JÚNIOR, E.V.; SOARES, J.P.G. **Produção orgânica de caprinos e ovinos.** Sobral: Embrapa Caprinos (Embrapa Caprinos. Documentos, 69), 2007. p. 40.

COSTA, J.R.R. **Língua azul: produção e padronização e padronização de antígeno para prova de imunodifusão em gel de ágar e prevalência nas mesorregiões sudoeste e sudeste do Estado do Rio Grande do Sul.** Dissertação (Mestrado) – Universidade Federal de Minas Gerais, Belo Horizonte, 2000. p. 132.

COSTA, N. L. et al. Desempenho agronômico de genótipos de leucena em Rondônia. In: Reunião Anual da Sociedade Brasileira de Zootecnia, 37, 2000, Viçosa. **Anais...**, Viçosa: Sociedade Brasileira de Zootecnia, 2000. CD ROM.

COUTO, F.A.A. Importância econômica e social da ovinocaprinocultura brasileira. In: CNPq. Apoio à cadeia produtiva da ovinocaprinocultura brasileira. **Relatório final.** 2001. p. 69.

DESOUZART, O. Panorama do mercado mundial de carnes, com ênfase em caprinos e ovinos. In: FEIRA INTERNACIONAL DE CAPRINOS E OVINOS, 6., 2009, São Paulo. **Anais...**, São Paulo: Embrapa Caprinos. **III Plano Diretor da Embrapa Caprinos**: 2004-2007. Sobral, 2005. p. 44. (Embrapa Caprinos. Documentos, 56).

EMBRAPA CAPRINOS. **III Plano Diretor da Embrapa Caprinos**: 2004--2007. Sobral, 2005. p. 44. (Embrapa Caprinos. Documentos, 56).

FAO – FOOD AND AGRICULTURAL ORGANIZATION OF THE UN. FAOSTAT Database. Disponível em <www.fao.org>. Acesso em 20 out. 2011.

FIGUEIREDO, E.A.P.; SHELTON, M.; FERNANDES, A.A.O. Available genetic resources: the origin and classification of the world's sheep. In: SHELTON, M.; FIGUEIREDO, E.A.P. (eds.). **Hair sheep production in tropical and sub-tropical regions**. 1.ed. Davis: University of California Press, 1990. p. 7-24.

FREITAS, V.J.F. et al. Manejo reprodutivo de caprinos e ovinos. In: CAMPOS, A. C. N. (Ed.). **Do** *campus* **para o campo: tecnologias para a produção de caprinos e ovinos**. 1.ed. Fortaleza: Gráfica Nacional, p. 241-263, 2005.

GOMES, J.A.F.; LEITE, E.R.; RIBEIRO, T.P. **Alimentos e alimentação de ovinos e caprinos no semiárido brasileiro**. Sobral: Embrapa Caprinos (Embrapa Caprinos. Documentos, 67), 2007. p. 40.

GONZALEZ, C.I.M.; ANDRIOLI-PINHEIRO, A.; CUNHA, M.G.G. Avanços na transferência de embriões em caprinos e ovinos de corte no Brasil. In: Simpósio Internacional sobre Caprinos e Ovinos de Corte, 2, 2003, João Pessoa. **Anais**. João Pessoa: EMEPA, p. 331-352, 2003.

GOUVEIA, A.M.G. Aspectos sanitários da caprino-ovinocultura no Brasil. In: SIMPÓSIO INTERNACIONAL SOBRE CAPRINOS E OVINOS DE CORTE, 2., 2003, João Pessoa. **Anais...**, João Pessoa: EMEPA, p. 115-131, 2003.

JACINTO, M.A.; GERMANO, R.G.; LEITE, E.R. Produção de peles e couros caprinos e ovinos. In: Reunião Anual da Sociedade Brasileira de Zootecnia, 42, Goiânia, 2005. **Anais...**, Goiânia: Sociedade Brasileira de Zootecnia, p.157-165, 2005.

JACINTO, M.A.C. et al. **Industrialização e mercado das peles caprina e ovina**. Sobral: Embrapa Caprinos (Embrapa Caprinos. Documentos, 68), 2007. p. 29.

JACINTO, M.A.C.; LEITE, E.R.L.; REIS, F.A.R. Peles e couros ovinos e caprinos – indústria e mercado. In: Simpósio Sul Brasileiro de Ovinos e Caprinos, 1, Curitiba, 2009. **Anais...**, Curitiba: Universidade Federal do Paraná, 2009. CD-ROM.

LEITE, E.R. O agronegócio das peles caprina e ovina. In: CARDOSO, E.E.; LIMA, E.C.E.Z. (Ed.) Reuniões técnicas sobre couros e peles. Campo Grande: Embrapa Gado de Corte. (Embrapa Gado de Corte. Documentos, 127.) 2002. p. 36-50.

LEITE, E.R. A cadeia produtiva da ovinocultura e da caprinocultura de corte. In: CAMPOS, A. C. N. (Ed.). **Do** *campus* **para o campo: tecnologias para a produção de ovinos e caprinos**. Fortaleza: Gráfica Nacional, p. 33-41, 2005.

LEITE, E.R. Produção de caprinos e ovinos deslanados. In: ALBUQUERQUE, A.C. S.; SILVA, A. G. (eds.). **Agricultura topical: quatro décadas de inovações tecnológicas. Institucionais e políticas**. 1.ed. Brasília: Embrapa, p. 1025-1048, 2008.

LEITE, E.R. et al. Terminação de ovinos com a utilização do pedúnculo do caju (*Anacardium occidentale* L.) e feno de leucena (*Leucaena leucocephala* L.). In: Reunião Anual da Sociedade Brasileira de Zootecnia, 41, 2004, Campo Grande. **Anais...**, Campo Grande: Sociedade Brasileira de Zootecnia, 2004. CD-ROM.

LÔBO, R.N.B. Programa de Melhoramento Genético de Caprinos e Ovinos de Corte – Genecoc. In: Encontro de Caprino-Ovinocultores de Corte da Bahia, 4, 2004, Salvador. **Anais...**, Salvador, ASCCOB, p. 19-33, 2004.

LORENZO, L.L.; CARNEIRO, G.F. Biotecnologia e as perspectivas futuras para a caprino-ovinocultura. In: Simpósio Internacional sobre Caprinos e Ovinos de Corte, 2., 2003, João Pessoa. **Anais...**, João Pessoa: EMEPA, p. 353-366, 2003.

MADRUGA, M.S. Fatores que afetam a qualidade da carne caprina e ovina. In: Simpósio Internacional sobre Caprinos e Ovinos de Corte, 2, 2003, João Pessoa. **Anais**. João Pessoa: EMEPA, p. 417-432, 2003.

MARTINS, E.C.; WANDER, A.E. A importância do agronegócio da caprino--ovinocultura. In: CAMPOS, A. C. N. (ed.). **Do** *campus* **para o campo: tecnologias para a produção de ovinos e caprinos**. Fortaleza: Gráfica Nacional, p. 21-32, 2005.

MATOS, L.L. Estratégias para produção de leite nas condições brasileiras. In: Encontro Nacional para o Desenvolvimento da Espécie Caprina, 5, 2004, Botucatu. **Anais...**, Botucatu: Faculdade de Medicina Veterinária e Zootecnia – Unesp, p. 20-55, 2004.

MEDEIROS, J.X. Inserção de políticas públicas no processo de desenvolvimento regional e do agronegócio In: Seminário Agropolos: Uma Proposta Metodológica, 1, 1999, Brasília. **Anais...**, Brasília: ABIPTI/CNPq/SEBRAE/EMBRAPA/IEL, 1999. CD-ROM.

MEDEIROS, J.X. Desafios e oportunidades para o agronegócio da ovinocultura In: Simpósio Mineiro de Ovinocultura, 1., 2002, Lavras. **Anais...**, Lavras: Universidade Federal de Lavras, 2002. CD-ROM.

MEDEIROS, J.X.; COSTA, N.G.O agronegócio da caprino-ovinocultura no Brasil. In: Reunião Anual da Sociedade Brasileira de Zootecnia, 42, 2005, Goiânia. **Anais...**, Goiânia: Sociedade Brasileira de Zootecnia, p. 107-113, 2005.

MONTANDON, R.P. et al. Desenvolvimento regional: a opção pelo agronegócio. In: **Agronegócio Brasileiro**. 1.ed. CALDAS, R.A. et al. (Ed.). Brasília: CNPq. p. 59-72, 1998.

NEIVA, J.N.M.; CÂNDIDO, M.J.D. Manejo intensivo de pastagens cultivadas para ovinos. In: Simpósio Internacional sobre Caprinos e Ovinos de Corte, 2., 2003, João Pessoa. **Anais...**, João Pessoa: EMEPA, p. 583-598, 2003.

OLIVEIRA, E.R.; JOHNSON, W.L. Present and improved production systems for meat goats in Northeast Brazil. In: OLIVEIRA, E.R.; JOHNSON, W.L. (eds.). **Improving meat goat production in the semiarid tropics**. Davis: University of California, p. 20-32, 1989.

OLIVEIRA, M.E. et al. Recria e terminação de ovinos em pastagem de *Cynodon* spp. cv. Tifton 85. In: Reunião Anual da Sociedade Brasileira de Zootecnia, 38, 2001, Piracicaba. **Anais...**, Piracicaba: Sociedade Brasileira de Zootecnia, p. 1051-1052, 2001.

PINHEIRO, R.R. **Vírus da artrite encefalite caprina: desenvolvimento e padronização de ensaios imunoenzimáticos (ELISA e** *dot blot***) e estudo epidemiológico no Estado do Ceará**. Tese (Doutorado) – Universidade Federal de Minas Gerais, Belo Horizonte, 2001. p. 115.

PINHEIRO, R.R.; ANDRIOLI-PINHEIRO, A.; GOUVEIA, A.M.G. **Métodos de diagnóstico das lentiviroses de pequenos ruminantes**. Sobral: Embrapa Caprinos (Embrapa Caprinos. Circular Técnica, 24), 2001. p. 18.

ROCHA, H.C.; DICKEL, E.C.; MESSINA, S. A. **Produção de cordeiros de corte em sistema de consorciação**. 1.ed. São Paulo: Editora UPF, 2007. p. 76.

SIMPLÍCIO, A.A. Manejo reprodutivo de caprinos e ovinos de corte em regiões tropicais. In: LIMA, G.F.C. et al. (eds.). **Criação familiar de caprinos e ovinos no Rio Grande do Norte: orientações para viabilização do negócio rural**. Natal: EMATER-RN/EMPARN/Embrapa Caprinos, p. 351-390, 2006.

SIMPLÍCIO, A.A. et al. **A caprino-ovinocultura de corte como alternativa para geração de emprego e renda**. Sobral: Embrapa Caprinos (Embrapa Caprinos. Documentos, 48), 2003, p. 44.

SIMPLÍCIO, A.A.; WANDER, A.E. Organização e gestão da unidade produtiva na caprino-ovinocultura. In: Congresso pernambucano de medicina veterinária, 5, 2003, Recife. **Anais...**, Recife: Sociedade Pernambucana de Medicina Veterinária, p. 177-187, 2003.

SÓRIO, A. Terminação de cordeiros e cabritos em pastagem. In: Simpósio internacional sobre caprinos e ovinos de corte, 2, 2003, João Pessoa. **Anais**. João Pessoa: EMEPA, p. 623-633, 2003.

SÓRIO, A.; RASSI, L. A carne ovina e o abate clandestino: quais são as causas da informalidade? **Farm Point**. v. 3, 2011. <acesso em 12 dez. 2011>.

SOUSA, F.B. **Leucena: produção e manejo no Nordeste do Brasil**. Embrapa Caprinos (Embrapa Caprinos. Circular Técnica, 18), 1999. p. 20.

TONETTO, C.J. et al. Características da carcaça de cordeiros terminados em dieta isoprotéica contendo forragem hidropônica de milho ou capim elefante. In: Reunião Anual da Sociedade Brasileira de Zootecnia, 41, 2004,

Campo Grande. **Anais...**, Campo Grande: Sociedade Brasileira de Zootecnia, 2004. CD ROM.

VIANA, J.G.A. Panorama geral da ovinocultura no mundo e no Brasil. **Revista Ovinos**, v. 4, p. 18-26, 2008.

WESSEL, I. Comercialização de cortes especiais de carne caprina e ovina. In: In: Simpósio interenacional sobre caprinos e ovinos de corte, 1., 2000, João Pessoa. **Anais...**, João Pessoa: EMEPA, p. 261-265, 2000.

WILKINSON, J. Perfis emergentes no setor agroalimentar. In: MALUF, R. S.; WILKINSON, J. (ed). **Reestruturação do sistema agroalimentar: questões metodológicas e de pesquisa**. 1.ed. Rio de Janeiro: Editora Redcapa, 1999.

WILLIAMSON, O.E. Transaction cost economics: the governance of contractual relations. **The Journal of Law and Economics**, v.24, p 223-261, 1979.

ZAPATA, J.F.F. et al. Composição centesimal e lipídica da carne de ovinos do Nordeste brasileiro. **Ciência Rural**, v. 31, p. 691-695, 2001.

ZYLBERSZTAJN, D. **Estruturas de governança e coordenação do agribusiness: uma aplicação da nova economia das instituições**. 1995. Tese (Livre Docência). Universidade de São Paulo, São Paulo.

ZOBY, J.L.; KORNELIUS, E.; SAUERESSIG, M.G. **Banco de proteína como suplemento de pastagem nativa de cerrado na recria de fêmeas**. Planaltina: Embrapa Cerrados (Embrapa Cerrados. Comunicado Técnico, 46), 1985. p. 4.

Capítulo 36

Agronegócio da Lã

Sérgio Silveira Gonzaga,[1] Otoniel Geter Lauz Ferreira[2]
e Mauricio Morgado de Oliveira[3]

Introdução

Desde a pré-história até os dias de hoje, a lã têm sua importância acrescida a cada época. Do uso como abrigo e proteção, passando pelos primeiros tecidos até os finos adornos atuais, tem se tornado um dos principais produtos derivados da ovinocultura. Os primeiros tecidos de lã foram encontrados no Egito entre 3500 e 4000 anos a.C. Provavelmente o clima seco dessa região tenha permitido sua preservação, porém pouco se sabe sobre o mercado e comércio (agronegócio) deste produto ovino nessas épocas remotas (SUL, 2011).

No Brasil, a primeira referência de ovinos é datada de 1556 quando, juntamente com outras espécies, foram introduzidos animais de origem espanhola e asiática. De lá para cá, o rebanho brasileiro passou por grandes variações, vivenciando momentos de crescimento e de declínio. Em 1944, era composto de aproximadamente 10 milhões de cabeças, passando para 24,5 milhões no ano de 1968. Após a entrada da fibra sintética e a crise nos preços da lã das décadas de 1980 e 1990, o rebanho brasileiro diminuiu para cerca de 13,8 milhões de cabeças em meados dos anos 1990, sendo hoje de aproximadamente 17,6 milhões (IBGE, 2011). Ainda assim, apesar do aumento significativo da exportação de peles ovinas e caprinas, a lã responde por quase dois terços das exportações brasileiras de produtos da ovinocaprinocultura (MDIC e ARCO, 2010).

Segundo Linardakis e Hoff (2010), no Brasil o reflexo da crise da lã foi sentido principalmente no estado do Rio Grande do Sul, maior produtor brasileiro que, em 1974, produziu mais de 34 milhões de quilogramas, e em 2007 pouco mais de 10 milhões. Neste estado, a comercialização da lã, a princípio por meio das chamadas "barracas" e, posteriormente, por "cooperativas", foi marcante para o desenvolvimento regional alicerçado no agronegócio. O Rio Grande do Sul chegou a possuir 24 cooperativas associadas à Federação das Cooperativas de Lã (Fecolã), enquanto Santa Catarina e São Paulo possuíam uma cooperativa cada, por intermédio das quais era comercializada a quase totalidade das lãs.

Tal a importância da ovinocultura para este estado, que, por ocasião do 1º Congresso Agrícola do Rio Grande do Sul, realizado em Pelotas em outubro de 1908, a questão ovina foi tema de uma das teses apresentadas, conforme comentado por Osório et al. (2008). A tese, que se intitulava *Gado ovino: escolha das raças. Será possível no Rio Grande desenvolver-se em grande escala a criação ovina?*, continha a legenda: "*Onde a ovelha põe a pata deixa uma medalha de ouro*", que por si só ressalta a importância dessa atividade na época. Suas conclusões enfatizavam

---
[1] Pesquisador da Embrapa Pecuária Sul – Bagé – RS.
[2] Professor Adjunto do Departamento de Zootecnia da Faculdade de Agronomia Eliseu Maciel da Universidade Federal de Pelotas – RS.
[3] Pós-doutorando na Embrapa Pecuária Sul – Bagé – RS.

o melhoramento genético e o manejo reprodutivo e sanitário dos rebanhos, curiosamente temas ainda prementes na ovinocultura brasileira. Embora o município de Pelotas não fosse expressivo na produção de lã, neste se comercializou intensamente esse produto. Por exemplo, na safra de 1973/1974 foram comercializados em Pelotas 19,3% da lã do Rio Grande do Sul, seguido de Bagé com 16,57%.

Entre os acontecimentos que marcaram o setor ovino laneiro de 1908 a 2008, Osório *et al.* (2008) destacam, entre outros: a criação do Serviço de Peles e Lã, em 1938; a fundação da ARCO (Associação Rio-grandense de Criadores de Ovinos), hoje Associação Brasileira de Criadores de Ovinos, em 1942, e o surgimento das cooperativas de lã, em 1945.

O rebanho ovino do Rio Grande do Sul, em décadas passadas, representava 91% do total brasileiro e a maior produção de lã do Brasil. No ano de 1964, chegou a mais de 12 milhões de cabeças, crescendo nas décadas seguintes e atingindo, na safra de 1988/1989, 13,5 milhões de cabeças com a lã alcançando em média U$ 3,83/kg. Hoje, o rebanho rio-grandense é de, aproximadamente, quatro milhões de cabeças, e a produção de lã de 11 milhões de quilogramas. Parte desse rebanho é para consumo interno das fazendas, não sendo difícil encontrar grandes propriedades com um pequeno número de animais, e criação integrada com bovinos ou culturas diversas (Nocchi, 2001; Viana e Souza, 2007).

Na safra 2004/2005, o Rio Grande do Sul participou com 95% da produção brasileira de nove milhões de quilogramas de lã suja. Desses nove milhões, quatro foram exportados ao Uruguai, outros quatro foram consumidos pelas indústrias nacionais e um milhão não se sabe ao certo o seu destino. A lã provém basicamente das raças Corriedale (70%) e Ideal (20%), além de outras, como Merino, Romney Marsh, Crioula e cruzamentos (10%) (ARCO, 2011).

Atualidade

Mundialmente, a atividade laneira está distribuída em cinco grandes grupos de países: o primeiro, formado pela China (20% de toda a produção ovina); o segundo, por Austrália e Nova Zelândia (8%); o terceiro composto de Irã (4,5%), Reino Unido (3,9%), Turquia (3,7%) e Espanha (3%); em quarto lugar, África do Sul, França, Estados Unidos, Mongólia e Grécia (acima de 1%); e o último grupo formado por Brasil, Itália e Irlanda, com menos de 1% (Calvete e Villwock, 2007).

Austrália e Nova Zelândia são países reconhecidos por desenvolverem sistemas de alta produtividade. Suas criações altamente tecnificadas, levam esses países a controlar o mercado internacional da lã e da carne ovina. Durante anos, desenvolveram técnicas produtivas e raças especializadas de animais que se difundiram pelo mundo, dando impulso para a exploração econômica mundial da ovinocultura (Viana, 2008). A China, no agronegócio lã, importa, agrega valor e exporta (Calvete e Villwock, 2007). Assim, de julho de 2010 a março de 2011, absorveu 75,1% do volume total de lã (72,1% do valor) e 78,5% da lã superfina (19,5 µ ou menos) australiana (ARCO, 2011).

Países como Itália, Alemanha, China e Japão importam anualmente grandes volumes de lãs finas ou, no caso da Índia e China, também lã de menor qualidade, com alta micronagem chamadas de *carpet wools* (SUL, 2011). Este último país tem domínio de 75% das peças de roupas vendidas na Europa, Japão e Austrália. Além disso, possui mais de 300 milhões de consumidores ativos, e se estima que de 100 a 200 milhões destes tenham deixado de comprar roupas feitas à mão, preferindo roupas mais leves, confeccionadas com lãs finas e superfinas. O mercado chinês têm se popularizado com roupas em que predominam a lã fina, embora 65% de sua produção de lã possuam mais de 25 µ, fato que leva à importação de lãs de qualidade superior. Em função do aumento da procura por lãs de alta qualidade (18 a 19 µ), e consequente desequilíbrio entre oferta e demanda, os preços pagos por essas lãs tendem a se elevar. Assim, na estação de produção de 2011, a New Zealand Merino Company previu aumento de preços da ordem de US$ 3,26 a US$ 4,07/kg.

No Brasil, atualmente, a maior parte do rebanho está concentrada na região Nordeste (Figura 36.1), onde a ovinocultura tem crescido significativamente nos últimos anos. Dentre os estados dessa região, destacam-se a Bahia, maior produtor, com 3 milhões de cabeças, Ceará e Pernambuco com cerca de 2 milhões e o Piauí, com um milhão e quatrocentos mil (IBGE, 2011).

Nessa região, os ovinos pertencem a raças deslanadas, adaptadas ao clima tropical, que apresentam alta rusticidade e produzem carne e pele. Os estados de São Paulo, Paraná e da região Centro-Oeste também têm registrado grande crescimento no seu rebanho, com potencial para a produção de carne ovina (Viana e Souza, 2007), embora também produzam lã. Os rebanhos destinados à produção de lã, entretanto, ainda estão localizados prioritariamente no sul do país,

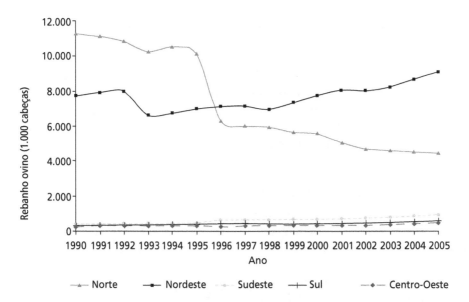

Figura 36.1 Evolução do rebanho ovino, em mil cabeças, nas diferentes regiões do Brasil de 1990 a 2005. Fonte: MAPA, 2007; citada por Viana, 2008.

mais precisamente no estado do Rio Grande do Sul (Vieira, 1967; Osório e Osório, 2008), que foi responsável por 91,1% da lã produzida em 2011, seguido do Paraná, com 5,1% e de Santa Catarina, com 2,3% (IBGE, 2011). Nesses estados, o percentual de ovinos tosquiados/efetivo de ovinos foi de, respectivamente, 86, 42 e 39% (IBGE, 2011). Enfim, quando se fala em raças e atividades laneiras, é sabido que este agronegócio se localiza nos estados do Sul do Brasil. Assim, o Rio Grande do Sul foi, e continua sendo, o produtor da quase totalidade da lã brasileira com ao menos quatro cooperativas, de diferentes tamanhos, e empresas que absorvem a produção do estado.

O mercado da lã é influenciado por diferentes fatores. Dentre estes, a relação entre oferta e demanda é considerada um dos mais importantes. Porém, a renda *per capta* (Figura 36.2), a demografia, os estilos de vida, a tipologia dos consumidores, os atributos do produto (Cottle, 2010) e o clima de cada região, que direciona a maior ou menor demanda da fibra (Cardellino, 2005), também influenciam o consumo.

Entre as causas da redução pela procura de lã, podem ser citadas: as crises econômicas que afetam os países consumidores, a competitividade das fibras sintéticas, que a cada dia mais elaboradas imitam a lã

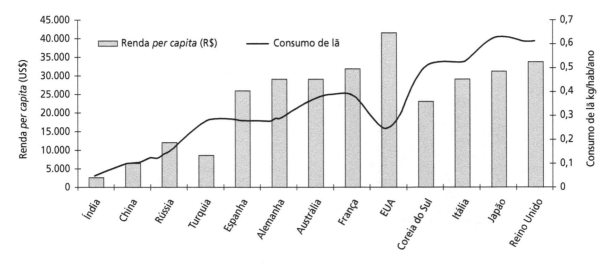

Figura 36.2 Renda *per capita* e consumo de lã. Adaptada de Cottle, 2010.

a custo inferior, e a forma de vestir, que pela informalidade diminui a participação da lã na composição das vestimentas (Figura 36.3).

No ano de 1986 a produção relativa de fibras têxteis no mundo foi de 5% lã, 45% algodão, 9% celulósicos (como o *nylon*), 39% sintéticos e 2% linho (Cottle, 2010). Federación Lanera Argentina (2005) cita a participação da lã em 2,36% da matéria-prima na indústria têxtil, enquanto os produtos derivados do petróleo detinham participação de 60% e o algodão de 36%. Em 2007, esses números foram 1,9% lã, 37% algodão, 5% celulósicos, 60% sintéticos e 1% linho (Cottle, 2010), o que torna a lã um nicho de mercado. Cottle (2010), ainda comenta que a produção de tecidos sintéticos tem crescido à custa de todas as outras fibras e que a lã, no total, perdeu quase 30% do seu volume mundial de consumo ao longo do período 1994-2004.

A oferta de lã também caiu acentuadamente, uma vez que países com altos índices de exportação diminuíram consideravelmente sua produção e seu rebanho laneiro, em muitos casos migrando para a produção de carne. Assim, em 1992, se produziu no mundo 38,2% mais lã (Figura 36.4) do que em 2005 (Cardellino, 2005).

Outro fator que influencia o mercado da lã é o seu preço, que no Brasil, no início da década de 1990, começou a cair drasticamente até menos de R$ 5,00/kg, após ter sido muito valorizada na década de 1970 (Figura 36.5). Com a queda do preço da lã no mercado internacional e a redução dos rebanhos, é hoje incipiente a participação da lã brasileira no mercado externo (Oliveira *et al.*, 2003). No ano de 2008, o Brasil ocupava a 14ª posição entre os exportadores de lã bruta (FAO, 2011), contribuindo hoje com menos de 1% da produção mundial (Bernhard, 2013).

Perspectivas

Na safra de 2010, no Rio Grande do Sul, a lã de animais Corriedale (Cruza 1) foi comercializada a R$ 4,20/kg, enquanto em 2011 chegou a R$ 7,00. Nas lãs Merinas, o preço do quilograma da lã pulou de R$ 8,00 para

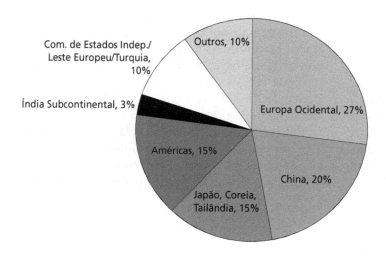

Figura 36.3 Lã para vestimentas utilizadas por países/região em 2004 (consumidores finais). Fonte: The Woolmark Company NDA databases, adaptada de Cardellino, 2005.

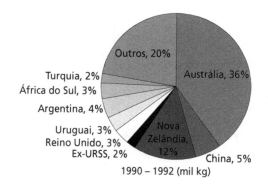

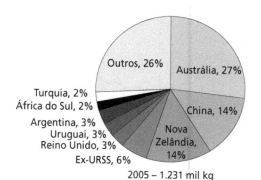

Figura 36.4 Produção mundial de lã (base limpa). Fonte: The Woolmark Company, adaptada de Cardellino, 2005.

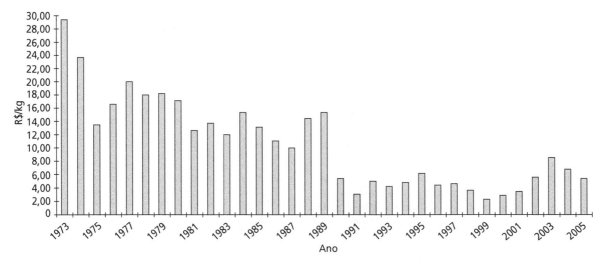

Figura 36.5 Variação do preço real da lã no Rio Grande do Sul de 1973 a 2005. Adaptada de Viana e Souza, 2007.

R$ 10,50. Já a lã Ideal (Prima A) foi comercializada entre R$ 8,50 e 9,50. Elevação nos preços que é bastante animadora e contribui para novos investimentos no produto e melhoramento do rebanho ovino (Lopes, 2011).

Entretanto, não se pode apenas esperar por melhores preços, os quais oscilam a cada safra, mas sim buscar produtos que possuam maior valor agregado ou nichos específicos de mercado. As diferentes características da lã oferecem possibilidades de uso industrial ou artesanal, podendo ser um fator de valorização e agregação de renda. Neste sentido, a criação de ovinos pretos ou naturalmente coloridos começou a ganhar espaço nos criatórios gaúchos (Costa et al., 2013), surgindo como alternativa para a comercialização da lã ou pele ovina (Souza, 2012). São considerados naturalmente coloridos quaisquer ovinos que não sejam brancos, podendo ser total ou parcialmente pigmentados, em cores variando do marrom-escuro ao creme, e do preto a cinza prateado. Acompanhando a demanda mundial crescente criada pela conscientização das questões de ecologia, de sustentabilidade, valorização dos produtos naturais e das técnicas tradicionais de produção, estas lãs têm se tornado um excelente nicho de mercado para uso artesanal ou comercial, ou pelegos (Bernhard, 2013).

Do mesmo modo, as lãs finas e ultrafinas (lãs frias), produto que a cada dia aumenta sua demanda no mundo, no ano de 2000, no Uruguai, chegaram a US$ 18,1/kg (lã com 16,7 μ), base limpa, contra aproximadamente US$ 3,00/Kg da lã com 22,6 μ (INIA, 2003). Em 2011, nesse país, enquanto o quilograma da lã Corriedale era comercializado por um valor médio de US$ 4,50, as lãs de Merino com 21,5 μ foram comercializadas a US$ 8,00/kg. Em 2012, apesar da retração do mercado laneiro, ainda existiu uma considerável diferença entre os preços da lã de distinta qualidade (El País, 2012).

Visando à comercialização de um produto com elevado valor agregado, países tradicionalmente exportadores identificaram as novas tendências mundiais de consumo de fibras têxteis, interpretando-as como possibilidade de incremento dos ganhos por meio da produção de lãs finas (inferiores a 19 μ). Os produtos gerados com essas lãs permitem a adequação aos requerimentos dos mercados mais exigentes quanto a leveza e isolamento térmico, utilização o ano todo, suavidade ao toque, baixa irritabilidade da pele, possibilidade de lavagem em lavadoras de roupas mantendo a forma e a elasticidade, além de facilidade para secar e passar. Deste modo, passaram a disponibilizar aos produtores, além de material genético específico, informações sobre nutrição, manejo, reprodução e sanidade desses animais. Segundo Bernhard (2013), este mercado baseia-se num sistema produtivo onde o processo de seleção genética é bastante rigoroso, aliado a um manejo diferenciado no caso das lãs ultrafinas. Na Austrália, por exemplo, existem as chamadas *Wool Factories*, onde os animais ficam confinados 24 horas, sem contato com a luz solar e com um programa nutricional específico. Além disso, conforme esse autor, estas fibras, pelo alto valor, têm demanda restrita e a sua produção deve ser controlada a fim de manter os preços atuais, que ultrapassam US$ 1.000,00 o quilograma (lotes de lã com média abaixo de 12 μ).

Há, ainda, os nichos de mercado para a lã orgânica e para a produção biodinâmica, que possui consumidores em vários países da Europa (Bernhard, 2013).

A maior parte da lã produzida no Rio Grande do Sul tem micronagem entre 27 e 29 µ, sendo proveniente da raça Corriedale, a mais numerosa nesse estado. Assim, 65% da lã processada pela principal indústria, com unidades nas cidades de Bagé e Uruguaiana, procedem dessa raça. O restante é dividido entre as raças Ideal (20%), Romney Marsh e Merino Australiano. Ratificando esta informação, Souza (2012) relata que a lã recebida pela cooperativa localizada no município de Jaguarão, extremo sul do Rio Grande do Sul, em sua maioria é do tipo Cruza 1 – média, que corresponde à produzida por animais da raça Corriedale. Há então, como evidenciado em 1908 no 1º Congresso Agrícola do Rio Grande do Sul, necessidade de serem estudadas melhorias na ovinocultura brasileira, principalmente gaúcha, tendo em vista a existência de espaço no mercado internacional da lã.

Segundo Linardakis e Hoff (2010), na cadeia produtiva da lã ovina no Brasil verificam-se carência de criação de vantagens competitivas e estabelecimento de estratégias que possam permear todos os elos que a compõem. Essas vantagens competitivas precisam ser consideradas, e se usadas como ferramental na elaboração dos planos estratégicos, teoricamente, facilitarão a sustentabilidade financeira e o posicionamento assumido pelas organizações que atendem ou que visam atender a indústria têxtil. Os mesmos autores indicam padrões de competitividade da ovinocultura de lã com vistas a suprir a indústria têxtil. Com eles seria possível, como sugerem Ferraz *et al.* (1997) citados por Linardakis e Hoff (2010), balizar a adequação de estratégias que contemplem os movimentos das organizações que permeiam a ovinocultura de lã, visando permitir que os produtores atendam aos anseios da indústria têxtil e, consequentemente, dos consumidores das diversas partes do mundo.

Para o futuro, conforme Abella *et al.* (2010), os prognósticos apontam a tendência de menor número de ovelhas laneiras no mundo. E para que esta atividade seja rentável, deverá possuir os padrões de qualidade exigidos pela indústria ou atender nichos específicos de mercado, o que, apesar de exigir foco em objetivos específicos, consegue, consequentemente, melhores preços. Entretanto, a maioria dos criatórios continuará produzindo lã de menor qualidade.

Referências bibliográficas

ABELLA, I. et al. South American Sheep and Wool Industries. In: **International sheep and wool handbook.** Nottingham: Nottingham University Press, p. 85-94, 2010.

ARCO [2011]. Associação Brasileira de Criadores de Ovinos. Disponível em: <http://www.arcoovinos.com.br/> Acesso em: 14/05/2011.

BERNHARD, E. A. Produção sustentável e alternativas para o mercado de lã. In: Congreso latinoamericano de especialistas en pequeños rumiantes y camélidos sudamericanos, VIII, 2013, Campo Grande. **Memórias...** Campo Grande: EMBRAPA - CNPGC, [2013]. (CD-ROM).

CALVETE, R.; VILLWOCK, L.H. Perfil da ovinocultura de lã e carne do Rio Grande do Sul e seus desafios para o futuro. In: Congresso da sociedade brasileira de economia, administração e sociologia rural, XLV, 2007, Londrina. **Anais...,,** Maringá: SOBER, 2007. (CD-ROM).

CARDELLINO, R. Panorama Mundial de la Lana. Curuzú Cuatiá, 24 nov. 2005. Palestra proferida no Congreso Ovino Del Cono Sur.

COSTA, P.T. et al. Influência do grupo genético do cordeiro (naturalmente colorido ou branco) nos parâmetros fisiológicos pré e pós-tosquia. In: Congreso latinoamericano de especialistas en pequeños rumiantes y camélidos sudamericanos, VIII, 2013, Campo Grande. **Memórias...** Campo Grande: EMBRAPA - CNPGC, [2013]. (CD-ROM).

COTTLE, D.J. World Sheep and Wool Production. In: COTTLE D.J. (Ed.) **International sheep and wool handbook.** Nottingham: Nottingham University Press, p.1-48, 2010.

EL PAÍS [2012]. Pocos negocios con lana por retracción en mercado mundial. Disponível em: <http://www.elpais.com.uy/120928/pecono-666446/economia/Pocos-negocios-con-lana-por-retraccion-en-mercado-mundial/> Acesso em: 28/10/2012.

FAO [2011]. Food and Agriculture Organization of the United Nations. Disponível em: <http://faostat.fao.org/> Acesso em: 16/05/2011.

FEDERACIÓN LANERA ARGENTINA. **Apuntes sobre la situación y perspectivas del Mercado lanero (safra 2005 y 2006),** Buenos Aires, 2005.

IBGE – INSTITUTO BRASILEIRO DE GEOGRAFIA E ESTATÍSTICA. Produção da Pecuária Municipal, v. 39, 2011, p.1-63. Disponível em: <ftp://ftp.ibge.gov.br/Producao_Pecuaria/Producao_da_Pecuaria_Municipal/2011/ppm2011.pdf> Acessado em: 26 de out. de 2012.

INIA – Instituto Nacional de Investigación Agropecuária. Ciência para una carne saludable y de calidad más allá de sus expectativas: Resultados de investigación en bovinos para carne y ovinos período 1998-2003. INIA. 2003. CD-ROM.

LINARDAKIS, M.A.M.; HOFF, D.N. Padrões de competitividade da ovinocultura de lã com vistas à indústria têxtil. In: Congresso da sociedade brasileira de economia, administração e sociologia rural, 48, 2010, Campo Grande. **Anais eletrônicos...,** Brasília: SOBER, 2010. Disponível em: <http://www.sober.org.br/palestra/15/908.pdf> Acesso em: 24 de out. de 2012.

LOPES, M. Lã com padrão internacional. **Zero Hora,** Porto Alegre, 25 mar, 2011.

MDIC – Ministério do Desenvolvimento, Indústria e Comércio Exterior; ARCO – Associação Brasileira de Criadores de Ovinos. (Org.) **Estudo de mercado externo de produtos derivados da ovinocaprinocultura.** Passo Fundo: Méritos, 2010. p. 168.

NOCCHI, E.D.G. **Os efeitos da crise da lã no mercado internacional e os impactos sócio-econômicos no município de Santana do Livramento.** 2001. 76f. Dissertação (Mestrado em Integração e Cooperação Internacional) – Centro de estudos em relações internacionales de Rosário, Universidad Nacional de Rosario – Argentina, Rosario, 2001.

OLIVEIRA, N.M. et al. Mercados e comercialização. In: OLIVEIRA, N.M. (org.). **Sistemas de criação de ovinos nos ambientes ecológicos do sul do Rio Grande do Sul.** Bagé: EMBRAPA Pecuária Sul, 2003. p.163-172.

OSÓRIO, J.C.S.; OSÓRIO, M.T.M. Situación del sector y perspectivas en Brasil. In: SAÑUDO, C.A; GONZÁLES, C. (orgs.) **Aspectos estratégicos para obtener carne ovina de calidad en el cono sur americano.** 1.ed. Buenos Aires: Universidad Nacional del Centro de la provincia de Buenos Aires, v. 1, p. 35-45, 2008.

OSÓRIO, J.C.S. et al. 16ª These – Gado Ovino: Será possível no Rio Grande desenvolver-se em grande escala a criação ovina. Comentários. In: OTERO, D.T.; HADLER, E.C. (org.). **ACTAS: A classe rural resgatando as raízes de sua história.** Pelotas: Textos, 2008. p. 253-258.

SOUZA, K.P.B. **Análise qualitativa da cadeia produtiva de lã na metade sul do RS.** (S.L.): Universidade Federal de Pelotas, 2012. p. 22. (Relatório de estágio do Curso de Graduação em Zootecnia da UFPel).

SUL [2011]. Secretariado Uruguayo de La Lana. Disponível em: <http://www.sul.org.uy/> Acesso em: 15/05/2011.

VIANA, J.G.A. Panorama geral da ovinocultura no mundo e no Brasil. **Revista Ovinos,** v. 4, n. 12, 2008.

VIANA, J.G.A.; SOUZA, R.S. Comportamento dos preços derivados da ovinocultura no Rio Grande do Sul no período de 1973 a 2005. **Revista Ciências Agrotécnicas,** v. 31, n. 1, p. 191-199, 2007.

VIEIRA, G.V.N. **Criação de ovinos.** 3.ed. São Paulo: Biblioteca Agronômica Melhoramentos, 1967. p. 480.

Capítulo 37

Agronegócio de Leite de Ovinos

Gladis Ferreira Corrêa,[1] Júlio Eduardo Rohenkohl[2]
e Maria Teresa Moreira Osório[3]

Introdução

A produção de leite de ovelhas é fortemente ligada à industrialização de produtos lácteos, como iogurtes, doce de leite e queijos. O leite de ovinos é especialmente propício à transformação industrial devido ao elevado teor de gordura, que atinge cerca de 6,5% de sua composição, e proteína, com valores próximos de 6% (Queijos no Brasil, 2009, Boyazoglu e Morand-Fehr, 2001). Neste particular, a ovinocultura leiteira segue um padrão comum à agropecuária em diversos segmentos produtivos de diferentes países, qual seja, o de ter a sua dinâmica de crescimento condicionada à evolução da indústria e do varejo.

É preciso considerar, também, que a produção de leite ovino e de produtos dele derivados é pequena ante a oferta de semelhantes, como o leite caprino e, principalmente, o leite bovino (Tabela 37.1). As estratégias para o desenvolvimento da ovinocultura de leite e de seu processamento industrial têm que considerar a dinâmica dos produtos substitutos. É relevante, então, tratar a produção de leite de ovelhas como um segmento dentro da indústria de laticínios em geral, o segmento de produtos lácteos de leite ovino.

Ovinos com aptidão leiteira foram importados da França em 1992. A raça adquirida foi a Lacaune, introduzida inicialmente no Rio Grande do Sul. Os ovinos Lacaune adaptaram-se às condições de clima e alimentação do estado. Dados de campo mostram que uma fêmea adulta chega a produzir 4 litros de leite por dia, no pico da lactação, que ocorre ao redor de 30 a 35 dias pós-parto. Durante o período de lactação, aproximadamente 150 dias, uma ovelha produz em média 1,9 litro por dia. A produção apresenta um bom rendimento no seu beneficiamento. Com aproximadamente cinco litros de leite de ovelha é possível fazer 1 kg de queijo (Casa da Ovelha, 2009). Atualmente, a produção de leite ovino, além do Rio Grande do Sul, alcança os estados de Santa Catarina e de Minas Gerais.

O leite de ovinos compreende um pequeno percentual do mercado total de leite. Em escala mundial, o leite de ovelhas corresponde a cerca de 1,4% da produção de leite das principais espécies produtoras. A produção e o processamento industrial de leite de ovelhas ainda são muito pequenos no Brasil. Dados coletados diretamente das empresas e *sites* especializados permitem estimar um processamento nacional de cerca de 509.000 litros por ano, o que corresponde a aproximadamente 526 toneladas (Tabela 37.2). A soma da produção brasileira de leite de vacas, de cabras – principais espécies produtoras de leite no Brasil – e de ovelhas alcança valores próximos de 27.081 mil toneladas.* Isto significa que a produção

---

[1] Professora Adjunta da Universidade Federal do Pampa – Dom Pedrito – RS.
[2] Professor Adjunto do Departamento de Ciências Econômicas da Universidade Federal de Santa Maria – RS.
[3] Professora Visitante Nacional Sênior da Universidade Federal da Grande Dourados – MS.
* Para leite de vacas e de cabras, utilizaram-se dados da FAOSTAT para 2007. O total de leite de ovelhas é estimado para o Brasil no ano de 2008, conforme apresentado na Tabela 37.2.

Tabela 37.1 Produção mundial de leite fresco e integral (toneladas).

Ano	Vacas	Cabras	Búfalas	Camelas	Ovelhas	Ovelhas/Total
1997	469.049.387	12.124.498	59.870.383	1.418.033	8.140.922	0,015
1998	475.158.593	12.469.796	62.220.043	1.407.842	8.143.113	0,015
1999	483.639.598	12.592.063	64.717.235	1.415.877	8.120.395	0,014
2000	490.670.118	12.615.028	66.500.380	1.438.565	8.034.045	0,014
2001	497.915.976	12.917.933	69.267.265	1.458.606	8.202.964	0,014
2002	510.108.966	13.337.270	70.859.326	1.475.486	8.233.653	0,014
2003	518.437.028	13.847.039	73.503.775	1.517.266	8.441.900	0,014
2004	528.098.184	14.051.900	76.097.687	1.548.263	8.645.411	0,014
2005	543.969.891	14.511.608	78.889.010	1.565.666	8.857.895	0,014
2006	557.431.558	14.949.785	82.189.954	1.590.938	9.115.176	0,014
2007	566.850.186	15.126.792	85.574.529	1.611.502	9.043.925	0,013
2008	580.428.259	15.406.611	89.354.031	1.802.727	9.118.093	0,013
2009	583.401.740	15.510.416	92.138.146	1.840.203	9.246.922	0,013
2010	600.838.992	17.374.309	92.473.370	2.365.323	10.091.309	0,014

Fonte: FAOSTAT, 2009. Disponível em: <http://faostat.fao.org/>.

Tabela 37.2 Estimativa do atual processamento brasileiro de leite ovino.

Empresa	Nº de animais envolvidos	Processamento anual (litros)	Produtos
CONFER/Cabanha Dedo Verde, RS	1.100	48.000	Queijos, iogurte
Casa da Ovelha, RS	750	100.000	Iogurte, doce de leite, queijos
Bom Gosto/Cedrense, SC	2.700[1]	360.000	Queijos
Cabanha Capim Azul, MG	120	1.000[2]	Queijos, iogurte, *chantilly*
Total	4.670	509.000	Queijos, iogurte, doce de leite, *chantilly*

[1] Estimativa a partir da produtividade da Casa da Ovelha.
[2] Para o ano de 2007.
Fonte: Casa da Ovelha, 2009; Gazeta Mercantil, 2008; Farmpoint, 2009.

de leite ovino corresponde a apenas 0,0019% do total de leite produzido no Brasil. A razão nacional entre a produção de leite ovino e o total de leite produzido é quase 700 vezes menor do que a mesma razão em escala mundial.

Comparativamente, Portugal, detentor de um território menor e um importante produtor de queijos de ovelha, utilizou, no ano de 2005, cerca de 2.415.000 litros de leite de ovelha apenas para a produção de aproximadamente 483 t de queijos de origem controlada (Portugal, 2007). A produção total de leite ovino, no entanto, é bem superior, alcançando 92.000 toneladas[1] em 2008 (FAOSTAT, 2009). Informações de United States Department of Agriculture, Organization for Economic Co-operation and Development e Food and Agriculture Organization permitem um olhar sobre o mercado de queijo internacional. A produção europeia está praticamente estável, enquanto a oferta em escala internacional tem crescido nas Américas e na Oceania. O Brasil tem aumentado a sua produção a uma taxa de 5,5% ao ano, considerando o intervalo de 2004 a 2010 (Tabela 37.3).

O consumo nacional aumentou no mesmo ritmo anual (Tabela 37.4). O mercado interno certamente é um estimulador desse crescimento. A elevação recente da renda média da população brasileira[2] e a melhora na distribuição da renda dão sustentação a uma perspectiva de aumento consistente de demanda por queijos. Neste sentido, dados da pesquisa de orçamentos familiares revelam que as famílias com maior

---
[1] 92.000 toneladas correspondem a cerca de 89.000.000 de litros.
[2] De 2003 a 2007, a renda *per capita* cresceu 52,3% ante um aumento do Índice de Preços ao Consumidor do IBGE de 33% no período (Brasil, 2009).

Tabela 37.3 Produção de queijo,[1] para países selecionados (mil toneladas).								
	Ano						
País	*2004*	*2005*	*2006*	*2007*	*2008*	*2009*	*2010[2]*
Canadá	345	352	291	308	370	373	376
EUA	4.025	4.150	4.320	4.435	4.496	4.586	4.697
Argentina	370	400	480	520	491	508	517
Brasil	470	495	528	580	607	614	648
União Europeia (27 países)	6.481	6.625	6.801	6.760	8.720	8.721	8.870
Austrália	389	375	362	360	361	342	349
Nova Zelândia	305	297	292	308	369	414	365
Total da seleção	12.385	12.694	13.074	13.271	15.414	15.558	15.822

[1] Exceto queijos frescos.
[2] Preliminar.
Fonte: OECD-FAO, 2011. Disponível em: <http://www.agri-outlook.org/document/15/0,3746,en_36774715_36775671_48172367_1_1_1_1,00.htm>.

Tabela 37.4 Consumo de queijo,[1] países selecionados (mil toneladas).								
	Ano						
País	*2004*	*2005*	*2006*	*2007*	*2008*	*2009*	*2010[2]*
Canadá	358	365	307	319	386	385	388
EUA	4.183	4.275	4.428	4.542	4.485	4.576	4.629
Argentina	338	350	424	473	453	472	475
Brasil	468	491	529	576	605	624	660
União Europeia (27 países)	6.061	6.291	6.339	6.309	8.250	8.228	8.330
Austrália	230	223	225	215	231	230	253
Nova Zelândia	28	28	28	28	28	28	28
Total da seleção	11.666	12.023	12.280	12.462	14.438	14.543	14.763

[1] Exceto queijos frescos.
[2] Preliminar.
Fonte: OECD-FAO, 2011. Disponível em: <http://www.agri-outlook.org/document/15/0,3746,en_36774715_36775671_48172367_1_1_1_1,00.htm>.

renda consomem valores e proporções superiores de queijos e outros laticínios (estando inclusos os iogurtes) (Figura 37.1).

Os dados recentes do comércio internacional de queijos apontam um aumento das importações brasileiras. Entretanto, a participação brasileira no comércio internacional de queijos é pequena.

Destacam-se como exportadores a União Europeia, a Nova Zelândia, a Austrália e os Estados Unidos da América (Tabela 37.5).

No Brasil, temos um consumo *per capita* de 3,4 kg de queijo ao ano em 2010 ante 2,6 kg em 2000, com um crescimento médio de 2,7% ao ano no período de 2000 a 2010. Em outros países, como Argentina, Canadá, Austrália e Estados Unidos, há um consumo *per capita* de mais de 10 kg per capita/ano (Tabela 37.6). Abstraindo diferenças culturais, cuja importância ainda precisa ser avaliada, grosso modo há um potencial de mercado de cerca de 6 kg *per capita*/ano. Para uma população brasileira de 190 milhões de habitantes em 2010, isto significa cerca de 1 bilhão e cento e quarenta milhões de quilogramas de queijo por ano a um preço final oscilando entre R$ 20,00 (queijo comum, de técnica de elaboração disseminada, a preço de varejo) a R$ 110,00/kg (queijos especiais, preço ao consumidor final), a depender do tipo de queijo. Utilizando-se o valor mais baixo de R$ 20,00/kg, há um potencial de até R$ 20 bilhões a mais no consumo anual de queijos no Brasil.

As informações arroladas anteriormente indicam um mercado promissor para os queijos, no Brasil. Dada a adequação do leite ovino à produção queijeira, há uma perspectiva de crescimento desse segmento industrial com o preenchimento de parte da demanda potencial de queijos no país.

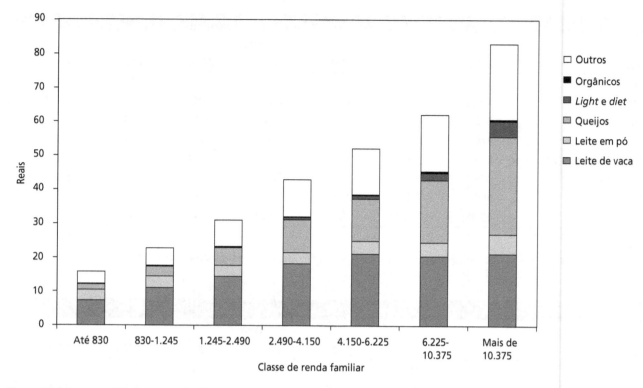

Figura 37.1 Gastos médios mensais das famílias brasileiras com laticínios. Fonte: Brasil, 2010.

Tabela 37.5 Importação (M) e exportação (X) de queijo, países selecionados (mil toneladas).

País	2004 M	2004 X	2005 M	2005 X	2006 M	2006 X	2007 M	2007 X	2008 M	2008 X	2009 M	2009 X	2010[1] M	2010[1] X
Canadá	24	11	25	9	25	9	26	9	22	10	21	10	22	9
EUA	214	61	209	58	206	71	197	99	170	157	162	120	100	170
Argentina	0	31	2	45	2	58	3	45	3	40	3	39	3	45
Brasil	4	6	3	7	6	5	4	8	5	7	16	6	16	4
União Europeia (27 países)	104	524	93	499	99	561	83	534	84	555	84	577	83	624
Austrália	49	212	49	227	61	202	64	212	70	203	59	146	72	168
Nova Zelândia	2	289	2	265	3	267	3	309	0	341	0	386	0	336
Total da seleção	397	1.134	383	1.110	402	1.173	380	1.216	354	1313	345	1284	296	1356

[1] Preliminar.
Fonte: OECD-FAO, 2011. Disponível em: <http://www.agri-outlook.org/document/15/0,3746,en_36774715_36775671_48172367_1_1_1_1,00.htm>.

O ambiente institucional do sistema de mercado de lácteos de ovinos

Uma *instituição econômica* pode ser definida como um padrão de comportamento e um modo de pensar cristalizado em práticas e heurísticas aceitas e incorporadas pela comunidade na mediação de relacionamentos, bem como na inferência ou solução de problemas. As instituições são embasadas em crenças e valores, e manifestam-se como rotinas, convenções e regras socioeconômicas (Pondé, 1999).

O *ambiente institucional* é o conjunto de normativas econômicas, políticas, sociais, morais e legais que estabelecem as bases para produção, troca e distribuição da economia. Segmentos específicos do agronegócio,

Tabela 37.6 Consumo *per capita* de queijos, países selecionados (kg/ano).

País	\multicolumn{11}{c}{Ano}
	2000	2001	2002	2003	2004	2005	2006	2007	2008	2009	2010[1]
Canadá	10,7	10,6	11,2	10,8	9,8	9,9	9,4	9,6	11,6	11,5	11,5
EUA	13,6	13,7	13,9	13,9	14,3	14,5	14,6	14,9	14,4	14,5	14,6
Argentina	11,6	11,1	9,1	8	8,6	8,8	10,8	11,2	11,4	11,7	11,7
Brasil	2,6	2,6	2,7	2,5	2,5	2,6	2,8	3,1	3,2	3,2	3,4
União Europeia (27 países)	12,2	12,2	12,3	12,5	13,2	13,4	12,9	13	16,7	16,5	16,7
Austrália	10,4	10,6	11,5	11,7	11,5	11,2	11	10,5	10,9	10,8	11,7
Nova Zelândia	6	5,9	7,2	7,1	7	6,9	6,8	6,8	6,6	6,6	6,5

[1] Preliminar.
Fonte: EMBRAPA, 2009; OECD-FAO, 2011.

como o mercado de leite de ovinos e produtos dele derivados, são delineados por regramentos formais (leis) e informais (constrangimento social, costumes) que estabelecem o campo de ação de produtores rurais e de empresas de laticínios.

Um sistema de mercado (SM) é o *locus*, perpassado e delimitado por regras e convenções de relacionamento, onde compradores e vendedores trocam o direito sobre mercadorias utilizando moeda, ou seja, é uma estrutura socioeconômica na qual ocorre a comercialização de direitos. O conjunto de regras e de convenções sociais incentiva e constrange possibilidades comerciais e produtivas aos participantes. Ao mesmo tempo, o SM é um campo de concorrência entre firmas, no qual, incessantemente, são criadas capacidades produtivas e comerciais distintivas que, ao longo do tempo, são selecionadas e incorporadas ao padrão de concorrência industrial.

As instituições influenciam as condições de seleção dos novos comportamentos criados na busca do lucro extraordinário e de maiores fatias de mercado. Portanto, as condições de seleção decorrem do ambiente institucional e da interação entre agentes (entre firmas e entre firmas e consumidores) no processo de concorrência (Dosi, 1998; Tordjman, 2004).

No SM, a firma tem a sua ação moldada pelas relações com outras organizações ou indivíduos, em um contexto estruturado por regras de convivência perenes, embora passíveis de ser alteradas a longo prazo, que coordenam o comportamento competitivo, delineando o que é permitido e como o sucesso é remunerado. Por exemplo, o desenvolvimento de medicamentos veterinários "naturais", alternativos à farmacêutica elaborada com base de conhecimentos da química, é próprio de firmas inovadoras do grupo de medicamentos veterinários e certamente é influenciado por preocupações de consumidores com os resíduos químicos na carne e no leite dos animais e com a resistência bacteriana aos princípios ativos de muitos medicamentos de saúde humana, comuns aos dos veterinários. A legislação sanitária reflete tal preocupação, ou seja, instituições são moldadas a partir da visão de mundo e do comportamento de grupos de consumidores e influenciam o comportamento de outros agentes, as firmas. A relativa estabilidade da regra sanitária garante às firmas tempo de maturação e retorno do investimento em inovação. Percebe-se que a visão de mundo ou, no mesmo sentido, a ideologia e os valores dos agentes, é fonte de alteração institucional que afeta o desenho dos sistemas de mercado.

Diante do exposto até aqui, identificar e compreender as principais instituições que afetam o SM de laticínios de ovinos brasileiro é fundamental para projetar perspectivas para esse incipiente segmento do agronegócio brasileiro. Em linhas gerais, para o leite de pequenos ruminantes há três aspectos do ambiente institucional que devem ser considerados pelos empreendedores em sua inserção no mercado.

O primeiro é o médico-científico. Há um discurso pouco claro disseminado pelo sistema produtivo acerca dos benefícios do leite ovino e caprino para indivíduos alérgicos ao leite de vaca ou intolerantes à lactose e que encontram nos médicos pediatras uma instância de seleção adversa.

Os outros dois aspectos somam-se na sinalização da diferenciação de produtos como uma estratégia concorrencial importante. Tanto a indicação geográfica como a descrição pormenorizada dos processos e das características dos diferentes queijos, presente na legislação industrial e sanitária brasileira, convergem para que os diferenciais qualitativos nos processos sejam percebidos e remunerados pelos consumidores, dificultando a cópia dos produtos por ofertantes tecnicamente desqualificados ou mal intencionados.

Alergia e intolerância à lactose

A aceitação de um produto no sistema de mercado é muito complexa e perpassa diversos planos de seleção que se sobrepõem para a avaliação do produto. O plano científico e o jurídico são muito relevantes e complementam o econômico que, por sua vez, submeterá o produto às análises de custos e preços finais à concorrência dos produtos substitutos próximos, a uma avaliação das necessidades tecnológicas e à identificação de grupos sociais potenciais consumidores.

Muito se tem falado sobre a alergia ao leite de vaca e da intolerância à lactose, e da perspectiva de o leite de ovelhas e de cabras se tornarem substitutos fornecedores de cálcio para as pessoas com alguma restrição ao leite de vaca.

As recomendações dos pediatras excluem qualquer tipo de leite que não o humano para as crianças alérgicas (Koda e Barbieri, 1985). No mesmo sentido, a lactose também se encontra presente no leite de cabras e de ovelhas e, embora a composição molecular seja diferente, não se encontrou nas investigações para esse trabalho informação que comprove a relevância da substituição de leite[1] e derivados de vacas pelos similares originários de cabras e de ovelhas.

Alergia e intolerância ao leite de vaca não são a mesma coisa. A alergia ao leite de vaca é uma reação do sistema imunológico à proteína do leite, com a formação de anticorpos nas células brancas do sangue. O sistema imunológico combate os invasores estranhos ao corpo usando os anticorpos. Quando esses invasores são bactérias e vírus perigosos, a resposta imunológica é necessária e desejável. No caso da alergia às proteínas do leite, por outro lado, a resposta imunológica seria desnecessária, além de causar diversos problemas. Ela pode provocar problemas gastrintestinais (diarreia, constipação, náuseas e vômitos), respiratórios (asma, rinite e chiado no peito) e na pele (manchas, lesões nas dobras e coceiras).

O tratamento exige a exclusão de leite e derivados da dieta, pois quantidades mínimas da proteína do leite podem desencadear reações alérgicas sérias. Uma alternativa é a substituição do leite por fórmulas infantis especiais à base de proteínas hidrolisadas – nesse processo, a proteína é fragmentada e tem menor chance de causar a reação alérgica (Brandão et al., 2009; Toporovski, 2007).

As proteínas de outros leites, como o de cabra e de ovelha, são semelhantes às do leite de vaca e alergênicas. Por isso, esses leites devem ser evitados pelos alérgicos.

Já a intolerância à lactose caracteriza-se pela dificuldade do organismo em digerir o açúcar do leite (lactose). Isso decorre de falta ou deficiência da lactase, enzima que ajuda o organismo a digerir e absorver o açúcar do leite. Este problema acomete cerca de 25% dos brasileiros. Nesses casos, as pessoas não podem consumir a lactose, pois ela não é hidrolisada e não consegue atravessar a parede intestinal para ir para a corrente sanguínea. A lactose, então, continua dentro do intestino e chega ao intestino grosso, onde é fermentada por bactérias, produzindo ácido lático e gases. A presença de lactose e desses compostos nas fezes no intestino grosso causa diarreia ácida e gasosa e dores abdominais (Brandão et al., 2009).

O tratamento requer uma orientação nutricional. Não há necessidade da retirada total do leite de vaca e derivados da dieta, mas se deve limitar a oferta à quantidade tolerada desses alimentos. A maioria dos indivíduos com algum grau de deficiência de lactase tolera a ingestão de pequenas quantidades de lactose. Iogurtes com culturas ativas que pré-digerem a lactose e queijos processados e maturados apresentam reduzido teor de lactose (Téo, 2002).

Recentemente, a indústria de laticínios vem oferecendo diversos produtos com reduzido teor de lactose devido à adição industrial da enzima lactase. Tanto os derivados de leite de ovelha como de leite de vaca podem sofrer adição de lactase, assim como tanto queijos de ovelhas como de vacas podem ser maturados, fato que torna os laticínios derivados de ambas as espécies concorrentes no segmento de mercado de indivíduos intolerantes à lactose.

O segmento de lácteos de ovinos pouco tem a ganhar com afirmativas dispersas a favor de seu uso por alérgicos ou por indivíduos intolerantes à lactose, uma vez que tais discursos encontram oposição científica. A contestação de um grupo com elevada credibilidade

---

[1] Para a alergia, o leite de cabra apresenta uns dois ou três sítios alergênicos diferentes do leite de vaca, dentro de um total de cerca de 30. Isto traz uma pequena probabilidade de o indivíduo alérgico ao leite de vaca não o ser ao leite de cabra (Brandão et al., 2009).

social, como os cientistas e médicos, provavelmente solapará qualquer estratégia de expansão comercial calcada nesses termos. É conveniente, para a credibilidade desse segmento industrial, promover a unificação do discurso de indivíduos implicados com a produção e comercialização de leite ovino e explicitar que alergia ao leite e intolerância à lactose são problemas distintos, e que há alguns produtos lácteos com reduzido teor de lactose que são adequados ao consumo moderado de pessoas com pequeno grau de intolerância.

Indicação geográfica

A Europa, em sua história antiga e atual, tem utilizado as indicações geográficas como um meio de valorizar mercadorias com atributos particulares. O conceito de indicações geográficas desenvolveu-se lentamente no transcurso da história, à medida que produtores, comerciantes e consumidores perceberam que alguns produtos apresentavam qualidades peculiares relacionadas à sua região de origem, e passaram a denominá-los com o nome geográfico de procedência. A indicação geográfica passou a servir como um sinalizador de qualidade do produto. Tal processo ocorreu, entre outros artigos agroalimentares, com os vinhos e queijos. O queijo roquefort, por exemplo, adquiriu notoriedade sob o nome da região de origem já no século XIV (Calliari et at., 2009).

De forma incipiente, desde o final de século XIX, as convenções internacionais sobre propriedade intelectual fazem referência à indicação geográfica. Durante o século XX, a sua definição e regulamentação ficaram mais precisas e, em 1995, ela foi incluída no Acordo sobre Aspectos de Direitos de Propriedade Intelectual relacionados ao Comércio (Acordo TRIPS) da Organização Mundial do Comércio-OMC (Calliari et al., 2009).

A Lei Brasileira de Propriedade Industrial (Lei nº 9.279/96) estabelece que a proteção aos direitos de propriedade industrial efetua-se, entre outras medidas, mediante a repressão às falsas indicações geográficas. Constitui indicação geográfica a indicação de procedência ou a denominação de origem.

A indicação de procedência refere-se a todo nome geográfico de país, cidade, região ou localidade de seu território que se tenha tornado conhecido como centro de extração, produção ou fabricação de determinado produto ou prestação de determinado serviço (Calliari et al., 2009). Esta definição diz respeito à região que estabelece uma tradição produtiva, sem que o meio geográfico seja determinante de sua qualidade.

A denominação de origem é caracterizada como o nome geográfico de país, cidade, região ou localidade de seu território, que designe produto ou serviço, cujas qualidades ou características se devam exclusiva ou essencialmente ao meio geográfico, incluídos fatores naturais e humanos ali presentes.

O Artigo 182 da Lei nº 9279/96 especifica que o uso da indicação geográfica é restrito aos produtores e prestadores de serviço estabelecidos no local, exigindo-se, ainda, em relação às denominações de origem, o atendimento de requisitos de qualidade. Este último aspecto do artigo implica a criação de associações ou conselhos reguladores compostos de indivíduos envolvidos na produção ou prestação de serviços a fim de realmente garantir o atendimento do padrão de qualidade. A legislação induz à organização de uma entidade local para gerenciar a indicação geográfica.

O objetivo da indicação geográfica é transmitir segurança ao consumidor sobre a estabilidade do padrão de qualidade do produto adquirido. Com o registro público e selos de identificação, dificulta-se a cópia de qualidade distinta ou inferior. Há, seguidamente, a tentativa de conseguir um sobrepreço para a garantia de qualidade do produto com indicação geográfica. A importância para o SM de laticínios de ovinos está em reconhecer que esse expediente é utilizado há tempo e faz parte do padrão de concorrência, e que pode implicar diferenças no preço final dos produtos processados. Não é, em princípio, possível copiar um queijo europeu e lançá-lo no mercado sem o cuidado de explicitar de que não é o original. Por outro lado, há possibilidade de que artigos nacionais com peculiaridades qualitativas venham a requerer a indicação geográfica.

Os queijos de ovelha portugueses com denominação de origem protegida (DOP) foram comercializados pelos processadores a uma média de € 13,84/kg em 2004/2005. Os similares sem DOP alcançaram o preço médio de € 11,34/kg para o mesmo período (Portugal, 2007). No mesmo sentido, Tibério e Cristóvão (2001) relatam um sobrepreço de cerca de 25%, em média, do queijo terrincho artesanal com DOP sobre o artesanal sem DOP. Esses últimos autores alertam, entretanto, que o preço pago pelo leite aos produtores não sofreu elevação.

Outras melhorias socioeconômicas podem derivar da indicação geográfica. Calliari et al. (2009), ao tratarem da indicação geográfica do Vale dos Vinhedos, no Rio Grande do Sul, mencionam uma valorização de 200 a 500% das propriedades rurais em 5 anos, fomento de outros empreendimentos agroindustriais – além das vinícolas – tais como queijarias e fábricas de sucos, e a concepção de um plano diretor, com o intuito de ordenar o desenvolvimento e preservar características geográficas relevantes.

Regulamentação para laticínios

A legislação federal do Brasil regulamenta a produção e comercialização de leite e de produtos lácteos, inclusive de ovinos, pelo Regulamento da Inspeção Industrial e Sanitária de Produtos de Origem Animal-RIISPOA, datado de 29 de março de 1952.

Esta norma, em seu Título VIII, Inspeção Industrial e Sanitária do Leite e Derivados, estabelece parâmetros para ordenha, transporte e higiene, bem como especifica as linhas gerais de processamento que definem os diferentes tipos de queijo. Por exemplo, define no Artigo 607 que o queijo tipo "roquefort" é obtido do leite cru ou pasteurizado, de massa crua, não prensado, devidamente maturado pelo espaço mínimo de 3 meses. Ele deve apresentar formato cilíndrico, faces planas e bordas retas, formando ângulo vivo; peso entre 2 e 2,200 kg; crosta fina, úmida, pegajosa, de cor amarelada; consistência mole, esfarelante, com untura manteigosa; texturas fechada ou com poucos e pequenos buracos mecânicos; cor branco-creme, apresentando as formações características verde-azuladas bem distribuídas, devidas ao *Penicilium roquefort*; odor e sabor próprios, sendo o sabor salgado e picante; este queijo deve ser exposto à venda convenientemente envolvido em papel metálico.

Com esse detalhamento da especificação de qualidade, que se repete para diversos outros tipos de queijo, a legislação sanitária reforça as diretrizes de indicação geográfica para proteção da peculiaridade qualitativa das mercadorias levadas ao sistema de mercado.

Encadeamento produtivo

Em pesquisa sobre laticínios de cabras e de ovelhas em Bento Gonçalves, RS, Hoff *et al.* (2007) identificaram a segmentação de mercado e a elaboração de produtos diferenciados e de difícil imitação, como as estratégias empresariais utilizadas. Esse padrão vai ao encontro de um ambiente institucional, no qual a indicação geográfica é relevante para o estabelecimento da qualidade diferenciada das mercadorias.

Dois dos empreendimentos dedicados aos laticínios de ovinos no Brasil integram verticalmente a criação e o beneficiamento de produtos lácteos. A CONFER Alimentos beneficia o leite da Cabanha Dedo Verde; as duas empresas trabalham coordenadamente e são propriedades do mesmo empresário. A Cabanha Capim Azul (MG) também industrializa o leite das próprias ovelhas.

A Casa da Ovelha estruturou-se de outra forma. Essa empresa industrializa leite de produção própria e capta de mais três produtores associados. Neste aspecto, sua estrutura organizacional é similar à utilizada até bem pouco tempo pela Cedrense,[1] que se inseriu no mercado incentivando a produção de produtores rurais associados, e propôs para a ovinocultura de leite um encadeamento produtivo e comercial tradicional, já consolidado no fornecimento de leite de vacas. Por esse sistema, diversos produtores rurais recebem apoio técnico e garantia de compra do leite e comprometem-se à entrega regular da sua produção a um laticínio. Entretanto, a Casa da Ovelha apresenta a peculiaridade de combinar a produção e a industrialização do leite ovino com o turismo, seguindo um formato de oferta de produtos combinado com um serviço de lazer que é bem desenvolvido para os vinhos finos.

Diante da estruturação desses empreendimentos pioneiros, é possível arriscar uma esquematização preliminar de dois encadeamentos para o segmento de laticínios de ovinos (Figuras 37.2 e 37.3).

Padrão de concorrência

A concorrência é o processo de enfrentamento dos capitais no sistema de mercado, respeitadas as especificidades dos ramos de atividade. Tal processo é o motor da dinâmica capitalista, definidor das margens de lucros e inseparável do processo de acumulação de capital (Possas, 1985). Associado a esse conceito de concorrência, pode ser operacionalizado outro, o de padrão de concorrência, definido como o conjunto de formas de disputa que vigora e domina um espaço de competição, ou seja, um sistema de mercado em particular. O universo de formas possíveis de disputa, definidor do padrão concorrencial, abrange preço, qualidade, habilidade em servir ao mercado, esforço de venda, ganho de escala, diferenciação de produto, entre outras. O padrão de concorrência é um vetor específico, contendo uma ou mais dessas formas, resultante da interação das forças concorrências no espaço de competição (Kupfer, 1992).

---

[1] A Cedrense foi absorvida pelo laticínio Bom Gosto que, posteriormente, se fundiu com a Leitbom para formação da LBR.

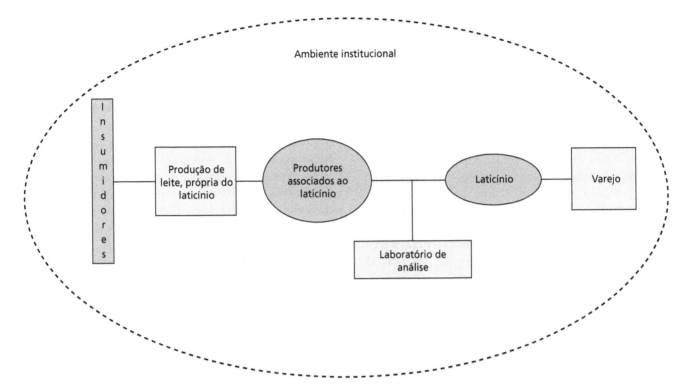

Figura 37.2 Encadeamento tradicional.

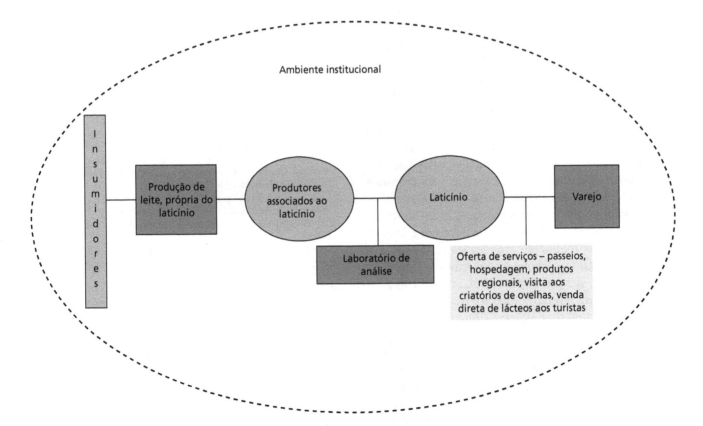

Figura 37.3 Encadeamento que combina produtos processados e serviços.

O padrão de concorrência que emerge para o segmento de laticínios de ovinos está alicerçado na diferenciação de produtos. A concorrência surge por meio do desenvolvimento e adaptação de produtos com características especiais, decorrentes das peculiaridades de um local e de um método de produção, seguidamente tradicional, que consigam ser ofertados em mercados extensos, fabricados e distribuídos a custos decrescentes e, ao mesmo tempo, mantenham suas características típicas. A associação entre qualidade e região produtora é uma prática comercial antiga, muito em voga, e que ganhou na indicação geográfica um reforço explorado nas últimas duas décadas. Diante de tal padrão, as competências necessárias para as firmas ou consórcios gestores de produtos típicos são:

- *Marketing:* a capacidade de organizar todas as etapas de produção de maneira a garantir a qualidade do produto final com custos reduzidos. Desde os insumos para os animais, o manejo das fêmeas, até o processo de produção dos produtos lácteos e as condições de armazenagem e de distribuição precisam contribuir para a garantia da qualidade peculiar do produto. Esta, por sua vez, precisa ser comunicada com eficiência, destacando sua diferença em relação aos produtos substitutos *standard*, a sua complexidade produtiva e a sua autenticidade
- *Tecnologia de alimentos:* há necessidade de rever o método produtivo continuamente, retrabalhando-o para manter as características do produto final diante dos novos insumos utilizados nos processo de criação dos animais, buscando a redução do custo de produção e respeitando – quando for o caso – características socioculturais tradicionais. A capacidade de criação de novos produtos, desde que peculiares, e de oferta de similares de produtos típicos também é importante, principalmente em regiões nas quais não há uma tradição centenária instituída
- Requerer, sempre que possível, a indicação geográfica para o produto típico e tradicional com o intuito de obter sobrepreço e dificultar a imitação.

A indicação geográfica, embora elemento importante do padrão concorrencial, não constitui uma barreira intransponível à entrada de novos concorrentes, que podem competir seja ofertando produtos similares aos de denominação de origem controlada, seja pela criação de novos queijos.

Considerações finais

A produção de laticínios de ovinos é muito incipiente no Brasil e constitui um segmento dentro da indústria leiteira. A oportunidade de expansão do sistema de mercado de leite de ovinos está atrelada ao potencial de ampliação do consumo de queijos e iogurtes no Brasil. Para alcance de expansão de volume produzido e comercializado e agregação de valor, é necessário prestar atenção à institucionalidade internacional e nacional que estabelece diretrizes de indicação geográfica e de padrões sanitários e produtivos, fatores que influenciam os contornos de seu sistema de mercado.

O modelo de coordenação do segmento ainda não está consolidado no país. Entretanto, dois tipos de encadeamento produtivo e comercial podem ser vislumbrados. As informações obtidas indicam a concorrência pela diferenciação qualitativa de produto como estratégia de inserção em segmentos específicos de mercado e de busca por lucratividade.

Referências bibliográficas

BOYAZOGLU, J; MORAND-FEHR, P. Mediterranean dairy sheep and goat products and their quality: a critical review. **Small Ruminant Research**, 40, p. 1-11, 2001.

BRANDÃO, S.C.C. et al. **Alergia e Intolerância ao Leite de Vaca.** Departamento de Tecnologia de AlimentosUniversidade Federal de Viçosa. Disponível em http:// www.dta.ufv.br/artigos/tolerancia.htm . Acesso em 30 nov. 2009.

BRASIL. Instituto Brasileiro de Geografia e Estatística. **Estatística.** Contas Regionais do Brasil 2003-2007. Rio de Janeiro, 2009. Disponível em http://www.ibge.gov.br/home/estatistica/economia/contasregionais/2003_2007/tabela04.pdf. Acesso em 02 fevereiro 2010.

BRASIL. Instituto Brasileiro de Geografia e Estatística. Pesquisa de Orçamentos Familiares 2008-2009. Rio de Janeiro, 2010.

CALLIARI, M.A.C. et al. **Proteção às indicações geográficas:** a experiência brasileira. Disponível em: http://www.ige.unicamp.br/geopi/documentos/40292.pdf . Acesso em 01 dez. 2009.

CASA DA OVELHA. Disponível em http://www.casadaovelha.com.br/index.php?id=pt&se=22 . Acesso em 26 ago. 2009.

DOSI, G. Institutions and Markets in a Dynamic World. **The Manchester School.** v. 56, n. 2, June 1998.

EMBRAPA GADO DE LEITE. **Estatísticas.** Disponível em http://www.cnpgl.embrapa.br/nova/informacoes/estatisticas/consumo/consumo.php Acesso em 22 dez. 2009.

FAOSTAT. Disponível em http://faostat.fao.org/. Acesso em 21 dez. 2009.

FARMPOINT. **A Produção de Queijo de Ovelha: A Fazenda Capim Azul.** Site Farmpoint. Disponível em http://www.farmpoint.com.br/producao-de-queijo-de-ovelha-a-cabanha-capim-azul_noticia_36220_1_8_.aspx Acesso em 20 dez. 2009.

GAZETA MERCANTIL. Santa Catarina Investe em Produção de Ovelhas e Queijo. **Gazeta Mercantil.** 09 abr. 2008, caderno C, p. 8. Disponível em http://indexet.investimentosenoticias.com.br/.../**Santa-Catarina-investe-em-producao-de-ovelhas-e-queijo**.html. Acesso em 21 jan. 2010.

HOFF, D.N.; BRUCH, K.L.; PEDROZO, E.A. Desenvolvimento de Nichos de Mercado para Pequenos Negócios: leite e laticínios de cabras e ovelhas em Bento Gonçalves, RS. **Teoria e Evidência Econômica.** v. 14, n. 28, p. 128--154. Passo Fundo, 2007.

KODA, Y.K.L.; BARBIERI, D. Alergia à Proteína do Leite de Vaca. **Pediatria**. São Paulo, v. 7, n. 2, p. 62-66, 1985.

KUPFER, D. **Padrões de concorrência e competitividade.** Disponível em http://ww2.ie.ufrj.br/gic/pdfs/1992-2_Kupfer.pdf . Acesso em 09 jan. 2007.

OECD-FAO. Agricultural Outlook 2011-2020. Database. Disponível em: http://www.agri-outlook.org/document/15/0,3746,en_36774715_36775671_48172367_1_1_1_1,00.htm. Acesso em 16 ago. 2011.

PONDÉ, J.L.S.P.S. **Processos de seleção, custos de transação e a evolução das instituições empresariais.** Tese (Doutorado em Economia) – Instituto de Economia da Universidade Estadual de Campinas. Campinas, 1999.

POSSAS, M.L. **Estruturas de mercado em oligopólio.** São Paulo: Hucitec, 1985.

PORTUGAL. Ministério da Agricultura, do Desenvolvimento Rural e das Pescas. Direcção-Geral de Agricultura e Desenvolvimento Rural. **Produtos Tradicionais com Origem Controlada:** Apuramentos 2005. Mar. 2007.

QUEIJOS NO BRASIL. Disponível em http://www.queijosnobrasil.com.br/portal/index.php?cod_tipo=2&cod_dados=188. Acesso em 25 nov. 2009.

TÉO, C.R.P.A. Intolerância à lactose: uma breve revisão para o cuidado nutricional. **Arquivos de Ciência da Saúde Unipar.** v. 6, n. 3, p. 135-140, 2002.

TIBÉRIO, M.L.; CRISTÓVÃO, A. **Produtos tradicionais e desenvolvimento local:** o caso da designação protegida Queijo Terrincho DOP. I Congresso de Estudos Rurais. Território, Sociedade e Política – Continuidades e Rupturas. Sociedade Portuguesa de Estudos Rurais. 16 a 18 set. 2001.

TOPOROVSKI, M.S. Conhecimento de pediatras e nutricionistas sobre o tratamento da alergia ao leite de vaca no lactente. Revista Paulista de Pediatria. v. 25, n. 2, p. 104-105, 2007.

TORDJMAN, H. How to study markets? An institutional point of view. **Revue d'Économie Industrielle.** n. 107, 3, 2004.

Seção 23

Modernas Biotécnicas Aplicadas à Reprodução

Coordenador:
Vicente José de Figueirêdo Freitas

Capítulo 38

Modernas Biotécnicas Aplicadas à Reprodução

Vicente José de Figueirêdo Freitas[1] e José Ricardo de Figueiredo[2]

Introdução

A seleção e a reprodução de ovinos têm sido o resultado, principalmente, de métodos tradicionais, como o emprego da monta natural ou da inseminação artificial (IA). No entanto, o desenvolvimento de inovações biotecnológicas pode propagar rapidamente genes superiores desejáveis para que ocorra mais rápido o ganho genético e, consequentemente, o aumento dos níveis produtivos do rebanho.

Desta forma, diferentes biotécnicas reprodutivas são utilizadas na espécie ovina, na tentativa de melhor utilizar o material genético disponível, tanto do macho como da fêmea. Uma relação extensa poderia ser descrita neste capítulo, no entanto iremos abordar somente as biotécnicas aplicadas à fêmea, a saber: produção de embriões (*in vivo* e *in vitro*), manipulação de oócitos inclusos em folículos pré-antrais, criopreservação de embriões, transferência de embriões propriamente dita, o posterior diagnóstico precoce de prenhez e finalmente, a transgênese e clonagem. À medida do possível, as informações serão baseadas em trabalhos realizados no Brasil.

Produção *in vivo* de embriões

Seja por meio de métodos *in vivo* ou *in vitro*, a produção de embriões visa à sua posterior transferência para fêmeas receptoras previamente preparadas. Os primeiros sucessos com a transferência de embriões em ovinos foram obtidos por Warwick *et al.* (1934). A partir de 1960, vários trabalhos foram realizados, principalmente na Austrália e na Nova Zelândia, que muito contribuíram para o melhor conhecimento e a compreensão das condições e possibilidades da produção de embriões, minimizando-se os riscos e aumentando a sua eficácia. No Brasil, os primeiros experimentos com a técnica em ovinos foram realizados por Selaive-Villarroel e Mies Filho (1979).

O processo de produção *in vivo* de embriões envolve as seguintes etapas: superovulação e fecundação das fêmeas doadoras e a posterior coleta de embriões.

Superovulação e fecundação das ovelhas doadoras

Os princípios para a superovulação em ovinos são similares àqueles usados em caprinos e bovinos. Em geral, utiliza-se uma gonadotrofina com ação folículo-estimulante que pode ser aplicada próximo ao final da fase lútea do ciclo estral ou a partir das 48 a 24 horas que antecedem o final do tratamento com progestágeno para sincronização do estro.

A primeira gonadotrofina utilizada para se obter uma superovulação foi a gonadotrofina coriônica equina

---

[1] Professor Adjunto da Faculdade de Veterinária da Universidade Estadual do Ceará. Coordenador do Laboratório de Fisiologia e Controle da Reprodução.
[2] Professor Adjunto da Faculdade de Veterinária da Universidade Estadual do Ceará. Coordenador do Laboratório de Manipulação de Oócitos e Folículos Ovarianos Pré-Antrais.

(eCG), administrada por via intramuscular em uma única injeção de 1.000 a 2.000 UI, 24 ou 48 horas antes do final do tratamento com progestágeno. No entanto, essa gonadotrofina apresenta dois inconvenientes: de uma parte, a sua forte atividade de hormônio luteinizante (LH) pode induzir uma ativação prematura da meiose oocitária e, de outra, a ação prolongada devido à sua longa meia-vida provoca alterações nos eventos endócrinos, as quais são desfavoráveis ao transporte dos gametas nas vias genitais. Esses efeitos conjugados podem explicar o fraco desempenho obtido com a eCG, isto é, dois a três embriões transferíveis por doadora (Freitas et al., 2008).

Extratos purificados de hormônio folículo-estimulante de origem suína (pFSH), tais como Pluset (Calier, Espanha) e Folltropin (Vetrepharm, Canadá), estão disponíveis no mercado nacional. No Laboratório de Fisiologia e Controle da Reprodução (LFCR), resultados favoráveis já foram obtidos no que diz respeito à taxa de ovulação e ao número de embriões transferíveis quando se usam os dois produtos à base de pFSH associados ao tratamento com progestágeno (Cordeiro et al., 2003).

O conhecimento do início do estro é importante para se estabelecer o horário da monta natural ou IA das doadoras. A variabilidade no momento das ovulações entre as doadoras é um fator limitante para se obter um elevado percentual de fecundação e se torna particularmente crítico com o uso de sêmen congelado. A IA realizada em função do início do estro interfere, positivamente, na porcentagem de fecundação comparada àquela em um momento preestabelecido em relação ao final do tratamento superovulatório. O critério mais utilizado para se determinar o estro é registrar o momento inicial de receptividade da fêmea à monta pelo macho. Para a identificação precisa dos animais em estro é muito importante o uso do rufião, o qual pode ser um macho adulto (vasectomizado ou munido de um avental) ou uma fêmea ovariectomizada e androgenizada. A observação das fêmeas para registro daquelas em estro deve ter início aproximadamente 12 horas após o término do tratamento com o progestágeno e continuar a um intervalo de 4 a 6 horas.

O uso da monta natural em um programa de produção de embriões pode ser limitado pela pouca disponibilidade de reprodutores de alto valor genético. No entanto, desde que o contexto permita, a monta natural apresenta-se como uma prática de manejo interessante pela facilidade na execução, custo e elevada taxa de fecundação das estruturas colhidas. Em regime de monta controlada, o reprodutor é colocado junto à doadora somente para a cobrição, no momento do início do estro e 24 horas após.

A fecundação das doadoras pode também ser realizada por IA, favorecendo a valorização dos doadores de sêmen de elevado valor genético. Comparada à inseminação de fêmeas com estro sincronizado, mas não submetidas à superovulação, a inseminação de doadoras superovuladas deve ser mais bem controlada. Uma das razões para esse melhor controle encontra-se no fato de que o transporte e a sobrevivência dos espermatozoides no sistema reprodutor feminino são afetados pelo tratamento com progestágeno e/ou prostaglandina associado à estimulação gonadotrófica.

Objetivando transpor o obstáculo da cérvice ovina, cuja anatomia dificulta a IA transcervical, as ovelhas são, muitas vezes, inseminadas diretamente no lúmen do corno uterino, por laparoscopia. Esta técnica favorece também o uso de menor dose inseminante.

Coleta de embriões

A coleta de embriões é realizada seis dias após o início do estro, considerando este como o dia "zero". Esta coleta tem sido feita, predominantemente, por laparotomia. Faz-se a coleta em uma "janela" de tempo, relativamente curta, por considerar alguns fatores, os quais podem ser resumidos em: momento da entrada do embrião no útero, a legislação sanitária determina que o embrião seja transferido com a zona pelúcida íntegra e a criopreservação é tecnicamente dominada para embriões em mórula compacta e blastocisto.

Na coleta de embriões por via cirúrgica, um jejum de alimentos sólidos e hídrico deve ser imposto às doadoras nas 24 horas que a antecedem, pois essa técnica requer anestesia geral ou epidural. Depois da anestesia, inicia-se um conjunto de operações que são sumarizadas na Figura 38.1. Após a higiene, tricotomia e assepsia da região ventral do abdome, faz-se uma incisão na linha medioventral, na frente das glândulas mamárias, no sentido caudocranial e com 8 a 12 cm de comprimento, pela qual o sistema reprodutor é exteriorizado.

Para a lavagem de cada um dos cornos uterinos, um cateter é inserido próximo à bifurcação, e outro cateter na junção uterotubárica. O meio de lavagem (DMPBS) é injetado na direção uterotubárica com o auxílio de uma seringa. Na maioria das vezes, são feitas duas lavagens sucessivas de cada corno uterino, com 20 mℓ, por corno e por lavagem. O volume do

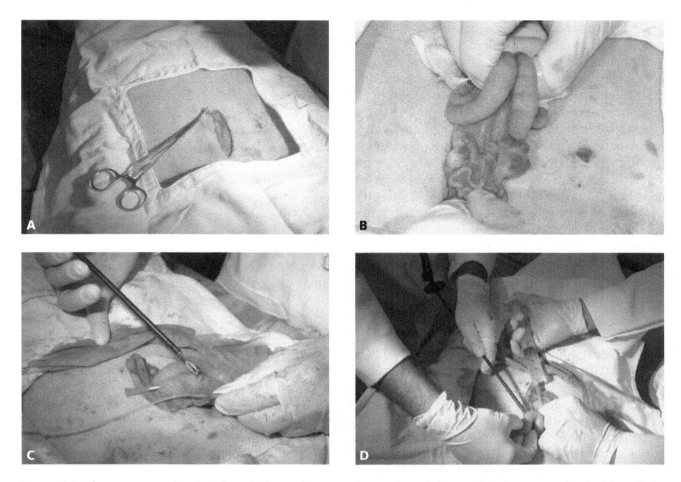

Figura 38.1 Diferentes etapas da coleta de embriões por laparotomia em ovinos. **A.** Campo cirúrgico mostrando a incisão na linha alba. **B.** Exteriorização do trato genital. **C.** Útero com punções próximas à bifurcação uterina e na junção uterotubárica. **D.** Introdução do meio de lavagem, com seringa, na punção realizada na bifurcação uterina para coleta através do cateter colocado na junção uterotubárica. (Ver Pranchas Coloridas.)

meio de lavagem dependerá muito do tamanho da fêmea e, portanto, podem existir grandes diferenças desse volume de meio entre raças (Freitas *et al.*, 2008).

Ainda que a laparotomia resulte em uma taxa de coleta entre 65 e 80% (Lopes Júnior *et al.*, 2006), a manipulação do sistema reprodutor leva inevitavelmente a algum grau de trauma cirúrgico e quase sempre à formação de aderências pós-operatórias (Andriolli *et al.*, 1999). Essa situação torna a laparotomia uma técnica não satisfatória quando se programa submeter a mesma fêmea a várias coletas, em especial quando a doadora é de alto valor genético. Para vencer essa dificuldade, diversos trabalhos já foram publicados descrevendo a coleta de embriões por vias alternativas. Assim, Gusmão *et al.* (2009) relatam a coleta embrionária por via transcervical em ovelhas. Os autores descrevem o efeito da aplicação de misoprostol intravaginal, na dilatação cervical de ovelhas Dorper, com o objetivo de viabilizar a coleta transcervical de embriões, cujo tempo é de aproximadamente 30 minutos e resulta em uma taxa de coleta de cerca de seis embriões por doadora.

Produção *in vitro* de embriões

Embora há quase 30 anos existam os primeiros relatos do nascimento de cordeiros (Crozet *et al.*, 1987) obtidos após maturação e fecundação *in vitro* de oócitos, a produção *in vitro* de embriões nessa espécie ainda é incipiente, e na maioria das vezes é realizada com finalidade experimental. No entanto, esta situação está sendo modificada nos últimos anos pelos trabalhos executados por algumas empresas como a In Vitro Brasil Ltda. (Mogi Mirim, SP). É uma biotécnica que tanto pode maximizar o potencial reprodutivo de animais geneticamente superiores quanto acelerar o processo de seleção de rebanhos por meio do aproveitamento dos milhares de oócitos que jamais seriam ovulados sob condições fisiológicas.

Os métodos para produção *in vitro* de embriões envolvem quatro etapas principais: a coleta de oócitos a partir de grandes folículos antrais, a maturação desses oócitos, a fecundação dos oócitos maturados com sêmen capacitado e o cultivo dos embriões resultantes por uma semana até a formação de blastocistos. Esses blastocistos podem ser transferidos imediatamente para receptoras ou criopreservados para uso futuro. Os protocolos divergem consideravelmente entre laboratórios; assim, as metodologias descritas neste capítulo são aquelas utilizadas no LFCR, as quais foram baseadas nos protocolos desenvolvidos pela Unidade de Fisiologia da Reprodução e Comportamento (INRA, França).

Coleta de oócitos

A principal fonte de ovários para punção de folículos ovarianos, em qualquer espécie doméstica, continua sendo os abatedouros. Na prática, os ovários são transportados em soro fisiológico aquecido (35 a 37°C) em, no máximo, três horas. No laboratório, os ovários devem ser lavados novamente com soro fisiológico e colocados aquecidos em banho-maria. A punção é feita com uma agulha 22 G acoplada a uma seringa ou bomba de vácuo (30 mmHg). Recomenda-se puncionar, sobretudo, os grandes folículos utilizando meio de colheita constituído de TCM 199, HEPES, gentamicina e heparina.

Mesmo que a produção *in vitro* de embriões possa ser a partir de oócitos colhidos de ovários de abatedouro, a maioria das aplicações práticas requer que os oócitos sejam provenientes de animais de alto valor econômico e tenham um histórico sanitário conhecido.

A técnica de laparotomia seria interessante em função do custo, entretanto seu benefício é fortemente comprometido em função das aderências pós-cirúrgicas provocadas pela técnica, o que determina o descarte precoce do animal e, por essa razão, outras técnicas de coleta *in vivo* de oócitos têm sido investigadas.

A coleta oocitária por laparoscopia (COL) foi relatada pela primeira vez em ovinos por Snyder e Dukelow (1974), sendo a técnica bastante desenvolvida nos últimos 30 anos, de forma simultânea, por grupos na Nova Zelândia, França e Canadá. Esta técnica é baseada na manipulação da doadora em maca apropriada para laparoscopia, quando então os folículos são puncionados, usando-se uma agulha 22 G montada em um guia conectado ao tubo de coleta em uma linha de vácuo (Figura 38.2).

A COL torna-se, assim, um procedimento que pode ser repetido várias vezes na mesma doadora, por ser menos traumática que os métodos cirúrgicos. Realizado por um operador experiente, o procedimento tem duração aproximada de 15 a 20 minutos por doadora, dependendo da quantidade de folículos a serem puncionados. Resumidamente, a técnica é executada através de uma primeira punção no abdome, a alguns centímetros do úbere, para colocação de uma cânula de trocarte, permitindo a inserção do endoscópio. A colocação de uma segunda cânula de trocarte, oposta à primeira em relação à linha branca, permite inserir uma pinça atraumática de fixação, a fim de segurar o ovário pelo ligamento largo. Por fim, uma terceira punção do abdome permite introduzir a agulha para a punção. Comparada à laparotomia, este método pode ser repetido várias vezes na mesma fêmea sem apare-

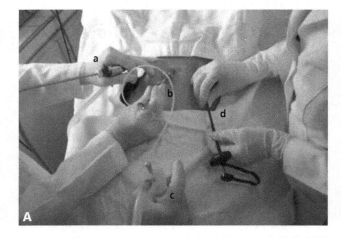
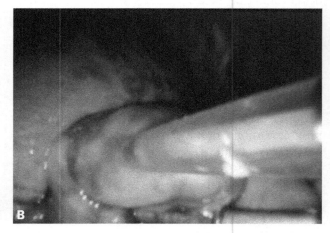

Figura 38.2 Sistema para coleta oocitária por laparoscopia em ovelhas. **A.** Verificar endoscópio (*a*), equipamento de punção (*b*), frasco para recuperação dos oócitos coletados (*c*) e pinça de fixação (*d*). **B.** Observar o detalhe do momento da punção folicular. (Ver Pranchas Coloridas.)

cimento de aderências ou diminuição da taxa de coleta. Ainda, a taxa de coleta de oócitos em relação ao número de folículos puncionados gira em torno dos 75% (Avelar et al., 2009). Finalmente, a COL pode ser realizada em ovelhas previamente estimuladas hormonalmente ou sem tratamento prévio; no entanto, o número de folículos puncionáveis aumenta consideravelmente no primeiro caso.

Maturação in vitro

O sistema mais comumente utilizado para maturação de oócitos fora do folículo é um meio de cultivo suplementado com FSH, LH, estradiol e 10% de soro fetal bovino (SFB). Para a maturação in vitro (MIV) de oócitos ovinos, o fluido folicular colhido de grandes folículos (maiores que 5 mm) pode ser usado como um suplemento em TCM 199 contendo 100 ng/mℓ de hormônio folículo-estimulante de origem ovina (oFSH). O efeito positivo do fluido folicular sobre a maturação citoplasmática do oócito aumenta quando este é oriundo de folículos não atrésicos ou de folículos estimulados com gonadotrofinas. Durante a MIV de oócitos ovinos nessas condições, a extrusão do primeiro corpúsculo polar (metáfase II) ocorre entre 16 e 24 horas após o início da maturação.

Na prática, após a coleta, o líquido folicular aspirado é depositado em placas de Petri para avaliação em estereomicroscópio. Os complexos *cumulus*-oócito (CCO) são pipetados e transferidos para placas contendo meio de maturação para começar a linha de produção in vitro. É importante salientar que, diferentemente da espécie bovina, os CCO de pequenos ruminantes desprendem-se com muita facilidade, sendo comum encontrar poucos oócitos completamente circundados por várias camadas de células do *cumulus*.

A MIV deve ser realizada em meio TCM 199 acrescido de 100 µM de cisteamina, 10 ng de *epidermal growth factor* – EGF (de uma solução-mãe a 1 µg/mℓ) e 4 µℓ/mℓ de gentamicina (de uma solução de 40 µg/mℓ), sob óleo mineral. As microgotas devem ser incubadas a 38,5°C e 5% de CO_2 (Freitas et al., 2008).

Fecundação in vitro

Após um período de maturação de 24 horas, grupos de 40 a 50 oócitos são colocados em placas de quatro poços contendo 450 µℓ de meio com fluido sintético de oviduto (SOF) sob óleo mineral. Espermatozoides móveis são obtidos por centrifugação de sêmen congelado-descongelado em um gradiente de Percoll (45%/90%) por 10 minutos a 900 g e à temperatura ambiente. A centrifugação em gradiente-densidade de Percoll parece ser superior à dos outros procedimentos para separação de espermatozoides de sêmen congelado-descongelado. Espermatozoides viáveis, colhidos do fundo da fração de 90% são diluídos para uma concentração de 10^7 espermatozoides/mℓ e incubados para capacitação, por 30 minutos em meio suplementado com soro de cabra em estro inativado. Os poços para fecundação são preparados em placas de quatro poços, onde são colocados 450 µℓ de meio de fecundação e 50 µℓ da diluição dos espermatozoides de maneira a se obter uma diluição final de 10^6 espermatozoides/mℓ. Cada poço é recoberto de óleo mineral (300 µℓ/poço). As placas preparadas dessa forma são incubadas por 18 horas a 38,5°C e 5% de CO_2 (Freitas et al., 2008).

Cultivo in vitro

Três sistemas de cultivo são rotineiramente usados para produção in vitro de embriões ovinos: (1) desenvolvimento in vivo no oviduto; (2) cocultivo com suporte de células somáticas e (3) condições semidefinidas em meio adequado para as exigências do embrião.

O desenvolvimento de embriões precoces no oviduto é um método eficiente, no entanto, por razões práticas, é pouco indicado na produção rotineira de embriões pelo método in vitro.

O cocultivo de embriões costuma ser realizado com TCM 199 ou meio B2, normalmente suplementado com SFB. As células de escolha são as epiteliais do oviduto, *buffalo rat liver* (BRL) ou células Vero, as quais produzem fatores promotores de crescimento e/ou removem componentes inibitórios provenientes do meio, tais como glicose e oxigênio.

Finalmente, no que se refere aos meios semidefinidos, a adição de antioxidantes ou de íons quelatos tem mostrado melhorias no desenvolvimento e qualidade dos embriões produzidos. Recentes avanços no entendimento sobre as exigências no desenvolvimento dos embriões resultaram na aplicação de meios "sequenciais", nos quais os componentes mudam de acordo com a exigência dos mesmos. Nesse sentido e do ponto de vista prático, transcorrido o período de inseminação e interação espermatozoide-oócito, os presumíveis zigotos são desnudos, com auxílio de um vórtex ou por pipetagens sucessivas, para posterior lavagem e cultivo em meio composto de SOF acrescido de BSA. O cultivo é realizado em microgotas (1 µℓ/embrião), sob óleo mineral, a 38,5°C e em estufa de três gases (5% CO_2, 5% O_2 e 90% N_2) em atmosfera umidificada. A taxa de clivagem é verificada 48 horas após a fecundação *in vitro* (FIV), ao mesmo tempo que se adiciona 10% de SFB ao meio de cultivo. O desenvolvimento embrionário é monitorado a cada dia, a partir do quinto dia de cultivo até ser atingido o estágio de blastocisto, por volta de 7 a 8 dias de cultivo (Freitas *et al.*, 2008).

Manipulação de oócitos inclusos em folículos ovarianos pré-antrais (MOIFOPA)

O ovário mamífero contém milhares de oócitos que são armazenados individualmente em estruturas denominadas folículos ovarianos. Do ponto de vista evolutivo, os folículos ovarianos podem ser classificados em dois grupos: folículos pré-antrais (FOPA) ou não cavitários e antrais ou cavitários. Apesar da existência de milhares de oócitos, cerca de 99,9% serão eliminados por meio de um processo fisiológico conhecido por atresia. Tendo em vista a grande perda folicular que ocorre naturalmente nos ovários, a biotécnica de MOIFOPA/ovário artificial visa criar *in vitro* as condições necessárias para que pequenos oócitos inclusos em FOPA recuperados dos ovários possam sobreviver, crescer, maturar e posteriormente ser fecundados, minimizando o impacto da perda folicular originada pelo processo de atresia (Figueiredo *et al.*, 2008). A importância da biotécnica de MOIFOPA deve-se ao fato de que 90% dos oócitos presentes nos ovários estão armazenados nos FOPA, ou seja, em folículos destituídos de antro. Além disso, a morte folicular por atresia ocorre predominantemente na fase antral.

A biotécnica de MOIFOPA tem importantes aplicações em diferentes áreas, a saber:

- *Pesquisa fundamental ou básica:* possibilita o estudo *in vitro* do efeito de diferentes substâncias sobre os FOPA visando elucidar os mecanismos envolvidos na regulação da foliculogênese inicial
- *Indústria farmacêutica:* permite testes *in vitro* da ação de fármacos (benéfica ou tóxica) sobre os folículos preliminarmente ao seu emprego em experimentos envolvendo animais e seres humanos
- *Nanotecnologia:* oferece um importante modelo para testar a inocuidade de nanopartículas utilizadas no carreamento de drogas de interesse médico
- *Formação de bancos de germoplasma:* permite uma avaliação precisa da eficiência de protocolos de criopreservação de oócitos analisando a taxa de sobrevivência e desenvolvimento *in vitro* de oócitos inclusos em FOPA previamente criopreservados. Esta estratégia é de fundamental importância para a constituição de bancos de germoplasma
- *Reprodução humana assistida:* representa uma alternativa futura para o aprimoramento de meios de cultura visando ao crescimento, à maturação oocitária e, consequentemente, à produção de embriões humanos *in vitro*
- *Bem-estar animal:* contribuirá para o bem-estar animal (redução do estresse), pois representará uma alternativa aos procedimentos de superovulação, coleta de embriões, punção de oócitos por ultrassonografia, bem como ao uso de animais em experimentos
- *Desenvolvimento de vacinas:* apresenta-se como modelo *in vitro* para avaliação da eficiência de anticorpos na destruição/eliminação folicular como etapa preliminar à realização de testes em animais vivos.

Etapas da MOIFOPA

Conservação de ovários e isolamento dos folículos

A conservação (resfriamento) de FOPA de mamíferos é de grande importância para preservar essas estruturas durante o transporte dos ovários do local de colheita até o laboratório garantindo, portanto, o fornecimento de FOPA de boa qualidade para criopreservação e/ou cultivo folicular. Estudos demonstraram que FOPA de ovinos podem ser conservados *in situ,* eficientemente, a 4°C nas soluções salina, à base de água de coco, Braun-Collins, TCM 199 ou PBS por até 24 horas, bem como a 20°C por 4 horas nessas mesmas soluções. Para o isolamento de FOPA podem ser utilizados métodos mecânicos e/ou enzimáticos.

Criopreservação

A criopreservação de oócitos é uma alternativa para conservar o material genético de espécies ou raças de animais domésticos que são utilizados comercialmente, bem como de mamíferos silvestres. Baird *et al.* (1999) realizaram autotransplante de tecido ovariano em ovelhas após descongelação e observaram aumento nos níveis de progesterona 4 semanas após o enxerto. Porém, nessa espécie, os resultados mais encorajadores foram reportados por Gosden *et al.* (1994), os quais relataram nascimento após o transplante de tecido ovariano congelado e descongelado.

Cultivo *in vitro*

O objetivo principal do cultivo *in vitro* de FOPA é o de permitir o desenvolvimento folicular, assegurando o crescimento e a maturação dos oócitos, bem como a multiplicação e posterior diferenciação das células da granulosa inclusas nesses folículos. Notável progresso tem sido observado no cultivo *in vitro* de FOPA em ovinos (Cecconi *et al.*, 1999). Apesar do grande avanço da técnica, os resultados mais satisfatórios têm sido observados em animais de laboratório, pois Eppig e O'Brien (1996) obtiveram o nascimento de um camundongo a partir de folículos primordiais crescidos, maturados e fecundados *in vitro*. Carroll *et al.* (1990) obtiveram também o nascimento de camundongos *in vitro* após congelação e descongelação, crescimento, maturação e fecundação *in vitro* de oócitos oriundos de folículos primários. Entretanto, o rendimento referente à produção de oócitos maduros a partir de FOPA é extremamente baixo e variável devido à inadequação dos meios de cultivo disponíveis.

Criopreservação de embriões

Também em ovinos a criopreservação de embriões apresenta vantagens econômicas e genéticas não negligenciáveis. Esta técnica permite a preservação de raças em vias de extinção, a manutenção e estocagem da biodiversidade em um banco de germoplasma, o transporte de material genético com mais facilidade do que com animais vivos, evitando a perda de animais geneticamente importantes durante o transporte, reduzindo o risco sanitário e permitindo uma comercialização mais fácil e com menos custos. É também uma técnica que apresenta boas taxas de sobrevivência após a transferência, quando comparada à criopreservação de oócitos, a qual está longe de poder entrar em programas de conservação genética, pois, até o momento, é uma técnica ainda em fase experimental com resultados muito limitados (Guignot, 2005).

A criopreservação deve permitir a diminuição da velocidade, ou mesmo a parada, de todos os fenômenos biológicos. No entanto, o problema da criopreservação de embriões reside no fato de ser necessário atingir temperaturas muito baixas e de retornar dessas temperaturas sem muitos danos, ou seja, torna-se essencial permitir ao embrião, após a descongelação, retornar a uma condição de viabilidade.

Decorridos mais de 35 anos do nascimento do primeiro cordeiro obtido após congelação de embriões (Willadsen *et al.*, 1976), essa técnica está em constante melhoria e simplificação. Com a finalidade de venda de embriões, na realidade essa técnica é extremamente útil para resolver situações quando se tem mais embriões do que a quantidade necessária para as receptoras disponíveis. A criopreservação de embriões amplia as possibilidades do comércio internacional de genética, situação esta muito importante na atualidade para a espécie ovina.

Embriões ovinos podem ser criopreservados basicamente pelos seguintes métodos: congelação clássica (lenta), vitrificação ou vitrificação rápida e ultrarrápida. Além disso, em certas circunstâncias, pode interessar a inovulação 24 a 48 horas após a coleta. Desta forma, é possível diminuir o metabolismo do embrião temporariamente pelo abaixamento da temperatura até 4°C, sem a necessidade de uso de substâncias com efeito crioprotetor. No entanto, o curto período de conservação limita o emprego da técnica.

Congelação lenta

Os protocolos mais difundidos mundialmente são aqueles com a congelação clássica (lenta), os quais necessitam de equipamentos programáveis, de elevado custo. A congelação lenta, como o nome já indica, é uma técnica "lenta" de criopreservação, na qual se tem como princípio o equilíbrio progressivo entre os crioprotetores e o compartimento líquido do embrião. Devido a essa característica, esta técnica também já foi denominada "congelação por equilíbrio".

Os crioprotetores já testados em ovinos foram o glicerol, o etilenoglicol, o dimetil sulfóxido (DMSO) e o propanodiol. Nos dias atuais, o etilenoglicol é o crioprotetor de eleição, com elevadas taxas de sobrevivência embrionária, aproximando-se daquelas obtidas com embriões frescos. A criopreservação deve ser usada preferencialmente nos embriões em estágio de mórula compacta até blastocisto expandido. Esta sugestão deve-se não apenas à obtenção de maior sobrevivência após inovulação, mas particularmente à importância da integridade da zona pelúcida para a segurança sanitária da transferência.

A mistura do crioprotetor ao meio de conservação (PBS + 0,4% BSA) provoca um aumento na pressão osmótica. Para uma adaptação gradual, os embriões são submetidos, sucessivamente e durante 5 minutos, a banhos de meio de congelação em concentrações crescentes de etilenoglicol: 0,5 M a 1,0 M e 1,5 M. Após o último banho, os embriões são acondicionados em palhetas de polipropileno de 0,25 mℓ.

Realizada a etapa de acondicionamento, as palhetas são colocadas em congelador programável para realizar as diferentes etapas da congelação: resfriamento, cristalização (*seeding*), novo abaixamento da temperatura e, finalmente, imersão da palheta no nitrogênio líquido. O primeiro resfriamento é na velocidade de 3°C/minuto até se atingir a temperatura de -7°C, a qual deve permanecer por 10 minutos. Na metade desse período deve ser realizada a cristalização e, logo a seguir, inicia-se um novo resfriamento (0,3°C/minuto) até a temperatura de -35°C. Atingindo esta temperatura, as palhetas podem ser imersas diretamente no nitrogênio líquido. Todo esse processo de congelação é monitorado por meio de uma curva previamente estabelecida (Figura 38.3). Atualmente, no mercado nacional, são encontrados excelentes equipamentos para congelação programável de embriões evitando a dependência de equipamentos importados.

A descongelação da palheta contendo os embriões é realizada por passagem de 5 segundos no ar e depois 15 segundos na água a 20 a 25°C. Após a descongelação é necessária a retirada do crioprotetor, pela passagem sucessiva em concentrações decrescentes (1,5 M – 1,0 M – 0,5 M e 0 M) em intervalos de 5 minutos. Outra opção é a descongelação e colocação dos embriões em um primeiro banho de PBS + 0,25 M de sacarose por 10 minutos, logo depois um segundo banho em uma solução de PBS por 5 minutos. Neste último banho faz-se a avaliação dos embriões a transferir pelo estereomicroscópio. No caso da transferência direta, a palheta contendo os dois embriões é descongelada e os embriões são transferidos sem a eliminação do crioprotetor ou reexame dos embriões.

Vitrificação

Esse procedimento acena com grandes perspectivas em virtude da simplicidade e rapidez na execução. Desta forma, um número crescente de laboratórios vem somando esforços no sentido de tornar o método de uso rotineiro (Baril *et al.*, 2001). A vitrificação é uma técnica rápida, a qual não necessita de equipamentos caros e nela os embriões podem ser vitrificados à medida que são colhidos; não ficam esperando, como acontece com a congelação lenta.

A vitrificação, diferentemente da congelação lenta, é uma técnica de "não equilíbrio". Essa técnica evita ao máximo a formação de cristais de gelo durante o resfriamento transformando a fase líquida do citoplasma celular em fase sólida amorfa, também denominada estado vítreo. Isto é possível utilizando-se crioprotetores em concentrações muito elevadas, induzindo uma forte viscosidade do meio e utilizando velocidades rápidas para resfriamento e aquecimento.

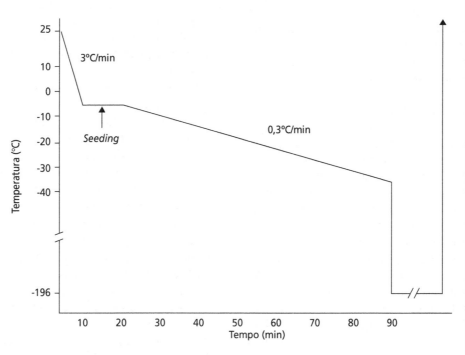

Figura 38.3 Curva para congelação lenta para embriões ovinos.

No entanto, a necessidade de usar elevadas concentrações de crioprotetores é altamente tóxica para os embriões. O tempo de passagem em cada um dos banhos, sobretudo o último, é crítico. A desidratação do embrião deve parar em um tempo preciso, dependendo da velocidade de difusão dos crioprotetores e de suas concentrações, como também da temperatura de incubação. Para o sucesso da técnica, portanto, é necessário respeitar esses tempos, vindo dessas características a necessidade da experiência e habilidade do operador responsável.

Em nosso laboratório já foi utilizado o protocolo descrito por Baril et al. (2001) para vitrificação de embriões de ovinos. Esse método demonstrou ser bastante prático e eficiente, pois a taxa de sobrevivência in vitro dos embriões foi compatível com aquela obtida após o uso da congelação lenta (Cordeiro, 2001). O mesmo autor cita, inclusive, o nascimento, no Brasil, do primeiro cordeiro a partir de embrião vitrificado e posteriormente transferido para receptora (Figura 38.4).

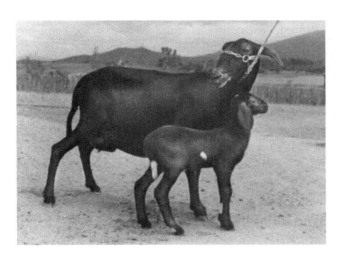

Figura 38.4 Ovelha receptora com cordeiro da raça Santa Inês obtido após vitrificação/aquecimento e posterior transferência de embriões. Fonte: Cordeiro, 2001.

Vitrificação rápida (OPS) e ultrarrápida

Essas técnicas de vitrificação estão baseadas em velocidades de resfriamento e aquecimento ainda mais rápidas, isto é, em torno de 20.000°C/minuto. Isto é possível graças ao pequeno volume vitrificado e à pequena espessura das palhetas, nas quais os embriões sobem por capilaridade. Essas palhetas são fabricadas a partir de palhetas comuns esticadas, daí o nome da técnica: *open pulled straw* – OPS (Vajta et al., 1997).

A velocidade de resfriamento pode ser ainda mais rápida utilizando-se palhetas ainda mais finas ou imergindo as palhetas em nitrogênio líquido a uma temperatura inferior à da evaporação, o que evita a formação de vapores de nitrogênio e tendo um efeito de isolante térmico em volta da palheta.

Comparando as técnicas de congelação lenta, vitrificação e vitrificação ultrarrápida, Isachenko et al. (2005) verificaram melhores taxas de prenhez e fertilidade ao parto nas receptoras que receberam embriões ovinos criopreservados pelo método ultrarrápido (Tabela 38.1).

Transferência de embriões

A transferência de embriões propriamente dita, ou inovulação, é realizada em ovinos com embriões nos estágios de mórula ou blastocisto. A transferência é executada no útero de fêmeas receptoras, nas quais o estro foi previamente sincronizado com o estro da doadora ou com o dia da FIV.

A inovulação tem sido por laparotomia, laparoscopia e semilaparoscopia, esta última a atualmente recomendada. Para a inovulação por qualquer dessas técnicas, é necessário o emprego de anestesia, mas somente a primeira requer um aprofundamento do plano anestésico. Na transferência por laparotomia, todo o útero é exposto; na semilaparoscopia, apenas uma pequena parte do corno uterino que vai receber

Tabela 38.1 Taxa de prenhez e de fertilidade ao parto em ovelhas receptoras que receberam embriões criopreservados por congelação lenta, vitrificação ou vitrificação ultrarrápida.

Método	Receptoras (n)	Embriões transferidos (n)	Taxa de prenhez aos 55 dias (%)	Taxa de fertilidade ao parto (%)
Congelação lenta	15	30	47 a	47 a
Vitrificação	10	20	25 b	20 b
Vitrificação ultrarrápida	5	10	60 c	60 c

Letras diferentes na mesma coluna: P < 0,05.
Adaptada de Isachenko et al., 2003.

os embriões é exteriorizado e a sutura é muito reduzida, significando menor dispêndio de tempo e menor custo (Figura 38.5). Poucos estudos têm descrito um satisfatório grau de sucesso da inovulação pela técnica transcervical em pequenos ruminantes. Estes estudos são descritos, sobretudo, em ovelhas (Wulster-Radcliffe *et al.*, 1999).

Deve-se considerar a sincronia entre o estágio de desenvolvimento dos embriões a serem transferidos e o dia do ciclo das receptoras, podendo se aceitar uma diferença máxima de 24 horas (Freitas *et al.*, 2008). A receptora deve ser portadora de corpo(s) lúteo(s) funcional(is) e a inovulação, preferencialmente de dois embriões, deve ser realizada no corno uterino ipsilateral ao ovário, contendo pelo menos um corpo lúteo funcional. A inovulação por laparoscopia ou por semilaparoscopia é pouco invasiva, por conseguinte, essas técnicas são mais recomendáveis do que a laparotomia para a inovulação em ovinos.

A transferência de embriões nas diferentes espécies animais, inclusive em ovinos, é constituída de etapas distintas: a produção, a conservação e a transferência propriamente dita dos embriões. Para verificar a eficiência dessa biotécnica da reprodução se podem utilizar alguns critérios para avaliação dos resultados. No que se refere à central de produção de embriões ou à equipe técnica, o principal critério é o número médio de embriões viáveis por fêmea doadora. No entanto, para o criador que compra os embriões ou a equipe responsável pela inovulação, os resultados que mais interessam são os seguintes: a porcentagem de embriões transferíveis após a descongelação, as taxas de prenhez e de parto, assim como o número de crias nascidas em relação ao número de embriões transferidos, ou seja, o percentual de sobrevivência embrionária.

Em um programa de produção *in vivo* de embriões, isto é, aquele mais utilizado em diferentes países, quando a produção de embriões e a inovulação são realizadas no mesmo criatório ou central, o resultado geral de operações pode ser expresso como o número de crias nascidas pelo número de doadoras superovuladas.

Para todas as metodologias utilizadas na avaliação dos resultados da transferência de embriões torna-se extremamente importante um diagnóstico precoce de gestação, o qual em ovelhas normalmente é por ultrassonografia em tempo real.

Diagnóstico precoce de prenhez

Em ovelhas, quando ocorre um ciclo estral fisiológico, este geralmente é associado a uma ou mais ovulações que acontecem de 25 a 30 horas após o início do estro. O corpo lúteo formado após a luteinização do folículo ovulatório secreta uma elevada quantidade de progesterona que será responsável pela manutenção da prenhez, caso ocorra a fecundação. O período embrionário vai do 11º ao 34º dia e consiste em rápido crescimento e diferenciação dos principais tecidos, órgãos e sistemas. O embrião começa a se implantar no 14º dia do ciclo, quando a vesícula coriônica está desenvolvida o suficiente para entrar em contato estreito com o epitélio uterino. Na ovelha, a placenta produz progesterona em quantidade suficiente para a manutenção da prenhez, tornando-se a principal fonte

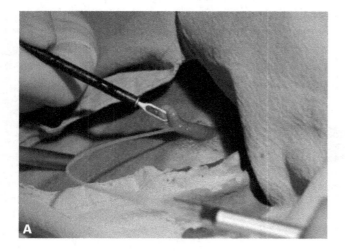
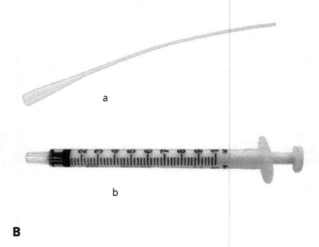

Figura 38.5 Transferência de embriões em ovelhas receptoras. **A.** Momento da inovulação no lado ipsilateral ao ovário com pelo menos um corpo lúteo funcional. (Ver Pranchas Coloridas.) **B.** Detalhes do material: cateter tipo *tom cat* (a) e seringa tipo insulina (b).

de progesterona a partir do 50º dia de prenhez, a qual tem a duração de 144 a 147 dias nas raças de carne e 149 a 151 dias nas raças de lã (Neves *et al.*, 2008).

O diagnóstico de prenhez em ovinos pode ser obtido por diversas técnicas, tais como: não retorno ao estro, palpação reto-abdominal, radiografia, biópsia vaginal ou dosagens hormonais (progesterona ou glicoproteínas associadas à prenhez). No entanto, do ponto de vista prático e para resultados mais confiáveis e rápidos, o uso de métodos ultrassonográficos tem sido o mais aconselhado.

Assim, a prenhez em ovelhas tem sido normalmente detectada por um dos três métodos ultrassonográficos: *scan* A (amplitude do ecotempo), efeito Doppler (registro de movimentos) ou *scan* B (tempo real). As técnicas de *scan* A e Doppler são consideradas menos eficazes pelo fato de não produzirem a imagem do concepto ou feto, mas evidenciam a sua presença por detecção de padrões característicos de amplitude ou frequências moduladas por visualização ou audição.

No entanto, a ultrassonografia em tempo real, que pode ser realizada pelas vias transretal ou transabdominal, oferece acurácia, rapidez, segurança, e praticidade para o diagnóstico de prenhez e determinação do número de fetos e sua viabilidade. Além disso, permite a sexagem do concepto de forma precoce (Santos *et al.*, 2006).

As principais imagens ultrassonográficas em tempo real que caracterizam a fase inicial da prenhez são a presença de líquido no interior do útero, vesícula embrionária, o próprio embrião, placentomas e, posteriormente, movimento fetal, cordão umbilical e globo ocular (Figura 38.6). Também por meio de ultrassonografia é possível diagnosticar prenhez múltipla a partir do 31º dia, apesar da determinação mais segura ocorrer entre o quadragésimo e o centésimo dia (Santos *et al.*, 2004). A diferenciação entre prenhez dupla, tripla ou quádrupla é difícil porque o número de fetos normalmente é subestimado e, após 90 a 100 dias de prenhez, os fetos aumentam de tamanho e podem ser visualizados em ambos os lados do abdme da fêmea prenhe.

Transgênese e clonagem

A transgênese e a transferência nuclear de células somáticas (TNCS), popularmente conhecida como clonagem, são duas biotécnicas que se confundem, pois o nascimento do primeiro animal clonado, a ovelha Dolly, foi oriundo de projetos associados à produção de ovinos transgênicos (Wilmut *et al.*, 1997). Assim, neste capítulo, abordaremos a clonagem como um dos métodos para obtenção de animais transgênicos. No entanto, não deve ser esquecido que essa técnica também pode ser utilizada para multiplicação de indivíduos com características produtivas ou econômicas desejadas.

Entre as modernas biotécnicas em animais, um dos temas que conseguiram um avanço importante foi a transgênese, a qual pode ser definida como uma modificação da informação genética de um organismo por meio de técnicas de DNA recombinante. A produção de animais domésticos transgênicos, que possuam DNA exógeno incorporado de modo estável em seu genoma, e portanto transmitindo o "transgene" à sua descendência por herança mendeliana, pode apresentar várias aplicações. Além do interesse óbvio para o estudo de genes e sua regulação, a tecnologia de animais transgênicos tem sido proposta como método de acelerar o melhoramento do rebanho, pela

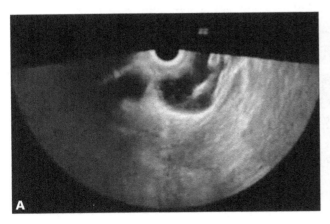
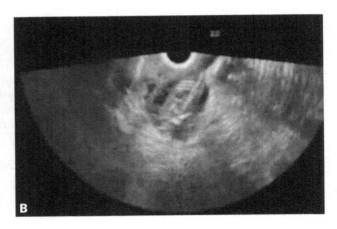

Figura 38.6 Diagnóstico de prenhez por ultrassonografia em tempo real e por via transabdominal na ovelha. Visualização do útero aumentado de volume (anecoico) e com conteúdo (**A**) e do próprio feto já mostrando partes bem visíveis do esqueleto (**B**).

introdução de novos genes ou modificação de genes endógenos que regulam características de importância econômica (Melo *et al.*, 2007).

A tecnologia do DNA recombinante causou uma revolução na produção de proteínas de ação terapêutica. Assim, mesmo antes do sequenciamento do genoma humano, genes de um grande número de proteínas humanas foram identificados e clonados, incluindo fatores de coagulação, hormônio do crescimento, insulina, lactoferrina, entre outros. Proteínas humanas têm sido bastante utilizadas em medicina há muitos anos, mas sua disponibilidade é limitada e, atualmente, obtida por sistemas de cultivo bacteriano ou células de mamíferos. Dessa forma, o uso de animais transgênicos como biorreatores apresenta-se como uma alternativa interessante a esses sistemas. A expressão de proteínas humanas na glândula mamária de animais de produção, inclusive ovinos, provê uma fonte praticamente ilimitada de proteínas estáveis, ativas e processadas corretamente para uso clínico a custos mais baixos.

Para a escolha da espécie a ser utilizada em programas de transgênese, a exequibilidade e os custos de manutenção do rebanho devem ser considerados. Os mais exequíveis e fáceis de manter são coelhos, que produzem cerca de 1 litro de leite por lactação e podem apresentar de 8 a 10 lactações por ano. A espécie bovina é a de maior custo e de retorno mais lento. Uma vaca pode produzir até 10.000 litros de leite, mas um mínimo de 2,5 anos é necessário para se obter a primeira lactação (com 2 anos adicionais, se o fundador for um macho). Ovinos e caprinos estão entre os dois extremos (Tabela 38.2). Dessas espécies, algumas centenas de litros podem ser colhidas e é necessário cerca de 1,5 ano para chegar à primeira lactação.

Vários métodos são usados para obtenção de animais transgênicos; todavia, na espécie ovina, podem ser resumidos em basicamente dois: 1. microinjeção pró-nuclear de DNA ou 2. TNCS. A microinjeção em embriões pró-nucleares (Figura 38.7 *A*) é considerada a técnica que produziu o primeiro mamífero transgênico e envolve a injeção da sequência de DNA exógeno no pró-núcleo de embriões recém-fecundados. Esta técnica é muito laboriosa e requer extrema habilidade do operador que executa as microinjeções. Hammer *et al.* (1985) relataram a obtenção do primeiro ovino transgênico no mundo, enquanto no Brasil não há relatos de animais transgênicos nessa espécie. No entanto, vale ressaltar os trabalhos pioneiros de nosso grupo, que obteve o primeiro caprino transgênico no Brasil e na América Latina (Freitas *et al.*, 2007). Este caprino foi produzido para secretar no leite o fator estimulante de colônia de granulócitos humano (hG-CSF), o qual é um fator de crescimento hematopoiético que estimula a proliferação e a diferenciação de células precursoras de neutrófilos, além de incrementar algumas das propriedades funcionais de neutrófilos maduros. Desde sua produção como proteína humana recombinante em sistema bacteriano, o hG-CSF tem sido o fator de crescimento hematopoiético mais utilizado mundialmente.

Outra possibilidade em biotecnologia para a obtenção de animais transgênicos é o uso da TNCS (Figura 38.7 *B*), tanto na clonagem de animais transgênicos fundadores, como pela transfecção celular. A clonagem por transferência nuclear torna possível a obtenção de animais quando núcleos de células somáticas cultivadas *in vitro* são transferidos para oócitos enucleados. Contradizendo dogmas científicos, o material genético de células adultas é capaz de direcionar o crescimento e o desenvolvimento de um embrião reconstruído em um animal saudável.

O primeiro ovino transgênico obtido por esse método expressou um fator IX de coagulação humano em seu leite (Schnieke *et al.*, 1997). A grande vantagem da clonagem é que todos os animais nascidos serão transgênicos; além disso, a obtenção de transgênicos pode ser encurtada para uma só geração, o

Tabela 38.2 Demanda de algumas proteínas humanas de uso clínico nos EUA e o número estimado de animais transgênicos necessário para a produção.				
	Fator IX	Antitrombina III	Fibrinogênio	Albumina
Quantidade necessária (kg/ano)	4	21	150	315.000
Coelha	800	4.200	30.000	63.000.000
Ovelha	8	42	300	630.000
Cabra	5	27	188	393.750
Vaca	1	3	19	39.375

Número calculado admitindo uma expressão média de 1 g/ℓ de leite da proteína recombinante.
Adaptada de Bösze *et al.*, 2008.

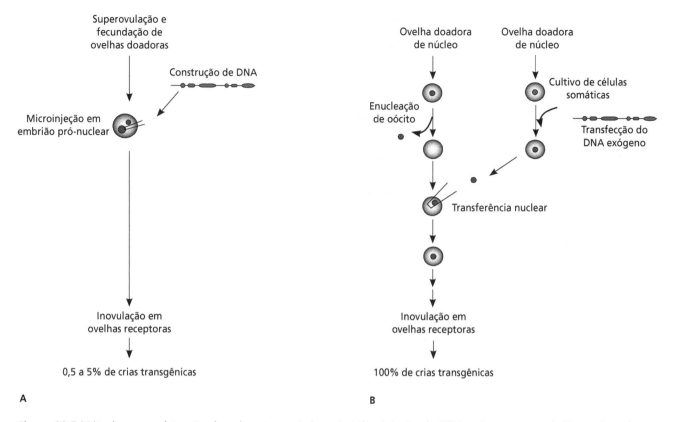

Figura 38.7 Métodos para obtenção de ovinos transgênicos. **A.** Microinjeção do DNA exógeno em embriões pró-nucleares. **B.** Transferência nuclear de células somáticas. Adaptada de Bozse et al., 2008.

cultivo celular pode ser estocado indefinidamente e a integração do transgene em um local específico pode ser alcançada.

Para o uso definitivo e mais vulgarizado da TNCS, alguns problemas ainda restam a ser resolvidos, tais como a baixa eficiência da técnica e a elevada mortalidade após nascimento. Mesmo assim, a técnica talvez seja a maneira preferida mundialmente para a obtenção de animais de produção transgênicos, como o caso da espécie ovina. Adicionalmente, ao final de 2006, a Food and Drug Administration (FDA) dos EUA anunciou que animais clones são seguros para uso na cadeia alimentar, ainda que a discussão sobre o assunto tenha apenas começado.

Considerações finais

O uso de biotécnicas reprodutivas pode trazer inúmeros benefícios à exploração produtiva da espécie ovina, pois reduz potencialmente a necessidade de animais em pesquisas com o objetivo de incrementar a qualidade dos produtos. Além disso, oócitos e embriões ovinos podem ser manipulados e criopreservados para aumentar o número de crias de animais geneticamente superiores.

Os benefícios da transferência nuclear e da transgênese podem acelerar o melhoramento genético na produção e também na obtenção de produtos de interesse farmacêutico. No entanto, antes da multiplicação e liberação para uso, o material genético deve ser caracterizado para verificar seu desempenho, necessidade nutricional, resistência às doenças, além de ser realizado um extenso estudo sobre as linhagens clones a fim de atingir uma exploração ovina rentável.

Referências bibliográficas

ANDRIOLLI, A. et al. Eficiência da recuperação de embriões e os efeitos de consecutivas colheitas sobre o aparelho reprodutor de doadoras da espécie caprina. **Brazilian Journal of Veterinary Research and Animal Science**. v. 36, p. 1-16, 1999.

AVELAR, S.R.G. et al. Effect of sucessive laparoscopic oocyte recovery after hormonal treatment in crossbred goats. **Reproductive Fertility and Development**. v. 22, p. 321-322, 2009.

BAIRD, D.T. et al. Long-term ovarian function in sheep after ovariectomy and transplantation of autografts stored at -196° C. **Endocrinology**. v. 140, p. 462-471, 1999.

BARIL, G. et al. Successful direct transfer of vitrified sheep embryos. **Theriogenology**. v. 56, p. 299-305, 2001.

BÖSZE, Z.; BARANYI, M.; WHITELAW, C.B. Producing recombinant human milk proteins in the milk of livestock species. **Advance in Experimental Medicine and Biology**. v. 606, p. 357-393, 2008.

CARROLL, J. et al. Extraovarian production of mature viable mouse oocytes from frozen primary follicles. **Journal of Reproductive and Fertility**. v. 90, p. 321-327, 1990.

CECCONI, S. et al. *In vitro* development of sheep preantral follicles. **Biology of Reproduction**. v. 60, p. 594-601, 1999.

CORDEIRO, M.F. **Produção e criopreservação de embriões ovinos da raça Santa Inês**. Dissertação (Mestrado em Programa de Pós-graduação em Ciências Veterinárias), Universidade Estadual do Ceará, 2001. p. 48.

CORDEIRO, M.F. et al. Embryo recovery rate in Santa Inês ewes subjected to successive superovulatory treatments with pFSH. **Small Ruminal Research**. v. 49, p. 19-23, 2003.

CROZET, N. et al. *In vitro* fertilization with normal development in the sheep. **Gamete Research**. v. 16, p. 159-170, 1987.

EPPIG, J.J.; O'BRIEN, M.J. Development *in vitro* of mouse oocytes from primordial follicles. **Biology of Reproduction**. v. 54, p. 197-207, 1996.

FIGUEIREDO, J.R. et al. Manipulação de oócitos inclusos em folículos ovarianos pré-antrais. In: GONÇALVES, P.B.D.; FIGUEIREDO, J.R.; FREITAS, V.J.F. **Biotécnicas aplicadas à reprodução animal**. 2.ed. São Paulo: Editora Roca, p. 303-327, 2008.

FREITAS, V.J.F. et al. Production of transgenic goat (*Capra hircus*) with human Granulocyte Colony Stimulating Factor (hG-CSF) gene in Brazil. **Anais da Academia Brasileira de Ciências**. v. 79, n. 4, p. 585-592, Dec. 2007.

FREITAS, V.J.F. et al. Produção, criopreservação e transferência de embriões em pequenos ruminantes. In: GONÇALVES, P.B.D.; FIGUEIREDO, J.R.; FREITAS, V.J.F. **Biotécnicas aplicadas à reprodução animal**. 2.ed. São Paulo: Editora Roca, p. 241-260, 2008.

GOSDEN, R.G. et al. Restoration of fertility to oophorectomized sheep by ovarian autografts stored at -196° C. **Human Reproduction**. v. 9, p. 597-603, 1994.

GUIGNOT, F. Cryoconservation des embryons des espèces domestiques. **INRA Productions Animales**. v.18, p. 27-35, 2005.

GUSMÃO, A.L. et al. Coleta transcervical de embriões em ovinos da raça Dorper no semiárido do nordeste brasileiro. **Arquivo Brasileiro de Medicina Veterinária e Zootecnia**. v. 61, p. 313-318, 2009.

HAMMER, R.E. et al. Production of transgenic rabbits, sheep and pigs by microinjection. **Nature**. v. 315, p. 680-683, 1985.

ISACHENKO, V. et al. New technology for vitrification and field (microscope-free) warming and transfer of small ruminant embryos. **Theriogenology**. v. 59, p. 1209-1218, 2005.

LOPES JÚNIOR, E.S. et al. Effect of age of donor on embryo production in Morada Nova (white variety) ewes participating in a conservation programme in Brazil. **Tropical Animal Health and Production**. v. 38, p. 555-561, 2006.

MELO, E.O. et al. Animal transgenesis: state of the art and applications. **Journal of Applied Genetics**. v. 48, p. 47-61, 2007.

NEVES, J.P. et al. Diagnóstico de prenhez em ruminantes. In: GONÇALVES, P.B.D.; FIGUEIREDO, J.R.; FREITAS, V.J.F. **Biotécnicas aplicadas à reprodução animal**. 2.ed. São Paulo: Editora Roca, p. 17-32, 2008.

SANTOS, M.H.B. et al. Diagnóstico de gestação por ultra-sonografia em tempo real. In: SANTOS, M.H.B.; OLIVEIRA, M.A.L.; LIMA, P.F. **Diagnóstico de gestação na cabra e na ovelha**. São Paulo: Editora Varela, p. 97-116, 2004.

SANTOS, M.H.B. et al. Sexagem fetal em ovelhas Santa Inês por ultra-sonografia. **Ciência Rural**. v. 36, p. 573-578, 2006.

SCHNIEKE, A.E.; KIND, A.J.; RITCHIE, W.A.; MYCOCK, K.; SCOTT, A.R.; RITCHIE, M.; WILMUT, I.; COLMAN, A.; CAMPBELL, K.H. Human factor IX transgenic sheep produced by transfer of nuclei from transfected fetal fibroblasts. **Science**. v. 278, p. 2130-2133, 1997.

SELAIVE-VILLAROEL, A.B.; MIES FILHO, A. Transferência de óvulos fecundados em ovinos. **Revista Brasileira de Reprodução Animal**. v. 3, p. 29-31, 1979.

SNYDER, D.A.; DUKELOW, R. Laparoscopic studies of ovulation, pregnancy diagnosis, and follicle aspiration in sheep. **Theriogenology**. v. 2, p. 143-148, 1974.

VAJTA, G. et al. Successful vitrification of early stage bovine in vitro produced embryos with Open Pulled Straw (OPS) method. **Cryo-Letters**. v. 18, p. 191-195, 1997.

WARWICK, B.L.; BARRY, R.O.; HORLACHER, W.R. Results of mating rams to Angora female goats. In: XXVII Anais Meeting American Society of Animal Production. Louisiana: American Society for Animal Production, p. 225-227, 1934.

WILLADSEN, S.M. et al. Deep-freezing of sheep embryos. **Jornal of Reproductive and Fertility**. v. 46, p. 151-154, 1976.

WILMUT, I. et al. Viable offspring derived from fetal and adult mammalian cells. **Nature**. v. 385, p. 810-813, 1997.

WULSTER-RADCLIFFE, M.C.; COSTINE, B.A.; LEWIS, G.S. Estradiol-17β-oxytocin-induced cervical dilatation in sheep: application to transcervical embryo transfer. **Journal of Animal Science**. v. 77, p. 2587-2593, 1999.

Índice Alfabético

A

Abate, 504
- condução e lavagem dos animais, 506
- recepção/currais, 505
- remoção da cabeça, 508
- sangria, 507
Aborto, 352
Abrigos, 84
Acasalamento
- cuidados alimentares, 373, 374
- duração, 363
- manejo
- - alimentar, 362
- - dos reprodutores, 360, 361, 363
- método, 281
- potreiros e parição, 372
- sistema, 359
Ação gênica
- aditiva, 264
- não aditiva, 265
Adipócitos, 202
Agricultura familiar, alternativa para diversificação da produção, 141
Agronegócio, 563
- coordenação em sistemas agroindustriais, 564
- da lã, 583
- - atualidade, 584
- - perspectivas, 586
- governança, 564
- inovações tecnológicas, 573
- perspectivas, 578
Alimentos funcionais, 254
- alho, 255
Alometria, 200
Andropogon gayanus, 142
Apresuntado, 521
Aspectos sanitários, 577
Atordoamento, 507

Avaliação(ões)
- do animal (*in vivo*), 528
- genéticas, 280
- visuais, 279
Aveia
- forrageira, 247
- preta, 247
Avena strigosa, 247
Azevém, 247

B

Bancos de proteína, 372, 574
Banhos, 83
Bem-estar animal, 608
Biotécnicas aplicadas à reprodução, 598
Biotecnologias de embriões, 576
Boqueira, 348
Borrego(a), 49
Brachiaria
- *brizantha*, 142
- - *B6*, 122
- *decumbens*, 122, 247
- *humidicola*, 142, 144
Brete de contenção, 82
Brucelose, 370

C

Caatinga para fins pastoris, 573
Cabanha, 49
Cabanheiro, 49
Cadeia produtiva, 146, 569
Cana-de-açúcar, 142
Capim
- *andropogon*, 142
- *buffel*, 247
- - de-rhodes, 246
- - elefante, 142
- marandu, 122

- massai, 122, 125
- pangola, 246
- tanzânia, 125
Carbúnculo sintomático, 350
Carcaça
- avaliação, 430, 536
- classificação, 436
- compacidade, 541
- comprimento externo, 537
- estado de engorduramento, 537
- formação de categorias, 438
- *grading*, 438
- limpeza, 508
- notação ou qualificação dos caracteres, 430
- produção, 401, 430, 432, 436, 438
- qualidade, 401, 430
- rendimento, 535
- tipificação, 432
Carne(s), 6
- aroma, 553
- - fatores que afetam, 555
- - - dieta, 555
- - - idade, 556
- - - peso ao abate, 556
- - separação e identificação dos compostos, 558
- atordoamento, 507
- avaliação, 541
- características
- - instrumentais, 409
- - sensoriais, 423
- - - audição, 425, 547
- - - odor, 423
- - - suculência, 423
- - - tato, 425, 547
- - - textura, 423
- certificadas, 438
- charque, 521
- conservação, 509
- consumidor, 408

- cor, 423, 427
- cortes
- - comerciais, 509
- - e desossa, 509
- de sol, 511
- distribuidora, 407
- esfola, 508
- estocagem, 509
- evisceração, 508
- expedição, 509
- *flavor*, 423, 429, 553
- gordura, 417
- *grading*, 438
- hambúrguer, 520
- histórico, 503
- indicação geográfica protegida, 438
- industrialização, 22
- linguiça toscana, 520
- marcas de qualidade, 430, 438
- mercado, 3, 36
- músculo, 414
- orgânica, 135
- origem protegida, 438
- preço, 8
- processamento, 510, 577
- - tecnológico, 504
- produção, 107, 399, 409, 423, 429, 568
- - e mercado, 568
- - e qualidade, 399
- - capacidade de retenção de água, 426
- produtor, 404
- produtos
- - ecológicos ou orgânicos, 439
- - integrados, 439
- qualidade
- - e produção, 409
- refrigeração, 509
- sabor, 423, 429, 548
- sistemas descritivos codificados, 432
- situação da agroindústria, 503
- técnicas laboratoriais, 556
Carneiro, 49
- avaliação andrológica, 167
- - indicadores, 173
- - - da habilidade de monta e libido, 172
- - - da integridade genital, 168
- - - da produção de sêmen, 170
- - - predição da fertilidade, 173
- galpão, 92
Casca de café na alimentação, 143
Casco
- aparo, 360
- podridão, 369
Cenchrus ciliaris, 247
Centro de manejo, 82
Ceratoconjuntivite, 369
- infecciosa, 349
Charque, 521
Chloris gayana, 246
Clamidiose, 352
Clonagem, 613
Código genético, 264
Coeficientes zootécnicos, 135
Coleta
- de embriões, 604
- de oócitos, 606

Comportamento
- distribuição das atividades ao longo do dia, 387
- e bem-estar, 379
- em pasto, 380
- intensidade, 380
- latência, 380
- permanência em pé ou deitada, 386
- recomendações práticas, 394
- reprodutivo, 59
- ruminação, 385, 390
Comprimento, 459
- corporal, 531
- da perna, 537
Condução e lavagem dos animais, 506
Congelação lenta, 609
Consanguinidade, 290
Consumo de forragem, 245
Controle
- de predadores, 365
- do manejo alimentar, 157
- econômico, 158
- leiteiro, 495
- produtivo, 157
- reprodutivo, 155
- sanitário, 147, 156
Cordeiro(s), 49, 108
- crescimento
- - alométrico, 199
- - conceitos, 196
- - curva, 196
- - definições, 196
- - dos tecidos ósseo, muscular e adiposo, 201
- - e desenvolvimento, 195
- cuidados pós-nascimento, 375
- cuidados sanitários, 371
- desenvolvimento ponderal, 70
- desmame, 214, 215, 218
- - criados com base em pastagem, 218
- - desenvolvimento do aparelho digestório, 214
- - época de nascimento, 215
- - raça, 215
- - sexo, 215
- - tipo de parto, 215
- programa de qualidade, 15
- terminação, 92, 124, 266
- - ao pé da mãe, 124
- - em confinamento, 574
- - em pastagem
- - - cultivada, 575
- - - vedada, 125
- - em sistemas de integração lavoura-pecuária, 124
Correlações genéticas, fenotípicas e ambientais, 268
Corte(s)
- comerciais, 509
- e desossa, 509
Couro
- aspectos estruturais, 477
- mercado, 570
- produção, 474, 570
Creep feeding, 124

Criação
- em confinamento, 251
- em pasto, 244, 380
Criopreservação, 608
- de embriões, 609
Cruzamentos, 281
Cuidados
- alimentares, durante a gestação, 374
- com as matrizes
- - gestação, 364
- - durante a lactação, 366
- - preparação do rebanho para parição, 365
- sanitários
- - com as fêmeas adultas e pré-púberes, 371
- - de reprodutores, 371
Cultivo *in vitro*, 607, 609
Curral(is), 82
- de espera, 494

D

Dermatite pustular, 348
Dermatofilose, 348
Desenvolvimento
- corporal, 200
- de vacinas, 608
Desmame
- pastagem, 221
- - cordeiros, 214, 215, 218
- - ovelha, 213, 214
- métodos, 217
- para produção
- - de carne, 218
- - de leite, 217
- tipos, 492
Diarreias, 347
Digitaria decumbens, 246
Distocias, 181
Doença(s)
- corióptica, 333
- da pele, 348
- da reprodução, 351
- de olhos, 348
- demodécica, 331
- do aparelho digestivo, 346
- epidemiologia, 314, 327
- especificidade, 327
- medidas de controle, 328
- metabólicas, 255
- métodos alternativos de controle, 321
- nervosas, 343
- parasitárias, patogenia, 312, 319, 328
- psoróptica, 331
- resistência genética, 321
- respiratórias, 345
- sarcóptica, 330
Dominância, 265

E

Ectima contagioso, 348, 369, 370
Ectoparasitoses, 329
Eczema facial, 148

Eimeriose ovina, 326-328
Embarcadouro, 94
Endogamia, 289
Enterotoxemia, 346
Epididimite, 351
Epistasia, 265
Equação alométrica, 200
Escorredouro, 83
Escrituração zootécnica, 153, 279
- controle
- - do manejo alimentar, 157
- - econômico, 158
- - produtivo, 157
- - reprodutivo, 155
- - sanitário, 156
- fichas, 154
- identificação dos animais, 154
- seleção e melhoramento ovino, 156
Esfola, 508
Estocagem, 509
Estro
- detecção, 182
- indução e sincronização, 576
Evisceração, 508
Exigências nutricionais, 239

F

Fatores metabólicos, 230
Fecundação
- das ovelhas doadoras, 598
- *in vitro*, 607
Feno de leguminosa na alimentação, 143
Fertilidade, predição, 173
Fitoterapia, 323
- droga vegetal, 323
- marcadores, 323
- preparado fitoterápico intermediário, 323
- princípio ativo, 323
Folículo piloso, 450
Footrot, 351
Formação de bancos de germoplasma, 608
Forrageiras, 121

G

Galpão(ões)
- bebedouro, 92
- divisórias, 94
- maternidade, 87
- para carneiros, 92
- para o rebanho materno, 87
- para terminação dos cordeiros, 92
- paredes externas, 92
- piso ripado suspenso, 92
- suporte para assoalho, 94
Gangrena gasosa, 351
Genes candidatos para características
- de crescimento, 291
- reprodutivas, 293
Genética molecular na ovinocultura, 290
Glândula mamária, 485
- infecção, 497

Gordura, 417
- espessura de cobertura, 538
Gramíneas, 121, 246
Grelina, 231
Grupamento genético, 59

H

Habilidade de monta e libido, 172
Haemonchus contortus, 121
Hambúrguer, 520
Helmintoses gastrintestinais, 311
Herança, 265
Herdabilidade, 267

I

Identificação dos animais, 154
Indicação geográfica protegida, 438
Indústria farmacêutica, 608
Inseminação artificial, 183
- com sêmen
- - congelado, 189
- - fresco, 184
- - refrigerado, 189
- estrutura populacional, 183
- métodos de reprodução, 183
- no Rio Grande do Sul, 184
Instalações, 81
- cercas elétricas, 85
- materiais, 81
- para criação de ovinos de cabanha, 94
Integridade genital, 168
Interação genótipo-ambiente, 269
Intoxicação(ões), 255
- cúprica, 255
Isolamento
- dos folículos, 608
- social, 384

K

Kisspeptina, 231

L

Lã, 6, 449
- agronegócio, 583, 584, 586
- aspectos químicos, 452
- avaliação, 461
- características, 452
- - e fatores de variação, 455
- comercialização para artesanato, 17
- comprimento, 454, 459
- cor, 461
- de aparas, ou pontas de mesa, ou desborde, 463
- de borrego, 463
- de campo, 463
- de capacho, 463
- de pata e barriga ou garreio, 463
- de pelego, 463
- de retosa, 463
- diâmetro, 456
- doenças, 348

- elasticidade, 460
- estrutura, 452
- feltramento, 461
- flexibilidade, 461
- folículo piloso, 450
- formação e crescimento, 454
- higroscopicidade, 461
- preta ou moura, 463
- produção, 106
- relação pele e fibra, 450
- resíduos de lã, 463
- resistência, 460
- - ao fogo, 461
- sintética, 5
- suavidade, 461
Lactose, alergia e intolerância, 594
Largura da perna, 537
Laticínios, regulamentação, 596
Leguminosas forrageiras, 247
Leite, 6
- agronegócio, 589
- componentes, 486
- controle leiteiro, 495
- cuidados com o cordeiro, 492
- desmame, 211
- fatores que influem na produção e composição, 488
- - fatores extrínsecos, 489
- - nutrição
- - - de pequenos ruminantes leiteiros, 489
- - - *versus* produção, 490
- - fatores intrínsecos
- - condição corporal da fêmea lactante, 488
- - idade da ovelha, 488
- - número de lactações e de cordeiros nascidos, 488
- glândula mamária, 485, 497
- mastite ovina, 496
- - testes para identificação, 497
- produção, 23, 213, 491
- qualidade, 496
- sala, 495
- - de máquinas, 495
- - de ordenha, 494
- sanidade, 496
- - dos ovinos na região Norte, 147
- tipos de desmame, 492
Leiteria, instalações, 494
Leptina, 230
Linfadenite caseosa, 148, 248, 369
Linguiça toscana, 520
Listeriose, 343
Lolium multiflorum, 247

M

Maedi-visna, 346
Manejo, 357
- alimentar, 372
- - das ovelhas, 373
- - dos reprodutores, 373
- - e controle sanitário, 363
- - época de cobrição, 362
- das matrizes, 362

- de pastagens, 247
- dos reprodutores, 359
- - alimentação, 360
- - casqueamento, 360
- - controle sanitário, 360
- - exame de fertilidade, 360
- - exame e cuidado, 361
- - incorporação de novos reprodutores, 362
- - número de reprodutores a usar, 361
- - potreiro de manutenção, 360
- - rodízio de reprodutores, 361
- - uso de rufiões, 361
- reprodutivo, 358, 576
- sanitário, 367
- - das instalações, 368
- - dos animais, 368
Mangueiras, 8
Manipulação de oócitos inclusos em folículos ovarianos pré-antrais, 608
Manqueira, 350
Marketing, 598
Marmoreio, 538
Mastite, 181
- ovina, 496, 497
Matéria-prima vegetal, 323
Maturação *in vitro*, 607
Melhoramento
- animal, 276, 297
- - estruturas de esquemas, 299
- - ferramentas, 276
- - no Brasil, 301
- - programas, 297
- da genética molecular, 296
- - avaliações, 280
- - - visuais, 279
- genético, 263, 264, 296, 577
- - ação
- - - aditiva, 264
- - - não aditiva, 265
- - análises para casos particulares, 273
- - consanguinidade, 290
- - correlações genéticas, fenotípicas e ambientais, 268
- - interação genótipo-ambiente, 269
- - ferramentas, 276
- - modelos de análises, 269
- - programa participativo, 299
- - provas de desempenho, 281
- - quantitativo, 296
- - relações entre genótipo e ambiente na determinação dos fenótipos, 266
- - repetibilidade, 267
- - - restrita, 272
- - - seleção, 276
- - - sobredominância, 265
- - - tipos de herança, 265
Método(s)
- alternativos de controle, 321
- bayesiano da verossimilhança integrada, 273
- cruzamentos, 281
- da falsa esperança, 272
- da máxima verossimilhança, 271
- de estimação dos componentes de covariância, 270

- de Henderson, 270, 271
- dominância, 265
- endogamia, 289
- MINQUE e MIVQUE, 271
- resultados, 283
Metodologias aplicadas na estimativa de parâmetros genéticos, 269
Miíases, 336
Modelos de análises, 269
Modo de ação dos genes, 264
Monta natural, 359
Mortalidade embrionária precoce, 181
Músculo(s), 414
- esqueléticos, 201

N

Nanotecnologia, 608
Neem, 255
Nematódeos gastrintestinais, 312
- biologia, 312
- controle, 314
- epidemiologia, 314
- morfologia, 294
- patogenia, 312
Neuropeptídeo(s), 230
- Y, 231
Nutrição e alimentação, 239
- adequação do manejo ao hábito alimentar, 244
- alimentos funcionais, 254
- criação
- - em confinamento, 251
- - em pasto, 244
- de cordeiros na fase de cria, 245
- disponibilidade de forragem, 247
- doenças metabólicas, 255
- exigências nutricionais, 239
- fatores de regulação do consumo de forragem, 245
- integração com outras espécies, 249
- intoxicação(ões), 255
- - cúprica, 255
- manejo de pastagens, 247
- *neem*, 255
- pastejo misto, 125, 249
- plantas
- - com taninos condensados, 254
- - forrageiras, 246
- produtividade anual, 245
- própolis, 254
- suplementação alimentar, 250
- taxa de lotação, 247
- toxemia da prenhez, 256
- urolitíase, 256

O

Ócio, 386, 392
Oftalmia contagiosa, 349
Olfato, 424, 547
Origem protegida, 438
Ovários, conservação, 608
Ovelha(s), 49
- avaliação reprodutiva, 176
- - anamnese, 177

- - atividade reprodutiva, 180
- - características anatomofisiológicas do sistema reprodutor, 176
- - condições de utilização em um programa reprodutivo, 181
- - distúrbios, ovelhas de cria, 181
- - endoscopia, 180
- - exame(s)
- - - complementares, 180
- - - específico, 178
- - - geral, 178
- - - ginecológico, 177
- - - identificação, 177
- - - ultrassonografia, 178
- - - vaginoscopia, 178
- cérvice, 177
- cuidados
- - antes do parto, 375
- - durante a parição, 366, 375
- desmame, 213
- - condição corporal ao parto, 214
- - idade, 213
- - produção de leite, 213
- distocias, 181
- estro, 177, 182
- lanadas, descole, 365
- mastite, 181
- mortalidade embrionária precoce, 181
- ovários, 176
- prolapso
- - uterino, 181
- - vaginal, 181
- toxemia da prenhez, 181
- tubas uterinas, 176
- útero, 176
- vagina, 177
Ovinocultura
- histórico, 49
- importância e aspectos econômicos, 49
- no Brasil
- - características, 13
- - consumidor, 23, 34
- - distribuição espacial, 19, 26
- - importações, 7
- - indústria, 23, 31
- - na região
- - - Centro-Oeste, 26
- - - Nordeste, 36
- - - Norte, 41
- - - Sudeste, 19
- - - Sul, 12, 106-108
- - perspectivas, 44
- - preços, 8
- - produção primária, 22, 29
- - produtos, 6
- - questão agrária, 9
- - rebanhos, 4
- - tecnologias orientadas para o mercado, 39
- - varejo, 23, 34
- para produção de reprodutores, 108
- terminologia, 49
Ovinos
- distribuição das atividades comportamentais ao longo do dia, 387

- em sistemas silvipastoris, 145
- lanados, grupos genéticos, 59
- métodos alternativos de controle, 321
- permanência em pé ou deitada, 386
- recomendações práticas, 394

P

Painel de consumidores, 547
Paladar, 424, 547
Paleta, separação, 540
Panicum maximum, 142, 246
Panicuns, 125
Parasitoses gastrintestinais, 147
- controle parasitário, 314
- - esquema estratégico, 315
- - método Famacha, 317
- - métodos alternativos, 321
Paspalum notatum, 246
Pastagens utilizadas no trópico úmido, 141
Pastejo, 380
- misto, 249
- - bovino-ovino, 125
Pasteurelose, 345
Patê de fígado, 517
Pediculose, 334
Pedilúvio, 83
Pele ovina, 6
- aspectos estruturais, 471
- conservação, 474
- produção e mercado, 570
- qualidade
- - extrínseca, 479
- - intrínseca, 480
Pesquisa fundamental ou básica, 608
Piquetes, 84
Plantas
- com taninos condensados, 254
- forrageiras, 246
Plantel, 49
Pododermatites, 369
Predição da fertilidade, 173
Prenhez
- - diagnóstico precoce, 612
- - toxemia, 181, 256
Produção(ões)
- cadeia produtiva, 146
- capacidade de retenção de água, 426
- características
- - instrumentais, 409
- - sensoriais, 423
- - caracterização, 103
- - coeficientes zootécnicos, 135
- como componentes dos sistemas produtivos amazônicos, 140
- conceitos, 99
- das peles, 570, 571
- - mercado e comercialização, 572
- de embriões
- - *in vitro*, 605
- - *in vivo*, 598
- de gordura, 417
- de lã, 106
- de leite, 127, 133, 213, 491
- de ovinos deslanados, 143

- de reprodutores, 108
- de sêmen, 170
- descritivos codificados, 432
- diferenças das condições edafoclimáticas, 118
- e ajustes, 108
- em cafezais, 127
- extensivos, 131
- falta de escala, 106
- frutiovinocultura, 134
- histórico, 102
- indicação geográfica protegida, 438
- marcas de qualidade, 430, 438
- mistos de produção pecuária, 134
- músculo, 414
- odor, 423
- orgânica, 135
- origem protegida, 438
- para diversificação na agricultura familiar, 141
- pastagens utilizadas para ovinos no trópico úmido, 141
- pastejo misto bovino-ovino, 125
- planejamento e adequação, 100
- população de ovinos, 105
- produtividade na amazônia, 140
- qualidade
- - para a distribuidora, 407
- - para o consumidor, 408
- - para o produtor, 404
- - para quem vai preparar, 407
- região Nordeste, 102, 130
- região Norte, 139
- sanidade dos ovinos, 147
- região Sul, 102
- regiões Centro-Oeste e Sudeste, 117
- sistema(s), 100, 118, 131
- - integrados, 133
- - intensivos, 133
- - semi-intensivos, 122, 132
- - silvipastoris, 145
- utilização
- - da casca do café na alimentação, 143
- - do feno de leguminosa na alimentação, 143
Produtividade de ovinos na amazônia, 140
Produto(s)
- ecológicos ou orgânicos, 439
- fitoterápico, 323
- integrados, 439
Profundidade
- da perna, 537
- do peito, 537
Programa(s)
- de melhoramento genético, 577
- participativo, 299
Prolapso
- uterino, 181
- vaginal, 181
Própolis, 254
Puberdade, 227
- e eficiência reprodutiva, 232
- fatores metabólicos, 230
- grelina, 231
- kisspeptina, 231
- leptina, 230

- na fêmea e no macho, 227
- neuropeptídeos, 230
- - y, 231
- regulação da liberação de GnRH pelos esteroides sexuais, 229

Q

Qualidade
- do leite, 496
- para a distribuidora, 407
- para o consumidor, 408
- para o produtor, 404
- para quem vai preparar, 407

R

Raça(s)
- barriga negra, 72
- bergamácia, 58
- comportamento reprodutivo, 59
- cara curta (cabugi), 74
- cariri, 70
- conceito e classificação, 50
- Corriedale, 52
- crioula, 53
- - lanada, 17
- Dâmara, 73
- de clima
- - temperado, 49
- - tropical, 61
- deslanados, 61
- - caracterização genética, 62
- - origem, 62
- - principais características zootécnicas, 63
- dorper, 57
- - especializadas para carne, 54
- - grupamento genético, 59
- - - lanados, 59
- Hampshire down, 54
- Ideal ou Polwarth, 51
- Ile de France, 55
- Jaguaribe, 74
- Karakul, 52
- Lacaune, 58
- Merina, 50
- mistas para lã e carne, 51
- Morada Nova, 67, 144
- - carcaça e qualidade de carne, 68
- - desempenho reprodutivo e produtivo, 67
- - desenvolvimento ponderal, 68
- - sobrevivência, 68
- pantaneira, 59
- *performance* produtiva, 71
- Poll Dorset, 56
- produtoras
- - de lã, 50
- - de leite, 58
- - de pele e carne, 52
- rabo largo, 71
- Romney Marsh, 51
- Santa Inês, 63
- - aspectos reprodutivos, 64
- - características da carcaça, 65

- - crescimento e desempenho do cordeiro, 65
- - produção de leite, 64
- Soinga, 75
- Somalis Brasileira, 69
- - carcaça, 70
- - desempenho reprodutivo, 70
- - desenvolvimento ponderal dos cordeiros, 70
- - tipos e/ou variedades de ovinos deslanados, 74
- Suffolk, 54
- Texel, 55
Rebanho
- geral, 49
- ovino, 4
Recepção/currais, 505
Refrigeração, 509
Repetibilidade, 267
Reprodução humana assistida, 608
Resistência
- genética, 321
- parasitária, 319
Resultados de cruzamentos, 283
Rio Grande do Sul, 13
Rufiões, 361
Ruminação, 385, 390

S

Sala
- de leite, 495
- de máquinas, 495
- de ordenha, 494
Salame, 513
Sangria, 507
Sarna, 330
- corióptica, 333
- demodécica, 331
- psoróptica, 331
- sarcóptica, 330
Scrapie, 345
Seleção, 276
- e melhoramento ovino, 156
- objetivo e critérios, 278
Sêmen, avaliação
- com o auxílio de instrumentos, 171
- sem o auxílio de instrumentos, 170
Setor laneiro, crise, 13
Sistemas agropastoris, 134
Sobredominância, 265
Superovulação, 603
Suplementação
- alimentar, 250, 372
- mineral, 372

T

Tecido adiposo, 201
Tecnologia de alimentos, 598
Terminologia empregada em ovinocultura, 49
Tétano, 344
Toxoplasmose, 352
Transferência de embriões, 611
Transgênese, 613
Tronco, 82

U

Úbere, exame, 365
Ultrassonografia, 532
Urolitíase, 256
Uso de resíduos da agroindústria, 576

V

Vacina
- antirrábica, 370
- contra o ectima contagioso, 370
- polivalente para combater clostridioses, 370
Vermifugação, 122
Visão, 424
Vitrificação, 610

Pranchas Coloridas

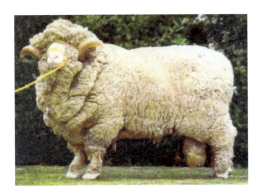

Figura 7.1

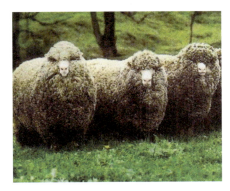

Figura 7.2

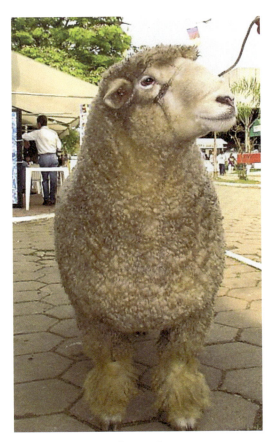

Figura 7.3

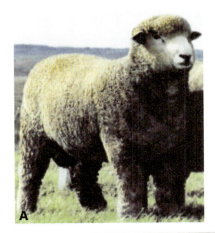
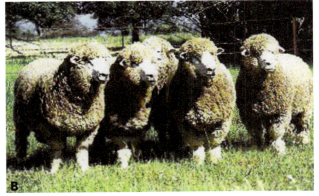

Figura 7.4

624 Produção de Ovinos no Brasil

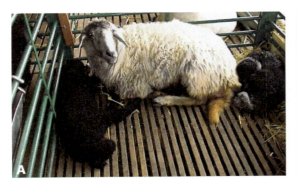
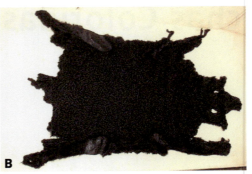

Figura 7.5

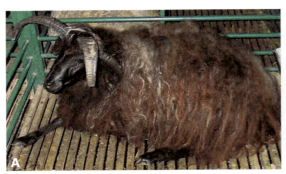
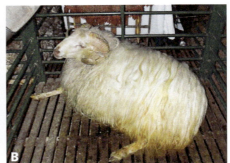

Figura 7.6

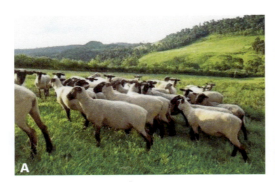
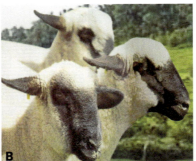

Figura 7.7

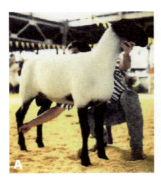
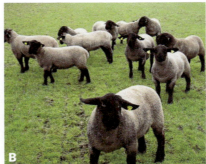

Figura 7.8

Pranchas Coloridas 625

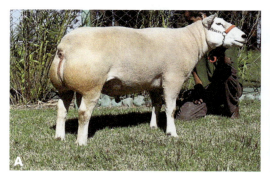
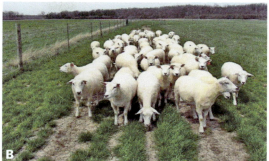

Figura 7.9

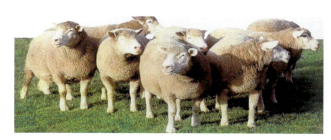

Figura 7.10

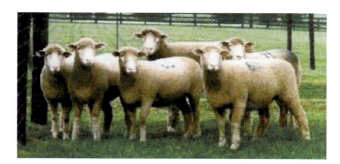

Figura 7.11

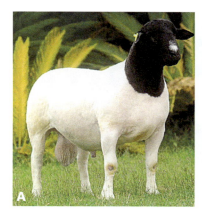
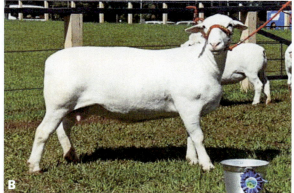

Figura 7.12

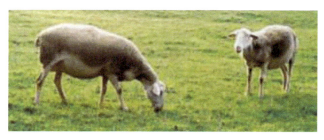

Figura 7.13

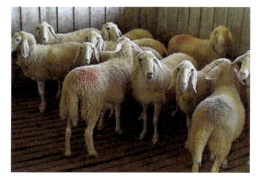

Figura 7.14

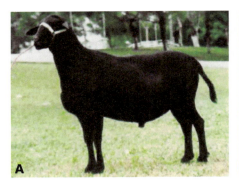 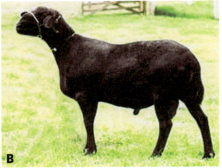

Figura 8.1

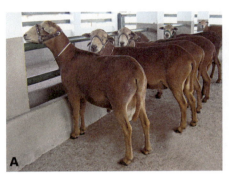 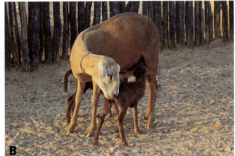

Figura 8.2

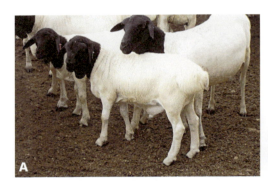 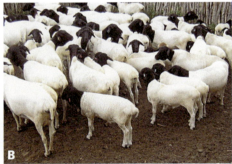

Figura 8.3

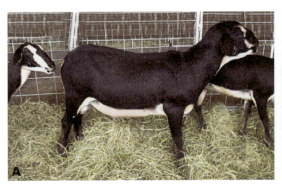 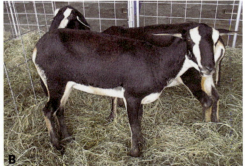

Figura 8.4

Pranchas Coloridas 627

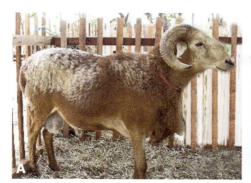
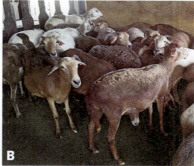

Figura 8.5

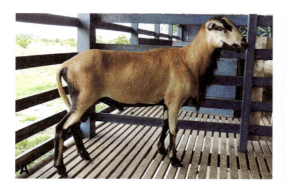
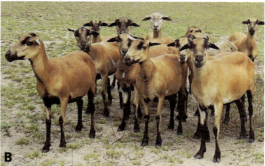

Figura 8.6

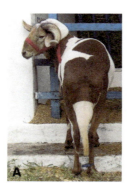
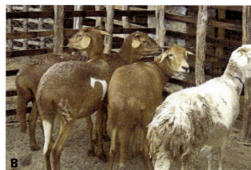

Figura 8.7

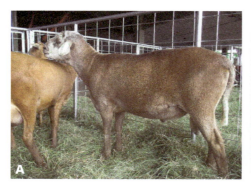
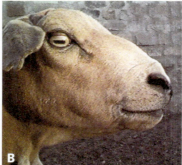

Figura 8.8

628 Produção de Ovinos no Brasil

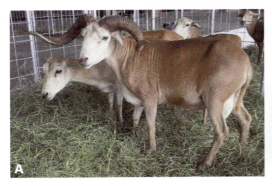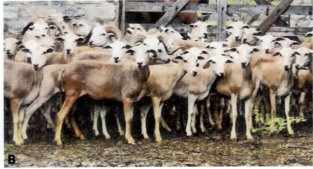

Figura 8.9

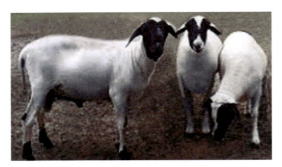

Figura 8.10

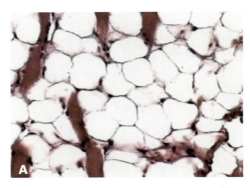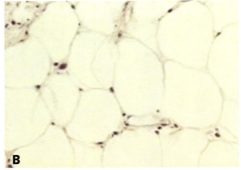

Figura 19.1

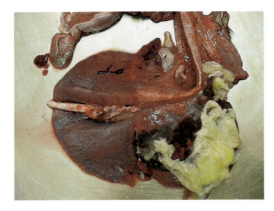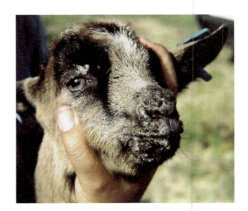

Figura 25.2   Figura 25.3

Pranchas Coloridas 629

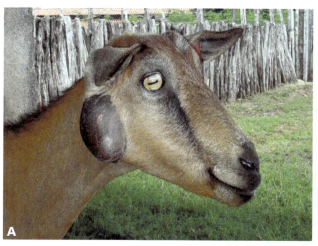
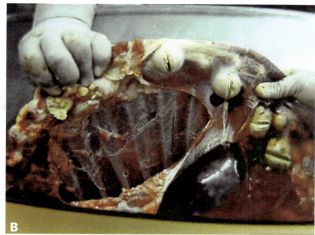

Figura 25.4

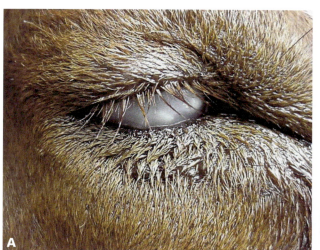
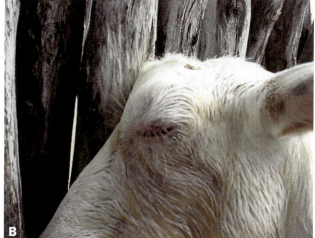

Figura 25.5

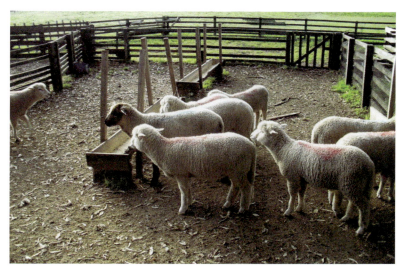

Figura 28.2

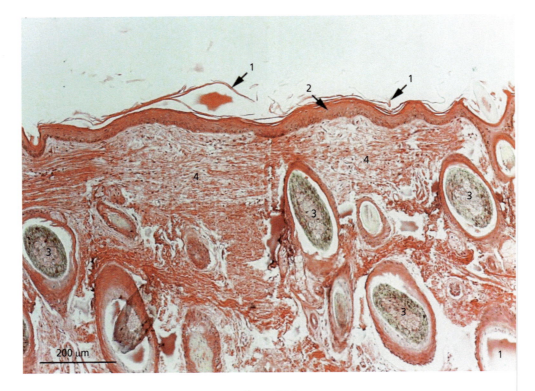

Figura 30.1

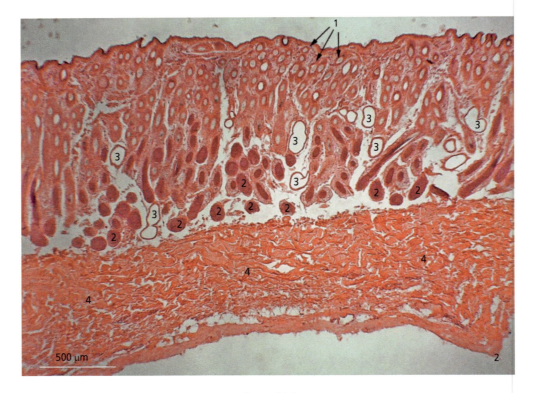

Figura 30.2

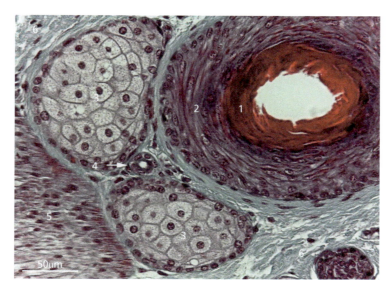

Figura 30.3

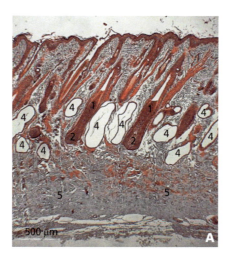

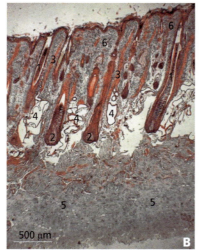
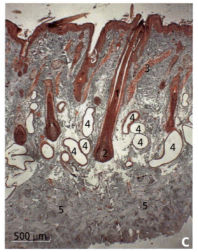

Figura 30.4

632 Produção de Ovinos no Brasil

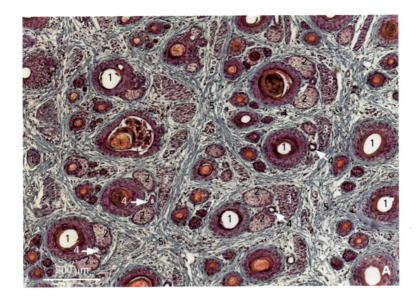

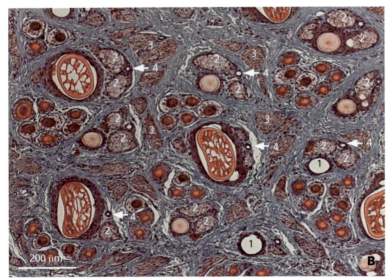

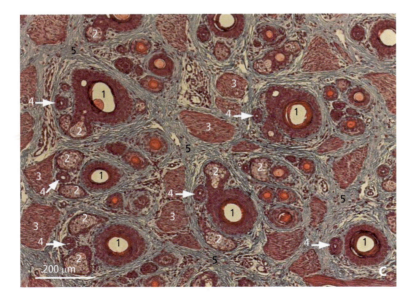

Figura 30.5

Pranchas Coloridas 633

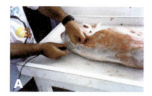 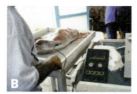 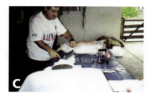 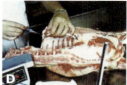

Figura 33.6

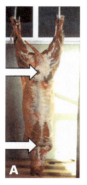 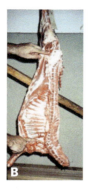 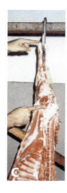 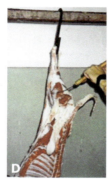 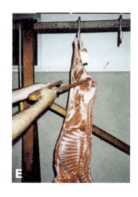 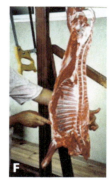

Figura 33.7

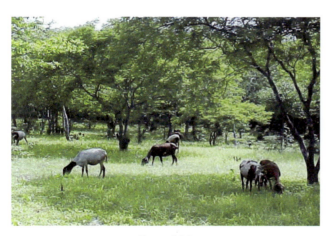

Figura 35.2

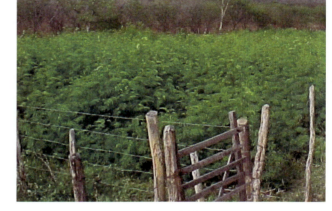

Figura 35.3

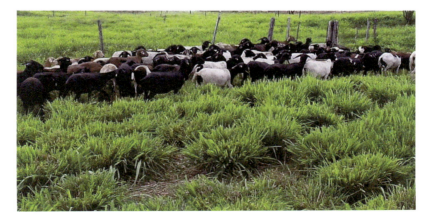

Figura 35.4

634 Produção de Ovinos no Brasil

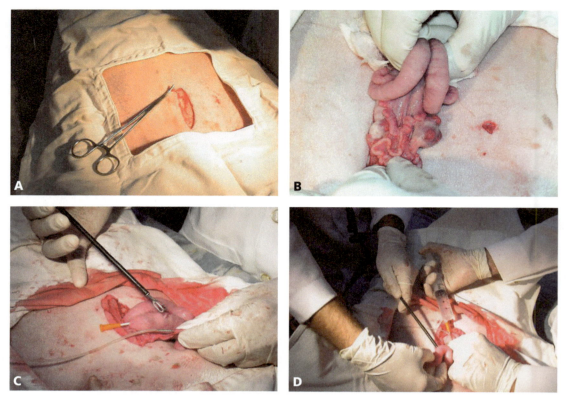

Figura 38.1

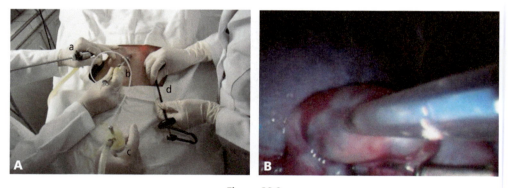

Figura 38.2

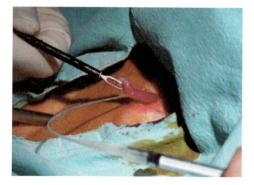

Figura 38.5